ATLAS

D'ANATOMIE PATHOLOGIQUE

PARIS. — IMPRIMERIE DE E. MARTINET, RUE MIGNON, 2.

ATLAS

D'ANATOMIE PATHOLOGIQUE

PAR

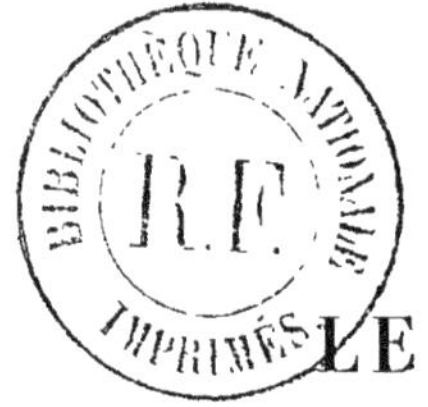

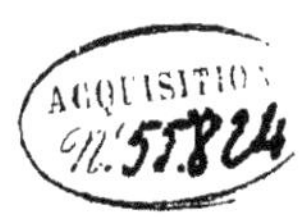

LE Dr LANCEREAUX

CHEF DE CLINIQUE DE LA FACULTÉ,
MÉDECIN DES HÔPITAUX DE PARIS, ETC.

ET

M. LACKERBAUER

Artiste-Dessinateur

TEXTE

PAR M. LANCEREAUX

PARIS

VICTOR MASSON ET FILS

PLACE DE L'ÉCOLE-DE-MÉDECINE

1871

A MON PÈRE

HENRI-AMBROISE LANCEREAUX

ET A MA MÈRE

MARIE-ÉLISABETH GODART

PRÉFACE

L'idée de représenter par des dessins les lésions matérielles des organes est aussi ancienne que l'anatomie pathologique elle-même, et les observateurs qui se sont succédé n'ont généralement pas manqué de nous conserver la représentation figurée des faits les plus curieux qui se sont passés sous leurs yeux. L'importance de l'iconographie pathologique se faisant sentir chaque jour davantage, on a vu paraître sur la matière des ouvrages spéciaux et des journaux avec planches noires ou coloriées.

La France s'est particulièrement distinguée dans ce genre de publication ; le remarquable atlas du professeur Cruveilhier, celui non moins important de Lebert en font foi, et sont des modèles difficiles à surpasser.

Comme on pourrait se demander pourquoi nous avons entrepris cet ouvrage, nous avons à faire connaître la pensée qui nous a inspiré. Les atlas que nous venons de citer ne pouvant guère sortir des bibliothèques, nous avons cherché à donner, sous un petit volume, aux élèves et aux médecins, à ceux principalement qui, éloignés des hôpitaux, ne peuvent profiter de l'instruction résultant de l'examen cadavérique, un travail qui rappelle aux uns les études déjà faites, et qui guide les autres dans les études à faire. Par notre position de chef de clinique à l'Hôtel-Dieu de Paris, pendant plusieurs années, il nous a été possible, avec l'aide de nos maîtres, de nos amis et de nos élèves, de réunir une collection de faits et de dessins entièrement originaux, qui nous a permis de faire l'étude des altérations des principaux organes. Pour mettre cette collection à la portée de la bourse et des besoins de l'étudiant, nous avons dû réduire les figures de la moitié de leur grandeur naturelle et racheter cet apparent désavantage par la perfection de l'exécution. Le résultat de ce système a été de nous permettre de condenser dans un nombre restreint de planches un nombre de figures plus que double de celui que permet la méthode ordinaire. M. Lackerbauër, qui a dessiné le grand atlas du professeur Lebert en même temps qu'il en a dirigé l'exécution, a apporté tous ses soins à résoudre ce problème. A côté des figures anatomiques, nous avons tenu à placer des dessins histologiques, exécutés, le plus souvent, d'après des pièces fraîches et vues à des grossissements divers, mettant ainsi le lecteur à même de juger de l'ensemble de la lésion et d'en pénétrer la structure intime.

Maintenant, quelques détails qui feront ressortir l'idée scientifique qui a présidé à la composition de cet ouvrage, et montreront le but que je me suis proposé.

De même que toutes les sciences, la médecine traverse des phases d'évolution diverses avant d'arriver à l'état de perfection, et la loi qui préside à son mouvement ascensionnel n'est pas sans analogie avec celle qui régit le développement des êtres. Depuis Morgagni et Bonnet, qui ont les premiers étudié les altérations pathologiques des organes, un changement notable, sorte de transition entre deux âges, s'est opéré en médecine.

Convaincus de l'importance de l'examen cadavérique, les médecins français de la première moitié de ce siècle ont fait de l'anatomie morbide le but principal de leurs recherches, et, sous l'inspiration de Bichat, de Laennec et de Broussais, cette branche de la pathologie s'est systématiquement développée en France, où elle a servi à élucider la séméiologie et la physiologie pathologique. En Allemagne, l'étude de l'anatomie pathologique microscopique, inaugurée par Jean Müller, est l'objet, depuis quelques années, de travaux nombreux et importants, qui ont contribué à mieux préciser le siége élémentaire des altérations pathologiques.

Cependant, la lésion jusqu'ici est le plus souvent étudiée d'une façon exclusive; rarement on s'occupe de son origine; l'étiologie est reléguée au second plan, comme si les altérations matérielles des organes étaient indépendantes du malade qui les subit et de la maladie qui les engendre. Cette manière de faire frappe nécessairement de stérilité un grand nombre de travaux anatomo-pathologiques. Les données acquises, malgré leur utilité, n'ont encore imprimé aucun progrès bien sensible à la nosologie et à la thérapeutique, et il faut reconnaître que l'étiologie ne doit pas être séparée de l'anatomie morbide. En fait, dans l'étude de la pathologie, la méthode étiologique a sur la méthode zoologique l'avantage de remonter au point de départ, de montrer la cause qui subordonne, le lien qui enchaîne et réunit toutes les manifestations d'une même maladie.

Appliqué, depuis plus de dix ans, à rapprocher de l'étude des lésions matérielles des organes celle des causes qui leur donnent naissance, je n'ai pas tardé à reconnaître que toute cause morbifique fait subir à l'organisme une modification propre, que celui-ci traduit par des lésions constantes et identiques. Ce principe, que j'ai autrefois formulé à propos de quelques maladies, notamment la syphilis (1) et l'alcoolisme (2), incontestable en ce qui concerne la variole et la fièvre typhoïde, est également vrai pour d'autres maladies : la goutte, le rhumatisme, etc., ainsi que je m'efforce de le démontrer dans ce travail. On m'objectera, je le sais, que les preuves apportées à l'appui de cette doctrine ne sont pas toujours suffisantes; mais, s'il est vrai qu'elles le sont pour un certain nombre de faits, et si l'on veut bien tenir compte de la difficulté de rencontrer des types, on ne peut hésiter à admettre le principe dans

(1) *Bulletin de l'Académie de médecine*, séance du 18 janvier 1864, et *Gaz. méd.*, même année, pag 71.

(2 *Bulletin de l'Acad. de méd.*, séance du 4 juillet 1865, et *Gaz. méd.*, même année, p. 419.

sa généralité. Sans doute, les différences anatomiques résultant de la diversité des causes sont quelquefois peu sensibles et consistent dans le siége, dans la physionomie et dans l'ensemble des altérations plutôt que dans la modification histologique elle-même. Mais en réalité il n'y a pas lieu d'en être étonné, car les modes d'altération pathologique ne pouvant être plus nombreux que les modes d'évolution physiologique, les lésions anatomiques ne sont forcément que des formations ou des dégénérescences de tissus. Du reste, notre manière de voir ne surprendra personne. Ce ne sont pas seulement les lésions engendrées par des causes générales qui offrent des différences sensibles; celles que produisent des causes purement locales se distinguent aussi bien les unes des autres. Tout le monde sait que les effets produits par la cautérisation avec les acides sulfurique, nitrique, la potasse et autres substances, sont loin d'avoir des caractères semblables. Que font donc les ophthalmologistes et certains dermatologistes, lorsque, partant de l'examen des caractères fournis par la modification anatomique, ils arrivent à affirmer la cause productrice? Ils mettent en pratique le principe que nous cherchons à fixer définitivement et à généraliser, principe sans lequel il ne pourrait y avoir de données pronostiques et thérapeutiques exactes.

Ainsi subordonnée à l'agent étiologique, la lésion anatomique est la conséquence ou le fruit de la maladie, son expression phénoménale, sa signature, pour ainsi dire, mais non la maladie elle-même. L'identifier avec cette dernière, c'est méconnaître la valeur de deux termes distincts et confondre l'effet avec la cause. L'en séparer, c'est reconnaître à la maladie un caractère certain et simplifier la pathologie, en ce sens que le nombre des types anatomo-pathologiques est relativement restreint.

Faire connaître les principaux types anatomiques morbides observés dans nos hôpitaux, montrer leur connexion intime avec l'agent ou la cause qui leur a donné naissance, rendre l'anatomie pathologique inséparable de la clinique, fournir un appui solide à une nosologie basée sur l'étiologie, tel a été le but de ce travail. Pour atteindre ce but, il y avait deux voies à suivre : ou bien passer successivement en revue les lésions typiques des différentes maladies, ou bien étudier comparativement les altérations d'un même organe. Cette dernière méthode, qui permet de remonter des caractères spéciaux de la lésion anatomique à la maladie, à peu près comme faisait Cuvier, quand, par l'examen d'un os, il arrivait à reconstituer un squelette tout entier et à retrouver une espèce perdue, est celle à laquelle nous avons accordé la préférence. Après quelques mots destinés à rappeler la structure élémentaire des principaux viscères, les altérations dont ils sont le siége sont étudiées comparativement dans chacun des tissus qui les composent. Des observations particulières et successives viennent montrer autant que possible les différences étiologiques et symptomatiques de chacune de ces altérations. Toutefois, ne voulant rien avancer qui ne reposât sur une donnée positive, et désirant laisser aux faits toute leur éloquence, je me suis borné à n'en présenter qu'une courte appréciation dans le but de faciliter la tâche à mes lecteurs. Si mon interprétation n'a pas toujours été exacte, je suis du moins excusable, car j'ai agi sans parti pris.

Bien que je me sois attaché à présenter dans cet ouvrage au moins un type des principales altérations du corps humain, je suis loin cependant de prétendre avoir fait un traité complet sur la matière. Une œuvre de ce genre n'est pas absolument nécessaire pour mettre dans toute son évidence le principe de la spécificité des lésions matérielles des organes; dès l'instant qu'un certain nombre de maladies se manifestent par des lésions distinctes, il est logique d'admettre qu'il en est de même pour toutes les autres, puisque les lois naturelles ne souffrent pas d'exceptions.

E. LANCEREAUX.

Paris, le 27 novembre 1870.

festent-elles, au point de vue pathologique, une moindre tendance aux phlegmasies et aux néoplasies luxuriantes, tandis qu'elles ont une plus grande aptitude aux dégénérescences amyloïde et graisseuse.

Chacune des parties élémentaires constitutives du canal digestif est susceptible d'altération, mais toutes ne le sont pas au même degré. La couche épithéliale, les glandes et la trame conjonctive en sont le point de départ le plus ordinaire. Le tissu musculaire, plus rarement affecté, s'atrophie ou dégénère, et quelquefois même donne lieu à la formation de tumeurs par la multiplication de ses éléments. Les vaisseaux eux-mêmes peuvent être atteints, et leur altération ne manque pas de retentir sur les parties auxquelles ils se distribuent.

Les lésions de l'appareil digestif ont des causes nombreuses, dont le mode d'action est intimement lié aux fonctions mêmes de cet appareil. Dans la majorité des cas, elles sont produites par des agents venus du dehors, toxiques ou miasmatiques, et qui, les uns agissant par absorption, les autres par élimination, localisent de préférence leur action sur telle ou telle autre partie. D'autres fois, elles naissent et se développent sous l'influence d'un vice originel ou diathésique, et enfin elles sont dans quelques circonstances l'effet de l'altération d'un autre organe, notamment d'une affection chronique du cœur ou des reins. Or, suivant le mode d'action de sa cause productrice, chacune de ces lésions possède des caractères propres, une évolution spéciale, et constitue, pour ainsi dire, une espèce à part. Conséquemment, il importe de différencier et de fixer ces types anatomiques, qui sont des caractères précieux pour la détermination des types pathologiques ou des maladies.

GASTRITES ET ULCÈRES DE L'ESTOMAC.

Obs. I. **Gastrite sulfurique.** — X..., âgée de vingt-neuf ans, couturière, d'une bonne santé habituelle, est accouchée au forceps dans le courant d'août 1866, et depuis lors s'est bien portée. En janvier 1867, idées fixes d'empoisonnement sans cause appréciable. Le 27 février au soir, cette femme avale un demi-verre d'acide sulfurique dilué; trois quarts d'heure plus tard, un médecin appelé la fait vomir et lui ordonne de la magnésie; elle vomit des matières noirâtres et du sang. A onze heures, elle entre à l'hôpital Necker, dans le service du docteur Bouley (1). *Lait*; *lavement.* Dans la nuit, selles noirâtres. Le 28, intelligence intacte, la malade déclare qu'un motif tout particulier l'a conduite à se suicider, et insiste pour que personne ne soit accusé de sa mort; elle accuse une souffrance extrêmement vive à la région de l'estomac, des douleurs déchirantes reviennent par crises et sont aggravées par la pression. Excitation générale; pouls petit; *glace, lait, injection d'une solution de chlorhydrate de morphine.* L'intérieur de la bouche est tapissé de plaques blanchâtres et grisâtres. Vers midi, l'intelligence s'affaiblit, commence un léger état d'asphyxie qui progresse peu à peu; à cinq heures, perte de connaissance, extrémités froides, yeux congestionnés; mort dans la nuit; urines examinées et non albumineuses.

(1) Nous devons ce fait à l'obligeance de MM. Blet et Kalindero, élèves de ce service.

Autopsie. — L'estomac est altéré dans toute son étendue, mais d'une façon inégale. La muqueuse, au niveau de la petite courbure et de la région pylorique, présente des eschares molles plus ou moins larges, grisâtres ou noirâtres. Dans quelques points elle a disparu, et laisse à nu des lambeaux blanchâtres de tissu sous-muqueux. Ailleurs, les replis de la muqueuse sont partout noirs et carbonisés, tandis que dans leur intervalle cette membrane est simplement ramollie, de teinte lie de vin ou livide. La grande courbure est la partie qui est le moins altérée, elle offre une coloration grisâtre piquetée de rouge; dans toutes les parties noires, le sang est coagulé au sein des vaisseaux et le microscope fait voir, en même temps que des globules sanguins altérés, des débris de membrane muqueuse infiltrés de matière colorante. Les tuniques musculaire et séreuse sont épaissies et injectées, les glandes lymphatiques correspondantes tuméfiées et de teinte rouge brunâtre. Le duodénum et le reste de l'intestin sont intacts; mais la muqueuse de l'œsophage, de couleur sale grisâtre, est tapissée par le feuillet le plus superficiel de l'épithélium qui est décollé à la façon de l'épiderme après l'application d'un vésicatoire; au-dessous, le derme muqueux injecté n'offre pas trace d'eschares; la tunique musculaire est normale. La muqueuse buccale est peu lésée. Pl. 1, fig. 1.

Sang noir, coagulé à l'intérieur des veines et dans les cavités du cœur, faible congestion pulmonaire marquée surtout à droite, légère pyélite; reins fermes, un peu décolorés, s'injectant au contact de l'air. Épithéliums des tubuli parsemés de granulations grisâtres moins abondantes au niveau des noyaux que dans le protoplasma qui les circonscrit; foie, rate et cerveau peu modifiés, toutefois un peu congestionnés; kystes ovariens multiples de petit volume et pédiculés. Absence de grossesse et d'avortement; bassin rétréci.

Coloration noire, destruction de la membrane muqueuse de l'estomac, surtout au niveau de la petite courbure et de la région pylorique, telles sont ici les principales lésions. Il me serait facile, en rapprochant de ce fait les observations déjà connues, de montrer que l'altération aiguë de l'estomac produite par l'acide sulfurique a divers degrés d'intensité; mais pour ne pas sortir des limites qui me sont imposées par la nature de ce travail, je préfère renvoyer aux Traités bien connus d'Orfila, Christison, Taylor et Tardieu. Lorsque la mort n'est pas le résultat de cet empoisonnement, les eschares de la muqueuse gastrique sont éliminées et remplacées par des cicatrices plus ou moins étendues, et qui, en général, ne manquent pas de diminuer le calibre de l'organe et d'amener des accidents éloignés. Je ne possède aucun fait où un semblable résultat soit l'effet de l'acide sulfurique; mais l'observation qui suit, exemple des graves désordres qui succèdent quelquefois à l'action des alcalis caustiques, peut donner une idée des fâcheuses conséquences des empoisonnements par les acides énergiques, tels que l'acide sulfurique, nitrique, chlorhydrique, oxalique, etc.

Obs. II. **Rétrécissement fibreux de l'œsophage et de la région pylorique de l'estomac consécutif à l'absorption d'une solution concentrée de potasse d'Amérique.** — Le nommé L. D..., âgé de quarante-huit ans, menuisier, né à Paris, très-affligé de l'état peu prospère de ses affaires, achète, dans les premiers jours de mars 1864 (le 10), pour 50 centimes de *potasse d'Amérique*, fait dissoudre cette substance dans trois verres d'eau et avale un verre de cette dissolution, dont une partie, nous dit-il, est rejetée par le vomissement. Mais, de suite, il éprouve une sensation de brûlure d'abord dans la bouche, puis dans la gorge et enfin à la région épigastrique. Tout d'abord on lui fait boire de l'eau qui le soulage à peine jusqu'à l'arrivée du médecin qui prescrit de l'eau vinaigrée et du blanc d'œuf. Pendant plusieurs jours ce malade ne vomit pas, mais il est dans l'impossibilité de manger, et c'est à peine s'il peut boire, tant la souffrance est grande; il prend de la limonade au citron. Il prétend n'avoir jamais rendu de sang dans ses garderobes et n'en avoir pas vomi. Cependant il se souvient d'avoir vu dans ses évacuations, trois semaines environ après l'accident, une peau blanchâtre et déchiquetée. Depuis cette époque jusqu'à la date de son entrée à l'Hôtel-Dieu, le 18 avril 1865 (service du professeur Grisolle), il a vainement essayé de prendre des aliments solides; forcé de vivre de bouillons, de vin, de potages au tapioca et parfois d'œufs non cuits, il est considérablement amaigri et a vu ses forces diminuer de jour en jour.

Avec cette maigreur nous constatons une décoloration générale de la surface cutanée et des muqueuses sans teinte jaune concomitante, un certain degré d'atrophie musculaire, la disparition complète du tissu cellulo-adipeux sous-cutané sans œdème. Le malade ne vomit pas, mais il est dans l'impossibilité absolue de déglutir des aliments solides ; quand il boit, on entend un bruit de glouglou, et par instants un sifflement bruyant et prolongé s'échappe de sa poitrine. Voici d'ailleurs comment s'opère chez lui la déglutition. Lorsqu'il a humé une faible quantité de liquide, survient un temps d'arrêt; les muscles du cou tendus, la tête en avant, les yeux fixes et saillants, il semble hésiter, réfléchir; puis il avale une petite gorgée, s'arrête bientôt et continue ainsi jusqu'à ce que tout le liquide humé soit descendu dans l'estomac. Mais quelquefois il y a régurgitation, une partie du liquide est rejetée. C'est ce qui arrive nécessairement pour les substances solides.

Le 20 avril, le malade est sondé non sans difficulté, par M. Nélaton, à l'aide d'une sonde d'argent à petite olive; il supporte facilement cette opération. Le 22, M. Grisolle essaye de passer la même sonde, mais il est arrêté à 27 centimètres. Le 24, même tentative. La sonde est arrêtée à environ 32 centimètres, puis elle franchit un premier obstacle, ensuite un second, et arrive dans l'estomac. Le malade paraît avaler plus facilement à la suite de ces opérations, mais à partir de ce moment il est pris d'un hoquet qui par sa fréquence ne cesse de le tourmenter. Nourri à l'aide d'œufs, de lait, de vin et de jaunes d'œuf. Le 25, il vomit une partie de ce qu'il a pris. Les jours suivants son état varie peu, à part un léger mouvement fébrile. Le 1er mai, il est sondé avec l'olive n° 2, mais à partir de ce moment les vomissements sont plus fréquents; un jour nous trouvons le bassin rempli de matières noirâtres très-analogues à celles qui sont rendues dans le cancer de l'estomac. — Lait.

Les 4, 5 et 6, hoquet incessant, persistance des vomissements, léger état fébrile, amaigrissement encore plus marqué.

A partir du 7, le hoquet diminue d'intensité et de fréquence. Les vomissements noirâtres continuent. Les matières rendues examinées au microscope, le 14, me paraissent contenir des bactéries.

Le 15, la faiblesse est extrême, la voix est altérée, les yeux sont excavés, les traits tirés, les extrémités sont froides; le pouls faible, dicrote, bat de 96 à 100 fois par minute. Hoquet, vomissements, malaise général.

Le 18, je constate de nouveau des bactéries mobiles et de la matière colorante du sang dans les substances vomies.

Le 20, faiblesse encore plus prononcée, extrémités violacées, peau froide et flasque, sans élasticité. La déglutition des boissons est elle-même devenue impossible, ulcères superficiels à la surface des deux cornées, vomissements liquides et noirâtres, anéantissement général. Mort le 21, à neuf heures du matin.

Autopsie vingt-quatre heures après la mort. — Le cadavre est dans un état de maigreur squelettique. On reconnaît que ce qui pendant la vie avait donné à quelques personnes l'idée de la possibilité d'une tumeur située au-devant de la colonne vertébrale est constitué par la tête du pancréas et la première portion du duodénum.

La bouche et la portion supérieure du pharynx n'offrent rien de spécial. Mais à la partie inférieure de cette dernière cavité, au niveau du cartilage cricoïde, existe un ulcère de la forme et de la dimension d'une pièce de un franc, circonscrit par un cercle noirâtre; légère dépression cicatricielle au voisinage. Le canal œsophagien est épaissi dans toute son étendue : il a 32 centimètres de longueur; à 5 centimètres au-dessous du cartilage cricoïde, premier point rétréci. L'œsophage mesure 23 millimètres de circonférence interne. A partir de ce point, ce tube devient plus large jusqu'à la partie moyenne où sa circonférence est de 25 millimètres seulement; il s'élargit ensuite jusqu'au cardia. Ses parois sont notablement épaissies. La muqueuse, inégale, vasculaire, labourée de cicatrices pour la plupart longitudinales, adhère intimement aux membranes sous-jacentes. La tunique musculaire est partout hypertrophiée. L'estomac a des parois très-épaisses et mesure 13 centimètres et demi du cardia au pylore; la muqueuse, sur toute l'étendue de la petite courbure, présente deux larges bandes fibreuses, injectées sur leur bord, et dans la région pylorique quelques petites cicatrices blanches étoilées; ailleurs, elle est seulement un peu ramollie. L'orifice pylorique, dur et rétracté, permet à peine le passage d'un tuyau de plume d'oie; il a 15 millimètres de circonférence. La muqueuse y est remplacée par un tissu fibreux, blanchâtre, nacré, au-dessous duquel se retrouve l'anneau musculaire épaissi. Sur la muqueuse duodénale existent quelques traces de cicatrices; plus bas l'intestin, généralement rétréci, anémié, est d'ailleurs intact. Organes génito-urinaires sains, foie et rate normaux, pancréas dur et ferme; le cœur, un peu jaune, est friable, léger état de dégénérescence graisseuse, plaque laiteuse sur la face antérieure. Quelques tubercules sont groupés aux sommets des deux poumons, quelques autres en petit nombre et colorés en noir se trouvent disséminés dans les lobes inférieurs. Cerveau intact, mais pâle.

Ce fait est le complément, pour ainsi dire, de celui qui précède. Tandis que, dans ce dernier, les désordres anatomiques, extrêmement intenses, sont suivis d'une mort rapide, ici l'organisme résiste; la portion de muqueuse détruite est éliminée, et à sa place se constitue un tissu de cicatrice qui, malheureusement, comme tous les tissus de cette nature, se rétracte peu à peu et produit en fin de compte des rétrécissements de plus en plus considérables. De là des troubles de la déglutition et de la digestion, puis la mort par inanition. Outre les conséquences médico-légales que l'on peut en tirer, ces faits fournissent des données physiologiques, pathologiques et thérapeutiques qui doivent être remarqués. Ils indiquent qu'à leur arrivée dans l'estomac les boissons suivent de préférence la direction de la petite courbure, puisque cette région est, avec le pylore, le principal siége de l'altération; ils nous apprennent de plus que certains rétrécissements pyloriques peuvent n'avoir d'autre origine qu'une tentative d'empoisonnement (1); que ces rétrécissements sont susceptibles de donner lieu au rejet de matières noirâtres, analogues à celles que l'on observe dans le cancer de l'estomac. Enfin, comme les cicatrices de l'œsophage occupent en général une grande étendue, et qu'il est difficile de se renseigner sur leur siége exact, la dilatation me paraît préférable à l'incision. Dans un cas où j'ai vu pratiquer l'œsophagotomie pour un rétrécissement œsophagien causé par l'acide sulfurique chez une jeune femme de vingt-quatre ans, la mort eut lieu peu de temps après l'opération, avec des phénomènes de péritonite. L'incision avait été faite en grande partie au-dessus du point rétréci; on ne trouva point de perforation.

Obs. III. **Gastrite alcoolique simple.** — N..., âgé de quarante-trois ans, né à Paris, peintre en bâtiments, est depuis longtemps adonné à des excès de vin et surtout d'eau-de-vie. Lors de son entrée à l'Hôtel-Dieu, salle Saint-Benjamin, n° 2, service de M. Vigla, le 30 juillet 1866, maigreur, ascite légère, manque d'appétit, pituites, faiblesse générale. Les jours suivants, l'ascite progresse, le malade prend à peine quelques aliments, il a des vomissements, s'affaiblit de plus en plus et succombe le 17 août.

Autopsie. — Les dimensions de l'estomac sont un peu moindres. La membrane muqueuse, de Pl. I, fig. 2.

(1) Au musée de l'hôpital Saint-Georges, à Londres (série IX, n°s 204 et 205), se trouvent les pièces anatomiques de deux cas d'empoisonnement par la potasse, où l'on peut constater, comme dans notre fait, un rétrécissement cicatriciel de l'orifice pylorique. (*Catalogue of the pathological Museum of Saint-George's Hospital*, p. 453.)

consistance ferme, de teinte rosée, grisâtre et ardoisée, présente par places et surtout au niveau des bords, une injection vive, parsemée de points ecchymotiques, rouges ou brunâtres; elle est tapissée d'un mucus épais, peu abondant. Vers sa partie moyenne, large tache blanche opaline, rappelant les taches laiteuses du péricarde. Il semble qu'à ce niveau, où abondent de petits noyaux ronds, la membrane muqueuse soit couverte d'un voile. Les glandules sont hypertrophiées, saillantes, infiltrées de matière colorante sanguine à l'état de granulations. Les épithéliums de ces glandes sont troubles, granuleux, parsemés de granules grisâtres et de quelques granulations graisseuses. La tunique musculaire est sur quelques points un peu épaissie; le duodénum est intact, à part une saillie exagérée de ses glandules. Le reste de l'intestin est normal, mais lavé par le liquide contenu dans l'abdomen. Ce liquide, d'une abondance moyenne, est citrin, jaunâtre et transparent. Le foie est d'un volume assez normal, ferme et résistant, parsemé dans toute son étendue de fines granulations égales; il est, en un mot, affecté de cette forme de cirrhose propre aux buveurs et qui sera décrite plus loin. La rate est volumineuse, les reins sont congestionnés. Les poumons renferment quelques fines granulations tuberculeuses, le cœur est gras, l'aorte athéromateuse; le cerveau, ferme, présente à sa convexité des méninges opalines.

Injection de la membrane muqueuse stomacale, points ecchymotiques disséminés, saillie des glandules et état trouble des épithéliums, sécrétion plus abondante : telle est, dans sa première phase, la gastrite alcoolique simple ; toutefois cette lésion est quelquefois moins étendue, limitée au cardia et à la petite courbure. A une période plus avancée, cette gastrite, qui comprend un grand nombre des cas de gastrite catarrhale décrits par les auteurs, présente une modification plus profonde des glandules, une teinte ardoisée ou noirâtre de la muqueuse en même temps épaissie. Alors les sécrétions de l'estomac, primitivement exagérées, se tarissent en partie, le suc gastrique cesse d'être sécrété tandis que le mucus reste plus abondant, l'appétit se perd et les digestions deviennent impossibles. Le plus ordinairement, la phlegmasie ne dépasse pas la membrane muqueuse ; cependant il arrive que le tissu conjonctif sous-muqueux, les tuniques musculaire et séreuse participent à l'altération et deviennent le siége d'un épaississement plus ou moins considérable. Le cas suivant en est un exemple.

OBS. IV. **Absinthisme, gastrite avec hypertrophie de toutes les tuniques de l'estomac. Cirrhose hépatique; pigmentation du foie, de la rate, des muscles, des os, etc.** — Le nommé M..., âgé de trente-deux ans, apprêteur sur étoffes, né à Ambérieux (Ain), entre le 14 mai 1866 à l'Hôtel-Dieu, salle Saint-Louis, n° 12, service de M. Vigla. C'est un homme robuste qui est amené à l'hôpital pour des troubles divers et principalement une faiblesse de l'appétit, de la toux et de l'oppression; depuis quelque temps il dépérit d'une façon très-marquée et s'affaiblit peu à peu. Il est difficile de donner un nom à sa maladie ; il est facile de reconnaître qu'elle s'est développée sous l'influence des excès d'absinthe. Effectivement, le malade raconte qu'il buvait jusques il y a un an environ douze verres d'absinthe par jour, et que depuis cette époque, ne pouvant plus faire usage de cette boisson, il s'est mis à prendre du bitter. Sous ces influences, sa santé s'est peu à peu altérée. D'abord pituites le matin, insomnies, fourmillements aux extrémités; diminution de l'appétit, vomissements, toux, dyspnée et oppressions progressives, râles nombreux dans la poitrine, faiblesse générale, délire et mort le 9 juin.

L'*autopsie* est faite par mon ami le docteur Hemey, qui a bien voulu me donner les renseignements qui précèdent. Maigreur générale sans œdème. L'estomac, large, mesurant en longueur 20 centimètres, est remarquable par l'épaississement de ses parois. Celles-ci ont en effet une épaisseur d'un centimètre à la région pylorique, et même jusqu'à la partie moyenne, au niveau de la grosse tubérosité, elles n'ont que 5 millimètres. Toutes les membranes participent à cet épanouissement, mais surtout les tuniques musculaire et sous-muqueuse. Extérieurement l'organe tout entier est le siége d'une riche injection ; sa surface interne ou muqueuse présente des plaques multiples de vascularisation au voisinage du cardia, aux régions moyenne et pylorique ; ces plaques sont parsemées de petits points noirs ecchymotiques. Orifice pylorique libre ; hypertrophie des fibres musculaires et de la plupart des éléments qui entrent dans la composition de l'estomac. — Pigmentation des glandes lymphatiques correspondantes à cet organe et d'un grand nombre d'autres parois intestinales plus épaisses et injectées sur un certain nombre de points. Reins volumineux, jaunâtres, mesurant 15 centimètres et demi dans leur grand diamètre. Parois vésicales épaissies. Pancréas volumineux et pigmenté. La rate a 23 centimètres de longueur sur 15 centimètres de largeur, elle est recouverte d'une capsule légèrement opaque ; son parenchyme, un peu mou, de teinte brune ou noirâtre et pigmenté, est semé à la périphérie de larges noyaux d'apoplexie.

Le foie est ferme, résistant, d'un volume assez normal ; sa capsule est épaissie, rétractée sur quelques points, principalement au niveau du ligament suspenseur. A la coupe, son tissu présente de petits grains jaunes sur un fond grisâtre avec pigmentation marquée sur le trajet des vaisseaux portes. Les ganglions lymphatiques situés dans le sillon transverse sont mous et pigmentés.

Le cœur est large, ses cavités sont dilatées à droite et à gauche, son tissu est flasque, mou, jaunâtre. L'endocarde est plus épais, opalin surtout à la base et au niveau des valvules aortiques. L'aorte, large, offre plusieurs petites taches jaunes non saillantes à sa surface interne (dégénérescence graisseuse).

Les poumons remplissent la cavité thoracique, ils sont congestionnés et farcis à la coupe de granulations tuberculeuses miliaires en même temps qu'infiltrés de taches pigmentaires. Les bronches sont larges et injectées, les ganglions bronchiques sont volumineux et tout à fait noirs. Le corps thyroïde est aussi volumineux, mais non altéré. La muqueuse laryngée, injectée et épaissie, offre des glandules sous-saillantes hypertrophiées. Les cartilages ne sont pas ossifiés, mais ils présentent plusieurs points de vascularisation à la coupe.

Les méninges cérébrales, parcourues par de larges vaisseaux, sont opaques et épaissies à leur convexité ; les corpuscules de Pacchioni sont nombreux et hypertrophiés. La substance cérébrale est ferme ; les circonvolutions sont petites, atrophiées sur plusieurs points de la convexité ; les ventricules latéraux sont larges ; les artères sont intactes. Nulle part trace de pigmentation. — Les muscles des parois thoraciques, ceux des régions lombaire et iliaque sont mous, friables, de teinte cendrée ou noirâtre. Cette teinte est le résultat d'une légère infiltration pigmentaire. Le tissu spongieux d'un grand nombre d'os présente la même teinte. Le sang, d'ailleurs, renferme quelques granules de pigment. Sur le gland existe une large tache brune ou même noire, et la peau du cou et de la face dorsale des avant-bras se fait remarquer par une teinte sale et grisâtre.

Ce fait, exemple de la stimulation générale produite par l'abus des boissons alcooliques, montre que l'action de ces liqueurs ne se limite pas toujours à la membrane muqueuse de l'estomac. Les tuniques sous-jacentes peuvent être affectées, comme ici, dans toute leur étendue, ou seulement partiellement, ainsi que nous le verrons plus loin. Dans certains cas, dont les conditions sont encore mal déterminées, ce n'est plus un simple épaississement, une gastrite parenchymateuse adhésive, que déterminent les excès alcooliques, mais une suppuration diffuse du tissu sous-muqueux, un phlegmon des parois de l'estomac ; telle est, du moins, la cause qu'il est possible d'invoquer pour expliquer certains faits observés (1). Mais, en outre, sous l'influence des irritants alcooliques, la membrane muqueuse enflammée de l'estomac devient quelquefois le siége de végétations papillaires connues sous le nom de *polypes* ou de *kystes glandulaires*, comme le prouvent les faits suivants :

(1) Voyez Auvray, *Étude sur la gastrite phlegmoneuse*, thèse de Paris, 1866.

OBS. V. **Gastrite chronique et polypes muqueux de l'estomac, stéatose des reins; mort dans le délire alcoolique.** — La nommée R..., âgée de quarante-six ans, blanchisseuse, entre à l'Hôtel-Dieu, salle Saint-Antoine, n° 4, le 2 août 1864. Bien constituée et d'une santé ordinairement bonne, cette femme a depuis plusieurs années contracté l'habitude de boire avec excès de l'eau-de-vie, du vin et de la bière. Elle présente un état saburral des voies digestives, elle est constipée, se plaint de céphalalgie, et comme il existe sur sa physionomie un certain degré de stupeur et de la fièvre, on serait tenté de la croire au début d'une fièvre typhoïde. Cependant il n'en est rien; l'injection des joues, l'animation de la face, le tremblement des lèvres, les réponses qu'elle donne en souriant, l'anesthésie des extrémités sont des circonstances qui nous conduisent à diagnostiquer l'imminence d'un délire alcoolique. (Éméto-cathartique.) Dans la nuit le délire survint en effet. Le lendemain matin la malade nous accueille en souriant, ses lèvres et ses mains sont tremblantes, sa langue et ses dents sont sèches; l'abdomen est météorisé, le pouls fréquent; elle raconte que, dans la nuit, elle a été tourmentée par la vue d'animaux nombreux, et qu'elle n'a pas dormi, et elle avoue qu'elle aime à boire de l'eau-de-vie et du vin. (Potion avec 10 centigr. extrait thébaïque; le soir une pilule de 0,05 centigr.) — Le 5, la malade sourit encore à l'approche du médecin et lui adresse tout d'abord la parole, lui parle de son travail, de ses bénéfices, etc. Toutefois ses yeux sont hagards et sa paupière supérieure droite paraît légèrement abaissée. 120 pulsations, peau chaude, langue sèche, dents et lèvres fuligineuses, météorisme considérable. A dix heures l'agitation est très-grande. La malade appelle la religieuse son chéri et lui demande l'eau-de-vie qui se trouve dans son paletot. Vers midi, dépression; le soir, léger coma, réponses insignifiantes aux questions, pupilles contractées. Cet état continue durant la nuit, et la mort a lieu tout à coup entre cinq et six heures du matin.

Autopsie. — Cadavre déjà putréfié, estomac large. La membrane muqueuse, épaissie, présente plusieurs plaques d'injection au centre desquelles existent des points ramollis et hémorrhagiques; en outre, plusieurs plaques noires pigmentaires et deux petites saillies polypeuses dont l'une, portée sur un pédicule, offre à la coupe une coloration ardoisée, tandis que l'autre a une teinte grisâtre. Constitués par des hypertrophies papillaires, ces polypes laissent voir à leur base des glandules volumineuses. Le canal intestinal est intact, à part une teinte légèrement ardoisée de la muqueuse du cœcum. Le foie est volumineux; il déborde à droite le rebord costal de deux travers de doigt; son tissu d'un beau jaune est un peu mou et friable. Il est affecté de stéatose comme l'indique l'examen microscopique; mais néanmoins il ne surnage pas lorsqu'on le plonge dans l'eau. La rate est petite et noire. Les deux reins ont une surface un peu irrégulière et parsemée de taches jaunâtres. Les épithéliums des tubuli sont granuleux; ils contiennent des granulations graisseuses comme d'ailleurs sur quelques points les corpuscules du tissu conjonctif. Le cœur est chargé de graisse à sa base et a une teinte jaune foncé; les fibres musculaires sont granuleuses (stéatose); l'endocarde est coloré par le sang qui est liquide, noir et en faible quantité. Congestion stasique des poumons; liquide céphalo-rachidien abondant; méninges opalines, ventricules dilatés; dilatation et dégénérescence graisseuse de la plupart des petits vaisseaux intra-cérébraux.

OBS. VI. **Kyste glandulaire de l'estomac, gastrite alcoolique et phthisie granuleuse.** — N..., âgé de cinquante-cinq ans, garçon grainetier, est un homme des plus robustes qui depuis vingt-cinq ans travaille dans la même maison à la halle au blé. Depuis nombreuses années aussi il boit chaque jour pour 30 et 40 centimes d'eau-de-vie, de plus plusieurs bouteilles de vin. Il y a deux à trois mois qu'il est souffrant, il tousse, s'amaigrit et perd ses forces; cependant il continue son travail et ne le cesse que quatre jours avant son entrée à l'Hôtel-Dieu, le 12 février 1864 (salle Sainte-Jeanne, n° 35). La poitrine fixe d'abord l'attention, on diagnostique une broncho-pneumonie; mais le pouls s'accélère, la fièvre prend en peu de temps une plus grande intensité, et le malade succombe dans le délire le 17 février suivant.

Pl. 1, fig. 3. *Autopsie.* — La membrane muqueuse de l'estomac, épaissie et ardoisée sur plusieurs points, présente une tumeur saillante à sa surface interne. Décollée des couches sous-jacentes et relevée, elle laisse voir avec son conduit l'une des glandes altérées de la région pylorique (fig. 3). Cette glande, du volume d'une petite cerise, arrondie et lobulée, renferme un liquide visqueux, mêlé de cellules cylindriques contenues dans des loges multiples à parois transparentes; son canal est oblitéré. Elle est unique, bien qu'il arrive d'observer plusieurs kystes analogues dans le même estomac. L'intestin n'est pas sensiblement altéré. Stéatose hépatique, rate volumineuse et congestionnée ; reins un peu jaunâtres. Hydrocèle enkystée de la tunique vaginale. Surcharge adipeuse du cœur ; infiltration de tubercules miliaires dans les deux poumons, quelques petites excavations au sommet du poumon droit, pigmentation étendue sur plusieurs points et friabilité du parenchyme de ces organes. Cerveau presque intact.

Certaines substances toxiques, notamment le phosphore, l'arsenic, le sublimé, engendrent des gastrites qui présentent un certain degré d'analogie avec la gastrite alcoolique simple, puisque, comme dans cette dernière, l'altération de la muqueuse stomacale est accompagnée de la dégénérescence granulo-graisseuse des glandules. Cependant, outre les lésions viscérales qui les accompagnent, et dont les caractères peuvent déjà servir au diagnostic étiologique de l'affection stomacale, ces gastrites se distinguent encore par une injection ordinairement vive et accompagnée d'une exsudation couenneuse répandue sur des points plus ou moins étendus de la surface interne de l'estomac ; elles n'offrent pas d'ailleurs l'épaississement de la muqueuse, les plaques noires, ardoisées, si fréquentes chez les individus alcoolisés.

Obs. VII. **Gastrite alcoolique avec ulcères superficiels et multiples.** — V..., âgé de vingt-huit ans, homme de peine, entre à l'Hôtel-Dieu, salle Saint-Julien, n° 21, service de M. Horteloup. Dans la nuit du 23 au 24, il fut pris d'un délire alcoolique qui l'emporta en trente heures ; il succomba le 25 février. — Avant son entrée à l'hôpital, il se plaignait de pituites et d'un faible appétit.

Autopsie. — Les dimensions de l'estomac sont normales. La membrane muqueuse de cet organe, au voisinage du cardia et de la petite courbure, est le siége d'une riche injection disposée par plaques, formée de vaisseaux manifestement dilatés. Moins vasculaire dans le reste de son étendue, elle présente une coloration grisâtre ou ardoisée et seulement quelques points d'injection. Lisse et veloutée sur sa plus grande surface, elle offre en quelques endroits de petits ulcères de forme linéaire, qui paraissent suivre la direction des vaisseaux. Injectés sur leurs bords, ces ulcères sont à leur centre parsemés de taches noires produites par des extravasats sanguins. Les épithéliums et les glandules, détruits à leur niveau, sont remplacés par de nombreux globules graisseux et des grains d'hématine (fig. 1'). Les glandes situées au voisinage de ces ulcères contiennent des épithéliums modifiés et granuleux. Le cerveau est ferme et recouvert par des méninges opalines. Les tuniques musculaire et séreuse ne sont pas altérées. L'intestin est intact ou du moins fort peu lésé. Pl. 2, fig. 1.

Le foie, remarquable par son épaisseur qui est de 19 centimètres, dépasse à peine le rebord costal ; sa surface est lisse, uniforme, sa teinte jaunâtre et sa densité extérieure moindre. Il est plus friable et dans un état de stéatose déjà avancé. La bile est épaisse, brunâtre, à demi solide.

La rate, plus volumineuse qu'à l'état normal, est en plusieurs points infiltrée de sang. Les reins sont volumineux, de consistance un peu molle et de teinte jaunâtre, leurs épithéliums commencent à subir un certain degré d'altération graisseuse. La vessie est dilatée et affectée d'un léger catarrhe. Surcharge adipeuse à la base du cœur, qui serait du reste sain sans un faible élargissement de la cavité ventriculaire gauche. Les deux poumons sont congestionnés, le gauche est en outre couvert de fausses membranes récentes, et la plèvre correspondante renferme une très-faible quantité de liquide.

La mort pour ainsi dire accidentelle de ce malade nous permet de voir les ulcères alcooliques dans leur première phase d'évolution. Si elle n'avait eu lieu, ces ulcères se seraient agrandis peut-être, mais il est possible aussi que les excès venant à cesser, ils se fussent cicatrisés. Cette terminaison s'est rencontrée dans le fait suivant :

Obs. VIII. **Gastrite alcoolique ulcéreuse, cicatrisée.** — H..., âgée de cinquante-neuf ans, cuisinière, fortement constituée, et depuis longtemps adonnée aux alcooliques, est amenée à l'Hôtel-Dieu, le 29 octobre 1864, pour une hémiplégie. Bientôt après, elle tombe dans le coma et meurt. Les jambes étaient œdématiées depuis quelques semaines.

Pl. 2, fig. 2. *Autopsie.* — La membrane muqueuse de l'estomac voisine du pylore, légèrement rougeâtre sur quelques points, présente plusieurs cicatrices blanches, étoilées, fibreuses, au voisinage desquelles existent des taches noires, formées par l'infiltration de granules pigmentaires, tant à l'intérieur des éléments que dans leurs interstices. Dans le reste de l'estomac, la muqueuse est ardoisée, un peu épaissie. Les intestins sont intacts, le foie est gras, la rate très-ferme et volumineuse, les reins sont déprimés à leur surface. Tumeurs fibreuses utérines et pelvi-péritonite ancienne. Cœur large, chargé de pelotons graisseux à sa base. Légère insuffisance mitrale, poumons pigmentés. Atrophie de quelques circonvolutions de la convexité du cerveau, opacité et adhérence des méninges en ce même point; ramollissement superficiel de la corne occipitale.

Obs. IX. **Gastrite alcoolique avec ulcère simple et profond.** — J. B..., âgé de quarante-deux ans, écrivain public, était bien connu pour ses excès d'eau-de-vie. Entré à l'Hôtel-Dieu, le 24 novembre 1864, dans le service du professeur Jobert (de Lamballe), pour une commotion cérébrale en apparence légère (il avait reçu une botte de paille sur la tête), il s'affaissa rapidement, fut pris d'oppression, de délire, et succomba le 27 novembre.

Pl. 1, fig. 4. *Autopsie.* — L'estomac, dilaté, présente sur sa face interne plusieurs plaques d'injection avec pointillé ecchymotique. Au niveau de la petite courbure existe un ulcère de l'étendue d'une pièce de 2 francs, elliptique, allongé suivant le diamètre transversal. Le fond lisse de cet ulcère est constitué, à ses deux extrémités, par la tunique musculaire hypertrophiée, à sa partie moyenne, par le tissu sous-muqueux épaissi; ses bords sont festonnés, durs, saillants et arrondis. La membrane muqueuse qui le circonscrit est le siége d'une injection des plus vives et remarquable par le grand diamètre des vaisseaux qui la constituent ; elle est en outre, comme les deux autres tuniques, notablement épaissie et adhérente, ce qui fait qu'il existe, en cet endroit, une légère saillie ; quelques ganglions indurés et une portion de l'épiploon adhérent à la séreuse au niveau du point où elle correspond à l'ulcère. L'estomac, dilaté dans le reste de son étendue, présente à sa surface interne plusieurs plaques d'injection avec pointillé ecchymotique. L'intestin est normal.

La rate et les reins sont sains ; le foie est volumineux et gros; le cœur est gros, chargé de peloton graisseux à sa base; son tissu est flasque, jaunâtre et friable. Les poumons sont congestionnés, les bronches remplies de mucus. Les méninges sont opaques à la convexité du cerveau qui est simplement congestionné. Nulle part trace de cancer.

Gastrite et ulcère avec épaississement notable de la paroi stomacale, c'est ici la lésion présentée par l'appareil digestif. En présence de ce fait, je me suis demandé s'il ne s'agissait pas d'un carcinome de l'estomac. Mais l'absence de lésion cancéreuse dans les viscères, qui furent examinés avec grand soin, les caractères particuliers de l'ulcère et le défaut de cachexie chez le malade, telles sont les raisons qui me conduisirent à repousser l'idée d'un cancer, pour adopter celle d'une simple altération d'origine alcoolique. Ce fait se rapproche d'un des cas qui précèdent (obs. IV), avec cette différence que l'altération des parois de l'estomac y est plus circonscrite et aussi plus avancée. Dans le cas qui suit, les tuniques de l'estomac épaissies et ulcérées pouvaient encore porter à diagnostiquer un cancer, sans un examen attentif du malade et de tous ses organes.

Obs. X. **Gastrite alcoolique ulcéreuse et hépatite interstitielle ou cirrhose du foie.** — D..., âgé de cinquante-quatre ans, exerçant la profession de peintre après avoir été marchand de vins, est un homme robuste qui a depuis longtemps contracté l'habitude des boissons alcooliques. Chaque matin, il boit, à jeun, pour 20 centimes et plus d'eau-de-vie. Dans la journée, il use largement de vin, et cela d'après son aveu. Depuis trois mois environ, il s'est vu forcé de cesser l'usage des boissons alcooliques qu'il ne peut plus supporter; mais depuis cette époque aussi, il s'est amaigri, et ressent à l'épigastre des douleurs vives. Il a dans le jour des vomissements, bien que, jusqu'ici, il n'éprouvait que sa pituite du matin. Depuis longtemps déjà, il est exalté et comme atteint de folie, après avoir bu; il peut à peine dormir et se trouve souvent agité dans la nuit; il a le matin un léger tremblement des mains.

Entré le 5 juillet 1862 à l'Hôtel-Dieu, principalement pour s'y faire soigner de son ascite, il ne tarda pas à s'affaiblir de plus en plus; ses jambes devinrent œdémateuses, les vomissements auxquels il était sujet se répétèrent avec plus de fréquence, l'ascite s'accrut, la respiration s'embarrassa peu à peu, à tel point que, dès le 2 août, elle se trouvait très-gênée, et les extrémités étaient déjà froides. A partir de ce moment, douleurs plus vives à l'épigastre, refus des aliments, désir de la mort, qui survint le 19, après plusieurs jours de somnolence et de torpeur.

Autopsie. — L'abdomen contient plusieurs litres d'un liquide clair et transparent. La portion cardiaque de l'estomac est légèrement dilatée. Les tuniques de cet organe sont épaissies, notamment la membrane muqueuse dont la teinte grise ardoisée est semée de taches pigmentaires. Pl. 2, fig 3 et 3'.

Sur cette membrane, en outre, existe à 2 centimètres du pylore un ulcère de l'étendue de près d'une pièce de 5 francs; la surface de cet ulcère intéresse une grande partie de la muqueuse, elle est mamelonnée, inégale et constituée par un tissu un peu mou, jaune rougeâtre; les bords se confondent insensiblement avec la membrane muqueuse du voisinage, qui est faiblement plissée et parsemée de points de pigmentation noire.

Sur une coupe pratiquée au niveau de cet ulcère, on aperçoit (fig. 3'), au-dessous de la membrane muqueuse altérée, la tunique musculeuse considérablement épaissie et traversée par des tractus fibreux; la tunique séreuse, relativement moins épaisse, lui adhère intimement. L'intestin offre une teinte grisâtre dans sa plus grande étendue, il n'est pas autrement altéré. L'abdomen contient plusieurs litres d'un liquide clair, transparent; le foie est petit, très-fortement induré, inégal à sa surface, laquelle présente de fines granulations jaunâtres, séparées par des intervalles grisâtres. Même dureté et même apparence à la coupe. Le pancréas est induré, la capsule fibreuse de la rate est épaissie, les reins présentent une teinte jaunâtre. Le cœur, couvert de pelotons graisseux à sa base, est mou et décoloré; les poumons sont pigmentés; le cerveau est ferme, recouvert de membranes opalines.

En résumé, les altérations de l'estomac produites par l'alcool sont des gastrites simples ou catarrhales, des gastrites avec ulcères multiples et superficiels, enfin des gastrites avec ulcère plus profond et unique. Ces dernières, qu'il serait possible de confondre avec l'ulcère simple de l'estomac, nous conduisent à donner un exemple de cette altération, afin de montrer en quoi elles s'en distinguent.

Obs. XI. **Ulcère perforant de l'estomac et division de l'artère splénique.** — D..., âgé de quarante-trois ans, garçon de cuisine, réduit à un état de pâleur et de maigreur extrême, lorsqu'il entra à l'Hôtel-Dieu, le 15 août 1864, avait éveillé le soupçon d'une phthisie pulmonaire, que ne révélait pourtant aucun signe physique appréciable. Le 20 août, il est pris tout à coup d'une gastrorrhagie et meurt dans l'espace de quelques minutes. Rien dans les renseignements fournis par le malade ne peut mettre sur la voie d'une lésion.

Autopsie. — L'estomac large, coloré par du sang, renferme un caillot sanguin du volume d'une tête de fœtus. A 2 centimètres de l'orifice cardiaque de l'estomac, existe un ulcère de la forme et de l'étendue d'une pièce de un franc. Les bords sont lisses, blanchâtres, non indurés, à peine saillants, et coupés comme à l'emporte-pièce. Le fond en est formé par les orifices béants de l'artère splénique, que l'on croirait avoir été sectionnés, et le pancréas que des adhérences Pl. 1, fig. 5.

maintiennent intimement aux parois de l'estomac voisines de l'ulcère. En effet, il n'y a pas trace de sang dans le péritoine. Partout ailleurs, les tuniques de l'estomac, à peine colorées, sont d'une parfaite intégrité. Le canal intestinal et tous les autres organes sont sains.

Dans ce fait, l'adhérence de l'estomac aux parties voisines a pu prolonger l'existence du malade. La destruction de l'artère est venue y mettre un terme. Ainsi se trouvent soumises à des conditions diverses la durée et la terminaison des ulcères en question. L'estomac n'est pas le seul organe où l'ulcère perforant se rencontre. Cette altération se trouve encore dans la première ou même dans la seconde portion du duodénum, ainsi que le prouve l'observation suivante. Jamais elle ne se montre avec les mêmes caractères dans l'intestin, et c'est là un fait de la plus haute importance au point de vue de son mode pathogénique.

Obs. XII. **Ulcère perforant le duodénum. Mort dans un état d'inanition et de cachexie à la suite de phénomènes cholériformes.** — Le nommé S..., âgé de soixante ans, imprimeur, entre à l'Hôtel-Dieu, salle Sainte-Agnès, n° 3, le 14 juillet 1866. Ce malade raconte qu'il a vomi du sang, il y a quinze ans. Depuis lors, il n'a jamais éprouvé de troubles bien appréciables du côté des fonctions digestives, si ce n'est depuis un an environ où il s'aperçoit que son appétit décroît d'une manière progressive. Depuis cette époque aussi il est affecté de vomissements de matières d'abord glaireuses, puis alimentaires, et dans ces derniers temps liquides et légèrement noirâtres. Les vomissements alimentaires ont toujours offert cette particularité de survenir quatre et cinq heures après le repas. En outre ce malade tousse quelque peu et s'amaigrit chaque jour. Lors de son entrée à l'hôpital, ses traits sont tirés, ses yeux excavés, sa peau est amincie, décolorée, blanche plutôt que jaune, son corps amaigri de sorte qu'il présente à un haut degré les attributs de l'anémie et de la cachexie. Respiration rude aux sommets des poumons, faible dans le reste de l'étendue de ces organes. Bruits du cœur normaux; fonctions intellectuelles intactes. Absence de tumeur à la région épigastrique, estomac dilaté; appétit nul; le malade ne prend que des boissons et du lait. Le foie ne déborde pas et les urines ne sont pas albumineuses. Le 25 juillet, diarrhée cholériforme, phénomènes asphyxiques, mort en quelques heures.

Autopsie. — L'estomac mesure d'un orifice à l'autre 34 centimètres et 25 centimètres de circonférence vers sa partie moyenne, il est évidemment dilaté et agrandi. Sa membrane muqueuse est grisâtre et couverte d'un mucus épais. La première portion du duodénum présente, à un centimètre et demi du pylore, un ulcère arrondi d'une étendue en diamètre de 4 centimètres et demi. Les bords de cet ulcère sont nettement taillés, lisses, légèrement saillants. Le fond, qui forme une sorte de cul-de-sac, est constitué par la vésicule biliaire d'une part, par la veine porte, le foie et le pancréas, adhérents entre eux et avec les parties du duodénum voisines de l'ulcère, d'autre part. Sur ce fond inégal et formé d'éléments divers, rampe l'artère coronaire stomachique, dont les parois sont épaissies, en partie détruites sur un de leurs points, et dont le calibre est oblitéré par un caillot assez mou occupant toute l'étendue de l'ulcère.

Non loin de l'ulcère se voit l'ampoule de Vater; les glandes du duodénum sont hypertrophiées et le calibre de cette partie de l'intestin est dilaté. La dernière portion de l'intestin grêle est le siége d'ulcères à grand diamètre transversal. Sur le fond aréolaire de ces ulcères, qui ont pour origine des amas de tubercules, la matière caséeuse du néoplasme est encore appréciable.

Le foie est normal, seulement un peu décoloré; la rate est molle et la capsule couverte de fausses membranes parsemées de granulations tuberculeuses. Les reins sont petits, les testicules atrophiés. Le cœur est aussi de petit volume. Quant aux poumons, ils adhèrent à la paroi thoracique par leurs sommets infiltrés de petits tubercules caséeux et qui paraissent arrêtés dans leur développement. Ils sont emphysémateux dans leurs lobes inférieurs. Le cerveau est simplement pâle.

Parallèle des ulcères de l'estomac. — Les deux dernières observations se rapportent à un genre spécial d'ulcères généralement connus sous les noms d'ulcères perforants ou encore d'ulcères simples de l'estomac. Cette lésion siége de préférence sur la paroi postérieure, au voisinage de la petite courbure et dans la moitié pylorique de l'organe; elle se rencontre presque toujours sur un estomac sain; elle est le plus souvent unique, de forme circulaire ou ovale, d'une étendue qui ne dépasse guère celle d'une pièce de 1 ou de 2 francs. Elle comprend d'ordinaire toute l'épaisseur de la paroi stomacale et présente ainsi deux orifices, dont celui de la surface muqueuse est généralement plus large. Ses bords sont à pic, taillés comme à l'emporte-pièce, peu indurés et seulement dans une étendue de quelques millimètres; son fond, constitué plutôt par les parties en rapport avec l'estomac que par l'une des tuniques de cet organe, est ordinairement parcouru par une branche artérielle, plus souvent peut-être par l'artère splénique, puisque, d'après une estimation de Brinton, ce vaisseau serait, dans une proportion de 55 pour 100, le siége des hémorrhagies qui surviennent en pareil cas. Les parties voisines de l'ulcère, membranes muqueuse et séreuse, sont intactes; cette dernière, toutefois, à part les cas aigus, adhère dans un plus ou moins grande étendue aux organes adjacents. La cicatrisation, si elle est possible, est tout au moins rare; quant à la pathogénie de cet ulcère, il faut avouer que, malgré les nombreuses hypothèses faites à cet égard, elle est jusqu'ici peu connue. L'oblitération artérielle qui existe dans un certain nombre de cas ne peut les expliquer tous. — Bien différent est l'ulcère profond des buveurs que l'on confond trop souvent avec l'ulcère perforant. Lié à une altération plus ou moins étendue de la paroi stomacale, ce dernier n'intéresse ordinairement qu'une portion de cette paroi, la membrane muqueuse, et laisse intactes les branches artérielles. Il repose sur un fond induré, il a des bords festonnés et non taillés à pic; circonscrit par une injection plus ou moins vive, un épaississement notable des tuniques de l'estomac, il indique contrairement au précédent un processus phlegmasique. De même l'ulcère syphilitique de l'estomac, lésion beaucoup plus rare qui succède à la fonte d'un nodus gommeux, se distingue par la présence des jeunes éléments qui constituent l'induration de sa base. L'absence d'injection, de pigmentation de la muqueuse et d'induration étendue le différencie d'ailleurs de l'ulcère alcoolique.

Tels sont les principaux groupes d'ulcères profonds observés dans l'estomac; je suis loin de vouloir soutenir qu'il n'y en ait pas d'autres, car dans ce parallèle, mon but a été de parler uniquement des types les mieux caractérisés. Inutile de dire que la marche, la terminaison, les symptômes de l'ulcère varient suivant le genre auquel il appartient. Outre ces ulcères profonds et les ulcères superficiels qui accompagnent les gastrites, l'estomac est quelquefois le siége d'ulcérations multiples, brunâtres, arrondies et de petites dimensions, connues sous les noms d'érosions hémorrhagiques, ulcérations folliculaires, aphtheuses. Voici un exemple de ces lésions que certains auteurs (notamment Rokitansky) considèrent comme étant le point de départ des ulcères perforants.

Obs. XIII. **Érosions hémorrhagiques de l'estomac; gastrite folliculeuse.** — Un malade, âgé de trente ans, depuis longtemps adonné à des excès d'alcool et dyspeptique, succombe aux progrès d'une phthisie granuleuse quelques jours après son entrée à l'Hôtel-Dieu.

Pl. 1, fig. 6. *Autopsie.*— L'estomac a ses dimensions normales, sa face interne est semée de taches brunâtres, déprimées, arrondies, de l'étendue d'une tête d'épingle à celle d'un petit pois. Ces taches sont constituées par un caillot sanguin, au-dessous duquel existe une érosion de la membrane muqueuse légèrement tuméfiée et ramollie en ce point. Ailleurs, cette membrane, faiblement injectée, de teinte rosée, se trouve recouverte d'un mucus épais mêlé de grumeaux sanguins. Ses glandules sont saillantes et blanchâtres. L'intestin est normal. Le foie est gros, la rate est volumineuse, les reins sont intacts, le cœur est un peu décoloré, les poumons sont infiltrés de granulations tuberculeuses.

Les érosions hémorrhagiques de l'estomac s'observent à tous les âges de la vie et dans des maladies diverses. C'est qu'en effet elles ne sont, à l'instar des ulcères superficiels de la gastrite alcoolique, qu'un mode de terminaison d'une inflammation catarrhale de l'estomac, un accident quelquefois lié à l'altération hypertrophique et dégénérative des glandules de cet organe. Elles se rencontrent chez les jeunes enfants mal nourris (Billard, Cruveilhier), chez les personnes qui font usage d'aliments irritants, de liqueurs fortes, ou qui abusent du calomel ; quelquefois aussi dans les cachexies et l'albuminurie, ce qui ne surprendra pas quand nous aurons fait connaître la gastrite albuminurique ou urémique, dont l'observation ci-dessous est un bel exemple.

Obs. XIV. **Gastrite urémique.** — Un jeune homme de vingt-quatre ans, ciseleur, est apporté à l'Hôtel-Dieu le 13 mars 1864. Atteint de contracture des membres et parfois de secousses convulsives, il est, de plus, dans un état de coma qui ne lui permet de donner aucun renseignement et qui persiste jusqu'à sa mort (15 mars). Les urines n'ayant pas été examinées, il fut considéré comme affecté de méningite. Pour le dire en passant, cette erreur est des plus faciles, si le médecin néglige l'examen des urines ; c'est de la même façon que les vomissements de la gastrite urémique conduisent à diagnostiquer un cancer stomacal.

Pl. 1, fig. 7. *Autopsie.* — L'estomac mesure en longueur 27 centimètres, en largeur 0,19. La membrane muqueuse de cet organe, de teinte grisâtre ou ardoisée, présente des plis nombreux et saillants ; recouverte par un mucus épais et visqueux, elle offre dans sa portion la plus rapprochée du pylore deux petits ulcères allongés et très-superficiels. Dans cette même partie, elle se trouve de plus parsemée de points blancs légèrement saillants et comme perforés à leur centre, qui ne sont que les glandes hypertrophiées et remplies par un épithélium granuleux. Semblable altération existe dans toute l'étendue de l'estomac, avec cette différence que, dans les autres régions, les glandes sont moins saillantes et les replis plus marqués. Partout d'ailleurs la membrane muqueuse, dont la réaction est faiblement acide, se trouve recouverte d'un mucus visqueux, épais, très-adhérent, au sein duquel sont comprises un grand nombre de cellules épithéliales. Cette membrane est ferme, légèrement épaissie, les tuniques sous-jacentes ne sont pas altérées d'une façon notable, car c'est à peine si elles sont un peu plus épaisses. La muqueuse intestinale, grisâtre ou pâle et tachetée de noir sur quelques points, est également recouverte dans sa plus grande étendue par un mucus épais et visqueux, mêlé d'un grand nombre de cellules épithéliales.

Les reins sont petits, granulés à leur surface ; leur capsule, qui se décolle difficilement, laisse voir la substance corticale atrophiée et réduite à une mince bandelette. Les tubes urinifères, pour la plupart diminués de volume, contiennent des cellules épithéliales atrophiées et granuleuses ; la trame conjonctive, notablement épaissie, emprisonne et comprime ces tubes (néphrite interstitielle). La rate et le foie sont peu ou pas lésés ; le cœur est normal ou à peine hypertrophié ; les poumons sont œdématiés à leur base. Cerveau pâle, anémié ; méninges normales.

L'altération de l'estomac, dont la cause incontestable ici est l'élimination par la muqueuse gastrique des principes de l'urine et surtout de l'urée, se trouve, par conséquent, subordonnée à l'affection rénale, et mérite ainsi d'être rangée parmi les gastrites secondaires. Cette altération, néanmoins, par ses caractères, son évolution, ses désordres anatomiques et symptomatiques, comme par son origine, forme une espèce distincte qui vient s'ajouter à celles que nous connaissons déjà. Chacune de ces espèces a une physionomie spéciale dont nous essayons de faire ressortir les principaux traits dans le tableau ci-dessous.

Parallèle des gastrites. — Les gastrites toxiques qui ont pour origine l'action des caustiques et qu'accompagne la mortification de la membrane muqueuse de l'estomac, sont trop peu semblables aux autres espèces pour qu'il soit nécessaire d'en faire connaître les différences; mais il importe, surtout au point de vue médico-légal, de savoir les distinguer entre elles. Or, c'est en tenant compte de la coloration spéciale des tissus, de l'étendue et de la profondeur de l'altération que l'on pourra obtenir quelques données positives à ce sujet. Ainsi, l'acide sulfurique colore les tissus en noir, l'acide nitrique les colore en jaune, l'acide chlorhydrique développe une teinte gris blanchâtre, tandis que d'autres substances font naître une coloration différente. D'un autre côté, ces mêmes acides, pour peu qu'ils soient concentrés, déterminent des lésions plus profondes et plus étendues que les acides végétaux, tels que les acides oxalique, acétique, etc.

Un certain nombre de caractères communs rapprochent la gastrite alcoolique simple et la gastrite urémique, ce sont : l'épaississement de la membrane muqueuse, la teinte grisâtre ou ardoisée de cette membrane, l'altération granulo-graisseuse des glandules. Dans la gastrite urémique, toutefois, l'estomac est, pour ainsi dire, affecté d'une façon uniforme dans toute son étendue, ses replis sont nombreux et saillants, sa surface interne est couverte d'un enduit visqueux très-adhérent; dans la gastrite alcoolique, au contraire, l'altération de la surface interne de l'estomac est ordinairement limitée, inégale, la membrane muqueuse est lisse, tapissée seulement d'une faible quantité de mucus, elle est de teinte grisâtre ou ardoisée, semée de plaques d'injection ou de taches noires pigmentaires. Les ulcères sont d'ailleurs assez communs dans cette dernière maladie, tandis qu'ils sont extrêmement rares dans la première. Les pituites et les vomissements sont des symptômes communs aux deux affections; mais tandis que chez le buveur ils ne surviennent que le matin à jeun, chez l'individu dont l'excrétion urinaire est insuffisante, ils peuvent apparaître à tous les instants du jour. La tendance à la diminution du calibre de l'estomac est enfin plus marquée dans les lésions rénales, où d'ailleurs l'intestin est presque toujours simultanément affecté et les urines albumineuses. Les ulcérations disséminées, multiples, circulaires, restreintes de la gastrite folliculaire rendent cette lésion facilement reconnaissable.

Je suis loin de prétendre que cette énumération comporte tous les modes spéciaux de gastrite; je reconnais qu'il n'est question ici ni de la gastrite produite par la présence de corps étrangers dans l'estomac (gastrite mécanique), ni des gastrites concomitantes de certaines maladies aiguës ou chroniques, telles que les phthisies pulmonaires, ni de celles que déterminent des aliments par trop abondants, de digestion difficile ou putréfiés, ni d'autres enfin dont les causes peuvent encore nous échapper. Mais, en tout cas, les types ci-dessus établis suffisent pour prouver que la gastrite n'est pas une lésion toujours identique, et comme cette lésion varie avec les causes qui la produisent, elle ne peut constituer une entité morbide et réclamer un même mode de traitement. Or, chacun de ces types, ayant une évolution propre, a aussi un mode spécial de guérison et donne lieu à des indications thérapeutiques particulières. Tel est le fait pratique que nous avons cherché à mettre en lumière.

ENTÉRITES.

Pl. 3, fig. 1. Obs. XV. **Entérite typhoïde.** — Jeune femme, âgée de vingt-six ans, morte au vingt-deuxième jour environ d'une fièvre typhoïde.

Autopsie.— L'estomac, le duodénum, le jéjunum n'offrent aucune altération bien appréciable; mais il n'en est pas de même de l'iléon, qui est le siége de lésions d'autant plus intenses, qu'elles se rapprochent davantage du cæcum. Arrivées à leur stade de réparation, ces lésions apparaissent sous forme d'ulcères arrondis ou elliptiques, situés au niveau des follicules isolés et des plaques de Peyer. Le fond de ces ulcères, primitivement constitué par des débris de glandules et par la tunique musculeuse, se trouve couvert de granulations saillantes rougeâtres, sorte de bourgeons charnus destinés à amener la cicatrisation. Les bords sont injectés. Les follicules isolés *f*, non atteints par l'ulcération, sont plus volumineux et plus saillants que dans l'état normal. Les glandes lymphatiques *g* correspondantes, situées dans le mésentère *m*, sont tuméfiées et injectées, mais déjà leur volume commence à diminuer. Sur la muqueuse cæcale, il existe un petit ulcère arrondi et des follicules glandulaires hypertrophiés; partout ailleurs le gros intestin est intact. Le foie est mou, un peu flasque, les lobules sont infiltrés de granulations graisseuses à leur circonférence. Le cœur et les reins sont flasques, la rate est volumineuse, friable; les poumons sont congestionnés.

Ulcères circulaires ou allongés ayant pour siége les follicules clos ou les plaques de Peyer, accroissement de volume des glandes mésentériques, c'est en quoi consiste, dans ce fait, la modification anatomique. Je n'insisterai pas sur les phases diverses que parcourt l'altération typhoïde de l'intestin : qu'il me suffise de dire que cette altération consiste dans une prolifération des éléments folliculaires des plaques de Peyer et des glandes isolées les plus rapprochées de la valvule iléo-cæcale; qu'elle est caractérisée, dans le principe, par la tuméfaction des glandes agminées ou isolées, plus tard par la destruction nécrosique de ces glandes, leur élimination à laquelle succèdent des ulcères dont nous avons vu la réparation commençante. Ce qui constitue le cachet de cette lésion, c'est, d'abord, son siége spécial et son mode d'évolution; en second lieu, seulement ses caractères macroscopiques et microscopiques. Quant aux cicatrices qui lui succèdent, elles ont en général leur grand diamètre parallèle au grand axe de l'intestin, ce qui, nous le verrons plus loin, les différencie des ulcères et des cicatrices de la tuberculose.

La dépression légère que déterminent ces cicatrices disparaît du reste dans la majorité des cas, et cette circonstance a pu faire croire que la membrane muqueuse pouvait se reproduire de toutes pièces. Quelques observateurs ont même prétendu avoir constaté la régénération des papilles et des glandes de Lieberkühn; mais il en est d'autres moins heureux qui n'ont rien vu de semblable.

Obs. XVI. **Entérite dysentérique**. — K..., journalier, âgé de trente-six ans, a contracté une fièvre intermittente tierce et une dysenterie pendant un séjour de dix-huit mois à la Nouvelle-Orléans. Arrivé à Paris sous le coup de cette dernière affection, il entra à l'Hôtel-Dieu quelques mois plus tard, le 8 novembre 1866, salle Sainte-Agnès, nº 13. Dépérissement progressif et diarrhée depuis dix mois, toux sèche depuis trois semaines; teint terreux et jaunâtre, coloration feuille morte de la peau, sensation de pression douloureuse à la région de l'hypochondre droit, maigreur squelettique; affaiblissement continu, fièvre hectique, diarrhée persistante; mort le 8 novembre.

Autopsie. — Des érosions hémorrhagiques multiples siégent à la face interne de l'estomac; l'intestin grêle est pigmenté au niveau de quelques-unes de ses villosités. Le gros intestin est partout altéré. La muqueuse de l'S iliaque (fig. 2) est occupée par de nombreux ulcères, les uns réguliers, circulaires et de la largeur d'une lentille; les autres irréguliers, serpigineux, étendus à une grande partie de la circonférence intestinale, et formés bien évidemment par la réunion d'ulcères plus petits, analogues aux précédents. Le fond de ces ulcères est constitué par la tunique musculaire, dont on aperçoit les faisceaux de fibres circulaires; en quelques endroits il est recouvert de longs filaments blanchâtres, composés, comme le prouve l'examen microscopique, de faisceaux de fibres de tissu conjonctif, entre lesquels se voient des noyaux réfringents, granuleux, et d'abondantes gouttelettes graisseuses. Où elle n'est pas détruite, la muqueuse est épaissie et d'une teinte ardoisée. Le rectum est le siége d'une altération semblable, le cæcum est moins affecté. La tunique musculaire est épaissie dans toute la longueur du gros intestin qui, du reste, paraît notablement raccourci. Pl. 3, fig. 2.

Le foie, volumineux et stéatosé, renferme un kyste purulent du volume d'une grosse orange. Situé à la convexité, sous la capsule fibreuse épaissie, ce kyste a des parois fibreuses, blanchâtres, et laisse écouler un pus blanc et grumeleux. La rate, un peu molle, mesure 19 centimètres et demi de longueur, elle est par conséquent très-volumineuse; reins et cœur intacts; suppuration de quelques lobules pulmonaires à la partie inférieure du poumon droit; hépatisation peu étendue au sommet de ce même organe.

Cette observation nous montre l'altération dysentérique arrivée à sa dernière phase; dans une période moins avancée, cette altération est caractérisée par la tuméfaction de la membrane muqueuse et du tissu cellulaire sous-jacent, la coloration rouge sombre et le ramollissement de ces parties, l'augmentation de volume des follicules glandulaires. L'ulcération qui se produit ensuite, commence, le plus souvent, au sommet des replis, par des points disséminés, qui se réunissent peu à peu et finissent par produire des pertes de substance plus ou moins étendues et irrégulières; elle est la conséquence d'une altération granuleuse et de la mortification des éléments conjonctifs proliférés de la membrane muqueuse et du tissu sous-jacent. La profondeur et l'étendue des ulcères varient suivant l'intensité de la cause et les conditions particulières des individus qui s'y trouvent soumis.

Un point mérite de fixer ici l'attention, c'est l'abcès du foie. La coexistence de cette lésion avec les ulcérations dysentériques n'est pas un fait rare, et déjà elle a été signalée plusieurs fois (1). Les nombreuses observations connues ne laissent pas de doute, ce me semble, sur une liaison causale entre ces deux phénomènes, liaison suivant laquelle l'abcès hépatique serait la conséquence d'une irritation spéciale déterminée dans le foie par les matières sanieuses résorbées de l'intestin. Lorsqu'elles ont une marche moins aiguë, et que leurs désordres sont moins intenses, les lésions dysentériques du gros intestin peuvent être accompagnées de productions polypiformes ou kystiques, dont les faits suivants sont des exemples.

OBS. XVII. **Recto-colite ulcéro-polypeuse.** — P..., âgé de vingt-quatre ans, chapelier, né dans le département de la Loire qu'il a habité pendant longtemps, est occupé de huit à dix-sept ans à tourner une roue destinée à ventiler une mine de charbon dans laquelle il passe chaque jour huit heures environ, et lorsque, à l'âge de dix-huit à dix-neuf ans, il vient habiter Paris, sa santé est déjà profondément altérée. Il a une diarrhée tenace, rebelle, et les matières qu'il rend sont parfois analogues à des raclures de boyaux. En outre, il est fréquemment atteint d'épistaxis. A son arrivée à Paris, ce jeune homme travaille tout d'abord chez un chapelier; mais bientôt il tombe malade. Dans les premiers jours de juin il s'aperçoit que son ventre augmente de volume; il se soigne chez lui, et plus tard il entre à l'Hôtel-Dieu, le 3 août 1866, salle Sainte-Agnès, n° 1. L'abdomen volumineux, mat dans la région sous-ombilicale, contient un liquide ascitique. Teint pâle, décoloré, profonde anémie, diarrhée persistante. Augmentation du volume du foie et de la rate, sans accroissement notable du nombre des globules blancs et sans altération appréciable des globules rouges. Absence de fièvre, température 37° c. dans l'aisselle. *Diascordium.*

Le 12 août, l'ascite augmente, les veines abdominales superficielles du côté droit se dilatent de plus en plus et deviennent très-apparentes. Les muscles sont petits, un peu atrophiés; les épistaxis sont fréquentes. Le 26, une ponction abdominale est pratiquée et 12 litres de liquide sont extraits de l'abdomen. Mais trois semaines plus tard le liquide s'est reproduit, le malade a maigri et une nouvelle ponction devient nécessaire. Au bout de douze jours, la même opération est encore pratiquée; cette fois les forces ne reparaissent pas; des épistaxis surviennent presque chaque jour; la faiblesse est extrême et la mort a lieu le 2 novembre.

Autopsie. — Plusieurs litres d'un liquide séreux s'écoulent à l'ouverture de la cavité
Pl. 3, fig. 3. abdominale. La membrane muqueuse des deux tiers inférieurs du rectum, épaissie et pigmentée sur plusieurs points, est parsemée de replis saillants à direction transversale. Au sommet de ces replis, ou même dans leurs intervalles, ulcères arrondis ou elliptiques, lisses et peu profonds, circonscrits par un léger cercle d'injection; au voisinage, productions papillaires, grisâtres, saillantes, pédiculées et polypiformes, du volume d'un grain de chènevis. Dans le reste de l'étendue du gros intestin, la muqueuse est partout épaisse, grisâtre ou ardoisée; elle est pointillée de noir au niveau du cæcum. Dans la dernière portion de l'intestin grêle elle est injectée et aussi plus épaisse qu'à l'état ordinaire; la muqueuse de l'estomac est semée, dans la région pylorique, de taches noires, pigmentaires; les parois de cet organe sont épaisses, sa cavité est rétrécie et diminuée d'environ moitié. Le pancréas est normal, les reins sont hypérémiés. La rate, ferme, friable, lisse à la coupe, d'un brun superbe, à peine pigmentée à sa surface, mesure 15 centimètres dans son grand diamètre. Le foie est globuleux, du volume d'un fort poing d'adulte, le lobe gauche notablement moindre, le lobe droit tellement

(1) C. Cambay, *Traité de la dyssenterie et des maladies du foie qui la compliquent.* Paris, 1847. — Lancereaux, *De l'infection par produits septiques internes* (*Gaz. méd. de Paris*, 1862).

diminué que la vésicule recourbée adhère à la face convexe. La capsule de Glisson est opaque; le tissu du foie, ferme, élastique, résiste sous le doigt et présente à la coupe de gros îlots jaunâtres ou verdâtres, séparés par des bandes de tissu fibreux. Quelques noyaux de pneumonie caséeuse s'observent vers la partie moyenne et le bord postérieur du poumon droit, de fines granulations tuberculeuses existent au sommet de ce même organe; le poumon gauche est congestionné; les plèvres sont le siége de fausses membranes sans épanchement notable; le cœur est volumineux, les orifices sont sains, le tissu musculaire pâle, légèrement gras. Le cerveau est anémié.

Par la lenteur de son évolution, comme par sa cause (séjour prolongé dans une mine de charbon), la lésion intestinale trouvée dans ce dernier fait se distingue, il est vrai, de l'altération constatée dans l'observation qui précède. Mais pas plus que les productions polypeuses du rectum, ces différences ne doivent suffire pour faire de cette affection une espèce particulière. Effectivement, l'intensité moindre de l'altération ne peut constituer un caractère spécifique, et rien ne prouve que les principes délétères qui ont agi dans les deux cas ne soient pas de même nature. Quant aux productions polypeuses, il est bien évident qu'elles ne sont qu'un simple accident lié à l'irritation phlegmasique de l'intestin. Un dessin publié anciennement par Menzelius (*Acta med. Berolinens.*, vol. IX, p. 68, fig. 1, 1721), sous le titre : *De excrescentiis verrucoso-cristosis copiosè in intestinis crassis dyssenteriam passi observatis*, représente une lésion analogue, mais plus accusée, chez un militaire qui avait eu des récidives de dysenterie, car, chez lui, l'intestin rectum tout entier était parsemé de végétations analogues à des crêtes de coq (1).

Dans d'autres circonstances, la recto-colite chronique s'accompagne, non plus de productions polypeuses, mais de formations kystiques à contenu gélatiniforme, ainsi que Virchow l'a représenté dans son *Traité des tumeurs*, tome I, page 241, chez un jeune homme de quinze ans, mort de dysenterie chronique. Un fait que j'ai observé en 1863, à l'Hôtel-Dieu, peut en être rapproché. Il s'agit d'une femme âgée de soixante ans, depuis longtemps atteinte d'une diarrhée rebelle avec épreintes, qui succomba dans un état de profonde maigreur et de cachexie. Je constatai à son autopsie une altération de toute l'étendue du gros intestin, intéressant d'une façon plus particulière la membrane muqueuse. Cette membrane ferme, épaisse, inégale, rouge verdâtre et comme écailleuse à sa surface, présentait dans son épaisseur un très-grand nombre de petits kystes arrondis, dont le siége dans les glandes intestinales ne pouvait être mis en doute. L'intestin grêle était à peine modifié, les autres organes étaient intacts. Le mécanisme de cette formation kystique est facile à concevoir; de même que l'hypertrophie papillaire, elle résulte de l'irritation produite par l'agent morbifique au sein de la membrane muqueuse intestinale.

(1) Comparez : Luschka, *Ueber polypose Vegetation der gesammten Dickdarmschleimhaut* (*Archiv für pathol. Anat.*, t. XX, p. 133; 1861).— Lebert, *Traité d'anat. pathol.*, t. II, p. 310, atlas, pl. XXII, fig. 1 et 2).

Dans certains cas, enfin, la muqueuse du gros intestin enflammée est couverte d'ulcères arrondis, plus ou moins étendus et profonds. Cette lésion, dont l'origine est quelquefois obscure, pourrait bien n'être qu'une période plus avancée de l'altération qui précède. Elle est, en tout cas, digne d'intérêt et mérite de figurer ici, car elle fait partie d'une affection qui se rencontre quelquefois dans nos hôpitaux, en dehors de toute influence épidémique.

Pl. 3, fig. 4. OBS. XVIII. — Une femme, âgée de soixante-cinq ans, mal nourrie, soumise pendant fort longtemps aux émanations de cabinets d'aisances voisins de sa chambre, succombe en 1863 à l'Hôtel-Dieu des suites d'une diarrhée prolongée. L'abdomen ne contient aucun liquide; le gros intestin, injecté et brunâtre, est manifestement altéré. La membrane muqueuse, tuméfiée, de teinte ardoisée, presque noire, présente de nombreux ulcères disséminés à sa surface. Les bords de ces ulcères sont nets, taillés comme à l'emporte-pièce, leur fond lisse est constitué par la membrane musculeuse, épaissie, et dont les fibres transversales sont nettement appréciables à l'œil nu. Cette altération règne dans toute la longueur du gros intestin. L'intestin grêle et les autres organes sont dans un état d'intégrité relativement parfait.

Une autre femme soignée en 1866, dans le service de clinique de l'Hôtel-Dieu, pour une diarrhée chronique et persistante, m'a toujours accusé, comme cause de son affection, son séjour dans une chambre située au sixième étage et placée à côté de cabinets malpropres. Ces cabinets, qui ne fermaient pas, exhalaient une odeur tellement forte, que, dans les temps d'orage, elle était obligée de s'en éloigner. Pendant quelque temps, elle avait jusqu'à vingt et vingt-cinq garderobes par jour et rendait des matières analogues à des raclures de boyaux. Ces matières, mêlées de stries sanguinolentes, étaient composées de cellules épithéliales, de leucocytes, quelques parcelles de teinte verdâtre renfermaient en outre des sarcines.

Il y aurait à se demander si ces algues parasites n'étaient pas la cause de l'altération de l'intestin; mais comme leur présence plusieurs fois constatée dans l'estomac n'a jamais déterminé de lésions appréciables de cet organe, il me paraît plus rationnel de rattacher la diarrhée, dans ce cas et dans le précédent, aux émanations putrides des fosses d'aisances. Du reste, la ressemblance frappante de la lésion du gros intestin dans ces derniers faits indique nécessairement l'existence d'une cause morbide, sinon identique, du moins assez peu différente, et pour ce motif il y a lieu de considérer ces altérations comme des variétés, des formes d'un même processus morbide.

De ce groupe se rapprochent, à cause des ulcérations auxquelles elles donnent lieu, les entérites syphilitique et blennorrhagique. La première, relativement peu commune, puisqu'on en compte à peine quelques cas, a son siége, soit dans l'intestin grêle, soit dans le gros intestin; la seconde, plus fréquente, bien que rare, occupe exclusivement la portion inférieure de ce dernier organe. Elle commence par la membrane muqueuse, puis envahit les tuniques sous-jacentes, et se termine ordinairement par le rétrécissement du calibre intestinal, ainsi que cela existe dans le fait suivant, que j'ai observé autrefois.

OBS. XIX. **Rétrécissement vénérien du rectum.** — D..., âgée de trente-cinq ans, a exercé le métier de prostituée de quinze à vingt-huit ans. Dans cet intervalle de temps elle contracte un chancre qui est inoculé avec succès sur le ventre et des blennorrhagies, accidents pour lesquels elle est traitée tant à l'hôpital des Cliniques qu'à celui de Lourcine. Le 20 septembre 1858, cette femme entre à l'hôpital de la Charité, salle Saint-Basile, se plaignant uniquement de douleurs vagues dans l'abdomen et la région des reins. L'utérus est d'abord examiné, mais il n'offre aucune altération. Il n'en est pas de même du rectum, organe vers lequel se porte ensuite l'attention. En effet, le doigt perçoit, à 2 centimètres environ de l'orifice anal, un bourrelet dur, inégal, mamelonné. Ce bourrelet, qui oblitère presque complétement le rectum, serait à peine franchi par un porte-plume. Exacerbation des douleurs au moment des efforts que fait la malade pour aller à la garderobe, sensation de pesanteur, d'expulsion vers l'anus. Selles difficiles depuis deux ou trois ans ; d'abord constipation et depuis trois mois environ diarrhée composée de matières liquides et blanchâtres, parfois mêlées de pus et de sang. Appétit faible, digestions pénibles; toux, fatigue, insomnies, fissures recouvertes de squames blanchâtres à la face palmaire des articulations des doigts et des mains. Quelques taches d'une teinte un peu cuivrée et des squames à la plante des pieds. Tisane de Feltz, pilules de Sédillot, bains sulfureux.

Sous l'influence des bains sulfureux apparaissent quelques cercles érythémateux sur les cuisses; mais cette éruption, comme celle de la paume des mains, avait entièrement disparu lorsque la malade demanda sa sortie en novembre ; le bourrelet rectal paraissait alors un peu élargi et plus régulier.

En février 1859, cette malade entre à l'Hôtel-Dieu, salle Saint-Charles, dans le service du professeur Laugier. Elle est amaigrie, son teint est pâle et jaunâtre, son appétit presque nul; son foie est volumineux, sa diarrhée continue. Si le rétrécissement n'a pas subi de changement notable, la santé générale est néanmoins profondément altérée. A partir du 1er avril les forces déclinent de plus en plus, survient de la fièvre vers le soir; la mort a lieu le 18 avril.

Autopsie. — Intestin grêle, cæcum et côlons normaux, à part un léger état de dilatation. A 2 centimètres et demi de l'orifice anal commence l'altération du rectum, qui se continue dans une étendue d'environ 12 centimètres. La membrane muqueuse est presque entièrement détruite en ce point, car c'est à peine si l'on en retrouve quelques fragments. Les tuniques sous-jacentes, indurées et épaissies, sont parsemées de bandelettes fibreuses qui constituent une sorte de feutrage analogue à celui d'une vessie à colonnes. Deux trajets fistuleux prenant naissance entre les bandelettes font communiquer le rectum avec la partie inférieure du vagin. Pelvi-péritonite, hydropisie ancienne des trompes. Granulations d'aspect tuberculeux à la surface et à l'intérieur de chaque poumon ; deux petites excavations occupent le sommet du poumon gauche. Plaque laiteuse à la surface du péricarde; état gras du foie et des reins. Intégrité du cerveau et des os du crâne. (*Bullet. de la Société anatomique*, année 1859.)

Rétrécissement fibreux du rectum, ulcères et trajets fistuleux, tels sont ici les désordres anatomiques. Dans ce fait, comme du reste dans la plupart de ceux que contient l'excellent mémoire du professeur Gosselin (1), l'altération du rectum se distingue surtout par son siége à 2 ou 3 centimètres à partir de la marge de l'anus, et par le rétrécissement intestinal qui est en quelque sorte sa conséquence forcée.

Mais, en outre, comme cette altération ne se rencontre que chez des individus antérieurement affectés d'accidents vénériens, il en résulte qu'elle doit être regardée comme une lésion spéciale, conséquence d'une irritation déterminée,

(1) Gosselin, *Recherches sur les rétrécissements syphilitiques du rectum* (*Archives générales de médecine*, 1854, t. II, p. 666).

soit par le contact du pus blennorrhagique, soit par la présence du virus chancreux.

Obs. XX. **Entérite urémique.** — J. H..., jeune homme de dix-huit ans, robuste et bien constitué, exerçant la profession de garçon limonadier, entrait en 1860 à l'Hôtel-Dieu, avec un certain degré de tuméfaction œdémateuse à la face et aux jambes, laquelle ne tarda pas à disparaître. Le 14 octobre 1862, il s'y faisait de nouveau recevoir. Trois semaines auparavant il avait été pris d'éblouissements et de vertiges, son œdème était revenu, puis il souffrait d'une diarrhée persistante. En même temps il venait d'être atteint de toux et d'oppression. Les téguments sont pâles et décolorés. Les urines traitées par l'acide nitrique donnent lieu à un précipité abondant. La diarrhée continue, l'oppression s'accroît, l'oreille perçoit un souffle pneumonique, les forces faiblissent et la mort a lieu le 29 octobre.

Pl. 3, fig. 5. *Autopsie.* — La membrane muqueuse de la partie supérieure du rectum, épaissie, plissée, grisâtre ou ardoisée, injectée sur quelques points, présente une éruption d'apparence furonculeuse caractérisée par des saillies en forme de tubercule dont le centre est constitué par une escharc jaunâtre, tandis que la circonférence est le siége d'une injection des plus vives. Constituées par des éléments en voie de transformation graisseuse, ces eschares existent dans une grande étendue du rectum et se retrouvent en moins grand nombre dans les côlons. — Les parois de l'intestin grêle et de l'estomac sont plus épaisses ; la membrane muqueuse de ces organes, de teinte grisâtre ou pâle, pigmentée au pourtour d'un grand nombre d'orifices glandulaires, est recouverte d'un liquide abondant, épais, visqueux et très-adhérent, composé de mucus et de débris épithéliaux. Jointe aux caractères particuliers de la lésion du rectum, cette coïncidence, qui est la règle, établit des différences sensibles entre l'altération de l'urémie et celle de la dysenterie. Les reins, lobulés, d'apparence lardacée à la coupe, présentent une dégénérescence amyloïde des vaisseaux et une altération graisseuse des épithéliums des tubuli. La rate et le foie sont peu affectés; le ventricule gauche est légèrement hypertrophié, l'aorte est intacte ; dans les poumons existent quelques lobules hépatisés ; cerveau pâle, mais du reste normal.

Coloration ardoisée et épaississement de la muqueuse de l'intestin grêle, saillies furonculeuses de celle du gros intestin sont, comme l'indique notre observation et d'ailleurs l'expérience, des lésions secondaires à la maladie de Bright; mais je dois prévenir que ces lésions atteignent rarement ce degré. Le plus souvent, en effet, l'entérite urémique revêt la forme catarrhale. La membrane muqueuse, épaissie, recouverte de mucosités visqueuses et adhérentes, parsemée de replis saillants, prend une teinte plombée, ardoisée ou blanchâtre, comme si elle avait été lavée, et présente des dépôts pigmentaires aux extrémités des villosités et au pourtour des glandules. Quelquefois même l'entérite urémique s'accompagne d'un certain degré de diminution du calibre intestinal. — Cette altération est commune à la plupart des affections rénales, quelle que soit leur origine, pourvu qu'elles troublent la fonction urinaire et qu'elles se prolongent. Ce serait donc un tort de penser qu'elle n'appartient qu'aux lésions décrites sous la dénomination générique de maladie de Bright, car nous l'avons plusieurs fois rencontrée dans les affections kystiques et tuberculeuses étendues des glandes urinaires, et même avec des cancers utérins suivis de néphrite secondaire. Mais elle est plus fréquente peut-être dans la néphrite interstitielle qu'accompagne l'altération des artères rénales ou même de tout le système aortique. et dans la dégénérescence amyloïde, que dans toutes les autres formes d'altération brightique. La dégénérescence graisseuse est la forme dans laquelle on l'observe le moins souvent, et cela sans doute à cause de la rapidité de son évolution dans un grand nombre de cas.

Parallèle des entérites. — Si nous en exceptons les entérites mécaniques ou traumatiques, dont le diagnostic est généralement facile, et la rectite vénérienne ou blennorrhagique, affection toute locale et distincte par son siége, les phlegmasies intestinales dont il vient d'être question sont ou bien l'effet d'agents toxiques ayant influencé les parois intestinales, soit par absorption, soit par élimination (émanations des fosses d'aisances, matériaux de l'urine, etc.), ou bien l'expression anatomique d'une maladie générale (fièvre typhoïde, dysenterie), et, dans tous les cas, ces lésions se trouvent subordonnées à l'action d'un principe délétère. Néanmoins, malgré des conditions originelles assez semblables, les entérites présentent des différences en rapport avec la diversité de nature et d'action de l'agent morbigène. La localisation spéciale de l'entérite typhoïde aux follicules isolés et agglomérés de l'iléon, la nature et l'évolution particulière de cette lésion folliculaire, tels sont les caractères spécifiques d'une affection qu'il est impossible de confondre avec l'entérite cholérique par exemple, ou avec toute autre lésion intestinale. La fixation de l'entérite dysentérique et sa limitation au gros intestin est un caractère qui sépare nettement cette lésion de l'entérite typhoïde, mais qui n'est pas suffisant pour la distinguer de la forme d'entérite chronique dont j'ai rapporté ci-dessus un exemple. Pourtant, cette dernière semble différer par une évolution plus lente, par une répartition uniforme sur toute la muqueuse du gros intestin, contrairement à la dysenterie qui affecte plus spécialement l'S iliaque. Reconnaissons la grande analogie de ces lésions, et nous serons portés à penser que leurs causes ne sont probablement pas très-dissemblables. — L'entérite urémique, enfin, ne sera jamais confondue avec ces diverses altérations, si l'on tient compte de sa généralisation à l'estomac et aux intestins, de la rétraction de la membrane muqueuse et du revêtement visqueux dont elle est le siége.

Ces considérations, qu'il est inutile de prolonger, indiquent suffisamment, ce me semble, que les entérites, de même que les gastrites, peuvent bien constituer un groupe anatomique distinct, mais non ce qu'on appelle une entité pathologique ; car elles forment autant d'espèces particulières qu'il y a de causes susceptibles de modifier d'une certaine façon la membrane muqueuse intestinale. Conséquemment, ce n'est pas une médication toujours identique qui peut les combattre, mais bien des méthodes de traitement qu'il importe de varier suivant la condition étiologique sous l'influence de laquelle se sera développée l'entérite. Cette manière de procéder, suivie pour les entérites de la fièvre typhoïde et de la dysenterie, doit donc s'étendre à toutes les autres espèces connues.

TUBERCULOSE.

OBS. XXI. **Tuberculose disséminée de l'intestin cæcum.** — P. H..., journalier, âgé de soixante-six ans, entré à l'Hôtel-Dieu, salle Sainte-Jeanne, n° 60, le 7 juin 1864, succombe le lendemain aux progrès d'une phthisie tuberculeuse, accompagnée d'une vive oppression produite, tant par l'état de ses poumons que par un épanchement ascitique considérable. Les quelques renseignements qu'il a été possible d'obtenir de sa famille ont appris qu'il était souffrant depuis quelques mois et qu'il faisait excès de boissons alcooliques.

Pl. 4. fig. 1. *Autopsie.* — L'ouverture de l'abdomen laisse échapper plusieurs litres de sérosité. La séreuse intestinale est sur plusieurs points tachetée de brun. La membrane muqueuse du cæcum est parsemée de granulations miliaires jaunâtres, légèrement saillantes et circonscrites par des vaisseaux dilatés et injectés. A côté de ces granulations existent des ulcères arrondis, à fond grisâtre ou jaunâtre, et des cicatrices noirâtres par suite d'une infiltration de pigment, de sorte que sur le même point se rencontrent les différents stades d'altération des tubercules intestinaux. La membrane muqueuse entre ces diverses lésions est intacte, ou seulement parcourue par des vaisseaux un peu dilatés. Le côlon ascendant et l'iléon présentent également quelques granulations tuberculeuses. Semée de taches noires pigmentaires dans la région du pylore, la membrane muqueuse de l'estomac, pâle et anémiée dans la région du cardia, est de plus le siége d'un petit ulcère à fond rougeâtre et probablement d'origine tuberculeuse. Léger épaississement des parois de l'estomac; cirrhose granulée du foie, sans diminution du volume de cet organe. Intégrité des reins et de la vessie; hypertrophie de la rate, adipose cardiaque. Infiltration tuberculeuse et pigmentation des deux poumons, œdème de ces mêmes organes dont la face externe est couverte d'anciennes adhérences.

La tuberculose dans ce cas a marché lentement et par poussées successives, puisqu'on y trouve la granulation tuberculeuse à ses diverses phases d'évolution, en même temps que des ulcères et des cicatrices. Mais le plus souvent il n'en est pas ainsi; les granulations miliaires, confluentes, envahissent tout d'abord une grande étendue de la muqueuse intestinale et le malade ne tarde pas à succomber (phthisie aiguë). D'autres fois, les granulations tuberculeuses se circonscrivent à quelques points, comme le prouvent les faits suivants :

OBS. XXII. **Tuberculose circonscrite du cæcum et de son appendice.** — J..., vieillard de soixante-six ans, entre le 20 septembre 1866 à l'Hôtel-Dieu, salle Sainte-Agnès, n° 23. — Il se plaint d'une diarrhée persistante depuis six mois, de garderobes quelquefois noires et renfermant des substances analogues à des raclures de boyaux. Maigre, squelettique et d'un très-faible appétit, ce malade présente dans la fosse iliaque droite une masse indurée, résistante, douloureuse à la pression, qui éveille le soupçon d'une lésion cancéreuse. Les urines sont alcalines, mais non albumineuses; le foie ne déborde pas les fausses côtes, le cœur est intact et les poumons ne sont le siége d'aucun signe stéthoscopique anormal bien manifeste. La diarrhée et le trouble des fonctions digestives persistent et s'accroissent, la maigreur et la faiblesse sont de plus en plus grandes, survient de la fièvre chaque soir et la mort a lieu dans le marasme le 20 octobre 1866.

Pl. 4, fig. 2. *Autopsie.* — L'abdomen ouvert ne renferme aucun liquide. Le cæcum est grisâtre et semé à sa face externe de quelques granulations tuberculeuses. Sa face interne présente, à 2 centimètres au-dessus de l'embouchure de la valvule iléo-cæcale, un vaste ulcère (*uu*) qui occupe toute la circonférence et mesure de 7 à 8 centimètres de hauteur. Le bord inférieur de cet ulcère est net, son bord supérieur très-irrégulier, tandis que son fond inégal se trouve constitué par la tunique musculaire épaissie dont les faisceaux transversaux sont comme disséqués. A la surface de cette tunique se voient encore deux îlots de la membrane muqueuse altérée et couverte de granulations tuberculeuses miliaires en partie ramollies. La membrane séreuse correspondante est plus épaisse, injectée et parsemée de granulations tuberculeuses. Au-dessus et au-dessous de cet ulcère, la membrane muqueuse cæcale offre à peine quelques érosions et un léger état de pigmentation. Au contraire, celle de l'appendice vermiculaire est complétement détruite par suite d'un dépôt tuberculeux. Plusieurs ganglions lymphatiques du voisinage, augmentés de volume, indurés et infiltrés de granulations tuberculeuses, adhèrent au cæcum en même temps qu'une petite portion de l'épiploon : circonstance qui, venant s'ajouter à l'épaississement de la paroi du cæcum, pouvait facilement conduire à diagnostiquer un cancer. L'intestin grêle ne présente qu'un petit nombre de granulations tuberculeuses non encore ramollies et quelques ulcères arrondis et de petites dimensions. Intégrité de la vessie et des reins ; légère augmentation du volume de la rate, stéatose du foie et du cœur. Infiltration par des granulations tuberculeuses de la moitié supérieure du poumon droit; dissémination de quelques tubercules dans le lobe supérieur gauche et en même temps léger état d'emphysème. Congestion aux deux bases avec quelques points de pneumonie lobulaire. Le cerveau n'est pas examiné.

De ce dernier fait je rapprocherai l'observation suivante, où nous voyons une lésion tuberculeuse de l'intestin revêtir encore une forme circonscrite.

OBS. XXIII. **Tuberculose en plaques du cæcum et du côlon.** — R..., âgé de trente-cinq ans, forgeron, a autrefois contracté une fièvre intermittente, et peut-être aussi une dysenterie dans un voyage qu'il fit au Sénégal. De retour en France, sa santé, tout d'abord, ne laisse rien à désirer ; mais au bout de six semaines il est pris d'une diarrhée rebelle. En même temps il maigrit, perd ses forces et commence à tousser. C'est dans ces conditions qu'il est admis à l'Hôtel-Dieu, salle Sainte-Agnès, n° 17, le 28 mai 1866. Pâle, décoloré, amaigri, il a toutes les apparences de la cachexie, et comme l'auscultation de la poitrine ne révèle l'existence d'aucune lésion avancée du cœur ou des poumons, la diarrhée et l'état général qui l'accompagne sont rattachés à une récidive de dysenterie. Mais plus tard la sensation d'une masse indurée et ferme dans la fosse iliaque droite me fit songer à la possibilité d'une lésion organique du cæcum et du côlon ascendant. L'appétit étant pour ainsi dire nul et la diarrhée persistante, les forces déclinèrent rapidement. Dans les derniers jours survint un léger subdélirium, du tremblement des membres ; les extrémités se refroidirent, puis l'agitation continua, le délire s'aggrava et la mort eut lieu le 16 juin.

Autopsie. — Le cæcum est le siége d'une ulcération circulaire de 8 centimètres d'étendue et qui ne diffère de celle du fait précédent que par un fond plus inégal. Il existe, de plus, dans le côlon, trois larges ulcères sous forme de zones, que séparent des portions saines de membrane muqueuse. L'S iliaque et le rectum sont intacts. En plusieurs points de l'intestin grêle, la membrane muqueuse est le siége d'ulcères qui occupent la moitié de sa circonférence. Le plus élevé de ces ulcères, situé dans le jéjunum, mesure 5 centimètres suivant le diamètre transversal de l'intestin et 1 centimètre et demi dans le sens de son grand axe. Sur les bords indurés et noirâtres de cet ulcère on aperçoit des granulations tuberculeuses multiples. Quatre à cinq ulcères semblablement disposés se rencontrent dans le jéjunum et l'iléum au-dessous du précédent. La tunique séreuse est à leur niveau parsemée de granulations miliaires ; les ganglions lymphatiques qui leur correspondent, du volume d'une cerise, laissent pour la plupart échapper à la coupe une substance caséiforme. L'estomac est normal, le foie légèrement stéatosé ; la rate mesure 18 centimètres dans son grand diamètre, elle est friable et infiltrée de granulations miliaires. Le pancréas est ferme, un peu petit. Reins et vessie normaux. Surcharge adipeuse à la base du cœur, plaques laiteuses sur la paroi antérieure de cet organe, friabilité du tissu musculaire dont la fibre subit l'altération granulo-graisseuse ; intégrité des valvules.

Adhérences des poumons aux parois costales, infiltration miliaire des lobes supérieurs de ces organes, légère excavation dans l'un d'eux ; œdème des lobes inférieurs ; quelques granulations tuberculeuses sont disséminées dans les lobes moyen et inférieur du poumon droit.

Dans un autre cas qu'il m'a été donné d'observer, la localisation tuberculeuse occupait la partie inférieure du rectum ; et comme elle avait donné lieu à des trajets fistuleux multiples et à des indurations partielles, un chirurgien avait diagnostiqué un cancer et essayé d'en pratiquer l'extirpation. Il s'agissait cependant d'un vieillard de soixante et un ans, qui, outre des granulations miliaires disséminées dans les poumons, présentait des tubercules des épididymes ; c'est là, comme nous le voyons, une erreur qu'il importe d'éviter, plus encore que celle qui consisterait à prendre pour un cancer du cæcum la tuberculose de cette portion de l'intestin.— Ces faits, à mon avis, prouvent suffisamment l'existence de deux formes de tuberculose intestinale. L'une de ces formes (pl. 4, fig. 1) est caractérisée par la présence de tubercules miliaires disséminés dans l'intestin grêle et dans le gros intestin; tout à fait discrète dans le dessin que nous en donnons, l'éruption tuberculeuse est, d'autres fois, confluente à tel point que, dans l'iléon surtout, la plupart des glandes solitaires paraissent affectées, et qu'elles simulent une éruption variolique. L'autre forme (pl. 4, fig. 2) est représentée par des lésions mieux circonscrites, siégeant de préférence à la fin de l'intestin grêle, dans le cæcum ou même dans le rectum. En raison de leur confluence sur un point donné, ces lésions ne tardent pas à produire des ulcérations qui, sous forme de zones, s'étendent à une partie, sinon à la totalité de la circonférence intestinale.

Expression habituelle d'une maladie à marche rapide, d'une tuberculose aiguë, la première de ces formes, observée surtout dans le jeune âge, se termine rarement d'une façon heureuse; toutefois, si elle vient à guérir, elle ne laisse aucune souffrance à sa suite. La seconde, susceptible de précéder le développement des tubercules pulmonaires, se rencontre plus particulièrement chez les personnes âgées, affectées d'une tuberculose à évolution lente, et ainsi les ulcères qu'elle présente parviennent quelquefois à se cicatriser d'une façon plus ou moins complète. Mais comme cette cicatrisation ne tarde pas à être suivie d'un rétrécissement intestinal, il peut en résulter des accidents sérieux. Dans un fait de ce genre que j'ai communiqué à la Société anatomique en 1859, il existait trois rétrécissements au niveau de l'intestin grêle, le malade avait des alternatives de diarrhée, de constipation, des coliques violentes, tous symptômes qui portaient à croire à un étranglement; la mort fut la conséquence d'une perforation. Dans un autre cas semblable, il existait des vomissements qui avaient conduit à diagnostiquer un cancer de l'estomac. Plus récemment enfin, j'ai pu observer un nouveau fait confirmatif de la possibilité de cette terminaison de la tuberculose intestinale.

L'ulcération qui atteint les glandes de Peyer et les follicules isolés dans la fièvre typhoïde se distingue de l'altération qui nous occupe, par ce fait que son plus grand diamètre est ordinairement parallèle au grand axe de l'intestin.

Les productions syphilitiques des intestins, comme les productions de la lèpre, sont des lésions rares. L'occasion s'est peu présentée jusqu'ici de les rencontrer et de les étudier; mais il est néanmoins permis de croire à leur existence, d'après la forme des ulcères dont les intestins sont parfois le siége, tant dans la lèpre (C. Danielssen et Boeck, *Traité de la Spedalshked*, Paris, 1848, p. 220) que dans la syphilis (*Traité historique et pratique de la syphilis*, Paris, 1866). Ces ulcères arrondis, à bords fermes, indurés et dont le fond est aussi large que l'ouverture, semblent bien provenir du ramollissement d'un néoplasme spécifique. Ces diverses lésions toutefois ont chacune une évolution propre, et c'est là ce qui les distingue. A ce point de vue, en effet, le tubercule ne peut être confondu avec la néoplasie de la fièvre typhoïde; et cette dernière, à son tour, diffère de la gomme syphilitique. Ainsi, ces manifestations anatomiques, qui trahissent une maladie distincte, sont reconnaissables, et cela même après leur destruction, lorsqu'elles n'ont laissé d'autre trace qu'une cicatrice.

ÉPITHÉLIOMES ET CARCINOMES.

Les cancers des voies digestives présentent des différences notables suivant qu'ils ont pour point de départ le tissu épithélial ou le tissu conjonctif, et que l'un ou l'autre de ces tissus prend une plus large part à leur constitution. D'après cela, nous étudierons séparément les épithéliomes et les carcinomes.

OBS. XXIV. **Épithéliome lingual.** — X..., âgé de quarante-deux ans, fut opéré en 1864 à l'Hôtel-Dieu par le docteur Maisonneuve, qui lui enleva à l'aide de l'écraseur linéaire les deux tiers antérieurs de la langue; il en sortit après cicatrisation complète, et depuis lors ce malade a été perdu de vue. Pl. 3, fig. 6 et 6'.

Une masse saillante occupe la partie antérieure et médiane de la langue, elle présente à son centre un ulcère, sous forme de fissure profonde et sinueuse. Cet ulcère comprend presque toute l'épaisseur de l'organe, il a des bords fermes, épais et relevés, dont la substance sèche offre à la coupe une teinte blanc grisâtre et un aspect légèrement grenu. Cette substance résiste à la pression, mais en même temps elle laisse échapper de petits filaments vermiformes. La membrane muqueuse qui circonscrit cette lésion est injectée et couverte de papilles notablement hypertrophiées. L'examen microscopique montre que cette lésion est formée de grosses cellules polyédriques, égales, soudées entre elles et engrenées ou disposées concentriquement en forme de sphère, au centre desquelles existent de petites masses d'une substance muqueuse, résultat de la transformation muqueuse ou colloïde des cellules centrales. Ces éléments sont contenus dans des cavités alvéolaires circonscrites par un tissu fibreux livrant passage aux vaisseaux. Les fibres musculaires sont altérées ou détruites au voisinage de cette production qui a son point de départ dans les couches profondes de l'épithélium de la langue.

L'épithéliome, à cellules pavimenteuses, rencontré dans le fait ci-dessus, s'observe encore dans le pharynx, et plus souvent peut-être dans l'œsophage.

OBS. XXV. **Épithéliome de l'œsophage.** — B..., âgé de cinquante et un ans, admis à l'Hôtel-Dieu, salle Sainte-Jeanne, n° 28, le 25 novembre 1864, se plaint d'une toux qui persiste depuis quatre mois et d'un enrouement qui remonte à environ deux mois et qui serait survenu très-brusquement. Le 26 novembre, aphonie, impossibilité presque absolue de faire entendre quelques sons; respiration sifflante et par moments accès de suffocation. Expectoration de crachats pelotonnés, jaunâtres, striés de sang. Respiration faible aux sommets comme du reste dans toute l'étendue des deux poumons. Râles sonores, appétit presque nul, difficulté de la déglutition des aliments et surtout des boissons. Les urines sont normales ; à l'âge de vingt-cinq ans ce malade a été atteint de blennorrhagie, et il y a treize ans qu'on lui a extirpé un testicule sans qu'il sache trop pourquoi. Le testicule restant est atrophié ; les fonctions circulatoires et cérébrales sont normales. (Julep avec iodure de potassium 2 gram.). Le 26 au soir, je trouve le malade dans un accès de suffocation qui menace ses jours ; je prescris un vomitif, il se trouve soulagé. Le 27 il est pâle, en proie à un certain degré de dyspnée. Le soir et le lendemain matin la suffocation reparaît (tartre stibié 10 centigr.). Le 28, nouvelle amélioration. Le 29, les traits sont plus altérés que de coutume, la langue est sèche, le pouls petit, et les extrémités sont très-froides. Le 30, des râles sont entendus à distance, la dyspnée est plus considérable, le facies est décomposé, les extrémités sont encore plus froides que la veille. Le 1er décembre, même état ; le malade succombe tout à coup à cinq heures du soir.

Pl. 3, fig. 7, 7 et 7". *Autopsie.* — L'œsophage est enlevé en même temps que l'estomac ; la face interne de cet organe, au niveau et immédiatement au-dessous du cartilage cricoïde, présente deux petites masses blanches légèrement saillantes et ulcérées. Ces masses, d'une étendue d'environ 8 centimètres, avec un prolongement de plusieurs centimètres pour l'une d'elles, ont des bords fermes, relevés et festonnés ; sur leur fond inégal se voient des filaments blancs, papillaires, implantés sur les parties profondes. A la coupe, le tissu de ces masses est friable, d'un blanc mat ; il envahit toute l'épaisseur de la paroi œsophagienne, le tissu conjonctif qui sépare cette paroi de la trachée, et se continue même jusque dans ce canal, où il forme une saillie lobulée, du volume d'un petit marron, à 2 centimètres au-dessous de l'anneau cricoïdien (fig. 7'). Cette tumeur, lisse, brillante, injectée, se trouve tapissée par la membrane muqueuse de la trachée, qui n'a encore subi aucune solution de continuité. Ainsi, la masse épithéliale tout entière forme une sorte de bouton de chemise qui relierait l'œsophage à la trachée, et qui aurait nécessité pour son passage la destruction de plusieurs anneaux trachéens. L'œsophage et la trachée ont, plus bas, une coloration verdâtre et une légère diminution de consistance.

Le nerf récurrent gauche traverse la plus grande étendue de l'altération et présente à ce niveau une augmentation de volume, résultat de son infiltration par des cellules épithéliales. Les muscles qu'il anime sont jaunâtres et légèrement atrophiés. Les parties périphériques de la tumeur œsophagienne sont formées de prolongements épithéliaux, sorte d'appendices papillaires composés de cellules polyédriques, engrenées et maintenues par une substance intermédiaire ou concentriquement disposées sous forme d'amas sphériques connus sous le nom de *globes épidermiques*. Les parties centrales et profondes offrent une structure peu différente de celle de l'épithéliome lingual. Les poumons présentent un léger degré de congestion ; les autres organes sont d'une intégrité parfaite.

Une tumeur épithéliale envahit toute l'épaisseur de la paroi œsophagienne, se continue jusque dans la trachée, altère le nerf récurrent gauche, détermine des accès de suffocation et la mort. C'est là un fait qui est pour ainsi dire un type dans son genre. Effectivement, sur six cas d'épithéliome œsophagien observés par moi, trois fois la tumeur faisait saillie à l'intérieur de la trachée, donnait lieu à des accès de suffocation et à une aphonie complète. Développée sur la paroi postérieure de l'œsophage, la production épithéliale, une fois, perfora l'aorte et détermina une hémorrhagie rapidement mortelle (1). Une autre fois, elle produisit simplement la perforation du conduit œsophagien. Dans un cas, enfin, où il n'y eut aucune perforation, le foie renfermait des productions épithéliales sous forme de masses nodulaires disséminées dans son épaisseur.

Rapprochée de celle qui précède, cette observation nous permet de faire connaître l'épithéliome des voies digestives supérieures. Cette variété, qui a son point de départ dans les couches profondes de l'épiderme ou dans les glandules

(1) *Bulletins de la Société anatomique*, 1861, p. 296.

de la membrane muqueuse, donne lieu à des tumeurs mal circonscrites, faisant saillie à la face interne du canal, en même temps qu'elles végètent vers la profondeur, compriment les tissus, les atrophient ou même les détruisent. Bientôt ces tumeurs se ramollissent à leur centre et de là résultent des ulcères à bords relevés, fermes, sinueux, au pourtour desquels la membrane muqueuse s'injecte et les papilles s'hypertrophient. Cette circonstance doit être bien connue du chirurgien; elle indique que la lésion peut s'étendre au delà de la partie tuméfiée, et que pour se mettre à l'abri des récidives, il est nécessaire de porter le bistouri ou le caustique au delà du point en apparence affecté. Le tissu qui constitue ces tumeurs est d'un blanc mat, sec, grenu, assez ferme quoique friable; il laisse échapper sous la pression des filaments vermiformes ou grumeaux blanchâtres, il est composé de cellules polygonales, solidement unies par une substance intermédiaire, amorphe et très-peu abondante. Ces cellules sont contenues dans une trame aréolaire, formée aux dépens du tissu envahi; elles affectent la forme de prolongements papillaires ou glandulaires, renfermant des amas sphériques connus sous le nom de globes épidermiques.

Commune sur les parois de la bouche et dans l'œsophage, plus rare dans le pharynx et à la partie inférieure du rectum, cette forme d'altération ne se développe jamais primitivement dans la portion du canal alimentaire qui commence au cardia, et se continue jusqu'à l'anus. Dans cette dernière portion les productions épithéliales, composées de cellules cylindriques, souvent très-riches en vaisseaux, se généralisent plus volontiers, et, malgré leur ramollissement facile, sont moins aptes à produire la perforation du tube digestif.

Obs. XXVI. **Épithéliome cylindrique de l'estomac.** — L..., âgée de soixante-deux ans, était depuis dix-huit mois atteinte de troubles digestifs, lorsqu'elle entra à l'Hôtel-Dieu, le 2 avril 1864. Après une dyspepsie acide, qui dura plusieurs mois, survinrent des vomissements de matières alimentaires ou muqueuses sans coloration noirâtre. Au moment de son admission, elle avait les jambes œdématiées et présentait tous les attributs de la cachexie. A partir du 22 avril, elle fut prise de somnolence, et ses forces faiblirent de plus en plus jusqu'au 26 avril, jour de sa mort.

Autopsie.—L'abdomen ne contient pas de liquide. L'estomac a des dimensions assez normales. La face interne de cet organe présente une masse bourgeonnante, circulaire, nettement circonscrite, un peu moins saillante à son centre que sur ses bords. Vascularisée à sa surface et dans sa profondeur, cette masse, qui est située à 2 centimètres et demi de l'orifice pylorique, n'intéresse que la membrane muqueuse. Sa surface libre et villeuse, d'une étendue de 4 centimètres, est plus large que son point d'implantation; ses bords arrondis, sinueux, recourbés, lui donnent la forme d'un champignon. Cette masse est molle et laisse suinter à la pression des gouttelettes d'un suc laiteux qui contient en abondance des cellules épithéliales, cylindriques, accolées sous forme de lamelles. Une surface de section, perpendiculaire à la muqueuse, présente à la circonférence une disposition fasciculée, tandis que le centre est constitué par une substance ramollie, blanchâtre et abondamment pourvue de sucs. A la partie périphérique de cette tumeur, existent des prolongements papillaires ayant chacun une anse vasculaire à leur centre (fig. 4′ et 4″). Sur une coupe, et après durcissement dans l'acide chromique, il est facile de reconnaître que les papilles sont, dans leur profondeur, séparées par des cavités circulaires ou des espaces allongés, tapissés d'une couche épithéliale cylindrique, comme cela se voit dans les figures 3 et 3′ de la planche 4. Partout ailleurs, les organes ont paru intacts, à part un léger état de dégénérescence graisseuse.

Pl. 2, fig. 4, 4 et 4″.

L'altération rencontrée dans ce fait représente une forme cancéreuse de l'estomac qui n'est pas rare ; je l'ai rencontrée 7 fois sur 35 cas de lésions organiques de ce viscère. La région pylorique est son siége le plus habituel, et bien qu'elle paraisse avoir peu de tendance à se généraliser, puisque dans les faits qui me sont personnels elle ne s'étendait pas au delà des glandes lymphatiques de la région affectée, ce n'en est pas moins une affection sérieuse qui ne tarde pas à amener la cachexie et la mort.

L'épithéliome ou cancroïde intestinal a la plus grande analogie avec l'épithéliome de l'estomac ; il s'observe, tantôt dans l'intestin grêle, plus souvent au niveau des courbures du gros intestin. Le fait suivant en est un exemple.

Obs. XXVII. **Épithéliome cylindrique du rectum.** — Le nommé P..., âgé de cinquante-sept ans, chaudronnier, entre à l'Hôtel-Dieu, salle Sainte-Jeanne, n° 16, le 3 août 1865. C'est un homme bien constitué et dont les antécédents de famille seraient irréprochables, s'il pouvait nous renseigner sur la cause de la mort de sa mère. Depuis huit mois, il est atteint d'un suintement séreux, et de temps à autre, il perd du sang par l'anus, surtout au moment des garderobes. Ces hémorrhagies l'ont affaibli et jeté peu à peu dans un état de profonde anémie (souffle vasculaire intermittent à double courant) ; aussi se présente-t-il à nous avec une décoloration générale des téguments et une santé très-altérée. A l'aide du toucher rectal, on constate à la hauteur du doigt et sur la face postérieure de l'intestin, l'existence de plusieurs masses végétantes, marronnées, saignantes au moindre contact. Deux jours après son admission, ce malade rend, dans des matières jaunes et sanguinolentes, un certain nombre de ces masses, dix environ ; elles sont arrondies, du volume d'un noyau de cerise ou d'une noisette, toutes composées d'une substance grisâtre, molle, d'aspect encéphaloïde.

Pl. 4, fig. 3 et 3'. Sous le champ du microscope, ces masses apparaissent constituées par une trame fibreuse séparant de petites cavités circulaires et par des tubes plus ou moins allongés, pour la plupart parallèlement disposés (fig. 3). Les uns et les autres sont tapissés d'un épithélium cylindrique semblable à celui de la muqueuse intestinale, et directement implanté par son sommet sur la trame fibreuse.

L'expulsion des matières, qui jusque-là s'était effectuée avec un peu de gêne, devint, à partir de ce moment, complétement libre, et, malgré son anémie progressive, le malade, ayant demandé à quitter l'hôpital peu de jours après son entrée, échappa ainsi à notre observation ultérieure.

J'ai eu l'occasion d'observer d'autres faits du même genre. Chez un homme âgé de soixante ans, mort en 1860 à l'hôpital de la Pitié, salle Saint-Paul, à la suite d'une diarrhée avec cachexie, je trouvai au niveau du rétrécissement supérieur du rectum une tumeur à bords relevés et sinueux, ulcérée à sa partie centrale, et qui laissait sourdre un suc abondant en cellules épithéliales cylindriques. Les glandes lymphatiques du voisinage paraissaient peu altérées, mais dans le foie se rencontrait une tumeur du volume et de la forme d'une noisette, composée, comme la tumeur intestinale, de cellules d'épithélium cylindriques.

Dans deux autres cas où l'altération occupait, une fois l'os iliaque, une autre fois le cæcum, des productions épithéliales secondaires existaient, pour le premier cas, dans la glande hépatique, pour le second, dans l'un des tibias. Deux derniers faits enfin, dont l'un s'était terminé par perforation intestinale, ne m'ont présenté aucune trace de généralisation.

Ces observations suffisent pour faire connaître l'une des formes les plus importantes des affections organiques des voies digestives. Par ses caractères anatomiques, comme d'ailleurs par les effets de son évolution spéciale, l'épithéliome cylindrique constitue, en effet, un type distinct, ainsi que nous allons le voir, des carcinomes encéphaloïde, squirrheux, mélanique et colloïde.

Quoique susceptible d'envahir les différentes parties de l'intestin, le carcinome encéphaloïde ou médullaire se localise de préférence sur l'estomac. Il s'y montre sous forme de masses qui soulèvent peu à peu la membrane muqueuse et végètent dans la cavité de l'organe. Saillantes et circonscrites, ces masses, dont quelques-unes peuvent revêtir la forme de choux-fleurs, sont molles, riches en sucs et très-vasculaires. A leur niveau, la tunique musculaire est simplement hypertrophiée; mais quelquefois, le tissu conjonctif, qui sert de trame aux éléments contractiles, participe à l'altération, et celle-ci gagne peu à peu la membrane séreuse ou même les organes du voisinage. Bientôt la partie centrale de la masse végétante se ramollit, il se produit un ulcère ; la couche musculaire, si elle existe encore, se trouve ainsi mise à nu et exposée à l'action du suc gastrique. Quand la paroi est affectée tout entière, il s'établit des adhérences le plus souvent avec les parties voisines, et quelquefois aussi des communications, comme par exemple entre l'estomac et le côlon transverse.

Le carcinome squirrheux a pour siége de prédilection la région du pylore; il se présente sous forme de plaques ou tumeurs dures, peu saillantes et mal circonscrites, qui, avec le temps, finissent par s'ulcérer. Primitivement formées par l'épaississement de la couche sous-muqueuse, ces plaques sont plus tard constituées par toutes les tuniques réunies : la membrane muqueuse, le tissu sous-muqueux, les deux plans musculaires et le tissu sous-péritonéal, forment autant de couches indurées, épaissies et reliées par une sorte de gangue commune. La masse entière, blanchâtre, ferme, résistante, est peu vasculaire et crie sous le scalpel.

L'analyse microscopique indique que la lésion occupe le tissu conjonctif, qu'elle est constituée par des noyaux et des cellules groupés sous forme d'îlots circonscrits par une trame lamineuse.

Le carcinome colloïde, relativement fréquent dans l'estomac, se rencontre aussi dans l'œsophage, le gros intestin et surtout dans le rectum. Primitivement limitée au tissu sous-muqueux, cette lésion envahit plus tard le derme muqueux et la couche musculaire hypertrophiée. Elle forme des masses peu saillantes, constituées par une matière semi-fluide, transparente, gélatiniforme. Sa surface, d'abord lisse et brillante, devient plus tard inégale, villeuse, et s'ulcère. L'ulcération toutefois est généralement tardive. Le fait suivant en est un exemple.

OBS. XXVIII. **Carcinome colloïde de l'œsophage et de l'estomac.**— M..., âgé de soixante-trois ans, carreleur, a perdu sa mère après une longue maladie, qui paraît être une phthisie pulmonaire; bien constitué, il a généralement joui d'une bonne santé et n'accuse, pour toute maladie, qu'une tendance au vomissement et une fluxion de poitrine survenue en 1852. A partir de février 1860, gêne légère de la déglutition; régurgitations fréquentes, faiblesse de l'appétit; amaigrissement. Ces symptômes persistent à des degrés divers dans la plus grande partie de l'année, malgré les soins qui lui sont donnés par M. Gendrin. De janvier 1861, où j'ai pu l'observer, salle Saint-Athanase, n° 26, jusqu'au 17 octobre, jour de sa mort, ce malade n'a présenté d'autres phénomènes que des vomissements, dont deux ou trois ont paru composés de matières noirâtres. Toutefois, il a continué de maigrir et de perdre ses forces au fur et à mesure que la déglutition était plus difficile; ses traits se sont altérés, son teint est devenu jaunâtre, et il a succombé, en partie aux progrès de sa lésion, en partie à l'inanition.

Autopsie. — L'œsophage, intact dans sa partie supérieure, est rétréci immédiatement au-dessus du cardia, dans une étendue de 5 centimètres, par des plaques grisâtres, un peu molles, saillantes, érodées seulement vers la partie moyenne. Des plaques semblables, ou tumeurs lisses, brillantes, de consistance gélatineuse, occupent dans l'estomac une grande étendue de la région cardiaque. Leur surface de section, d'une épaisseur de 4 à 5 centimètres, d'une coloration grisâtre parsemée de points blancs, présente une structure presque homogène due à l'infiltration des diverses tuniques par une substance molle, gélatineuse, adhérente aux doigts. Dans cette substance existent des noyaux libres, de grandes cellules sphériques contenant des noyaux semblables et des granules moléculaires; ces éléments, comme ceux du corps thyroïde dégénéré, sont compris dans des alvéoles circonscrites par une trame fibreuse. Quelques ganglions lymphatiques, affectés de la même dégénérescence, adhèrent à la tumeur; les tissus du voisinage sont sains. La rate et les reins sont intacts; le cœur est petit; les poumons sont pigmentés, infiltrés de granulations tuberculeuses isolées ou en amas disséminés, et pour la plupart brunâtres ou noirâtres, par suite d'un dépôt de pigment dans leur épaisseur. Le cerveau est pâle, anémié.

Forme rare, le carcinome mélanique se rencontre peu dans l'estomac ou l'intestin. Je ne l'y ai trouvé qu'une seule fois; le plus souvent, il y est à l'état secondaire.

Après avoir établi que les diverses productions organiques qui envahissent les voies digestives et qui sont généralement connues sous le nom de *cancer*, constituent des types anatomiques distincts, il nous sera facile de montrer qu'à chacun de ces types correspondent ordinairement une symptomatologie et une évolution spéciales. Effectivement, les vomissements noirs, marc de café, si communs dans le carcinome encéphaloïde, sont, au contraire, assez rares dans les autres formes, et surtout dans la forme épithéliale. Plus que les autres, cette dernière tarde à former une tumeur appréciable à la palpation, en raison même de son siége qui, le plus souvent, reste limité à la membrane muqueuse. Diffuse dans le carcinome colloïde, cette tumeur est mieux limitée et plus circonscrite dans l'encéphaloïde et surtout dans le squirrhe. Au point de vue de leur marche et de leur généralisation, ces lésions ne présentent pas entre elles de moindres différences. Ainsi, tandis que l'encéphaloïde se développe rapidement et ne tarde pas à se généraliser, l'épithéliome évolue lentement et ne s'étend souvent pas au delà des ganglions lymphatiques de la région. Le squirrhe et le carcinome colloïde, dont la marche est moins rapide que celle de l'encéphaloïde, sont aussi moins aptes à s'étendre aux organes du voisinage et à se généraliser ; mais, tandis que le foie et le pancréas sont les organes auxquels se limite généralement le squirrhe, les glandes lymphatiques et le péritoine sont de préférence envahis par le carcinome colloïde. Au point de vue de leur siége, ces lésions, d'après les faits qui ont passé sous nos yeux, se répartiraient ainsi qu'il suit :

Estomac	35
Intestin grêle et gros intestin	16
Œsophage	5
Langue	3
Pharynx	1

Ainsi l'estomac serait à lui seul plus souvent atteint que toutes les autres parties des voies digestives. Je ferai remarquer cependant que mon observation ayant eu lieu dans des services de médecine, la proportion des lésions organiques de la langue et du pharynx est nécessairement moindre que la réalité, puisque ces lésions ressortissent d'ordinaire au domaine chirurgical.

Quant à la fréquence relative dans un même organe des formes qui nous occupent, voici ce qu'indiquent nos faits à l'égard de l'estomac :

Épithéliome cylindrique	7
Carcinome encéphaloïde	10
— squirrheux	15
— colloïde	3

En présence de ces faits et à la vue de ces formes distinctes d'altération, surgit naturellement une question grosse de difficultés. Ces lésions diverses sont-elles l'expression d'une seule et unique maladie, ou indiquent-elles des modifications différentes, multiples, de l'organisme? Cette question, nous l'avons posée depuis longtemps, mais sans être arrivé jusqu'ici à une solution, car, pour trouver cette solution, la connaissance exacte des maladies des ascendants et de celles des descendants serait nécessaire, et il ne sera possible d'acquérir cette connaissance que quand aura été définitivement vaincu, dans le public, le préjugé encore persistant de l'ouverture des cadavres, et qu'on tiendra compte de l'état de la santé de ses ancêtres aussi bien que de leurs titres.

PAPILLOMES ET MYOMES.

OBS. XXIX. **Polype papillaire (papillome) du rectum.** — Un jeune homme n'ayant jamais éprouvé aucune souffrance intestinale succombait en 1864, à l'Hôtel-Dieu, des suites d'une attaque de choléra. L'examen de l'intestin, fait en vue des lésions cholériques, montra en outre, à la partie supérieure du rectum, l'existence d'une production conoïde, grisâtre, molle et élastique. Supportée par un pédicule, cette production se détache par deux petits prolongements de la muqueuse sur laquelle elle est implantée ; formée de tissu fibreux, elle reconnaît une origine vraisemblablement papillaire, comme d'ailleurs l'indique déjà sa forme. Elle paraît n'avoir jamais causé aucun trouble ; mais on conçoit qu'une lésion de ce genre puisse, dans certains cas, déterminer l'invagination de l'intestin, surtout chez les enfants. Pl. 4, fig. 1.

Au lieu des papilles, ce sont quelquefois les glandes intestinales ou stomacales qui s'hypertrophient et constituent des productions polypeuses; mais la dénomination d'adénome est mieux appropriée à ces tumeurs, qui peuvent acquérir le volume d'une noisette. D'autres fois, enfin, les polypes sont dus à l'hypertrophie des papilles et des glandes. De même que les papillomes, les adénomes forment de petites tumeurs isolées, rarement multiples, mais qui, en tout cas, ne s'ulcèrent pas et n'entraînent pas la cachexie; ils sont plus fréquents dans l'estomac et dans le gros intestin que dans l'intestin grêle. Les adénomes du rectum sont communs chez les jeunes enfants et entraînent quelquefois la chute de cet intestin. Dans certains cas, il se creuse dans ces adénomes des cavités renfermant un liquide et constituant de véritables kystes.

Pl. 4, fig. 5 et 5'. OBS. XXX. **Myome de l'estomac.** — Un malade qui succomba à l'Hôtel-Dieu, d'une cirrhose hépatique, avec ascite, n'avait présenté, ni dans ses antécédents ni dans son état actuel, aucun phénomène qui pût faire soupçonner l'existence d'une tumeur stomacale ou renseigner sur son origine. Cependant, à l'autopsie, je trouve sous la tunique séreuse de l'estomac une tumeur saillante, arrondie, du volume d'un haricot. Cette tumeur, ferme, énucléable, dure à la coupe et d'une coloration grisâtre, fait saillie à la surface externe de l'estomac, mais n'est nullement pédiculée. Elle est composée de cellules allongées, fusiformes, soudées par une gangue solide, et munies d'un noyau elliptique (fibres-cellules), auxquelles s'ajoutent quelques noyaux ronds et de petit volume.

Les myomes, productions dans lesquelles entrent, avec le tissu conjonctif, des fibres musculaires de la vie organique, peuvent occuper les différents points de l'estomac et du canal intestinal. Ils se développent au voisinge ou dans l'épaisseur de la tunique musculaire; et suivant qu'ils viennent à faire saillie, soit à l'extérieur, soit à l'intérieur du canal digestif, on comprend qu'ils engendrent des désordres différents. Constituées par des tissus hiérarchiquement élevés, ces lésions sont ordinairement exemptes de généralisation et de malignité.

HYPÉRÉMIES ET MÉLANÉMIES.

OBS. XXXI. **Hypérémie passive et pigmentation de l'estomac. Endocardite rhumatismale.** — M..., âgée de quarante-six ans, domestique, est admise à l'Hôtel-Dieu, salle Saint-Antoine, n° 29, le 25 février 1865. Cette femme accuse deux attaques de rhumatisme articulaire aigu, et prétend que c'est à la suite de la dernière qu'elle a été prise d'essoufflement et qu'est survenue l'affection qui l'amène à l'hôpital. Les jambes sont œdématiées, les lèvres et les joues violacées; la respiration est difficile, anxieuse; râles nombreux dans la poitrine; souffle rude, prolongé, présystolique avec maximum d'intensité à la base du cœur et prolongation vers la pointe; sensation douloureuse à la région hépatique; appétit médiocre, digestions souvent difficiles. Au bout de quelques jours, l'oppression augmente, la malade s'affaiblit, et succombe le 11 mars.

Pl. 4, fig. 9. *Autopsie.* — Les dimensions de l'estomac sont de 18 sur 28 centimètres; ses parois sont normales, d'une teinte légèrement grisâtre. La membrane muqueuse, siége d'une injection très-générale, est en outre ternie de taches noirâtres, fortement pigmentée, surtout dans la région du pylore, au voisinage de la grande courbure. A sa surface, on aperçoit les glandes stomacales hypertrophiées et légèrement saillantes. Vues au microscope, ces glandes sont infiltrées de granulations pigmentaires, pour la plupart contenues dans les cellules épithéliales. Des granulations du même genre se retrouvent en petit nombre dans le derme muqueux. Moins modifiée au niveau de la grosse tubérosité que dans le reste de son étendue, la membrane muqueuse de l'estomac, partout ferme, n'a pas de plicatures et n'est pas épaissie. Le foie, notablement hypérémié et induré, présente, à la coupe, la teinte noix muscade. La rate est ferme, volumineuse, brunâtre; les reins sont indurés et congestionnés; les poumons sont pigmentés et œdématiés. Le cœur est augmenté de volume. L'orifice mitral est à la fois rétréci et insuffisant par l'accolement et l'allongement des valvules; l'orifice aortique est normal.

Endocardite rhumatismale, puis rétrécissement avec insuffisance mitrale; par suite, stase sanguine dans les vaisseaux du foie et de l'estomac : telle est la série de lésions rencontrées dans cette observation. Ce fait et un grand nombre d'autres, en tout semblables, qu'il me serait facile de rapporter, ne laissent aucun doute sur l'existence d'une altération consécutive de l'estomac dans le cours des affections cardiaques. Cette altération, à notre sens, rend compte des troubles digestifs qui surviennent d'ordinaire dans la période avancée de ces affections.

OBS. XXXII. **Pigmentation de l'estomac et du pancréas. Cirrhose hépatique et ictère hémaphéique.** — D..., homme robuste, âgé de cinquante-huit ans, cuisinier, né à Auxerre, habite à Paris, rue de Bièvre, depuis plusieurs années. Le 2 avril 1864, il entrait à l'Hôtel-Dieu, salle Sainte-Madeleine (service de M Barth), pour un ictère d'un jaune sombre peu ordinaire (ictère hémaphéique). Ses conjonctives étaient à peine colorées, mais il offrait, sur la peau de la verge et sur le scrotum, une pigmentation marquée sous forme de traînées noirâtres. L'état d'oppression dans lequel il se trouvait, le 4 avril, l'empêcha de donner aucun renseignement sur ses antécédents; il succomba le lendemain. Ses urines, examinées après la mort, offraient une teinte rougeâtre, ne se coloraient ni ne se précipitaient par l'acide nitrique. **Pl. 4**, fig. 7, 7' et 7''.

Autopsie. — Absence de liquide dans la cavité abdominale; estomac large. La membrane muqueuse de cet organe est le siége d'un pointillé noir, abondant, et de traînées de même teinte; moins étendue à mesure qu'on se rapproche du cardia et de la grande courbure, de consistance normale, lisse, légèrement veloutée par suite de la saillie des glandules, elle n'est pas épaissie et n'est pas altérée dans sa structure. Une section horizontale de cette membrane, vue à un grossissement de 20 diamètres, montre (fig. 7'') que le derme muqueux et les culs-de-sac glandulaires principalement sont le siége du pointillé noirâtre, et que celui-ci est produit par des granules de pigment s'infiltrant surtout dans les épithéliums de ces culs-de-sac (fig. 7'', 7'). Le duodénum est semé de taches noires, le reste du tube digestif est peu modifié. Le pancréas présente à sa surface, de même qu'à la coupe, une teinte tout à fait noire, et cette teinte est le résultat d'une infiltration pigmentaire des épithéliums de cette glande, d'ailleurs profondément modifiés.

La rate, augmentée de volume, mesure 15 centimètres dans son grand diamètre; elle est ferme, mais néanmoins friable. La coloration de sa surface est noire, celle de sa coupe est d'un brun rougeâtre; les glomérules de Malpighi, hypertrophiées, conservent une teinte blanchâtre, quoique la face interne des plus gros vaisseaux soit colorée par un dépôt de pigment.

Le foie, diminué de volume, induré, granuleux à sa surface, ne se laisse pas pénétrer par le doigt qui le presse. D'une teinte noirâtre ou brunâtre, il présente à la coupe une coloration grisâtre et jaunâtre, ou ocreuse. Sa structure est profondément modifiée, car non-seulement la trame conjonctive est considérablement épaissie, surtout au pourtour des lobules qu'elle étrangle, mais les cellules hépatiques sont en outre petites, atrophiées ou entièrement détruites, de sorte que, sur quelques points, il n'existe sous le champ du microscope qu'une masse composée de granulations pigmentaires et graisseuses.

Les reins sont volumineux et parsemés de quelques taches noires. D'un volume normal, le cœur est couvert de pelotons adipeux, au niveau de sa base et sur le trajet de l'artère coronaire antérieure ; son tissu, coloré par du pigment d'un jaune d'ocre, est plus friable que dans l'état ordinaire.

Dans les cavités ventriculaires droites se rencontrent des caillots mous, fibrineux, allongés, de teinte jaunâtre, avec quelques points noirs. Examinés au microscope, ces caillots renferment, outre de la fibrine et des leucocytes, des globules rouges, normaux, des globules plus petits et granuleux, enfin des cristaux en aiguilles ou cristaux d'hématoïdine. Atélectasie pulmonaire et œdème aux deux bases; taches pigmentaires, disséminées à la surface et dans la profondeur de ces organes ; cerveau anémié.

Ce fait, sur lequel j'aurai l'occasion de revenir, est remarquable par la pigmentation des principaux viscères et de la plupart des tissus de l'économie. Cette pigmentation est l'effet de l'altération des globules rouges, puisque nous retrouvons jusque dans le sang la matière colorante de ces globules; mais quelle a été la cause de cette altération, de celle du foie et de la rate, voilà ce que, en l'absence de renseignements suffisants, nous ne saurions dire. Toutes ces lésions seraient-elles le résultat d'une intoxication paludéenne ancienne? Je serais tenté de le croire; mais je ne puis l'affirmer, attendu que les lésions viscérales produites par le miasme des marais ne sont pas, jusqu'à présent, suffisamment connues. Toutefois il est évident que la pigmentation de l'estomac n'est pas ici un simple effet de stase sanguine, et à cela, sans doute, doit être attribuée la différence d'aspect de la membrane muqueuse stomacale, dans ce fait et dans celui qui le précède.

OBS. XXXIII. **Pigmentation de l'intestin grêle. Cirrhose hépatique.** — H..., employé, âgé de cinquante-trois ans, était souffrant depuis deux mois, lorsqu'il entra à l'Hôtel-Dieu, salle Sainte-Jeanne, n° 6, le 30 août 1864, avec tous les signes d'une ascite déjà considérable. En même temps, l'existence d'un double épanchement pleural fut constatée, et la présence de granulations tuberculeuses des poumons fut soupçonnée. Urines normales, paroxysmes fébriles le soir. Ce malade maigrit rapidement; la fièvre s'accrut peu à peu, il perdit ses forces, et succomba le 12 septembre. Il n'offrait aucun antécédent héréditaire, et paraissait devoir à des abus de liqueurs alcooliques et sa cirrhose et sa phthisie pulmonaire.

Pl. 4, fig. 8 et 8'. *Autopsie.* — Épanchement séreux abdominal. L'intestin grêle, parcouru par des vaisseaux gorgés de sang, est semé de taches noires, irrégulières, ayant leur siége plus spécial sous la tunique séreuse, au niveau des points d'anastomose des vaisseaux. Ces taches ne noircissent pas les doigts, elles sont produites par des granules pigmentaires semblables à ceux qui sont représentés dans la figure 7'. La face interne de cet intestin, dont les villosités apparaissent sous forme de points noirs, infiltrées qu'elles sont par du pigment, est partout grisâtre (fig. 8'). Les follicules clos, légèrement hypertrophiés, conservent leur coloration normale. La muqueuse de l'estomac est épaissie et parsemée de taches noires à la région du pylore, et de taches ardoisées vers sa partie moyenne.

Le foie mesure 18 centimètres de hauteur et 25 de largeur (grand diamètre). La capsule de Glisson est opaque, un peu épaissie; la surface de l'organe est semée de granulations du volume d'un grain de chènevis; ces mêmes granulations, à peu près égales, existent encore sur une coupe, mais elles sont plus petites. Le parenchyme est ferme, et ne cède pas sous le doigt. Le microscope révèle un épaississement notable du tissu conjonctif interacineux, en même temps qu'une altération graisseuse avancée des cellules hépatiques et la destruction d'un certain nombre d'entre elles. La vésicule biliaire et le canal cystique contiennent plusieurs calculs de cholestérine.

Rate volumineuse, pigmentée et friable; hypertrophie et pigmentation des glandes lymphatiques situées au niveau du hile de cet organe. Pancréas ferme et cirrhosé. Circonscrits par une masse graisseuse et abondante, les reins sont légèrement pigmentés à leur surface et d'une friabilité plus grande que dans l'état normal. Épiploon induré et grisâtre ; granulations tuberculeuses miliaires, entourées de vaisseaux et de taches brunâtres, sur plusieurs points du péritoine pariétal. Testicules atrophiés. Adipose du cœur, légère dilatation des cavités de cet organe. Infiltration de tubercules miliaires dans les deux poumons. Épanchements pleuraux. Injection des méninges et faible consistance de la substance nerveuse.

Deux causes me paraissent avoir agi dans ce fait, pour produire la pigmentation de l'intestin et des autres organes. D'une part, l'altération du sang résultant de la modification profonde survenue dans l'état du foie et dans celui de la rate; d'autre part, la stase sanguine déterminée par le rétrécissement des vaisseaux portes rampant à la périphérie des lobules hépatiques. Dans l'observation qui suit, cette dernière cause ne peut être invoquée, et la mélanémie paraît dépendre uniquement d'une altération primitive des hématies ou globules rouges du sang.

OBS. XXXIV. **Mélanémie des glandes duodénales, du foie et de la rate.** — R..., âgé de trente-neuf ans, clerc d'huissier, était atteint depuis un an d'une hémiplégie droite, survenue subitement et qui s'était peu à peu améliorée. Plus tard il fut pris d'incontinence d'urine, avec cystite et néphrite. C'est pour ces lésions que ce malade fut admis à l'Hôtel-Dieu, salle Sainte-Jeanne, n° 7, le 28 avril 1864. La fièvre qu'il présentait à son entrée prit un surcroît d'intensité deux jours plus tard, et il succomba tout à coup, le 4 mai, des suites de son affection des voies urinaires. Ce malade était né dans le département d'Eure-et-Loir, mais il ne fut pas possible de savoir d'une façon exacte s'il avait été soumis antérieurement à l'action du miasme paludéen.

Autopsie. — Cavité abdominale normale. La face interne de la muqueuse duodénale, au voisinage de l'ampoule de Vater, est semée de taches noires, régulièrement disposées et légèrement saillantes. Ces taches sont constituées par l'infiltration pigmentaire des glandes duodénales (fig. 9'), dont les culs-de-sac contiennent, les uns un pigment noir, les autres un pigment jaune d'ocre (fig. 9''). L'intestin n'est d'ailleurs pas altéré, mais les glandes de la région pylorique de l'estomac, comme celles du duodénum, sont atteintes d'une pigmentation très-prononcée. La rate a 15 centimètres dans sa plus grande étendue, elle est ferme, et néanmoins friable, d'une teinte brune ou noire par bandes ou traînées disposées sur le trajet des vaisseaux; elle est imprégnée d'un sang qui disparaît par le lavage. La plupart des glandes lymphatiques situées dans l'épiploon gastro-épiploïque sont très-fortement pigmentées et d'un volume un peu plus considérable que le volume normal. Le pancréas n'est coloré qu'à sa surface. Le foie est augmenté de volume, d'une teinte légèrement verdâtre, avec traînées noirâtres, surtout à la périphérie des lobules. Les cellules hépatiques elles-mêmes sont infiltrées de granules pigmentaires. Les reins présentent de nombreuses taches noires, ils sont de plus infiltrés de petits abcès à leur périphérie. La vessie et les uretères sont enflammés. Cœur normal; œdème et taches pigmentaires dans les poumons. Deux petits foyers hémorrhagiques, déjà anciens, se rencontrent à la partie externe du corps strié gauche. Du côté opposé, et vers le même point, existe un foyer analogue, mais de moindre étendue. On en trouve un autre plus petit dans la protubérance. Les petites artères du cerveau sont opaques et atteintes de dégénérescence graisseuse.

Pl. 4 fig. 9, 9' et 9''

Des faits précédents il résulte que les hypérémies du canal digestif reconnaissent deux ordres de causes : 1° un obstacle mécanique à la circulation porte ou cardiaque; 2° une altération du liquide sanguin. Ces lésions, de plus, sont quelquefois produites par la paralysie des nerfs vaso-moteurs, ou encore par une irritation phlegmasique. Or, suivant qu'elles dépendent de l'une ou de l'autre de ces conditions pathogéniques, elles revêtent une physionomie spéciale; mais c'est là un point sur lequel je ne crois pas devoir insister.

Le mécanisme de l'hypérémie stasique de l'estomac et des intestins, dont il est plus particulièrement question, est facile à saisir : les veines ne peuvent plus se vider aussi librement, les capillaires se distendent, et de là l'injection de toutes les parties situées derrière l'obstacle, avec ou sans extravasation de la matière colorante du sang, qui, d'abord rouge, prend peu à peu une teinte noire. Ces injections hypérémiques, cortége pour ainsi dire obligé des maladies du cœur, du foie et de la veine porte, ne sont jamais, comme la congestion active de l'inflammation, accompagnées de la formation ou de la destruction des éléments histologiques. Elles ne produisent ni l'épaississement des parois digestives, ni leur ulcération; elles ne donnent lieu ni aux aigreurs, ni aux vomissements, phénomènes habituels des gastrites, pas plus qu'aux diarrhées des entérites. La diminution de l'appétit et la paresse des digestions sont les seuls troubles qu'elles occasionnent.

Pour ce qui est des mélanémies, elles se distinguent par leur localisation, suivant qu'elles sont le résultat d'un obstacle à la circulation ou d'une altération des globules rouges, accompagnée ou non de stase. Dans le premier cas, elles occupent une région déterminée, tandis que, dans le second, elles envahissent un plus grand nombre d'organes. Quelle que soit leur cause, les mélanémies sont faciles à reconnaître. L'anthracose, dont voici un exemple, est la seule altération avec laquelle il soit possible de les confondre.

OBS. XXXV. **Anthracose intestinale et pulmonaire. Cirrhose hépatique.** — A..., fondeur en cuivre, âgé de quarante-cinq ans, est admis à l'Hôtel-Dieu, salle Saint-Lazare, n° 9, le 5 novembre 1863. Atteint d'une fluxion de poitrine en 1862, il n'a cessé de tousser depuis lors. Il y a sept à huit mois, hémoptysie, gêne de la respiration, oppression extrême. Il y a trois mois, infiltration œdémateuse des extrémités inférieures. Depuis six semaines, cyanose. Les fonctions digestives sont peu troublées. Le 6 novembre et les jours suivants, face cyanosée, respiration fréquente et haute, interrompue par des quintes de toux; expectoration purulente mêlée de sang, non mélangée de matière noire, douleur dans le côté droit du thorax. Matité en arrière aux deux sommets de la poitrine ; à droite, sous la clavicule, sonorité et souffle amphorique mêlé de gargouillement à timbre métallique; à gauche, râle muqueux; enfin, en avant et en arrière, des deux côtés, dans toute la hauteur de la poitrine, râles sous-crépitants à grosses bulles pendant l'expiration. Les battements de cœur sont assez énergiques, il n'existe aucun souffle aux orifices; le pouls est dur, petit, irrégulier. Le thorax et les membres supérieurs, émaciés, contrastent avec les parois abdominales et les membres inférieurs, qui sont le siége d'un œdème considérable. Léger épanchement ascitique et tympanisme; foie petit; urines peu abondantes, érysipèle des jambes œdématiées, et mort le 11 novembre, six jours après l'entrée à l'hôpital (1).

Pl 5, fig. 1, 1' 1'', 1''' et 1''''. *Autopsie.* — Plusieurs organes sont simultanément affectés; mais sans parler des poumons, dont il sera question plus loin, disons que le ventricule droit du cœur est un peu dilaté, et passons aux organes de l'abdomen.

La face externe du gros intestin offre une teinte grisâtre, plus foncée ou même noire au niveau des appendices graisseux, et les mésocôlons sont parsemés de taches et de traînées

(1) Cette relation est empruntée à M. Tartivel (voy. *Union médicale*, 1er décembre 1863, p. 420). Ayant assisté à l'autopsie et examiné les organes qui me furent confiés par le professeur Monneret, je donne ici avec plus de détails les lésions dont ils étaient le siége.

noirâtres parallèles à la direction des vaisseaux sanguins. Les glandes lymphatiques correspondantes sont volumineuses, de teinte noire ou grisâtre. L'un des appendices graisseux (fig. 1') est infiltré de granules noirs, amassés et abondants sur plusieurs points voisins de la séreuse.

La surface interne du gros intestin (fig. 1'') est injectée, mais en même temps grisâtre et semée de points noirs circonscrivant les follicules, ainsi que le montre nettement la figure 1''', où ces glandes sont vues à un grossissement de 15 diamètres.

Le mésentère, auquel est appendue une portion de l'intestin grêle (fig. 1''''), présente, à côté de l'injection de ses plus gros vaisseaux, une teinte noire qui occupe sa plus grande étendue; les ganglions lymphatiques qui y sont compris sont hypertrophiés et noirâtres. Ces organes, comme du reste l'intestin, colorent les doigts, pour peu qu'ils soient humides. L'examen microscopique révèle que cette coloration est produite par des grains noirs, anguleux, irréguliers de forme et de volume. Ces grains, qui infiltrent les membranes péritonéales, le tissu adipeux et les glandes lymphatiques elles-mêmes, se retrouvent jusque dans les vaisseaux lymphatiques, et cette circonstance prouve clairement qu'ils ont été absorbés par l'intestin. L'acide sulfurique concentré et l'acide chlorhydrique n'ont pas d'action sur ces particules.

Le foie, diminué de volume, présente tous les caractères de la cirrhose; ferme et résistant sous le doigt, il crie sous le scalpel; sa capsule est épaisse, et sa surface inégale se trouve semée d'îlots plus ou moins saillants et irréguliers de l'étendue d'une pièce de 50 centimes à celle d'une pièce de 5 francs; sa coloration est d'un jaune brun. A la coupe, apparaissent des îlots semblables à ceux de la surface de section; ils sont circonscrits par des tractus fibreux plus ou moins épais. Plus loin, lorsque je m'occuperai de l'altération du foie, j'aurai l'occasion de revenir sur cet état et de montrer en quoi il se distingue.

Dans ce fait, les parois des intestins, la plus grande partie du mésentère et des épiploons, sont infiltrées d'une substance noire qui s'attache aux doigts et les colore. Cette substance, composée de particules fines et irrégulières que n'attaquent ni la potasse, ni les acides sulfurique et chlorhydrique concentrés, se distingue des pigments sanguins que modifient plus ou moins ces agents. Elle possède les caractères chimiques du charbon, et, par conséquent, il y a lieu d'admettre qu'elle a dû s'introduire du dehors dans le tube digestif pour pénétrer ensuite dans les tissus.

Nous avons, d'ailleurs, une preuve de cette pénétration dans la présence de ces particules à l'intérieur des vaisseaux lymphatiques, et nous pouvons suivre leur trajet jusque dans les glandes mésentériques. Il ne faudrait pas induire de là pourtant que ces corpuscules ne sont pas absorbés par les veines: on les retrouve, en petit nombre il est vrai, jusque dans le foie, et leur existence au sein de cet organe me paraît rendre compte de la fréquence de la cirrhose hépatique chez les individus affectés d'anthracose pulmonaire. Ainsi, par leur profession, les fondeurs en cuivre, de même que les houilleurs, ne sont pas simplement exposés à contracter des affections pulmonaires. Chez eux, les intestins, les glandes mésentériques, le foie lui-même, peuvent être simultanément atteints. Obligés de vivre dans un milieu où l'air contient en abondance des poussières charbonneuses, ils absorbent ces poussières par les voies respiratoires et par les voies digestives, comme le prouvent notre fait et nos dessins.

HÉMORRHAGIES ET EMBOLIES.

OBS. XXXVI. **Infarctus embolique du gros intestin ; rétrécissement et insuffisance mitrale ; concrétion fibrineuse implantée sur la paroi de l'oreillette gauche.** — F..., âgée de vingt-quatre ans, couturière, prétend n'avoir jamais eu aucune atteinte de rhumatisme, mais depuis son enfance elle souffre de palpitations. A dix-huit ans, elle a eu une fluxion de poitrine, et depuis cette époque sa santé est assez mauvaise, ses palpitations sont plus violentes. Lors de son entrée à l'Hôtel-Dieu, salle Saint-Antoine, n° 7, janvier 1864, œdème marqué des deux jambes, irrégularité des battements du cœur, frémissement cataire à la région précordiale, souffle bref et assez rude, avec maximum d'intensité dans le quatrième espace intercostal. Ce bruit correspond au premier bruit normal et à la pulsation cardiaque ; dédoublement du deuxième bruit, oppression et dyspnée. Le foie déborde, les urines ne sont pas albumineuses. (*Potion avec digitale, vingt gouttes, et teinture de scille, quinze gouttes.*) Le 2 février, vomissements, diarrhée subite, léger frisson. Disparition de ces accidents dans les jours qui suivent (*Potion avec laurier-cerise et éther*). Faiblesse, obscurité de la respiration aux deux bases, et surtout à droite ; toux fréquente. Le 18, vomissements bilieux, multiples, constriction épigastrique, malaise considérable, diarrhée. Le 20, survient une hémoptysie avec tous les signes d'une apoplexie pulmonaire. Le 21 et le 22, crachats hémoptyiques, faiblesse progressive. (*Julep, extrait thébaïque et teinture de digitale.*) Le 23, agonie ; mort le 24.

Pl. 8, fig. 2. *Autopsie.* — L'abdomen contient de un à deux litres d'un liquide séreux. L'intestin grêle est normal, mais la muqueuse du gros intestin est ramollie, gonflée, boursouflée et infiltrée de sang ; les tuniques sous-jacentes, moins affectées, sont aussi quelque peu colorées. L'artère mésentérique supérieure est obstruée par un bouchon. La muqueuse stomacale est hypérémiée, parsemée de taches ecchymotiques ; ses glandes sont hypertrophiées au niveau de la région du pylore.

Le foie est augmenté de volume, congestionné, marbré de brun et de jaune. La rate est ferme, pigmentée à sa surface ; les deux reins sont durs et résistants, et l'un d'eux offre plusieurs taches ecchymotiques dans son épaisseur. Utérus normal, adhérence de la trompe à l'ovaire. Kystes séreux du volume d'un pois entre ces deux organes. Le cœur, augmenté de volume, est le siége de points ecchymotiques. Le ventricule droit et l'oreillette droite sont dilatés ; cette dernière renferme un coagulum fibrineux ; la valvule tricuspide est un peu épaissie à son bord libre. Les deux orifices artériels sont intacts, mais l'orifice mitral est profondément altéré, et les valvules aortiques sont légèrement rétractées. Rétréci par l'adhérence réciproque des cordages tendineux, l'épaississement et le retrait de sa valvule, l'orifice mitral permet au plus l'introduction du petit doigt. Vu par l'oreillette, il se présente comme une fente transversale à l'un des angles de laquelle existe une légère excavation tapissée par une matière fibrineuse, grenue et comme déchirée. L'oreillette gauche est dilatée, l'endocarde est épaissi et blanchâtre, l'auricule rempli par un coagulum fibrineux, ancien, faisant saillie dans la cavité auriculaire. Cerveau intact. Le péricarde et la plèvre gauche contiennent une faible quantité d'un liquide séreux légèrement teinté. Le poumon gauche, carnifié, est le siége, à sa base, d'un noyau apoplectique du volume d'une pomme d'api, le poumon droit est œdématié et ecchymosé en plusieurs points.

OBS. XXXVII. **Hémorrhagies scarlatineuses des intestins.** — T..., âgé de seize ans, entre à l'Hôtel-Dieu, salle Sainte-Jeanne, n° 8 (service de chirurgie), le 30 novembre 1863. Il se dit malade depuis le 25, et raconte que sa maladie a débuté par un malaise général avec céphalalgie et mal de gorge. Le 27 au matin, il s'aperçut que sa peau était recouverte de grandes taches rouges, marquées surtout aux aines, en même temps qu'il se sentait très-accablé. Le 30, au moment de son entrée, nous lui trouvons les amygdales tuméfiées, la muqueuse pharyngienne d'une teinte rouge écarlate, couverte d'un enduit pultacé, les glandes lymphatiques sous-maxillaires gonflées et douloureuses, surtout à gauche. Éruption généralisée de larges plaques rouges plus abondantes au niveau des articulations ; taches purpurines disséminées sur les jambes, principalement à la partie supérieure des cuisses ; cent vingt pulsations, trente-six inspirations ; chaleur intense, violente douleur à l'épigastre ; et cependant il n'existe pas de râles dans la poitrine, et le cœur ne fait entendre aucun bruit anormal. A six heures du soir, le malade reçoit une ablution d'eau froide sur tout le corps.

Vers neuf heures, il s'agite, commence à délirer, et succombe le lendemain, à quatre heures du matin. Les urines ne furent point examinées.

Autopsie. — Légère tuméfaction à la partie supérieure des cuisses. La peau est partout un peu violacée. La cavité abdominale renferme environ un demi-litre d'un liquide séreux que colorent de nombreux globules sanguins. Des taches ecchymotiques de la largeur d'une lentille sont disséminées, tant sous les feuillets pariétaux que sous les feuillets viscéraux du péritoine. La face externe de l'intestin grêle (fig. 3) est parsemée de ces taches dont quelques-unes se rencontrent sur le trajet des vaisseaux sanguins ; une légère décoloration des parois se remarque au pourtour des points hémorrhagiques, cependant les plus gros vaisseaux présentent une véritable injection. Les ganglions lymphatiques du mésentère sont hypertrophiés et grisâtres (bubons scarlatineux). Pl. 5, fig. 3 et 4.

La face interne du côlon (fig. 4) est aussi parsemée de taches hémorrhagiques plus ou moins étendues et limitées à la muqueuse. Ces taches, disséminées dans la plus grande partie du gros intestin, existent encore dans l'estomac, mais ne se retrouvent pas sur la muqueuse de l'intestin grêle, dont les glandes agminées et isolées sont volumineuses et saillantes (psorentérie). La vessie renferme de l'urine et du sang altérés; ses parois sont ecchymosées, comme du reste la membrane muqueuse des uretères et des bassinets. Taches hémorrhagiques dans le tissu cellulaire périnéphrétique, reins mous et d'apparence normale. La rate est un peu plus volumineuse; son parenchyme est ferme, les glomérules de Malpighi sont hypertrophiés. Le foie est flasque et jaunâtre; les cellules de la périphérie des lobules sont infiltrées de granules graisseux. Le cœur renferme un sang noir, liquide, et présente plusieurs taches ecchymotiques sous l'endocarde. A droite, existe un caillot fibrineux, grisâtre et très-mou; des taches ecchymotiques se rencontrent sous le péricarde et sous le cuir chevelu. La substance cérébrale est un peu molle, piquetée de rouge à la coupe. Épanchement sanguinolent dans les deux plèvres, congestion et œdème des poumons; hémorrhagies multiples à la surface de ces organes.

Ainsi rapprochés, ces faits nous apprennent qu'il est des hémorrhagies intestinales circonscrites, liées à une gêne circulatoire accompagnant une exagération de tension; que d'autres hémorrhagies plus disséminées se rattachent à une modification du liquide sanguin.

Enfin, une troisième classe comprendrait les hémorrhagies les plus communes, celles qui dépendent de l'altération des vaisseaux sanguins; il en sera question plus loin quand nous nous occuperons des lésions de l'appareil de la circulation.

PÉRITOINE.

Le péritoine tapisse l'intestin, les viscères de l'abdomen, et se replie sur la face postérieure de la paroi abdominale antérieure, qu'il revêt dans toute son étendue; de plus, il forme le mésentère et fournit de longs appendices connus sous le nom d'épiploons. Par sa disposition et par sa structure, ce feuillet séreux est exposé à de nombreuses lésions, dont les plus communes font partie de la classe des phlegmasies.

PÉRITONITES.

Les inflammations du péritoine varient suivant la cause qui leur donne naissance, et ici mieux que partout ailleurs, peut-être, il est permis de saisir nettement les différences imprimées aux phlegmasies par la nature des agents morbifiques. Effectivement, tandis que certains de ces agents, comme le pus, l'urine, etc., déterminent fatalement une péritonite suppurée et rapidement mortelle, il en est d'autres, tels que le sang, l'alcool, etc., qui produisent une péritonite prolifórative ou adhésive, remarquable par sa marche lente et sa longue durée.

Dans ces cas, c'est la cause morbide qui tient la phlegmasie sous sa dépendance, l'organisme ne joue qu'un rôle secondaire; d'autres fois, l'organisme, modifié par des conditions diverses, acquiert une plus grande importance dans la production de la péritonite; mais, même dans ces circonstances, les péritonites diffèrent encore d'une façon très-notable, selon la nature de la modification survenue, et c'est ainsi, par exemple, que les péritonites puerpérales ne ressemblent que fort peu, et seulement par leur siége, aux péritonites tuberculeuses.

Il serait, certes, du plus grand intérêt de décrire chacune de ces variétés, d'en montrer les analogies et les différences, la marche aiguë ou chronique, l'issue heureuse ou funeste, suivant leurs conditions pathogéniques. Mais cette étude dépassant de beaucoup les limites du travail que nous avons entrepris, nous nous bornerons à rapporter un simple fait de péritonite tuberculeuse et à en figurer la lésion.

Obs. XXXVIII. **Péritonite tuberculeuse.** — K..., âgé de cinquante-cinq ans, tisseur, entre à l'Hôtel-Dieu, salle Sainte-Agnès, service du professeur Trousseau, le 27 février 1864, dans un état de maigreur et de marasme des plus avancés, ayant l'abdomen tuméfié, une diarrhée peu abondante, mais persistante depuis longtemps, les traits altérés, et une faiblesse telle, qu'il succomba le lendemain de son entrée, le 28 février.

6, fig. 1 et 1'. *Autopsie.* — La face postérieure de la paroi abdominale est noirâtre, enflammée; les anses de l'intestin grêle, accolées entre elles, ne forment qu'une seule masse adhérente aux parties voisines. Ces adhérences, comme l'indique la figure, sont produites par de fausses membranes, principalement au niveau des anses intestinales; à la face externe des feuillets mésentériques existent des granulations miliaires, blanchâtres, isolées ou groupées sous forme de petits amas disséminés; ces granulations se retrouvent encore sur le feuillet pariétal du péritoine et à la surface externe des viscères de l'abdomen. Par leur coloration, ces fines granulations se distinguent nettement des fausses membranes parsemées de taches brunes produites par la matière colorante du sang à l'état de granules pigmentaires. L'une de ces granulations, fig. 1', vue au microscope, est constituée par des noyaux et de petites cellules sphériques d'abord disposées dans des espaces fusiformes (cellules de tissu conjonctif), puis accolées les unes aux autres. Ces éléments, au fur et à mesure qu'on approche du centre de la nouvelle formation, deviennent granuleux, s'atrophient, et perdent leur forme.

La rate est volumineuse et recouverte de fausses membranes. Les reins sont peu altérés, le foie est légèrement gras. La membrane muqueuse de l'estomac est grisâtre et ardoisée. Les poumons sont, dans une grande partie de leur étendue, infiltrés de granulations tuberculeuses miliaires.

Ce fait représente la forme ordinaire de la péritonite tuberculeuse; mais il est des cas où les granulations sont moins abondantes et presque nulles; il en est d'autres où elles sont plus volumineuses, mais presque toujours les taches hématiques sont moins nombreuses. Cette lésion est le plus souvent accompagnée d'un épanchement ascitique plus ou moins considérable, et comme elle a une évolution assez lente, il en résulte qu'il est parfois difficile de la distinguer de l'ascite produite par une cirrhose. L'un des meilleurs caractères, à mon sens, est fourni par la dilatation des veines sous-cutanées abdominales. Dans la cirrhose, la dilatation des veines de la région sus-ombilicale est un phénomène pour ainsi dire constant; celle des veines sous-ombilicales ne survient que plus tard. Dans la péritonite, au contraire, absence de dilatation veineuse, à moins de pression par des produits pseudo-membraneux sur les veines iliaques externes ou de thrombose de ces vaisseaux, cas dans lesquels les veines de la région sous-ombilicale se dilatent avant celles de la région plus élevée, et indépendamment de ces dernières.

Dans l'alcoolisme chronique, il n'est pas rare d'observer, surtout au niveau du feuillet péritonéal qui tapisse la fosse iliaque gauche, des granulations miliaires, grisâtres, qui, par leurs caractères physiques et microscopiques, ont la plus grande analogie, sinon une parfaite ressemblance, avec les granulations tuberculeuses. Souvent, en pareil cas, il devient difficile de se prononcer, quand il n'existe aucune granulation tuberculeuse dans les organes, d'autant plus que l'alcoolisme provoque fréquemment l'évolution de la tuberculose miliaire.

CARCINOMES DU PÉRITOINE.

Le péritoine n'est pas à l'abri des manifestations carcinomateuses, et celles-ci, sans être d'une grande fréquence, s'y montrent sous des formes multiples. L'une des plus communes parmi ces formes est le carcinome colloïde, dont l'observation qui suit est un exemple.

Obs. XXXIX. **Carcinome colloïde du péritoine.** — Al..., journalier, âgé de cinquante-six ans, entre à l'hôpital de la Pitié, salle Saint-Athanase, n° 24, service de M. Gendrin, le 18 mars 1861. Homme grand et bien constitué, ce malade, quelques mois seulement avant son admission, a commencé à souffrir de l'abdomen, et depuis lors sa santé s'est altérée, il s'est amaigri de jour en jour. Dès notre premier examen, le 19 mars, nous le trouvons pâle, amaigri, sans troubles des organes thoraciques; mais à la palpation de l'abdomen, nous constatons l'existence de tumeurs multiples, arrondies, du volume d'un petit marron ou d'une noisette, dont quelques-unes du moins paraissent mobiles dans la cavité du ventre. Appétit faible, constipation habituelle et opiniâtre, fonctions urinaires normales. Dans les jours qui suivent, constatation dans l'épaisseur de la paroi abdominale d'une tumeur analogue à celles que renferme la cavité du ventre; ces dernières semblent se multiplier et grossir, la maigreur progresse, la faiblesse s'accroît peu à peu, et la mort a lieu le 24 avril, sans avoir été précédée d'œdème des membres.

Autopsie. — L'ouverture de la cavité abdominale montre l'existence d'une tumeur du volume d'un œuf dans l'épaisseur de la paroi (un peu au-dessous de l'ombilic). Des tumeurs analogues et plus petites, marronnées, existent en grand nombre dans la cavité du ventre où elles sont pour la plupart appendues au grand épiploon, à peu près comme des plombs à un épervier. Un certain nombre de tumeurs de même genre sont disséminées sur le feuillet pariétal du péritoine. Quelques autres occupent la portion de cette membrane qui tapisse la Pl. 6, fig. 2.

face postéro-inférieure du foie; la rate, enfin, se trouve envahie dans sa plus grande étendue par des masses de même nature, et l'un des reins est le siége d'une masse semblable, sphérique et aplatie à ses pôles. Ces tumeurs ont assez la forme d'un marron; leur consistance est molle, élastique, leur teinte grisâtre; des vaisseaux sanguins rampent à leur surface et dans leur profondeur. Leur surface de section est lisse et brillante; leur tissu est formé d'une trame composée d'alvéoles, au sein desquelles se trouve déposée une matière grisâtre, molle, visqueuse et comme gélatineuse. Les plus volumineuses de ces masses commencent à se ramollir à leur centre. Une coupe mince de ces tumeurs (fig. 2'), examinée au microscope, après durcissement dans l'acide chromique, montre qu'elles sont constituées par une trame fibreuse donnant lieu à des alvéoles cloisonnés, remplis de cellules et de noyaux. Les cloisons sont de plusieurs ordres; les plus épaisses, ou cloisons principales, émettent des cloisons plus minces, et de ces dernières s'échappent d'autres cloisons plus faibles encore, par lesquelles se trouvent circonscrits les éléments cellulaires et la substance semi-fluide réfringente, d'apparence gélatineuse, qui donne à ces tumeurs une physionomie particulière. Les cellules, munies d'un ou de plusieurs noyaux, sont pour la plupart irrégulièrement sphériques, comme l'indique notre dessin; un certain nombre d'entre elles contiennent la substance colloïde, d'autres sont notablement augmentées de volume et renferment de fines granulations ou des cavités vides (cellules vésiculeuses). Beaucoup de granulations sont libres.

Notez dans ce fait la multiplicité des tumeurs carcinomateuses, leur localisation exclusive au feuillet péritonéal, leur point de départ dans les couches profondes de ce feuillet, et néanmoins un état de cachexie sans œdème, se traduisant uniquement par de la maigreur et de la faiblesse. Dans un cas anatomiquement semblable, que j'ai vu à l'Hôtel-Dieu, le malade, pâle et amaigri au moment de notre examen, n'était pas non plus œdématié.

Le diagnostic de la forme de carcinome nous paraît, jusqu'à un certain point, possible en pareil cas, si l'on tient compte du volume, de la mobilité, de la consistance des tumeurs et de leur développement possible dans l'épaisseur de la paroi abdominale.

Relativement fréquent dans le péritoine, sans doute à cause de la structure particulière de cette membrane, le carcinome colloïde, comme nous le savons déjà, affecte également volontiers la membrane muqueuse digestive; il est rare dans les autres organes.

Cette forme de carcinome ne doit pas être confondue avec la dégénérescence colloïde, qui envahit quelquefois les tumeurs cancéreuses. Effectivement, cette dernière altération, toujours secondaire, reste le plus souvent localisée à la tumeur primitive et respecte les tumeurs secondaires.

OBS. XL. **Sarcome mélanique du péritoine, du foie, des reins, des poumons et du système osseux.** — Le nommé S..., âgé de trente ans, exerçant la profession de trieur de laines, est admis à l'Hôtel-Dieu, salle Sainte-Jeanne, n° 14 (service de clinique du professeur Grisolle), le 24 mars 1865. D'une force et d'une taille au-dessus de la moyenne, ce malade ne peut nous donner aucun renseignement exact sur ses antécédents de famille. Il fait remonter au mois de décembre dernier le début de son mal; c'est à partir de cette époque, en effet, qu'il a maigri, et qu'il éprouve de la douleur dans les articulations, notamment dans l'épaule droite. Depuis lors, sa santé s'est altérée insensiblement. Dans les derniers jours de mars, la maigreur est très-avancée; toux persistante depuis plusieurs mois; aplatissement du thorax en avant, expiration prolongée aux sommets, craquements et râles disséminés en arrière, crachats contenant des corpuscules noirs analogues à des parcelles de tabac. Douleurs vives dans plusieurs points du corps, et surtout au niveau de l'épaule droite ; rien de bien appréciable à la palpation du ventre ; urines normales. Ces symptômes conduisirent tout d'abord à diagnostiquer une phthisie ; mais plus tard, l'examen microscopique de la substance noire contenue dans les matières expectorées et la sensation de tumeurs disséminées dans l'abdomen firent abandonner ce premier diagnostic et songer à un carcinome mélanique ; l'émaciation et la faiblesse ayant fait ensuite de rapides progrès, la mort survint le 10 avril.

Autopsie. — Absence d'œdème ; deux litres environ d'un liquide sanguinolent sont épanchés dans la cavité péritonéale. Le grand épiploon descend jusqu'au détroit supérieur ; il est parsemé de tumeurs noires un peu molles, du volume d'une noisette ou d'une noix. Des tumeurs semblables occupent les appendices graisseux des intestins et du mésentère. La figure 5 représente une portion de ce dernier avec ses anses intestinales et des tumeurs mélaniques multiples à sa surface. Ces tumeurs sont composées de cellules allongées, fusiformes, contenant à leur intérieur un noyau et des granules pigmentaires (fig. 5') ; il existe, en outre, des noyaux libres, fortement pigmentés et des granulations isolées. Les ganglions lombaires et un grand nombre de ganglions mésentériques sont noirs, augmentés de volume, et envahis par la même altération. Pl. 5, fig. 5 et 5'.

Le foie est infiltré de nombreuses tumeurs, très-analogues à celles des épiploons. Les reins sont semés de nodules de même nature, ayant le volume d'une lentille ou d'un pois. Réunis et groupés à la surface de l'un de ces organes, ces nodules occupent une grande partie de sa substance. La rate est intacte, comme aussi le tube digestif et le pancréas. Le cœur est lui-même le siége d'un de ces nodules qu'on retrouve en beaucoup plus grand nombre et plus volumineux dans les poumons qu'ils infiltrent de la base au sommet. Le cerveau est intact, mais le système osseux est affecté dans une grande étendue. A la partie supérieure de l'humérus droit, existe une tumeur molle, fluctuante, d'une longueur d'environ 5 centimètres, qui envahit toute l'épaisseur de l'os. La tête de l'humérus gauche est seule altérée par une masse noire, ayant les dimensions d'une pièce de deux francs ; immédiatement au-dessus de cette masse, se trouve une plaque rouge produite par une plus grande vascularité, qui n'est que le début de la même altération. Les deux fémurs présentent des modifications analogues à leur partie supérieure et au niveau de leur col. L'un d'eux se rompt sous l'influence des efforts tentés pour le faire sortir de la cavité cotyloïde, après section de la capsule. Les os de la voûte crânienne sont le siége des mêmes productions dont les unes sont limitées à la substance du diploé, tandis que les autres ont envahi toute l'épaisseur de l'os et rendent la perforation imminente. Partout ces nouvelles formations présentent la même composition anatomique.

Cette observation nous apprend que le péritoine, déjà susceptible d'être atteint par la forme colloïde du carcinome, peut être également envahi par le sarcome mélanique. Mais, de plus, le carcinome encéphaloïde s'y développe et s'y montre sous l'apparence, soit de petites tumeurs varioliformes, soit de masses plus volumineuses vasculaires et d'un gris blanchâtre. Le squirrhe y survient aussi, quoique plus rarement, et force nous est de reconnaître que le péritoine n'échappe à aucune des formes du carcinome. Cette lésion, toutefois, apparaît le plus souvent comme état secondaire, lorsque déjà elle existe sur un autre point de l'organisme. Le carcinome colloïde, plus souvent que les autres, a pour point de départ primitif la membrane péritonéale, et, pour ce motif, il est en quelque sorte la forme carcinomateuse spéciale. Les phénomènes propres à chacune de ces formes ne sont pas toujours identiques ; le diagnostic en est quelquefois possible. Ainsi, le carcinome encéphaloïde du péritoine offre en général une marche rapide, développe une ascite le plus souvent considérable et produit bientôt un état cachectique avancé. Le carcinome colloïde, au contraire, est rarement accompagné d'ascite ; la cachexie y est plus tardive, l'évolution moins rapide. La forme mélanique coexiste habituellement avec des lésions semblables dans d'autres organes. Quant à l'épithéliome, il n'affecte que peu ou pas le péritoine, et cette circonstance indique, ce me semble, une différence entre le revêtement des membranes muqueuses et celui des membranes séreuses, ce qu'admettent du reste aujourd'hui la plupart des histologistes, qui désignent ce dernier sous le nom d'endothélium. Le péritoine donne encore lieu à des formations pathologiques d'une nature plus bénigne, parmi lesquelles il faut compter surtout le fibrome papillaire et le lipome. La première de ces lésions, dont nous possédons un très-bel échantillon, sera étudiée plus loin (voyez Utérus).

LIPOMES DU PÉRITOINE.

Le *lipome* du péritoine n'est pas une lésion extrêmement rare, c'est une tumeur molle, élastique, jaunâtre, lobulée, arrondie ou ovoïde, sessile ou pédiculée, de volume et de siége variables. Dans quelques cas, comme dans l'exemple ci-dessous, cette tumeur devient libre dans la cavité péritonéale, par suite de la rupture de son pédicule.

Pl. 6, fig. 3. Obs. XLI. **Lipome trouvé libre dans l'abdomen.** — Un malade succombe, à l'Hôtel-Dieu, des suites d'une attaque de choléra. A l'autopsie, il existe dans la cavité du petit bassin une production du volume d'un œuf de pigeon, lisse, jaunâtre à sa surface. Cette tumeur, entièrement libre, présente à la coupe de légères inégalités graisseuses, circonscrites par des travées fibreuses. Sa structure se compose d'un squelette de tissu conjonctif formant des aréoles qui sont remplies par de la graisse ; une tumeur analogue se rencontre dans la cavité abdominale.

Les lipomes du péritoine ont des origines diverses. Assez fréquemment, chez les individus chargés d'embonpoint ou qui ont été gras, les appendices épiploïques prennent un développement considérable, s'indurent, deviennent pédiculés, et, comme dans le cas décrit ci-dessus, tombent dans la cavité du péritoine. Les parois de ces lipomes, qui ne sont en quelque sorte qu'une hypertrophie graisseuse, peuvent s'incruster de sels calcaires, comme je l'ai vu, et la tumeur acquérir une grande résistance. D'autres fois le lipome a son point de départ dans le tissu sous-péritonéal et acquiert un volume assez considérable. Des cas de ce genre ont été observés par Lebert, Broca, Nélaton. (Moynier, *Comptes rendus de la Société de biologie*, 1re série, t. II, p. 139.)

PANCRÉAS.

Situé en arrière de l'estomac, et au devant de la colonne vertébrale, le pancréas est un organe constitué par un stroma fibreux et des lobules glandulaires de divers ordres, qui vont déverser dans un conduit principal leur produit de sécrétion. De cette disposition il résulte qu'un certain nombre des lésions pancréatiques ont pour point de départ l'altération ou l'obstruction de ce canal; mais un non moins grand nombre sont l'effet d'une action morbide qui s'exerce primitivement sur le tissu de la glande. Parmi ces dernières sont les pancréatites, les dégénérescences stéatosique et amyloïde, les cancers, etc. Lésions relativement rares, les pancréatites comportent plusieurs modes; nous devons reconnaître notamment une pancréatite suppurée, dont la science possède quelques faits bien établis, et une pancréatite proliférative ou sclérose du pancréas, qui détermine l'induration avec atrophie de cet organe. Peu étudiée jusqu'ici, la stéatose pancréatique est une lésion assez commune et qui mériterait d'être mieux connue. En voici un exemple.

OBS. XLII. **Stéatose du pancréas et de plusieurs autres organes. Adipose cardiaque. Tuberculose pulmonaire. Excès de boissons alcooliques.** — Le nommé X..., garçon restaurateur, âgé de quarante ans, sans antécédent tuberculeux dans sa famille, est depuis plusieurs années adonné aux boissons alcooliques. Il n'a jamais fait de grands excès, mais il boit chaque jour des meilleures liqueurs, et depuis longtemps aussi il profite largement des avantages de sa profession et vit fort bien. Néanmoins sa santé s'altère depuis plusieurs années, il a moins d'appétit, éprouve des pituites le matin et perd ses forces. Enfin, il est pris d'une toux légère, avec malaise général et cessation complète de l'appétit. C'est dans ces conditions qu'il est admis à l'Hôtel-Dieu, salle Saint-Julien, le 11 février 1864. Pendant les huit premiers jours qui suivent son admission, il ne présente d'autres phénomènes qu'une toux peu intense, sans signe positif de phthisie, et de la faiblesse de l'appétit. Légère augmentation du volume du foie; inappétence, constipation. Tout à coup survient un accès de délire alcoolique avec hallucination terrifiante, qui l'emporte en trente-six heures; il succombe le 20 février.

Autopsie. — Opacité des méninges, dégénérescence graisseuse des vaisseaux capillaires de l'encéphale. Granulations tuberculeuses disséminées dans les deux poumons sans induration et sans excavation aux sommets. Pelotons graisseux amassés à la base du cœur et sur le trajet de l'artère coronaire intérieure; teinte jaunâtre et friabilité du tissu musculaire. Rate molle, peu consistante, infiltrée de quelques tubercules; reins jaunâtres, volumineux; vessie large. Teinte grisâtre et injection sur plusieurs points de la muqueuse de l'estomac. Le foie, volumineux, épais, d'une teinte un peu jaune, s'enfonce dans l'eau, bien que ses éléments contiennent une abondante quantité de granulations graisseuses; la vésicule biliaire renferme un calcul de cholestérine du volume d'une noisette. Pl. 6, fig. 4 et 4'.

Le pancréas, manifestement augmenté de volume, offre 32 centimètres de longueur, au lieu de 20 et 21, qui est la mesure maximum pour Sappey; il a 4 centimètres de largeur et 2 centimètres d'épaisseur. Sa teinte est d'un jaune fauve, sa surface presque lisse, sa consistance molle, élastique; sa densité, peu considérable, est moindre que celle de l'eau, puisqu'il surnage dans ce liquide. Sa surface de section offre une apparence un peu lardacée; on y voit d'abondantes masses de graisse circonscrivant les acini glandulaires qui sont profondément modifiés. Les uns ont leurs cellules épithéliales infiltrées de graisse, les autres ne présentent plus que des granulations moléculaires et graisseuses entièrement libres (fig. 4'). Les glandes sous-maxillaires et parotides, les glandes de Brunner, sont le siége d'une altération semblable, sinon analogue; la teinte jaunâtre des premières indique déjà cette altération que vient révéler l'examen microscopique. Les testicules, flasques et jaunâtres à la coupe, ont leurs canalicules tapissés par des épithéliums fortement granuleux; les glandes sébacées contiennent en abondance des matières grasses.

Dans ce fait, qui rappelle celui d'un personnage bien connu, mort récemment, il existe tout à la fois une infiltration adipeuse du pancréas et une dégénérescence graisseuse des éléments glandulaires de cet organe ; car, si à l'état normal les épithéliums de cette glande peuvent être infiltrés de substances grasses, ils ne sont pas détruits, ainsi qu'il a pu être constaté ici. Cette coexistence, bien que commune, n'est cependant pas constante ; dans certains cas, les éléments glandulaires sont seuls altérés, ou réciproquement. Dans le fait qui suit, le pancréas, ramolli, est infiltré de pelotons graisseux, dont les cellules renferment des cristaux aciculaires de margarine.

Obs. XLIII. **Infiltration graisseuse du pancréas avec cristaux aciculaires à l'intérieur des cellules adipeuses.** — S..., blanchisseur, âgé de soixante-cinq ans, entre à l'Hôtel-Dieu, salle Sainte-Jeanne, pour un ictère verdâtre, accompagné d'une augmentation de volume du foie, qui conduit à diagnostiquer un cancer hépatique. Outre ces accidents, ce malade est non-seulement sans appétit, mais il a un dégoût tellement profond des aliments, qu'il refuse toute espèce de nourriture. Aussi il dépérit rapidement, et succombe dans un état de profonde faiblesse, vingt-cinq jours après son entrée.

Pl. 6, fig. 4'. *Autopsie.* — Les poumons et le cœur n'offrent rien de spécial ; le cerveau n'est pas examiné. Le foie, plus volumineux, légèrement granulé à sa surface, est marbré de vert et de jaune ; ses conduits sont rétrécis, mais non entièrement oblitérés. Le pancréas, recouvert par une moyenne quantité de graisse, est d'un volume à peu près anormal, d'une teinte un peu jaune ; son tissu est friable ; il présente à la coupe des points blancs, constitués par des pelotons adipeux, dont un grand nombre de vésicules renferment des cristaux sous forme d'aiguilles, et pour la plupart irradiés ou disposés en éventail. Ces cristaux se dissolvent sous l'action de l'éther ; ils sont dus à la cristallisation de la margarine contenue dans les cellules adipeuses.

L'absence de renseignements, dans ce fait, ne nous a pas permis de remonter à la cause de l'altération. Cette cause, au contraire, est des plus évidentes dans l'observation qui précède. L'abus des alcooliques et les excès d'alimentation sont en effet ce qui produit le plus souvent la stéatose du pancréas. Ajoutons que la plupart des poisons stéatosiques, et particulièrement le phosphore et l'arsenic, peuvent amener la dégénérescence granulo-graisseuse des acini pancréatiques, et que les fièvres un peu longues, la pyohémie, la septicémie, et même les maladies prolongées avec cachexie, sont également susceptibles de modifier ces éléments.

Les obstacles à l'écoulement du suc pancréatique donnent lieu à une autre espèce bien connue de la même dégénérescence, et l'un des principaux caractères de cette espèce est l'atrophie. En fait, cette dégénérescence et celle que détermine l'abus des alcooliques sont, parmi les lésions de ce genre, celles qui offrent le plus de gravité. Disons que leur diagnostic est souvent des plus difficiles, surtout quand il n'existe d'autres symptômes que l'inappétence, le dégoût des aliments et un dépérissement progressif. L'examen des matières intestinales, que nous avons négligé, serait sans doute ici de quelque utilité ; mais avant de pouvoir lui attribuer une certaine valeur, il importerait d'être fixé sur l'état de ces matières dans les diverses maladies, et même dans les différents états physiologiques.

La dégénérescence amyloïde du pancréas, plus rare que la dégénérescence graisseuse, a été observée par Friedreich et Rokitansky. Elle affecte les vaisseaux et quelquefois les culs-de-sac glandulaires.

Les altérations pigmentaires du pancréas se présentent sous des aspects différents, suivant la coloration jaune rougeâtre ou noire du pigment. J'ai observé à plusieurs reprises ces deux formes, associées le plus souvent avec la pigmentation d'autres organes. Mais, bien qu'il puisse en être question plus loin, je crois qu'il n'est pas inutile, afin d'éveiller l'attention sur ce point de dire ici quelques mots d'un fait que je considère comme des plus intéressants.

Il s'agit d'un homme âgé de cinquante-deux ans, doreur, qui succomba en 1866, après deux mois de séjour à l'Hôtel-Dieu, dans un état de profonde anémie dont il fut impossible de trouver la cause. Le cerveau et les poumons étaient pâles et anémiés, le cœur et le foie atteints de dégénérescence graisseuse ; la rate, mesurant 12 centimètres, était pigmentée simplement à sa circonférence. Le pancréas, d'un volume plus petit, présentait une teinte noire générale, disposée par petits points dans la partie la plus superficielle de l'organe, tandis que, dans la profondeur, le tissu était simplement plus jaune qu'à l'état normal. Les épithéliums glandulaires étaient infiltrés de graisse et de nombreuses granulations pigmentaires ; toutefois, dans un certain nombre de culs-de-sac, ces granulations étaient libres, par suite de la destruction des épithéliums. L'estomac était large, la membrane muqueuse décolorée, molle, onctueuse au toucher, et semée de quelques sugillations sanguines. Les intestins contenaient des matières demi-solides, jaunâtres ou noires, renfermant en grande abondance des globules de graisse, des grains irréguliers de pigment.

Qu'elle soit noire, brune ou couleur de rouille, cette pigmentation est toujours l'effet d'une altération des globules rouges du sang, dont la matière colorante, sous forme de granules moléculaires, s'infiltre dans les tissus. Aussi l'anémie est-elle le principal symptôme en pareil cas. Les causes de cette altération sont multiples et jusqu'ici assez peu connues.

APPAREIL DE L'HÉMOPOIÈSE

Les organes qui concourent à la composition de cet appareil, le foie et les glandes dites vasculaires sanguines, ont pour fonction commune de contribuer à la formation du liquide sanguin, et lorsqu'ils sont le siége d'une altération persistante, de produire, soit un état anémique, soit le syndrome connu sous le nom de *cachexie*. Ces organes, en outre, subissent fréquemment l'influence des mêmes causes morbides, et pour ces motifs il n'est pas sans intérêt de rapprocher les altérations qui peuvent les atteindre.

FOIE.

Organe des plus complexes, le foie sert en même temps à la sécrétion de la bile, à la production du sucre et à la formation du sang. Sa structure, pourtant, est simple : une trame fibreuse pénètre de la capsule dans toute l'étendue de la substance parenchymateuse, et la divise en une infinité de lobules ou acini. Ces lobules, de forme anguleuse, par suite de la pression qu'ils subissent réciproquement, ont de $0^{mm},007$ à 1 ou 2 millimètres de diamètre. Ils se composent de deux éléments : 1° les cellules hépatiques ; 2° un réseau de capillaires. Les cellules hépatiques comblent les espaces laissés libres entre les mailles du réseau capillaire ; elles possèdent un gros noyau arrondi, vésiculeux, pourvu d'un nucléole, et renferment à leur intérieur une substance liquide finement granulée et légèrement jaunâtre. Le réseau capillaire interposé aux cellules est formé par les derniers ramuscules de la veine porte ; trois ou quatre petits rameaux, venant des branches de cette veine, se distribuent à la périphérie de chaque lobule (veines interlobulaires), émettent à angle droit dix, quinze et même vingt ramuscules, qui le pénètrent à l'intérieur, et de ces ramuscules naît le réseau capillaire, lequel, reconstitué en plusieurs rameaux, se rend dans une veine située à la partie centrale du lobule (veine intra-lobulaire), origine des veines hépatiques. L'artère hépatique, qui accompagne la veine porte, se termine sur les branches de ce vaisseau et sur les canaux biliaires. Quant à ces derniers, ils se voient à la périphérie des lobules, en compagnie des branches de la veine porte ; mais leur connexion avec le réseau des cellules n'est pas jusqu'ici parfaitement connue, et s'il y a lieu de croire, d'après les recherches récentes, qu'ils prennent naissance à l'intérieur des lobules par un fin réseau capillaire, il faut reconnaître aussi que certains auteurs font de ces canalicules des tubes se terminant en culs-de-sac, et dont la fonction serait de sécréter la bile. Par ce fait, ces auteurs séparent nettement la sécrétion biliaire de la sécrétion glycogénique qui serait le produit des cellules hépatiques.

Le foie est soumis avec l'âge à des modifications analogues à celles de la plupart des organes, en ce sens que sa vascularité diminue et que ses éléments propres subissent un léger degré d'altération graisseuse et d'atrophie. Les agents morbides susceptibles de l'influencer n'affectent jamais simultanément toutes les parties qui le constituent, mais ils localisent de préférence leur action sur l'un ou l'autre de ses éléments ; tantôt, c'est la trame conjonctive qui est primitivement et particulièrement atteinte, comme dans les cirrhoses ; tantôt, ce sont les cellules hépatiques, ainsi qu'il arrive dans l'ictère grave, les empoisonnements stéatosiques. D'autres fois enfin, les canaux biliaires ou les vaisseaux sont le siége plus spécial du processus morbide ; et de là, non-seulement des modes divers d'altération, mais une symptomatologie très-variable. Effectivement, tandis que les lésions de la trame ne déterminent qu'une simple gêne circulatoire, par suite du rétrécissement des vaisseaux situés à la périphérie des lobules, et donnent lieu à une ascite plus ou moins considérable, les altérations des cellules hépatiques troublent les fonctions glycogénique et biliaire, sont suivies d'un ictère sanguin, et engendrent souvent des hémorrhagies graves, des symptômes ataxiques ou adynamiques. Les obstructions des canaux hépatiques amènent, au contraire, un ictère biliaire, et si, plus tard, surviennent d'autres phénomènes, ils sont le résultat d'une altération des cellules par suite de la stase de la bile. Ainsi, il est le plus souvent possible de savoir pendant la vie du malade quel est, dans le foie, l'élément spécialement affecté. Après un certain temps, ce diagnostic est moins facile ; alors les différentes parties du foie participent à l'altération, et la symptomatologie est plus complexe.

HÉPATITES PROLIFÉRATIVES OU CIRRHOSES HÉPATIQUES.

OBS. XLIV. **Hépatite proliférative causée par des excès de liqueurs fortes ; cirrhose alcoolique.** — C..., âgé de cinquante ans, ancien soldat, et actuellement maçon, contracta en Afrique l'habitude de boire de l'eau-de-vie et de l'absinthe. Il a toujours cédé depuis lors à son penchant ; aussi raconte-t-il qu'il boit tout ce qu'il peut, et toutes les fois que cela lui est possible. Il a eu autrefois une blennorrhagie et un chancre sans accidents ultérieurs. Depuis environ quatre mois, il maigrit et remarque que son ventre prend un développement croissant. Ce dernier symptôme surtout l'amène à l'hôpital, et il entre à l'Hôtel-Dieu, salle Sainte-Jeanne, n° 43 (service du professeur Grisolle), le 14 octobre 1863. — Dilatation des veines superficielles de la région sus-ombilicale, ascite manifeste, œdème des jambes ne datant que de quinze jours; absence d'ictère et d'hémorrhagie, mais tumeurs hémorrhoïdaires. Le foie déborde quelque peu le rebord costal, la rate est volumineuse; les urines ne contiennent pas d'albumine, mais seulement des urates en plus grande abondance. Appétit faible, dyspepsie acide ancienne, léger souffle à la base du cœur. Le 25, la respiration, jusque-là peu troublée, est tout à coup difficile et anxieuse, à tel point qu'une ponction devient nécessaire. Plusieurs litres d'un liquide séreux sont extraits de la cavité abdominale, mais le malade s'affaisse peu à peu et succombe le 28 octobre.

Pl. 7, fig. 1, 1', 1'' et 1'''. *Autopsie.* — Légère putréfaction au niveau de la paroi du ventre, écoulement de sérotite à l'ouverture de l'abdomen. Le foie détaché mesure 27 centimètres dans son diamètre transversal, 22 centimètres dans son diamètre vertical. Il est ferme, dur, élastique, ne se laisse pas pénétrer par le doigt; il est fortement injecté dans sa profondeur, comme à sa surface : celle-ci a perdu son poli et se trouve semée de granulations fines, égales, miliaires, et plus ou moins colorées en jaune. La capsule qui le recouvre est légèrement opaline, à peine épaissie. Sur une coupe (fig. 1) on aperçoit comme à la surface des granulations jaunes, disséminées et circonscrites par une substance grisâtre, solide, résistante. C'est cette substance ou gangue conjonctive épaissie qui donne lieu, par la compression et surtout par le retrait qu'elle détermine, aux saillies granuleuses. Sur une coupe microscopique pratiquée à l'état frais et vue à un grossissement de 40 diamètres (fig. 1), les lobules apparaissent nettement séparés par la trame fibreuse épaissie et abondamment pourvue de vaisseaux. A un grossissement de 250 diamètres (fig. 1), on aperçoit au sein de cette trame de petites cellules sphériques et des noyaux libres (embryoplastiques), pour la plupart très-réfringents et ordinairement disposés dans des espaces fusiformes. Ce nouveau tissu n'écarte pas seulement les lobules qu'il comprime, il les pénètre encore en partie; aussi les cellules voisines sont-elles aplaties ou atrophiées. Ces cellules, en outre, légèrement colorées par un pigment brun, renferment des granulations graisseuses plus abondantes qu'à l'état normal. La rate est hypertrophiée, assez ferme, le pancréas induré, l'intestin décoloré; la muqueuse de l'estomac est au contraire légèrement ardoisée. Les reins sont mous, un peu friables, les poumons congestionnés au niveau de leurs bords supérieurs; le cœur, légèrement dilaté, présente quelques pelotons graisseux à sa base, son tissu est mou, jaunâtre, friable; les valvules aortiques sont le siége de végétations dont il sera question plus loin. Cerveau petit, opacité de la partie supérieure des méninges.

Un homme adonné au vin et à l'eau-de-vie depuis nombreuses années contracte, après des troubles divers, une affection du foie qui se traduit principalement par de l'ascite et une maigreur rapidement croissante. Cette affection, produite par un développement anormal de la trame conjonctive, est caractérisée par l'élasticité, la dureté, la résistance, l'état granulé du parenchyme hépatique, par l'hypertrophie, et enfin par l'atrophie de l'organe. Elle se présente dans les mêmes circonstances étiologiques, avec des caractères toujours semblables ou fort peu différents. L'observation qui suit, où l'état du foie ne diffère de l'altération qui précède que par un volume un peu plus considérable des granulations hépatiques, en est une preuve.

OBS. XLV. **Hépatite proliférative liée à l'action des boissons spiritueuses, ou cirrhose alcoolique. — Tuberculose pulmonaire.** — Arn., âgé de quarante-six ans, marchand ambulant, entre à l'Hôtel-Dieu le 19 octobre 1863 (service de M. Potain). C'est un homme fort et robuste, dont les antécédents de famille n'offrent rien à noter. D'une bonne santé habituelle, il est depuis longtemps adonné à l'eau-de-vie, et chaque jour il prend plusieurs verres de cette liqueur. Il boit de plus beaucoup de vin. Dans le courant de janvier 1863, Arn. est pris d'une toux sèche, parfois opiniâtre et qui dure tout l'été. A cette époque, œdème passager des pieds, maigreur. En septembre, survient une hémoptysie légère, et dans les premiers jours d'octobre l'abdomen augmente de volume à tel point que ce malade se trouve forcé d'abandonner son travail. Le 20 octobre, émaciation marquée, dilatation à peine sensible des veines sous-cutanées abdominales, ascite des plus manifestes, œdème des pieds et des jambes. Le foie est d'un volume assez normal. La rate est grosse, le cœur bat régulièrement et ses bruits sont normaux. Au sommet du poumon droit, râles sous-crépitants secs, en arrière et dans le même point, souffle caverneux; des deux côtés, résonnance moindre à la percussion; crachats muco-purulents. Lichen, vin de quinquina, 1 pil. extr. thébaïque. Même état les jours suivants; le 27, dyspnée croissante; le 29, la ponction est devenue nécessaire, et six litres de liquide sont retirés de la cavité abdominale. Le malade se sent soulagé, mais ses extrémités restent froides et cyanosées. Le lendemain, l'état s'aggrave, et la mort a lieu le 1er novembre.

Autopsie. — Un écoulement de sérosité a lieu au moment de l'ouverture de l'abdomen, la masse intestinale est pâle et comme lavée. Le foie déborde un peu les côtes, il a 27 centimètres dans son diamètre transversal, 24 centimètres de hauteur et 8 centimètres d'épaisseur. Altéré d'une façon égale dans toute son étendue, il est ferme, élastique et résistant. Sa face convexe est parsemée de grains comme verruqueux, d'un jaune rouillé et du volume d'un grain de sable à celui d'un pois. Sa face concave offre le même aspect. La capsule de Glisson est opaline, épaissie au niveau des dépressions de la surface, parcourue par de nombreux vaisseaux capillaires. Le ligament suspenseur contient des vaisseaux dilatés qui servent à la circulation collatérale. L'état granulé des faces convexe et concave se montre encore sur les surfaces de section, mais ici les granulations sont manifestement circonscrites par une substance grisâtre. — L'examen microscopique montre que cette substance est constituée par une trame conjonctive, au sein de laquelle existent des éléments nucléaires et cellulaires de nouvelle formation, et que les granulations sont formées par les acini dont les cellules contiennent de la graisse. La rate est volumineuse et ferme. Le pancréas, induré, présente une teinte rouillée qu'il doit à une infiltration de ses éléments par un pigment brun. La membrane muqueuse de l'estomac est épaissie, et injectée sur plusieurs points; celle de l'intestin est à peu près normale. L'un des deux reins est réduit au volume du pouce, par suite de l'oblitération de l'artère qui s'y rend; l'autre rein, hypertrophié, d'un volume double, présente une structure normale. Le sommet du poumon droit est induré, parsemé de granulations tuberculeuses et de quelques petites excavations. Le poumon gauche renferme seulement quelques tubercules non ramollis. Le cœur est chargé de graisse, son tissu est jaunâtre et friable, sa fibre musculaire granuleuse. L'endocarde est opalin; les valvules aortiques, épaissies au-dessous du tubercule d'Aranzi, sont en même temps le siége de plusieurs petites végétations papillaires dont quelques-unes sont disposées en forme de pinceau. Les méninges et la séreuse des ventricules cérébraux sont épaissies et opaques. Pl. 7, fig. 2.

La coexistence de la cirrhose hépatique et de la tuberculose pulmonaire mérite d'être signalée ici; elle n'est toutefois pas extrêmement rare, puisque je l'ai observée dans plus de vingt cas d'alcoolisme chronique. Ainsi, l'hyperplasie fibreuse du foie et certaines formes de tuberculose pulmonaire paraissent se développer sous l'influence d'un même irritant. Cette observation fait connaître un degré un peu plus avancé que le précédent de l'altération du foie provenant de l'abus des boissons alcooliques. A une période qui peut à juste titre être regardée comme ultime, la prédominance de la trame ou substance conjonctive sur l'élément glandulaire est encore plus grande; l'atrophie des lobules est alors tellement considérable que le foie est presque entièrement formé de tissu fibreux. En voici un exemple :

OBS. XLVI. **Cirrhose alcoolique avancée.** — A..., âgé de soixante-deux ans, commissionnaire, entre à l'Hôtel-Dieu le 17 octobre 1863 pour une ascite considérable. Il a perdu ses forces et s'est beaucoup amaigri depuis quelque temps. Il a peu d'appétit et digère fort mal, il est quelquefois atteint d'épistaxis ; son ascite, ponctionnée à plusieurs reprises, reparaît très-rapidement, et il succombe le 22 novembre.

Pl. 7, fig. 3. *Autopsie.* — Le liquide contenu dans l'abdomen est abondant; le foie est petit, élastique, ferme, induré, parsemé de granulations jaunes, égales. Il crie sous le scalpel et paraît, à l'œil nu, composé en grande partie de tissu fibreux. Une coupe fine de cet organe placée sous le champ du microscope et examinée à un grossissement de 40 diamètres laisse voir, au sein d'un tissu fibreux extrêmement abondant, les lobules atrophiés et tellement étouffés que quelques-uns ont presque totalement disparu. Les cellules qui les constituent encore sont atrophiées et renferment de nombreuses granulations graisseuses, indice d'un fonctionnement imparfait. Le nouveau tissu fibreux présente une disposition concentrique de ses fibres, ce qui s'explique par son point de départ dans les parois des vaisseaux portes ou dans le tissu voisin. Le rétrécissement ou même l'oblitération du calibre de ces vaisseaux rend compte de l'ascite. — Le pancréas est atrophié et induré comme le foie ; la muqueuse gastrique est parcourue de bandes noirâtres. Les parois intestinales sont pigmentées, les villosités petites et affectées de transformation graisseuse. La rate est le siége d'une pigmentation très-marquée. Les reins, la tunique vaginale, les testicules, la substance médullaire, présentent des taches noires de pigment, plus ou moins étendues.

Dans ce fait, où la cirrhose hépatique ne se distingue que par son degré plus avancé, nous voyons apparaître une nouvelle série de phénomènes, savoir : des hémorrhagies, la pigmentation d'un certain nombre d'organes, etc. Or, comme toute la différence de cette altération et de celle que nous avons signalée dans les faits ci-dessus est uniquement dans une modification plus profonde des cellules hépatiques, il est évident que c'est à cette modification qu'il convient de rattacher ces nouveaux symptômes. — Ces faits, du reste, nous mettent à même de tracer le tableau général de la cirrhose alcoolique. Cette lésion, relativement commune sous notre climat, présente une physionomie tellement particulière, qu'il est possible de la reconnaître en l'absence de tout renseignement, car dans aucune autre circonstance l'altération du foie ne revêt de semblables caractères. Tout d'abord, cet organe s'injecte, change de coloration, devient plus vasculaire, plus ferme, et augmente de volume ; c'est la première période de la cirrhose, celle dans laquelle s'opère la prolifération des éléments conjonctifs à la périphérie des acini, au pourtour ou dans les parois des vaisseaux portes, ce qui fait que l'ascite est si commune, tandis que l'ictère est très-rare. De cette prolifération résultent l'augmentation de la glande tout entière et une légère compression des lobules ; mais bientôt le nouveau tissu organisé se rétracte à la façon d'un tissu de cicatrice, presse davantage sur les lobules, et en fait saillir un plus ou moins grand nombre, deux, quatre, sept, dix, ou même davantage, sous forme de granulations lenticulaires. Telle est la cause de l'atrophie du foie, qui peut être réduit au volume d'une tête de fœtus, et de sa physionomie spéciale. Plus tard, les cellules hépatiques, pourvues d'une moins grande quantité de sang, étouffées en quelque sorte par le développement du tissu fibreux, subissent la transformation graisseuse, s'atrophient; un certain nombre même peuvent être détruites et résorbées : c'est la troisième période ou dernier stade de la cirrhose alcoolique. Telles sont les diverses phases que traverse cette lésion, lorsque la mort du malade ne vient pas l'arrêter dans son développement ; quelquefois, pourtant, le foie, atteint de cirrhose granulée, ne s'atrophie que peu ou pas, et les désordres qui résultent de cette altération sont moins accusés, l'ascite même peut faire défaut. Dans les hépatites syphilitiques, l'atrophie et l'ascite sont d'ordinaire moins fréquentes. Étudions maintenant ces lésions.

OBS. XLVII. **Hépatite proliférative due à l'action de la syphilis, ou cirrhose syphilitique.** — F..., âgée de quarante-sept ans, marchande ambulante, entre à l'hôpital de la Pitié le 21 avril 1861. Cette femme, bien constituée, est amaigrie et souffrante depuis quelque temps, elle a le teint jaunâtre et se plaint d'une douleur violente survenue dans le côté droit de la poitrine depuis deux jours. Ce symptôme, la fièvre qui l'accompagne, les râles et le souffle que révèle l'auscultation, suffisent pour diagnostiquer une pneumonie (saignée et vésicatoire volant). Le 26, amélioration; le 27, il reste à peine quelques râles humides dans la poitrine. Un phlegmon développé à la suite de la saignée du bras avait presque totalement disparu, lorsque survint un érysipèle qui gagna rapidement le sein, envahit le tronc et amena la mort en trois jours.

Autopsie. — Œdème mou des jambes et des cuisses sans coagulum veineux. A 3 centimètres de la vulve existe, sur la partie supérieure et interne de la cuisse gauche, une cicatrice déprimée de 2 à 3 centimètres d'étendue. Entre l'anus et la vulve se trouvent plusieurs autre cicatrices, dures, blanchâtres et légèrement saillantes, froncées et circulaires comme

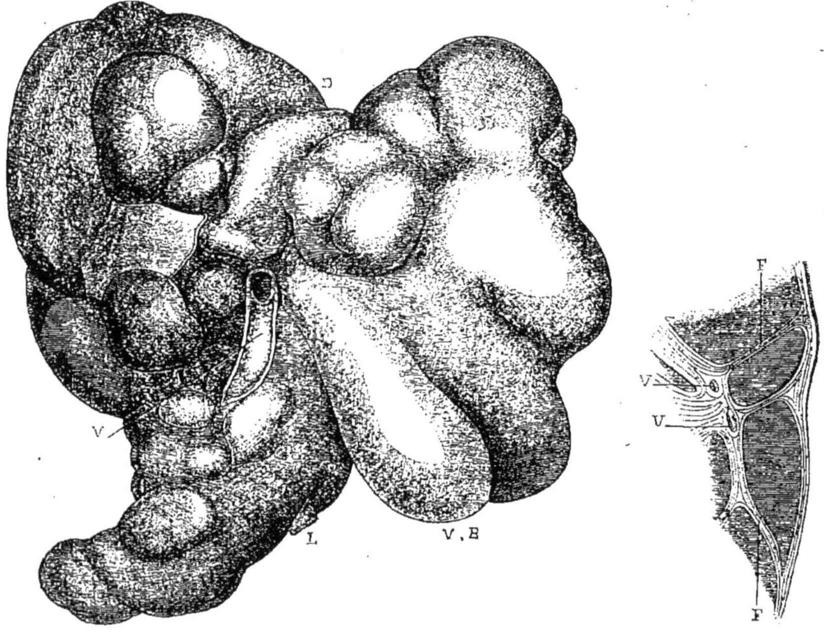

FIG. 1. FIG. 2.

FIG. 1. — Foie vu par sa face concave. — D, bord droit. — V, veine porte. — V, B, vésicule biliaire. — L, ligament suspensaire.

FIG. 2. — Section du même organe. — F, F, cloisons fibreuses épaissies. — V, V, vaisseaux.

la précédente. Léger épanchement séreux dans la plèvre droite, cornification du poumon correspondant par suite du travail phlegmasique non encore complétement disparu. Dégénérescence cireuse du tissu musculaire du cœur; épaississement des valvules aortiques, végétations à la surface des valvules mitrales.

Le foie adhère au diaphragme à l'aide de fausses membranes solides; il ne se détache qu'avec de grandes difficultés. Sa surface (fig. 1), très-irrégulière, est parcourue par des sillons nombreux et profonds qui le divisent en un grand nombre de lobules et lui donnent un aspect assez semblable à celui des reins des jeunes animaux; il est conséquemment très-déformé et à peine reconnaissable, surtout à gauche, où ces sillons sont plus abondants que partout ailleurs; il a 22 centimètres de hauteur et 23 centimètres de largeur. Sur une surface de section, on constate l'épaississement des cloisons qui émanent de la capsule fibreuse (fig. 2); celles-ci, qui ont jusqu'à un centimètre d'épaisseur, circonscrivent et atrophient un plus ou moins grand nombre de lobules, et c'est leur rétraction qui donne lieu à l'aspect si particulier du foie. Les vaisseaux sont libres, et le tissu conjonctif qui accompagne les ramifications de la veine porte paraît être sans altération, ce qui explique l'absence de l'ascite. La rate a 22 centimètres de long et 12 de large; elle adhère au diaphragme, mais d'une façon moins intime que le foie; la capsule est épaissie sur plusieurs points, taches ecchymotiques à la circonférence, teinte jaunâtre de son parenchyme. Les reins présentent à leur surface quelques dépressions cicatricielles; un grand nombre de glomérules et de tubes sont atrophiés.

Une malade, atteinte de pneumonie cachectique à laquelle elle succombe, porte les traces d'une syphilis ancienne et présente un foie labouré de sillons profonds donnant lieu à de larges îlots qui rendent sa surface inégale, bosselée, assez semblable à celle des reins des jeunes veaux. De ces sillons partent de larges bandes fibreuses qui se perdent dans l'épaisseur de l'organe et circonscrivent des espaces plus ou moins étendus de substance hépatique. Cette altération est inégalement répartie dans le foie, dont les cellules contiennent des granulations graisseuses et une faible quantité de substance amyloïde. Telle est l'une des formes de l'hépatite syphilitique des adultes; voici maintenant un cas d'hépatite syphilitique des nouveau-nés :

OBS. XLVIII. **Hépatite syphilitique congénitale.** — Un enfant mâle, âgé de trois mois et demi, est apporté à l'Hôtel-Dieu, salle Saint-Bernard, le 8 septembre 1866, pour une syphilis congénitale. La mère, femme forte et bien constituée, affirme n'avoir jamais été atteinte de syphilis, mais elle reconnaît qu'au moment de la conception de son enfant le père sortait de l'hôpital Saint-Louis, où il venait d'être traité pour une éruption syphilitique.

Lors de son entrée à l'hôpital, cet enfant, chétif et amaigri, est recouvert d'une éruption croûteuse qui occupe une grande partie de la face et du tronc, et dont la forme primitive est difficile à saisir. Il ne présente aucune lésion aux mains ou aux pieds, mais il a depuis quelques jours de la diarrhée et il est de plus en plus faible. Il succombe le lendemain de son arrivée. Avant la mort, la mère me fait remarquer que la nourrice a déformé les bras de son enfant. Effectivement il existe, au niveau des deux poignets, deux saillies considérables, sans rougeur de la peau.

Pl. 7, fig. 5. *Autopsie.* — La surface cutanée offre la même altération qu'elle avait pendant la vie. La cavité abdominale ne renferme point de liquide, mais le foie est néanmoins altéré dans toute son étendue (fig. 5). Il est ferme, élastique, résistant sous le doigt, d'un volume à peu près normal, mais d'une teinte particulière et très-différente de celle de l'état ordinaire; sur un fond brun verdâtre il présente des taches grisâtres plus ou moins étendues et de petites tumeurs miliaires, disséminées et blanchâtres, occupant surtout le trajet des vaisseaux. Au niveau de ces taches existe une hyperplasie conjonctive, non-seulement à la périphérie, mais dans l'épaisseur même du lobule. Les reins sont fermes, assez volumineux; la trame conjonctive qui les constitue est notablement épaissie; leurs tubuli sont peu modifiés. Le tiers inférieur de chacun des deux poumons est affecté de pneumonie lobulaire. La surface du tissu pulmonaire en ces points est grenue, rougeâtre, et les alvéoles de ce tissu sont remplies de cellules épithéliales; mais c'est là une pneumonie qui est plutôt un effet de la cachexie que de la syphilis.

Les deux épiphyses radiales, tuméfiées et volumineuses, se décollent avec la plus grande facilité, les cartilages épiphysaires sont altérés. Les muscles et le cœur lui-même sont d'une teinte jaunâtre, indice d'un certain degré d'altération; le cerveau n'est pas examiné.

L'altération du foie dans ce fait est un exemple frappant de l'hépatite syphilitique congénitale. Non-seulement le parenchyme hépatique est élastique, ferme, résistant au doigt comme dans la cirrhose, mais il présente à la coupe des taches grisâtres et des granulations miliaires blanchâtres (gommes miliaires), désordres des plus caractéristiques. Quoique différente de l'hépatite syphilitique des adultes, cette dernière lésion s'en rapproche cependant par sa localisation à quelques points du foie, et en cela elle se distingue comme la précédente de la cirrhose des buveurs, par exemple, qui envahit constamment l'organe tout entier. Une autre variété de l'altération syphilitique du foie non moins importante à connaître, surtout à cause de sa fréquence relativement plus grande, est l'hépatite gommeuse, dont voici une observation empruntée à notre *Traité historique et pratique de la syphilis*.

OBS. XLIX. **Hépatite gommeuse et orchite double de même nature.** — Le nommé B..., âgé de cinquante-neuf ans, opticien, ancien militaire, habita autrefois l'Afrique, où il contracta un chancre et fut atteint de fièvre intermittente. D'une taille ordinaire et d'une constitution moyenne, il a depuis cette époque joui d'une santé passable. Entré à l'Hôtel-Dieu, le 4 avril 1863, il présente de l'œdème aux membres inférieurs, de l'albumine dans les urines; il accuse une faiblesse et un amaigrissement progressifs. Peu de temps après, survient une ascite qui prend bientôt des proportions considérables, sans que le foie paraisse sensiblement modifié dans son volume; trouble persistant des fonctions digestives, absence d'appétit, et dans les derniers temps, diarrhée et vomissements liquides brunâtres, peu différents des vomissements noirs observés dans le cancer de l'estomac. L'œdème des membres inférieurs augmente et la peau distendue se gangrène par places. L'amaigrissement continue, le marasme succède à la faiblesse, et la mort arrive le 25 mai.

Autopsie. — Il n'existe sur aucune partie du corps de cicatrices bien manifestes. Le cerveau et ses membranes sont intacts. Les poumons offrent à leurs sommets quelques rares masses tuberculeuses du volume d'une petite cerise. Le cœur est sain. L'abdomen renferme plusieurs litres de sérosité. Le foie adhère sur quelques points au diaphragme à l'aide de fausses membranes épaisses et résistantes, son volume est un peu exagéré; à quelques centimètres du bord inférieur, à droite du ligament suspenseur, existent deux cicatrices froncées, infundibuliformes, et vers la moitié supérieure du lobe droit on constate un léger renflement. A ce même niveau, après le décollement du diaphragme, on aperçoit quelques petites tumeurs jaunâtres, légèrement saillantes. A la coupe de l'organe, on découvre un plus grand nombre de ces tumeurs qui sont les unes isolées, les autres agglomérées; les premières sont manifestement enveloppées d'une coque fibreuse grisâtre, de laquelle elles sont susceptibles d'être énucléées; les secondes sont plongées au milieu d'un tissu fibreux dur, résistant, légèrement blanchâtre. Irrégulièrement arrondies, du volume d'un noyau de cerise ou d'une noix, elles sont fermes, légèrement saillantes au-dessus du tissu qui les environne, dépressibles sous le doigt, élastiques et très-peu friables. Leur coloration est d'un ton blanc jaunâtre, parsemé de taches jaunes. Il n'existe aucune tumeur semblable dans le lobe gauche. Un tissu fibreux parsemé de noyaux et de nombreuses granulations, telle est la composition des tumeurs du lobe droit. Pl. 7, fig. 1.

La rate est très-volumineuse, d'une longueur de 24 centimètres; elle a la capsule épaissie, et à la coupe elle offre une apparence charnue. Les reins, augmentés de volume, offrent de légères inégalités à leur surface; la couche de substance corticale est épaisse, d'une coloration jaunâtre et brunâtre. État granuleux et destruction d'un grand nombre des cellules épithéliales des tubuli, dégénérescence amyloïde légère. Les ganglions mésentériques sont volumineux, indurés et d'une teinte bleuâtre (dégénérescence amyloïde).

Des adhérences fibreuses et difficiles à rompre unissent la tunique albuginée avec la tunique vaginale. Les testicules ont conservé un volume assez normal; toutefois le gauche est un peu plus petit que le droit. A la coupe, ces organes résistent et crient légèrement sous le scalpel. Ils représentent assez bien deux tumeurs fibreuses, tant par leur consistance que par leur structure presque entièrement fibreuse, car on y trouve à peine quelques canalicules spermatiques. La masse du testicule droit présente à son milieu deux petits nodules très-fermes, légèrement jaunâtres et d'apparence gommeuse.

Un individu contracte un chancre, il ignore s'il a eu des manifestations secondaires, et, après quelques années, il vient réclamer les secours de l'art pour une double orchite et une lésion du foie avec ascite. L'orchite offre les caractères assignés aute sticule syphilitique (voyez le dessin dans l'ouvrage cité ci-dessus, pl. 2). Quant à l'altération du foie, elle consiste dans la présence, au sein de cet organe, de tumeurs jaunâtres, nodulaires, isolées ou groupées dans l'épaisseur d'une trame fibreuse vasculaire, dont elles peuvent être énucléées. Les cellules hépatiques sont en voie de dégénérescence graisseuse. Ce fait nous représente la période d'état de l'altération gommeuse du foie; dans une phase plus avancée, les tumeurs syphilitiques subissent la métamorphose graisseuse, et leurs produits de régression sont peu à peu résorbés par les vaisseaux du voisinage et notamment par les vaisseaux de nouvelle formation de la zone fibreuse qui les circonscrit. La conséquence de cette résorption est l'existence, à la surface ou dans la profondeur du foie, de cicatrices fibreuses, ordinairement froncées ou étoilées et dans l'espèce tout à fait caractéristiques, vu la rareté de la guérison des abcès hépatiques. L'observation qui suit est un exemple de ces vestiges de la syphilis gommeuse du foie.

OBS. L. **Cicatrices gommeuses du foie. Tumeur gommeuse à la circonférence du cerveau.** — Un homme, couché en dernier lieu au nº 32 de la salle Saint-Landry, hôpital de Lariboisière, service de M. Hérard, était depuis plusieurs années atteint d'une syphilis parfaitement caractérisée. En 1861, il fut traité à l'Hôtel-Dieu (salle Sainte-Jeanne), pour des exostoses multiples; pendant son séjour dans cet hôpital, il fut pris de convulsions épileptiformes, et, depuis lors, sa parole resta embarrassée, comme dans la paralysie générale. Reçu plus tard (1862) à Lariboisière, il présenta une parole lente et difficile, pas de paralysie notable, une ascite intermittente, de l'amaigrissement et de la cachexie; puis survinrent plusieurs érysipèles, et il succomba.

Autopsie. — La paroi abdominale antérieure adhère dans toute son étendue aux anses intestinales, d'ailleurs accolées entre elles par d'anciennes fausses membranes, de façon à ne former qu'un seul paquet. — Le foie, comme perdu au milieu des produits membraneux, n'a plus sa forme ordinaire. Le lobe droit, rapetissé, offre à sa face convexe plusieurs dépressions rayonnées et plus ou moins profondes (fig. 3). A la coupe, on y constate la présence de cicatrices étoilées (fig. 4 et 5), constituées par un tissu fibro-musculaire ecchymosé en certains points, et donnant lieu à des prolongements fibreux. Le petit lobe est réduit à une languette de tissu fibreux d'apparence lardacée. — Le tronc de la veine porte et la plupart de ses branches sont en partie oblitérés par des fausses membranes tachetées de noir par la matière colorante du sang. Les parois de ce vaisseau sont épaissies et vascularisées sur plusieurs points ce qui donne lieu de croire à une phlébite liée à la même cause qui a déterminé l'altération du foie. — Le pancréas est petit et dur. — La rate, adhérente aux parties voisines, est le siége, à sa face convexe, de plusieurs plaques laiteuses. Les glandes mésentériques sont volumineuses, assez fermes et blanchâtres au voisinage du foie et du pancréas, plus molles, de consistance médullaire et de teinte rosée ou rougeâtre sur d'autres points. Mais c'est surtout dans la cavité du bassin et sur le trajet des vaisseaux iliaques que les glandes lymphatiques sont altérées dans leur volume, leur consistance et leur coloration (voyez *glandes lymphatiques*). Le corps thyroïde est hypertrophié. Les reins sont affectés de dégénérescence amyloïde. Les testicules sont atrophiés, réduits de près de moitié de leur volume normal. — Œdème à la base des poumons ; plusieurs noyaux pisiformes et crétacés à la surface de ces organes. Épaississement des os du crâne. Adhérence de la dure-mère et des autres méninges en un point de la face convexe de l'hémisphère gauche. En ce point, légère excavation,

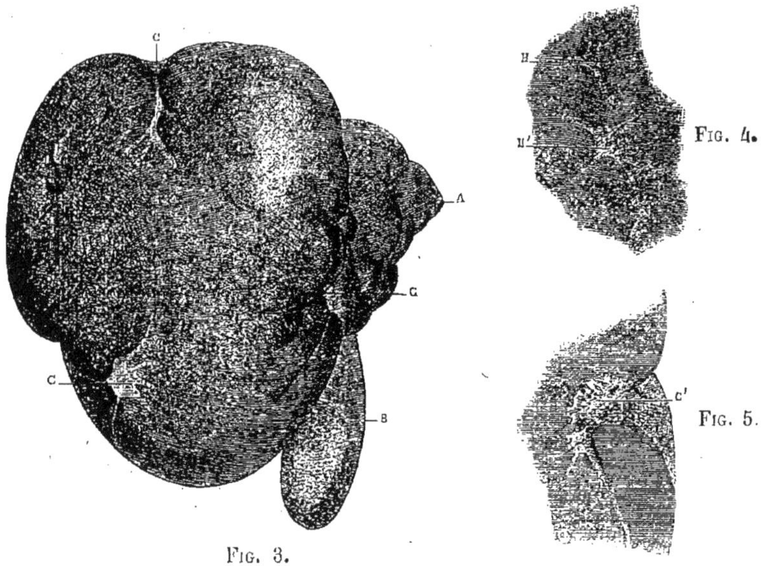

Fig. 3. Fig. 4. Fig. 5.

Fig. 3. — A, lobe gauche du foie. — B, vésicule biliaire. — C, cicatrice.
Fig. 4. — H, H', cicatrice dans l'épaisseur de la substance hépatique.
Fig. 5. — C', coupe verticale et cicatrice.

bouillie jaunâtre; ramollissement de la pulpe nerveuse, qui plus loin est injectée, rougeâtre. (Observation due à l'obligeance de M. Hérard, voyez *Traité historique et pratique de la syphilis*, p. 322. Paris, 1866.)

Les observations qui précèdent nous font connaître les diverses formes de la syphilis hépatique, savoir l'hépatite proliférative des adultes et des nouveau-nés, l'hépatite gommeuse et les traces qu'elle laisse à sa suite, cicatrices et déformation du foie. Toutes ces lésions prennent naissance dans la trame conjonctive, à la périphérie des lobules, au voisinage des vaisseaux ou dans l'épaisseur de leurs parois, et quelquefois, comme cela semble exister pour certaines tumeurs gommeuses, au pourtour des canaux hépatiques. Elles se localisent à quelques points plus ou moins étendus de la glande hépatique, mais elles ne l'envahissent jamais également dans toutes ses parties; elles sont caractérisées par le développement d'un tissu conjonctif nouveau, rétractile et capable de déformer l'organe, par des tumeurs formées de noyaux et de cellules embryonnaires, plus ou moins volumineuses, nodulaires, et, fait assez particulier, susceptibles d'être résorbées, ce qui en rend le pronostic beaucoup moins sérieux.

Le plus grand nombre des hépatites prolifératives, altérations connues depuis Laennec sous le nom de *cirrhose*, se rapportent à l'un ou à l'autre de ces deux groupes et surtout au premier; toutefois, il est encore des lésions qui peuvent rentrer dans le cadre de la cirrhose, et de ce nombre sont les hépatites prolifératives liées à l'intoxication paludéenne, et celles que l'on observe quelquefois chez les fondeurs en cuivre.

OBS. LI. **Hépatite proliférative liée à l'intoxication maremmatique, ou cirrhose paludéenne. — Périhépatite et périsplénite concomitantes.** — Legr.., né à Limoges, homme robuste et d'habitudes sobres, contracte en 1862, aux portes de Rome, où il montait la garde, une fièvre tierce qui cède au sulfate de quinine, après le deuxième accès. Depuis lors, et bien qu'il eût quitté Rome, sa santé est chancelante; en 1864, il est pris d'une diarrhée tenace pour laquelle il entre à l'Hôtel-Dieu (salle Sainte-Jeanne, n° 17), le 27 juin. Cette diarrhée existe depuis quatre mois, les garderobes sont fréquentes de cinq à six par jour; les matières rendues sont jaunâtres et laissent voir des traces de sang. L'abdomen est météorisé. La rate, considérablement hypertrophiée, dépasse de quatre travers de doigt le rebord costal. Le foie déborde d'autant; le facies est amaigri, les traits sont tirés, la peau est sèche et jaunâtre. Le sous-nitrate de bismuth administré pendant plusieurs jours parvient à diminuer la fréquence des selles, mais la diarrhée persiste encore lorsque, le 20 juillet, ce malade demande à sortir. Il échappe ainsi à notre examen, et c'est l'année suivante seulement qu'il est totalement débarrassé de sa diarrhée; mais, peu de temps après, il est atteint d'un ictère pour lequel il est traité à l'hôpital Saint-Louis, à l'aide du sulfate de quinine et de l'hydrothérapie. Cet ictère ayant disparu, ce malade se rendit à Limoges où il travailla comme maçon; mais l'ictère reparaissant, il revint à Paris, et entra cette fois à la salle Sainte-Agnès, n° 20, où nous pûmes l'observer de nouveau. A cette époque, émaciation très-prononcée, atrophie des muscles du bras, peau sèche, jaunâtre, légèrement ictérique, œdème des malléoles. Abdomen volumineux, surtout au niveau des hypochondres, ce qui le fait comparer à un ventre de polichinelle; légère ascite. Le foie, volumineux, s'étend de la quatrième côte à la ligne ombilicale, à gauche, et recouvre la rate en partie. Ce dernier organe déborde de plusieurs travers de doigt, et atteint presque à la région iliaque. Quelques glandes lymphatiques sont hypertrophiées dans les aisselles et dans les aines. Les fonctions digestives s'exécutent malgré un certain degré de faiblesse de l'appétit. Les organes thoraciques ne sont pas troublés. Cet état se continue sans changement appréciable, à part une légère aggravation de l'ictère. Mais, le 11 juin, la langue se sèche, le pouls monte à 100, la peau est chaude et des râles sont entendus à la base des poumons. L'œdème est plus prononcé aux jambes, et celles-ci, comme d'ailleurs les bras, sont parsemées de petites taches rouges analogues à des taches de purpura. L'état fébrile diminue au bout de quelques jours, mais la santé de ce malade continue de s'altérer, la teinte ictérique acquiert une plus grande intensité. Le 15 août, les forces ont notablement baissé; le 16, surviennent des vomissements et une diarrhée abondante qui donnent lieu de croire à une atteinte de choléra; le malade succombe le lendemain.

Pl. 7, fig. 5 et 5'. *Autopsie.* — Coloration jaune foncé de la peau et de tous les organes. Un litre environ de sérosité est épanché dans la cavité abdominale. Le foie mesure dans son grand diamètre 36 centimètres; dans son diamètre vertical au niveau du lobe droit, 28 centimètres; au niveau du lobe gauche, 19 centimètres; en épaisseur il a 12 centimètres. Sa face convexe est semée de deux larges plaques d'un blanc jaunâtre, saillantes, constituées par l'épaississement de la capsule, et conséquemment formées de tissu conjonctif. Il existe en outre, à la surface de cette capsule et du ligament suspenseur, de petites granulations analogues à des tubercules miliaires, mais en général plus fermes, et quelques dépôts pseudo-membraneux qui maintiennent le foie adhérent au diaphragme. La coloration générale de cet organe est d'un gris rosé pointillé de noir, marbré de rouge foncé et de vert. Sa consistance est ferme, et son tissu résiste au doigt qui le presse; sa surface extérieure, comme sa surface de section, est lisse, brillante, à l'exception de quelques points où existent de fines granulations qui rappellent jusqu'à un certain point l'état granulé du foie des buveurs. Le microscope laisse voir la trame conjonctive et les cellules hépatiques simultanément altérées. La première présente à la périphérie des lobules un épaississement notable et l'existence de jeunes cellules et de noyaux sphérique très-réfringents. Les cellules hépatiques, granuleuses, renferment un pigment abondant et diversement coloré.

Les conduits biliaires sont libres et très-larges, leurs glandules sont facilement reconnaissables à l'œil nu. La vésicule normale contient un liquide biliaire d'un vert rougeâtre et très-visqueux. La rate adhère au diaphragme par des membranes minces, transparentes et vasculaires. Elle est plissée à sa surface, revenue sur elle-même ; cependant elle a 28 centimètres de largeur, 14 centimètres de hauteur et 6 centimètres d'épaisseur. Elle présente à sa surface des épaississements fibreux, sous forme de larges plaques blanchâtres. Ses vaisseaux sont larges, et, comme les vaisseaux hépatiques, ils ont des dimensions en rapport avec celles de l'organe. Le parenchyme splénique est rouge, semé de traînées ou de points noirs siégeant à sa périphérie ou dans sa profondeur, principalement sur le trajet des vaisseaux. Les reins sont volumineux, semés à leur surface de petits kystes séro-gélatineux. Leur tissu est ferme, jaunâtre, pigmenté à la base des pyramides. La membrane muqueuse de l'estomac présente des replis saillants, quelques légères ecchymoses et un pointillé noir au voisinage des orifices pylorique et cardiaque ; elle est de plus injectée, et sur quelques points on y trouve des taches grisâtres qui lui donnent un aspect sale, comme si elle avait été barbouillée par un vernis noir. Les tuniques intestinales sont épaissies et pigmentées sur plusieurs points. La muqueuse duodénale présente une coloration verdâtre ou violacée, elle est partout pointillée de noir (fig. 5'').

Les ganglions mésentériques sont pour la plupart augmentés de volume et parsemés de taches pigmentaires. La pigmentation est abondante dans les ganglions voisins du pancréas. Cet organe est lui-même infiltré de pigment.

Le cerveau est mou, les ventricules sont larges et l'épendyme qui les tapisse offre une teinte jaunâtre. Les vaisseaux cérébraux et méningiens sont dilatés, mais sans pigmentation appréciable des tissus.

Un soldat contracte, dans une garde montée aux portes de Rome, une fièvre tierce qui cède, dès le second accès, à l'emploi du sulfate de quinine. Revenu en France, il a une diarrhée d'abord rebelle, mais qui cesse après un certain temps; il maigrit, puis surviennent une hypertrophie de la rate et une augmentation du volume du foie bientôt accompagnée d'ictère. Dans le cours de ces affections, il est pris d'une diarrhée cholériforme et succombe en peu de jours. Le foie, organe dont nous nous occupons plus spécialement, est volumineux, ferme, induré, riche en couleurs, marbré de rouge, de jaune et de noir. Il résiste sous le scalpel, mais sa surface est partout égale, lisse, nullement granulée. A l'examen microscopique, il présente une abondante prolifération de jeunes éléments conjonctifs et une riche pigmentation des cellules hépatiques. Or, malgré un interrogatoire plusieurs fois renouvelé, il m'a été impossible de trouver une autre cause à cette lésion que l'impaludisme, et vu l'état pigmentaire des cellules hépatiques, je crois qu'il y a lieu d'admettre cette condition étiologique. Conséquemment, je n'hésite pas à attribuer à l'intoxication maremmatique la lésion du foie trouvée dans ce fait. Mais, d'ailleurs, cette observation n'est pas unique. Quoique l'occasion d'observer de pareils faits dans nos hôpitaux soit peu fréquente, j'ai pu cependant en suivre un second. Il s'agissait d'un homme de vingt-neuf ans, qui succomba aux suites d'une hépatite ancienne accompagnée d'ictère. Le foie, augmenté de volume, mesurait 30 centimètres dans son grand diamètre; il était ferme, induré, résistant, légèrement bosselé, très-fortement pigmenté, et ainsi il offrait la plupart des caractères de l'altération figurée pl. 7, fig. 4. La rate était également très-volumineuse, puisque son diamètre vertical était de 24 centimètres. Plus loin nous rapporterons un fait assez semblable dans lequel la pigmentation des cellules est très-prononcée.

Hépatite proliférative liée à l'action des poussières de charbon ou cirrhose anthracosique. — L'observation XXXIV, rapportée aux pages 38 et 39, est un exemple de cette lésion du foie. La glande hépatique, qui seule nous occupe ici, est ferme, résistante sous le doigt, elle crie sous le scalpel; sa capsule est épaissie; sa surface, inégale, est semée d'îlots saillants et irréguliers de l'étendue d'une pièce de 50 centimes à celle d'une pièce de 5 francs; à la coupe, des îlots semblables, brunâtres ou jaunâtres, sont circonscrits par des tractus fibreux, plus ou moins épais. Ainsi légèrement déformé, le foie présente une physionomie assez particulière.

Ce fait, qui a éveillé notre attention sur la possibilité d'un rapport de causalité entre l'anthracose et la cirrhose du foie, et cela parce que l'altération de cet organe se présentait avec des caractères différents assez particuliers, ne serait certes pas suffisant, s'il était unique, pour faire admettre l'existence de ce rapport. Dans le but de me faire une opinion à cet égard, j'ai dû consulter les observations connues d'anthracose, et bientôt j'ai été frappé du peu de détails du plus grand nombre; la plupart des auteurs, n'ayant d'autre vue que l'altération pulmonaire, ne parlent pas de l'examen des divers organes. Cependant on y trouve quelquefois indiqué le symptôme ascite, et dans les faits les plus complets, il est plusieurs fois question d'une cirrhose hépatique (voyez entre autres deux observations dans les *Bulletins de la Société anatomique*, 1861). Or, cette coexistence d'une maladie aussi rare que la cirrhose avec l'infiltration charbonneuse des poumons, lésion plus rare encore, peut difficilement être regardée comme une coïncidence, et le rapport supposé est chose beaucoup plus vraisemblable. D'ailleurs, la présence de parcelles charbonneuses bien constatées dans le foie de notre malade, la pénétration de ces poussières jusque dans les capillaires de la veine porte chez des animaux nourris avec des aliments mélangés de charbon pulvérisé, sont des faits qui, venant s'ajouter à l'observation clinique, doivent conduire, ce me semble, à admettre l'existence d'une cirrhose anthracosique. Je sais bien que dans le cas en question, comme du reste dans les cas expérimentaux produits chez les animaux, la pénétration ou l'absorption des poussières charbonneuses s'est effectuée en grande partie par les lymphatiques; mais loin de s'opposer au rapport que nous considérons comme réel, cette circonstance indique que la cirrhose ne doit pas se rencontrer dans tous les cas d'anthracose des poumons, mais seulement dans ceux où une grande quantité de charbon aura pu être absorbée par l'intestin.

Parallèle des cirrhoses hépatiques. — Les observations précédentes nous ont fait connaître un certain nombre de lésions hépatiques, qui, à part l'hépatite gommeuse, ont été généralement confondues sous la dénomination commune de *cirrhose*. Ces lésions, dont les origines sont diverses, présentent des différences anatomiques et symptomatiques qu'il importe de saisir. La cirrhose alcoolique, qui est de beaucoup la plus fréquente, envahit constamment le foie tout entier et l'altère également dans toutes ses parties : elle se traduit à son début par une augmentation de volume de la glande hépatique; plus tard, par un état granulé tout particulier et une atrophie plus ou moins considérable. Les granulations de la surface et de la profondeur du foie, dans cette affection, sont petites, arrondies, du volume d'un grain de chènevis ou d'un pois ; elles sont nombreuses, séparées par des sillons linéaires, contenues dans une gangue conjonctive grisâtre, élastique, ferme, criant sous le scalpel, et ne se laissant pas pénétrer par le doigt. D'une teinte ordinairement jaunâtre, elles sont le résultat du retrait de la substance conjonctive de nouvelle formation et de la saillie des acini, dont les cellules renferment d'ordinaire une faible quantité de pigment et des granulations graisseuses. De l'ascite, un amaigrissement rapide et progressif, quelques troubles digestifs et quelquefois, mais très-rarement (une fois sur douze), de l'ictère, tels sont les principaux symptômes de cette lésion, dont le pronostic est toujours fatal. — La cirrhose syphilitique, affection moins commune, est partielle et inégalement répartie dans la glande; celle-ci augmente de volume, mais elle ne s'atrophie pas nécessairement, si ce n'est dans les parties affectées, et comme en même temps les autres parties peuvent prendre de l'accroissement, il en résulte dans certains cas une déformation marquée. La surface du foie est inégale, parsemée de saillies et de larges bosselures séparées par des sillons ordinairement profonds. La capsule de Glisson est épaissie et recouverte de fausses membranes; c'est elle qui, par sa face profonde, envoie dans la glande hépatique des tractus fibreux dont le retrait détermine les bosselures et l'inégalité de la surface. En même temps, il existe une dégénérescence graisseuse ou amyloïde du parenchyme. — Ainsi, tandis que, dans la cirrhose alcoolique, c'est à la périphérie des lobules que naît et se développe l'altération ; ici, c'est la capsule de Glisson qui en est le siége plus spécial, et de là résulte l'aspect très-différent de la glande affectée. Les îlots de substance hépatique compris entre le tissu de nouvelle formation, très-larges, inégaux dans la cirrhose syphilitique, sont au contraire petits et assez réguliers dans l'hépatite alcoolique. De là aussi des symptômes différents, un amaigrissement généralement moindre, une ascite beaucoup plus rare et un ictère peut-être plus commun dans la première de ces affections.

La cirrhose paludéenne, à son tour, se distingue des précédentes lésions par l'aspect lisse ou peu granulé de la surface du foie, l'augmentation considérable du volume de cette glande, sans atrophie consécutive bien manifeste, et surtout par la coexistence d'une grande abondance de pigment sanguin plutôt que biliaire à l'intérieur des cellules hépatiques. La prolifération conjonctive se retrouve dans toutes les parties de la glande, à l'intérieur même des lobules. Toutefois, comme ce nouveau tissu se rétracte généralement peu, il en résulte que l'ascite est beaucoup plus rare que dans la cirrhose alcoolique; par contre, l'ictère est beaucoup plus commun, sans doute à cause de l'altération concomitante du liquide sanguin et à cause de la modification subie par les cellules hépatiques.

La cirrhose anthracosique tient en quelque sorte le milieu entre les espèces précédentes : elle se traduit aussi par l'induration et l'état granulé du foie; mais ses granulations, moins étendues que celles de la cirrhose syphilitique, sont plus volumineuses et surtout moins égales que les granulations de la cirrhose alcoolique. L'atrophie que subit le foie est moindre que dans cette dernière lésion; par contre, cette glande ne présente aucune pigmentation et n'acquiert jamais le volume que l'on observe dans l'impaludisme. Une ascite peu prononcée sans ictère et un amaigrissement médiocre en sont les symptômes ordinaires. Envisagées au point de vue du pronostic, ces lésions n'offrent pas des différences moins grandes. La cirrhose syphilitique est de toutes la plus bénigne, la cirrhose alcoolique la plus grave.

Telles sont les diverses altérations hépatiques auxquelles est attaché le nom de cirrhose; je ne parle pas ici de l'affection hépatique survenant dans le cours des lésions cardiaques, et considérée aussi par quelques auteurs comme une cirrhose, car elle a sa place avec plus de raison dans les hypérémies du foie. Pourtant je suis loin de vouloir soutenir qu'il n'y ait pas d'autres cirrhoses que celles dont il vient d'être question. Quelques auteurs se demandent avec raison si le poivre, le café, la moutarde, et d'autres substances irritantes, prises en excès, ne pourraient être absorbées par les vaisseaux portes, déterminer un certain degré d'excitation des éléments du foie et une hépatite du genre de celles qui viennent d'être étudiées. Avouons que jusqu'ici nous ne connaissons aucun fait démontrant péremptoirement cette supposition, et conséquemment, s'il existe d'autres causes de cirrhose que celles qu'indiquent nos observations, il importe de les faire connaître aussi bien que les caractères de l'altération à laquelle elles donnent naissance. Remarquons à ce point de vue que l'influence du milieu joue un certain rôle dans la production de la cirrhose, et que les causes signalées ne sont réelles qu'autant qu'il s'agit de notre climat, car, dans les pays chauds, les boissons alcooliques, suivant le témoignage d'Annesley, de Twining, de Cambay, développent fréquemment une hépatite suppurative, et il en est de même aussi du miasme paludéen.

En résumé, les cirrhoses hépatiques, de même que les entérites et les gastrites, reconnaissent des origines diverses et se comportent différemment, selon la cause à laquelle elles se rattachent. La cirrhose ne peut donc être décrite comme une espèce à part; elle n'est qu'un terme générique s'appliquant à un certain nombre d'états anatomiques. Chacun de ces états, ayant des caractères et une évolution propres, constitue en réalité l'espèce ; et le clinicien ne devra s'arrêter dans son diagnostic qu'autant que celle-ci sera déterminée, puisque c'est la connaissance qu'il en aura qui lui donnera les indications pronostiques et thérapeutiques les plus importantes (1).

HÉPATITES SUPPURATIVES ET ABCÈS DU FOIE.

La suppuration du foie est subordonnée à la qualité des agents morbides et à des conditions individuelles particulières; elle a son siége dans la trame conjonctive de l'organe.

Obs. LII. **Hépatite suppurative et abcès du foie. Pelvi-péritonite puerpérale.** — L..., âgée de vingt-six ans, lingère, est d'abord traitée à l'hôpital Saint-Antoine pour une pelvi-péritonite puerpérale. Sortie de cet hôpital, elle essaye en vain de reprendre ses occupations ; peu de temps après, elle éprouve des frissons, perd ses couleurs et se fait admettre à l'Hôtel-Dieu le 18 février 1864. Là, elle est prise d'un ictère qui acquiert peu à peu une plus grande intensité, puis d'accidents péritonitiques auxquels elle succombe le 3 mars.

Autopsie. — La cavité abdominale contient du pus et des fausses membranes purulentes Pl 8, fig. 2 et 2'. disséminées à la surface des intestins et plus particulièrement au voisinage de la région du foie. La cavité du petit bassin renferme du pus et le cul-de-sac péritonéal offre une teinte brune ou noirâtre, indice d'une lésion déjà ancienne. L'utérus est revenu sur lui-même, mais la veine ovarienne gauche est le siége d'une phlegmasie ancienne. — Le foie, augmenté de volume, proémine en avant et refoule devant lui la paroi abdominale. Sa capsule est saine, mais son parenchyme est mou, ecchymosé en plusieurs endroits. Il contient une dizaine d'abcès plus ou moins profondément situés et de dimensions variables, les uns du volume d'une noisette, les autres de celui d'un petit œuf de poule. Une coupe pratiquée au niveau de ces foyers donne lieu à une surface de section inégale et qui rappelle celle d'un rein kystique. Chaque foyer contient un liquide purulent, blanchâtre ; il est circonscrit par un tissu conjonctif renfermant des granulations moléculaires, quelques jeunes éléments nucléaires et cellulaires, de telle sorte que la formation d'éléments nouveaux est ici très-vraisemblable, et que le tissu qui limite chacun de ces foyers n'est pas simplement le tissu conjonctif normal refoulé. Outre les globules de pus, on constate la présence, à l'intérieur de ces foyers, de cellules hépatiques granuleuses dont plusieurs ont deux ou trois noyaux. Le parenchyme voisin de ces abcès est mou ou ecchymosé, les cellules qui le composent contiennent d'abondantes granulations graisseuses. — La rate est volumineuse et peu consistante ; les reins ont une teinte jaunâtre, mais ils sont peu altérés. Le cœur est flasque et mou, les poumons sont œdématiés, surtout à leur base. Le cerveau est un peu pâle.

En résumé, une jeune femme accouchée à l'hôpital Saint-Antoine, où elle est traitée pour des accidents puerpéraux, vient plus tard mourir à l'Hôtel-Dieu et présente à l'autopsie plusieurs abcès disséminés dans l'épaisseur du foie. Survenus sans cause appréciable, dans l'état puerpéral, chez une malade atteinte de phlébite et de péritonite suppurée, ces abcès sont incontestablement consécutifs à la phlébite et rentrent dans la catégorie des abcès métastatiques. Une autre malade âgée de soixante-trois ans, morte à l'Hôtel-Dieu (salle Saint-Bernard), le 28 juin 1866, avait également plusieurs abcès hépatiques, dont deux d'assez petites dimensions dans le lobe droit et un troi-

(1) Sur 56 cas de cirrhose hépatique, je compte : cirrhoses alcooliques, 49 ; cirrhoses syphilitiques, 3 ; cirrhoses paludéennes, 3 ; cirrhose anthracosique, 1.

sième plus volumineux dans le lobe gauche qu'il occupait presque tout entier. Ce dernier paraissait dû à la réunion d'abcès plus petits. Il existait chez cette femme un ulcère carcinomateux de l'utérus en partie gangrené, et aussi une phlébite ovarienne. La mort, dans ce dernier fait, a été plus rapide, à partir du moment où le foie fut envahi, que dans l'observation précédente.

Dans un autre cas d'une durée plus longue, les foyers suppurés du foie étaient encore tapissés par une fausse membrane. Il s'agissait d'une femme de vingt-huit ans, qui entra le 7 février 1866 à l'Hôtel-Dieu, salle Saint-Bernard, et succomba le 28 du même mois, après avoir présenté de l'ictère et des accès fébriles intermittents. Le foie, volumineux, était pour ainsi dire criblé d'abcès ayant depuis le volume d'une noisette jusqu'à celui d'un œuf de poule; la veine porte était en suppuration et la vésicule contenait des calculs qui parurent avoir été le point de départ de cette suppuration. Les canaux hépatiques étaient dilatés par suite de rétention biliaire. Assimilables par leurs caractères comme par leur pathogénie aux foyers hépatiques dits métastatiques, ces abcès ont en outre un certain degré de parenté avec ceux qui accompagnent quelquefois les lésions ulcéreuses de l'estomac ou des intestins (Obs. XVI). Car si ces derniers sont le plus souvent uniques, il n'en est pas moins vrai qu'ils sont, comme les précédents, subordonnés au transport d'un principe purulent ou septique. Ainsi se trouve constitué un groupe pathogénique distinct d'abcès du foie. A côté de ce premier groupe, il en est un autre qui a pour origine la suppuration des voies biliaires. L'observation ci-dessous en est un exemple :

OBS. LIII. **Calculs biliaires et cholécystite suppurative. Abcès du foie.** — L..., âgée de vingt-huit ans, domestique, est admise à l'Hôtel-Dieu (salle Saint-Antoine, n° 8), le 28 juin 1864. D'une santé habituellement bonne, cette jeune femme est souffrante depuis seulement dix à douze jours, époque où elle fut prise d'une violente attaque de colique hépatique caractérisée par ses trois principaux symptômes : douleur, vomissement et ictère. Une seconde attaque survenue quelques jours plus tard amena cette malade à l'Hôtel-Dieu. Ictère marqué sur tout le corps, langue saburrale, faiblesse de l'appétit, météorisme, constipation, amaigrissement notable depuis quelques jours. Peu ou pas d'augmentation du volume du foie, respiration et circulation normales. Les urines sont colorées par la matière colorante de la bile. *Huile de ricin, potion éthérée.*

Après quelques jours de calme survient une nouvelle attaque accompagnée de vomissements et d'une plus grande intensité de l'ictère. Le 8 juillet la malade est prise d'un frisson violent et conserve ensuite du malaise, de la fièvre, une sensation douloureuse à la pression de la région du foie. Le 10, chaleur âcre de la peau, 110 pulsations, douleur vive au niveau de la vésicule, diarrhée blanche, constituée par une substance analogue à du lait caillé. Ventouses scarifiées sur la région hépatique.

Le 12, la fièvre persiste, les pommettes sont colorées, les traits tirés, la maigreur plus marquée. L'abdomen est météorisé, la diarrhée diminue. Le décubitus a ordinairement lieu sur le côté droit. Absence d'épistaxis. Le 15, la fièvre continue avec redoublement tous les soirs. La diarrhée a cessé, mais néanmoins la faiblesse est de plus en plus grande. Le 20, symptômes adynamiques; mort le 25.

Autopsie. — Teinte ictérique de la peau et de la plupart des tissus, léger œdème aux membres inférieurs. Le foie, légèrement augmenté de volume, offre une teinte jaune marquée sur ses deux faces ; il est d'une consistance molle, friable, et présente en avant et dans son épaisseur des saillies lenticulaires, blanchâtres, qui sont autant de foyers purulents. Les cellules hépatiques renferment d'abondantes granulations graisseuses; quelques-unes même sont détruites, principalement dans le voisinage des foyers purulents. La vésicule biliaire adhère au duodénum; ses parois sont épaissies, pigmentées, ulcérées au niveau des calculs qui s'y trouvent. Les canaux cystique et cholédoque sont enflammés, ce dernier renferme un gros calcul arrondi et fusiforme qui l'obstrue complétement. Les canaux hépatiques, dilatés, contiennent en quelques endroits une matière biliaire verte, sous forme de petits grains; sur d'autres points, une matière colorante rouge, ailleurs simplement du pus, et enfin, dans quelques endroits, ces divers produits mélangés. Il n'est donc pas douteux que ces abcès ne se soient développés à l'intérieur de ces conduits. — La rate, volumineuse (14 centimètres de hauteur), a une consistance normale. Les reins ont une teinte jaunâtre et les cellules des tubuli sont infiltrées de pigment biliaire; la muqueuse vésicale est injectée et l'estomac épaissi. L'utérus et ses annexes sont normaux, les intestins sont intacts. Le cœur est faiblement chargé de graisse à sa base. Les poumons et le cerveau sont sains.

Le foie, dans ce fait, contient un grand nombre d'abcès lenticulaires disséminés dans son épaisseur; ces abcès ont pour point de départ les conduits biliaires à l'intérieur desquels ils sont nés et se sont développés consécutivement à la présence des calculs, à la rétention de la bile dans les voies biliaires. Par cette pathogénie, ces abcès diffèrent déjà notablement de ceux du groupe précédent, mais ils s'en distinguent encore par leur petit volume, par le mélange du pus avec la matière colorante biliaire, et ainsi ils forment un groupe à part. A ces deux groupes il faut en ajouter deux autres, l'un qui comprend les suppurations d'origine traumatique, l'autre les suppurations dites endémiques ne provenant pas d'une résorption de produits septiques développés dans l'intestin; telles sont les suppurations hépatiques survenant dans les climats chauds, surtout chez les individus qui font abus de boissons alcooliques. Les abcès de cette dernière catégorie, sur l'origine desquels il importerait d'être mieux fixé, sont généralement volumineux et isolés ou en petit nombre. Quels qu'ils soient, les abcès du foie, se font quelquefois jour dans une cavité voisine ou à l'extérieur. Dans des cas rares, le contenu de ces abcès a pu être résorbé, à part un résidu caséeux ou calcaire. La dépression cicatricielle qui leur succède pourrait faire croire à une cicatrice gommeuse si, contrairement à cette dernière, elle n'était ordinairement unique.

HÉPATITES EXSUDATIVES. — ATROPHIE AIGUË ROUGE OU JAUNE DU FOIE.

OBS. LIV. **Atrophie aiguë du foie. Hépatite exsudative.** — T..., soldat au 4e régiment des voltigeurs de la garde, âgé de vingt-neuf ans, est au service depuis huit ans. C'est un individu trapu et très-fort, il n'a jamais été malade et ne passe pas pour avoir été ivrogne. Ses camarades supposent qu'il a eu dans les dernières semaines qui ont précédé sa maladie quelques chagrins d'amour.

Il est établi que le jeudi 18 février il se portait parfaitement bien. Le lendemain, il monte la garde, se plaint au poste d'être sans appétit et de se sentir mal à l'aise. Le samedi, il fait une promenade à pied avec ses amis. Le dimanche, il se sent plus mal, éprouve des frissons, de l'abattement; il lui est impossible de se lever. Il éprouve des douleurs dans le ventre, et ses camarades remarquent l'apparition d'une jaunisse. Dans la journée du lundi, l'accablement est à son comble, il survient des vomissements bilieux. On transporte le malade à l'hôpital dans la soirée du lundi (quatrième jour depuis l'invasion de la maladie). Le médecin qui le reçoit constate un ictère d'intensité moyenne, un refroidissement notable de la peau, un pouls lent et à peine sensible, un état d'abattement physique et d'anéantissement intellectuel qui lui fait porter le pronostic le plus grave. Le malade succombe dans la matinée du mardi, après être resté depuis la veille dans un état de stupeur constant et sans avoir rendu de matières stomacales ou intestinales, ni avoir présenté aucune hémorrhagie.

Pl. 8, fig 3. *Autopsie.* — La peau présente une coloration ictérique peu intense, mais les sclérotiques sont jaune d'ocre. Aucune ecchymose n'existe sur le corps; les gencives sont recouvertes d'une croûte sanglante. Les poumons sont congestionnés aux deux bases. Le cœur droit est rempli de sang poisseux coagulé à peine dans quelques points. Les petits caillots sont gélatiniformes. Le cœur gauche renferme du sang liquide grumeleux. Pas de coagulations dans les vaisseaux. La rate mesure 14 centimètres de long sur 10 de large; elle est molle et friable. L'estomac renferme 256 grammes de liquide noir d'encre; le microscope démontre que cette matière, qui dépose au fond du vase, est constituée uniquement par des globules de sang déformés. La grosse tubérosité de l'estomac présente des ecchymoses très-petites, nombreuses et disséminées. La couche muqueuse est ramollie. Les reins n'offrent aucune altération. Les parois de la vessie sont normales. Le bord inférieur du foie se trouve à trois travers de doigt au-dessus du rebord costal. Cette glande présente une coloration rouge foncé; elle est très-petite et ressemble à un foie d'enfant. Le diamètre transverse n'est que de 24 centimètres; le diamètre vertical, au niveau de la vésicule, est de 15 centimètres. Le foie ne pèse que 940 grammes (le poids moyen du foie de l'adulte est de 1200 grammes). La vésicule renferme 60 grammes de bile très-noire et épaisse. La capsule de Glisson est plissée, épaissie en certains points et formant sur la glande des arborescences. Il est évident qu'elle constitue un revêtement trop ample pour la glande diminuée de volume. La substance hépatique est très-ramollie et friable. A l'œil nu, il n'y a pas une modification notable des différentes coupes du foie. Il existe bien un point liséré jaune, mais le foie est loin de présenter cette marqueterie propre à la cirrhose. L'examen microscopique révèle les faits suivants : Les cellules hépatiques sont complétement détruites. Çà et là seulement, on voit des lambeaux d'enveloppes cellulaires. Granulations pigmentaires en grande abondance. Quelques noyaux de cellule libres et subissant un commencement de transformation graisseuse; mais en somme il y a à peine des globules de graisse. (J. Worms, *Gaz. méd.*, p. 432, 1864.)

Un militaire jouissant d'une bonne santé est pris tout à coup de malaise, de frissons, d'ictère, de vomissements, et succombe au cinquième jour de sa maladie dans un état de profonde torpeur. A l'autopsie, la glande hépatique est diminuée de poids et de volume, elle est plissée, flasque et friable, d'une teinte rouge foncé. L'altération porte à peu près exclusivement sur les cellules hépatiques, qui sont totalement détruites et remplacées par des amas de granulations pigmentaires et graisseuses. La question se pose ici de savoir si l'altération si rapide et si profonde que nous y constatons est bien le résultat d'un processus phlegmasique. Ce n'est pas en effet le propre des phlegmasies d'amener l'atrophie des organes et de détruire aussi promptement leurs éléments constitutifs. Il semble plutôt que, sous une influence jusqu'ici méconnue, les cellules cessent tout à coup de vivre et tombent en déliquium par une sorte de processus nécrobiotique. Toutefois, jusqu'à ce que ce processus nous soit mieux connu, il convient de conserver à cette lésion la place que nous lui donnons, d'en faire une phlegmasie analogue à celles qui amènent quelquefois la destruction rapide des épithéliums des muqueuses et leur desquamation, ou même la destruction des tubuli des reins.

Les faits analogues ne sont pas extrêmement rares, et pour mon compte j'ai pu en observer plusieurs, chez des femmes surtout et pendant l'état puerpéral. Le cas suivant en est un exemple :

OBS. LV. **Hépatite exsudative. Atrophie aiguë du foie.** — D..., âgée de vingt ans, domestique, est une fille grande et robuste, d'une santé parfaite, et qu'un état de grossesse a amenée depuis peu de temps à Paris. Elle était malade depuis deux ou trois jours, quand le 25 février 1861 elle fut admise à l'hôpital de la Pitié, salle du Rosaire, n° 19 ; elle était alors dans le délire. Le lendemain, à la visite, cette malade, grosse d'environ six mois, nous présenta une teinte ictérique marquée des téguments ; elle avait été agitée dans la nuit et continuait à délirer ; sa peau était chaude, son pouls fréquent, sa respiration gênée, un peu anxieuse ; les urines étaient rares. Peu après elle tomba dans le coma et succomba le lendemain 27. Les renseignements que nous avons essayé d'obtenir sur la cause de cette grave affection nous ont appris simplement que la malade avait eu de grands chagrins.

Autopsie. — Embonpoint modéré. Absence de liquide dans l'abdomen ; le foie est notablement diminué de volume ; il est injecté, d'une teinte brunâtre ou rougeâtre, et semé de quelques petites ecchymoses. Sa face convexe est plissée, ridée ; son parenchyme est flasque et mou, assez analogue, à part la friabilité, à du caoutchouc. Après décortication de la capsule, son tissu, soumis à une faible pression, tombe pour ainsi dire en déliquium. Les cellules hépatiques ne peuvent plus être vues au microscope, on n'y trouve que des granulations moléculaires, pigmentaires et graisseuses.

La rate est molle et volumineuse. Les reins ont une teinte jaunâtre, ils sont un peu injectés ; une partie des épithéliums des tubuli sont altérés et granuleux. Les poumons sont congestionnés à leur base, le cœur présente une teinte d'un jaune sale, le cerveau paraît intact. L'utérus et le fœtus qui s'y trouve renfermé n'offrent rien de particulier. Cependant, fait digne de remarque, le foie présente dans une grande étendue de son gros lobe une teinte brune, noirâtre, et au même niveau un ramollissement très-manifeste. Les cellules hépatiques, en ce point, sont pour la plupart complétement détruites, transformées en granulations moléculaires et graisseuses. Rien de semblable n'existe dans le petit lobe. Les reins et les autres organes ne sont pas altérés.

Dans trois faits que j'ai également pu observer, l'affection survint deux fois vers le sixième mois de la grossesse, une fois sept semaines après l'accouchement. Deux autres cas étaient relatifs à des femmes, mais en dehors de l'état puerpéral. La rate, les reins et le cœur étaient affectés simultanément avec la glande hépatique dans la plupart de ces faits. Une seule fois les muscles, examinés avec M. le docteur Potain, étaient lésés sur plusieurs points, les fibres musculaires du diaphragme présentaient un état granulo-graisseux. Ces diverses lésions se rapprochent des désordres que produit l'empoisonnement par le phosphore, désordres avec lesquels elles ont en réalité une certaine analogie ; mais, ainsi que nous le verrons plus loin, l'état du foie offre des caractères un peu différents dans cet empoisonnement. Dans quelques circonstances encore, et notamment dans certains cas de cirrhose et de stéatose alcooliques, d'obstruction biliaire prolongée, on voit apparaître des symptômes semblables à ceux de l'atrophie aiguë, bien que la lésion hépatique soit différente. Ces symptômes, généralement connus sous le nom d'ictère grave, peuvent donc reconnaître des conditions pathogéniques diverses, et conséquemment ils ne doivent pas servir à désigner une maladie. L'ictère grave n'est qu'un syndrome ; quant à l'hépatite exsudative ou atrophie aiguë telle que la présentent nos faits, il faudrait, avant d'en faire une espèce morbide, être mieux éclairé sur ses conditions pathogéniques. Aussi pensons-nous devoir nous abstenir d'en faire une maladie distincte, tant que nous ne connaîtrons pas mieux les circonstances étiologiques susceptibles de lui donner naissance.

TUBERCULOSE HÉPATIQUE.

La tuberculose revêt dans le foie, de même que dans les intestins, des formes distinctes qu'il est important de connaître et que les faits ci-dessous me paraissent établir :

Obs. LVI. **Tuberculose disséminée du foie.** — V..., domestique, âgée de vingt-trois ans, entre à l'Hôtel-Dieu le 21 février 1864, dans une période avancée de phthisie tuberculeuse; maigre et cachectique, elle tousse depuis quelque temps, mais il n'existe aux sommets des poumons que de la rudesse de la respiration. Elle a le foie volumineux et présente en avant de la colonne vertébrale une tumeur qui est soulevée par l'aorte. L'abdomen est météorisé, un peu douloureux; sur le soir un léger état fébrile. Épuisement graduel jusqu'au 18 mars, jour de sa mort.

Pl. 9, fig. 1 et 1'. *Autopsie.* — Péritonite chronique caractérisée par la présence de fausses membranes et de granulations tuberculeuses; augmentation de volume et altération caséeuse de plusieurs tumeurs mésentériques et de quelques-unes de celles qui sont situées en avant de l'aorte. Le foie, partout plus volumineux, déborde notablement le rebord costal; il est gras et parsemé de granulations miliaires, les unes grisâtres, les autres jaunâtres, comme si elles avaient été colorées par la bile, de telle sorte qu'il semble, à l'œil nu, qu'elles aient pour siége les canalicules hépatiques. L'examen microscopique révèle en effet que toutes ces granulations ont pris naissance à la périphérie des lobules, soit dans l'épaisseur des parois vasculaires, soit au pourtour des canaux biliaires (fig. 1). Ces granulations sont composées d'ailleurs de petites cellules sphériques et de noyaux groupés et accolés les uns aux autres (fig. 1'). La rate est volumineuse, les reins sont peu modifiés, le cœur est sain mais petit; les poumons présentent, dans leur plus grande étendue, des granulations miliaires disséminées.

Ainsi, granulations miliaires disséminées dans le foie et occupant la périphérie des lobules en même temps que des granulations semblables existent dans les poumons et à la surface du péritoine, telle est l'une des formes de la tuberculose hépatique. Mais à côté de cette forme disséminée, expression constante d'une tuberculose secondaire, il est une autre forme où la tuberculose localisée aux voies biliaires marche simultanément avec celle des autres organes. L'observation ci-dessous en est un exemple :

Obs. LVII. **Tuberculose des voies biliaires.** — H..., journalière, âgée de trente-deux ans, est admise à l'Hôtel-Dieu le 21 février 1866; femme d'un embonpoint prononcé, elle accuse à la région de l'hypochondre droit une sensation douloureuse qui daterait déjà de quelque temps. Depuis cette époque aussi, elle a perdu de son embonpoint et son teint a pâli; la palpation au niveau du rebord costal droit donne lieu à la sensation d'une saillie ou tumeur mal délimitée, à une sorte d'empâtement profond qui conduit à diagnostiquer une affection chronique du foie, sans plus grande précision. D'ailleurs, il existe une teinte subictérique qui s'accroît les jours suivants et finit par un véritable ictère. Il y a en même temps de la toux, une faiblesse très-grande qui augmente jusqu'au 1er mars, où la mort a lieu.

Autopsie. — Le tissu cellulaire adipeux est partout abondant. Aux sommets des deux poumons, il existe des fronçures, de légères rétractions et quelques granulations tuberculeuses. Un certain nombre de ganglions bronchiques sont caséeux. Le cœur est chargé de pelotons graisseux à sa base, mais d'ailleurs pas altéré. Dans l'abdomen, le foie déborde un peu les côtes ; la vésicule n'existe plus, car ses parois sont intégralement transformées en un magma caséeux qui cède sous le doigt et laisse voir profondément le parenchyme glandulaire. Le canal cystique, qui a subi la même transformation, est bouché au voisinage de la vésicule ; plus loin il est considérablement rétréci par l'hypertrophie de ses parois ; le canal cholédoque est également rétréci, et il est devenu le siége de quelques granulations tuberculeuses ; les canaux hépatiques, dilatés, ne présentent pas de tubercules, du moins à leur surface interne ; à leurs extrémités, leurs parois sont encore épaissies, et ils renferment une bile verdâtre. Il existe à peine quelques granulations dans l'épaisseur du foie dont les cellules sont abondamment pourvues de graisse. La rate a 15 centimètres de hauteur, elle est parsemée de fines granulations à la surface de sa capsule ; son parenchyme est grisâtre, affecté de dégénérescence amyloïde. Les ganglions mésentériques sont plus volumineux, mais du reste peu lésés ; un certain nombre de ganglions iliaques du côté droit sont transformés en masses caséeuses. Le pubis du même côté est nécrosé et le ligament symphysaire profondément altéré, ainsi que les tendons des muscles grands droits. Les reins et les intestins sont peu malades ; toutefois, comme il n'a pas été fait un examen approfondi de ces organes, on ne peut dire s'ils n'étaient pas atteints de dégénérescence amyloïde.

Localisation de la tuberculose aux voies biliaires, tel est le cachet de ce dernier fait, et en cela il se distingue déjà de celui qui le précède ; mais il en diffère d plus en ce que le foie était le siége primitif et pour ainsi dire spécial de la tuberculose. Plus tard nous verrons que la tuberculisation qui envahit primitivement les voies urinaires constitue aussi dans quelques cas une lésion importante et en quelque sorte principale.

OBS. LVIII. **Tuberculose spécialement localisée à la capsule de Glisson. Péritonite tuberculeuse.** — Vautr., âgé de trente et un ans, garçon d'hôtel, est admis à l'Hôtel-Dieu le 5 février 1866 (salle Saint-Lazare, service de M. Gueneau de Mussy). Le 25, il passe à la salle Sainte-Agnès, n° 2, où il est soumis à notre observation. Il nous apprend qu'il est malade depuis le 6 janvier seulement, et que sa maladie dépend d'une grosseur, qu'il sent au toucher, dans la région hépatique. M. le docteur Gueneau de Mussy a du reste diagnostiqué une affection du foie, et le palper comme la percussion conduisent à reconnaître à la partie externe du muscle grand droit l'existence d'une tumeur fluctuante peu élastique mesurant en hauteur 6 centimètres, dans son diamètre transversal 13 centimètres. L'abdomen est inégal, ballonné, tendu, sensible à la pression. La maigreur est excessive. Les fonctions digestives sont troublées, il existe des vomissements et une diarrhée rebelle ; aussi les forces diminuent-elles chaque jour. La peau se flétrit, perd son élasticité. Le 30 mars, les lèvres sont noirâtres, la langue est poisseuse, il y a de la fièvre et le pouls bat au delà de cent pulsations ; les conjonctives sont injectées et les paupières sécrètent un muco-pus ; puis survient un délire qui a tous les caractères du délire d'inanition. Le 31 mars, ce délire persistant, le malade parle de se lever et veut partir, car il croit voir couler de l'eau autour de lui. L'état des yeux s'aggrave ; à droite la cornée est ulcérée dans son tiers inférieur, à gauche elle est opaque, à peine érodée ; les extrémités sont froides ; la mort a lieu le lendemain 1er avril.

Autopsie. — Une faible quantité de liquide est épanchée dans la cavité abdominale ; le péritoine est tapissé de fausses membranes ayant près d'un demi-centimètre d'épaisseur, adhérentes aux parois et parsemées de granulations tuberculeuses. Le foie adhère intimement aux parties voisines ; la partie qui pendant la vie était saillante correspond à la vésicule biliaire entourée d'une masse pseudo-membraneuse et tuberculeuse de plusieurs centimètres d'épaisseur. Cette masse enlevée, la capsule de Glisson présente dans son épaisseur et à sa face profonde un grand nombre de granulations tuberculeuses du volume d'un petit pois. Ces granulations, de même que les fausses membranes, occupent les deux faces de la glande hépatique ; sur la face concave, elles bouchent en partie l'une des branches de la veine porte, remplissent l'espace compris entre le lobe de Spigel et le lobe gauche. Le parenchyme hépatique est mou, friable, piqueté de brun et de jaune. La bile est verdâtre, la rate et les reins sont peu modifiés ; les intestins sont recouverts de fausses membranes, la muqueuse intestinale est pigmentée. La muqueuse vésicale et les testicules sont intacts. Le cœur est petit, flasque et mou, il se laisse déchirer sous le doigt. Emphysème et œdème des poumons ; au sommet du poumon droit, induration tuberculeuse d'une étendue de 4 à 5 centimètres, traces de pleurésie à la base de chacun de ces organes. Cerveau normal.

Dans cette dernière observation, le foie présente à peine quelques tubercules, tandis que sa capsule en est farcie ; c'est pour ainsi dire une péri-hépatite tuberculeuse. Par conséquent, à côté de la tuberculose disséminée du foie, il faut distinguer comme formes distinctes la tuberculose localisée des voies biliaires et celle de la capsule de Glisson.

CARCINOMES ET ÉPITHÉLIOMES HÉPATIQUES.

Le cancer affecte fréquemment le foie. Tantôt il s'y développe primitivement, tantôt, et le plus souvent, il n'y apparaît que secondairement, car, de même que les abcès, les lésions cancéreuses du foie peuvent se développer à la suite de l'altération d'un autre organe. Ces lésions revêtent des formes différentes ; non-seulement les divers éléments du foie peuvent devenir le point de départ de productions cancéreuses et constituer autant de formes spéciales, mais on rencontre encore dans cette glande des formes carcinomateuses toujours secondaires, telles que l'épithéliome pavimenteux, le carcinome mélanique, etc.

OBS. LIX. **Carcinome médullaire primitif du foie. Polype utérin.** — Alb., âgée de soixante-deux ans, entre à l'Hôtel-Dieu, salle Saint-Antoine, n° 20, le 24 octobre 1863 (service de M. Potain). Cette femme, forte et d'une bonne santé habituelle, accuse comme antécédent morbide une fluxion de poitrine en 1832, et depuis quelque temps de la toux, de la dyspnée et de l'asthme. Elle a perdu son père à l'âge de soixante-quinze ans, sa mère est morte à cinquante-sept ans, mais ni l'un ni l'autre ne paraissent avoir été atteints de lésions chroniques ou persistantes. L'affection qui l'amène à l'hôpital remonte à environ deux mois ; depuis cette époque, en effet, cette malade éprouve une sorte de serrement à la base du thorax, dans l'hypochondre droit, des douleurs sourdes quelquefois lancinantes ; elle a moins d'appétit, des nausées sans vomissements ; enfin, elle s'amaigrit d'une façon notable. Lors de notre examen, sa peau est décolorée, terreuse, son embonpoint médiocre, son appétit presque nul, ses digestions difficiles sont encore troublées par des nausées. Le foie dépasse le rebord costal de trois à quatre travers de doigt ; ferme et légèrement bosselé à la palpation, il présente un développement proportionnel de ses deux lobes. Les urines sont normales. Absence de fièvre, circulation intacte, léger emphysème pulmonaire. Les jours suivants, vomissements séreux, douleurs plus vives dans l'hypochondre droit, épanchement ascitique, puis œdème des jambes et dyspnée plus intense. Vers le 6 novembre, ictère des conjonctives, altération des traits ; le 9, l'ictère a envahi la face et une grande partie du tronc ; anorexie complète. L'œdème a gagné la base du thorax ; le foie, notablement augmenté de volume, atteint la ligne ombilicale et fait saillie en avant vers la ligne blanche ; la peau est chaude et la fièvre commence à se développer. Le 10 novembre, 105 pulsations, épistaxis. Le 13, orthopnée, profonde altération des traits, immobilité des pupilles ; mort dans la nuit.

Pl. 8, fig. 4, 4' et 4''. *Autopsie.* — La cavité abdominale contient plusieurs litres de sérosité claire, un peu jaunâtre. Le foie atteint la ligne ombilicale, il a 36 centimètres de largeur, 26 centimètres de hauteur et 15 centimètres d'épaisseur. Il se présente sous l'aspect d'un nougat dont les amandes seraient figurées par des amas de substance cancéreuse. Cette substance se rencontre sous forme de masses arrondies ou nodosités de 1 à 2 centimètres de diamètre, composées d'une zone extérieure jaunâtre dont la teinte se fond peu à peu avec celle du parenchyme, qui est rougeâtre et violacée, et d'une portion centrale légèrement déprimée en godet et d'une teinte plus foncée que la portion périphérique, d'une consistance un peu molle et moindre que celle du foie. Chacune de ces masses est entourée d'un riche réseau capillaire.

Sur une surface de section (fig. 4') ces masses apparaissent disséminées au sein du tissu hépatique, elles ont un aspect médullaire, une teinte grisâtre avec point jaunâtre à leur centre, d'où s'échappe un suc laiteux. Le tissu hépatique intermédiaire est très-vasculaire, mou, injecté et semé de quelques extravasions sanguines. Une coupe de ces tumeurs, placée sous le champ du microscope, se trouve constituée (fig. 4'') par une trame fibreuse donnant lieu à des alvéoles multiples, au sein desquels sont comprises des cellules sphériques, munies d'un gros noyau, d'un nucléole, et renfermant des granulations dont un grand nombre sont graisseuses. Les vaisseaux et les canaux hépatiques sont libres. La plus grande partie des glandes lymphatiques situées sur le trajet des vaisseaux hépatiques sont altérées. La rate est volumineuse; les reins, mous et légèrement déprimés à leur surface, sont le siége de petits noyaux jaunâtres, analogues aux infarctus qui font suite aux obstructions artérielles. Végétation polypeuse de la muqueuse de l'estomac (région pylorique), intégrité des intestins et du pancréas. Dépôts adipeux encore abondants dans le tissu celluleux sous-cutané et sous-péritonéal. Poumons sains, surcharge adipeuse du cœur, teinte jaunâtre du tissu musculaire de cet organe; végétations lenticulaires multiples à la surface des valvules aortiques et sur le bord de la valvule mitrale. Plaques athéromateuses disséminées dans l'aorte et sur l'artère sylvienne gauche. Dilatation des capillaires de la substance cérébrale; intégrité de cette substance et des parois du crâne. Le col de l'utérus présente plusieurs petits kystes connus sous le nom d'*œufs de Naboth*; l'un de ces kystes, supporté par un long pédicule, fait saillie entre les lèvres du museau de tanche. La cavité utérine renferme une production polypeuse du volume d'une noix, formée par des productions kystiques au sein d'une substance conjonctive.

Le foie, dans ce fait, est le seul organe affecté; il est volumineux, inégal, semé de masses saillantes, arrondies, déprimées à leur centre, marronnées. Ces masses ou tumeurs, de consistance lardacée ou médullaire, laissent échapper à la pression un suc laiteux abondant; elles sont constituées par une trame fibreuse alvéolaire dont les cavités renferment de grosses cellules ovales ou sphériques disposées sans ordre et plus ou moins altérées. Elles ont leur point de départ dans le tissu conjonctif interlobulaire, ou dans celui des parois vasculaires, et de là elles s'étendent au fur et à mesure de leur accroissement. Mais en même temps les parties centrales, moins aptes à se nourrir, dégénèrent peu à peu, subissent la métamorphose graisseuse, d'où le retrait central de la tumeur. Les cellules hépatiques ne sont pas toujours indifférentes à ce processus, et le plus souvent elles sont altérées par de la graisse.

Les caractères anatomiques de ces tumeurs, la physionomie générale du foie affecté, font de cette altération un véritable type du carcinome primitif. Il existe toutefois certaines différences tenant surtout au volume, à la consistance et à la plus ou moins grande abondance des tumeurs hépatiques. Dans quelques cas où les vaisseaux prennent part à l'altération, il n'est pas extrêmement rare de trouver la matière cancéreuse dans les veines porte ou sus-hépatiques, après destruction des parois de ces veines par les masses carcinomateuses. Des vaisseaux capillaires abondants, très-larges, anévrysmatiques, se rencontrent quelquefois au sein des nodosités, et quand ces vaisseaux viennent à se rompre ils donnent lieu à des hémorrhagies, soit dans l'épaisseur des tumeurs, soit même à la surface du foie et dans la cavité péritonéale; c'est le carcinome hématode. Quelquefois enfin, au lieu d'envahir la masse hépatique, les productions encéphaloïdes se localisent à la veine porte et au tissu qui l'entoure.

Le carcinome à forme squirrheuse est rarement observé dans le foie. Cette forme ne diffère du reste de la forme médullaire que par un plus grand épaississement et une plus grande résistance de la trame. Le carcinome à forme gélatineuse est de même peu fréquent et ne se montre que comme lésion secondaire, ou par extension d'un carcinome primitif du péritoine ; il se localise de préférence aux voies biliaires. Le carcinome mélanique est également rare et toujours secondaire. En voici un exemple des plus curieux :

OBS. LX. **Carcinome mélanique secondaire du foie, de la rate et des poumons. Mélanose primitive de la jambe gauche.** — D..., âgée de cinquante-huit ans, couturière, entre à l'Hôtel-Dieu, salle Saint-Maurice (service de M. Jobert, de Lamballe), le 19 septembre 1863. Cette femme, amaigrie, d'une vieillesse prématurée, présente au tiers inférieur de la jambe une petite tumeur noirâtre, assez analogue à une tumeur érectile ; quelques jours plus tard cette tumeur s'ulcère, mais en même temps survient une tuméfaction des glandes inguinales, un abcès de l'aine ; la malade s'affaiblit, refuse de manger, perd ses forces et succombe dans l'épuisement le 25 octobre 1863.

Pl. 9, fig. 3, 3' et 3' A B *Autopsie.* — Sur le tiers inférieur de la jambe gauche existe un ulcère de 3 à 5 centimètres d'étendue, dont le fond légèrement fongueux, les bords saillants et indurés rappellent assez bien les caractères du cancroïde. Un peu au-dessus, vers la partie moyenne de la jambe, la peau est soulevée par une tumeur du volume d'un œuf de pigeon dont la teinte entièrement noire s'aperçoit par transparence à travers la peau restée intacte. Il en sera de nouveau question plus loin quand nous nous occuperons des lésions de la peau. Dans l'aine correspondante plusieurs ganglions lymphatiques sont dénudés, circonscrits par-dessus et en partie décollés. Quelques-uns de ces ganglions sont infiltrés de mélanose, comme aussi quelques-uns de ceux qui se trouvent situés à la partie inférieure de la colonne vertébrale.

Les reins sont normaux, la rate est parsemée extérieurement et dans sa profondeur de taches mélaniques constituées par un dépôt de granulations pigmentaires à l'intérieur de ses éléments propres.

Le foie n'est pas augmenté de volume, mais de même que la rate il est semé de taches noires qui lui donnent un aspect moucheté. Des coupes microscopiques vues à un faible grossissement (40 diamètres) indiquent que sa coloration noire occupe un ou plusieurs points de la périphérie des lobules ou le voisinage de la veine centrale (intralobulaire). Un grossissement plus fort nous fait voir que cette coloration est le résultat d'une accumulation de granules pigmentaires à l'intérieur des cellules hépatiques. Celles de ces cellules qui ne sont pas envahies par le pigment renferment d'abondantes granulations graisseuses.

Le cœur est sain; les poumons, emphysémateux, sont semés de taches noires, et un grand nombre de leurs lobules sont circonscrits par des traînées linéaires de même teinte. Ces traînées sont produites par des granulations noirâtres répandues dans le tissu connectif. — Le cerveau est intact.

Une femme est atteinte à la jambe d'une tumeur mélanique de la peau qui s'ulcère bientôt, gagne les ganglions de l'aine et se généralise dans plusieurs viscères, notamment dans le foie. Cet organe devient le siége de taches noires à peine saillantes, constituées par le simple dépôt d'une matière pigmentaire à l'intérieur des cellules hépatiques. Un dépôt semblable occupe les cellules de la rate, il en sera question plus loin, comme aussi de la tumeur cutanée. Rapprochée de l'altération représentée pl. 5, fig. 5, cette lésion du foie en diffère par le fait que la matière mélanique occupe non plus des éléments de nouvelle formation, mais les éléments normaux des organes ; en cela elle se distingue et constitue une variété qui, comme nous le voyons, n'est pas moins grave que la précédente.

Le sarcome est rarement observé dans le foie. Rokitansky et Förster en ont vu chacun un cas; j'ai pu, dans le service du professeur Trousseau, être témoin de celui que voici :

Obs. LXI. Comp., âgé de vingt-huit ans, cartonnier, entré à l'Hôtel-Dieu le 5 juin 1862, est un individu bien portant quoique d'apparence un peu délicate ; son père est mort phthisique, et depuis quelque temps il tousse et maigrit. Cependant il n'existe chez lui aucun signe anormal de la respiration, mais son foie volumineux présente au niveau de l'épigastre une saillie comme bilobée qui repousse en avant la paroi abdominale. Cette tumeur élastique non fluctuante, lisse, régulière, arrondie, n'aurait commencé à se développer que depuis six semaines.

En même temps, maigreur prononcée, sans la teinte cachectique et l'amincissement de la peau propre aux cancéreux. Toutefois légère décoloration des téguments, douleurs spontanées dans la région du foie, pas de douleur très-appréciable à la pression. Une ponction pratiquée dans la tumeur donne issue à une faible quantité de sang. Au bout de quelques jours, la tumeur a notablement augmenté de volume; le malade continue de maigrir, il perd ses forces, présente de l'accélération du pouls et succombe le 28 juin.

Autopsie. — Tous les organes sont sains à l'exception du foie et d'un ganglion lymphatique situé à la face postérieure de l'estomac. Ce ganglion est triple de volume, bosselé, d'une teinte blanc jaunâtre et d'une consistance médullaire. Le foie est très-volumineux, de 3 à 4 fois plus lourd que dans l'état normal. Il est le siége de plusieurs tumeurs ayant le volume du poing. Deux de ces tumeurs, séparées par un sillon longitudinal, présentent à leur surface de petits foyers hémorrhagiques dus sans aucun doute à la rupture d'un ou de plusieurs vaisseaux, car on retrouve du sang récemment épanché jusque dans la cavité du péritoine.

La composition de ces tumeurs est celle des productions dites fibro-plastiques ; elles sont très-vasculaires, formées de noyaux et de cellules sphériques allongées ou fusiformes, dont un certain nombre sont plus ou moins altérés et granuleux. Les cellules hépatiques, celles du voisinage surtout, renferment d'abondantes granulations graisseuses.

Le fibrome est, comme le sarcome, une lésion fort peu commune dans le foie ; Luschka prétend en avoir observé un cas chez un enfant de quatre semaines, mais on se demande s'il ne s'agissait pas aussi bien d'une tumeur syphilitique. Le fait suivant, que m'a fourni mon ami le docteur Peter, et que j'ai pu voir moi-même, ne me semble pas devoir prêter au doute.

Une jeune femme âgée de vingt-huit ans, depuis longtemps souffrante, meurt à l'Hôtel-Dieu dans un état de maigreur extrême, après avoir présenté les symptômes habituels du cancer du foie à part l'ictère. Cet organe en effet est seul affecté, il est augmenté de volume, irrégulier, ferme, d'une dureté pierreuse. Dans toute la partie moyenne, le tissu glandulaire a disparu et se trouve remplacé par un tissu fibreux incrusté de sels calcaires et tellement résistant qu'on est obligé de se servir d'une scie pour le fendre. Dans le voisinage on trouve, au niveau du bord droit, quelques tumeurs isolées du volume d'un œuf de pigeon ou d'une amande. Ces tumeurs, fermes et vasculaires, sont uniquement constituées par un tissu fibreux et déposées au sein du parenchyme intact à leur voisinage.

Les épithéliomes hépatiques sont primitifs ou secondaires. Les épithéliomes primitifs ont pour point de départ ou de formation la couche épithéliale des canaux hépatiques. Ils donnent lieu à des tumeurs blanchâtres, arrondies, peu fermes et peu nombreuses, distinctes du parenchyme hépatique et, ainsi que j'ai pu l'observer dans un cas, composées de cellules prismatiques.

Les épithéliomes secondaires diffèrent par les éléments qui les composent, éléments qui sont ou des cellules cylindriques, ou des cellules polygonales, suivant la nature de l'altération primitive. Ils se présentent sous forme de tumeurs plus ou moins volumineuses, isolées, fermes, quelquefois légèrement déprimées à leur centre. Ils ont pour siége plus spécial la surface libre de l'organe. Le fait suivant en est un exemple :

Obs. LXII. **Épithéliome cylindrique secondaire du foie. Épithéliome primitif de l'utérus.** — J..., lingère, âgée de trente-neuf ans, femme d'une constitution un peu faible, ne peut nous donner aucun renseignement sur ses antécédents de famille ; elle s'est toujours bien portée, jusque il y a deux ans. Depuis cette époque, elle éprouve du côté de l'utérus des douleurs plus ou moins vives auxquelles s'est ajouté un écoulement d'abord séreux, plus tard sanieux et un peu fétide, mais sans hémorrhagies abondantes. Ces symptômes persistaient lorsque cette malade fut admise à l'Hôtel-Dieu, salle Saint-Bernard, nº 23, le 2 septembre 1866. Alors aussi le liquide sanieux qui s'écoule par le vagin exhale une odeur tout à fait insupportable. Cette odeur une fois combattue par des injections d'eau et d'acide phénique, le toucher vaginal me révèle l'existence à la partie supérieure du vagin d'un bourrelet à peu près circulaire, inégal, induré, donnant accès dans une cavité formée en partie par l'utérus, en partie par le vagin et la vessie. Les urines rendues sont d'ailleurs fort peu abondantes, quelques verres seulement par jour, et les besoins d'uriner extrêmement fréquents. Cette malade est profondément anémiée, elle a une teinte jaune-paille de la peau, des chairs molles et bouffies ; elle se plaint de dyspnée et d'oppression, et chaque soir elle a des redoublements fébriles. Ses fonctions digestives sont troublées, elle vomit fréquemment un liquide séreux ou glaireux, elle a des renvois désagréables d'œufs pourris ; elle n'a pas de diarrhée, mais elle accuse une céphalalgie parfois intense. Eau de Vichy, lavement, purgatif. Ces désordres continuent néanmoins, la faiblesse augmente et la mort arrive le 16 septembre.

Pl. 9, fig. 2, 2' et 2''. *Autopsie.* — Décoloration générale des téguments, œdème des jambes. Poumons intacts, pâles aux sommets ; vers la base et sur le bord postérieur de ces organes se rencontrent plusieurs noyaux d'induration à peine saillants et constitués par le tissu pulmonaire congestionné ou infiltré de sang. Au centre de chacun de ces noyaux existe un noyau plus petit de substance blanchâtre ou jaunâtre et manifestement cancéreuse, et ainsi cette lésion ne manque pas d'analogie avec les abcès métastatiques.

Le cœur est revenu sur lui-même par suite de la diminution du liquide sanguin ; aussi ses cavités sont-elles petites et ses parois plus épaisses.

Le foie, volumineux et gras, présente à sa face convexe de cinq à six masses nodulaires, marronnées, blanchâtres, avec rebord et dépression centrale. Outre ces masses, il existe dans l'épaisseur de l'organe plusieurs noyaux arrondis du volume d'une lentille ou d'une cerise. Masses et noyaux ont la même structure et sont formés d'une trame conjonctive contenant des tubes épithéliaux. La figure 2 montre que l'envahissement des lobules hépatiques par l'épithélium s'opère de la périphérie vers le centre, ce qui semble indiquer que les vaisseaux jouent un certain rôle dans la propagation de cette lésion et que cette propagation n'est pas sans analogie avec celle des foyers purulents métastatiques. La figure 2' fait connaître la structure de l'altération hépatique, celle-ci se trouve constituée par des tubes formés d'une couche épithéliale directement insérée sur la trame conjonctive au sein de laquelle ils sont groupés ou disséminés. La figure 2'' montre à un plus fort grossissement l'un de ces tubes dont les cellules épithéliales munies d'un gros noyau sont implantées sur la trame fibreuse.

La rate est normale, l'estomac et les intestins sont intacts. Les reins sont fermes, ils ont une teinte jaunâtre, les bassinets et les uretères sont dilatés, le fond de la vessie fait saillie en avant, refoulé qu'il est par la tumeur sous-jacente. Les orifices vésicaux des uretères sont notablement rétrécis. L'extrémité supérieure du vagin, le col et la partie inférieure du corps de l'utérus forment une sorte de cloaque infect tapissé de détritus gangréneux. Les parois de cette cavité sont indurées; l'une des masses qui les constituent fait saillie vers la vessie, une autre presse sur le rectum dont elle relève la paroi. Les membranes muqueuses de ces deux organes sont encore intactes. Ce qui reste de muqueuse du corps de l'utérus est rouge et injecté. Les corps vertébraux ne présentent aucune trace de lésion épithéliale. Le fond de l'ulcère et les tumeurs avoisinantes sont constitués, comme les tumeurs hépatiques, par des épithéliums prismatiques ou cylindriques disposés pour la plupart sous forme tubulée.

En résumé, une femme jeune encore succombe aux graves conséquences d'un épithéliome gangrené de l'utérus et présente à l'autopsie, outre l'altération de l'utérus, des noyaux épithéliaux disséminés dans le foie et les poumons. Ce genre d'affection n'est pas excessivement rare; j'ai déjà cité l'exemple d'un épithéliome secondaire du foie dans un cas d'épithéliome intestinal. En 1866, à l'Hôtel-Dieu, j'ai vu un épithéliome hépatique accompagnant une semblable lésion primitivement développée dans l'estomac. Il s'agissait d'un homme de cinquante-trois ans, marinier, qui avait fait des excès d'eau-de-vie et qui par la toux et la maigreur dont il était atteint éveilla en moi le soupçon d'une phthisie tuberculeuse. Ce malade, dont les digestions étaient difficiles, n'eut jamais de vomissements, et à sa mort, qui eut lieu dans le marasme, il offrait un épithéliome cylindrique ulcéré de l'estomac et dans le foie des noyaux de même nature indurés, déprimés à leur centre et peu vasculaires. C'est une lésion de ce genre qui a été figurée et décrite, à tort, par Griesinger et Rindfleisch (1) sous le nom d'adénome hépatique ; mais l'adénome, ainsi que nous allons le voir, est une lésion entièrement différente. L'épithéliome pavimenteux secondaire du foie n'est pas beaucoup plus rare que le précédent, je l'ai observé dans des cas de tumeur épithéliale de la bouche, de l'œsophage, de la partie supérieure du vagin et du col de l'utérus.

ADÉNOMES HÉPATIQUES.

Les adénomes du foie sont des nouvelles formations constituées par l'hyperplasie avec hypertrophie des éléments propres de la glande hépatique. Ces lésions, connues seulement depuis peu, sont sans doute plus communes qu'on ne serait tenté de le croire d'après les faits publiés. Les deux observations qui suivent en sont des exemples incontestables :

Obs. LXIII. **Adénome hépatique avec obstruction de plusieurs branches de la veine porte.** — Lem., âgé de soixante-douze ans, journalier, entre, le 22 avril 1862, à l'hôpital de la Pitié, salle Saint-Athanase (service de M. Marrotte). Ce malade, nourri par le bureau de bienfaisance, continuait, bien qu'un peu souffrant, à se livrer à quelques occupations légères, lorsque quinze jours environ avant son entrée il s'est aperçu du développement de son abdomen et en même temps d'un amaigrissement progressif. Sa physionomie triste exprime la souffrance, sa peau ridée offre une teinte bronzée jaunâtre qui a la plus grande analogie avec la teinte cancéreuse. L'abdomen, volumineux, contient une faible quantité de liquide dans la partie déclive. Le foie ne dépasse pas le rebord costal, son volume est par conséquent normal ou même un peu petit ; il est à peine douloureux. L'innervation et la

(1) Griesinger, *Das Adenoid der Leber, Archiv der Heilkunde,* p. 384, 1864, et *Archives gén. de méd.*, t. II, p. 424, 1864.

respiration sont intactes, comme du reste la miction. Au premier temps du cœur existe un léger bruit de souffle qui se prolonge dans l'aorte. Absence de fièvre, mais grande faiblesse. Le diagnostic n'est pas sans difficultés, car si l'état général du malade éveille le soupçon d'une affection cancéreuse, le volume du foie et l'ascite sont en faveur d'une cirrhose. Quoi qu'il en soit, les troubles s'aggravent. L'ascite prend tout à coup des proportions considérables, l'affaiblissement augmente et le malade succombe le 15 mai.

Pl. 10, fig. 1, AB et F. *Autopsie.* — Œdème des membres inférieurs, épanchement ascitique abondant; péritoine lavé, rate saine, rein droit normal, le rein gauche est le siége d'un noyau induré d'apparence cancéreuse qui malheureusement n'est pas examiné au microscope. Le foie est peu volumineux, adhérent au diaphragme et à la paroi costale dans une partie de son étendue; sa face convexe est ferme, inégale, d'apparence cirrhosée; on y trouve des bosselures nombreuses formées par des tumeurs un peu molles, du volume d'une noisette ou d'une noix, blanchâtres sur quelques points, verdâtres ou jaunâtres ailleurs. Sa face concave est le siége d'une nodosité saillante et blanchâtre qui éveille l'idée d'un cancer. Dans l'épaisseur de l'organe, nodules lenticulaires circonscrits par le tissu conjonctif épaissi; masses verdâtres ou blanchâtres. La branche droite de la veine porte est oblitérée par une concrétion qui a le volume d'un doigt; ce bouchon, d'une longueur de plusieurs centimètres, est constitué par une toile extérieure très-mince, formée de tissu conjonctif et qui contient une substance blanche rosée, sorte de magma composé de cellules en tout analogues aux cellules hépatiques, à part leur contenu granulo-graisseux qui est beaucoup plus abondant, de vaisseaux et de quelques corpuscules conjonctifs. La paroi veineuse est ramollie et détruite à ce niveau. Dans une branche de 2e ordre à gauche existe un bourgeon du volume du petit doigt qui fait également saillie à l'intérieur du vaisseau et l'obture. A son niveau, la paroi veineuse est encore détruite. L'altération, peu différente en tous ces points, est essentiellement constituée par des cellules semblables aux cellules propres du foie; ces éléments toutefois se font remarquer par leur volume exagéré, la multiplicité de leurs noyaux au nombre de deux, trois ou quatre, leur contenu granuleux et leur forme irrégulière; les granulations graisseuses sont abondantes en quelques endroits et surtout dans les veines où les cellules ont subi un degré notable d'altération. Poumons adhérents aux parois costales, pneumonie de peu d'étendue, artères et veines pulmonaires libres. Crétification légère des valvules aortiques, hypertrophie cardiaque. Cerveau non examiné.

OBS. LXIV. **Adénome hépatique; obstruction de la veine porte et de ses branches, épanchement sanguinolent dans la cavité du péritoine.** — Darb., âgé de soixante-deux ans, marchand ambulant, entre à l'Hôtel-Dieu, salle Sainte-Jeanne, nº 16, le 22 juin 1863. Il raconte qu'il reçut, il y a douze ans, un coup de timon de voiture dans la région du foie et que depuis cette époque il a toujours ressenti une douleur vague en ce point; il prétend n'avoir pas abusé des alcooliques. Il y a deux mois, tandis qu'il prenait son café, il éprouva une douleur tellement vive qu'on dut le transporter chez lui; depuis lors, accroissement de l'abdomen et œdème des extrémités inférieures.

Le 23 juin, décubitus horizontal, teinte jaune verdâtre de la peau, formée tout à la fois par une coloration ictérique récente et par la teinte jaune-paille propre à la cachexie. Ballonnement du ventre avec épanchement ascitique; douleur vive dans la région du foie, proéminence de cet organe de un à trois travers de doigt au-dessous du rebord costal; sensation de dureté et de résistance sous les doigts. Absence de dilatation des veines abdominales superficielles; chaleur de la peau et fréquence du pouls, fièvre; cœur normal. Léger épanchement en arrière et à droite dans la poitrine, appétit nul, bouche amère, langue sale. Les urines, rouges depuis deux mois, ne précipitent pas par l'acide nitrique, mais elles se colorent en vert. Coloration jaune des sclérotiques. Limonade tartrique, cataplasmes sur le ventre.

25 juin, oppression considérable, parole faible, langue sèche, soif vive, nausées, appétit nul, diarrhée; le soir refroidissement, collapsus.

Mort le 26 au matin après un vomissement noirâtre abondant.

Pl. 10, fig. 2. *Autopsie.* — Teinte ictérique de la peau, absence de taches et d'ecchymoses; grande maigreur. Cavité abdominale remplie d'un liquide sanguinolent; péritoine et épiploons épaissis, fermes comme il arrive dans l'ascite. Le foie dépasse à gauche de deux à trois travers de doigt le rebord costal, sa surface est parsemée de granulations diversement colorées et dont les plus grosses ont le volume d'un gros grain de raisin; ces granulations sont séparées par des traînées de tissu conjonctif. Libre de toute adhérence par le diaphragme, le foie se trouve accolé au duodénum par son bord antérieur en un point voisin de la vésicule.

Le tissu hépatique de ce point est jaunâtre et ramolli. Ailleurs, il est ferme, élastique et résistant. A la coupe il présente des traînées grisâtres constituées par des éléments conjonctifs et des masses jaunes ou verdâtres, en général molles et formées de cellules hépatiques hypertrophiées, déformées et plus ou moins altérées.

Un grand nombre de ces cellules sont chargées de granules pigmentaires, de granulations moléculaires munies de plusieurs noyaux. L'artère hépatique est libre et intacte. Le tronc de la veine porte est obstrué dans la moitié supérieure par une concrétion mi-partie fibrineuse. Les deux branches principales de ce vaisseau sont également obstruées, mais la branche gauche est de plus distendue et dilatée par son contenu. Partout où l'on vient à faire une section du foie, on trouve les rameaux veineux comblés par une substance jaune foncé verdâtre ou même brunâtre, assez solide, ou bien d'une consistance plus molle et d'apparence caséeuse. Cette substance se détache assez facilement de la paroi vasculaire et ne laisse de trace qu'au niveau des éperons où elle est plus adhérente ; elle est composée d'un tissu fibroïde parcouru de vaisseaux remarquables par la minceur de leurs parois, et de cellules polygonales ou arrondies, remplies de fines granulations moléculaires et pigmentaires.

A côté de ces éléments se rencontrent quelques corps allongés fusiformes. Les parois veineuses, lisses et polies, sont peut-être un peu amincies, mais il est absolument impossible d'y découvrir la moindre déchirure ou perforation. Des concrétions analogues, mais moins volumineuses, existent dans quelques-unes des branches des veines sus-hépatiques dont les parois paraissent intactes.

Les voies biliaires sont libres et nullement altérées, à l'exception toutefois de la vésicule, qui renferme un coagulum volumineux baigné par un liquide sanguinolent noirâtre. L'examen microscopique dévoile au sein de ce caillot la présence de cellules polygonales granuleuses un peu plus petites que les cellules hépatiques. La vésicule renferme une faible quantité d'un liquide visqueux et verdâtre, sa paroi est épaissie et parsemée de petites nodosités jaunâtres formées de cellules granuleuses en tout semblables aux cellules du foie.

Les ganglions lymphatiques du hile du foie sont pigmentés, fermes et volumineux. La rate est grosse, elle mesure 15 centimètres dans son plus grand diamètre. L'estomac renferme un liquide brunâtre analogue à de la suie délayée, il est large et non altéré ; les intestins ont leurs parois un peu épaissies. La surface des reins est granulée et parsemée de petits kystes ; la substance corticale de ces organes est jaunâtre et manifestement atrophiée. Infiltration œdémateuse à la base des poumons, qui sont d'ailleurs sains. D'un volume normal, le cœur contient à droite un coagulum fibrineux de petite dimension. Son tissu, de teinte un peu jaunâtre, est plus mou et plus friable qu'à l'état ordinaire ; les fibres musculaires sont granuleuses. Méninges intactes, liquide céphalo-rachidien abondant, substance cérébrale un peu molle, vaisseaux non altérés.

Faisons remarquer ici la grande analogie de ces observations. Deux malades succombent dans un état de profonde maigreur, ayant chacun un épanchement ascitique, et l'un d'eux seulement de l'ictère ; le foie, qui est chez eux l'organe spécialement affecté, présente, à côté d'un épaississement de la trame conjonctive, des nodosités de diverses couleurs formées de cellules hépatiques hypertrophiées et plus ou moins altérées, des concrétions veineuses composées d'éléments semblables à ceux qui constituent les tumeurs du foie. Même altération existait dans trois autres cas observés par moi (1), et une fois des cellules hépatiques colorées par un pigment verdâtre furent trouvées jusque dans l'un des ganglions sous-sternaux. Dans ce cas, la lésion hépatique, déjà ancienne, était facile à reconnaître. L'observation qui suit présente de plus grandes difficultés; toutefois je pense que c'est encore un exemple d'adénome hépatique, et comme les phénomènes présentés par le malade ont été ceux de l'ictère grave,

(1) *De l'adénome hépatique.* (*Gaz. méd. de Paris*, 1868, et *Mém. de la Soc. de biologie.*)

ce fait prouve une fois de plus que la forme symptomatique ainsi dénommée ne peut être qu'un syndrome et ne constitue nullement une entité pathologique.

OBS. LXV. **Adénome hépatique probable. Symptômes de l'ictère grave.** — Le nommé Gén..., marchand ambulant, entre à l'Hôtel-Dieu le 29 mars 1862, salle Saint-Julien, dans le service de M. Horteloup, pour un ictère qui date seulement de quelques jours. C'est un homme d'une forte constitution, mais amaigri et sur les antécédents duquel on ne peut rien obtenir. La veille de son entrée il avait eu une épistaxis qui se renouvela une seconde fois. Dès le lendemain il présentait les phénomènes d'un léger état adynamique et succombait le 6 avril dans le coma.

Pl. 11, fig. 1, AP. *L'autopsie*, à laquelle j'ai assisté, a été faite par M. Paul Horteloup, qui a bien voulu me donner les renseignements ci-dessus. Teinte ictérique de la peau, maigreur généralisée, cerveau un peu mou et poisseux, méninges intactes, poumons œdématiés et friables à leur base. Cœur mou et chargé de graisse, friable, légèrement dilaté, fibre musculaire granuleuse, sang noir et coagulé dans ses cavités. Rate peu volumineuse, ratatinée ; les reins sont mous, jaunâtres; le foie, diminué de volume, pèse 775 grammes, il mesure 25 centimètres dans son plus grand diamètre ; il est ferme, mais il se fait remarquer à la coupe par la présence de points jaunes à peine saillants disséminés au sein d'une substance grisâtre ou rougeâtre qui n'est que la trame épaissie. Ces nodosités sont constituées par des cellules hépatiques d'un volume généralement très-considérable et remplies de fines granulations albuminoïdes et graisseuses. Sur quelques points, granulations libres. La bile est épaisse, noire et poisseuse.

Un malade, affecté d'ictère avec hémorrhagies multiples, succombe dans le coma ; son foie, au lieu de présenter l'état d'atrophie et de destruction cellulaire dont il a été question plus haut, est le siége de petites nodosités jaunâtres contenues dans une gangue fibreuse et composées de cellules hépatiques pour la plupart altérées par de la graisse et hypertrophiées. Rapproché des deux observations qui précèdent, ce fait, dans lequel il est impossible de voir une cirrhose hépatique, est tout à fait propre à nous montrer l'évolution de l'adénome du foie. Cette lésion commencerait par de petits nodules qui s'accroîtraient peu à peu par la multiplication des cellules hépatiques et arriveraient enfin à constituer des masses d'apparence caséeuse lorsque, après un certain temps, ces cellules trop nombreuses et trop serrées finiraient par s'altérer et subir une sorte de processus nécrosique. En même temps se développeraient à l'intérieur des vaisseaux des éléments de même nature que ceux des tumeurs hépatiques, sans qu'il soit possible d'admettre dans la plupart des cas que l'obstruction vasculaire qui en résulte soit l'effet d'une destruction des parois veineuses. Cette obstruction et la présence des cellules du foie jusque dans les glandes lymphatiques sont des circonstances qui donnent nécessairement à l'adénome hépatique un certain degré de parenté avec les carcinomes et les épithéliomes, aussi pensons-nous qu'il n'est pas sans intérêt d'esquisser un tableau comparatif de ces diverses affections.

Parallèle des carcinomes, des épithéliomes et des adénomes du foie. — Les diverses lésions ainsi dénommées ont été généralement décrites sous le nom générique de *cancer*, à part peut-être l'adénome que certains auteurs ont pu regarder comme le troisième degré de la cirrhose hépatique. A ne considérer que le pronostic, il y aurait encore lieu de leur conserver leur ancienne dénomination, car dans le fait elles sont toutes de la plus grande gravité ; mais si l'on tient compte de la structure, de l'évolution, en un mot des caractères anatomiques et symptomatiques de ces lésions, on est conduit à les séparer pour en former autant de groupes particuliers. D'ailleurs, tandis que les adénomes se développent primitivement dans le foie, les épithéliomes ne s'y rencontrent le plus souvent que comme lésion secondaire. Sous ce rapport, les carcinomes tiennent une sorte de terme moyen entre les adénomes et les épithéliomes. Au point de vue de la généralisation, ils occupent le premier rang ; viennent ensuite les épithéliomes et les adénomes. Ceux-ci paraissent plus aptes à perforer les veines, sinon à se développer d'emblée à leur intérieur, puisque, sur six cas qui nous sont personnels, cinq fois les veines du foie étaient obstruées par des productions adéniques. La maigreur est un symptôme commun à ces diverses lésions; la cachexie est le cachet plus spécial du carcinome, ce syndrome accompagne quelquefois aussi l'épithéliome. L'ascite et l'ictère s'observent, non toutefois d'une façon constante, dans l'adénome et le carcinome ; la marche de ce dernier est ordinairement plus rapide. Le carcinome a son point de départ à la circonférence des lobules, dans la trame conjonctive; il est formé d'alvéoles contenant des cellules volumineuses, ovales et sphériques, le plus souvent disposées sans ordre. L'adénome prend naissance dans l'épaisseur du lobule, il est constitué par des cellules qui vraisemblablement proviennent de la multiplication des cellules propres du foie, et en même temps par une hyperplasie du tissu conjonctif interlobulaire. L'épithéliome primitif, lésion rare, se développe à l'intérieur des canalicules hépatiques ; l'épithéliome secondaire, lésion plus commune, apparaît à la circonférence des lobules, au voisinage des vaisseaux, et se trouve formé par une trame fibreuse comprenant des alvéoles plus ou moins allongés, quelquefois des tubes semblables à des culs-de-sac glandulaires et tapissées par des cellules épithéliales directement implantées sur la trame. Ces caractères établissent une différence notable entre l'épithéliome, le carcinome et l'adénome, lésions d'ailleurs très-distinctes par leur structure, et par conséquent chacune d'elles méritait bien une description particulière.

LEUCOMATOSES HÉPATIQUES (DÉGÉNÉRESCENCES AMYLOÏDES DU FOIE).

Effet ordinaire d'une souffrance prolongée de l'organisme, d'une suppuration osseuse, d'une maladie constitutionnelle, la leucomatose est une lésion relativement commune dans le foie, mais qui généralement envahit plusieurs viscères à la fois, la rate, les reins, le tube digestif, et contribue à produire la cachexie. Cette lésion fut attribuée tout d'abord au dépôt, dans l'épaisseur des éléments de certains tissus, d'une substance qui, par quelques-uns de ses caractères, parut se rapprocher de l'amidon. Aujourd'hui, des analyses chimiques ont montré l'analogie de composition de cette substance avec l'albumine ; la dénomination de leucomatose me paraît donc préférable à celle de dégénérescence amyloïde.

OBS. LXVI. **Dégénérescence amyloïde du foie et de plusieurs autres viscères. Phthisie pulmonaire.** — D..., âgée de trente ans, couturière, est atteinte depuis au moins un an d'une toux qui ne l'a pas quittée et d'un dépérissement progressif. Admise à l'Hôtel-Dieu, salle Saint-Antoine, n° 7, elle présente les signes d'une profonde cachexie ; sa peau offre une teinte terreuse, le tissu adipeux a disparu, le tissu musculaire est atrophié, les membres supérieurs sont très-amincis, les inférieurs sont œdématiés. L'appétit est faible, les digestions sont difficiles et il existe de la diarrhée. Le foie est augmenté de volume, les urines ne sont pas albumineuses. Matité aux sommets des poumons, souffle et râles en ces mêmes points, léger souffle au second temps et à la base du cœur, pouls faible, fièvre chaque soir et sueurs nocturnes. La mort survient dans ces conditions et par suite de la faiblesse générale, le 10 novembre 1864.

Pl. II, fig. 3 et 3'. *Autopsie.* — Cerveau anémié ; adhérence des poumons aux parois costales ; épaississement de la plèvre gauche. Les deux poumons sont pigmentés, le gauche est farci de tubercules réunis sous forme de masses indurées à leur périphérie et ramollies à leur centre. Le poumon droit offre une masse semblable à son sommet, son lobe supérieur est en outre infiltré de granulations tuberculeuses. Les lobes moyen et inférieur, emphysémateux, offrent quelques noyaux de pneumonie caséeuse. La muqueuse des bronches est rouge, injectée ; les glandes bronchiques sont pigmentées.

Le cœur, d'un volume normal, est chargé de graisse. Son tissu est mou, flasque, décoloré et jaunâtre. Ses orifices sont sains, à l'exception de l'orifice aortique dont l'une des valvules est le siége d'une saillie grisâtre, comme verruqueuse, qui le rend insuffisant. Le foie est plus volumineux d'environ un quart, et cette augmentation de volume comprend ses deux lobes. Il présente sur un fond jaunâtre un semis de petits points grisâtres et transparents ; il offre en outre des stries rougeâtres ayant pour siége plus spécial la circonférence des lobules. Le parenchyme hépatique est un peu mou, friable, granulé ; il a une consistance onctueuse, ne graisse pas le papier et s'enfonce dans l'eau ; il est rougi par la dissolution aqueuse d'iode. La figure 3 représente une coupe microscopique de cet organe traitée par cette solution, et vue à un grossissement de 60 diamètres ; la teinte rouge très-générale qu'elle présente bleuit légèrement par l'addition de l'acide sulfurique. Les parois artérielles et capillaires sont épaissies par l'infiltration d'une substance grisâtre, transparente, sous forme de masses arrondies assez analogues à des noyaux de cellules. Cette même substance se retrouve dans les cellules hépatiques.

La rate est augmentée de volume, de consistance ferme, onctueuse, de teinte lie de vin ou brunâtre. L'acide sulfurique lui donne une coloration bleuâtre. Les ganglions prévertébraux sont volumineux, brillants et grisâtres à la coupe. Les reins ont un volume normal, ils sont décolorés surtout au niveau des pyramides de Malpighi. Leur tissu flasque et mou présente des stries rougeâtres lorsqu'il est imbibé d'une solution iodique. La muqueuse vésicale est épaissie. L'utérus et les ovaires sont normaux. La membrane interne de l'estomac est pigmentée dans la moitié de son étendue et légèrement épaissie. L'intestin paraît intact.

Une femme morte phthisique présente une dégénérescence amyloïde de la plupart des viscères abdominaux; la rate, le foie surtout, l'intestin sont affectés, et l'altération de chacun de ces organes venant s'ajouter à la lésion pulmonaire a nécessairement précipité l'heure fatale. C'est là un fait commun digne d'être connu; il nous apprend que les phthisiques ne succombent pas toujours uniquement à une lésion pulmonaire. L'observation qui suit est du reste un exemple du même genre :

OBS. LXVII. **Dégénérescence amyloïde du foie, de la rate et du canal digestif. Phthisie pulmonaire.** — L..., âgée de trente-trois ans, femme de ménage, depuis longtemps affectée de la poitrine, entre à l'Hôtel-Dieu, où elle succombe quelques jours plus tard aux progrès de sa phthisie pulmonaire, d'une diarrhée concomitante déjà ancienne, et d'une altération simultanée du foie et de la rate.

Autopsie. — Les poumons présentent, à leurs sommets, plusieurs excavations consécutives au ramollissement de noyaux de pneumonie caséeuse, et c'est à peine si l'on y rencontre quelques granulations tuberculeuses. Le tissu du cœur est d'un gris jaunâtre ; les orifices cardiaques sont sains. Le cerveau est normal. Le foie atteint la circonférence du grand bassin ; il est conséquemment très-volumineux, augmenté surtout selon son diamètre vertical. La face convexe, d'une teinte grise cireuse à sa partie moyenne, est jaunâtre café au lait et semée de points rouges dans le reste de son étendue ; elle est lisse, brillante à la vue, douce et onctueuse au toucher ; la face concave offre les mêmes caractères, et ces caractères sont encore ceux que présentent la surface de section fig. 2′ *s*. La consistance de la glande entière est ferme, mais elle finit par s'écraser si l'on presse fortement sur son tissu. Une coupe fine de ce dernier, vue à un grossissement de 250 diam., fait voir que l'altération occupe ici un double siége, les vaisseaux et les cellules hépatiques (fig. 2″). Effectivement, ces cellules, au niveau des parties grises centrales, sont volumineuses, transformées en une sorte de masse homogène grisâtre, transparente, qui ne permet pas d'en distinguer les différentes parties, et les petites artères comprises dans les mêmes points ont subi une transformation très-analogue consistant en ce que leurs parois sont épaissies par le dépôt, dans les couches profondes de la tunique interne et dans l'épaisseur de la membrane moyenne, de petits amas plus ou moins arrondis d'une substance grise et transparente, semblable à celle qui a envahi les cellules. Cette substance d'ailleurs, ainsi que nous l'avons déjà vu dans le fait précédent, jouit de la propriété de rougir par la solution aqueuse d'iode, et de bleuir quelque peu si l'on ajoute une faible quantité d'acide sulfurique. La conséquence de son accumulation dans la glande hépatique est l'anémie de cette glande, consécutivement au rétrécissement d'un certain nombre de ses vaisseaux, et un trouble profond de la sécrétion des cellules hépatiques affectées. Pl. 11, fig. 2, AB, 2′ et 2″

La rate mesure 22 centimètres dans son grand diamètre, elle est lisse, onctueuse, ferme, et de teinte grisâtre un peu brunâtre. Sa surface, à la coupe, est brillante, semée de grains grisâtres transparents. Les reins sont un peu augmentés de volume, d'un gris jaunâtre. Leur surface brillante est le siége de légères dépressions transversales résultant sans doute d'un certain degré d'atrophie consécutif à la diminution de calibre de quelques vaisseaux. La vessie n'est pas altérée. La membrane muqueuse de l'estomac et des intestins est pâle, décolorée ou grisâtre, épaissie ; les plaques de Peyer sont saillantes. Une partie des glandes lymphatiques du mésentère et de celles qui sont situées en avant de la colonne vertébrale sont grisâtres ou jaunâtres, plus volumineuses qu'à l'état normal. Le système musculaire est peu coloré ; le système osseux n'est pas examiné, mais il ne présentait aucune trace de suppuration.

Il s'agit, dans ce dernier fait, d'une femme de trente-trois ans qui succombe avec des excavations aux sommets des deux poumons et dont le foie considérablement augmenté de volume présente les caractères d'une dégénérescence amyloïde avancée. Cette glande est lisse, brillante, onctueuse au toucher ; son bord est épais ; sa forme est conservée ; son tissu est grisâtre, demi-transparent, semé de taches jaunes ou rougeâtres, il est ferme, résiste à la pression, et cependant il se laisse écraser sous le doigt ; mouillé avec la solution aqueuse d'iode, il prend une teinte rouge intense, qui par l'addition d'une faible quantité d'acide sulfurique devient plus intense encore ou tourne au violet. Ce changement si remarquable est l'effet de la présence dans la paroi des petits vaisseaux et au sein des cellules hépatiques d'une matière amorphe homogène, transparente quelquefois, comme segmentée et disposée sous forme de petits amas plus ou moins réguliers. Telle est la phase pour ainsi dire ultime de la dégénérescence amyloïde du foie. Dans une période moins avancée, cette altération se limite le plus généralement aux parois vasculaires, et principalement aux ramuscules artériels dont les parois, plus épaisses, roides, homogènes, brillantes, représentent un cylindre incolore d'un calibre extrêmement fin. Dans ces conditions il existe fréquemment une stéatose concomitante, ou tout au moins une altération granuleuse des cellules, résultat de l'anémie produite par le rétrécissement du calibre des vaisseaux affectés ; le parenchyme hépatique est pâle ou jaunâtre, parsemé de points ou de traînées grisâtres occupant la circonférence des acini dont le centre est rougeâtre.

Les maladies générales avec cachexie, la syphilis, l'impaludisme, la carcinose, le rachitisme, la tuberculose quand survient la troisième période, la scrofulose, si surtout elle est accompagnée de carie et de nécrose, la suppuration prolongée du tissu osseux, telles sont les conditions étiologiques les plus habituelles de la dégénérescence amyloïde. A ces conditions correspondent des différences légères dans l'état et la physionomie de la glande affectée. Ainsi le foie cireux de la syphilis est ordinairement labouré de cicatrices et lobulé, ou parsemé de tumeurs gommeuses et toujours un peu gras ; celui de la tuberculose reste lisse, conserve sa forme normale et se combine aussi avec la dégénérescence graisseuse, tandis que l'altération qui coexiste avec une lésion osseuse est en général purement amyloïde. Toutefois, ces différences sont souvent insuffisantes pour le diagnostic anatomique.

STÉATOSES HÉPATIQUES (DÉGÉNÉRESCENCES GRAISSEUSES DU FOIE).

Le foie est l'un des organes le plus sujets à la dégénérescence graisseuse, car non-seulement il subit cette altération dans un grand nombre de cas pathologiques, mais il en est encore affecté dans certains états physiologiques, notamment quand ces états, comme la grossesse, la lactation, sont accompagnés d'un certain degré d'anémie et d'hydrémie. Lésions fréquentes et des plus communes, les stéatoses présentent des variétés nombreuses, mais qui se rapportent à un certain nombre de types dont voici les principaux.

Stéatose de la grossesse et de l'état puerpéral. — De même qu'un grand nombre d'organes, le cœur, la glande thyroïde, etc., le foie est ordinairement modifié pendant la grossesse, et cette modification consiste surtout dans un léger degré d'infiltration graisseuse.

Obs. LXVIII. **Stéatose hépatique liée à la grossesse.** — L..., âgée de dix-huit ans, primipare, vint accoucher à l'Hôtel-Dieu le 15 novembre 1863. Le 20 novembre, elle succombait à une péritonite suppurée.

Pl. 12, fig. 1 AB. *Autopsie.* — L'utérus est volumineux, et non encore revenu sur lui-même ; l'excavation pelvienne contient plus d'un verre de pus ; les anses intestinales avoisinantes sont injectées. La rate est grosse ; les reins sont fermes, jaunâtres. Le foie est un peu plus volumineux et plus épais que dans l'état normal, il a conservé sa consistance ordinaire. La face convexe est semée de plaques jaunes d'une étendue de un à plusieurs centimètres et injectée. Sa surface de section offre une teinte sombre. Une coupe fine placée sous le champ du microscope laisse voir dans l'épaisseur des cellules hépatiques de fines gouttelettes d'huile et des granulations graisseuses plus abondantes qu'à l'état normal (fig. 1 A). Le cœur, les poumons et le cerveau ne sont pas sensiblement altérés.

A côté du dessin qui représente, dans ce fait, l'état d'un lobule hépatique, se trouvent en B quelques cellules isolées qui proviennent du foie d'une femme morte de fièvre puerpérale. Ces cellules contiennent d'abondantes granulations graisseuses.

Une jeune fille chez laquelle nous ne pouvons soupçonner aucune des causes pathologiques de la stéatose hépatique vient mourir à l'Hôtel-Dieu, cinq jours après son accouchement; son foie est augmenté de volume, et affecté de cette altération à un léger degré. La fièvre qui a précédé la mort pourrait être accusée d'avoir produit la stéatose, mais cette fièvre a duré quelques jours seulement. Semblable état du foie se rencontre du reste chez des personnes qui succombent accidentellement pendant l'accouchement ou peu de temps après, et comme nous le verrons plus loin, la dégénérescence graisseuse qui survient dans les fièvres diffère de celle qui nous occupe. Conséquemment, la grossesse seule me semble devoir être mise en cause. La stéatose est ici un effet physiologique plutôt que pathologique ; elle a son importance toutefois, car c'est sans doute à ce léger degré d'altération graisseuse de la glande hépatique qu'il faut attribuer la plus grande fréquence de l'atrophie aiguë ou ictère grave, chez les femmes grosses, pendant l'état puerpéral. C'est là un point de vue que j'ai déjà essayé de mettre en évidence.

Stéatose de l'alcoolisme. — Le régime exerce une influence considérable sur l'état du foie. Une alimentation riche en matières grasses ne tarde pas à produire un certain degré d'infiltration graisseuse de cet organe. Les substances amylacées ou sucrées, riches en hydrocarbures, quand elles sont prises en trop grande abondance, peuvent également amener la surchage adipeuse des cellules hépatiques. Mais de toutes les matières qui font partie de l'alimentation de chaque jour, les alcools sont les substances qui contribuent le plus puissamment à la genèse de la stéatose du foie ; aussi cette altération est-elle un des phénomènes les plus constants de l'alcoolisme chronique, et par conséquent l'un des plus importants à connaître.

OBS. LXIX. **Stéatose alcoolique du foie ; hémorrhagies répétées.** — V..., âgée de cinquante ans, anciennement atteinte de fièvre intermittente, exerçait la profession de blanchisseuse et s'adonnait volontiers, depuis plusieurs années, à l'usage du café et du petit verre, ce qui, joint à une alimentation assez bonne, avait déterminé chez elle un embonpoint exagéré. Transportée à l'Hôtel-Dieu, salle Saint-Charles, n° 3, le 14 octobre 1863, pour une contusion peu sérieuse, elle offrait une décoloration générale des téguments et une apparence cachectique qui, rapprochées de troubles digestifs, diminution de l'appétit, vomituritions, dont elle se plaignait depuis longtemps, conduisirent plusieurs chefs de service à soupçonner une affection organique de l'estomac. Pendant son séjour dans cette salle, elle ne présenta d'ailleurs pas d'autres phénomènes, si ce n'est plusieurs épistaxis, une légère hématémèse et quelques taches de purpura sur les jambes. Elle succomba le 18 novembre dans un état de profonde faiblesse.

Autopsie. — Cerveau anémié ; poumons légèrement œdématiés à leurs bases ; cœur Pl. 12, fig. 5 AB.

chargé de graisse. Le foie est volumineux, épais, aplati, brillant, d'un jaune sombre, d'une densité moindre que celle de l'eau, d'une consistance un peu molle. Sur une coupe microscopique, les cellules hépatiques apparaissent remplies de grosses gouttes graisseuses presque toutes égales, elles ont d'ailleurs perdu leur forme et sont pour la plupart un peu sphériques. On aperçoit quelques granulations libres, mais on ne peut affirmer qu'elles ne soient pas le résultat de la préparation. Gonflées par le dépôt graisseux, les cellules hépatiques compriment les vaisseaux et les canaux hépatiques, diminuent leur calibre et tendent à anémier le foie et à mettre obstacle à l'écoulement de la bile; aussi voit-on, à la circonférence des lobules, des points colorés en jaune par la masse biliaire. La rate est volumineuse, un peu molle et friable ; les reins ont une teinte jaunâtre ; la membrane muqueuse de l'estomac est pigmentée, un peu épaissie ; les épithéliums des glandules sont atteints de dégénérescence granulo-graisseuse. La muqueuse des intestins est pâle, décolorée ou grisâtre. Le tissu musculaire du cœur est friable, un peu jaunâtre ; les fibres musculaires de cet organe sont pour la plupart granuleuses. Les cavités cardiaques sont un peu dilatées. Les orifices sont suffisants, à part toutefois l'orifice aortique qui est le siége d'une très-légère insuffisance due à la présence de quelques végétations verruqueuses implantées à la surface de ses valvules. Quelques taches jaunes, indices d'un certain degré de dégénérescence graisseuse, apparaissent sur la valvule mitrale. Le cerveau ne présente rien de bien spécial, si ce n'est une altération granulo-graisseuse de ses petits vaisseaux. L'arachnoïde est opaline à la face convexe des hémisphères. Il y a suppuration dans le foyer de la fracture.

Dans ce cas, une femme adonnée aux alcooliques présente des troubles digestifs et une décoloration des téguments qui font songer à une affection organique ; elle a de plus des épistaxis répétées, une grande faiblesse, et succombe dans cet état. Le foie chez elle se fait remarquer par une grande épaisseur, une teinte jaune foncé, une densité faible et l'accumulation de gouttelettes graisseuses à l'intérieur des cellules dont quelques-unes sont peut-être bien détruites. L'estomac est simplement le siége d'une légère gastrite, et aucun autre organe ne se trouvant affecté, la stéatose très-avancée du foie a pu jouer un certain rôle dans la production des hémorrhagies des derniers moments, et contribuer à la mort de la malade. Dans le fait qui suit, l'altération graisseuse du foie reconnaît toujours la même cause, elle est toutefois un peu prononcée moins.

Obs. LXX. **Stéatose alcoolique du foie. Surcharge adipeuse du cœur et des épiploons. Endocardite verruqueuse. Delirium tremens et mort par suite d'une fracture compliquée de la jambe gauche.** — O..., âgé de quarante-cinq ans, caissier, est apporté à l'Hôtel-Dieu, salle Sainte-Marthe, n° 17, le 23 octobre 1863 (service du professeur Laugier), pour une fracture comminutive et compliquée de la jambe gauche. Les soins qu'il y recevait faisaient présager une issue favorable de ce grave accident, lorsque, sous l'influence de l'inflammation qui se déclara dans le voisinage de la fracture, survint un délire violent accompagné d'hallucinations et de tous les symptômes propres au délire des buveurs. Le malade succomba deux jours plus tard, le 9 novembre. Des renseignements certains qui furent donnés à son sujet nous apprirent qu'il faisait depuis longtemps des excès considérables d'absinthe.

fig. 4 et 4'. *Autopsie.* — Le tissu cellulo-adipeux est abondant et forme une couche épaisse au niveau de la paroi abdominale antérieure ; les épiploons et les mésentères sont chargés de graisse, et les reins en sont couverts. Pourtant, la couche adipeuse de la poitrine et des membres est assez peu épaisse. Le foie est volumineux, aplati, brillant, légèrement granulé; il dépasse peu le rebord costal, il a une consistance assez ferme, ses bords sont lisses et obtus ; il a une forme qui se rapproche un peu de la forme cubique ; il mesure 33 centimètres dans son diamètre transversal, 27 centimètres dans son diamètre vertical et au niveau du grand lobe, 24 centimètres au niveau du petit lobe, il a 19 centimètres d'épaisseur, et cube un peu plus de 3 litres. Sa densité n'est pas beaucoup plus considérable que celle de l'eau, car c'est à peine s'il s'enfonce dans ce liquide. Sa teinte est d'un jaune vert, plus foncée sur quelques points; sa face extérieure est lisse, légèrement sillonnée, et sa surface de section quelque peu granuleuse (z et y), tant par suite de l'augmentation du volume des acini que d'un léger épaississement de la substance conjonctive interacineuse. A l'examen microscopique (fig. 4'), la trame fibreuse apparaît épaissie à la circonférence du lobule, les cellules hépatiques sont pour la plupart volumineuses, renflées et distendues par des granulations ou des gouttelettes graisseuses qui masquent en totalité ou en partie le noyau demeuré intact. — La vésicule renferme une bile claire et verdâtre. La rate est peu consistante, les reins sont jaunâtres, mais peu altérés; la muqueuse stomacale est ardoisée, le pancréas est volumineux et chargé de graisse. Les poumons sont simplement congestionnés à leur base. Des pelotons adipeux abondants se rencontrent à la surface du cœur et sur quelques points du péricarde. On constate de plus un léger degré d'épaississement de la trame conjonctive à la périphérie des lobules.

Un homme adonné à l'absinthe et que sa profession n'obligeait à aucun exercice violent vient à l'Hôtel-Dieu pour s'y faire traiter d'une fracture de jambe; quelques jours plus tard survient un délire qui l'emporte en moins de quarante-huit heures. Outre la surcharge adipeuse des épiploons et de la base du cœur, si commune chez les buveurs, ce malade a un foie qui peut être considéré comme un type de l'altération graisseuse résultant de l'intempérance. Cet organe est augmenté de volume, beaucoup plus épais qu'à l'état normal, aplati et d'une forme qui se rapproche de celle du cube; il est d'une faible densité, d'une teinte jaune mat, un peu lobulé à sa surface; ses bords sont lisses et obtus; sa surface de section, également lobulée, est exsangue, de teinte feuille morte. Les cellules hépatiques présentent une infiltration de grosses gouttelettes graisseuses, la trame conjonctive est un peu épaissie. Cette altération, comme celle de l'observation qui précède, représente une phase déjà avancée de la stéatose alcoolique. Dans le principe, le foie adipeux, à peine augmenté de volume et seulement un peu plus épais, offre une teinte moins foncée; quelquefois même il n'est altéré que dans des points limités formant à sa surface, plutôt que dans sa profondeur, des îlots blanc jaunâtre de quelques centimètres d'étendue. En même temps, les vaisseaux de la surface sont ordinairement injectés, contrairement à ce qui existe dans l'épaisseur de la glande; les cellules hépatiques contiennent des granulations et des gouttelettes graisseuses qui ne voilent pas encore leur noyau et qui paraissent plus abondantes à la périphérie qu'au centre du lobule.

Stéatoses dans les maladies toxiques. — L'éther, le chloroforme et la plupart des carbures d'hydrogène sont des poisons stéatogènes dont le mode d'action se rapproche sans aucun doute de celui de l'alcool. Mais à côté de ce groupe de poisons il s'en trouve un autre qui apporte dans le foie des modifications un peu différentes; il compte parmi ses principaux agents l'antimoine, l'arsenic et le phosphore. Ce dernier corps surtout est remarquable par sa rapidité d'action et ses funestes effets, tellement qu'il peut en quelques jours ou même en quelques heures transformer la plupart des tissus.

Obs. LXXI. **Stéatose phosphorique du foie et de plusieurs autres organes; symptômes ataxo-adynamiques et ictère.** — D..., âgé de vingt-trois ans, homme de peine, est entré à l'Hôtel-Dieu, le 24 février 1863, salle Saint-Benjamin, n° 5, service de M. le docteur Vigla. Cet homme, condamné pour vol à quelques mois de prison, et rentré dans son domicile, se décide à s'empoisonner. Le 22 février, il introduit dans une bouteille pleine d'eau un paquet d'allumettes de dix centimes. Il affirme n'avoir bu qu'un verre de ce breuvage, à dix heures du soir, quatre heures après le repas. Peu après l'ingestion du poison, il est pris d'une sensation peu intense de brûlure à la gorge et à l'épigastre et de soif assez vive. Dans la nuit du 22 au 23, il ressent un peu de malaise et il a des renvois d'odeur alliacée. Deux vomissements dans le courant de la nuit. Le 23, peu de vomissements; quelques selles diarrhéiques. Soif vive; sentiment de malaise et de lassitude extrême. Dans la nuit du 23 au 24, quelques vomissements; nuit assez calme; le malaise continue. Le 24, le malade se rend à pied à l'Hôtel-Dieu; il se plaint surtout d'une faiblesse dont il n'avoue pas l'origine. Journée assez calme; le malade reste immobile dans son lit. Quelques selles; peu de vomissements. Le soir, on constate l'état suivant : Teinte subictérique de la face, manquant sur le corps. Les traits sont peu altérés; pas de fièvre; rien à la langue ni au pharynx; soif vive; ventre un peu ballonné; foie volumineux; pas de taches ecchymotiques sur la peau; céphalalgie; abattement et lassitude. L'intelligence est normale; le malade raconte son histoire avec netteté, bien qu'il ne réponde qu'avec une certaine lenteur. Pas de toux; respiration normale; rien à l'auscultation de la poitrine ni du cœur. Pas d'érections; pas de rétention d'urine. Émétique, 0,10; eau albumineuse, 2 pots. Le 25, la nuit a été calme. Deux vomissements la veille au soir par l'émétique. Le matin, peu de fièvre; la teinte ictérique, plus marquée à la face, a paru sur le tronc; peu de vomissements la nuit; une seule selle liquide; soif; pas d'appétit. Les urines, traitées par l'iode et par l'acide nitrique, prennent une belle teinte verte, caractérisée par la présence de la bile. Potion avec magnésie et bismuth, de chacun 2 grammes; émulsions d'amandes, 1 pot; gomme. Le soir, abattement, peu de fièvre; le malade se plaint de souffrir à l'épigastre. Le jeudi 26, dans la nuit, insomnie; vomissements répétés; pas de délire; vers six heures, le malade est pris de subdelirium loquace; les vomissements deviennent fréquents; ils ont une odeur aigrelette; ils sont incolores, muqueux, à peine striés de sang; quelques selles en diarrhée, non sanguinolentes. Neuf heures, face altérée; pas d'ecchymoses à la face ni sur le tronc. Teinte ictérique générale; 130 pulsations; peau peu chaude; décubitus dorsal; résolution complète; insensibilité absolue des membres inférieurs et du tronc, jusqu'à la base de la poitrine; la pupille est dilatée; le malade ne voit pas les objets qu'on approche de son œil. Subdelirium dont on tire le malade en l'excitant fortement. Pas d'urine dans la vessie; pas d'érections; respiration un peu accélérée; rien au cœur. Vésicatoire aux mollets. Cinq heures du soir; le délire a continué jusque vers quatre heures, où il s'est un peu calmé; deux vomissements semblables à de la suie délayée; 108 pulsations; peau froide; respiration fréquente, râle muqueux dans la poitrine, des deux côtés. Mort à sept heures du soir.

Pl. 12, fig. 3 et 3' AB. *Autopsie*, cinquante-six heures après la mort. La bouche et les lèvres sont colorées par une substance noire semblable à celle qui se trouve dans l'estomac. La muqueuse buccale, la langue, le pharynx et la partie supérieure de l'œsophage sont sains; un peu de rougeur au voisinage du cardia. L'estomac renferme une quantité de matière noire, liquide, pareille à de la suie délayée. La muqueuse gastrique, ramollie, est d'un rouge peu intense. Pas d'érosions ni d'ulcérations; pas d'ecchymoses des parois gastriques; un peu de rougeur dans le duodénum; rien dans le reste du tube digestif. Le mésentère présente des taches ecchymotiques, ainsi que le péritoine pariétal. Ces mêmes taches sont très-nombreuses dans le tissu cellulaire sous-cutané de la poitrine. On les retrouve encore dans les muscles.

Le foie, un peu volumineux, se fait remarquer par une teinte jaune uniforme. Les cellules hépatiques sont en partie détruites, celles qui sont conservées sont la plupart peu reconnaissables ou infiltrées de granulations graisseuses. Un certain nombre de granulations sont libres. La rate est un peu molle, sans altération appréciable au microscope. Taches hémorrhagiques à la surface des reins; légère augmentation du volume de ces organes, injection et pointillé rouge du parenchyme. Les tubes urinifères sont ou tapissés de cellules épithéliales, infiltrées de granulations graisseuses, déformées ou détruites, ou remplis de granulations graisseuses. La membrane anhyste qui en forme la paroi est intacte. Les glomérules de Malpighi ne sont pas sensiblement altérés. La vessie, saine, renferme peu d'urine, le testicule, est intact les canalicules spermatiques ne sont pas altérés. Quelques ecchymoses occupent le trajet du cordon. Trachée et bronches normales, simplement un peu violacées. Poumons semés de larges taches ecchymotiques et infiltrés de sang dans leur partie déclive. Ecchymoses multiples des feuillets viscéraux et pariétaux des plèvres et du péricarde. Cœur jaune foncé, un peu friable, couvert çà et là de petits épanchements hématiques. Les fibres musculaires de cet organe ont perdu leur striation, les stries sont remplacées par des granulations moléculaires grisâtres ou graisseuses. Faible quantité de sang noir, diffluent dans les cavités de cet organe, sans altération appréciable au microscope. Les muscles volontaires présentent des altérations d'une intensité variable à l'œil nu comme au microscope. Les muscles des parois abdominales et des membres, dont plusieurs offrent des taches ecchymotiques, ont conservé en plusieurs points une teinte assez normale; les fibres sont, les unes à peu près normales, les autres atteintes de degénérescence graisseuse commençante; elles présentent une striation longitudinale plus marquée, des contours plus sinueux; elles sont déchirées sur quelques points. Les muscles de l'œil sont plus fortement altérés. La conjonctive oculaire est parsemée d'ecchymoses; les méninges sont intactes; le cerveau, d'une coloration d'un blanc de nacre, est d'une moindre consistance, ses éléments ne paraissent pas altérés. Le système du grand sympathique est dans son état normal, à part peut-être quelques cellules du plexus cœliaque un peu granuleuses. Les nerfs qui se rendent aux muscles lisses ont leurs tubes intacts. (D'Heilly, *Gaz. des hôp.*, 1863.)

Un jeune homme avale une dissolution d'allumettes chimiques. Moins de quatre jours plus tard il succombe à des désordres considérables d'un grand nombre d'organes, principalement du foie, des reins, des muscles volontaires. Ces désordres consistent en une transformation graisseuse des éléments propres de chacun de ces organes, sans inflammation préalable. Tel est l'un des faits les plus riches de conséquences pratiques et les plus curieux que nous ont fait connaître les recherches récentes.

Stéatoses des maladies zymotiques et septicémiques. — Les maladies fébriles, pyohémiques et septicémiques, surtout quand elles revêtent une forme grave adynamique ou ataxo-adynamique, sont généralement accompagnées d'une altération graisseuse spéciale des principaux viscères et notamment du foie, des reins et du cœur. Cette altération, qui est sans aucun doute l'effet des troubles apportés par ces maladies dans la nutrition des tissus, se présente d'ordinaire avec des caractères assez semblables. Voici un spécimen de ces désordres, qui sont des plus communs.

Obs. LXXII. **Stéatose hépatique et néphrite albumineuse, liées à une scarlatine hémorrhagique.** — O..., domestique, âgée de vingt-huit ans, admise à l'Hôtel-Dieu, salle Saint-Joseph (service de M. Gueneau de Mussy), le 2 mai 1864, succombe le lendemain. C'est une grande et belle fille, d'un embonpoint très-modéré et qui n'a jamais eu d'enfant. Malade depuis quatre jours, elle a tout d'abord éprouvé un frisson et un violent mal de gorge, bientôt suivi d'une éruption générale érythémateuse un peu violacée et semée de taches de purpura. En même temps que cette éruption survint un état ataxo-adynamique qui emporta la malade. Les urines, traitées par les réactifs ordinaires, donnèrent lieu, pendant la vie, à un précipité abondant.

Autopsie. — Teinte violacée un peu jaunâtre de la peau avec taches pétéchiales disséminées dans la région des aines et à la surface des membres. Congestion de la plupart des viscères, et notamment du cerveau et des poumons. Le cœur, flasque et mou, renferme un sang noir fluide et comme battu. Les globules blancs sont nombreux dans ce liquide, les globules rouges ne paraissent pas altérés. Pl 13, fig. 2.

Le foie est volumineux, congestionné, un peu jaunâtre, de consistance molle et d'apparence graisseuse. Une coupe microscopique de cet organe (25 diamètres) nous montre les lobules envahis à leur circonférence par la dégénérescence graisseuse et à peu près intacts à leur centre. Les cellules hépatiques qui sont le siége de cette altération ne sont pas détruites, mais seulement infiltrées de fines granulations graisseuses.

La rate est volumineuse et de consistance un peu molle ; elle présente une hypertrophie appréciable des glomérules de Malpighi. Les reins, d'un volume normal, ont une teinte un peu jaunâtre ; les épithéliums des tubuli sont troubles, légèrement granuleux ; ils renferment quelques granulations graisseuses. Légère psorentérie de l'intestin et faible tuméfaction des glandes mésentériques.

Une jeune femme morte de scarlatine présente à l'autopsie une altération graisseuse des cellules hépatiques limitée à la périphérie des lobules. Aucune autre cause que la fièvre qui tue cette malade ne peut rendre compte de cet état anatomique, et par conséquent il faut bien admettre qu'il est sous la dépendance du trouble profond apporté dans l'économie par cette grave maladie. La scarlatine, d'ailleurs, n'est pas la seule maladie qui engendre la stéatose du foie avec ou sans altération des autres organes. Toutes les fièvres infectieuses, la variole, l'érysipèle grave, les fièvres typhoïde, puerpérale, les fièvres pyohémique ou septicémique et bien d'autres encore, sont dans le même cas, et ce qu'il y a de remarquable, c'est que chacune de ces maladies donne lieu à des désordres anatomiques presque identiques, ce qui semblerait prouver que ces désordres ne relèvent pas immédiatement des agents morbides qui développent ces maladies, mais dépendent plutôt de conditions spéciales créées par ces agents. Effectivement, l'examen microscopique que j'ai fait du foie dans un assez grand nombre de fièvres typhoïdes, de varioles, d'érysipèles, d'infections purulentes, m'a toujours permis de constater l'existence d'un certain degré d'altération graisseuse plus ou moins étendue à la périphérie des lobules. Dans quelques cas seulement, comme dans le fait qui suit, le lobule était tout entier envahi.

OBS. LXXIII. **Stéatose hépatique liée à une scarlatine grave.** — L. A..., domestique, âgée de vingt-cinq ans, est apportée à l'Hôtel-Dieu, le 31 août 1864, au soir, et couchée au n° 27 de la salle Saint-Antoine. Le lendemain, elle succombait à six heures du matin, sans que nous l'eussions visitée. La religieuse de service nous apprenait quelques heures plus tard qu'elle était une fille des plus fortes et malade depuis seulement trois ou quatre jours.

Autopsie. — La peau présente sur un fond jaunâtre, aux jambes, un pointillé rouge, et sur les autres parties du corps, de nombreuses taches violacées qui tendraient à faire supposer qu'il s'agit peut-être bien d'une variole. En tout cas, le cerveau et les poumons sont congestionnés ; le cœur offre quelques pelotons graisseux à sa base et renferme un sang noir non coagulé, son tissu est mou, friable, tacheté de jaune. Les fibres musculaires, vues au microscope, sont granuleuses. On y aperçoit deux ordres de granulations, les unes très-fines et grisâtres, les autres plus volumineuses et fortement réfringentes. Les valvules mitrales, d'un rouge vif, paraissent enflammées. L'aorte est saine. Le foie, un peu volumineux, mou, flasque et friable, a sa face convexe parsemée de taches d'un jaune soufre et d'une étendue de quelques centimètres. Au niveau de ces taches surtout, les lobules hépatiques apparaissent circonscrits par une injection manifeste, et le microscope révèle une altération graisseuse qui occupe toute l'étendue du lobule. Sur d'autres points, il est vrai, cette altération n'arrive pas tout à fait au centre du lobule, mais elle est partout constituée par la présence de fines granulations graisseuses au sein des cellules, qui sont légèrement augmentées de volume, mais non détruites. La rate est gonflée, de forme globulaire, très-injectée et friable. Le pancréas est injecté. Les reins sont volumineux. La décortication de la capsule donne lieu, sur quelques points, à une légère déchirure de leur substance périphérique. Les épithéliums des tubuli renferment de nombreuses granulations moléculaires et graisseuses; les calices sont le siége de taches sanguines. La vessie est saine; l'utérus et les ovaires n'ont rien de spécial. La membrane muqueuse de l'estomac présente dans le voisinage du cardia plusieurs plaques d'injection et un léger état mamelonné de la région pylorique, circonstance qui, jointe à la surcharge adipeuse du cœur, tendrait à faire supposer que la malade avait pu déjà abuser des alcooliques.

Je me demande si dans ce dernier fait l'altération graisseuse du foie dépendait uniquement de la maladie éruptive, ou si elle n'était pas antérieure et produite par des excès de boisson. Je serais tenté de me rattacher à cette dernière opinion, tout en accordant une certaine influence à la maladie fébrile.

En tout cas, la stéatose survenant dans ces conditions reste généralement limitée à la périphérie des lobules et n'atteint que rarement toute leur épaisseur. Le foie, assez peu augmenté de volume, est d'ordinaire mou, flasque, friable, d'un jaune sale ou foncé; il est de plus congestionné, imbibé d'un sang noir et fluide, et par ces caractères, comme par ceux que révèle le microscope, il se distingue du foie adipeux des buveurs.

Stéatoses des maladies dyscrasiques. — La plupart des maladies dyscrasiques, tuberculose, scrofulose, syphilis, carcinoses, etc., sont susceptibles de produire l'état gras du foie, du moins à un moment donné de leur évolution quand survient la période cachectique. En raison sans doute de sa localisation plus spéciale sur l'appareil pulmonaire, la tuberculose prédispose plus particulièrement à cette altération, et le foie, dans cette maladie, peut acquérir des dimensions considérables. Alors cet organe revêt une teinte jaune pâle; il a une consistance parfois un peu molle, mais néanmoins, malgré l'énorme quantité de graisse qu'il renferme, il conserve la minceur de ses bords et sa physionomie, car sa configuration reste normale, et ses diamètres sont agrandis dans des proportions égales. Ces divers caractères établissent entre cet état et celui qu'engendrent les excès alcooliques des différences telles qu'il est possible de les distinguer dans la grande majorité des cas. La tuberculose et la scrofulose, qui sont les deux maladies où cet état est le plus commun, sont celles aussi où le foie acquiert le volume le plus considérable, au point que ce volume est parfois doublé.

Parallèle des stéatoses hépatiques. — La stéatose du foie se limite en général aux cellules propres de cet organe; d'abord celles-ci s'infiltrent de granulations petites et isolées qui se réunissent et forment des gouttelettes de plus en plus grosses. L'accumulation de ces gouttes distend les cellules, refoule leur noyau à la périphérie et le voile plus ou moins complétement. Cette altération débute dans le voisinage des vaisseaux portes et s'étend ensuite progressivement vers la veine centrale, disposition qui a dû contribuer sans aucun doute à donner naissance à la théorie d'après laquelle l'infiltration graisseuse des cellules hépatiques serait le résultat de l'absorption par ces cellules des substances grasses du sang. Tant que l'altération se borne aux parties périphériques du lobule, celui-ci présente une coloration brunâtre ou pigmentée, circonscrite par une teinte jaune ou blanchâtre, ce qui donne au foie une certaine couleur de noix muscade; plus tard il revêt partout une teinte jaunâtre. Ce serait vraisemblablement un tort de vouloir établir que toujours l'infiltration graisseuse des lobules suit la même marche, car on voit des foies peu modifiés dont les lobules tout entiers renferment de la graisse (obs. LXVIII). Dans l'alcoolisme, tout le lobule est le plus souvent envahi, tandis que le contraire a lieu dans les maladies fébriles. Dans ces maladies, comme dans l'empoisonnement par le phosphore, l'infiltration des cellules hépatiques est ordinairement produite par des granulations ou par des gouttelettes graisseuses; dans l'alcoolisme, la tuberculose avancée, ces cellules contiennent ordinairement de grosses gouttes adipeuses. Dans cette dernière affection et dans la syphilis, la dégénérescence amyloïde est d'ordinaire concomitante de l'altération graisseuse.

La consistance du foie stéatosé est généralement diminuée; elle est quelquefois augmentée pour peu qu'il existe un certain degré de cirrhose concomitante. Le volume de cet organe s'accroît dans la grande majorité des cas, et sa forme se modifie de différentes manières, suivant la cause qui produit l'altération graisseuse. Dans l'alcoolisme, le foie augmente de volume en même temps que ses bords deviennent plus épais, et s'aplatit vers son centre; de sorte qu'il tend à revêtir la forme d'un cube. Chez les phthisiques, au contraire, le volume de cet organe augmente dans tous les sens, et sa forme primitive est conservée. Dans les autres maladies dyscrasiques, elle est modifiée par une épaisseur relativement plus considérable. Dans les fièvres et les intoxications, la stéatose hépatique ne donne pas lieu à des changements de volume ou de forme bien appréciables. Cependant l'empoisonnement par le phosphore fait prendre au foie une teinte d'un beau jaune et paraît l'accroître d'une façon notable.

Les principaux troubles fonctionnels liés à la stéatose hépatique sont, à l'état chronique, la décoloration blanc mat et l'état onctueux de la peau, la diminution de l'appétit, du météorisme, un certain degré d'anémie; dans les cas aigus et dans les degrés les plus avancés, des hémorrhagies plus ou moins abondantes. L'augmentation du volume du foie est un phénomène fréquent mais non constant de la stéatose hépatique; aussi il m'est arrivé plusieurs fois de constater l'existence de cette lésion en même temps que l'atrophie de l'organe. Dans cinq cas de ce genre, il s'agissait d'individus tombés dans un état de profonde cachexie, privés de forces, ayant la peau décolorée et un peu jaunâtre, de l'anorexie, parfois des vomissements ou de la diarrhée, sans qu'il fût possible de trouver aucune lésion matérielle, si ce n'est une très-légère diminution de volume du foie. Chez l'un d'eux il existait des taches ecchymotiques sur les membres inférieurs. La mort, résultat de la faiblesse progressive, lente, fut chez presque tous précédée de subdelirium. Non-seulement le foie, mais le cœur, le pancréas ou même les reins participaient à l'altération graisseuse. Dans un cas, ces organes présentaient, du moins sur une partie de leur étendue, un léger pointillé pigmentaire. Le diagnostic de cette lésion a été difficile et presque toujours erroné; on avait en général soupçonné l'existence d'un cancer. Les malades avaient dépassé l'âge de cinquante ans et souffert de privations et d'une hygiène mauvaise.

Tels sont les principaux types de stéatose hépatique. Il serait sans doute intéressant de rechercher ce que chacun d'eux peut avoir de commun avec les autres, et de donner une théorie générale de ces lésions ; mais nous devons avouer que jusqu'ici la chose est difficile, sinon impossible.

HYPÉRÉMIES HÉPATIQUES.

Les hypérémies hépatiques ont pour caractère l'accumulation du sang dans les vaisseaux du foie ; elles dépendent généralement d'un désordre de la circulation ou de l'innervation.

OBS. LXXIV. **Hypérémie stasique du foie consécutive à une dilatation du cœur droit avec insuffisance tricuspide. Bronchite et emphysème.** — L..., âgée de soixante ans, entrée à l'Hôtel-Dieu, salle Saint-Antoine (service de M. Parrot), le 25 février 1864, se dit malade depuis quelques mois seulement; mais elle s'enrhume tous les hivers depuis quinze ans, et éprouve de l'essoufflement. Absence d'atteinte rhumatismale, alimentation insuffisante, fatigues. Il y a deux mois, cette malade, à la suite d'un refroidissement, a été prise d'un rhume plus intense, et de cette époque surtout date, pour elle, le début de sa maladie. Au moment de son entrée, dyspnée, toux, crachats aérés, spumeux; sonorité exagérée du thorax, faiblesse du murmure respiratoire, râles ronflants et muqueux ; face cyanosée ; jugulaires turgides, animées de battements (pouls veineux), souffle au premier temps avec maximum à la partie interne du quatrième espace intercostal, pouls artériel petit, mais régulier et égal. Absence d'albumine dans les urines. Le 27, orthopnée, 104 pulsations ; vers le soir, pâleur asphyxique de la face, oppression toujours plus vive ; mort à quatre heures du soir, le 28.

Autopsie. — Œdème aux membres inférieurs, décoloration générale des tissus, cyanose des doigts et des lèvres. Ossification des cartilages costaux. Adhérence générale des deux surfaces pleurales; emphysème des deux poumons avec œdème aux deux bases. Le cœur, un peu augmenté de volume et chargé de graisse à sa base, présente en avant plusieurs taches laiteuses ; il a la forme d'une gibecière, et renferme un sang noir coagulé, surtout à droite. La cavité ventriculaire de ce côté est élargie; ses parois, fermes, indurées, s'affaissent à peine. La valvule tricuspide est forcée et insuffisante; l'oreillette et la veine cave inférieure sont élargies. La cavité ventriculaire gauche est normale, les orifices mitral et aortique sont suffisants; toutefois il existe un léger rétrécissement de ce dernier, occasionné par la présence de plaques crétacées à sa base. Pl. 13 fig. 1 et 1'.

Le foie, d'un volume ordinaire, est déprimé au niveau du rebord costal, et en ce point sa capsule se trouve légèrement épaissie. Sa surface extérieure, semée de taches brunâtres sur un fond plus clair, un peu jaunâtre, est légèrement granulée. Sa surface de section (pl. 13, fig. 1) a une teinte qui rappelle assez bien celle de la noix muscade. Elle se fait remarquer par des dessins particuliers, les uns d'un rouge sombre, les autres d'un brun clair ou un peu jaunâtre, les premiers entourés par les derniers. Les endroits colorés en rouge obscur correspondent aux points où siégent les veines hépatiques, les parties plus claires aux ramilications de la veine porte. Le parenchyme hépatique, de consistance ferme, est moins résistant toutefois que dans les cirrhoses. A la coupe, il laisse écouler une grande quantité de sang noir non coagulé. Par tous ces caractères, le foie présente une physionomie spéciale; une coupe microscopique montre que la veine interlobulaire est dilatée, que sa paroi est épaissie; les cellules hépatiques du voisinage, petites et atrophiées, renferment des granulations graisseuses et pigmentaires; la trame qui les circonscrit semble un peu épaissie. Il existe deux calculs dans la vésicule biliaire.

Le pancréas est ferme, induré, un peu atrophié. La rate, d'un volume normal, est indurée, lisse à la coupe, d'une teinte brunâtre. Les reins sont fermes, légèrement déprimés sur quelques points de leur surface. La substance corticale est un peu atrophiée, et à la base des pyramides de Malpighi il existe quelques kystes du volume d'un pois, à contenu gélatiniforme. L'estomac est congestionné. La vessie est intacte.

Une personne atteinte de bronchite à répétition et d'emphysème pulmonaire est prise, à un moment donné, d'accidents aigus du côté des poumons; en même temps de l'œdème se manifeste aux extrémités inférieures, les jugulaires sont dilatées, le cœur est large. Dyspnée croissante, état asphyxique et la mort. Bronchite généralisée, emphysème pulmonaire, hypérémie stasique du foie, du pancréas, de la rate, des reins et même de l'estomac, telles sont les lésions existantes. Ce fait indique que l'hypérémie mécanique n'est pas une affection particulière au foie, mais qu'elle s'étend à la plupart des organes tributaires de la veine porte.

La lésion hépatique, qui nous occupe plus particulièrement, représente un terme moyen; à une période moins avancée, le foie est ordinairement plus volumineux et plus fortement gorgé de sang. Plus tard, il diminue de volume, s'atrophie peu à peu et présente une surface légèrement granulée; sa consistance acquiert une plus grande fermeté, sa coloration se modifie, sa teinte rouge obscur diminue d'étendue, tandis que la teinte plus claire prend de l'extension et devient jaunâtre. Ces changements sont expliqués par l'examen microscopique, car plus la lésion est ancienne, plus la trame conjonctive semble épaissie, et plus les cellules hépatiques sont atrophiées et granuleuses. Cette altération, caractéristique dans l'espèce, ne saurait être confondue avec les autres affections du foie, pas même avec les cirrhoses où l'ont rangée quelques observateurs. Rien de plus facile, du reste, que de distinguer, à l'œil nu comme à l'examen microscopique, cette lésion résultant de la stase sanguine prolongée. L'abondance du sang que renferme le parenchyme hépatique, la coloration particulière du foie qui lui a valu de la part des médecins anglais la dénomination de *nutmeg liver*, l'atrophie des cellules à un moment donné, sont autant de caractères qui distinguent cette lésion des cirrhoses hépatiques. Dans ces dernières d'ailleurs, le parenchyme hépatique est toujours plus ferme, plus élastique et plus résistant, la surface du foie est nettement granulée par suite du retrait du tissu conjonctif développé à la périphérie des lobules, ce qui n'arrive jamais dans l'hypérémie passive. En outre, tandis que les cellules de la périphérie des lobules sont plus particulièrement affectées dans les cirrhoses, c'est dans les cellules du centre que l'altération ici est prédominante. Par conséquent, des différences anatomiques radicales séparent ces deux ordres de lésions déjà différentes au point de vue pathogénique.

Des conditions anatomiques multiples président au développement de l'hypérémie stasique ou passive du foie, ce sont : les altérations valvulaires du cœur gauche ; toutes les causes susceptibles d'apporter une gêne à la circulation pulmonaire, telles que l'emphysème et les déviations de la colonne vertébrale ; enfin l'insuffisance tricuspide et la compression de la veine cave inférieure à son embouchure. Dans les lésions du cœur gauche, la congestion hépatique ne survient qu'autant que le cœur droit commence à céder à la tension exagérée du sang dans les vaisseaux pulmonaires. C'est pourquoi elle n'est pas un phénomène aussi constant de ces lésions que des altérations du cœur droit.

Telle est l'une des classes les mieux définies des hypérémies hépatiques. De cette classe il convient de rapprocher les hypérémies liées à une altération du liquide sanguin ; mais celles-ci ont pour caractère de se produire dans des points divers et non, comme ici, dans un groupe déterminé d'organes. A côté de cette classe il en est une autre où le système nerveux joue le principal rôle. A cette dernière se rapportent les hypérémies du foie dans le diabète, celles qui surviennent, comme je l'ai plusieurs fois observé, chez les individus affectés de pleurésies chroniques avec lésion concomitante des nerfs trisplanchniques, celui de droite surtout. Ainsi se rangent sous deux chefs principaux les hypérémies hépatiques, subordonnées les unes à un trouble nerveux, les autres à un désordre de la circulation sanguine. Des caractères particuliers distinguent ces deux classes, par exemple l'hypertrophie du foie dans l'hypérémie par action nerveuse, son atrophie après un certain temps dans l'hypérémie par obstacle circulatoire.

MÉLANÉMIES HÉPATIQUES.

Ces lésions, que caractérise une coloration anormale du foie produite principalement par la matière colorante du sang, seraient mieux désignées, à notre avis, sous le nom de *chromatoses*. La teinte noire n'est pas, en effet, un phénomène constant de ces désordres, et d'autres colorations ayant même origine peuvent se rencontrer dans le foie, ainsi que le prouvent les faits qui suivent :

OBS. LXXV. **Pigmentation du foie, de la rate, du pancréas (xanthose). Mélanodermie pénienne ; coloration bronzée de la peau des mains et des pieds. Pneumonie chronique.** — T..., âgé de quarante ans, jardinier, né dans le département d'Indre-et-Loire, est un ancien habitant de la Sologne. Le 6 février 1864, ce malade entre à l'Hôtel-Dieu dans un état de grande faiblesse et de profonde cachexie. Il a de la dyspnée, et l'examen de la poitrine révèle l'existence d'un souffle bronchique au sommet du poumon droit ; néanmoins, fièvre presque nulle. Ce malade fait remarquer que, depuis quelque temps, il s'est aperçu d'une coloration noire sous forme pointillée ou par petites taches de la peau de la verge et du scrotum, de la muqueuse du gland. Depuis environ la même époque, la peau des mains et des pieds a pris une teinte grisâtre. Le 8 février, il succombe dans un état de profond épuisement, des suites de l'altération générale de son organisme bien plutôt que de la lésion locale des poumons.

13, fig. 2 et 2'. *Autopsie.* — Le cerveau ne présente pas d'atténuation appréciable. Le poumon gauche est le siége d'une infiltration œdémateuse, le poumon droit est de plus affecté d'une pneumonie proliférative ou sclérosique localisée à son sommet (voyez *Poumons*). Le cœur offre une teinte bronzée; les orifices sont intacts. — Le foie, volumineux, mesure transversalement 34 centimètres; en hauteur, 27 centimètres et en épaisseur, 9 centimètres. Il est granulé à sa surface et dans sa profondeur, de consistance ferme, d'une teinte jaune brunâtre ou jaune sale, coloration qu'il doit à l'infiltration des cellules hépatiques par un pigment jaunâtre qui, sous forme de granulations, les remplit plus ou moins complétement (fig. 2'). Ce pigment se retrouve dans les parois de quelques vaisseaux, mais il n'existe pas dans la trame conjonctive. La rate est très-volumineuse; sa capsule est épaissie et partout opaque, adhérente aux parties voisines; elle est friable et pigmentée. Les cellules propres de cet organe, les globules blancs et les vaisseaux sont le siége de cette pigmentation. Le pigment est en faible quantité dans le sang, et il est difficile de l'y rencontrer. Le pancréas offre une teinte générale souillée par suite de l'infiltration pigmentaire des épithéliums de ses culs-de-sac, et les glandes lymphatiques du voisinage sont également modifiées. Les glandes duodénales sont colorées par des granulations pigmentaires noires. Les plaques de Peyer sont brunâtres, ardoisées et saillantes. Les testicules sont petits et atrophiés, et les canalicules spermatiques colorés par des granules de pigment déposés dans les cellules épithéliales qui les tapissent. Les reins sont peu altérés; l'un d'eux est piqueté de noir au niveau des points déclives. — La peau du scrotum et du pénis est colorée par un pigment noir abondant, qui occupe la couche profonde du réseau de Malpighi.

Un homme encore jeune succombe dans un état de profonde cachexie et présente, outre une teinte noire de quelques points de la surface cutanée, une infiltration pigmentaire jaunâtre du foie, de la rate, des glandes duodénales, du pancréas. Ces lésions anciennes, qu'il n'est pas possible de rattacher à une modification spéciale des éléments qui sont le siége de cette infiltration, trahissent une altération des globules rouges du sang. Mais quelle est la cause de cette altération, quel en est le mécanisme? Ce sont là des questions d'une solution difficile. Les conditions au milieu desquelles a vécu ce malade indiquent que le miasme palustre a pu jouer un certain rôle dans la production de ces lésions, et il y a lieu de croire que telle est leur véritable cause. Quant au mode d'action de cet agent, soit sur le sang, soit sur les tissus, nous devons, pour l'instant, nous en référer à l'observation ultérieure.

Mélanémie du foie, de la rate et des glandes duodénales. — L'observation XXXIV, p. 37, relate le fait d'un malade dont le foie est représenté pl. 13, fig. 3 et 3'. C'est un homme qui avait été vraisemblablement atteint d'impaludisme. Son foie présente une teinte verdâtre ou noirâtre par taches disséminées dans toute son étendue, un peu plus nombreuses et plus abondantes vers sa périphérie. Les parois des vaisseaux, comme on peut le voir (fig. 3), ont leur surface interne également colorée. Cette coloration est le résultat d'une infiltration pigmentaire de ces parois, celle du parenchyme provient d'un dépôt de granules noirâtres à l'intérieur des cellules hépatiques (fig. 3').

Un malade frappé d'hémiplégie succombe dans un état cachectique et présente, en même temps que deux foyers hémorrhagiques à la partie externe du corps strié gauche, une infiltration pigmentaire des cellules du foie qui donne à cette glande une teinte noire sous forme de taches disséminées.

Cette pigmentation qui se distingue, par la couleur, de celle que l'on a vue dans le fait précédent, ne paraît pourtant pas en différer quant à l'origine, et le miasme paludéen est sans doute ici encore en jeu.

Cirrhose du foie avec pigmentation jaune et noire de cet organe. Pigmentation de l'estomac et du pancréas. — L'observation XXXII, p. 35, nous fait connaître le fait où s'est rencontrée l'altération du foie représentée pl. 13, fig. 4 et 4'. Cette altération est remarquable par la teinte grisâtre ardoisée de la trame conjonctive qui est très-épaissie, et par la coloration jaune clair des lobules hépatiques. Ces teintes sont dues à une infiltration pigmentaire ; mais tandis que le pigment de la trame est grisâtre ou noirâtre, celui des cellules est d'un beau jaune. Ajoutons que les granulations graisseuses renfermées dans ces cellules contribuent aussi à produire cette dernière coloration. Un certain nombre de cellules ont paru détruites.

Un malade affecté d'ictère avec urines rouges et non colorées par l'acide nitrique présente à l'autopsie des cristaux en aiguilles au sein de concrétions fibrineuses récentes rencontrées dans les cavités du cœur. Ces cristaux, en tout point semblables à ceux que fournit dans certaines conditions la matière colorante des globules sanguins, ne laissent aucun doute sur l'existence d'une altération de ces éléments et sur la cause de la pigmentation des organes. Cette pigmentation, en effet, trouve facilement son explication dans l'infiltration des parties élémentaires de ces derniers par la matière colorante des globules sanguins altérés ou dissous.

OBS. LXXVI. **Cirrhose hépatique avec dépôt pigmentaire dans la trame conjonctive, à la périphérie des lobules.** — Le malade est un homme de quarante-deux ans qui vint mourir, en mars 1866, à l'Hôtel-Dieu, salle Sainte-Agnès, et sur les antécédents duquel il me fut impossible d'avoir des renseignements.

Autopsie. — Il existe une certaine quantité de sérosité dans la cavité abdominale. Le foie, volumineux, légèrement granulé, ferme, résistant, ne se laisse point pénétrer par le doigt, il a une coloration assez peu uniforme et d'un jaune rougeâtre ou ocreux. Une coupe mince de cet organe examinée au microscope permet de reconnaître l'existence d'un épaississement notable du tissu conjonctif interlobulaire, et la présence dans ce tissu de grains pigmentaires rougeâtres, disposés dans des espaces fusiformes ou corpuscules de tissu conjonctif (fig. 5'). Les lobules sont diminués de volume et constitués par des cellules atrophiées et chargées de granulations graisseuses ; quelques-uns présentent une ou plusieurs traînées pigmentaires pénétrant jusqu'à leur centre. La rate, volumineuse, un peu moins colorée que le foie, présente une infiltration pigmentaire de sa capsule épaissie et de son parenchyme. Les reins sont peu altérés. Le cœur est friable et volumineux ; ses parois sont épaissies à gauche, et sa forme ressemble à celle d'une gibecière. Le cerveau ne présente aucune altération à l'œil nu.

Pl. 13, fig. 5 et 5'.

Dans ce fait, l'infiltration pigmentaire accompagne un état avancé de cirrhose hépatique : le point intéressant, c'est que cette pigmentation n'occupe pas les cellules propres du foie comme dans les observations précédentes, mais simplement les corpuscules conjonctifs de la trame fibreuse épaissie. Ainsi, les diverses parties élémentaires du foie pouvant s'infiltrer de pigment, resterait à déterminer la raison pour laquelle ces éléments sont isolément affectés.

Tels sont les divers types de pigmentation hépatique; ils se différencient, soit par la coloration du pigment, soit par le siége de l'infiltration. Une classification de ces lésions basée sur les conditions étiologiques serait sans doute préférable; mais ces conditions sont jusqu'à présent trop peu connues pour qu'il nous ait été possible de la faire.

ANGIOMES HÉPATIQUES (TUMEURS ÉRECTILES DU FOIE).

Les angiomes hépatiques sont caractérisés par le développement dans l'épaisseur du foie, principalement dans le voisinage de sa face convexe, d'un tissu semblable au tissu érectile. Ces lésions, que beaucoup d'auteurs passent sous silence, ne sont pas très-rares, puisque j'ai pu en voir une dizaine de cas pendant trois années passées à l'Hôtel-Dieu.

OBS. LXXVII. **Angiome hépatique. Bronchite chronique avec emphysème.** — Un journalier âgé de quarante-cinq ans succombe le 22 août 1865 aux progrès d'une bronchite chronique avec emphysème. Le cœur a la forme d'une gibecière, ses cavités droites sont notablement dilatées. Le foie est induré, de teinte noix muscade; il présente à sa face convexe, non loin de son bord supérieur, une tache rouge bleuâtre, légèrement déprimée sur ses bords, recouverte par la capsule blanchâtre et opaline à son niveau. Cette tache correspond à un tissu brunâtre élastique criant sous le scalpel et qui, à l'incision, laisse échapper une grande quantité de sang. Ce tissu donne lieu à une tumeur du volume d'une noisette, enfoncée comme un coin dans le parenchyme hépatique. Il est formé de trabécules solides, résistantes, et présente à l'œil nu l'aspect des corps caverneux. Constituées par un tissu fibreux véritable *e*, ces trabécules, représentées fig. 6′, circonscrivent des espaces plus ou moins étendus, tapissés d'un épithélium aplati fusiforme, remplis de globules sanguins *gg*. A la périphérie de la tumeur, le tissu du foie n'est pas refoulé, les cellules ne sont pas aplaties comme dans les cas de carcinome ou de kyste hydatique. Il y a eu substitution du tissu érectile à la substance du foie. La rate et les reins sont congestionnés.

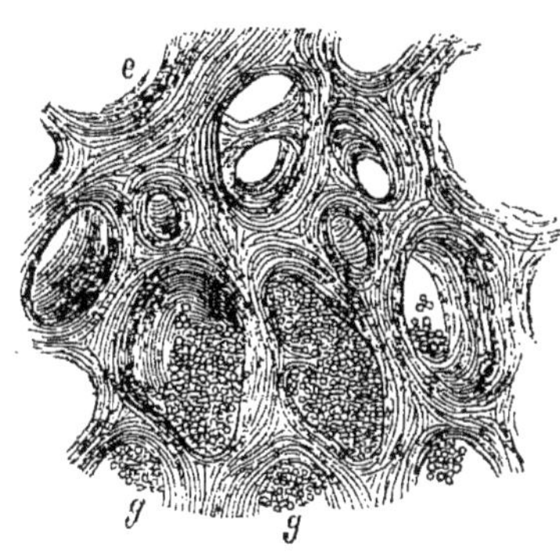

FIG. 6.

Ce fait donne une idée assez exacte de l'angiome hépatique, qui est une tumeur sphérique ou cunéiforme, légèrement déprimée à sa surface, du volume d'une lentille, d'une noisette ou d'une noix, d'une teinte bleuâtre violacée ou même noire. Cette tumeur est constituée par des trabécules blanchâtres qui limitent des cavités plus ou moins larges, ordinairement remplies de sang coagulé plutôt que fluide. Formées d'un tissu fibreux ou fibroïde tapissé du côté des cavités par un épithélium analogue à celui des veines, ces trabécules ont quelquefois présenté des fibres musculaires lisses. Une injection poussée par la veine porte arrive jusque dans l'intérieur de ces cavités, tandis que poussée par l'artère hépatique elle ne pénètre que dans les vaisseaux des trabécules.

KYSTES SÉREUX ET BILIAIRES DU FOIE.

Sous le nom de kystes, on comprend généralement des lésions du foie très-différentes, et qui, à tous égards, méritent d'être séparées. Parmi ces lésions, les unes ont une pathogénie obscure, ce sont les kystes séreux ; les autres, mieux connues quant à leur origine, appartiennent à la grande classe des affections parasitaires et se nomment kystes hydatiques. Les unes et les autres seront l'objet de notre étude.

OBS. LXXVIII. **Kystes séreux et tumeur érectile du foie. Épithéliome de la joue et pneumonie.** — N...., âgé de soixante-six ans, entré à l'Hôtel-Dieu le 22 septembre 1864, meurt, le 15 octobre suivant (salle Saint-Jean, service de M. Maisonneuve), d'un cancroïde ulcéré et gangrené de la joue gauche qui avait donné lieu à une pneumonie caractérisée par une hépatisation verdâtre, fétide, semée de plusieurs points de suppuration.

Autopsie. — La lèvre inférieure est le siége d'un large ulcère sanieux, à fond gangrené. Pl. 13, fig. 6.
Les poumons, celui de droite surtout, présentent plusieurs noyaux d'hépatisation légèrement verdâtre. Le parenchyme, affecté, très-friable, donne lieu par la pression à l'écoulement d'un suc abondant. — Le cœur est intact ; le foie, d'un volume normal, n'est pas sensiblement altéré, mais au niveau de sa face convexe et à une faible distance du ligament suspenseur, siégent un grand nombre de kystes, variant de volume, depuis celui d'un pois jusqu'à celui d'un œuf de pigeon. Ces kystes renferment une sérosité transparente, coagulable par la chaleur et l'acide nitrique ; ils ont des parois minces, lisses, transparentes, tapissées d'épithélium et parcourues sur quelques points de vaisseaux plus ou moins nombreux. Ils sont groupés en différents endroits du foie, et tous, ou presque tous, au niveau des tumeurs érectiles au sein desquelles ils se sont développés. Ainsi le foie de ce malade est le siége de plusieurs tumeurs vasculaires modifiées et de teinte brunâtre (angiomes), et chacune de ces tumeurs présente des kystes plus ou moins nombreux, tandis qu'il n'en existe pas dans le reste de la glande hépatique. Les autres organes sont intacts.

Deux points méritent ici d'être remarqués : la condition étiologique de la pneumonie des derniers moments et la localisation des kystes au sein des tumeurs érectiles. Relativement au premier, il est incontestable que l'ulcère gangréneux de la bouche a été la cause de la pneumonie. Le second point est aussi des plus importants : il me semble prouver d'une façon pour ainsi dire péremptoire l'existence d'une relation entre les tumeurs érectiles et les kystes séreux. Quant à cette relation, elle est sans doute le résultat de l'obstruction des vaisseaux sanguins aboutissant aux vacuoles de l'angiome, et de la distension de ces vacuoles par un liquide qui y serait sécrété. Si dans quelques cas ces kystes se rencontrent là où il n'y a pas de tissu érectile, il y a du moins lieu de croire que même alors des vaisseaux ont pu en être le point de départ ; sans quoi il est difficile de se rendre compte de leur présence.

Cependant Bristowe et Wilks ont constaté l'existence simultanée de kystes séreux dans les reins et dans le foie, ce qui rendrait probable l'origine de ces derniers dans les canalicules biliaires, car on sait que les kystes rénaux se développent dans les tubes urinifères. Beale a avancé, sans preuve certaine du reste, que ces kystes procédaient des cellules hépatiques.

A côté des kystes séreux on en rencontre qui ont leur point de départ dans les conduits biliaires ; ils sont ordinairement multiples, de petites dimensions, remplis par une substance plus ou moins épaisse et verdâtre qui n'est autre que la bile, ou bien muqueuse et à peine colorée, ainsi qu'on l'observe dans quelques cas. Le rétrécissement ou les obstructions des canaux hépatiques, telle est la cause habituelle de cette dernière forme dont j'ai pu observer plusieurs exemples.

Obs. LXXIX. **Kystes biliaires du foie, tubercules pulmonaires.** — M..., cordonnier, âgé de cinquante ans, entré à l'hôpital de la Pitié le 9 octobre 1861 (salle Saint-Athanase, n° 29), succombe le 30 du même mois aux progrès d'une phthisie pulmonaire avancée.

Les poumons sont le siége de tubercules et de nombreuses excavations. Cœur sain. Le foie, d'un volume normal, ne présente aucune lésion appréciable à l'extérieur, mais lorsqu'on vient à le couper par tranches, on y aperçoit un certain nombre de tumeurs du volume d'une noisette ou d'une petite noix. Au nombre de 12 à 15, ces tumeurs arrondies, sphériques, de coloration verdâtre, sont constituées par une membrane fibreuse formant une poche qui renferme un liquide ayant tous les caractères de la bile. Néanmoins aucun canalicule ne s'abouche manifestement dans ces poches, qui cependant ne paraissent être que la terminaison de ces conduits, au même titre que certaines dilatations ampullaires à l'extrémité des bronches. Dans l'une de ces tumeurs existe un caillot sanguin rouge brunâtre qui sans doute n'est que le résultat de la déchirure d'un vaisseau rampant dans la paroi de la poche. Il n'existe aucun obstacle au cours de la bile dans le canal cholédoque. La rate est volumineuse, les reins ne sont pas sensiblement modifiés. La vessie est intacte. Le tube digestif est sain.

Par leur contenu, leur volume, leur dissémination, autant que par leur siége, les kystes biliaires du foie se distinguent des kystes séreux du même organe et ne peuvent leur être assimilés.

KYSTES HYDATIQUES. — PARASITES DU FOIE.

Plus fréquents que les kystes séreux ou biliaires, les kystes hydatiques en diffèrent, tant par leurs caractères anatomiques que par leur origine parasitaire. De même que toutes les lésions de cette nature, ils sont plus communs dans certaines contrées, l'Islande par exemple, où ils se rencontrent à l'état endémique. Ils sont formés de vésicules particulières connues sous le nom d'hydatides. Ces vésicules sont arrondies, composées d'une matière semblable à l'albumine coagulée, et renferment un liquide limpide et non coagulable par la chaleur. Elles contiennent des échinocoques adhérents à leur surface interne ou libres et flottants dans le liquide hydatique. De forme sphéroïde ou ovoïde, elles ont un volume qui varie ordinairement depuis celui d'un pois jusqu'à celui d'une noix. Elles sont généralement multiples et contenues dans une vésicule principale, vésicule mère qui peut acquérir jusqu'aux dimensions d'une grosse tête de fœtus ; plusieurs vésicules mères sont quelquefois placées les unes à côté des autres dans une même poche. L'observation suivante est un exemple de cette lésion :

OBS. LXXX. **Kyste hydatique du foie. Tuberculose des poumons et des méninges.** — B...., âgée de trente-huit ans, entre à l'Hôtel-Dieu, salle Saint-Bernard, n° 32, le 3 avril 1866, pour une hémoptysie; faible, anémiée, elle se plaint d'un semblable accident survenu il y a dix ans, et, depuis lors, d'une toux persistante peu à peu accompagnée de crachats jaunes et opaques. L'examen physique de la poitrine révèle l'existence d'une tuberculose pulmonaire. L'hémoptysie se continue pendant plusieurs jours, malgré l'emploi d'une potion avec le perchlorure de fer. Vers le 20 avril, vomissements, céphalalgie intense, cris; tous ces phénomènes conduisent à diagnostiquer une méningite tuberculeuse; la mort a lieu le 27.

Autopsie. — Injection des méninges et de la substance cérébrale. Épaississement des méninges à la base; granulations miliaires abondantes dans la scissure de Sylvius; ramollissement de la substance nerveuse de la voûte à trois piliers. Adhérences anciennes des deux poumons aux sommets du thorax; granulations tuberculeuses et excavations disséminées dans ces organes; caillots sanguins à l'intérieur des bronches et dans quelques-unes des excavations des sommets. Caillot fibrineux dans la cavité ventriculaire droite du cœur; flaccidité du tissu musculaire de cet organe. Dilatation de l'estomac, intégrité de l'intestin; légère décoloration du tissu rénal; rate normale; oblitération de la trompe gauche; dilatation de la cavité utérine indiquant un accouchement récent.

Le foie, plus volumineux qu'à l'état normal, renferme, dans son épaisseur et un peu à gauche du ligament suspenseur, une tumeur du volume du poing, à peine saillante. Cette tumeur, élastique et fluctuante, laisse échapper à l'incision un grand nombre d'hydatides de grosseurs diverses; ces hydatides sont contenues dans une vésicule mère qu'il est facile de séparer, et le tout est renfermé dans une poche fibreuse et résistante, faisant partie du parenchyme hépatique. Vues par transparence, les hydatides présentent à leur intérieur de petits corps blanchâtres flottant dans le liquide qui s'y trouve contenu ou adhérents à la paroi. L'un de ces corps, examiné au microscope, a donné la figure 7.

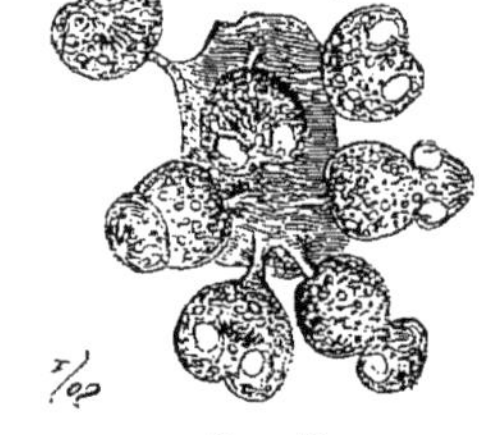

FIG. 7.

Cette figure représente un groupe d'échinocoques encore adhérents par un funicule à la membrane germinale. Quelques-uns de ces échinocoques ont la tête invaginée à l'intérieur de la vésicule caudale, celle des autres en est sortie.

Une femme âgée de trente-huit ans et atteinte de tuberculose présente à l'autopsie un kyste hydatique du foie qui n'avait produit jusque-là aucun phénomène bien appréciable; toutefois, si la malade eût continué de vivre, des symptômes manifestes seraient sans doute apparus. La coexistence de la tuberculose et d'une tumeur hydatique, dans ce fait, n'est peut-être pas l'effet d'une simple coïncidence; cette coexistence est trop fréquente en effet pour qu'on ne voie pas dans la maladie tuberculeuse une prédisposition à l'affection parasitaire.

Par leur développement dans le foie, les kystes hydatiques, pressent peu à peu sur les éléments de cet organe, les aplatissent de même que le ferait un corps étranger, et deviennent le point de départ de la formation d'une couche fibreuse, sorte de capsule qui les circonscrit de toute part. Ces kystes peuvent occuper les différents points de l'organe, sa profondeur comme sa superficie. Compris d'abord dans son épaisseur, on les voit plus tard faire saillie sur l'une de ses faces ou sur l'un de ses bords, et donner lieu à une augmentation de volume et à une déformation souvent considérables. A leur voisinage, les éléments du foie s'atrophient peu à peu ou sont détruits; plus loin ils subissent parfois une hypertrophie notable. Dans quelques cas enfin, les parties les plus rapprochées du kyste suppurent, ou bien sous l'influence de l'accroissement rapide des échinocoques, ou bien par suite d'une violence extérieure.

Les vaisseaux sanguins et les canaux hépatiques sont rarement affectés ; aussi l'ascite et l'ictère sont-ils des symptômes peu communs en pareil cas. Cependant on a quelquefois trouvé ces vaisseaux et même ces canaux obstrués ou en communication directe avec les kystes hydatiques. Le plus souvent, la présence de la bile dans le kyste peut tuer les échinocoques, produire l'atrophie des hydatides et amener une guérison, au moins relative, ainsi que cela s'observe dans le fait suivant :

OBS. LXXXI. **Kyste hydatique uniloculaire du foie avec extravasation biliaire à son intérieur, et mort des échinocoques. Cancer utérin.** — D...., âgée de quarante-trois ans, couturière, admise à l'Hôtel-Dieu le 24 novembre, succombe, le 6 janvier 1864, aux suites d'un carcinome de l'utérus.

Pl. 13, fig. 7 et 7'. *Autopsie.* — Le col de l'utérus est le siége d'un épithéliome ulcéré dont il sera plus loin question ; les autres organes sont peu affectés, à part le foie. Cette glande présente à sa face convexe, et près du bord supérieur du lobe droit, une légère saillie causée par une sorte de sillon transversal grisâtre. Une section verticale, faite en ce point, fait découvrir l'existence d'un kyste du volume d'un œuf de poule ou de canard, circonscrit par une toile fibreuse épaisse. Ce kyste renferme des débris membraneux amorphes qui ne sont que des hydatides altérées, ramollies et colorées par la bile ainsi que l'indique la figure 7', où se voient quelques crochets d'échinocoques au milieu de fragments de matière colorante biliaire. L'un des canaux biliaires s'ouvre dans ce kyste, et cette particularité sans aucun doute a causé la mort des hydatides et amené sa rétraction. C'est là un mode de guérison spontanée de ces tumeurs déjà signalé et pour ainsi dire pris sur le fait. La tumeur hépatique n'avait pu être diagnostiquée.

En résumé, une femme morte d'un carcinome utérin portait une tumeur kystique du foie que rien ne faisait soupçonner pendant la vie. Cette tumeur, revenue sur elle-même, comme l'indique la cicatrice de sa surface, est un kyste hydatique dont les vésicules sont flétries, affaissées, et dont les échinocoques détruits ne se révèlent que par la présence de quelques rares crochets (fig. 7'). Un conduit biliaire ouvert dans la poche kystique rend compte de la mort des parasites, et nous fait connaître l'un des modes de guérison de cette altération. Un autre mode, non moins intéressant à connaître, résulte à un moment donné du défaut d'extensibilité de la poche kystique, ce qui arrive surtout quand des sels calcaires parviennent à se déposer dans ses parois, car les hydatides périssent asphyxiées.

Lorsque les choses ne se passent pas ainsi, le kyste hydatique, continuant à se développer, se porte en général vers les parties qui lui offrent le moins de résistance : il fait saillie à la surface antérieure du foie, s'ouvre dans la cavité du péritoine, ou bien adhère au diaphragme, se fait jour dans la plèvre ou dans les bronches ; il peut encore se mettre en contact avec la paroi abdominale et la perforer. Dans de rares circonstances, il se vide dans les canaux hépatiques. Le plus souvent, le foie ne contient qu'un seul kyste hydatique, quelquefois deux et très-rarement davantage. Sur sept cas qui me sont personnels, cinq fois la glande hépatique renfermait un kyste unique, une fois elle en contenait deux, une autre fois trois ; chacun de ces kystes était constitué par une seule poche.

Telle est la forme la plus commune des tumeurs hydatiques du foie. A côté de cette forme, il en est une seconde récemment étudiée et désignée sous le nom de tumeur à échinocoques multiloculaire, tumeur hydatique alvéolaire. Au lieu d'être unie, élastique, molle, la tumeur hydatique, dans cette dernière forme que je n'ai rencontrée qu'une seule fois, est souvent bosselée, d'une consistance presque cartilagineuse, et si parfois elle devient fluctuante, ce n'est jamais que fort tard. Elle est formée d'un stroma fibreux circonscrivant des cavités arrondies, allongées, anfractueuses, dont le volume est celui d'un grain de millet ou celui d'un pois. Ces cavités communiquent le plus souvent entre elles par des ouvertures d'une étendue variable ; à leur intérieur sont contenues des vésicules gélatineuses arrondies, dont les parois sont formées de couches concentriques. Souvent ces vésicules, parsemées de gouttelettes et de granulations graisseuses, sont plissées, en voie de destruction, et accompagnées de corps sphériques formés d'une base organique imprégnée de sels calcaires, de cristaux en aiguilles, et d'hématoïdine en grains ou cristallisée. Dans quelques vésicules, celles qui occupent les plus grandes alvéoles, on peut apercevoir des points blancs très-fins, et au microscope des échinocoques avec leurs couronnes de crochets et leurs corpuscules calcaires, identiques avec ceux des kystes hydatiques uniloculaires ; mais le plus grand nombre des vésicules demeure stérile. Après un certain temps, le centre de la tumeur se ramollit, forme une ou plusieurs excavations, ou bien la tumeur entière s'enflamme et suppure, sans que rien puisse expliquer la grande fréquence de ce phénomène (1). Cette forme spéciale a été attribuée au siége du parasite dans telle ou telle partie du foie ; mais, à la vérité, on ne s'accorde guère sur ce siége, que les uns placent dans les vaisseaux lymphatiques, les autres dans les canaux biliaires ou les vaisseaux sanguins. Il est toutefois vraisemblable que les kystes uniloculaires ont aussi l'un de ces canaux pour siége primitif ; ainsi il faut reconnaître que nous sommes jusqu'ici peu renseignés sur les conditions pathogéniques de cette forme particulière.

Deux autres parasites ont été rencontrés dans le foie, ils appartiennent aux genres pentastome et distome. Le pentastome occupe les parties les plus superficielles de la glande, où il se présente sous la forme d'un noyau lé-

(1) Voyez, sur cette affection, l'importante monographie de Carrière, *De la tumeur hydatique alvéolaire*. (Thèse de Paris, 1868.)

gèrement saillant, par suite de son enkystement dans une capsule fibreuse résistante. Ce parasite a été rencontré principalement en Égypte et en Allemagne. Le distome a pour siége les conduits biliaires ou les branches de la veine porte; il est libre à l'intérieur de ces canaux et ne produit chez l'homme aucun symptôme accusé.

CHOLÉCYSTITES ET CARCINOMES DES VOIES BILIAIRES.

Conséquence ordinaire d'une irritation venant par propagation de l'intestin, ou de la présence d'un calcul agissant comme corps étranger, les cholécystites sont ou exsudatives ou suppuratives. Par l'injection et l'exsudation qui les accompagnent, les cholécystites du premier groupe (catarrhales des auteurs) rétrécissent et obstruent les canaux biliaires, amènent la rétention de la bile et un ictère; dans quelques cas, un certain degré de dilatation des canaux hépatiques leur succède.

Les cholécystites suppuratives ont pour point de départ ordinaire la présence d'un calcul; elles s'étendent [à la plus grande partie des voies biliaires (Obs. LIII), ou restent localisées au voisinage des corps étrangers. Dans ce dernier cas, elles peuvent produire l'ulcération ou même la perforation de la paroi affectée, comme le montre l'exemple suivant :

OBS. LXXXII. **Calcul et ulcération de la vésicule biliaire; abcès correspondant du foie. Calculs vésicaux, maladie de Bright, myocardite, etc.** — Le comte de V...., artiste peintre, âgé de cinquante-cinq ans, entre à l'Hôtel-Dieu, salle Sainte-Jeanne, nº 17 (service de M. Parrot), le 8 février 1864. Le 9 au matin, ce malade, très-agité, répond à peine aux questions qu'on lui adresse; il est brusque, maussade; sa langue est sèche, tremblante, et de temps à autre il a des soubresauts de tendons; 84 pulsations. Du 10 au 12, l'agitation persiste, la parole s'embarrasse, les pupilles se contractent, la miction est difficile; les urines, épaisses, renferment de l'albumine et du pus. Le 13, mêmes symptômes, diarrhée, abattement plus considérable encore, mort dans la nuit. Ces derniers accidents paraissent devoir être rattachés à une intoxication urineuse; toutefois ce malade s'adonnait depuis longtemps à des excès alcooliques.

Pl. 13, fig. 8. *Autopsie.* — Opalinité des méninges à la convexité des hémisphères et atrophie de quelques-unes des circonvolutions en ce point. Altération athéromateuse du tronc basilaire et de plusieurs branches artérielles; lésions granulo-graisseuses de la substance nerveuse en plusieurs endroits. Les ventricules cérébraux sont dilatés. Emphysème, œdème et pigmentation des poumons; légère dilatation des grosses bronches; rougeur et inégalité de la membrane muqueuse de ces canaux. Le cœur renferme un sang noir, à peine coagulé, contenant de nombreux globules graisseux; il est un peu augmenté de volume, chargé de graisse à sa base; au niveau des ventricules droit et gauche, large tache blanche; en ce point, le tissu musculaire est remplacé par du tissu fibreux et il existe une légère dilatation (myocardite partielle). Les fibres musculaires présentent partout ailleurs de fines granulations brunâtres disposées selon la direction des stries. Léger épaississement des valvules aortiques, qui sont insuffisantes. L'aorte est semée de plaques jaunes athéromateuses, dont quelques-unes, ulcérées, produisent un chatoiement dû à la présence de cristaux de cholestérine.

Le foie est d'un volume normal, les vaisseaux sont libres, mais les artères hépatiques sont dilatées et crétifiées. La vésicule biliaire est agrandie et ses parois sont épaissies. Sur la portion qui adhère au foie, existe un calcul arrondi, du volume d'une noix, au niveau duquel la vésicule enflammée est presque totalement détruite. Dans le voisinage de ce point, la vésicule adhère à la substance hépatique; la partie de cette substance qui correspond au calcul est enflammée et infiltrée de pus, dans une profondeur de quelques centimètres. Atrophie de la rate à son sommet, consécutive à l'ossification avec thrombose de l'une de ses branches artérielles. La substance corticale des reins est jaunâtre, comme lardacée et parsemée de petits kystes séreux. Les épithéliums des tubuli sont pour la plupart granuleux. La vessie a des dimensions à peu près normales; ses tuniques sont épaissies et elle est tapissée de colonnes charnues; la muqueuse est ecchymosée, la prostate hypertrophiée. Les organes digestifs sont peu modifiés; le pancréas est volumineux.

Un malade, sans manifestations antérieures de coliques hépatiques, présente des phénomènes fébriles ataxiques qui l'emportent bientôt. A l'autopsie, la vésicule biliaire est ulcérée, perforée, et la substance hépatique correspondante infiltrée de pus. C'est là une forme de la suppuration des voies biliaires, un des rares accidents des calculs qui s'y développent. Nous indiquerons d'autres conséquences fâcheuses de ces corps étrangers.

Les tumeurs des voies biliaires sont relativement rares. Pourtant nous savons que la tuberculose peut les envahir, que l'épithéliome s'y rencontre quelquefois, que certaines formes de carcinome s'y développent d'une façon plus spéciale. Ajoutons que le carcinome de la tête du pancréas s'étend assez fréquemment au canal cholédoque, qu'il en amène le rétrécissement et détermine ainsi tous les désordres résultant d'une rétention biliaire prolongée, comme le montre le fait ci-dessous:

OBS. LXXXIII. **Carcinome de la tête du pancréas et du canal cholédoque; nodules cancéreux disséminés dans le foie. Altération secondaire de cette glande.** — C....., âgée de soixante-sept ans, journalière, admise à l'Hôtel-Dieu, salle Sainte-Anne, n° 34 (service de M. Horteloup), le 14 février 1864, présente un état d'extrême maigreur et un ictère vert généralisé, ayant une durée d'environ six semaines. Cette malade a de l'anorexie, des vomissements, quelquefois même un peu de diarrhée. A la palpation, on constate, au niveau et à droite du tiers supérieur du muscle grand droit de l'abdomen, l'existence d'une tumeur ferme, ou même très-dure, du volume d'un œuf de poule. La coexistence de cette tumeur et de l'ictère conduit à diagnostiquer un cancer de la tête du pancréas, ce que vint bientôt confirmer l'autopsie, car la mort eut lieu le 9 mars, dans un état d'épuisement de plus en plus profond.

Autopsie.— La plupart des organes, colorés par la matière biliaire, ne sont pas altérés d'ailleurs, à l'exception toutefois du pancréas et du foie. La tête du pancréas, volumineuse et indurée, présente à la coupe, vers sa partie moyenne, une masse carcinomateuse, ramollie à son centre et colorée en jaune par suite de la transformation graisseuse déjà subie par ses éléments. Cette tumeur se trouve située au niveau des points de réunion des canaux pancréatique et cholédoque, qui l'un et l'autre participent à l'altération. Le canal pancréatique, ouvert dans notre figure, est dilaté, renflé et sinueux; il renferme un liquide violacé, couleur lie de vin, dans lequel le microscope découvre des globules sanguins altérés, des épithéliums en voie de destruction et des gouttelettes graisseuses. Le parenchyme du pancréas, ferme, induré, offre deux petits noyaux cancéreux vers sa petite extrémité. Le canal cholédoque est large, manifestement dilaté; ses parois sont épaissies et indurées, surtout dans le voisinage du pancréas. Les canaux hépatiques, dilatés, renferment dans plusieurs points de leur étendue des amas de matière colorante biliaire rouge ou verte et de cellules épithéliales cylindriques. Le parenchyme hépatique n'est pas seulement le siége de quelques noyaux cancéreux disséminés à sa surface, il est de plus profondément modifié par suite de la rétention de la bile. Il est mou, friable, de coloration verdâtre et jaunâtre, partout semblablement altéré. Une coupe fine de cet organe, placée sous le champ du microscope et examinée à un grossissement de 40 diamètres, permet de reconnaître non-seulement le dépôt de matière colorante rouge sous forme de grains plus ou moins volumineux répandus à l'intérieur sur le trajet des

Pl. 10, fig. 3, 3' et 3''.

conduits biliaires à la périphérie des lobules, mais encore l'infiltration des cellules hépatiques par du pigment vert ou brunâtre (pl. 10, fig. 3''), et quelques petits blocs verdâtres dans l'épaisseur du lobule entre les cellules. Outre l'infiltration dont elles sont le siége, ces cellules sont plus ou moins profondément modifiées ; un certain nombre sont atrophiées.

Une femme âgée est atteinte d'un ictère qui acquiert bientôt la plus grande intensité ; elle a une tumeur dure et résistante située au tiers supérieur et à droite du muscle grand droit de l'abdomen. Elle dépérit chaque jour et meurt dans le marasme. Un nodule cancéreux occupe la tête du pancréas, d'où il s'étend au canal pancréatique et à une partie du canal cholédoque ; d'autres nodules sont disséminés dans le parenchyme du foie. Cette glande est de plus profondément modifiée par la rétention de la bile. Elle a moins de consistance et une teinte verdâtre marbrée sur ses faces et à la coupe ; elle présente à l'examen microscopique une altération des cellules hépatiques avec infiltration de pigment biliaire ; quelques dépôts de matière biliaire existent entre ces cellules, disposition qui semble confirmer l'existence des canalicules biliaires capillaires décrits par Gerlach et plusieurs autres auteurs. Des concrétions de bilirubine s'observent à la circonférence des lobules dans les conduits interlobulaires dilatés. — Cette altération secondaire, que caractérisent une teinte jaune verdâtre, la friabilité et le ramollissement du parenchyme hépatique, finit dans certains cas par la destruction des cellules. Alors elle est accompagnée des symptômes de l'ictère grave et suivie d'une mort rapide. Les masses carcinomateuses n'en sont pas la seule cause ; tout ce qui peut rétrécir les voies biliaires (1) et mettre obstacle à l'écoulement de la bile contribue à la produire ; aussi est-elle plus commune dans les cas de calculs hépatiques que dans toute autre circonstance.

CALCULS BILIAIRES.

Les calculs biliaires offrent des différences nombreuses au point de vue du siége, de la forme, de la composition chimique, des origines et des conséquences pathologiques. Malgré ces différences, il est assez difficile d'établir des divisions un peu nettes entre ces diverses concrétions toujours susceptibles d'être modifiées. Cependant, si l'on se base particulièrement sur la nature chimique de ces corps étrangers, à laquelle correspond en général une forme assez bien déterminée, on est conduit à les grouper sous les chefs suivants :

1° Calculs composés de matières colorantes biliaires ;

2° Calculs formés principalement de cholestérine ;

(1) Les fibromes des voies biliaires pourraient compter parmi ces causes ; Albers a représenté (Atlas, IV, pl. 38, fig. 3, 4) deux fibromes de la vésicule et du canal cholédoque.

3° Calculs composés surtout de cholates de chaux, ou encore d'acides gras libres ou combinés;

4° Calculs dans lesquels le carbonate de chaux prédomine.

Les calculs du premier groupe, ou calculs formés de matière colorante biliaire, ne sont pas ceux qui se rencontrent le plus souvent; toutefois ils sont peut-être les plus communs par ce fait qu'ils servent de noyau central, de point de départ au plus grand nombre des calculs appartenant aux autres groupes, et pour ce motif il convient de les étudier tout d'abord. Ils sont constitués, ou par la matière colorante jaune brun cholépyrrhine, ou par la matière colorante verte choléchlorine. Dissoute dans le chloroforme, la cholépyrrhine cristallise par l'évaporation en prismes et en lamelles d'une couleur jaune brun ou grenat; ses cristaux sont insolubles dans l'eau et dans l'alcool, peu solubles dans l'éther. La choléchlorine est insoluble dans l'eau, incomplétement soluble dans l'éther et le chloroforme, soluble dans l'alcool. Sa solution, d'un beau vert, est colorée en bleu, violet et rouge sous l'action de l'acide nitrique. Ordinairement ces substances, loin d'être pures, sont combinées ensemble ou mélangées avec des sels calcaires et notamment avec le carbonate de chaux. Des calculs de matière colorante sont représentés fig. 8 *a*, ce sont des

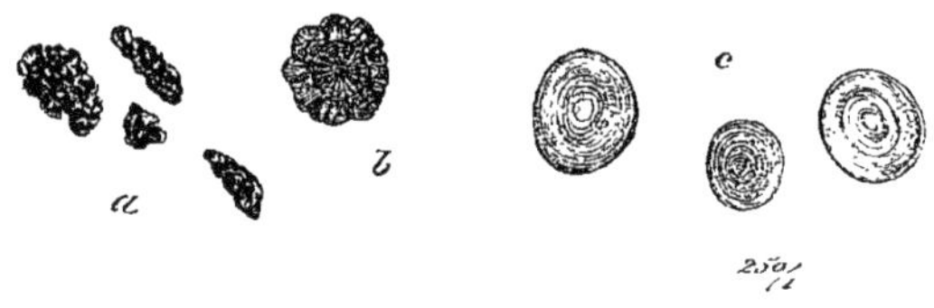

Fig. 8.

concrétions de petit volume brunes et verdâtres, irrégulières, à surface extérieure inégale, qui se tranchent sous l'ongle ou par le scalpel, et donnent lieu à une coupe lisse, brillante et d'apparence résineuse. En *b* se voit la coupe d'un calcul dont le noyau central seulement est formé de matière colorante et de corpuscules réfringents arrondis *c*, faisant effervescence avec l'acide acétique. La circonférence ou partie périphérique de ce calcul est composée de couches de cholestérine. Les calculs de cette espèce ne sont pas très-nombreux; j'en ai observé une quinzaine de cas seulement, la plupart chez des buveurs d'alcool. Ils sont d'ordinaire multiples, et remplissent une grande partie de la vésicule, qui renferme une bile peu colorée et visqueuse. L'irritation de la membrane muqueuse vésiculaire qu'ils déterminent semble indiquer qu'ils n'agissent pas uniquement comme des centres d'attraction sur lesquels viendraient se déposer la cholestérine et les sels de chaux, mais que par leur action sur la muqueuse et sur la bile ils favorisent la formation des dépôts qui viennent les accroître. Il est rare que des accidents sérieux en soient la conséquence, tant que ces dépôts ne sont pas venus augmenter leur volume.

Les calculs du second groupe sont les plus redoutables, car, toute proportion gardée, ils paraissent déterminer les accidents les plus nombreux. La vésicule est leur siége ordinaire de formation, mais ils peuvent être entraînés dans les canaux cystique et cholédoque dont ils obstruent généralement le calibre. Ces calculs, quelquefois composés de cholestérine pure, renferment le plus souvent de la cholestérine mélangée à la matière colorante biliaire. Les calculs de simple cholestérine ont une coloration blanche ou légèrement jaune, une surface cristalline, translucide et quelquefois transparente; ils acquièrent par la friction le brillant de la cire; ils ont une cassure lisse et présentent à la coupe des lamelles miroitantes et radiées. Les concrétions de cette variété, rares et souvent isolées, peuvent atteindre un volume relativement considérable. — Les calculs, composés de matière colorante biliaire et de cholestérine, au nombre de deux ou trois, remplissent presque toujours toute la vésicule biliaire. De forme cylindrique, ils sont fréquemment articulés de telle façon que l'extrémité arrondie de l'un d'eux s'emboîte dans une sorte de cupule creusée sur l'extrémité de l'autre, comme

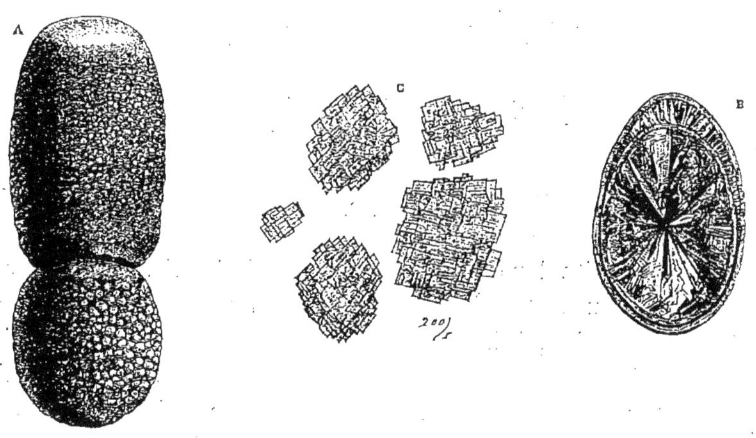

FIG. 9.

le représente la figure 9 A. Leur surface est d'ordinaire brunâtre, tantôt lisse, tantôt semée de petites saillies rugueuses répondant à des espaces restés libres entre les papilles que leur présence développe à la face interne de la muqueuse. Plus nombreux, ils présentent des facettes multiples et revêtent une forme polygonale assez régulière si surtout ils ont un volume à peu près égal.

La cassure de ces calculs se fait remarquer par une diversité de couleurs d'autant plus grande que la matière colorante y est plus abondante.

Cette matière, qui occupe le centre de la concrétion, dont elle est presque toujours le point de départ, se trouve en outre fréquemment à la circonférence, où elle forme plusieurs zones. L'espace compris entre ces zones et le noyau central est comblé par des lamelles radiées de cholestérine (fig. 9 B) qui se montrent sous le champ du microscope comme des cristaux aplatis et imbriqués (fig. 9 C). Au lieu d'un noyau brunâtre et fendillé, le centre des calculs desséchés présente dans certains cas une cavité irrégulière et anfractueuse, comme si le dépôt de cholestérine avait eu lieu au pourtour d'une masse de substance organique qui se serait peu à peu rétractée et aurait fini par tomber en poussière. Les calculs de cette espèce rappellent tout à fait les pierres qui, en géologie, ont reçu le nom de géodes. Moins denses que l'eau, les calculs de cholestérine brûlent en donnant lieu à une flamme blanche et laissent un résidu composé de carbonate de chaux, car ce sel leur est généralement associé en plus ou moins grande quantité.

Les calculs du troisième groupe, beaucoup plus rares que les précédents, sont formés par la combinaison des acides biliaires avec la chaux; ils ont une coloration blanchâtre, et quand ils renferment de la matière colorante, ils présentent des zones concentriques, les unes blanches, les autres verdâtres ou brunâtres. De même que les calculs de cholestérine, ils peuvent avoir, comme le représente la figure 10 A, une cavité anfractueuse à leur centre. Dissoute

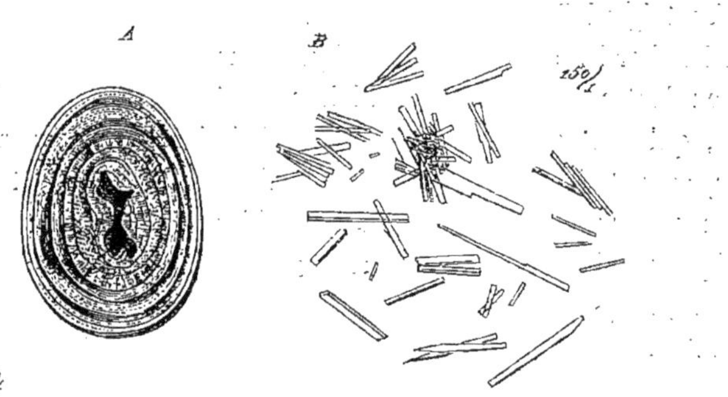

Fig. 10.

dans l'alcool, la substance qui constitue les zones blanches de ces calculs donne naissance à des cristaux qui ont la forme d'aiguilles prismatiques le plus souvent entremêlées ou allongées et effilées à leurs extrémités, et qui sont composés de cholate de chaux (fig. 10 B).

Les calculs formés par la combinaison de chaux et d'acides gras, plus rares encore, sont, au point de vue physique, peu distincts de ceux qui précèdent; mais leurs réactions chimiques ne permettent pas de les confondre. Un calcul de stéarate de chaux fait partie de la collection du musée de Hunter (*Catalogue of calculi*, part. II, p. 188, et pl. XVII, fig. 1). Frerichs et Taylor ont examiné des calculs en grande partie composés de margarate de chaux. Ces divers calculs sont toutefois plus fréquents dans la race bovine que chez l'homme.

Les calculs du quatrième groupe ne sont pas d'ordinaire uniquement composés de carbonate de chaux; car, à part un cas décrit par Marcet (*Essay on calculous disorders*), toujours ce sel s'est trouvé mélangé ou combiné avec d'autres substances. Le plus souvent, le carbonate de chaux ne forme que l'écorce du calcul, dont les parties centrales sont constituées par de la matière colorante biliaire et de la cholestérine. Telle était la composition d'environ 60 calculs logés dans la vésicule d'un de mes malades. Ces calculs, que la figure 11 représente entiers ou sectionnés, sont plus légers que l'eau, de forme polygonale, du volume d'une féverole, blanchâtres et d'aspect nacré à leur extérieur. Ils sont formés : 1° d'un noyau central de matière colorante; 2° d'une couche blanchâtre de cholestérine; 3° d'une zone de matière colorante; 4° enfin, d'une épaisse écorce feuilletée et nacrée, faisant effervescence par l'acide acétique et presque tout entière composée de carbonate de chaux. Toutes ces couches sont parfaitement nettes sur les surfaces de section.

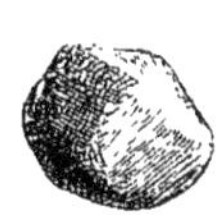

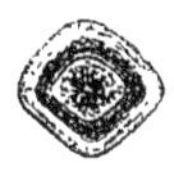

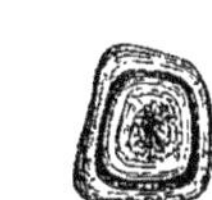

Fig. 11.

Ces variétés de calculs ne produisent pas des accidents toujours identiques; vraisemblablement aussi elles ne se développent pas sous les mêmes influences, mais à cet égard il n'existe que des données incertaines. Il serait intéressant de rechercher les conditions étiologiques plus particulières à la formation de l'une ou l'autre des concrétions biliaires. A côté de l'âge avancé et du sexe féminin, qui sont regardés d'une façon générale comme des causes prédisposantes, on note la vie sédentaire, une alimentation azotée et l'abus des spiritueux comme des circonstances favorables au développement des calculs hépatiques; mais on ne dit nullement quelle est la variété qui se forme en pareil cas. Quoiqu'il en soit, tout ce qui apporte un obstacle à l'écoulement de la bile contribue au développement de ces concrétions.

RATE

La rate est composée d'un stroma fibreux et d'une substance propre (pulpe splénique). Le stroma fibreux est formé d'une enveloppe ou capsule que tapisse extérieurement le feuillet péritonéal, et qui, par sa face profonde, émet des trabécules dont l'union constitue dans toute l'épaisseur de l'organe un réseau à mailles communiquant les unes avec les autres. Ces mailles renferment la pulpe splénique et les corpuscules de Malpighi. La pulpe de la rate, composée, suivant quelques auteurs, de cellules arrondies et de noyaux, ne serait, d'après des recherches plus récentes, qu'un ensemble de veines capillaires et de sinus caverneux. Les corpuscules de Malpighi, follicules analogues aux alvéoles des glandes lymphatiques, sont produits aux dépens d'une gaîne particulière dont sont entourées les artères en dehors de la tunique adventice (Schweiger Seidel). Ce sont des corps arrondis, à peine distincts à l'œil nu, composés d'une membrane d'enveloppe incolore ou transparente et d'un contenu formé de noyaux et de cellules lymphatiques. Il y a lieu de croire qu'ils ne sont pas des organes indépendants, qu'ils communiquent entre eux et avec des réservoirs lymphatiques. — Une seule artère se rend à la rate; arrivée près du hile, elle se divise en un certain nombre de branches qui pénètrent dans le parenchyme de cet organe où elles se distribuent sans s'anastomoser entre elles; de là résulte que la rate se compose de parties circonscrites, indépendantes les unes des autres, ou si l'on veut de lobes et de lobules distincts, attendu qu'on n'injecte jamais par une seule et même branche artérielle qu'une portion peu étendue de l'organe. Une seule veine correspond à l'artère splénique, mais quelques branches veineuses connues sous le nom de vaisseaux courts mettent la circulation de la rate en communication avec celle de l'estomac. Les vaisseaux lymphatiques accompagnent les artères.

La rate est l'un des organes les plus sujets à changer de volume et les plus exposés à subir l'action des agents morbides. Comme tous les organes formateurs du sang, elle est d'un volume relativement plus considérable chez l'enfant que chez l'adulte. Dans la vieillesse, elle s'atrophie, perd de sa consistance, et sa capsule épaissie se sépare avec plus de facilité de son tissu propre.

Ces données, malgré ce qu'elles ont d'incomplet, nous apprennent que des éléments divers entrent dans la composition de la rate. Or, dans la rate comme dans le foie, ces parties élémentaires conservent leur indépendance pathologique; on y observe des altérations distinctes, tant au point de vue de la cause qu'à celui des symptômes et du pronostic.

Ces altérations, extrêmement communes, dépendent de causes nombreuses dont les plus fréquentes et les plus sérieuses sont l'intoxication palustre, les maladies zymotiques, pyémiques et septicémiques qui intéressent d'une façon plus spéciale la pulpe splénique. Certaines maladies, la syphilis est de ce nombre, affectent particulièrement la trame, tandis qu'il en est d'autres, comme le rhumatisme, qui, d'une façon indirecte il est vrai, s'attaquent de préférence aux vaisseaux. A part l'anémie, qui est un symptôme commun des altérations de la pulpe splénique, la rate ne donne pas lieu à des troubles sérieux. On sait du reste qu'elle n'est pas un organe indispensable à la vie.

SPLÉNITES.

La rate est un organe peu disposé à s'enflammer et surtout à suppurer; les phlegmasies en effet s'y observent peu, et si les infarctus y sont très-communs, les abcès métastatiques produits par un mécanisme analogue y sont, au contraire, assez rares. Ces phlegmasies, en tout cas, peuvent se grouper sous quelques chefs; elles sont prolifératives ou suppuratives, selon qu'elles donnent lieu à la formation d'un tissu durable persistant, ou à la formation de globules purulents.

Les phlegmasies prolifératives intéressent surtout la capsule et les cloisons qui en émanent le plus immédiatement; elles déterminent l'épaississement de ces parties, et plus tard, par suite du retrait que subit le tissu de nouvelle formation, un certain degré d'atrophie de l'organe. Les phlegmasies suppuratives se terminent le plus souvent par la formation d'abcès qui arrivent quelquefois à se faire jour dans la poitrine, l'abdomen, l'estomac ou le côlon. Uniques ou multiples et de dimensions variables, ces abcès, bien que rares, reconnaissent des causes diverses : un traumatisme, une suppuration de voisinage, un produit purulent ou septique transporté dans l'organe par la circulation. Dans ce dernier cas, ils se distinguent par leur petit volume, leur siége à la périphérie de l'organe, plutôt que dans sa profondeur, et leur concomitance habituelle avec des abcès semblables dans d'autres viscères. Toutes les causes de pyémie et de septicémie peuvent les produire, je les ai rencontrés dans un cas de pneumonie chronique ulcéreuse, où tout portait à croire à une résorption des parties nécrosées des excavations pulmonaires.

SPLÉNADÉNOMES.

Sous le nom de splénadénomes, nous comprenons les altérations résultant de la multiplication des éléments propres de la rate. Différentes des splénites, dans lesquelles la trame conjonctive est particulièrement affectée, ces lésions coexistent souvent avec une augmentation des globules blancs du sang. Le fait suivant, dont les pièces anatomiques nous ont été confiées par notre collègue et ami le docteur Hémey, est un bel exemple de cette coïncidence et de la maladie appelée leucémie.

OBS. LXXXIV. **Leucémie, adénomes de la rate et des glandes lymphatiques.** — Le 29 octobre 1863 entrait à la salle Saint-Roch (Hôtel-Dieu) la nommée Victoire R.., âgée de cinquante-quatre ans, domestique. Cette femme a joui d'une excellente santé jusqu'à l'âge de quarante-cinq ans, époque où ses règles se supprimèrent, non sans quelque difficulté. Pendant plus d'un an, elle eut des pertes abondantes, qui revenaient à des époques irrégulières. Peu à peu, cependant, elle reprit ses forces, et, jusqu'à l'âge de cinquante-deux ans, elle eut encore une assez bonne santé. En novembre 1861, elle fut atteinte d'une pneumonie. La toux persista longtemps; il survint une diarrhée intermittente qui disparaissait assez rapidement sous l'influence du régime, pour reparaître bientôt après, aussitôt que la malade reprenait ses travaux et les habitudes de sa vie ordinaire. Aussi s'affaiblissait-elle de jour en jour; elle maigrissait beaucoup et perdait l'appétit. Cet état se prolongea sans changement notable jusqu'au mois de juillet 1863, c'est-à-dire vingt mois après la pneumonie.

C'est alors qu'elle remarqua, pour la première fois, une grosseur sous le maxillaire du côté gauche ; bientôt et successivement apparurent des tumeurs semblables dans l'aisselle du même côté, dans celle du côté opposé, puis au pli de l'aine. Comme elle s'affaiblissait toujours et voyait ces tumeurs apparaître sur tous les points, elle se décida à entrer à l'hôpital. C'est une femme de haute taille, forte encore quoique très-amaigrie. La peau est terreuse, le bas de la figure et le cou présentent une singulière déformation due à des chapelets de ganglions énormes situés sous le maxillaire inférieur et le long du bord interne du muscle sterno-cléido-mastoïdien. En poursuivant l'examen, on découvre aux aisselles, et particulièrement sous la gauche, un paquet ganglionnaire qui s'étend jusque vers la clavicule ; à droite, la tumeur n'atteint qu'un volume beaucoup moindre ; les ganglions du pli de l'aine et les ganglions épitrochléens sont aussi notablement hypertrophiés ; on ne rencontre aucune tumeur appréciable dans le creux poplité. Les phénomènes de compression sont peu marqués, cependant le bras gauche est souvent engourdi et présente, sur tout le trajet des filets cutanés fournis par le nerf cubital, un peu d'anesthésie. La malade éprouve aussi quelquefois, mais surtout lorsqu'elle est couchée, quelque peu de dysphagie. Le corps thyroïde présente un volume presque normal ; l'examen de l'abdomen laisse facilement constater une hypertrophie de la rate, la matité est en effet perçue dans une étendue de 20 centimètres environ, et la glande dépasse notablement les fausses côtes ; la matité du foie est aussi très-étendue vers le bord inférieur de cet organe. On sent, à travers les parois abdominales, une série de tumeurs dont le volume est très-variable, tumeurs qui semblent, par leur position et leur consistance, n'être autre chose que les ganglions mésentériques très-hypertrophiés. Ajoutons que la malade se plaint d'une gêne assez grande de la respiration ; elle a de la diarrhée, et le sang examiné au microscope contient une grande proportion de globules blancs (de 15 à 25 pour 100 environ, selon les préparations).

Quinze jours après son entrée, le 12 novembre 1863, voix affaiblie, quelques troubles de la vision que la malade compare à des éblouissements passagers, pendant lesquels elle était obligée d'abandonner le travail qu'elle avait entre les mains. Le 16, elle eut une petite hémorrhagie par le rectum, et rendit au milieu de sang liquide un caillot noirâtre. A l'occasion de ce fait, la malade raconte que depuis un an elle rendait du sang, en petite quantité, il est vrai, par le nez et par la bouche, et qu'à la suite de l'ouverture d'un panaris, huit mois environ avant son entrée, elle perdit une grande quantité de sang. La diarrhée continue toujours, de nouveaux ganglions apparaissent chaque jour, et la malade, inquiète, ne manque pas de me faire constater l'augmentation en nombre et en volume de toutes les pléiades ganglionnaires signalées dans les différentes régions. Des sueurs abondantes continuent à se manifester ; l'examen du sang, pratiqué pour la seconde fois, donne encore une proportion plus grande de globules blancs. Le 17 novembre dans la nuit, point de côté très-violent à gauche de la poitrine, chaleur et 96 pulsations. Les phénomènes d'auscultation se bornent à quelques froissements pleuraux. Le 24, tous les paquets ganglionnaires ont considérablement diminué, et cela dans toutes les régions, avec une rapidité surprenante (la malade, depuis son entrée, prenait pour toute médication active des toniques et 1 gramme d'iodure de potassium chaque jour). Cette diminution extraordinaire des ganglions lymphatiques ne coïncidait pas avec une amélioration de l'état général ; bien au contraire, la diarrhée était devenue plus abondante et plus opiniâtre que jamais, et la malade éprouvait une faiblesse excessive ; les phénomènes de dysenterie avaient seuls disparu. Le 5 décembre, la malade se plaignait de crampes violentes dans les mollets et dans les cuisses ; la diarrhée continuait toujours, ainsi que l'amaigrissement, mais les ganglions diminuaient avec autant de rapidité qu'ils augmentaient auparavant. Le 7, cette femme était à la messe, lorsqu'elle fut prise d'un frisson violent ; elle sortit pour aller à la selle, et rendit pour la seconde fois une assez grande quantité de sang noirâtre par le rectum. Le soir, elle avait de la fièvre, une douleur dans le côté droit de la poitrine et de la toux ; l'auscultation ne laissait constater que des râles assez gros, et la percussion donnait une légère matité. Le lendemain, crépitation fine, crachats rouillés, et tous les signes d'une pneumonie à droite. Un grand vésicatoire est appliqué. Le 10, les râles semblent s'étendre vers le sommet ; chaleur à la peau et 120 pulsations ; nouveau vésicatoire. Le 11, il y avait du souffle en arrière et une grande matité ; la diarrhée était très-abondante et la figure très-altérée. Le 12, la fièvre devint plus intense encore, la respiration plus pénible ; le soir, la malade était agonisante, et elle succombait le 13 décembre, à cinq heures du matin.

Autopsie. — Les poumons sont d'abord examinés. Le droit présente une lésion très-étendue dans toute sa hauteur, c'est le passage du deuxième au troisième degré de la pneumonie. Il y a adhérence des plèvres viscérale et pariétale ; on y trouve deux ou trois cuillerées Pl. 14, fig. 1. Pl. 15, fig. 3, 3' et 3''.

de liquide transparent. Le côté gauche est tout à fait sain. Le cœur est hypertrophié et chargé de graisse; la paroi du ventricule gauche a 2 centimètres et demi d'épaisseur; la veine coronaire supérieure a le volume du petit doigt; la valvule mitrale est indurée et adhérente en plusieurs points. Presque toutes les veines sont remplies par des caillots, mais ces caillots ne présentent nulle part cet aspect blanchâtre signalé par plusieurs auteurs. Du côté du système artériel, peu de chose à noter. Dans l'artère pulmonaire, un caillot noirâtre et branchu; les artères de la base du crâne sont rigides, altérées dans leur structure, mais ne renferment aucun caillot. Le cerveau et les autres parties du système nerveux ne me paraissent pas être modifiés. Les rétines sont toutes deux altérées, et des deux côtés l'on rencontre à peu près la même lésion. A droite, les vaisseaux gorgés de sang se voient fort bien émanant de la papille, et sur leur trajet se trouvent de petites taches rouges ecchymotiques. A gauche, il existe une teinte opaline et laiteuse qui ne laisse voir les vaisseaux, surtout au niveau de la papille, qu'à travers une couche nuageuse; les petites taches rouges s'y rencontrent également. Le tube digestif n'offre aucune lésion dans toute son étendue, et ni le rectum ni l'anus ne présentent de tumeurs hémorrhoïdales qui puissent être prises pour le point de départ des hémorrhagies observées pendant la vie.

La rate est notablement augmentée de volume, puisque ses dimensions atteignent en longueur 18 centimètres et en largeur 13; cette augmentation de volume est due, pour ainsi dire, à une simple hypertrophie de tous les éléments de l'organe, et spécialement des follicules clos de Malpighi; ces derniers se voient à l'œil nu, ils ont presque doublé de volume, et l'examen au microscope ne fait que confirmer ce fait. Le foie lui-même est très-hypertrophié; il mesure 31 centimètres de droite à gauche, 10 de haut en bas, et 24 d'avant en arrière. A la coupe, sa teinte générale est grisâtre; mais l'examen au microscope ne découvre pas de lésion, et l'hypertrophie est due ici à l'augmentation de volume et de nombre des cellules du foie. C'est aussi le même genre d'altération que nous retrouvons pour les ganglions lymphatiques, grossissement et multiplication des éléments. Ceux du cou, des aisselles, des aines, du coude, dont nous avons constaté l'existence pendant la vie, se voient avec les caractères que nous leur avons assignés; ceux du mésentère nous apparaissent plus nombreux et plus gros qu'on ne le supposait; ils sont disposés sur deux ou trois rangées ou étages, allant de la racine du mésentère jusqu'au tube intestinal, toujours diminuant de volume, si bien que les premiers ont la grosseur d'un œuf de poule, et les plus petits atteignent à peine le volume d'un grain de chènevis. Les ganglions bronchiques ne paraissent pas très-volumineux, relativement à ce que l'on rencontre dans les autres régions. Le corps thyroïde est à peine hypertrophié. Les reins sont complétement sains, et les capsules surrénales sont normales. (Hémey, *Gazette des hôpitaux*, 1863.)

Une femme arrivée à l'époque de la ménopause est prise, sans cause appréciable, d'un gonflement de la rate et d'un grand nombre de glandes lymphatiques. La proportion des globules blancs du sang devient considérable (voyez pl. 17); la santé générale s'altère et s'affaiblit, arrive une pneumonie qui entraîne la mort, comme il arrive souvent dans la plupart des cachexies. La rate, volumineuse, est semée de taches hémorrhagiques consécutives à la thrombose de ses petits vaisseaux. Sa consistance et sa structure apparente sont conservées; quant à l'augmentation de son volume, elle est due à une production exagérée de ses éléments propres; les glomérules de Malpighi, qu'il est facile d'apercevoir à l'œil nu, sont manifestement hypertrophiés. Semblable hypertrophie se retrouve dans l'observation ci-dessous, où il s'agit d'une scarlatine hémorrhagique.

OBS. LXXXV. **Scarlatine hémorrhagique; hypertrophie des glomérules de la rate et leucocytose.** — Un jeune homme de seize ans éprouve, le 26 novembre 1863, une céphalalgie intense et un violent mal de gorge; le 27, survient une éruption de grandes taches rouges sur le tronc et les membres; le 30, ce malade, admis à la salle Sainte-Jeanne (service de M. Parrot), est affecté d'une angine avec tuméfaction des ganglions sous-maxillaires; il présente au niveau des articulations, dans les aines et les aisselles surtout, une éruption de larges plaques d'un rouge foncé ; il a de plus de la miliaire et des taches de purpura; pulsations 120, respirations 36. A neuf heures du soir arrive un accès de délire qui se continue pendant la nuit, et la mort a lieu le lendemain.

Autopsie. — Ecchymoses sous-cutanées du cuir chevelu; petites ecchymoses des méninges; cerveau congestionné. Un demi-litre environ d'un liquide à peine coloré est épanché dans chacune des plèvres. Taches ecchymotiques sous-pleurales, taches multiples à la surface des poumons, congestion œdémateuse de ces organes. Accroissement général du nombre des globules blancs (leucocytose). Taches ecchymotiques disséminées à la surface du cœur, surtout dans le voisinage des branches vasculaires; un caillot fibrineux, grisâtre et très-mou occupe la cavité ventriculaire droite; les valvules sont intactes. Un demi-litre environ d'un liquide sanguinolent est épanché dans la cavité de l'abdomen. Des taches ecchymotiques abondantes sont disséminées sous les feuillets pariétal et viscéral du péritoine. Des taches assez semblables ou plus petites s'observent à la surface interne de l'estomac et des intestins. Les follicules agglomérés et isolés de l'intestin grêle sont saillants et hypertrophiés. Les glandes mésentériques sont tuméfiées et violacées. La vessie est remplie d'une urine sanguinolente, sale, noirâtre, dans laquelle on trouve des globules sanguins altérés. Ce liquide se coagule par la chaleur. Quelques ecchymoses existent dans l'épaisseur de la paroi vésicale. Les uretères sont le siége de plusieurs taches sanguines; la membrane muqueuse des bassinets est boursouflée, ecchymosée, parsemée de points blanchâtres qui rappellent l'éruption miliaire de la peau. Cette éruption se continue jusque dans les calices. Le tissu rénal présente une teinte un peu jaunâtre; la capsule est facilement décortiquée; des ecchymoses multiples existent dans le tissu cellulo-adipeux périnéphrétique. La rate, volumineuse, assez ferme, présente dans son épaisseur plusieurs petites tumeurs miliaires blanchâtres ou grisâtres qui au contact de l'air s'altèrent rapidement, disparaissent et laissent à leur place de petites excavations. Ces tumeurs, formées de cellules analogues aux globules blancs, sont dues à l'hypertrophie des glomérules de Malpighi. Pl. 14, fig

Un jeune homme affecté de scarlatine succombe en quelques jours au milieu des phénomènes ataxo-adynamiques les plus graves. La plupart de ses organes sont congestionnés et parsemés de taches hémorrhagiques; les follicules intestinaux, les glandes mésentériques et la rate sont augmentés de volume par la multiplication de leurs éléments; les globules blancs du sang sont plus nombreux que dans l'état normal. Ces désordres qui, à part le degré d'activité, présentent une grande analogie avec ceux que nous avons constatés dans l'observation précédente, conduiraient à penser que la lésion de la rate, dans la leucémie comme dans la scarlatine, peut bien reconnaître pour origine l'absorption d'un principe miasmatique; mais l'observation n'a encore rien démontré à ce sujet.

Presque toutes les maladies miasmatiques sont accompagnées de l'hypertrophie avec hyperplasie de la rate, par exemple les fièvres typhoïde, puerpérale, la diphthérie, la peste, le choléra, la pyémie, etc.; de même la plupart des maladies virulentes, la morve, le charbon, la rage, présentent dans le cours de leur évolution, avec des caractères un peu différents, l'augmentation du volume de cette glande. L'impaludisme à son tour détermine une hypertrophie chronique de la rate qui n'est pas le simple fait d'une congestion prolongée. Enfin certaines maladies dyscrasiques, la scrofulose, la tuberculose, la syphilis, sont aptes à produire des altérations de la rate qu'il serait souvent difficile de distinguer, s'il n'était possible de s'aider de l'examen d'autres organes.

TUBERCULOSE SPLÉNIQUE.

La rate, après les poumons, les intestins et le cerveau, est l'un des organes les plus exposés aux lésions tuberculeuses. Ces lésions, toujours secondaires, ne se montrent pas pour cela avec des caractères d'une identité constante. Les tubercules de la rate présentent des granulations miliaires grisâtres et assez fermes, ou blanchâtres et beaucoup plus molles. Ces granulations ont leur siége dans la pulpe splénique et non dans les follicules. Abondantes et nombreuses dans les cas de tuberculose miliaire typhoïde, elles sont d'autres fois plus rares et accompagnées de phénomènes moins intenses et moins aigus, comme dans l'observation qui suit :

Obs. LXXXVI. **Tuberculose des poumons, de la rate, des reins et des testicules.** — W...., âgé de trente-cinq ans, cordonnier, est admis à l'Hôtel-Dieu, salle Sainte-Jeanne, n° 1 (service de clinique du professeur Grisolle), le 20 février 1865. Il raconte qu'il a eu une arthrite du genou gauche dès sa plus tendre enfance et qu'il a été obligé de marcher à l'aide de béquilles jusqu'à l'âge de dix ans. Depuis lors, il s'est bien porté jusque il y a un an, époque à laquelle il a été pris de toux, de coliques et de diarrhée ; il a commencé à dépérir et à perdre ses forces. Le 22 février, 76 pulsations, 30 inspirations, obscurité du son sous la clavicule droite ; sonorité normale à gauche, expiration prolongée au sommet excepté ; toux fréquente, expectoration abondante ; au fond du vase, crachats pelotonnés recouverts par un liquide clair et transparent. Voix enrouée, déglutition difficile et douloureuse, léger bruit de souffle au premier temps du cœur. Rien d'appréciable dans les organes de l'abdomen, si ce n'est une légère augmentation du volume du foie et de la rate. Les corps des testicules paraissent sains, mais les épididymes, indurés et bosselés, sont manifestement atteints par la tuberculose. Le genou gauche est ankylosé et semi-luxé ; la jambe est atrophiée, raccourcie et un peu fléchie.

Le 4 mars, selles liquides et abondantes ; 90 pulsations, 30 inspirations; affaiblissement très-notable. Le 10, la diarrhée persiste, la fièvre augmente, il y a des sueurs la nuit ; cet état continue et l'affaiblissement progresse jusqu'au vingt-sixième jour, où survient la mort.

Pl. 14, fig. 2. *Autopsie.* — Cadavre amaigri, tumeur érectile de la joue droite. Muqueuse laryngée rouge, injectée par plaques ; petite ulcération transversale à l'extrémité antérieure de la corde vocale supérieure gauche ; ulcère irrégulier un peu profond à la base de l'épiglotte. A l'extrémité postérieure de chacune des deux cordes vocales, ulcération longitudinale profonde et comme taillée à l'emporte-pièce. A un centimètre plus bas, plusieurs petits ulcères arrondis dont quelques-uns paraissent en voie de cicatrisation. La membrane muqueuse, inégale et un peu mamelonnée surtout au-dessus des cordes vocales, présente quelques granulations miliaires disséminées. Ces altérations s'arrêtent au niveau de la trachée. Les poumons sont infiltrés de granulations tuberculeuses, qui, sous forme de masses au sommet du poumon droit, sont disséminées et rares partout ailleurs. Le cœur est un peu décoloré. Le foie, légèrement gras, est augmenté de volume. La rate, volumineuse, un peu molle, injectée et friable, est de plus infiltrée de granulations miliaires tuberculeuses d'un blanc grisâtre. Ces granulations, disséminées dans tout l'organe, paraissent pour la plupart placées au contact ou sur le trajet des petits vaisseaux. Elles sont composées de cellules rondes analogues à celles que nous trouvons dessinées plus haut pl. 9, fig. 1 ; tube digestif pâle, ulcéré en quelques points dans la portion de l'iléon voisine du cæcum ; reins normaux. Les deux testicules et la prostate sont altérés. Chacun des épididymes, augmenté de volume, se trouve constitué par une masse caséeuse, abondante surtout aux deux extrémités. Le testicule droit est en outre infiltré de quelques granulations tuberculeuses. Dans la prostate existent plusieurs granulations semblables et un foyer de ramollissement, sorte de caverne.

Un individu affecté dans son enfance d'une arthrite chronique du genou meurt, à l'âge de trente-trois ans, des suites d'une tuberculose qui a envahi la plupart des viscères. La rate, entre autres, augmentée de volume et un peu molle, présente de fines granulations miliaires développées dans sa pulpe et dont la composition ne diffère pas de celle des granulations des autres organes. Telle est une forme de la tuberculose splénique ou tuberculose miliaire de la rate, forme qui, dans le fait, paraît avoir pris naissance sous l'influence d'une disposition scrofuleuse. Une autre forme beaucoup plus rare et d'une évolution moins rapide se caractérise par la présence au sein du parenchyme splénique de granulations volumineuses agglomérées pouvant atteindre jusqu'au volume d'une cerise ou d'une noix. Ces masses, connues sous le nom de tubercules jaunes, sont d'ordinaire peu nombreuses ou isolées, et conséquemment fort distinctes des granulations miliaires de la forme précédente.

CARCINOMES SPLÉNIQUES.

La rate est peu exposée aux localisations carcinomateuses, et lorsque ces localisations s'y rencontrent, elles sont le plus souvent secondaires. Nous ne possédons aucun dessin de carcinome de la rate, mais la figure 3 AB de la planche 14 est un beau spécimen de mélanomes rencontrés dans cet organe.

Mélanomes secondaires de la rate, du foie, des glandes lymphatiques de l'aine, mélanome primitif de la jambe. — La description de ce fait a été donnée p. 74; nous n'avons pas à y revenir, si ce n'est à propos de la rate. Cette glande est volumineuse, semée de taches noires, tant à sa circonférence que dans sa profondeur. Ces taches, peu ou pas saillantes, sont dues au dépôt, à l'intérieur des cellules de la rate (fig. 1, B), de granulations pigmentaires noirâtres, analogues à celles qui infiltraient les cellules du foie du même malade.

Dans ce fait, la coexistence d'une tumeur mélanique de la jambe avec la lésion splénique ne peut laisser de doute sur l'origine et la nature de cette dernière. En l'absence d'une semblable tumeur, l'embarras pourrait être grand, car nous verrons plus loin, dans la mélanémie, les cellules de la rate infiltrées de granules pigmentaires à peine distincts des précédents, même lorsqu'on a recours aux réactifs chimiques. Je ferai remarquer que cette lésion, rangée ici comme plus haut, p. 74, parmi les carcinomes, dans le but d'éviter des divisions trop nombreuses, est cependant très-différente de ces altérations quant à la structure. On n'y trouve pas la trame alvéolaire qui caractérise le carcinome, et par conséquent elle mérite une autre dénomination; celle de *mélanome* me paraît convenable, à la condition que l'épithète *mélanique* serve à désigner le carcinome et le sarcome dont les éléments sont infiltrés de pigment. Les autres formes carcinomateuses revêtent, dans la rate, la forme de tubérosités blanchâtres, du volume d'une lentille ou d'une noix, plus rarement celle de masses étalées ou diffuses; elles prennent naissance dans la charpente fibreuse.

LEUCOMATOSE SPLÉNIQUE.

La rate est un organe peu épargné par la dégénérescence dite amyloïde ou cireuse, et cependant, fait digne de remarque, cette glande n'a aucune tendance à la stéatose ou dégénérescence graisseuse. Les conditions étiologiques de la leucomatose splénique ne diffèrent pas de la dégénérescence cireuse du foie; nous n'y reviendrons pas.

Obs. LXXXVII. **Arthrite chronique du genou, dégénérescence amyloïde de la rate et des reins.** — S...., âgée de vingt-six ans, piqueuse de bottines, entre à l'Hôtel-Dieu le 10 novembre 1865, pour s'y faire traiter d'une arthrite du genou; elle est d'abord placée dans un service de chirurgie, puis plus tard elle est transférée en médecine (salle Saint-Bernard, n° 6, clinique de M. Piorry, où elle succombe le 1er mars 1866). Cette malade, venue à Paris il y a quatre ans, avait sa mère depuis longtemps souffrante, et faisait remonter sa maladie au printemps de l'année 1865. A l'époque où nous avons pu l'observer, elle était profondément cachectique et avait de l'ascite, de l'anasarque; ses urines précipitaient en flocons par l'acide nitrique. Elle se plaignait d'une dyspnée extrêmement pénible, indice d'un certain degré d'intoxication urémique, mais qui pouvait se rattacher aussi à une altération des glandes lymphatiques de toute la partie latérale gauche du cou. Le 25 février, des mouchetures pratiquées aux jambes dans le but d'en diminuer l'œdème sont l'occasion d'un érysipèle qui emporte rapidement cette malade.

Pl. 14, fig. 2. *Autopsie.* — Rougeur de la jambe malade peu marquée, œdème des poumons, cœur normal. Les glandes lymphatiques, qui formaient à gauche du cou un volumineux chapelet, sont à la coupe semées de taches jaunâtres (phymatoïdes) et de taches noires pigmentaires. La trame conjonctive de la glande est notablement épaissie, les éléments glandulaires sont augmentés de nombre, ils sont granuleux ou réduits à l'état de fine poussière au niveau des parties jaunes.

Le foie est volumineux et son tissu se colore légèrement par la solution d'iode. Les reins ont leur substance corticale d'un gris jaunâtre, ils rougissent aussi par la teinture iodée; sous le microscope, les glomérules de Malpighi ont une apparence vitreuse, les cellules épithéliales des tubuli sont finement grenues. La rate, plus que doublée de volume, a conservé sa forme, elle a une surface lisse, brillante, douce et onctueuse au toucher. Sa coupe, également lisse et brillante, présente sur un fond violacé des grains transparents, un peu inégaux et grisâtres (fig. 12), qui se colorent sous l'action de la solution aqueuse d'iode. Au microscope, les parois des petits vaisseaux sont épaissies par le dépôt d'une substance amorphe, transparente et fortement réfringente. Les glomérules de Malpighi, volumineux et d'apparence vitreuse, par suite de l'infiltration de cette même substance, se colorent en rouge par la solution iodée (fig. 4'); un grand nombre de cellules de la rate, infiltrées de la même façon, se présentent, comme dans la figure 12, sous forme de corpuscules sphériques très-fortement réfringents. La membrane muqueuse digestive est anémiée et envahie par la dégénérescence; les autres organes n'offrent pas de lésion appréciable.

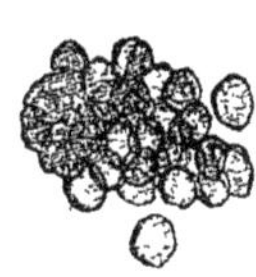

Fig. 12.

Une personne, après avoir souffert d'une arthrite prolongée du genou, est atteinte d'albuminurie et d'ascite; elle meurt d'un érysipèle survenu à la suite de mouchetures pratiquées pour diminuer l'œdème des jambes. Plusieurs organes, et surtout la rate et les reins, sont affectés de dégénérescence amyloïde.

Cet exemple nous représente une forme de leucomatose splénique caractérisée par des foyers isolés d'altération qui, dans certains cas, peuvent acquérir le volume d'un gros pois et envahir toute la substance de la rate.

Non-seulement alors les vaisseaux et les glomérules participent à l'altération, mais les trabécules même ne sont pas épargnées. Il est une autre forme ou forme diffuse de la dégénérescence amyloïde, caractérisée par la résistance, la fermeté de la rate, la tension de la capsule, la coloration brune de sa surface, l'état lisse et brillant, brun ou grisâtre, sec, pour ainsi dire, de sa coupe. Les sinus veineux, dont le calibre est rétréci, sont ici le principal siége du dépôt albumineux qui se retrouve jusque dans les épithéliums. La tunique moyenne des grosses et des petites artères, les glomérules de Malpighi sont aussi le plus souvent affectés.

HYPERÉMIES ET MÉLANÉMIES SPLÉNIQUES.

Les hyperémies de la rate sont fréquentes en raison de la riche vascularité de cet organe et du grand nombre de causes susceptibles de l'influencer. De même que les hyperémies hépatiques, elles ont pour condition pathogénique un désordre de la circulation centrale ou de l'innervation ; elles se rencontrent dans le cours des affections du cœur et de la veine porte, pendant les accès de fièvre intermittente, dans la plupart des fièvres infectieuses, à la suite de la suppression d'un flux menstruel ou hémorrhoïdal, et se caractérisent par l'augmentation de volume, la teinte brunâtre de l'organe qui laisse écouler à la coupe une grande quantité de sang. Lorsqu'elles ont duré un certain temps, les hyperémies spléniques sont ordinairement accompagnées d'une infiltration pigmentaire. — Les mélanémies spléniques sont la conséquence assez ordinaire des congestions et des hémorrhagies de la rate ; elles s'observent de plus dans certaines conditions peu étudiées où se produit une sorte de dissolution des globules rouges du sang. Plus fréquentes que les mélanémies hépatiques, elles sont, de même que ces dernières, communes dans l'impaludisme.

Pigmentation de la rate et hypertrophie des glomérules de Malpighi. Pigmentation de plusieurs autres organes, foie, cœur, etc. — L'observation XXXII nous a donné la description d'un malade dont un fragment de la rate est représenté pl. 4, fig. 6. Cet organe, augmenté de volume (long. 15 cent., larg. 8 cent., épaiss. 4 cent.), offre une coloration noire à sa surface et brun rougeâtre assez uniforme à la coupe. La face interne des plus gros vaisseaux est noirâtre ; les glomérules de Malpighi, volumineux et de teinte blanchâtre, altérés pour la plupart, ont l'apparence de granulations tuberculeuses. Il n'est pas possible cependant de les confondre avec des tubercules ; mais je me demande si la modification qu'ils ont subie n'a pas contribué à produire l'altération des globules sanguins, altération qui se révèle par la pigmentation des organes et la présence de cristaux d'hématoïdine dans les concrétions fibrineuses du cœur droit.

Mélanémie de la rate, du foie et des glandes duodénales. — La relation de ce fait est à la page 37 (obs. XXXV). La rate figurée pl. 14, fig. 7 A, B et 7′, a un grand diamètre de 15 centimètres ; elle est ferme, un peu friable, d'une teinte brune ou noire, sous forme de taches ou de bandes situées sur le trajet des vaisseaux, lorsque le lavage l'a débarrassée du sang qui l'infiltrait (fig. 7). Ces taches ou bandes noires, indélébiles, sont l'effet de l'infiltration des cellules de la rate par un pigment noir, fig. 7 B. Une coupe fine de cet organe vue au microscope permet de reconnaître que cette infiltration occupe les éléments voisins des branches vasculaires (fig. 7'); elle rend compte du mode de production de la pigmentation qui est évidemment due à l'infiltration, dans les cellules de la rate, de grains de pigment provenant des vaisseaux.

OBS. LXXXVIII. **Mélanémie de la rate et de la plupart des organes. Pyléphlébite, prolifération et cirrhose hépatique. Alcoolisme.** — L..., âgé de soixante-trois ans, porteur aux Halles, est habitué depuis trente ans, dit-il, à boire chaque matin un ou plusieurs verres d'eau-de-vie. Il ajoute qu'il aime le vin et qu'il en a largement usé; pourtant il n'a pas éprouvé de troubles bien appréciables, si ce n'est depuis cinq ou six mois. Alors il a maigri, perdu l'appétit et cessé son travail. Une première fois, il est entré à la salle Saint-Benjamin pour une hématémèse abondante. Le 20 juillet 1866, il est admis à la salle Sainte-Agnès, n° 26. La peau est fine, flasque, écailleuse. L'abdomen est volumineux; les veines sous-cutanées de la région sus-ombilicale sont dilatées, celles de la région sous-ombilicale le sont peu ou pas. Il existe une ascite qui remonte à l'ombilic. Les organes thoraciques sont sains; chaque jour l'amaigrissement se prononce davantage, les muscles s'atrophient.

Le 21 août, affaiblissement considérable, sécheresse de la langue, pouls 90, température 37 degrés centigrades. Le 22, pouls 108, respiration stertoreuse, hématémèse, et mort dans le coma, après une agonie de vingt-quatre heures.

Pl. 14, fig. 8. *Autopsie*. Opacité des méninges à la convexité du cerveau et atrophie de quelques-unes des circonvolutions sous-jacentes. Les cartilages costaux et ceux du larynx sont en partie calcifiés, spongieux et teintés de noir. Les muscles du thorax et de l'abdomen sont mous et grisâtres. Poumons œdématiés et très-fortement pigmentés ; les glandes bronchiques sont complétement saines. L'artère pulmonaire est libre. — Péricarde opalin; cœur large; adipeux à sa base; tissu musculaire mou, décoloré et friable. Endocarde opalin, tache d'un blanc jaunâtre sur la portion de la mitrale qui correspond à l'infundibulum aortique. Épaississement des valvules aortiques au niveau de leurs tubercules et de leurs bords d'insertion. Taches graisseuses de l'aorte, dans le voisinage des orifices des artères coronaires; coloration jaune et léger élargissement de ce vaisseau.

Le foie, petit, bosselé, granuleux, est atteint de cirrhose; il présente à la partie supérieure de son lobe droit un kyste hydatique ancien, du volume d'une grosse noix. Le tronc de la veine porte est en partie obstrué par une toile membraneuse fortement colorée par un pigment noir ; au-dessous existe un caillot fibrineux ayant plusieurs millimètres d'épaisseur. — La rate mesure 16 centimètres; sa capsule fibreuse, opaline, est parsemée de taches noires assez régulièrement disposées. A la coupe, elle offre une teinte noire presque uniforme. Au microscope, on trouve des grains de pigment, non-seulement dans les éléments de la rate, mais encore dans le sang, qui à l'œil présente une teinte presque tout à fait noire. Les glandes lymphatiques du voisinage sont pigmentées comme aussi le pancréas. Les reins sont le siége de la même pigmentation, seulement à leur surface libre et à la base des pyramides. Les testicules sont atrophiés ; la muqueuse de l'estomac, ferme et épaisse, est marbrée de noir et de gris ; la teinte noire est disposée par bandes au niveau du pylore. La muqueuse de l'intestin grêle est grisâtre, celle du gros intestin est de plus semée de taches noires.

Un buveur d'eau-de-vie contracte avec une cirrhose une pyléphlébite adhésive. Les conséquences de ces affections sont : stase veineuse dans l'estomac et la rate, extravasations sanguines et pigmentation de ces organes. Ce fait est un exemple de mélanémie splénique liée surtout à un obstacle circulatoire : ceux qui précèdent sont plutôt l'effet d'une altération directe et primitive des globules sanguins ; de là des caractères un peu différents. Le pigment est ici infiltré dans les parois des vaisseaux et dans les cellules; il est des cas où les espaces plasmatiques du tissu conjonctif de la capsule sont eux-mêmes envahis par un pigment diversement coloré. Les mélanémies de la rate sont en général accompagnées de lésions semblables dans d'autres organes, mais il n'en résulte pas pour cela, comme l'ont prétendu certains auteurs, que la coloration de ces organes soit produite par le transport d'un pigment préformé dans la rate, car cette coloration peut exister à un haut degré sans que la rate soit notablement altérée.

THROMBOSES ET EMBOLIES SPLÉNIQUES.

L'artère splénique, par ses dimensions et par son siége, est exposée à recevoir les concrétions solides qui peuvent s'échapper du cœur, et comme, d'un autre côté, toute circulation collatérale est impossible entre les branches de ce vaisseau, il n'est pas surprenant que les lésions consécutives aux oblitérations artérielles et connues sous le nom d'infarctus soient des plus fréquentes dans la rate. Cette fréquence, du reste, est encore accrue par ce fait que l'artère splénique qui, avec l'âge, devient sinueuse, s'élargit ou même se calcifie, a la plus grande tendance à former des coagulations fibrineuses, c'est-à-dire à la thrombose.

Obs. LXXXIX. **Thrombose de l'artère splénique et infarctus de la rate ; dilatation de l'aorte et hypertrophie du cœur gauche. Pleurésie.** — G...., âgée de soixante-cinq ans, couturière, est admise à l'Hôtel-Dieu, salle Saint-Antoine n° 20 (service de la Clinique), le 12 juillet 1865. En proie à une dyspnée excessive et dans un état qui rend l'examen des plus difficiles, elle a un œdème prononcé des membres inférieurs, de l'ascite et tous les signes d'une affection cardiaque avancée. Le cœur, chez elle, est hypertrophié ; il existe de plus un souffle au deuxième temps et à la base. Un épanchement de la plèvre droite vient encore augmenter la dyspnée, de sorte que, malgré le repos et les moyens thérapeutiques employés, cette malade succombe le 21 juillet.

Autopsie. — L'œdème des membres a gagné la base du thorax. Un épanchement séreux occupe la plèvre gauche, et refoule le poumon d'ailleurs enveloppé de fausses membranes qui déterminent encore son ratatinement. A la base droite il existe un ou deux verres de liquide, et le poumon est simplement œdématié. Le cœur, hypertrophié, de forme conique, présente en avant quelques taches laiteuses et une faible quantité de graisse à sa base. Son tissu est peu coloré, sa paroi ventriculaire gauche très-épaissie ; la cavité correspondante est dilatée ; celle de droite l'est un peu moins ; légère insuffisance aortique sans rétrécissement appréciable ; épaississement de la valvule mitrale sans modification notable de l'orifice. Orifices et valvules sains à droite. L'aorte, dilatée dans toute son étendue, est parsemée de plaques blanches ou jaunes saillantes. Le tronc brachio-céphalique et tous les gros vaisseaux qui partent de l'aorte offrent les mêmes altérations. L'artère splénique est tortueuse, dilatée, rigide ; l'une de ses branches est dans toute son étendue obstruée par un bouchon jaunâtre composé de fibrine en voie de régression. A cette obstruction correspond une altération très-caractéristique de la rate, et qui consiste dans la nécrose des parties alimentées par ce vaisseau. Connue sous le nom d'infarctus, cette altération se présente sous la forme d'une zone transversale déprimée et jaunâtre qui occupe presque toute la largeur de l'organe. Au niveau de cette zone que circonscrit un rebord violacé ou brunâtre, les éléments de la rate sont atrophiés ou détruits et transformés en granulations moléculaires et graisseuses. Partout ailleurs le tissu de la rate est à peu près normal. Le foie est petit, induré, de teinte noix muscade. Le pancréas, de coloration jaune soufre, est un peu gras. L'estomac présente vers sa petite courbure trois ou quatre érosions hémorrhagiques peu étendues. L'intestin est assez intact. Les reins sont diminués de volume par suite de l'atrophie de la substance corticale, et granulés à leur surface. Ils sont fermes et indurés, caractère qu'ils doivent à un épaississement de leur trame conjonctive (néphrite interstitielle). La vessie est assez normale, adhérence par une bride du grand épiploon à l'ovaire droit, thrombose de la veine ovarienne du même côté, hystérome du volume d'un pois dans l'épaisseur de l'utérus.

Pl. 16, fig. 1.

Phlegmasie des valvules aortiques, et pour ainsi dire de tout le système artériel, telle a été, dans ce fait, l'altération initiale ; les conséquences de cette altération ont été la dilatation des vaisseaux et les troubles circulatoires qui y sont inhérents, diminution de tension, etc., enfin l'oblitération par un bouchon fibrineux de l'une des branches de l'artère splénique, oblitération qui a été suivie de la nécrose des parties correspondantes, de leur résorption partielle et de la dépression jaunâtre figurée.

OBS. XC. **Infarctus embolique de la rate et gangrène de la jambe gauche. Rétrécissement mitral et concrétion fibrineuse de l'oreillette gauche.** — D...., âgé de trente-quatre ans, bien constitué, est enfant de troupe, et comme tel il a longtemps habité l'Afrique où il a eu, dans l'année 1852, une atteinte de rhumatisme articulaire aigu; peu de temps après, il fut pris d'hémoptysie en gravissant une côte avec ses collègues, et puis la dyspnée et les palpitations s'accrurent, ce qui obligea à le réformer. Plus tard, il put se faire employé de magasin; mais au bout d'un certain temps, la dyspnée et l'oppression le forcent à entrer à l'Hôtel-Dieu, salle Sainte-Jeanne (service de la Clinique), où je puis l'examiner et constater ce qui suit : Pointe du cœur difficile à limiter, battements précipités, matité étendue, souffle au premier temps avec prolongation vers la pointe, pouls jugulaire appréciable à l'œil, pouls radial peu perceptible. Repos et digitale. Ce malade sort amélioré au bout de quelque temps ; puis il rentre et nous constatons, M. Potain et moi, l'existence d'un double souffle ayant son maximum à la pointe. Le 8 mai 1863, il quittait la salle mieux portant; six jours plus tard, le jeudi 14 mai au matin, il était à déjeuner avec sa femme, lorsqu'à la suite d'un effort de rire il sentit ses mains s'engourdir, se refroidir, et bientôt après il les vit pâlir et se décolorer. Sous l'influence d'une légère friction, ces membres reprennent bientôt leur état normal ; mais quelques instants après, semblables phénomènes se passent du côté des membres inférieurs; il survient un vomissement et de la diarrhée, les jambes fléchissent et forcent le malade à se coucher. Le lendemain matin, plaques violacées sur ces membres, douleur et hyperesthésie au niveau du mollet droit. Le même jour, ce malade se fait apporter de nouveau à l'hôpital, il est placé toujours dans la même salle, cette fois dans le service de M. Grisolle. Il a les lèvres cyanosées, les extrémités supérieures froides et violacées, mais sensibles et toujours aptes aux mouvements. La jambe droite est d'un froid glacial et insensible à partir du genou, excepté à la partie supérieure du mollet où le malade éprouve de la douleur, et où existe un point d'anesthésie qu'exagère la pression. La plante du pied présente une teinte lie de vin. Les battements sont perçus dans l'artère crurale, mais non dans l'artère poplitée. A gauche, on ne perçoit aucun battement ni dans l'artère crurale ni dans l'artère poplitée ; froid glacial, insensibilité absolue et paralysie complète de la jambe. Ici l'hyperesthésie, la douleur et l'élévation de température ont leur siége au-dessus du genou, au niveau de la cuisse. La jambe tout entière est livide, rouge violacé. Les veines superficielles de la cuisse sont dilatées; à droite, le mollet est légèrement tuméfié et parcouru par des veines dilatées, ce qui conduit le professeur Trousseau, appelé à voir le malade, à diagnostiquer une obstruction veineuse. Les battements du cœur sont en même temps tumultueux; il existe un bruit de souffle au premier temps et à la pointe, peut-être aussi au second temps. Le 16, le malade a reposé dans la nuit, grâce à une potion calmante que lui a prescrite le professeur Grisolle ; mais dans la journée il s'agite, jette des cris, accuse une vraie sensation de brûlure dans les jambes, surtout à droite et à la plante des pieds. Potion avec 4 centigrammes de chlorhydrate de morphine.

Le 18 mai, les battements artériels ont reparu dans la fémorale gauche, et je crois les sentir un peu au-dessous de l'arcade de Fallope. Le gonflement de la jambe a diminué quelque peu, et sa coloration violacée est remplacée par une teinte rouge pelure d'oignon. Le 19 et le 20 mai, hoquet et vomissements, dessèchement du bout du pied gauche. Le 28 mai, agitation la nuit, crachats sanguinolents, vive oppression; mort le 29 au matin.

Pl. 14, fig. 10. *Autopsie.* — Le cadavre ne présente rien de particulier. Un léger piqueté rouge se fait remarquer dans la substance encéphalique saine d'ailleurs et de consistance normale. Les artères cérébrales sont libres et intactes ; une faible quantité de sérosité occupe les cavités des plèvres et du péricarde ; des adhérences nombreuses unissent les poumons aux parois thoraciques; le lobe moyen du poumon droit est envahi par un noyau apoplectique d'une étendue de 4 à 5 centimètres; les bases des deux poumons sont œdématiées. Le cœur est triplé de volume; à droite, ses cavités dilatées sont gorgées de sang, à gauche elles sont presque vides. L'orifice tricuspide est insuffisant, il mesure 16 centimètres au lieu de

10 ; les tendons qui s'y insèrent sont courts et de petit volume, la paroi ventriculaire droite est indurée. L'oreillette gauche, notablement dilatée, renferme un coagulum fibrineux du volume d'un œuf de pigeon qui, par l'une de ses faces, adhère à sa paroi externe et supérieure. La valvule mitrale est opaline, allongée et très-épaissie; l'orifice mitral de l'oreillette n'est qu'une fente qui rappelle l'orifice du museau de tanche : garni de petites concrétions calcaires qui ne permettent même pas l'introduction du petit doigt, il reçoit des cordages tendineux à la fois très-courts et très-épais. L'orifice aortique mesure 8 centimètres et demi, il est peut-être un peu rétréci et insuffisant; les valvules sont épaissies, jaunâtres, rétractées et recourbées du côté de la paroi ventriculaire. Le cœur tout entier a 13 centimètres de long au lieu de 10, l'aorte est intacte. L'artère iliaque primitive gauche forme un cordon noir et résistant, les parties inférieures de l'iliaque externe et supérieure de la fémorale droite sont obstruées par une masse fibrineuse solide. Le bouchon qui occupe l'iliaque primitive est plus ferme que cette masse ; entièrement fibrineux et jaunâtre au point d'émergence de ce vaisseau, il est, plus bas, coloré par le sang, un peu mou; il cesse au-dessus de la fémorale profonde, et se continue d'environ un centimètre dans l'artère hypogastrique. La valvule de la saphène interne droite, à son embouchure dans la fémorale, est remplie par un caillot fibrineux. La fémorale correspondante renferme deux caillots chacun de quelques centimètres d'étendue et l'un et l'autre primitivement développés dans des nids valvulaires situés un peu plus bas que l'embouchure de la veine fémorale profonde. L'artère poplitée contient un peu au-dessus de sa bifurcation un caillot fibrineux ou fusiforme, décoloré et très-ferme. L'artère tibiale postérieure renferme un autre coagulum allongé et aussi très-ferme à son extrémité supérieure. L'épiderme soulevé en plusieurs points des jambes forme des ampoules qui contiennent une sérosité louche ou sanguinolente. Une incision pratiquée au niveau du mollet gauche ne donne lieu à aucun écoulement de sérosité; les muscles ont conservé leur humidité, leur coloration est à peine modifiée, mais ils sont plus friables. Les fibres musculaires sont du reste en voie d'altération, brisées en plusieurs points, et leurs stries longitudinales sont plus apparentes, tandis que leurs stries transversales sont presque entièrement effacées et remplacées par de fines granulations. Les fibres nerveuses du nerf tibial postérieur sont également altérées ; elles ont perdu leur double contour, et la substance médullaire est fragmentée en granulations ou parcelles noirâtres.

Le foie, augmenté de volume, marbré de brun et de jaune (noix muscade), est ferme et induré par suite des congestions répétées dont il est depuis longtemps le siége. La rate, d'un volume assez considérable, présente à quelques centimètres de son extrémité inférieure une large bande jaunâtre qui occupe toute sa circonférence. Le parenchyme à ce niveau est ferme, légèrement rétracté à sa limite avec le tissu sain injecté et violacé. La branche artérielle qui correspond à cette partie altérée présente un bouchon fibrineux, rétracté, adhérent aux parois et déjà organisé à sa circonférence, ce qui prouve son ancienneté. Vers l'extrémité supérieure du même organe existe une altération un peu moins étendue, mais en tout semblable à la précédente. Ces altérations sont l'une et l'autre l'effet de la nécrose des éléments propres du parenchyme splénique qui a cessé de se nourrir. Quelques taches ecchymotiques se font remarquer à la surface extérieure des reins et à la face interne de l'estomac; tube digestif intact.

Un enfant de troupe, exposé à toutes les rigueurs de la vie militaire, contracte à l'âge de vingt-trois ans un rhumatisme articulaire aigu qui laisse à sa suite une endocardite mitrale; les accidents causés par cette altération, essoufflement, palpitations, hémoptysie, n'étant pas compatibles avec les exercices du soldat, il est réformé et devient employé de magasin. Mais au bout de quelques années le cœur se fatigue, et ce jeune homme entre une première fois à l'hôpital; il en sort mieux portant, pour y revenir bientôt avec de nouveaux accidents. Cette fois, il s'est joint à l'affection cardiaque une gangrène subite de la jambe gauche, et la mort ne se fait pas longtemps attendre. Ce fait est l'un des exemples les plus complets, je dirai les plus dramatiques, des accidents divers que puisse déterminer le rhumatisme; car tous ces désordres et quelques autres encore que nous allons signaler sont intimement liés entre eux. L'autopsie nous révèle en effet l'existence d'une endocardite avec rétrécissement mitral, de cette forme d'endocardite que plus loin je considérerai comme un type propre au rhumatisme. Par l'obstacle qu'elle apporte au cours du sang et par l'inégalité qu'elle produit à la surface interne de l'oreillette gauche, cette lésion devient le point de départ d'une coagulation fibrineuse qui, battue par le courant sanguin, est en quelque sorte émiettée avec le temps. Des parcelles de cette concrétion sont ainsi emportées et roulées par le torrent circulatoire, elles vont s'arrêter les unes dans la rate où elles donnent lieu à l'infarctus en question, les autres dans la jambe où elles amènent la gangrène; quelques autres enfin s'arrêtent vraisemblablement dans d'autres points du corps, mais, soit petitesse de volume, soit richesse de circulation, ne déterminent aucun accident appréciable. Quoi qu'il en soit, dans un fait de cette nature, il n'est pas besoin de commentaires pour montrer la relation qui existe entre l'affection cardiaque, l'infarctus splénique et la gangrène de la jambe.

OBS. XCI. **Infarctus embolique de la rate. Endocardite valvulaire avec poches anévrysmatiques perforées. Pneumonie chronique.** — D..., capitaine en retraite, habitant des colonies où il a éprouvé plusieurs atteintes de fièvre intermittente et, paraît-il aussi, quelques attaques de rhumatisme, est amené le 19 mars 1864 à l'Hôtel-Dieu et placé au n° 42 de la salle Sainte-Jeanne (service du professeur Grisolle). Le 20, teinte jaune et sécheresse et chaleur de la peau, douleur et très-légère tuméfaction au niveau des coudes, des poignets et des genoux; frisson, fièvre intense, profonde faiblesse, adynamie. Dyspnée considérable sans lésion bien appréciable des poumons, souffle cardiaque incertain, langue sèche, pendillée, parole difficile ou même impossible. Ces différents symptômes conduisent M. Grisolle à diagnostiquer une infection purulente et à porter un pronostic des plus graves. La mort, en effet, eut lieu le même jour dans un état de subdelirium et de coma.

Pl. 14, fig. 9, 9' et 9''. L'*autopsie* fut pratiquée par mon regrettable collègue le docteur Fritz, qui voulut bien me confier les pièces et me donner les renseignements qui précèdent. Rien de spécial dans l'apparence extérieure du crâne; plusieurs articulations ouvertes ne laissent écouler qu'une faible quantité de sérosité sans pus. Le cerveau paraît intact. Le sommet du poumon gauche adhère intimement à la paroi thoracique, il est induré, affecté d'une véritable pneumonie chronique. Le parenchyme, en ce point, compacte, élastique, ne cède pas à la pression du doigt, il est marbré de noir, de blanc et de rouge. Les bronches qui s'y rendent sont dilatées et altérées, cependant nulle trace de tubercules; toutefois les ganglions bronchiques sont pigmentés, et quelques taches blanchâtres un peu saillantes avec dépression centrale se remarquent à la surface des plèvres. Le lobe inférieur du poumon gauche et le poumon droit sont simplement œdématiés. — Le cœur est augmenté de volume surtout à gauche. La paroi ventriculaire de ce côté est hypertrophiée. Les orifices paraissent encore suffisants, mais deux des valvules aortiques et la valvule mitrale sont le siége d'une altération toute particulière. Sur ces valvules, en effet, il existe, du côté de la surface ventriculaire, de petits appendices auriculaires, sorte de petites poches en doigt de gant, connus sous le nom d'anévrysmes valvulaires et disposés perpendiculairement à l'axe de ces orifices. Ceux de ces anévrysmes qui intéressent les valvules aortiques se font remarquer par leur siége à la base et dans l'angle d'insertion de ces valvules. Chacun d'eux se trouve perforé, et un coagulum fibrineux remplit en partie une excavation de plusieurs centimètres qui existe à la base de l'anévrysme mitral. Le tissu des valvules n'est d'ailleurs pas sensiblement altéré, si ce n'est au niveau des poches anévrysmatiques; en ces points, il est rouge, injecté, ramolli et friable, ou même couvert de petites saillies papillaires. Des saillies analogues se retrouvent sur une partie de la valvule mitrale non affectée d'anévrysme. Quelques-unes de ces végétations légèrement déprimées à leur centre rappellent assez bien un bouton de variole. Une coupe fine pratiquée dans le voisinage des parties anévrysmatiques, et examinée au microscope, montre d'un côté des éléments en voie de prolifération, et d'un autre côté ces mêmes éléments en voie de transformation graisseuse. L'aorte, dilatée dans toute son étendue, mesure 8 centimètres à son origine, 9 centimètres au niveau de la crosse; elle est semée de plaques jaunes saillantes produites par l'altération des couches les plus profondes de la tunique interne.

La rate, au moins doublée de volume, tombe en bouillie à la plus légère pression. Vers la partie moyenne, on aperçoit, à sa surface, deux foyers jaunâtres un peu déprimés à leur centre et circonscrits par un tissu ferme et violacé. Ces foyers s'enfoncent dans le parenchyme splénique en forme de coin et dans une étendue de quelques centimètres; leur contenu, même à la partie centrale ramollie, est uniquement constitué par des éléments propres de la rate en voie de régression. L'examen microscopique ne révèle autre chose, en effet, que la présence de ces éléments plus ou moins altérés et des cristaux de matière colorante du sang ayant la forme d'aiguilles superposées ou affectant une disposition rayonnée (fig. 9' et 9''). Dans le reste de son étendue, la rate est pigmentée. — Le foie est gras, uniformément jaunâtre. Les reins sont petits, celui de gauche surtout est atrophié, d'un volume presque moitié moindre. Chacun d'eux a une surface inégale, semée de dépressions multiples et de petits kystes ayant leur siége dans les corpuscules de Malpighi ou les tubuli, et dont le contenu liquide violacé ou incolore renferme de nombreuses cellules épithéliales. Les organes génitaux n'ont rien; le tube digestif est intact. — Les glandes lymphatiques situées sur le trajet de l'aorte et de ses divisions sont hypertrophiées et remarquables par leur dureté générale et uniforme, par la présence à la coupe de tractus fibreux au-dessus desquels la substance parenchymateuse jaunâtre fait saillie, ce qui rappelle assez bien l'altération décrite sous le nom de cirrhose hépatique. Ce rapprochement est frappant à l'examen microscopique, où l'on voit des tractus épais de tissu conjonctif traversés de vaisseaux et circonscrivant des îlots de la substance parenchymateuse ganglionnaire (pl. 15, fig. 1). A un grossissement plus fort, les éléments de ce parenchyme sont granuleux et à l'état de régression.

Il s'agit, dans ce fait, d'un militaire ayant habité les colonies, où il a subi des attaques de fièvre intermittente et peut-être aussi de rhumatisme articulaire. Cette dernière maladie est toutefois fort douteuse, et l'affection cardiaque que l'on rencontre chez ce malade est très-différente de celle de la précédente observation. Cette affection ne déterminait aucun désordre manifeste, quand tout à coup survinrent des accidents formidables qui donnèrent lieu de croire à une infection pyémique et qui furent bientôt suivis de mort. Les valvules cardiaques, siége primitif de l'altération, présentent à leur face interne des saillies mamelonnées, sorte de doigts de gant perforés à leur base, ou vers leur sommet. La substance qui constitue ces saillies, couverte de petites éminences papillaires, est ramollie, friable, facile à écraser et à émietter. Cette substance par conséquent a dû se trouver emportée par parcelles, et c'est au mélange de ces parcelles avec le sang qu'il faut attribuer les accidents qui ont amené la mort. Ce ne sont plus ici des corps inertes n'ayant qu'une action mécanique, mais bien des substances jouissant de toutes les propriétés des ferments et possédant le même mode d'action. Toutefois, au milieu de ces substances, il en est encore qui ne jouent guère qu'un rôle mécanique, et c'est à ces dernières qu'il faut rapporter les infarctus de la rate (fig. 9). Situés à la circonférence de l'organe, disposés sous forme de coins, ces infarctus de teinte jaune ont une étendue moindre que ceux de la rate représentée fig. 10; ils constituent une variété un peu plus rare et qui s'explique par la moindre importance de la branche artérielle oblitérée. Ils s'observent en général, comme ici, dans les cas d'endocardite avec destruction du tissu des valvules ou endocardite ulcéreuse. A leur début, ces infarctus ne se révèlent souvent que par de simples taches hémorrhagiques; mais d'ailleurs tous les infarctus sont un peu dans ces conditions, c'est un point que plus loin je m'efforcerai de faire ressortir.

GLANDES LYMPHATIQUES.

Les glandes lymphatiques, reliées entre elles par un système de canaux destinés à charrier la lymphe et à absorber les substances étrangères, se trouvent par cela même exposées à de nombreuses causes d'irritation. Elles sont constituées par une capsule fibreuse d'où émanent des cloisons qui, par leurs anastomoses, forment un réseau serré au sein duquel sont contenus des éléments spéciaux. Les cavités de ce réseau, connues sous le nom d'alvéoles, sont irrégulièrement polygonales, et ont, d'après Kölliker, $0^{mm},25$ à $0^{mm},35$ de diamètre; elles sont d'autant plus petites et moins distinctes qu'elles sont plus profondément situées. Leurs cloisons se composent en grande partie de tissu conjonctif; quant à leur contenu, il consiste en une pulpe grisâtre, alcaline, traversée par un grand nombre de trabécules et un réseau capillaire très-riche, de manière à figurer un vrai tissu spongieux. Dans ce tissu, dont les mailles communiquent ensemble, sont renfermés des noyaux libres et des cellules arrondies, les uns et les autres identiques avec ceux de la lymphe et du chyle. Plusieurs artères se distribuent dans les glandes lymphatiques; souvent il n'en sort qu'un seul tronc veineux. Les vaisseaux lymphatiques qui s'y rendent se divisent en vaisseaux plus petits, et s'ouvrent vraisemblablement dans les alvéoles; de celles-ci partent des ramuscules qui se réunissent en troncs plus volumineux et émergent de la glande.

Les glandes lymphatiques, de même que les glandes vasculaires sanguines, acquièrent leur plus grand développement pendant l'enfance; moins volumineuses chez l'adulte, elles s'atrophient dans la vieillesse. Leurs altérations sont proportionnelles à leur activité fonctionnelle, et par conséquent elles sont moins fréquentes chez le vieillard que chez l'enfant. La plupart des substances virulentes et miasmatiques qui entrent dans le système lymphatique modifient leur structure; aussi les trouve-t-on altérées d'une façon spéciale dans la morve, la syphilis, la peste, la fièvre typhoïde, et dans beaucoup d'autres maladies non moins sérieuses. Par contre, elles sont peu influencées par les poisons minéraux et se font remarquer par la rareté des néoplasies.

La fonction de ces organes, selon certains auteurs, consisterait à former des globules lymphatiques et à modifier la composition chimique du sang; mais il faut reconnaître qu'elle est jusqu'ici imparfaitement connue, et qu'elle réclame de nouvelles recherches. Leur hypertrophie consécutive à l'extirpation de la rate et des capsules surrénales nous apprend qu'elles doivent suppléer ces glandes, et qu'ainsi elles remplissent des fonctions très-analogues, sinon identiques.

LYMPHADÉNITES.

Ces phlegmasies surviennent dans un grand nombre de circonstances et sous des influences très-variées; suivant la constitution du sujet et la nature particulière de l'agent étiologique, elles sont suppuratives ou prolifératives, c'est-à-dire qu'elles donnent lieu à de la suppuration ou à un produit organisable.

Les phlegmasies suppuratives, dont l'une des principales causes est la résorption de substances purulentes, septiques ou virulentes, sont des lésions graves. Tantôt ces phlegmasies restent localisées à quelques glandes, d'autres fois elles s'étendent sur un plus grand nombre par les communications qui les réunissent; elles se terminent assez souvent par l'ouverture du foyer purulent, plus rarement par la résorption du pus.

Les phlegmasies ou lymphadénites prolifératives (scléroses ganglionnaires) ne déterminent jamais des désordres aussi appréciables que les précédentes, et pour ce motif elles ont moins fixé l'attention des observateurs. Elles se développent sous des influences diverses et peuvent revêtir des formes variées, comme l'indiquent les faits que voici :

Obs. XCII. **Sclérose des glandes lymphatiques; cirrhose hépatique; gastrite chronique; alcoolisme.** — Un homme de quarante-cinq ans, robuste, mais adonné depuis longtemps aux alcooliques, entre en 1865 à l'Hôtel-Dieu, salle Sainte-Jeanne, pour une ascite à laquelle il ne tarde pas à succomber.

Autopsie. — Le foie, induré, atrophié et granulé à sa surface, se présente avec les caractères de la cirrhose alcoolique. L'estomac est un peu rétréci; sa muqueuse est épaissie, ardoisée et pigmentée. La rate est volumineuse, sa capsule est plus épaisse, blanchâtre. Le pancréas est ferme et induré. Les glandes lombaires mésentériques sont dures et résistantes, légèrement augmentées de volume. Une coupe fine de l'une d'elles examinée au microscope permet de reconnaître l'altération exacte de ces organes. Cette altération consiste dans un épaississement de la trame conjonctive qui rétrécit les alvéoles, presse sur leur contenu et le modifie. Les cellules lymphatiques sont granuleuses et atrophiées, surtout dans la partie corticale qui est plus fortement atteinte. Parmi ces glandes ainsi modifiées, il en est quelques-unes un peu plus volumineuses et dans lesquelles se sont déposés des sels de chaux, principalement des carbonates. Ainsi crétifiées, ces dernières ont la dureté de la pierre. Les reins sont peu modifiés. Pl. 15, fig. 2.

Les poumons, pigmentés, sont le siége de congestion et d'œdème. Le cœur est large, son tissu mou, ses fibres musculaires sont en voie d'altération graisseuse. Cerveau peu altéré; légère opacité des méninges.

Un homme adonné aux alcooliques vient mourir à l'Hôtel-Dieu des suites d'une cirrhose hépatique; les glandes lymphatiques abdominales, indurées et circonscrites par une épaisse couche de graisse, présentent un épaississement de la trame conjonctive tout à fait analogue à celui qui, dans le foie, produisait la cirrhose. Partant de cette analogie, il y a lieu de rapprocher dans ce fait la lésion ganglionnaire de l'altération hépatique, et peut-être de lui attribuer la même origine. C'est qu'en effet, à côté de cette lésion qui ressemble à la cirrhose des buveurs, il en est une autre non moins intéressante qui paraît se rapprocher plutôt des autres variétés de la même affection. En voici un exemple :

Sclérose des glandes lymphatiques abdominales. Endocardite et perforation mitrale. Intoxication palustre ancienne. — Ce fait a été rapporté plus haut, p. 124. Nous nous contenterons de signaler l'état des glandes lymphatiques, dont l'une se trouve représentée pl. 15, fig. 1. Cette glande, de même que ses congénères, dure, volumineuse, bosselée à sa surface, présente à la coupe des traînées fibreuses que l'examen microscopique rend beaucoup plus manifestes. Ces tractus ou cloisons fibreuses épaissies circonscrivent des amas ou îlots de substance ganglionnaire que séparent des cloisons beaucoup plus minces.

Le malade chez qui a été rencontrée cette altération avait souffert antérieurement de fièvres intermittentes, et peut-être se trouvait-il sous l'influence de l'impaludisme. En tout cas, cette affection méritait d'être rapprochée de la précédente, dont elle se distingue par ce fait qu'elle intéresse d'une façon particulière les cloisons les plus volumineuses émanant de la capsule ganglionnaire, à peu près de la même façon que, dans l'hépatite syphilitique, les cloisons provenant de la capsule de Glisson sont particulièrement affectées. Le miasme paludéen est la seule cause qu'il soit possible de reconnaître à cette lésion; mais cependant, avant d'attribuer un rôle capital à cette cause, il serait sans doute nécessaire d'avoir des faits plus nombreux à sa disposition.

LYMPHOMES ET LYMPHADÉNOMES.

Les glandes lymphatiques sont fréquemment le siége de lésions caractérisées par la production exagérée de leurs éléments. Ces lésions, connues sous des dénominations diverses, ont des causes variées. Elles constituent deux groupes : dans l'un, les éléments de nouvelle formation sont nécessairement destinés à périr; dans l'autre, ces éléments peuvent se nourrir et continuer de vivre.

Au premier de ces groupes se rattachent les altérations ganglionnaires de la fièvre typhoïde, de la scarlatine et de la plupart des maladies infectieuses, celles de la syphilis tertiaire, de la scrofulose, etc.; nous les appellerons du nom de lymphomes. Au second groupe appartiennent les lésions de la leucémie, celles qu'on a désignées en France sous le nom d'adénie, en Angleterre sous la dénomination de pseudo-leucémie, et qu'on a appelées en Allemagne du nom de lymphosarcome. Nous préférons pour ces dernières la dénomination de lymphadénomes qui leur a encore été donnée. Il serait certes d'un grand intérêt de représenter chacune de ces lésions afin de mieux montrer leurs analogies et leurs différences; mais, pour ne pas trop allonger ce travail, nous avons dû ne prendre qu'un seul type dans chacun de ces groupes.

Obs. XCIII. **Lymphomes iliaques et lombaires. Syphilis viscérale.** — Un peintre, âgé de vingt-neuf ans, est admis à l'Hôtel-Dieu et meurt quelques instants après un accès épileptiforme. Il existe à la surface des circonvolutions cérébrales et dans la substance blanche plus profondément située une cicatrice, indice probable d'une gomme résorbée. La substance musculaire du ventricule gauche est sclérosée et infiltrée de tumeurs gommeuses (myocardite gommeuse). Le foie est semé de cicatrices multiples.

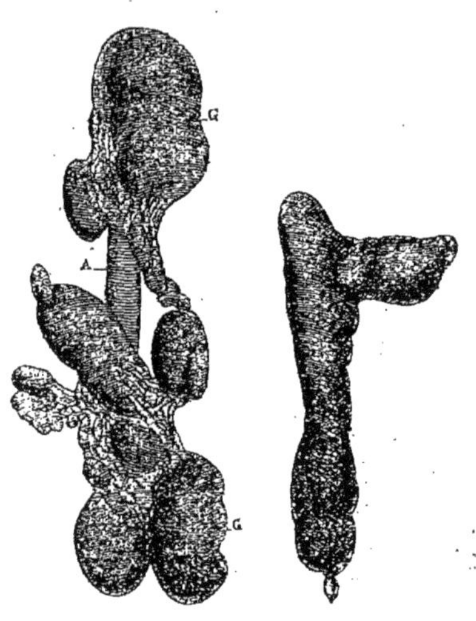

Fig. 13.

La rate, volumineuse, d'une longueur de 18 centimètres, est altérée par la multiplication de ses éléments. Les glandes lymphatiques lombaires et quelques-unes de celles qui reçoivent leurs vaisseaux lymphatiques du foie ou de la rate, sont molles, friables, teintées de brun et augmentées de volume. Les glandes iliaques, GG, représentées fig. 13, entourent dans toute leur étendue l'artère de même nom A; elles sont injectées, teintées de violet, plus encore que les précédentes, remarquables par leur allongement démesuré; elles ont une consistance un peu molle et une apparence assez uniforme et médullaire à la coupe. Le tube digestif et les reins sont peu lésés; mais les deux testicules, affectés d'orchite interstitielle, présentent quelques petites tumeurs gommeuses; les épididymes ont conservé leur intégrité. (*Traité historique et pratique de la syphilis,* Paris, 1866, p. 393.)

Lésions syphilitiques de divers organes, hyperplasie avec allongement des glandes lymphatiques iliaques, tels sont les désordres anatomiques rencontrés dans ce fait. La coïncidence d'une lésion ganglionnaire avec la syphilis viscérale n'est pas un fait exceptionnel (voyez obs. L, pl. 58), elle existe dans près de la moitié des cas, et par conséquent je me crois en droit de rattacher cette lésion à l'infection syphilitique. Je dois cependant faire remarquer qu'elle diffère notablement des adénopathies secondaires. Lorsqu'elle occupe comme ici les régions iliaques, cette lésion ne produit en général aucun trouble appréciable; néanmoins, chez un malade syphilitique que me montrait, il y a peu de jours, mon honoré maître, M. le docteur Gueneau de Mussy, des phénomènes d'anémie et de refroidissement de l'un des membres inférieurs (jambe droite) parurent n'avoir d'autre cause qu'une compression de l'artère iliaque par des glandes lymphatiques altérées, car ces accidents cédèrent en partie à l'emploi d'un traitement ioduré.

Cette altération se rapproche des lésions ganglionnaires, de la lèpre, de la scrofulose, etc., car toutes ces lésions ont dans le principe des caractères assez semblables. Dans une première période, les glandes tuméfiées et injectées revêtent une teinte violacée ou brunâtre, elles présentent quelquefois des taches ecchymotiques et de petits foyers sanguins; les noyaux et les cellules végètent et se multiplient; aussi rencontre-t-on un certain nombre de ces cellules avec deux noyaux ou même plus. Ces éléments, tout d'abord, ne diffèrent pas des éléments normaux, si ce n'est quelquefois par leur volume; mais, après un certain temps, leur nutrition se ralentit, ils deviennent granuleux et la glande subit en partie ou en totalité la métamorphose caséeuse ou graisseuse. Dans la fièvre typhoïde et les fièvres éruptives, cette transformation est moins évidente; mais cela tient sans doute à l'intensité et à l'étendue moindres de l'altération. Cet état de métamorphose constitue le second stade du processus; il en est un troisième que l'on observe dans quelques circonstances seulement, c'est l'élimination de la glande. — Le siége de ces lésions varie généralement avec la cause qui leur donne naissance, de sorte qu'il est, du moins pour quelques-unes d'entre elles, un signe diagnostique important. C'est ainsi qu'on observe l'altération des glandes mésentériques dans la fièvre typhoïde, celle des glandes inguinales dans la peste, celle des glandes bronchiques dans la rougeole, celle des ganglions iliaques et lombaires dans la syphilis viscérale; celle enfin des glandes des régions cervicale, médiastine et mésentérique dans la scrofulose.

Lymphadénomes et leucémie. — Les fig. 3, 3' et 3'', pl. 15, sont un bel échantillon de lymphadénomes. La fig. 3 représente une masse ganglionnaire extraite de l'aisselle gauche; les ganglions qui la constituent sont arrondis et sphériques, et non allongés comme plus haut dans la fig. 13, de teinte violacée, de consistance un peu molle; ils sont reliés entre eux par un tissu conjonctif assez lâche et reçoivent de nombreux vaisseaux. Une masse ganglionnaire semblable existait dans l'aisselle du côté opposé. La fig. 3' nous montre les glandes mésentériques du même malade. Elles ont aussi une forme arrondie, une teinte violacée ou brunâtre, et sont parcourues par de nombreux vaisseaux sanguins. La fig. 3'' fait voir la coupe microscopique de l'une de ces glandes. Des parois vasculaires épaissies s'échappent des trabécules qui forment un tissu réticulé dont les loges sont comblées par des noyaux et des cellules lymphatiques. Les ganglions des régions inguinales et iliaques sont à peine altérés. Nous renvoyons, pour le complément de cette observation intéressante, à la description qui en est donnée plus haut, p. 112.

Ce fait est un exemple de la forme de leucémie dans laquelle les glandes lymphatiques et la rate sont simultanément affectées. Il est remarquable par cette circonstance que les glandes les plus rapprochées de l'intestin sont les moins altérées.

Néanmoins le mode de développement des lymphadénomes en question a généralement une marche en rapport avec la direction du cours de la lymphe. Après un certain temps, ces tumeurs forment des masses volumineuses susceptibles de gêner profondément les fonctions des organes voisins. Le cou, les aisselles, les aines sont les régions où débute de préférence cette altération qui finit souvent par s'étendre à la plus grande partie du système ganglionnaire. Les glandes lymphatiques ainsi affectées sont ordinairement molles et d'une consistance uniforme, elles présentent une surface lisse d'un jaune rosé ou grisâtre. Sur une coupe, les substances médullaire et corticale sont augmentées de volume, d'une coloration grisâtre ou rougeâtre. La dernière, siége plus spécial de l'altération, donne à la pression, dans quelques cas, un suc blanc, épais, composé de cellules ganglionnaires. — Les lymphadénomes anémiques (adénie) ne diffèrent pas d'une façon sensible des altérations ganglionnaires de la leucémie. Les glandes lymphatiques, dont le volume peut égaler celui du poing, forment encore des masses volumineuses qui occupent les régions du cou, des médiastins, des aisselles, des aines, etc. Dures ou molles, suivant que la capsule et les cloisons sont plus ou moins épaissies, ces glandes ont la plus grande ressemblance avec les glandes de la leucémie. En définitive, ce qui distingue l'altération de ces dernières, c'est uniquement l'exagération des globule blasncs du sang. Mais cette circonstance est-elle suffisante à elle seule pour faire de ces lésions des espèces particulières? Nullement. Elle indique, à mon sens, que la leucémie, n'est pas, comme le pensent Virchow et son école, un effet nécessaire de l'altération ganglionnaire ou splénique, mais plutôt un simple accident du genre de celui que l'on observe dans les adénomes du foie lorsque les veines de ces organes sont obstruées par des cellules hépatiques. Ainsi ces lésions tendent à se rapprocher des affections cancéreuses, et du reste elles ne se limitent pas toujours aux glandes lymphatiques. Après un premier stade simplement hyperplasique, elles se généralisent quelquefois dans d'autres organes, et notamment, par ordre de fréquence, dans la rate, le foie, l'estomac et les intestins, les reins, les poumons, les ovaires et les testicules, où elles forment des tumeurs arrondies, grisâtres, un peu molles, du volume d'une lentille ou d'une noisette, uniquement composées de tissu lymphatique. — Cette particularité et la propriété que possèdent les lymphadénomes de pouvoir vivre et d'échapper ainsi à la transformation graisseuse, établissent une différence essentielle entre ces lésions et les lymphomes qui font partie des maladies zymotiques. Les lymphomes de la syphilis et de la scrofulose sont des productions pauvres dès leur début et dans tout le cours de leur existence, qui ne forment pas ordinairement des tumeurs volumineuses. Les cellules nouvelles qui les composent ont d'ailleurs une organisation incomplète, les noyaux y prédominent souvent, et ces éléments ne tardent pas à subir la métamorphose caséeuse, principalement dans la scrofulose. De ce mode de terminaison résulte, dans cette maladie, l'inflammation des parties circonvoisines, quelquefois même le ramollissement et l'ulcération de ces parties, ce qui ne s'observe pas avec les lymphadénomes. La dégénérescence amyloïde ganglionnaire se distingue de ces lésions par son aspect grisâtre, lisse et brillant, résultat du dépôt dans la paroi des vaisseaux et dans les cellules lymphatiques d'une substance homogène et réfringente se colorant en rouge par la solution iodée.

TUBERCULOSE DES GLANDES LYMPHATIQUES.

Les glandes lymphatiques sont, après les poumons, les organes où s'observent le plus souvent peut-être des lésions tuberculeuses. L'enfance et l'adolescence sont les âges qui y prédisposent le plus, vient ensuite l'âge adulte.

OBS. XCIV. **Tuberculose des ganglions bronchiques et des poumons. Méningite tuberculeuse.** — D...., âgé de vingt et un ans, faisait le service de garçon de salle à l'Hôtel-Dieu, lorsqu'il fut pris de troubles cérébraux qui firent diagnostiquer une méningite tuberculeuse, et qui l'emportèrent en quelques jours.

Pl. 16. fig. 1. *Autopsie.* — Les méninges cérébrales, opalines à la base, présentent de rares granulations tuberculeuses dans les scissures de Sylvius. La substance cérébrale de la base est injectée et imperméable. A leurs sommets, les deux poumons sont le siége d'un petit nombre de granulations ayant le volume d'un pois, et dont quelques-unes sont incrustées de sels calcaires. Les ganglions bronchiques sont affectés de semblables granulations disséminées au sein de leur parenchyme congestionné et brunâtre (fig. 1). Le cœur est peu modifié, le tube digestif assez normal; le foie renferme dans son épaisseur un petit nombre de tubercules crétacés. La rate est volumineuse, les reins sont peu malades, la vessie et les organes génitaux sont sains.

Un jeune homme ayant à peine quelques tubercules pulmonaires est atteint de méningite et meurt en quelques jours. On constate à l'autopsie des lésions cérébrales et pulmonaires et une altération des glandes bronchiques, représentée fig. 1. Ces glandes, arrondies, volumineuses et friables, sont aussi très-fortement congestionnées, infiltrées d'hématine et parsemées de granulations blanchâtres du volume d'un grain de chènevis ou d'un petit pois. Cet exemple peut être regardé non comme un type, mais comme une forme de la tuberculose ganglionnaire.

Dans une autre forme, les granulations tuberculeuses des glandes lymphatiques sont plus nombreuses, plus petites, miliaires, isolées ou rassemblées en masses plus ou moins confluentes. Ces glandes s'injectent tout d'abord, augmentent peu à peu de volume et perdent de leur consistance. Sur une coupe apparaissent des granulations fines, à côté de taches blanchâtres ou jaunâtres dues à des éléments lymphatiques en voie de prolifération ou de métamorphose granuleuse; ces granulations ont pour siége primitif habituel la paroi d'un vaisseau, et sont composées de noyaux et de cellules petites et arrondies. Ces cellules, d'une organisation pauvre dès leur naissance, ne tardent pas à s'altérer, car la masse qu'elles constituent reçoit si peu de sang qu'elles ne trouvent pas les éléments suffisants à leur nutrition. Il s'opère ainsi, après un certain temps, un changement notable dans la masse ganglionnaire, et si au début on aperçoit des centres multiples de tuberculisation, plus tard ces centres disparaissent, la masse prend un aspect presque uniforme et homogène, elle devient jaune, caséeuse, analogue à du mastic de vitrier. La résorption de ce produit est ordinairement impossible; mais il peut agir à la façon d'un corps étranger, irriter les parties voisines, les ulcérer et se faire jour à l'extérieur ou mettre deux organes voisins en communication. Dans quelques cas, des sels de chaux se déposent dans le ganglion affecté et le pétrifient.

Les glandes lymphatiques se tuberculisent ordinairement en masse; mais il n'est pas rare de voir une seule glande affectée au milieu d'autres restées saines. La tuberculisation de ces glandes est presque toujours consécutive, subordonnée en quelque sorte à la tuberculose des organes avec lesquels elles se trouvent en rapport de circulation lymphatique; c'est pourquoi les ganglions bronchiques et mésentériques sont souvent affectés. Lorsqu'elle est primitive, cette altération occupe de préférence les groupes glandulaires du cou, du médiastin, du mésentère, etc., et chacun de ces groupes offre des particularités symptomatiques dignes d'intérêt. La tuberculose des glandes situées dans le voisinage de la trachée, des bronches, de l'œsophage et de l'aorte ne gêne pas seulement la déglutition ou la respiration, elle peut encore, par sa présence, altérer ou ulcérer ces organes, et en amener la perforation; celle des glandes mésentériques s'oppose à l'absorption des principes alimentaires; celle des glandes lombaires et prévertébrales comprime quelquefois les plexus ou les nerfs sympathiques, et donne lieu à des troubles vaso-moteurs, comme j'ai pu le voir dans un cas. Il s'agissait d'une femme âgée de trente ans, qui, le 2 septembre 1865, entrait à la Clinique avec une peau terne, décolorée, et un air de souffrance indiquant une affection sérieuse. Cette malade nous accusa de la douleur et de la gêne à l'épigastre; la palpation y donnait la sensation d'une sorte d'empâtement profondément situé. La malade nous fit remarquer de plus que, depuis un certain temps, elle éprouvait des fourmillements, des crampes, et surtout une sensation prononcée de froid aux deux extrémités inférieures. Du reste, nous pûmes constater une asphyxie locale, caractérisée par un état livide, violacé, avec abaissement de température. Un érysipèle survenu chez cette femme ayant été suivi de phénomènes de pyohémie et de mort, nous reconnûmes l'existence d'une altération des ganglions lymphatiques situés au voisinage du tronc cœliaque et plus bas en avant de la colonne vertébrale. Ces ganglions, secs, durs, jaunâtres et tuberculeux, formaient une masse qui comprimait les filets nerveux de cette région. Deux petites excavations se rencontraient en même temps aux sommets des poumons.

CARCINOMES ET ÉPITHÉLIOMES DES GLANDES LYMPHATIQUES.

Extrêmement rares en tant que lésions primitives, les carcinomes et les épithéliomes des glandes lymphatiques sont presque toujours secondaires. Le seul cas de carcinome primitif des ganglions lymphatiques que j'ai observé formait, par la réunion des glandes affectées, une sorte de gâteau situé à droite de la rate, au pourtour de la queue du pancréas qu'il englobait et qui participait en partie à l'altération. Ce gâteau se trouvait constitué par une masse grisâtre, médullaire, dans laquelle on pouvait encore discerner les glandes affectées. Chez la malade, l'ovaire gauche était enflammé, les veines ovariennes étaient obstruées, et les branches de l'artère pulmonaire renfermaient de nombreuses concrétions emboliques. C'était une femme âgée de vingt-huit ans, accouchée depuis quatre mois, et qui faisait remonter à son accouchement le début de son affection. Je n'ai rencontré également qu'un seul cas de sarcome primitif ganglionnaire, c'était chez un homme de cinquante-huit ans qui présentait à la partie latérale gauche du cou une tumeur du volume d'une orange. L'opération qui en fut pratiquée fut suivie de mort.

Le carcinome secondaire se manifeste le plus souvent dans des glandes lymphatiques en rapport de circulation avec un organe ou un tissu primitivement lésé; quelquefois aussi il s'observe dans des glandes indépendantes (carcinome métastatique). Dans tous les cas, les alvéoles des glandes lymphatiques se remplissent peu à peu de noyaux et de cellules, qui varient selon la forme carcinomateuse; les éléments glandulaires comprimés s'atrophient et disparaissent, tandis que les ganglions affectés augmentent de volume, revêtent une teinte grisâtre, se déforment, et constituent des masses volumineuses qui ne tardent pas à se ramollir.

Les épithéliomes des glandes lymphatiques sont, de même que les carcinomes, des lésions le plus ordinairement secondaires; l'observation ci-dessous en est un exemple.

OBS. XCV. **Épithéliome du larynx et de l'une des glandes lymphatiques correspondantes. Trachéotomie et sonde à demeure; gangrène de la trachée, et pneumonie gangréneuse.** — F...., âgé de cinquante-neuf ans, bijoutier, entre à l'Hôtel-Dieu le 14 juin 1866. Il vient pour se faire soigner d'une altération de la voix qui le rend presque aphone, et surtout pour demander du soulagement à une dyspnée pénible et à des accès de suffocation qui mettent sa vie en danger. L'opération de la trachéotomie, que nécessitent ces graves symptômes, est pratiquée au bout de quelques jours; une canule est introduite dans la trachée, où elle séjourne d'abord sans inconvénient. Mais après quelque temps ce canal s'enflamme, s'ulcère, se gangrène, et survient une double pneumonie qui emporte vite le malade.

Pl. 16, fig. 5 et 5'. *Autopsie.* — Au niveau du bord supérieur et postérieur du larynx, existe une tumeur qui s'étend d'une part à la membrane muqueuse du pharynx, d'autre part à la muqueuse laryngée. Cette tumeur est peu saillante, presque totalement ulcérée dans le pharynx, où elle a l'étendue d'une pièce de cinq francs. Dans le larynx, dont elle rétrécit notablement le calibre, elle fait une saillie plus considérable, et n'est ulcérée que dans une portion de son étendue, sa moitié postérieure. Elle remplit une grande partie de l'espace compris entre les cordes vocales inférieures qu'elle refoule en bas, et le bord supérieur du larynx. Le ventricule droit tout entier, l'angle antérieur, la corde vocale supérieure du même côté, sont envahis par cette lésion dont la surface lisse, sale, blanchâtre, grenue, au niveau des points non encore ulcérés, est fongueuse dans les parties atteintes par l'ulcération. Les rebords de celle-ci, de dimensions variables, sont indurés, recourbés et sinueux. A la coupe, ils présentent, comme le tissu même de la tumeur, une surface blanche, grenue, d'où s'échappent par la pression des parcelles d'une substance analogue à du vermicelle. L'examen microscopique révèle que ces grumeaux sont formés de cellules épithéliales adhérentes entre elles et disposées en forme de longs cylindres dans l'épaisseur desquels apparaissent des globes épidermiques. Un ganglion lymphatique situé à une faible distance a acquis le volume et la forme d'un œuf de poule; a surface de section, injectée en quelques endroits, ailleurs blanchâtre, présente des petits grains d'un blanc mat; une coupe fine de ce ganglion vue à un faible grossissement permet de reconnaître l'existence d'éléments épithéliaux au sein d'une trame alvéolaire qui n'est sans doute que la trame conjonctive normale épaissie (fig. 5'). Ces éléments sont disposés dans des espèces de tubes qui rappellent assez bien les tubes glandulaires; ce sont de grosses cellules polygonales munies d'un noyau volumineux et granulé B. Les vaisseaux lymphatiques qui se rendent à ce ganglion ne paraissent pas altérés.

La membrane muqueuse de la portion de trachée qui correspond à l'incision pratiquée est ramollie, d'une apparence sale, verdâtre et sanieuse. Les cartilages dénudés font saillie au niveau de l'orifice. Les bronches offrent comme la trachée une teinte verdâtre étendue, et cette coloration se prolonge jusque dans les poumons. Le poumon droit présente cette même coloration dans plusieurs points qui se font remarquer en outre par un certain degré de friabilité, l'écoulement d'un liquide sanieux et une odeur très-fétide. Le poumon gauche, intact dans sa moitié supérieure, est occupé dans le reste de son étendue par une altération très-analogue. A la base de cet organe existent des noyaux blanchâtres de 1 à 2 centimètres d'étendue, ramollis à leur centre, ayant tous les caractères des abcès métastatiques. Les ganglions bronchiques sont volumineux et pigmentés. Le cœur est flasque, en dégénérescence graisseuse. Les organes de l'abdomen sont peu ou pas altérés.

Un malade subit l'opération de la trachéotomie pour une affection grave du larynx qui avait porté atteinte à sa voix et troublé sa respiration; après l'opération, gangrène de la trachée et la mort. La partie supérieure du larynx et une portion correspondante du pharynx sont envahies par une tumeur épithéliale en partie ulcérée. Un ganglion lymphatique situé dans le voisinage a acquis le volume d'un œuf de poule; d'une consistance un peu molle, de forme régulière, il présente à la coupe une surface blanchâtre injectée et parsemée de granulations d'un blanc plus mat et du volume d'une tête d'épingle, qui, sous l'influence de la pression, se détachent assez facilement. Par l'examen microscopique, on reconnaît que des changements profonds de structure se sont effectués dans cette glande. Le tissu ganglionnaire est refoulé en quelques endroits et remplacé par des espèces de cylindres allongés, tapissés de grosses cellules polygonales ayant un noyau volumineux et granulé. Ces cylindres remplissent des loges qui ne sont sans doute que les alvéoles de la glande agrandies et circonscrites par des travées fibreuses plus épaisses. Ce fait peut donner une idée de l'infection épithéliale. En effet, on ne peut admettre que la lésion secondaire soit ici constituée par le transport d'éléments figurés provenant de la tumeur principale, puisque les vaisseaux lymphatiques qui reliaient cette tumeur à la glande affectée étaient intacts. Il semble donc plus rationnel de penser que l'infection s'est produite par le transport de simples granulations qui, à la manière d'un ferment, auraient provoqué par leur présence une irritation spéciale, d'où serait résulté le développement de la tumeur ganglionnaire. On sait d'ailleurs que c'est seulement après quelque temps et quand déjà les éléments d'une tumeur se sont modifiés que l'infection se manifeste. Les glandes lymphatiques le plus communément envahies par l'épithéliome sont les glandes sous-maxillaires superficielles et profondes, à la suite de cancroïdes des lèvres ou de la langue; celles de la portion postérieure du médiastin lorsqu'il existe un épithélioma de l'œsophage; celles des ganglions inguinaux ou lombaires, si le pénis ou les testicules sont affectés. Un point digne de remarque est l'apparition d'un épithélioma ganglionnaire plusieurs années après l'ablation d'une lésion semblable dans la même région, comme je l'ai vu dans un cas.

GLANDE THYRÖIDE.

Cette glande se compose d'un stroma fibreux et d'éléments glandulaires propres. Le stroma est formé de faisceaux de tissu conjonctif entrecroisés et de quelques fibres élastiques fines. Les éléments glandulaires sont des vésicules closes sphériques de $0^{mm},04$ à $0^{mm},01$ de diamètre, dont les aspects divers chez l'homme rendent parfois difficile la détermination de l'état normal. Constituées par une membrane homogène et transparente, tapissées à leur face interne par une simple couche de cellules épithéliales polygonales et finement grenues, ces vésicules se réunissent par l'intermédiaire du stroma en lobules arrondis ou polygonaux qui, en se groupant, produisent les divisions principales de la glande. Plusieurs artères se distribuent au corps thyroïde, parcourent le stroma de cette glande et forment autour de chaque vésicule un beau réseau capillaire; des veines plus nombreuses leur succèdent. Les vaisseaux lymphatiques n'ont pas jusqu'à présent de rapports bien établis avec les vésicules; quant aux filets nerveux, ils proviennent de la partie cervicale du grand sympathique.

La glande thyroïde subit des changements importants aux grandes phases de la vie. Plus communs chez la femme que chez l'homme, ces changements se révèlent à l'époque de la puberté, de la grossesse et de la menstruation, par un accroissement passager de volume. Avec l'âge, le corps thyroïde est soumis à des modifications d'un autre genre; il s'atrophie, à moins qu'il ne subisse la dégénérescence colloïde. Les altérations de cette glande ont pour siége primitif l'une ou l'autre de ses parties élémentaires; les vésicules, toutefois, sont peut-être plus fréquemment affectées; c'est principalement sur elles, en effet, que semble retentir tout d'abord l'influence des agents telluriques susceptibles de produire la maladie connue sous le nom de *goître*.

GOITRE.

OBS. XCVI. **Hypertrophie avec dégénérescence colloïde du corps thyroïde. Kystes ovariques.** — G...., âgée de quatre-vingt-cinq ans, née à Isles, département de la Marne, est admise à l'Hôtel-Dieu le 24 novembre 1863, salle Sainte-Anne, n° 14, service de

M. Horteloup. D'une faiblesse extrême par suite de son grand âge, cette malade, atteinte d'un goître depuis son adolescence, meurt le 30 novembre de son état de faiblesse bien plutôt que d'une maladie réelle.

Pl. 16, fig. 2, 2', 2'' et 2'''.

Autopsie. — Le corps thyroïde est plus que doublé de volume, de la grosseur du poing; il ne présente que deux lobes d'une consistance molle, peu élastiques, auxquels se distribuent des artères plus larges que dans l'état normal, et dont les parois sont manifestement hypertrophiées. La surface extérieure de la glande est inégale et bosselée dans sa plus grande étendue (fig. 2). La surface de section est injectée, aréolaire, lisse, un peu brillante; on y remarque dans des espaces circonscrits par des tractus fibreux une substance semi-transparente pointillée de rouge, de consistance molle, gélatineuse (fig. 2'). Sous le champ du microscope cette substance apparaît contenue dans les follicules de l'organe, plus volumineux et plus nombreux peut-être que dans l'état normal. Développée dans les cellules épithéliales, elle occupe et distend une partie seulement des follicules, l'autre partie conserve encore son intégrité (fig. 2''). La trame fibreuse qui limite les alvéoles est épaissie; les vaisseaux de l'intérieur de la glande, de même que les troncs d'où ils émanent, ont des dimensions exagérées.

Le cerveau, les poumons et le cœur n'offrent d'autres modifications anatomiques que celles qui résultent d'un âge avancé. Il en est de même du foie, de la rate et des reins. Mais il existe dans la cavité du bassin quelques petits kystes des annexes de l'utérus et plusieurs corps fibreux implantés sur cet organe. Le contenu de ces kystes est très-variable; c'est une substance blanche, gluante, ou un liquide moins visqueux, jaunâtre, dans lequel on trouve des leucocytes, des plaques de cholestérine et d'abondantes granulations moléculaires et graisseuses.

Une femme, née dans la Marne, était depuis sa jeunesse affectée d'un goître qui l'incommodait fort peu, puisqu'elle vécut jusqu'à l'âge de quatre-vingt-cinq ans. Les deux lobes du corps thyroïde, siége de l'altération, sont volumineux et bosselés, altérés par le dépôt à l'intérieur d'un certain nombre de vésicules closes, d'une substance hyaline transparente, analogue à de la gélatine. Sur quelques points, cette substance est un peu molle à la partie centrale de la vésicule, mais nulle part il n'existe de kystes proprement dits. La même malade présente de plus, dans les annexes de l'utérus, des kystes renfermant les uns une matière blanche, gluante, demi-molle, les autres une substance jaunâtre, plus liquide, avec de nombreux cristaux de cholestérine. — On ne peut dire exactement s'il s'agit ici d'un goître véritable (goître endémique) ou d'une simple dégénérescence colloïde. Ce qui constitue la différence principale de ces lésions, c'est la multiplication des éléments glandulaires dans le goître endémique. Or, il est difficile d'affirmer que, dans ce cas, cette multiplication se soit réellement produite. Je le pense cependant, à cause du volume de la glande thyroïde, de l'hypertrophie des artères, du début ancien de l'altération et aussi parce que le goître n'est pas extrêmement rare dans la contrée du département de la Marne où est née notre malade. Cette incertitude ne peut exister dans le fait suivant, où il s'agit d'un individu né dans un pays où l'endémicité du goître n'est pas contestée.

Obs. XCVII. **Goître endémique; splénadénome leucémique; stomatorrhagie et hématurie.** — S...., âgé de trente-cinq ans, journalier, né à Brankebourg (Suisse), entre à l'Hôtel-Dieu, salle Sainte-Agnès, service de la Clinique, le 20 juillet 1866, pour une maladie de date récente (deux mois), survenue tandis qu'il travaillait dans une fabrique d'allumettes chimiques. Le 21, le facies de ce malade, son teint pâle et cachectique nous font présumer l'existence d'une profonde altération de l'économie; de sa bouche s'échappe une salive sanguinolente provenant des gencives molles et saignantes. Ses dents saines mais branlantes présentent vers leurs racines de petits caillots sanguins, indices d'autant de foyers hémorrhagiques. L'haleine est fétide et repoussante, l'appétit nul, le pouls faible et dépressible. L'intelligence est lente, la parole embarrassée, les réponses sont incertaines, le sommeil est peu réparateur. Le foie présente à la percussion une augmentation de volume. La rate est très-grosse; le sang contient des globules blancs en grande abondance (leucémie). Le 23 juillet, ce malade avait empli deux bassines de ses crachats sanguinolents; ses urines, rouges, renfermaient du sang et donnaient un léger précipité par l'acide nitrique. Le 25, malgré la cautérisation avec le nitrate d'argent, la stomatorrhagie persiste encore et l'on constate l'existence d'une faible quantité de sang dans les selles. *Citron, potion avec perchlorure de fer, 15 gouttes.* Le 28, la faiblesse s'est accrue, le pouls est fréquent, très-petit; décubitus dorsal, bouche béante, faiblesse extrême, agonie durant environ vingt-quatre heures; mort le 29.

Autopsie. — Décoloration des téguments, absence d'œdème sous-cutané et de purpura; tissu musculaire coloré, normal. Poumons légèrement emphysémateux et pigmentés. Le corps thyroïde est volumineux; son lobe moyen, de la grosseur d'une pomme d'api, est infiltré de sang à sa partie antérieure et supérieure. Le lobe latéral droit présente à sa partie inférieure une tumeur du volume d'une noix, molle, jaunâtre, lisse à la coupe et non granulée comme le reste de l'organe; cette tumeur est constituée par des vaisseaux et des vésicules glandulaires de nouvelle formation. Le lobe gauche n'offre rien de semblable; mais ses vésicules, de même que celles des autres lobes, sont pour la plupart distendues par une substance colloïde; son stroma est un peu épaissi. — Le feuillet viscéral du péricarde est opaque et couvert de taches ecchymotiques de l'étendue d'une piqûre de puce. Deux petits foyers hémorrhagiques existent dans l'épaisseur de la paroi ventriculaire droite. La cavité correspondante est remplie de caillots sanguins mous, grisâtres, imprégnés de sérosité et formés en grande partie de globules blancs. Le cœur gauche contient un caillot fibrineux, moulé, qui se continue dans l'aorte. Le pharynx et l'estomac ont leur muqueuse parsemée de petites taches ecchymotiques. Les intestins sont normaux, mais les matières fécales contenues dans le gros intestin sont teintées de noir par la matière colorante du sang. Le foie, augmenté de volume, mesure 33 centimètres en largeur et 20 centimètres en hauteur. D'une coloration jaune pâle, il est mou et friable. Le sang de la veine porte est fluide, il renferme un très-grand nombre de globules blancs. Ces globules sont aux globules rouges dans la proportion d'environ un quart. La rate, énorme, mesure 22 centimètres en longueur; elle est pigmentée à sa périphérie, et sur sa face convexe on aperçoit un infarctus sanguin de 2 à 3 centimètres de diamètre transversal et d'un centimètre de profondeur. Le pancréas est granulé. Les glandes lymphatiques prévertébrales sont pigmentées. Les reins présentent un léger pointillé sanguin; la vessie est parsemée de taches hémorrhagiques de la dimension d'une lentille. L'urine renferme des globules rouges, des leucocytes et quelques spermatozoïdes. Le cerveau est un peu mou, mais non altéré.

Un homme âgé de trente-cinq ans, Suisse de naissance, avait depuis son enfance un goître qui ne déterminait aucune gêne appréciable. Il travaillait depuis quelque temps dans une fabrique d'allumettes chimiques, lorsqu'il s'aperçut que sa santé s'altérait peu à peu; plus tard, des hémorrhagies s'étant produites par différentes voies, il vient à l'hôpital. Il a la rate et le foie volumineux, des globules blancs en grande abondance dans le sang; ses gencives sont molles et fongueuses, ses forces sont épuisées; il succombe au bout de quelques jours. Le foie et la rate sont augmentés de volume par suite de l'hyperplasie de leurs éléments. La glande thyroïde, également plus volumineuse, présente dans l'un de ses lobes une tumeur formée par la multiplication de son propre tissu. Un grand nombre de vésicules closes sont en même temps atteintes de dégénérescence colloïde. L'existence simultanée d'un goître et d'une hyperplasie splénique conduit à se demander s'il n'y aurait pas un certain degré de parenté entre ces deux altérations; mais, en présence d'un cas isolé, la réserve est commandée. Je ne sache pas, en effet, que la leucémie soit plus fréquente dans les pays goîtreux que partout ailleurs. Quant à l'endémie du goître, elle ne me paraît pas douteuse ici et je ne chercherai pas à l'établir. — Chez une femme de trente-cinq ans, née à Saint-Simphorien (Suisse) et morte à l'hôpital de la Pitié, j'ai rencontré une altération semblable ou très-analogue. Le corps thyroïde, du volume du poing d'un adulte, offrait à la coupe de larges loges renfermant une matière transparente, colloïde, et sur quelques points des cristaux de cholestérine et des grains d'hématine. Les parois de ces loges étaient épaissies et parcourues de nombreux vaisseaux sanguins.

Ces faits sont des exemples de goître à forme vésiculaire ou goître mou. Cette lésion, partielle ou générale, est constituée par des follicules remplis de cellules plus ou moins dégénérées, un tissu interstitiel lâche et des vaisseaux ordinairement larges. D'après Rokitansky, le développement des follicules peut être indépendant ou provenir d'un bourgeonnement qui s'opère sur les parois des anciennes vésicules dilatées. Le goître fibreux diffère du précédent par une consistance plus ferme, une résistance plus grande, caractères qui tiennent à un épaississement marqué du stroma glandulaire au sein duquel les follicules se trouvent plus ou moins comprimés. Cette différence, toutefois, n'est pas notable, et certains auteurs, regardant la production du tissu conjonctif comme tout à fait secondaire, l'attribuent à une phlegmasie développée dans un goître folliculaire préexistant. Le fait est que cette disposition s'observe uniquement dans des goîtres anciens. Le tissu fibreux, blanc, bleuâtre ou jaunâtre, est tellement dur et résistant, dans certains cas, qu'il offre l'aspect du cartilage. Une autre variété, le goître vasculaire, est remarquable par le développement exagéré et variqueux des différents vaisseaux qui entrent dans sa composition. — Chacune de ces lésions subit des transformations diverses dont l'une des plus fréquentes est la dégénérescence colloïde. Cette dégénérescence, propre surtout à la forme vésiculaire, résulte de l'infiltration des cellules épithéliales des follicules par une substance transparente, analogue à de la gélatine. Dans un faible degré, les vésicules sont peu agrandies; plus tard, elles se présentent sous forme de granulations transparentes et jaunâtres semblables à des grains de sagou cuits, leur structure n'est point encore altérée, on y trouve la substance colloïde libre ou remplissant les cellules épithéliales. A un degré plus avancé, ces vésicules se transforment en kystes, et ceux-ci, venant peu à peu à étouffer le stroma, forment de grandes cavités anfractueuses dont le contenu subit diverses métamorphoses et où se produisent des hémorrhagies abondantes. Les parois kystiques peuvent s'enflammer, suppurer, et les foyers se faire jour à l'extérieur.

La métamorphose graisseuse, autre mode d'évolution définitive, appartient principalement au goître fibreux. Le contenu des vésicules renferme, en même temps que de la graisse, des cristaux de cholestérine, des concrétions calcaires, des fragments de substance colloïde. Dans certains cas où les cloisons fibreuses épaissies viennent à s'incruster de sels calcaires, le goître est dit osseux. Les vaisseaux n'échappent pas toujours à ces transformations ; on les trouve tantôt calcifiés, tantôt atteints de dégénérescence graisseuse. Parallèlement à ces modifications anatomiques, toujours accompagnées d'une augmentation du volume de la glande thyroïde, surviennent des désordres variés résultant de la compression déterminée par cette glande. Tout d'abord ces désordres sont peu appréciables, plus tard la respiration se trouve gênée et la déglutition est pénible. Les fonctions des carotides, des jugulaires, des nerfs du cou, sont plus rarement troublées, mais un des dangers les plus sérieux du goître est son développement sous-sternal.

Lésion endémique par excellence, le goître est encore susceptible de se transmettre par hérédité. L'absence d'iode dans l'air, la présence de sulfate de chaux et de magnésie dans l'eau ont été tour à tour invoquées pour expliquer l'endémicité du goître. Enfin, on a fait intervenir l'existence d'un miasme dont la nature échapperait encore. Il n'entre pas dans notre plan de discuter les opinions émises à ce sujet; mais nous reconnaissons que le goître est le résultat d'un désordre général qui parfois produit en même temps l'idiotisme ou le crétinisme. Le goître sporadique, lésion d'une nature différente, n'est souvent qu'une simple dégénérescence colloïde, ou encore une lésion de la nature du goître exophthalmique.

La tuberculose du corps thyroïde est niée par quelques auteurs; pourtant Lebert rapporte un cas qui laisse peu de prise au doute chez un malade atteint de tuberculisation miliaire à forme typhoïde. Le carcinome avec ses formes diverses peut envahir cette glande et dans certains cas acquérir un développement assez considérable pour occuper tout l'espace compris entre le maxillaire inférieur et le sternum. Il est, dans le principe, limité à l'un des lobes; plus tard il acquiert une plus grande extension, il comprime et gêne les fonctions de la trachée, de l'œsophage, des vaisseaux et des nerfs voisins, parfois même il détruit ou perfore quelques-unes de ces parties. Les inflammations du corps thyroïde ou thyroïdites peuvent être suppuratives ou prolifératives; elles sont assez rares, pour que nous n'ayons pas à nous en occuper ici.

CAPSULES SURRÉNALES.

Ces glandes éprouvent avec l'âge des changements plus notables encore que toutes les autres glandes vasculaires sanguines ; elles subissent fatalement, à une certaine époque de l'existence, une métamorphose atrophique ou graisseuse qu'il faut se garder de prendre pour un état pathologique. Chez les vieillards, elles sont normalement aplaties, ratatinées et atrophiées, sinon molles et jaunâtres par suite de l'accumulation de gouttelettes graisseuses au sein de leurs éléments. Ces modifications, résultat de l'âge, ne sont accompagnées d'aucun changement appréciable dans la santé ou dans l'organisation générale des individus. — Les lésions des capsules surrénales ont surtout fixé l'attention depuis la relation signalée par Addison entre la coloration bronzée de la peau et certaines modifications de ces glandes. Malgré leur analogie avec les altérations des glandes lymphatiques et thyroïde, ces lésions auraient besoin d'être mieux étudiées. Les phlegmasies sont rarement observées dans les capsules surrénales, le cancer s'y rencontre quelquefois, il en est de même de la dégénérescence amyloïde ; mais de toutes les altérations qui peuvent atteindre ces organes, la plus commune sans aucun doute est celle que j'appellerai dégénérescence caséeuse. Généralement décrite comme une affection d'origine scrofuleuse ou tuberculeuse, cette lésion n'est peut-être pas aussi bien connue que se l'imaginent certains auteurs. Quoi qu'il en soit, elle a une physionomie particulière que représente assez exactement la figure 3 de notre planche 16. Cette figure nous montre la coupe d'une capsule surrénale augmentée de volume et dont les deux substances corticale et médullaire sont confondues. Sur un tissu grisâtre et injecté on aperçoit des dépôts irréguliers, jaunâtres, caséeux. La substance qui les compose, ferme, sèche, plus friable que le tissu voisin, est formée de cellules et de noyaux granuleux et atrophiés, et de quelques granulations graisseuses. La capsule du côté opposé, un peu plus volumineuse, offrait la même altération à un degré plus avancé. Ces deux glandes, présentées à la Société anatomique (séance du 20 mars 1868) par notre collègue et ami le docteur Choyau, pesaient ensemble 19 grammes, c'est-à-dire 11 ou 12 grammes de plus que dans l'état normal ; elles appartenaient à une femme qui, depuis trois mois, était atteinte de la maladie bronzée, lorsqu'elle succomba à l'Hôtel-Dieu, dans le service de M. Vigla, à une méningite. Les méninges présentaient une large plaque jaune au niveau du chiasma des nerfs optiques, et des granulations tuberculeuses le long des vaisseaux pénétrant dans les scissures de Sylvius. Les autres organes parurent sains. — Semblable altération des capsules surrénales existait chez un homme de trente ans, observé par moi et qui présentait une mélanodermie marquée du dos des mains et du prépuce. Ces capsules, d'une consistance ferme et élastique, offraient, à la coupe, des masses homogènes, blanchâtres, comme lardacées, et dans leurs interstices un tissu grisâtre et rosé. Les poumons adhérents aux parois thoraciques étaient infiltrés de granulations tuberculeuses petites et complétement noires. Le péricarde adhérait à la substance musculaire du cœur ; le foie, la rate et les autres organes étaient à peu près intacts. Ces faits, dans lesquels la liaison établie par Addison paraît à peu près incontestable, puisque, en dehors de l'altération des capsules surrénales, rien ne vient rendre compte de la coloration bronzée de la peau, sont en même temps favorables à l'opinion exprimée par Greenhow (1). En effet, s'appuyant sur l'analyse de la plupart des faits connus de maladie bronzée, cet auteur est arrivé à reconnaître que, sur un chiffre de 196 observations, 128 fois cette maladie était accompagnée de l'altération dont il s'agit, et il en a conclu à une relation avec cette altération. Si, dans certains cas de peau bronzée, cette lésion n'existait pas, cela ne prouve nullement contre la relation établie, car un grand nombre de ces cas sont le résultat d'une pigmentation par altération des globules sanguins, ainsi que nous en avons rapporté plus haut quelques exemples (voyez entre autres obs. LXXV, p. 95). Il faut donc établir des distinctions dans ce que l'on a décrit sous le nom de maladie bronzée, et séparer les cas de cette maladie où il existe une lésion spéciale des capsules surrénales de ceux qui sont l'effet d'une altération du sang et qui sont accompagnés de la pigmentation des organes. C'est un sujet sur lequel nous aurons l'occasion de revenir.

(1) Greenhow, *Transact. of the path. Society of London*, t. XVII, p. 310, et *On Addison's disease*. London, 1866.

APPAREIL DE LA CIRCULATION

Cet appareil se compose du sang, qui est le liquide mis en circulation ; du cœur, organe contractile destiné à imprimer le mouvement à ce liquide ; de vaisseaux veineux et artériels, appelés les uns à ramener le sang au cœur, les autres à le distribuer aux organes. Malgré la liaison qui existe entre ces diverses parties, chacune d'elles a une structure propre, des usages spéciaux et des altérations particulières que nous allons étudier successivement.

SANG.

Le sang est un liquide visqueux composé de deux éléments, les corpuscules sanguins ou cellules sanguines et le plasma. Les globules sanguins sont les uns colorés, c'est le plus grand nombre, les autres incolores. Les globules colorés ou rouges du sang sont de petits corpuscules sans noyau, à bords arrondis, de la forme d'une lentille aplatie ou d'un disque circulaire biconcave, ayant $0^{mm},0069$ en moyenne de diamètre. Dans certaines parties du système circulatoire, le sang de la veine porte par exemple, ces globules, d'après Lehmann, se rapprocheraient de la forme sphérique, ce qui les a fait considérer comme des globules jeunes. Ils sont constitués par une substance homogène d'une couleur jaunâtre à la lumière transmise. Les globules blancs ou corpuscules de la lymphe sont de véritables cellules susceptibles de passer par tous les degrés du développement cellulaire. Vus à l'état de repos ou de mort, ils ont des dimensions qui varient entre $0^{mm},0067$ et $0^{mm},011$, présentent un contour irrégulier, un aspect granuleux ; ils possèdent, les uns un seul noyau arrondi, les autres plusieurs noyaux, quelques-uns enfin semblent n'en renfermer aucun. Leur nombre, comparé à celui des globules rouges, serait, d'après Kölliker, dans la proportion de 1 sur 357, mais il varie avec certaines conditions individuelles. Moins nombreux chez les personnes à jeun, chez les filles non menstruées, chez les vieillards, ces éléments sont en plus grande proportion chez les hommes nourris avec des aliments albumineux; ils augmentent après une saignée et diminuent chez les animaux soumis à l'abstinence. Ce rapport varie même dans les différents départements du système circulatoire. Les globules blancs sont toujours en nombre plus considérable dans le sang de la rate et du foie. Ils proviennent très-vraisemblablement, soit des chylifères, soit des lymphatiques c'est-à-dire des glandes lymphatiques ou de la rate. Ils sont considérés d'une façon assez générale comme destinés à se transformer en globules rouges, et à remplacer ces derniers au fur et à mesure de leur destruction. Toutefois nous ne savons que fort peu de chose sur le mode de cette transformation, qui paraît s'effectuer dans tous les points du système circulatoire. Quant aux globules rouges, ils ont la propriété, à leur passage à travers les poumons, de fixer l'oxigène de l'air et de le distribuer à tous les éléments de l'organisme. Avec l'âge et dans le cours de l'existence, les globules sanguins subissent des modifications qui tendent à leur destruction, mais la nature de ces modifications nous est encore peu connue. Telle est l'une des parties constitutives du sang; l'autre partie, ou plasma, est un liquide jaunâtre, alcalin, renfermant des matières protéiques ou albuminoïdes, des matières grasses, des sels de différente nature et des principes excrémentitiels tels que l'urée, l'acide urique, etc.

En résumé, au point de vue anatomique, le sang peut être regardé comme un tissu assez simple à substance intercellulaire liquide. Envisagé physiologiquement, ce liquide est le milieu dans lequel les éléments de l'organisme puisent les matériaux de leur nutrition et se débarrassent des substances qu'ils ont transformées; il remplit ainsi une double fonction, mais aussi il se trouve exposé à de nombreuses causes d'altération qui lui viennent les unes du dehors (agents toxiques, miasmatiques), les autres du dedans (substances excrémentitielles); les premières affectent principalement ses parties solides ou globules, les autres sa partie liquide ou plasma. En dehors de ces causes d'altération, les cellules du sang peuvent encore, comme toutes les cellules, se multiplier, s'hypertrophier, dégénérer. On comprend, dans ces conditions, l'intérêt pathologique que pourrait présenter une étude bien faite des lésions du sang. Ce n'est pas ici le lieu de faire cette étude; nous rapporterons néanmoins quelques faits relatifs à l'altération des parties solides du sang.

LEUCÉMIE.

Leucémie; augmentation dans la proportion des globules blancs du sang. Examen de ce liquide dans le cœur et dans un vaisseau de la rétine. — Ce fait est rapporté à la page 112. La planche 17, fig. 1, représente l'une des artères de la rétine et son contenu sanguin. Les globules blancs, granulés, s'y rencontrent, par rapport aux globules rouges, en proportion beaucoup plus considérable que dans l'état normal;

ils ont des dimensions variables : les uns, plus gros et très-analogues aux globules de pus, laissent apercevoir un noyau lorsqu'ils sont traités par l'acide acétique ; les autres, plus petits, représentent assez bien les noyaux des précédents, ils sont connus sous le nom de *globulins*. Des globules semblables se retrouvent dans la figure 1, qui nous montre le sang du cœur droit.

Ce fait, exemple de l'altération leucémique des glandes lymphatiques et de la rate, est remarquable par la grande quantité des globules blancs contenus dans le sang. Cette proportion toutefois n'est pas extraordinaire, et elle eût été sans doute beaucoup plus considérable sans la pneumonie qui est venue rompre les jours de la malade. Effectivement, en l'absence de toute cause accidentelle de mort, les globules blancs deviennent parfois tellement nombreux que la circulation des petits vaisseaux et même des plus gros finit par être difficile ou impossible, et qu'il se produit des thromboses capillaires et veineuses souvent suivies d'hémorrhagies.

OBS. XCVIII. **Leucémie; thrombose des vaisseaux cérébraux; splénadénome. Tuberculose pulmonaire.** — D...., âgée de trente-deux ans, apprêteuse de soie, admise à l'hôpital de la Pitié, salle Saint-Charles, service de M. Marrotte, le 11 mai 1860, fut sujette aux vomissements de huit à treize ans, et de dix à quatorze à des attaques épileptiformes ; réglée à quatorze ans, elle a cessé d'être menstruée depuis quatre mois ; à dix-huit ans elle contracte une pleurésie et depuis cette époque sa santé ne s'est pas remise. En 1848, elle séjourne pendant un an à Alger, où elle est atteinte d'accès intermittents d'origine palustre. Un de ses frères est mort de la poitrine, et son père est actuellement à l'hôpital de Lariboisière pour une affection du larynx et des poumons ; trois de ses enfants sont morts de convulsions ; quant à son mari, il se porte très-bien. Il y a trois mois environ que cette malade s'est aperçue qu'elle portait une tumeur dans le ventre, et depuis cette époque elle n'a cessé de perdre ses couleurs et de maigrir. Le 12 mai, pâleur excessive, respiration gênée, circulation accélérée (100 pulsations). Dans l'abdomen existe une tumeur allongée à surface lisse et à bords tranchants, qui de l'hypochondre gauche descend à l'ombilic ; cette tumeur, à n'en pas douter, est la rate. L'appétit est faible ou nul ; il n'y a pas de diarrhée. Les jours suivants, la fièvre diminue, mais il y a néanmoins un paroxysme chaque soir et des sueurs presque toutes les nuits. Le 18 mai, survient sur l'aile droite du nez un gonflement érysipélateux, pâle, qui s'étend bientôt à la joue, aux paupières et au front, et enfin au cuir chevelu. Quelques jours plus tard, suintement purulent à la face antérieure des paupières. Le sang examiné à cette époque offre une teinte lie de vin et renferme environ deux tiers de globules blancs. Les paroxysmes fébriles s'accroissent, ils débutent par un frisson des plus violents, une sorte d'accès convulsif ; l'oppression est aussi plus vive, et la mort arrive le 25 mai au matin.

Autopsie. — Les membres, très-amaigris, ne présentent pas trace d'œdème, mais ils sont parsemés de taches de purpura brunâtres ou jaunâtres. Dans le voisinage de l'érysipèle, même altération, infiltration œdémateuse. La cavité abdominale ne contient pas de sérosité, elle est en grande partie remplie par la rate, qui a acquis des dimensions considérables. Obliquement couchée en avant de la colonne vertébrale, cet organe s'étend du diaphragme à la branche droite du pubis. Il est fusiforme et assez semblable à un petit pain. Sa consistance est ferme, sa coloration brunâtre passe au rouge intense, au contact de l'air ; sa coupe laisse échapper un suc épais composé en grande partie de globules blancs ; à sa surface, on aperçoit les glomérules de Malpighi hypertrophiés ; une rate supplémentaire, annexée à la précédente, présente la même altération. Le foie mesure 25 centimètres de hauteur sur 26 centimètres de largeur ; sa coloration, sa consistance et même sa structure ne paraissent pas sensiblement altérées ; ses cellules toutefois renferment un grand nombre de granulations graisseuses, et ses petits vaisseaux sont distendus par des globules blancs. Les reins sont pâles, également peu altérés. L'utérus adhère à la face antérieure du rectum. Les poumons, infiltrés de granulations tuberculeuses, présentent quelques excavations à leurs sommets. Les parois et les orifices du cœur sont sains. L'oreillette droite est remplie par un caillot jaunâtre, d'aspect purulent, avec prolongements dans les veines qui s'y déversent. Un caillot semblable, contenu dans le ventricule droit, se continue dans l'artère pulmonaire et ses branches pour s'arrêter dans les plus petites divisions de ce vaisseau ; un coagulum moins volumineux occupe le ventricule gauche et l'aorte à son origine. Semblables coagulations sont renfermées dans les sinus cérébraux et s'irradient de là dans tous les vaisseaux de la pie-mère, où elles simulent une injection au mercure. Elles se retrouvent également dans les capillaires de l'encéphale, dont la consistance est diminuée. Ainsi presque partout le sang forme des concrétions dans les vaisseaux, et ces concrétions sont composées de quelques filaments fibrineux et de globules blancs volumineux ; ceux-ci appartiennent à la variété cellule, et ont le plus souvent un noyau, rarement deux ou trois.

Une femme, dont la famille était entachée de phthisie et qui avait pour antécédent morbide une infection palustre contractée en Afrique, se présente à notre examen avec une phthisie pulmonaire, une hypertrophie considérable de la rate, un état leucémique du sang, une maigreur et une cachexie des plus avancées. Survient un érysipèle blanc de la face, et elle succombe. Ce qui frappe à l'autopsie, ce n'est pas tant l'état des organes que celui du sang, qui remplit non-seulement les cavités du cœur et les branches de l'artère pulmonaire, mais encore la plupart des petits vaisseaux de la rate, du foie et surtout du cerveau, de façon à simuler une belle injection mercurielle. Ce fait se rapproche de l'observation LXXXIV, mais il en diffère par cette circonstance que les glandes lymphatiques sont intactes et que la rate est au contraire très-profondément affectée. Il s'agit là par conséquent de la forme de leucémie connue sous le nom de *leucémie splénique*. Est-ce à cette circonstance que l'on doit de ne rencontrer ici que des globules du plus grand diamètre? Je n'oserais l'affirmer ; mais ce fait paraît justifier l'opinion d'après laquelle ces globules apparaîtraient de préférence dans les cas d'altération splénique. L'érysipèle survenu dans les derniers jours chez notre malade n'est pas sans doute un pur accident, car j'ai eu l'occasion de l'observer dans d'autres cas, et en particulier chez un homme de trente-trois ans, atteint de leucémie peu de temps après une fièvre typhoïde grave. La rate, le foie et les glandes lymphatiques étaient simultanément affectés, et la quantité relative des globules blancs était extrêmement considérable. Or, chez ce malade survint tout à coup un gonflement blanc, érysipélateux, de l'aisselle gauche, qui fut bientôt suivi d'une large ecchymose descendant jusqu'au coude. Ce gonflement disparut au bout de sept ou huit jours, ne laissant qu'un peu d'œdème du membre et surtout du dos de la main ; mais en même temps, semblable altération apparaissait du côté opposé. Comme dans notre dernier fait, le cœur et les gros vaisseaux du cou étaient remplis par des concrétions jaunâtres, et de semblables concrétions produites par l'accumulation des globules blancs du sang se retrouvaient jusque dans les petits vaisseaux des organes. J'ai tenu à signaler cette tendance à l'érysipèle, afin que le médecin sache éviter toutes les causes capables de provoquer cette affection que j'ai vue dans un cas succéder à une saignée.

MÉLANÉMIE.

Cette dénomination a été donnée par quelques auteurs à un état du sang caractérisé par la présence de cellules pigmentées, ou par des granules libres de pigment. Dans ce travail, nous l'avons employée pour désigner non pas seulement l'état du sang, mais encore celui de certains organes infiltrés de ce même pigment et diversement colorés. C'est ainsi qu'il a été question de mélanémies hépatiques, spléniques, etc., lésions qui ne sont du reste que l'effet de l'infiltration des éléments des organes par le pigment formé dans le sang.

Cristaux sanguins dans un coagulum fibrineux du ventricule droit. Altération des globules rouges. Mélanémie des organes. — L'observation XXXII, p. 35, nous donne les détails de ce fait. La figure 2, planche 17, représente des cristaux trouvés dans le sang du cœur ; ils sont de teinte jaunâtre, prismatiques et groupés en rosaces. Dans leur voisinage on aperçoit quelques globules rouges et des filaments fibrineux. Dans les autres organes il n'y avait pas de cristaux semblables, mais des recherches plus minutieuses que les nôtres auraient peut-être été couronnées de succès. Un certain nombre de globules sanguins étaient détruits, car on trouvait une fine poussière brunâtre dans plusieurs vaisseaux.

Ce fait est un exemple remarquable d'altération avec dissolution des globules rouges. La matière colorante de ces globules existe, dans le sang, sous forme de cristaux et de granules moléculaires. L'observation qui suit est de même ordre : la peau est jaune (ictère hématique), la rate et le foie sont altérés ; un certain nombre de globules sont détruits, et la matière qui les colorait se retrouve sous forme de granules pigmentaires.

Obs. XCIX. — **Altération avec destruction des globules rouges ; ictère hématique ; hypertrophie de la rate.** — H. D...., couturière en chapeaux de paille, née à Saint-Jay (Loir-et-Cher), est une femme bien constituée et d'une bonne santé habituelle. Au mois d'août 1865, cette femme va habiter les environs du Mans, et séjourne jusqu'à la fin d'octobre dans un pays marécageux où l'intoxication palustre est endémique. Elle ne contracte toutefois aucun accès de fièvre ; mais dès qu'elle fut revenue à Paris et rentrée dans son atelier, son teint jusque-là coloré devint pâle et jaunâtre. A la fin de l'hiver 1866, ses forces venant à diminuer, elle se décida à entrer à l'Hôtel-Dieu, et fut placée au n° 26 de la salle Saint-Bernard, où nous pûmes l'observer. La surface cutanée est partout décolorée, d'une teinte jaune, ictérique ; les lèvres et la langue sont pâles ; les yeux sont d'un bleu éclatant, et cependant les forces sont épuisées ; cette malade est sans vigueur, elle accuse des étourdissements, des bourdonnements d'oreilles, de violentes palpitations se faisant sentir le matin surtout. Ces symptômes nous conduisent à diagnostiquer quelque perte abondante de sang ; mais nous sommes très-étonné d'apprendre de la malade qu'elle n'a jamais eu la moindre hémorrhagie, que ses règles, peu abondantes, n'ont paru que deux fois depuis le mois d'octobre. Du reste, elle souffre peu et ses digestions continuent à se faire sans diarrhée aucune.

Le foie est un peu gros ; la rate, volumineuse, déborde les fausses côtes. La respiration est normale ; les battements du cœur sont précipités, le pouls est faible. Le tube digestif paraît intact, l'utérus normal. Les urines sont un peu rouges, mais elles ne renferment pas de globules sanguins et ne précipitent pas par la chaleur ; toutefois, lorsqu'elles sont abandonnées à l'air, il se produit bientôt un dépôt d'urate de soude que dissolvent la chaleur et l'acide nitrique ; les urines redeviennent claires et d'un beau jaune d'or. On n'y trouve pas les réactions de la matière colorante biliaire. Le sang, examiné au microscope, est très-pâle, il contient un excès de sérum, peu de globules blancs; les globules rouges n'ont rien de spécial. Dans les jours qui suivent, le pouls monte à 108, la faiblesse s'accuse davantage; la malade gémit continuellement, se plaint de nausées, d'amertume de la bouche; son sommeil est agité et troublé par des rêves. C'est dans ces conditions qu'elle s'éteignit dans la journée du 26.

Autopsie. — Légère bouffissure de la surface cutanée sans œdème appréciable; décoloration générale des téguments, teinte jaune de la peau un peu moins prononcée que pendant la vie. Couche adipo-celluleuse très-épaisse à la région abdominale. Absence de sérosité dans la cavité de ce nom. La rate, à sa partie supérieure, présente d'anciennes adhérences avec le foie. Elle déborde les fausses côtes de 3 centimètres et mesure 22 centimètres de long sur 13 de large. Sa capsule est épaissie et opaque dans ses deux tiers inférieurs; son parenchyme, mou et friable, a une teinte brunâtre uniforme. Le foie mesure 25 centimètres sur 26, sa capsule n'est pas épaissie, sa coloration est normale. La vésicule est remplie par un liquide noir, couleur de réglisse. L'estomac et les intestins n'offrent rien de particulier, la muqueuse digestive est simplement décolorée. Les matières fécales verdâtres et très-dures renferment du pigment. Le mésentère est chargé de graisse. Les glandes mésentériques paraissent saines. Les reins, pâles, ont leur surface un peu bosselée et inégale, ils sont pigmentés à leurs parties déclives. L'utérus est sain, les ovaires sont atrophiés. Les bronches renferment un liquide spumeux, les poumons sont pigmentés et œdématiés. Le cœur présente à sa base quelques pelotons adipeux; le ventricule gauche est un peu hypertrophié, sa cavité est dilatée, son tissu est pâle, ses valvules sont intactes. Le cœur droit est large, le sang contenu dans les cavités cardiaques est fluide, non coagulé. Un grand nombre de globules rouges sont granulés et ressemblent un peu à des globules blancs. Cette disposition s'observe surtout dans le sang de la veine porte où se rencontrent en outre, de même que dans le cœur, mais en plus grande abondance, de fines granulations rougeâtres, une sorte de poussière provenant sans doute des globules sanguins détruits ou en voie de destruction. Le cerveau est anémié.

Une femme quitte Paris pour aller passer quelques mois dans une campagne où l'intoxication paludéenne est endémique. Sa santé ne paraît pas souffrir de ce séjour; mais peu de temps après son retour, elle se décolore et perd ses forces, sa peau prend une teinte jaune clair, et néanmoins ses urines rougeâtres ne renferment pas de matière colorante biliaire. L'anémie et la faiblesse augmentent de plus en plus, et la mort survient. L'autopsie révèle pour toute lésion une légère augmentation du volume du foie, une hypertrophie notable de la rate, une coloration noire, pigmentaire de la bile et des matières fécales, une altération des globules rouges du sang conduisant à leur destruction. Sous quelle influence cette altération, qui nous a paru se rapprocher de celle que déterminent l'arrêt de circulation et la mort naturelle des globules, s'est-elle produite ? C'est là une question délicate et que, dans l'espèce, nous n'oserions trancher. Il y a lieu pourtant, après les résultats fournis par l'examen nécroscopique, de songer à une intoxication paludéenne; mais comment le miasme palustre a-t-il amené la destruction des globules sanguins? Serait-ce en augmentant la quantité d'eau contenue dans le sang, ou en agissant directement sur ces globules? serait-ce enfin en altérant la rate, organe préposé, d'après certains auteurs, à la destruction de ces mêmes éléments? Tels sont les points à examiner. L'eau en excès dans le sang a la propriété, comme l'ont prouvé les expériences de Magendie, de Hartmann, etc., de dissoudre les globules rouges; mais dans notre fait, comment se rendre compte de cet excès d'eau? et s'il existe, n'est-il pas plutôt l'effet que la cause de la destruction des globules? Quant à l'action du miasme sur ces éléments, elle n'est pas démontrée; mais nous savons que certaines substances, les picrates alcalins à haute dose, par exemple (1), ont la propriété de détruire les globules rouges et de produire un ictère sanguin. Le fait que, dans notre observation, l'altération des hématies était plus marquée dans le sang de la veine porte, conduit à penser que la rate a dû contribuer à cette altération; mais ce n'est qu'une présomption et non une certitude. En résumé, la pathogénie et même l'étiologie de l'altération qui nous occupe exigent de nouvelles recherches, et la discussion à laquelle nous venons de nous livrer n'a d'autre but que de montrer les inconnues et d'indiquer la voie à suivre. Un autre point mérite de nous arrêter : quelques auteurs ont cru pouvoir rattacher la stéatose du foie à la destruction des globules sanguins; qu'il me suffise de renvoyer à la lecture de l'observation précédente pour réfuter cette opinion, car il est clair que si l'altération des globules pouvait jouer le rôle qu'on a voulu lui attribuer, la stéatose du foie n'aurait pas fait défaut dans notre fait, où cette altération est des plus marquées.

Dans un certain nombre de circonstances, les agents morbides ou toxiques affectent directement l'hématie. Cl. Bernard a trouvé que l'oxyde de carbone paralysait les globules rouges; Hoppe Seyler a montré que ce phénomène était le résultat d'une combinaison définie de l'oxyde de carbone avec l'hémato-cristalline, action qui a pour effet de s'opposer à l'absorption de l'oxygène par les globules sanguins. Les hydrogènes sulfuré et arsénié agissent dans le même sens. Le meilleur moyen de combattre ces états est de faire respirer du gaz oxygène au malade. A un homme asphyxié par le gaz des fosses d'aisances et dans un état très-grave il m'a suffi de faire absorber quelques litres d'oxygène pour le rappeler rapidement à la vie. Des modifications analogues des globules rouges s'observent dans quelques cas de pyohémie, de septicémie ou même de fièvre typhoïde. Dans ces cas, qui se traduisent pendant la vie par une sensation pénible de dyspnée, en l'absence de lésions appréciables des poumons, j'ai plusieurs fois remarqué que le sang, au contact de l'air, cessait de se colorer après la mort.

Après l'étude anatomo-pathologique des éléments cellulaires du sang, resterait à faire l'étude de la substance intercellulaire ou plasma; mais cette étude est principalement du ressort de la chimie pathologique et rentre peu dans notre cadre. Disons que les altérations de cette substance, extrêmement communes, sont souvent la conséquence d'un désordre de la nutrition des tissus, d'une lésion d'organe, et notamment d'un organe excréteur (foie, reins). Des altérations du sang qu'on pourrait ranger dans la classe des affections parasitaires ont été dans ces derniers temps mises à l'étude : je veux parler des altérations causées par les bactéridies.

(1) Voy. W. Erb, *Die Pikrinsäure, ihre physiologischen und therapeutischen Wirkungen.* Würzburg, 1865.

BACTÉRIDIES DU SANG.

Obs. C. **Infection du sang par les bactéridies dans un cas de pustule maligne développée sur le cou.** — D...., âgé de vingt-trois ans, lustreur en pelleteries, admis à l'Hôtel-Dieu, salle Sainte-Jeanne (service du professeur Grisolle), le 4 juin 1865, raconte que dans les derniers jours il travaillait selon son habitude à la teinture de peaux de chèvre et de veau marin. Le 3 juin, vers deux heures de l'après-midi, il s'aperçoit de l'existence d'un petit bouton accompagné de prurit sur la partie moyenne et latérale gauche du cou. Bientôt, au pourtour de ce bouton, se développe un gonflement tellement considérable que vers sept heures, au moment où il quittait son travail, ce gonflement avait déjà gagné la partie supérieure du thorax. Le lendemain, le bouton de la partie latérale du cou se présente sous forme d'une saillie allongée, elliptique d'arrière en avant, ferme et indurée, de coloration rosée. Au centre de cette saillie existe une pustule noirâtre avec eschare sous-jacente, et au pourtour de cette pustule un cercle formé de pustules plus petites et blanchâtres (fig. 3). La peau du voisinage a conservé sa coloration, mais elle est, en même temps que le tissu cellulo-adipeux sous-jacent, le siége d'un gonflement œdémateux qui descend jusqu'au mamelon. Douleur peu vive au-dessus de la clavicule ; respiration libre, 92 pulsations ; vers neuf heures du soir, fièvre intense, gonflement plus considérable. Cautérisation avec le sublimé. Le 5 juin au matin, 120 à 125 pulsations, pouls faible, petit, inégal, peau chaude ; la langue, qui la veille était normale, est couverte d'un enduit jaunâtre. Le professeur Jobert (de Lamballe), appelé à voir ce malade, cautérise la pustule à l'aide du fer rouge appliqué à plat à la surface de la peau ; il circonscrit cette lésion par une ligne de cautérisation ; en même temps, vin et potion cordiale avec addition de 10 grammes d'acétate d'ammoniaque. Le soir, état général moins bon, affaiblissement des forces, pouls plus fréquent ; vomissements liquides verdâtres dans la nuit. Le 6 juin, grande faiblesse, refroidissement et anesthésie des extrémités ; pouls insensible. L'œdème a gagné la base du thorax ; des plaques noires gangréneuses de l'étendue d'une pièce de cinq francs se sont produites aux parties supérieures du thorax ; cautérisation de ces plaques à l'aide du fer rouge ; même prescription que la veille ; mort dans l'après-midi.

Pl. 17, fig. 3 et 3'. *Autopsie.* — Elle est pratiquée le 8 à dix heures du matin. Roideur cadavérique persistante ; absence de putréfaction. L'œdème du cou descend dans le tissu cellulo-adipeux jusqu'à l'épine iliaque, et se retrouve dans le tissu conjonctif du médiastin. La cautérisation a intéressé la peau et une partie du tissu sous-jacent. Les muscles du thorax ont une teinte un peu jaunâtre. Le sang est noir, liquide, diffluent dans le cœur et les gros vaisseaux ; il me semble, à l'ouverture de cet organe, apercevoir quelques bulles de gaz. L'examen microscopique du sang révèle l'existence (fig. 3'), dans l'intervalle d'amas irréguliers formés par les globules rouges adhérents au thorax, de petits filaments analogues à des bâtonnets simples ou articulés, isolés ou groupés. Ces filaments sont ces mêmes corps que le docteur Davaine a trouvés dans le sang des animaux affectés de charbon, et qu'il appelle du nom de bactéridies ; ils sont immobiles. Les globules blancs sont nombreux et volumineux. Le tissu musculaire du cœur est un peu décoloré, mais ferme. Les poumons, congestionnés et affaissés, présentent quelques petits noyaux d'apoplexie. Le sommet du poumon gauche est le siége de l'un de ces noyaux.

Le foie, congestionné, renferme un sang noir et fluide ; il a quelques taches jaunâtres à la face convexe et ne présente aucune trace d'ecchymoses. Les reins sont également congestionnés ; les glandes mésentériques sont tuméfiées, les intestins légèrement violacés. L'estomac est rempli par un liquide lie de vin. La rate, volumineuse, mesure 15 centimètres en longueur, elle est molle et friable. Le cerveau et les autres organes ne sont le siége d'aucun désordre appréciable.

Chez un jeune homme exerçant la profession de lustreur en pelleteries apparaît, à la partie latérale du cou, un bouton qui ne tarde pas à revêtir tous les caractères de la pustule maligne, savoir : phlyctène centrale circonscrite par un cercle pustuleux, reposant sur une saillie dure et rosée, œdème considérable du tissu cellulo-adipeux du voisinage, etc. Trois cautérisations pratiquées successivement ne peuvent parvenir à arrêter les progrès du mal, et ce malheureux succombe trois jours après le début de cet accident. A l'autopsie, le sang du cœur renferme des gaz, et le microscope permet d'y reconnaître la présence de nombreuses bactéridies situées dans les intervalles que laissent entre eux les globules sanguins visqueux, agglutinés. Ces corpuscules, regardés comme des microphytes appartenant à la famille des algues, sont tous immobiles, les uns libres, isolés, les autres articulés, mais en petit nombre. La rate est volumineuse, mais on n'y a point cherché de bactéridies non plus que dans la lésion initiale qui est leur siége d'élection; les glandes lymphatiques du mésentère sont tuméfiées; les autres organes sont congestionnés à cause du trouble circulatoire déterminé par l'altération du sang. — L'existence de gaz dans le sang est sans doute ici l'effet d'un phénomène de fermentation accompli au sein de ce liquide, et ce phénomène, qui a amené une mort rapide, n'est que la suite vraisemblable de la présence des bactéridies dans ce liquide. Inutile d'insister sur les conséquences à tirer de ce fait, et de montrer la voie nouvelle dans laquelle les recherches du docteur Devaine nous engagent. Qui ne sait, en effet, que les phénomènes de fermentation se rencontrent dans un grand nombre de maladies, et qui ne prévoit, surtout après les expériences de Pasteur et celles plus récentes de Chauveau, qu'un jour probablement nous parviendrons à saisir l'ensemble de ces phénomènes par une connaissance plus approfondie des microphytes ou microzoaires susceptibles de se développer et de vivre dans l'organisme humain ?

VEINES.

Les veines ont une structure qui varie avec leur diamètre et leur siége. Les plus petites sont presque uniquement formées de tissu conjonctif fibrillaire ou homogène et d'un épithélium. Les veines d'un diamètre moyen, de même que les plus volumineuses, possèdent trois tuniques, externe, moyenne et interne. La tunique interne, qui est la plus mince, est composée, d'après Kölliker, d'une couche épithéliale à cellules allongées, d'une lame striée à noyaux, et d'une membrane élastique longitudinale. La tunique moyenne comprend deux ordres de couches, les unes transversales, les autres longitudinales : les premières sont formées de tissu conjonctif onduleux, traversé par des fibres élastiques et des fibres musculaires lisses; les secondes sont composées de véritables fibres élastiques, moyennes ou fortes et réunies en réseau. La tunique externe, presque toujours plus développée que la tunique moyenne, ne contient que du tissu conjonctif ordinaire et des membranes réticulées élastiques à direction longitudinale. Dans certaines veines viscérales, on trouve en outre des fibres musculaires longitudinales.

Les différences de structure présentées par les veines, selon leur siége, tiennent au développement exagéré ou à l'absence de leur portion musculeuse; je n'insiste pas sur ce point, qui est traité dans les ouvrages spéciaux. Un grand nombre de veines renferment des valvules qu'on peut considérer comme formées par un prolongement de la tunique interne et de la tunique moyenne.

Les veines sont des organes assez peu susceptibles d'altération; rarement influencées par les maladies constitutionnelles, la tuberculose, la carcinose, la scrofulose ou la syphilis, elles sont quelquefois atteintes par les manifestations du rhumatisme et de la goutte, et toujours très-exposées à l'action des agents traumatiques et septicémiques. Les phlébites sont les altérations les plus communes du système veineux : les trois tuniques veineuses y prennent souvent part; mais, dans certains cas, le mal se limite à l'une d'entre elles : de là, distinction des phlébites en trois groupes, endophlébite, mésophlébite et périphlébite. Cette distinction est de la plus grande importance quand il s'agit d'une phlébite suppurative, où les conséquences sont bien différentes, suivant que le pus est versé dans les veines ou au dehors.

PHLÉBITES SUPPURATIVES.

Obs. CI. **Phlébite ovarienne suppurative.** — H...., coloriste, âgée de vingt ans, est accouchée le 20 mai à la Maternité. Le 1er juin, elle quitte cet hôpital non entièrement rétablie; deux jours après, elle est prise d'un frisson qui se renouvelle, et elle se décide à venir à l'Hôtel-Dieu où elle est admise le 6 juin (salle Saint-Antoine). Cette jeune personne, d'une santé habituellement bonne, est d'une pâleur excessive depuis son accouchement; dès son entrée à l'Hôtel-Dieu, survient un nouveau frisson, suivi d'une sueur très-légère. Nous lui comptons 120 pulsations lors de notre visite, le pouls est bondissant comme dans la chlorose; elle accuse une douleur de la jambe gauche qui, du reste, est légèrement tuméfiée à sa partie supérieure. La fosse iliaque du même côté est résistante et empâtée; le col utérin est mou et entr'ouvert. La respiration est accélérée, mais pure à l'auscultation. Appétit faible, légère diarrhée. Alcoolature d'aconit et sulfate de quinine. Le 9 juin, gangrène de la muqueuse des grandes lèvres se traduisant par une teinte verdâtre, une odeur fétide et spécifique. Le 10 juin, état adynamique, délire se continuant jusqu'à la mort, qui a lieu le 13.

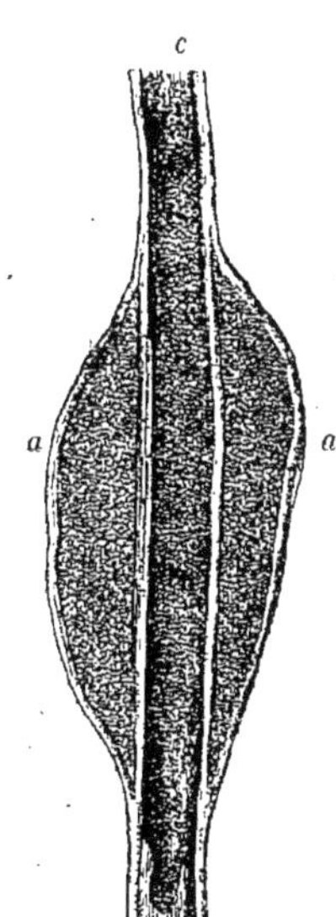

Fig. 14.

Autopsie. — La fosse iliaque gauche est remplie d'un liquide sale, purulent, qui s'échappe à l'ouverture du fascia iliaca. Ce liquide renferme des grumeaux de sang épanché et des débris de fibres musculaires; le foyer qui contient ce liquide se continue sous l'arcade de Fallope jusque dans la région du muscle pectiné, il circonscrit ainsi l'articulation, qui est elle-même en suppuration. Les grandes lèvres sont infiltrées de pus, le périoste qui tapisse l'os iliaque et le pubis est décollé par un liquide purulent. Les veines caves, iliaques interne et externe, fémorales, sont libres; l'utérus, non complétement revenu sur lui-même, renferme un fragment de placenta à son intérieur (partie gauche); la trompe et l'ovaire droits ne sont pas affectés, mais la trompe et l'ovaire gauches sont enflammés; les sinus utérins du voisinage sont en suppuration. La veine utéro-ovarienne correspondante est lésée dans plus de sa moitié inférieure. Avant d'arriver au détroit supérieur, ce vaisseau se renfle et acquiert le volume du pouce. Une incision pratiquée à ce niveau prouve de la façon la plus nette que le renflement est l'effet de la suppuration de la paroi et de la présence d'un abcès entre ses tuniques moyenne et externe. D'une étendue de plusieurs centimètres, comme le montre la figure 14 cette collection purulente, *a*, *a*, se trouve parfaitement limitée par les tuniques en question. A l'intérieur du vaisseau il existe un magma purulent que circonscrit à sa partie supérieure un petit coagulum taillé en pointe et nullement déchiré, *c*. Le péritoine renferme une faible quantité de sérosité, mais il n'est pas enflammé. La rate, volumineuse, mesure 14 centimètres dans son plus grand diamètre ; elle est le siége d'un infarctus hémorrhagique du volume d'un noyau de cerise. Le foie est mou, teinté de jaune; ses cellules sont infiltrées d'abondantes granulations graisseuses. L'estomac et les intestins sont sains. Le péricarde contient une faible quantité de sérosité louche; il présente des fausses membranes organisées à la base des gros vaisseaux et sur l'auricule droite. Les orifices du cœur sont sains. Le ventricule gauche est un peu hypertrophié. Une faible quantité de sérosité est épanchée dans les plèvres; les poumons sont violacés et œdématiés à leur base, ils ne sont le siége d'aucun infarctus. Le cerveau est injecté, et quelques caillots fibrineux sont renfermés dans les sinus cérébraux.

Une jeune femme, quelques jours après sa sortie de la Maternité, ressent des frissons multiples, tombe dans l'adynamie et succombe. L'examen cadavérique révèle l'existence d'un abcès de la fosse iliaque gauche qui a fusé jusque dans la cuisse et donné lieu à la suppuration de l'articulation coxo-fémorale. L'ovaire gauche est en suppuration; la veine utéro-ovarienne correspondante a acquis le volume du pouce, elle a une teinte jaunâtre et présente entre ses deux tuniques externes une collection purulente qui occupe une étendue de plusieurs centimètres ; l'incision de sa paroi laisse écouler du pus et permet de voir un foyer qui occupe toute la circonférence du vaisseau. A l'intérieur de ce vaisseau il existe un magma purulent limité à sa partie supérieure par un thrombus fibrineux. Quelques-uns des viscères sont le siége de petites infiltrations sanguines, mais on n'y trouve aucun abcès métastatique. — C'est là un exemple de l'inflammation suppurative des veines localisée aux tuniques externes ; cette inflammation s'est terminée par un foyer étendu de suppuration. Le vaisseau affecté renferme en même temps un thrombus formé de pus et limité par de la fibrine. Nul doute que cette inflammation n'ait été causée par la présence de produits purulents ou septiques, développés dans l'utérus, ou par le voisinage de la veine ovarienne avec le phlegmon iliaque. Mais comment se rendre compte de la suppuration bien constatée du thrombus, lorsque la tunique interne ne présente aucune solution de continuité et n'est même pas dépolie? Cette suppuration serait-elle l'effet de l'inflammation de la paroi? serait-elle le résultat de la multiplication des globules blancs et de leur transformation en pus? Telles sont les deux hypothèses en présence. Je n'ai pas de preuves irrécusables à donner à l'appui de l'une ou de l'autre ; mais dans le cas actuel, où la tunique interne ne paraît pas altérée, il me semble préférable d'admettre la seconde de ces hypothèses, et d'ailleurs, quand on sait que le caillot peut, par la prolifération des globules blancs, se changer en tissu conjonctif, est-il impossible que, par un phénomène analogue, il se transforme en pus? Remarquons que je ne parle que du cas actuel, et que je suis loin de nier l'inflammation suppurative de la tunique interne. J'admets son existence, mais je reconnais qu'elle est un phénomène relativement rare. Le plus souvent, le thrombus formé au sein ou dans le voisinage d'un foyer purulent est simplement soumis à une imbibition des liquides provenant de ce foyer; et de là, cette transformation purulente ou septique qui le ramollit et lui donne des propriétés spéciales. C'est dans ces nouvelles conditions qu'il est emporté par parcelles, et qu'il engendre des foyers métastatiques dans divers organes. S'il n'en a pas été ainsi dans notre fait, cela a tenu uniquement sans doute à ce que la portion suppurante du thrombus se trouvait limitée par une portion fibrineuse non encore altérée.

OBS. CII. **Phlébite fémorale.** — B..., âgé de seize ans, imprimeur, est admis à l'Hôtel-Dieu, salle Sainte-Agnès, service du professeur Trousseau, le 26 mars 1864. Il a une fièvre vive, un aspect typhoïde, et raconte que sa maladie a débuté, quatre jours avant son entrée à l'hôpital, par une vive douleur dans l'aine droite, et il croit que cette douleur est due à ce qu'il avait scié beaucoup de bois la veille. Le pied droit est rouge et tuméfié; le mollet et la cuisse sont tuméfiés également. Il y a de plus une douleur intense dans toute la partie interne de la cuisse et dans la région inguinale correspondante. Cette douleur augmente par la pression, et l'on sent sur le trajet des vaisseaux fémoraux un cordon dur et cylindrique au milieu d'un empâtement périphérique. On diagnostique une phlébite. Violente impulsion du cœur, sans bruit de souffle à la pointe. Soif ardente, fièvre intense. Albuminurie très-légère. Loquacité pendant le jour, délire tranquille la nuit. Le 29, huitième jour de la maladie, vomissements et délire dans la journée. Mort à six heures du soir.

Pl. 17, fig. 6 et 6'. A l'*autopsie*, la veine fémorale est obturée dans une partie de son étendue. La veine poplitée est oblitérée par un coagulum récent jusqu'au tiers inférieur de la jambe. La veine iliaque externe, la veine iliaque primitive et la veine cave sont complétement perméables. Les parois de la veine fémorale ont plus que quintuplé d'épaisseur, l'ouverture en reste béante comme le ferait l'incision d'une artère. Cette altération des parois commence au-dessous du point de jonction de la fémorale avec la saphène interne et se prolonge vers le pli de l'aine. C'est au niveau de ces points d'altération que se trouve un caillot ancien, grisâtre, formé de couches concentriques et adhérant par sa couche extérieure à la tunique interne, de sorte qu'il faut un certain effort pour l'en détacher. La partie centrale de ce caillot est formée d'une fibrine mal agrégée, comme pultacée, à demi-liquide et qui s'écrase à la moindre pression. Au niveau de ce caillot, la veine fémorale présente une dilatation ampullaire telle que son calibre est aussi considérable que celui de la veine cave. Au-dessous de ce caillot, à l'endroit où la tunique interne de la veine fémorale est plus épaisse, se voit une tache blanche de 2 millimètres de diamètre, faisant à peine saillie au-dessus de la tunique interne. Dans le voisinage, on découvre plusieurs petits points blancs, du volume d'une tête d'épingle, injectés à leur circonférence. Ces lésions (fig. 6'), constituées par des noyaux et des jeunes cellules déposés dans des espaces plus ou moins allongés, résultent d'une prolifération manifeste des éléments de la tunique interne. La veine fémorale, au niveau des points où elle est ainsi altérée, est intimement adhérente au tissu cellulaire ambiant, et sa tunique interne est dépolie. Les poumons sont intacts et l'artère pulmonaire est partout libre; le cœur est sain. Hypérémie notable du cerveau, sans autre altération appréciable. Intégrité des plaques de Peyer. Quelques érosions à la surface de la membrane muqueuse de l'estomac. Les reins ne sont pas examinés. (Peter, *Gaz. méd.*, 1864)

Il s'agit, dans ce fait, d'un jeune homme qui, à la suite d'une fatigue excessive, éprouve de la douleur dans la jambe gauche et est atteint d'accidents typhoïdes qui finissent par l'emporter. L'autopsie révèle ce qui avait été diagnostiqué, savoir : une phlébite de la veine fémorale; toutefois il n'existe aucune autre altération. Pour se rendre compte de ce fait, il faut admettre que la fatigue excessive subie par ce jeune homme l'a placé dans les conditions d'un individu surmené, et a contribué à développer la phlébite et les phénomènes typhoïdes. La mort a été rapide, sans quoi la phlébite eût vraisemblablement fini par suppurer; c'est pourquoi ce fait paraît devoir être compté parmi les phlegmasies suppuratives.

PHLÉBITES PROLIFÉRATIVES.

OBS. CIII. **Phlébite proliférative des veines pulmonaires à leur embouchure dans l'oreillette gauche. Oblitération fibreuse des petites branches veineuses.** — S..., âgée de vingt-neuf ans, chapelière, entre le 8 janvier 1864 à l'Hôtel-Dieu, salle Saint-Antoine, n° 20, dans le service de M. le docteur Parrot. Elle n'accuse aucune maladie antérieure, mais elle se plaint de tousser depuis un an ; elle a eu ses règles il y a cinq mois, et depuis deux mois elle garde le lit. Elle nous arrive avec de l'œdème aux membres inférieurs, de la bouffissure de tout le corps, une décoloration générale des téguments et une teinte livide des extrémités. Elle présente une dyspnée considérable, et ces différents symptômes attirent l'attention vers les organes thoraciques. La percussion des poumons ne fournit aucune donnée, et l'auscultation nous apprend simplement que le murmure respiratoire va diminuant des sommets à la base, où il est très-faible ; des râles sonores sont entendus aux sommets, et des râles muqueux aux deux bases; les crachats, peu abondants, sont clairs et mousseux. Le pouls est petit, régulier, 100 pulsations, bruits normaux. Foie volumineux et douloureux à la percussion; urines normales. Les jours suivants, l'état de cette malade change peu, le pouls seulement diminue de fréquence ; cependant l'anasarque s'accroît peu à peu, les mains et les avant-bras se tuméfient, et la percussion révèle l'existence d'une augmentation du volume du cœur. Cette augmentation est considérée comme liée secondairement à la bronchite et à un léger degré d'emphysème. Le 22, crachats sanguinolents, sans autre trouble appréciable; large vésicatoire. Le 25, mêmes crachats et de plus ecchymose sous-conjonctivale à droite. Le 16, l'hémoptysie cesse complétement, l'oppression et la dyspnée continuent néanmoins; le 27, râles trachéaux à distance; un vomitif est administré. Les jours suivants, même état, tension et reflux veineux manifeste dans les deux jugulaires. Le 9, oppression considérable ; le 12, léger souffle à la base du cœur, battements toujours réguliers, pouls petit. A partir de ce jour, phénomènes asphyxiques de plus en plus marqués jusqu'à la mort, qui survient le 17 février.

Autopsie. Décoloration complète des téguments ; anasarque généralisée et plus prononcée à gauche qu'à droite, surtout au membre supérieur. Adhérence du poumon droit à la cage thoracique, épanchement séreux dans la plèvre gauche ; atélectasie dans une grande étendue des deux poumons. Absence de tubercules, mais congestion aux sommets et œdème aux deux bases. Vers la partie moyenne, au niveau de la racine des bronches, le tissu pulmonaire, ferme, mais sans friabilité, est remarquable à la coupe par une coloration marbrée spéciale. Cette coloration, que représente la figure 4, Q, est due à l'existence de taches pigmentaires inégales, disséminées, et de taches polygonales d'un gris rougeâtre, circonscrites par des tractus fibreux et blanchâtres. Sur cette même coupe se voient trois des veines pulmonaires obstruées par des concrétions fibrineuses, et dans l'une d'elles un contenu, également fibrineux plus ancien, de teinte blanc jaunâtre. Les veines pulmonaires sont altérées à leur embouchure dans l'oreillette (fig. 4, P); trois d'entre elles, *v*, *v*, *v*, sont complétement oblitérées, par un tissu fibroïde vascularisé, les deux autres sont restées en partie perméables; de ces deux dernières, l'une, *s*, ne possède plus qu'un faible pertuis, elle est comblée par un tissu fibroïde vascularisé, l'autre, *t*, est intacte. En poursuivant ces veines dans le parenchyme pulmonaire, on reconnaît que l'altération se prolonge et que les tractus fibreux signalés plus haut sont le résultat de la transformation des plus petites branches en cordons fibreux. La muqueuse des bronches est injectée, violacée et couverte d'un mucus épais. Le cœur est rempli de sang et augmenté de volume. Les cavités cardiaques droites sont notablement dilatées, et leurs parois sont épaissies. Un contraste manifeste existe entre les deux cœurs : à droite, la cavité auriculaire est dilatée, ses parois et les colonnes charnues de sa surface interne sont manifestement hypertrophiées, la valvule de Thébésius est forcée; la cavité de l'oreillette gauche est au contraire rétrécie. Les parois du ventricule droit sont fortement indurées, tandis que celles du ventricule gauche sont friables et plutôt atrophiées. Ces changements dans l'état du cœur ne doivent pas surprendre, ils sont

Pl. 17, fig. 4, P, Q.

l'effet de l'obstruction des veines pulmonaires et de la forte tension qui a dû en résulter dans la circulation pulmonaire. Les valvules des deux cœurs sont dans un état d'intégrité presque parfait; les fibres musculaires cardiaques présentent au microscope un aspect granulé, plus prononcé peut-être à gauche où les stries transversales ont disparu, qu'à droite où elles s'aperçoivent encore. Le foie est lourd, volumineux, gorgé d'un sang liquide et noir, il est un peu induré et friable; tacheté de brun et de jaune à la coupe, il offre les caractères du foie dit noix muscade, c'est-à-dire du foie atteint d'hypérémie stasique; ses éléments cellulaires renferment de nombreuses granulations graisseuses. La rate est augmentée de volume, indurée et brunâtre. Les reins, d'assez petit volume, offrent des inégalités à leur surface; la substance corticale en est jaunâtre et un peu atrophiée; la substance tubuleuse est violacée. L'utérus est sain, l'estomac et le tube digestif sont simplement congestionnés; le péritoine renferme plusieurs litres de sérosité limpide. Le cerveau offre un léger piqueté rougeâtre à la coupe; les ventricules cérébraux sont un peu larges.

Une jeune femme d'une bonne santé tousse pendant quelque temps, puis elle est prise d'une oppression assez vive avec décoloration des téguments et anasarque. Ces différents symptômes conduisent naturellement à diagnostiquer une affection secondaire du cœur ayant son point de départ dans les poumons. Cependant l'expectoration séreuse et spumeuse de cette malade n'était pas celle d'une bronchite passée à l'état chronique, mais bien celle de l'œdème pulmonaire, et cette particularité laissait planer quelque doute sur le diagnostic. La dyspnée et l'anasarque continuant à faire des progrès, la mort eut lieu dans une sorte d'état asphyxique. L'examen nécroscopique vint révéler l'existence d'une lésion qui rendait un compte exact des symptômes observés pendant la vie, mais qu'en raison de sa rareté il eût été téméraire de diagnostiquer. Cette lésion est une phlébite des veines pulmonaires dont plusieurs troncs se trouvent plus ou moins complétement obturés. Elle rend compte de la toux avec expectoration séreuse et spumeuse, de la dyspnée, de la dilatation secondaire du cœur et de ses conséquences, enfin de l'anasarque. Quant à la cause de cette lésion, elle fait totalement défaut; car le peu de renseignements fournis par la malade n'apprirent absolument rien à cet égard. Ce fait est intéressant à enregistrer au point de vue des symptômes; mais il attend de l'avenir des éclaircissements étiologiques.

OBS. CIV. **Phlébite proliférative de la veine jugulaire interne et de la veine cave supérieure avec concrétion se prolongeant dans l'oreillette du même côté. Adénome du corps thyroïde.** — L..., âgée de soixante-deux ans, journalière, est admise à l'Hôtel-Dieu, salle Sainte-Martine, dans le service de M. le docteur Gueneau de Mussy, le 12 juin 1866. Cette malade, sur laquelle M. Attimont, élève de ce service, a bien voulu me donner les renseignements qui suivent, ne présenta de troubles bien manifestes que dans les derniers jours. Elle devint alors somnolente, fut prise d'un léger subdelirium et d'un certain degré d'agitation, et succomba dans cet état le 27 juillet, sans avoir présenté antérieurement d'œdème en aucun point du corps; mais la constatation d'un souffle cardiaque et une hémoptysie survenue quelque temps avant la mort avaient fait songer à la possibilité d'une affection cardiaque.

Autopsie. Cadavre très-amaigri; absence d'œdème aux membres, au tronc et à la face; dilatation des veines du cou. Congestion générale des deux poumons; absence de noyaux apoplectiques; artères pulmonaires un peu larges, mais non obstruées. Le cœur, d'un volume assez normal, présente à gauche un très-léger épaississement de la valvule mitrale, sans rétrécissement ni insuffisance de l'orifice, une légère opacité de l'endocarde dans l'oreillette et une plaque athéromateuse de petite étendue à l'origine de l'aorte. Le ventricule droit est normal, la valvule tricuspide est intacte; mais l'orifice de même nom est en partie obstrué par l'extrémité d'un coagulum qui se continue dans la veine cave supérieure, il permet à peine l'introduction de deux doigts. La valvule de Thebesius est forcée et le trou de Botal n'est qu'incomplétement bouché; on peut y introduire l'extrémité du manche d'un scalpel. La veine cave supérieure c, s, est large, volumineuse, solide, complétement obstruée par un coagulum fibrineux jaunâtre prolongé dans la veine sous-clavière, assez ferme et résistant, traversé par des tractus filamenteux. Ses parois sont tapissées de fausses membranes diversement colorées par de l'hématine, elles sont notablement épaissies dans toute leur longueur; il en est de même de celles de la jugulaire interne. Cette dernière veine, du reste, est aussi dilatée et complétement oblitérée dans sa plus grande étendue. Le caillot qui l'obstrue et qui du sinus latéral se continue jusque dans le cœur est partout ferme, ou à peine ramolli; il présente un diamètre de 3 centimètres et demi dans l'oreillette droite o, et se termine au niveau du ventricule v par une pointe mousse, mamelonnée, arrondie et moulée sur les cordages tendineux de la valvule. Dans cette partie, il est d'un beau jaune, semé de taches rouges ou noires, et peut être comparé à un morceau de cire arrondi et moulé sur les parties qui l'environnent. La veine cave inférieure c, i est libre. Une sérosité abondante est infiltrée dans les méninges cérébrales. Le sinus latéral droit est obstrué par un coagulum ancien, noirâtre et très-adhérent à ses parois. Le cerveau est pâle, exempt d'hémorrhagies capillaires et de ramollissement; il est un peu affaissé à droite. Le foie est volumineux, congestionné comme dans les affections cardiaques. La rate est ferme et brunâtre. La muqueuse de l'estomac est pigmentée au niveau de la région pylorique. Les organes génito-urinaires sont sains. La glande thyroïde est augmentée de volume; ses vaisseaux veineux et artériels sont dilatés et variqueux. Les vésicules closes sont volumineuses; les unes, qui paraissent de formation récente, renferment des éléments nucléaires et cellulaires arrondis et nombreux, d'autres contiennent une substance colloïde; il en est enfin qui sont transformées en kystes caséeux ou sanguins. Un grand nombre possèdent des grains d'hématine, et cette substance existe encore dans la trame conjonctive.

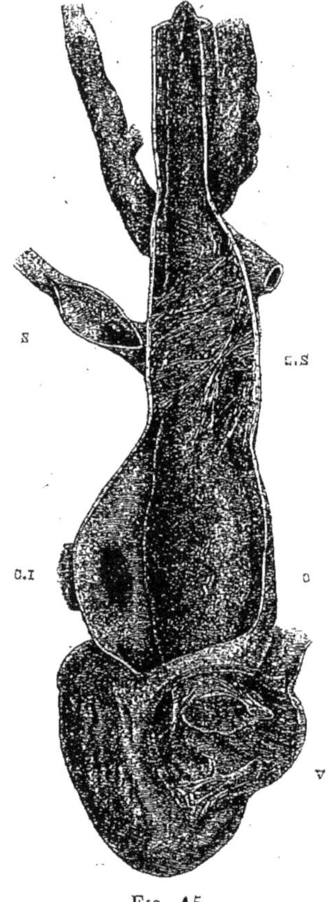

FIG. 15.

Une personne, qui n'avait pour tout symptôme qu'un léger souffle cardiaque et une dilatation des veines du cou est prise d'accidents de compression cérébrale et succombe. Les veines cave supérieure et jugulaire interne du côté droit sont obstruées, dans toute leur étendue, par une concrétion membraneuse et fibrineuse qui se prolonge jusque dans le ventricule correspondant. L'existence d'une phlébite peut être mise en doute dans ce cas, mais la dilatation de la veine et l'épaississement de ses parois portent à croire qu'il s'agit d'une phlegmasie plutôt que d'une simple thrombose. Quant à savoir quelles sont ici la cause et la pathogénie de cette altération insolite, c'est là un point que nos renseignements par trop incomplets ne nous permettent pas d'élucider. Cette absence de renseignements n'existe heureusement pas toujours; il est des cas où l'origine de la phlébite est dévoilée par ses propres caractères, sinon par les lésions qui l'accompagnent.

OBS. CV. **Phlébite ambulante des deux jambes.** — D..., âgée de cinquante-quatre ans, sans profession, chargée d'embonpoint, entre le 14 mars 1860 à l'hôpital de la Pitié, dans le service de M. le docteur Marrotte, salle Saint-Charles, n° 29. Elle se plaint d'être malade depuis trois semaines, d'avoir éprouvé tout d'abord dans les membres inférieurs et dans la région des reins des douleurs vives qui l'obligèrent à se courber en marchant. Quelques jours plus tard, ces douleurs étaient localisées dans la jambe gauche et surtout au niveau du mollet et du triangle de Scarpa; en même temps, le pied et une partie de la jambe devinrent œdémateux, la cuisse elle-même augmenta de volume. Trois ou quatre jours après, les symptômes diminuent, et c'est vers cette époque que la malade est admise à l'hôpital. Il lui reste un léger gonflement de la jambe gauche, une douleur presque insignifiante, une desquamation légère de l'épiderme; mais la jambe droite est douloureuse depuis la veille; au mollet et à la région supérieure de la cuisse, on sent un cordon ferme et solide; la jambe est violacée, le pied s'œdématie, et bientôt après la jambe et la cuisse se tuméfient à leur tour. Ces symptômes persistent quelque temps, diminuent peu à peu, et le membre se desquame. Le 5 avril, cette malade quittait l'hôpital presque complétement guérie; ses jambes toutefois se tuméfiaient encore, lorsqu'elle venait à marcher. Elle prit pour toute médication un éméto-cathartique et plus tard un purgatif dont l'indication se trouvait dans l'état saburral des voies digestives. Elle nous accusa comme cause de sa maladie son séjour la nuit dans une chambre très-humide, située au rez-de-chaussée. Elle ne nous dit pas si antérieurement elle avait eu des atteintes rhumatismales.

Un point digne de remarque dans ce fait est l'évolution particulière de l'affection veineuse. Son début spontané et son passage d'un membre dans un autre sont des circonstances significatives. Ces circonstances se retrouvent encore dans le fait suivant :

OBS. CVI. **Phlébite ambulante des deux jambes. Angine et sciatique.** — B..., domestique, âgée de trente et un ans, admise à l'Hôtel-Dieu, salle Saint-Antoine, service de M. Potain, le 11 mai 1863, est une femme forte, bien constituée, d'un embonpoint assez prononcé. Il y a quinze jours, cette femme a été prise d'un mal de gorge, puis de douleurs dans l'une des épaules et successivement dans les articulations des membres supérieurs et inférieurs. Ces douleurs sont très-vives dans les articulations coxo-fémorales et à la partie supérieure des cuisses. Un très-léger souffle s'entend au premier temps du cœur et dans les vaisseaux du cou ; fièvre ; état dyspeptique habituel, pituites le matin. Vésicatoires volants à la partie supérieure des cuisses. Les douleurs persistant, le sulfate de quinine est administré à la dose de 75 centigrammes. Les jours suivants, légère amélioration, il existe un peu de sérosité dans les deux genoux ; on ajoute au traitement des préparations alcalines, des bains de vapeur. Ces médicaments sont continués jusqu'au 28, où l'amélioration est notable. Le 30, les douleurs articulaires ont disparu, mais on remarque la présence d'un léger œdème du pied qui bientôt s'étendit à toute la jambe. Cet œdème, assez dur et ferme, est accompagné de douleur et de dureté sur le trajet des veines superficielles de la jambe, la saphène en particulier. Au bout de quelques jours, cet œdème diminue ; la jambe du côté opposé se gonfle, mais le gonflement ne dépasse pas le genou, il disparaît après une dizaine de jours de durée. La sortie eut lieu dans les premiers jours de juillet. Cette malade était guérie ; antérieurement elle avait toujours eu une bonne santé ; elle prétendait avoir habité pendant cinq ans une chambre humide située au rez-de-chaussée. Sa mère, un peu maigre, accusait des troubles de l'estomac ; quant à son père, il était depuis l'âge de douze ans atteint de douleurs qu'il avait contractées en gardant les bestiaux et couchant sur la terre.

L'existence d'une phlébite est aussi incontestable dans ce fait que dans celui qui le précède ; mais ce que nous tenons à faire remarquer, ce sont les circonstances au milieu desquelles se sont développées ces phlébites et la marche qu'elles ont suivie. En ce qui concerne le dernier cas, il n'est pas douteux que le rhumatisme ne soit en cause, et pour ce qui est du premier, il y a lieu de croire, malgré l'absence de renseignements positifs, que le froid n'a été que l'occasion. La mobilité, la douleur, le siége de ces phlébites, sont autant de caractères qui les rapprochent des manifestations du rhumatisme, et nous pensons qu'on peut admettre une phlébite rhumatismale. Une lésion qui a de nombreux points de contact avec celle-ci a été étudiée par J. Paget (1), qui l'a observée chez des personnes sujettes aux accidents de la goutte, et l'a pour ce motif appelée du nom de phlébite goutteuse. Dans les cas rapportés par cet auteur comme dans les nôtres, les veines des jambes étaient le siége de l'altération, qui se faisait remarquer par son extrême mobilité.

Parallèle des phlébites. — Le fait principal à déduire des observations précédentes, c'est que les phlébites sont des lésions souvent fort différentes par leur origine et par leurs effets. Si quelquefois ces inflammations n'ont pas des causes parfaitement déterminées, il est des cas où ces causes sont très-évidentes et dans lesquels l'espèce se dégage nettement : telles sont les phlébites pyohémiques, puerpérales, les phlébites traumatiques, comprenant celles qui sont produites par une dilatation veineuse, les phlébites liées à un ulcère ou à une inflammation suppurative circonvoisine, celles enfin qui surviennent dans le cours ou au déclin d'une maladie infectieuse aiguë. Toutes ces phlébites sont remarquables par leur tendance à la suppuration. Au contraire, les phlébites rhumatismale et goutteuse, celles que paraît développer dans certains vaisseaux, la veine porte par exemple, l'abus des alcooliques, et quelques autres enfin dont l'origine est demeurée obscure, se distinguent par une tendance opposée. Chacune de ces altérations présente en outre des caractères propres à la cause qui lui a donné naissance; c'est là un point qu'il importe de faire saisir. En effet, les phlébites qui se développent au milieu d'un foyer purulent ou septique revêtent une teinte locale, et si elles deviennent le point de départ d'une infection générale, les foyers secondaires sont de même nature que le foyer primitif. Les phlébites causées par un agent purulent ou septique, par des instruments malpropres, ont également leur cachet spécial, tenant à la nature de l'agent qui les produit. La phlébite puerpérale qui se manifeste peu de temps après l'accouchement se fait remarquer par une grande tendance à la dissémination. Les phlébites rhumatismale et goutteuse se distinguent par leur siége aux membres inférieurs et principalement aux veines superficielles de ces membres,

(1) S. Paget, *On gouty and some other forms of Phlebitis*, *Saint-Bartholomew's Hospital Reports*, vol. II, p. 82, 1866. — Plusieurs observations de phlébite rhumatismale ont été rassemblées par le docteur Lelong (thèse inaugurale. Paris, 1869).

par leur mobilité et le défaut de suppuration; celles qu'engendrent dans quelques circonstances les excès alcooliques sont remarquables par leur localisation à la veine porte, par la formation de productions membraneuses à l'intérieur de ce vaisseau, et par leur coïncidence habituelle avec une cirrhose hépatique. Ces dernières lésions sont quelquefois, comme nous le verrons bientôt, difficiles à séparer des phlébites consécutives aux thromboses.

VARICES VEINEUSES.

Les varices, que caractérisent la dilatation et l'agrandissement des veines, sont constituées par l'hyperplasie avec hypertrophie des différents tissus qui forment les parois de ces canaux. Ces altérations, tantôt produites par une cause mécanique, sont tantôt inhérentes à certaines organisations, et s'observent principalement dans la descendance des goutteux. Toutes les veines du corps peuvent en être affectées; mais les veines des membres inférieurs et les veines superficielles qui ont surtout à lutter contre l'action de la pesanteur y sont beaucoup plus prédisposées.

Les varices se rencontrent quelquefois aux membres supérieurs et même dans les veines des viscères. Parmi ces dernières, les veines hémorrhoïdaires mises de côté, ce sont les veines splénique et utéro-ovariennes qu'il faut placer en première ligne.

Obs. CVII. **Varicocèle ovarien; caillots fibrineux à l'intérieur des veines ovariennes. Phlébolithes. Infarctus pulmonaire.** — P...., âgée de soixante-dix ans, sans profession, est admise à l'Hôtel-Dieu le 27 octobre 1866, pour une affection double du cœur et de l'aorte, à laquelle elle succombe trois jours plus tard.

Pl. 18, fig. 1. *Autopsie.* Lésion athéromateuse et dilatation de l'aorte; insuffisance aortique produite par l'épaississement des tubercules d'Aranzi et un néoplasme situé au point d'insertion des valvules; hypertrophie consécutive du ventricule gauche; légère dilatation du cœur droit. Noyau d'apoplexie du volume d'un œuf à la base du poumon gauche; caillot sanguin déjà ancien dans la branche correspondante de l'artère pulmonaire. Foie volumineux et congestionné; reins indurés, et légère atrophie de la substance corticale; estomac injecté et non pigmenté. Oblitération du museau de tanche, élargissement de la cavité du col utérin dans laquelle est renfermée un liquide visqueux et verdâtre. État à peu près normal de la cavité utérine. Adhérence peu solide des trompes aux ovaires. Un kyste du volume d'un gros noyau de cerise a pour siége l'ovaire gauche, sa paroi est très-épaisse et sa cavité parsemée de grosses papilles; l'ovaire droit est intact. Les artères ovariennes sont saines, mais les veines de même nom forment de chaque côté de l'utérus un cordon bosselé, irrégulier, assez analogue à un chapelet. Elles présentent sur leur parcours de petites tumeurs arrondies, ayant le volume d'un grain de raisin et même celui d'une noisette. Fermes et de coloration blanchâtre, ces tumeurs, *a a*, ont leur siége dans le tronc veineux et en général au niveau de l'orifice d'une veine collatérale, elles sont constituées par des concrétions sanguines, formées, comme les caillots des anévrysmes, de couches concentriques de fibrine. Déposées autour d'un seul ou de plusieurs noyaux centraux, *b b*, ces couches fibrineuses sont plus ou moins décolorées; quelques-unes d'entre elles, incrustées de sels de chaux, font effervescence par l'acide nitrique. A la surface des trompes s'observent de petites concrétions blanchâtres, *c c*, également incrustées de sels calcaires.

Une femme âgée présente, en même temps qu'une affection cardiaque à laquelle elle succombe, une dilatation variqueuse des deux veines ovariennes que remplissent, soit des concrétions fibrineuses, soit de véritables phlébolithes. Cette lésion, dont la cause échappe quelquefois, et qui est souvent héréditaire, n'avait déterminé aucun désordre appréciable. Mais il n'en est pas toujours ainsi. Les phlébectasies des ovaires, de même que celles des membres inférieurs, se rompent dans quelques circonstances et donnent lieu, dans le cul-de-sac péritonéal, à un épanchement sanguin qui, au bout d'un certain temps, peut se trouver limité par des adhérences membraneuses. Cet épanchement constitue l'une des formes de l'altération connue sous le nom d'hématocèle rétro-utérine. Des faits de cette nature ont été rapportés par le professeur Richet et par le docteur Devalz (1). Les varices veineuses des autres viscères ont été peu étudiées, et c'est à peine si l'on trouve quelques exemples de varicocèle splénique, quoique cette lésion tienne le premier rang après le varicocèle utéro-ovarien. Un malade que j'ai observé présentait une lésion de ce genre accompagnée de l'obstruction de la veine splénique. Il mourut d'une hématémèse, c'était la quatrième fois depuis six semaines que reparaissait cet accident. La rate était très-volumineuse. L'hypertrophie de cet organe, plus souvent encore que l'hématémèse, est une conséquence du varicocèle splénique. La rupture de la veine en est une terminaison peu commune.

CARCINOMES ET ÉPITHÉLIOMES DES VEINES.

Il est rare que les veines soient primitivement atteintes de lésions carcinomateuses ou épithéliales ; quelquefois cependant il m'est arrivé de voir des carcinomes se localiser tout d'abord aux parois de la veine porte et s'étendre seulement plus tard au tissu du foie. L'épithéliome primitif des veines n'a présenté jusqu'ici aucun exemple bien authentique, et cette circonstance indique, ce me semble, que le revêtement de la surface interne des veines est d'une nature très-différente de celui de la peau ; aussi la dénomination d'endothélium qui lui a été donnée dans ces derniers temps me paraît-elle très-légitime. Au contraire, le carcinome et l'épithéliome affectent assez communément les veines qui sont dans leur voisinage. Les tuniques de ces vaisseaux s'infiltrent des éléments de la néoplasie, elles s'atrophient peu à peu ; une perforation peut avoir lieu, et le canal veineux être obturé. Dans quelques cas, le bouchon obturateur est déplacé par le courant sanguin et devient une source d'embolie, comme je l'ai montré ailleurs (2).

OBS. CVIII. **Épithéliome secondaire de la veine iliaque externe. Épithéliome primitif du vagin et de l'utérus. Urémie, Choléra.** — M..., âgée de cinquante-cinq ans, journalière, entre le 29 juin 1866 à l'Hôtel-Dieu, salle Sainte-Agnès, n° 11, service du professeur Piorry. Cette femme, mère de quatorze enfants, d'une santé toujours excellente, a souffert de métrorrhagies dans le courant de l'année dernière. Sa santé, depuis lors, s'est

(1) Richet, *Traité d'anatomie chirurgicale*, p. 735. Paris, 1857. — S. Devalz, *Du varicocèle ovarien*. Thèse de Paris, 1858.

(2) Voyez *Bulletin de la Société anatomique*, 1858, p. 515.

altérée ; elle accuse des douleurs fréquentes dans le bas-ventre, à l'anus, à la région des reins et à la partie supérieure des cuisses, et se plaint d'un écoulement jaunâtre un peu sanieux. A ces symptômes se sont ajoutés, il y a quinze jours, des vomissements de matières séreuses blanchâtres, et plus récemment une céphalalgie intense, quelques vertiges, un léger état de somnolence. Lors de notre examen, amaigrissement extrême, absence de tissu adipeux, atrophie musculaire ; urines retenues dans la vessie et chargées de phosphates ; tumeur arrondie élastique au-dessus de l'arcade de Fallope, à gauche. Au toucher, saillies dures, bosselées, à la partie supérieure du vagin ; destruction partielle du museau de tanche. Appétit nul, vomissements, et quelques jours plus tard diarrhée. Dans les premiers jours de juillet, la céphalalgie et la somnolence cèdent un peu ; la malade se plaint, la nuit surtout, de douleurs extrêmement vives sur le trajet des nerfs sciatique et crural gauches. La jambe du même côté, déjà œdématiée autrefois, est de nouveau le siége d'une infiltration œdémateuse ; les veines superficielles du membre, dilatées, indiquent une obstruction des veines profondes ; la tumeur du ventre comprime en effet les veines iliaques. L'état de cette malade s'améliorait peu à peu sous l'influence de soins hygiéniques, de bains, du repos, lorsque survint une atteinte de choléra qui l'emporta en quarante-huit heures ; elle succomba le 18 juillet.

Pl. 17, fig. 7, 7' et 7''. *Autopsie.* L'utérus et ses annexes remplissent une partie de l'excavation pelvienne ; la tumeur, située au-dessus de l'arcade de Fallope, molle et fluctuante, laisse écouler à l'incision un liquide blanchâtre, tenant des cellules épithéliales en suspension et non des globules de pus. Le vagin présente à sa partie supérieure plusieurs masses marronnées et légèrement érodées à leur surface. L'extrémité inférieure du col utérin est totalement détruite, une faible partie du corps de l'utérus participe même à l'altération ; les parois de l'utérus sont épaissies et sa muqueuse est injectée ; sa cavité renferme du muco-pus. La trompe droite, atteinte d'hydropisie, adhère par son pavillon à la masse carcinomateuse. Le rectum et la vessie adhèrent chacun de leur côté à la tumeur utéro-vaginale, et sous la muqueuse de chacun de ces organes on aperçoit des saillies blanchâtres formées de cellules épithéliales diverses, les unes arrondies et multinucléolées, les autres fusiformes, étoilées ou cylindriques. Tous ces éléments ont un noyau très-volumineux ; ils sont infiltrés dans la tunique musculaire du rectum comme dans celle de la vessie, et ils en ont atrophié les fibres contractiles. La veine fémorale, à sa partie supérieure gauche, et la veine iliaque externe du même côté, sont le siége de thromboses déjà anciennes. Ouverte dans toute sa longueur, la veine iliaque (fig. 7, A) offre à son intérieur un petit champignon cancéreux circonscrit par une vive injection. Cette veine, totalement bouchée, donne à la coupe la fig. 7, B, où l'on voit les tuniques externe et interne *b* et *c* fortement épaissies par des cellules épithéliales (fig. 7''), en voie de multiplication, tandis que la tunique moyenne *a* a conservé une intégrité presque complète. Le bouchon fibrineux *d* qui obstrue ce vaisseau est ferme et grisâtre. Une coupe fine de ce bouchon, placée sous le champ du microscope, nous a donné la fig. 7', extrêmement remarquable par la disposition des cellules épithéliales au sein de la gangue fibrineuse. Ces cellules occupent des espaces circonscrits par une fibrine granuleuse et allongés, sortes d'alvéoles qui paraissent être autant de centres particuliers de formation. L'artère iliaque primitive (fig. 7, C) commence à prendre part à l'altération ; sa tunique externe, grisâtre, est épaissie, la tunique moyenne est intacte et la tunique interne un peu renflée. L'os iliaque est lui-même altéré sur un point, le périoste est détruit et le tissu osseux infiltré de cellules épithéliales. Légère dilatation des bassinets des reins (hydronéphrose) par suite de la compression et du rétrécissement des uretères à leur embouchure dans la vessie. Induration et atrophie des reins (néphrite secondaire). Faible stéatose hépatique ; gastrite urémique ; psorentérie cholérique ; rate, cœur et cerveau assez sains ; les poumons sont congestionnés et les branches de l'artère pulmonaire renferment quelques concrétions fibrineuses greffées au niveau de leurs éperons. Ces concrétions sont d'anciennes embolies.

Une femme est atteinte d'un épithéliome utérin qui peu à peu s'étend au rectum et à la vessie, envahit les vaisseaux et l'os iliaques. La tunique externe de l'artère iliaque est seule affectée, il n'en est pas de même des parois de la veine. Une coupe de cette dernière nous permet de constater un épaississement notable de ses tuniques externe et interne, sans altération appréciable de la membrane moyenne. Par conséquent la perforation du vaisseau n'est pas due ici à une destruction par pression de la paroi veineuse, mais bien à la formation d'éléments carcinomateux dans l'épaisseur de cette paroi. On constate de plus, dans ce fait, la présence de cellules cancéreuses dans des espaces disséminés au sein d'un coagulum fibrineux. Cette disposition semble indiquer que certains éléments constitutifs du caillot sanguin pourraient se multiplier et former, sous une influence spéciale, des éléments cancéreux, de même que dans d'autres circonstances ces éléments donneraient naissance, suivant quelques auteurs, soit à un tissu fibroïde, soit à des globules de pus. Mais rien ne prouve qu'il en soit ainsi dans ce fait, pas plus que dans l'observation CI, p. 153, à propos de laquelle nous avons incliné vers la théorie allemande qui admet l'organisation et la transformation purulente du thrombus. Un nouvel examen de nos faits nous a convaincu que cette hypothèse était inadmissible. En tout cas, les veines sont susceptibles d'être envahies par des lésions épithéliales ou carcinomateuses, qui peu à peu envoient des végétations à leur intérieur; mais de plus elles peuvent être obstruées par des masses carcinomateuses développées dans l'épaisseur de leur tunique interne et par des éléments cancéreux provenant de cette membrane.

THROMBOSES ET EMBOLIES VEINEUSES.

Le nom de thrombose sert à désigner l'obstruction d'un vaisseau par un bouchon développé sur place, celui d'embolie s'applique au même phénomène produit par un bouchon déplacé. Toutes les parties de l'appareil circulatoire peuvent être le siége de thromboses; quelques-unes seulement sont affectées d'embolies, ce sont celles qui occupent les parties terminales d'un système, le cœur droit et l'artère pulmonaire pour le système veineux, les artères des membres, du cerveau et de quelques autres viscères pour le système artériel. Il importe donc d'étudier séparément la thrombose et l'embolie de chaque système, c'est le seul moyen de saisir le lien qui unit ces deux phénomènes. Nous commencerons par les thromboses et les embolies veineuses.

Obs. CIX. **Thrombose de la veine fémorale gauche et métamorphose graisseuse du thrombus; embolies pulmonaires. Rétrécissement du rectum.** — B..., âgée de trente-huit ans, couturière, entre à l'hôpital de la Pitié, salle du Rosaire, n° 8, le 13 mars 1861. C'est une femme bien constituée, amaigrie depuis quelque temps, au teint cachectique; elle présente un léger œdème de la jambe droite, un gonflement dur, œdémateux et un peu douloureux de la partie supérieure de la jambe gauche. Depuis plusieurs mois elle est atteinte d'une diarrhée rebelle, elle a le pourtour de l'anus, dans une zone de plusieurs centimètres, couvert de plaques saillantes, indurées, sorte de condylomes plus colorés que la peau. L'orifice anal est légèrement rétréci, et, si l'on explore plus profondément, on éprouve, à 2 ou 3 centimètres de cet orifice, une résistance que ne peut vaincre l'index; on a la sensation de brides indurées. L'abdomen est ballonné. Respiration et circulation normales;

foie développé, absence d'albumine dans les urines. Le début du rétrécissement anal remonte à huit ans, et depuis cette époque la malade a été traitée dans plusieurs services de chirurgie, mais elle n'a jamais obtenu qu'une amélioration passagère. Outre cette affection, je diagnostique l'existence d'une thrombose fémorale, et à dater de ce moment, ou du moins quelques jours plus tard, la malade se plaignit d'une sensation de dyspnée qu'elle n'avait pas encore accusée et qui alla en augmentant jusqu'à la mort. Cette gêne devint tout à coup si considérable qu'elle attira toute l'attention de la malade, qui cessa de se préoccuper de sa diarrhée. A la visite du matin et du soir, elle me demandait un soulagement à l'étouffement qui l'obsédait sans cesse. Ces plaintes réitérées provoquèrent des examens multipliés de la poitrine, et toujours je fus surpris de n'y trouver aucun signe physique. La respiration paraissait du reste se faire normalement. La diarrhée continua, un traitement hydrargyrique d'abord institué dut être suspendu; les forces s'affaiblirent de plus en plus et la malade succomba le 2 avril, après quelques instants d'agonie.

Autopsie. — A 2 centimètres du rebord anal, rétrécissement prononcé dans une étendue de 7 à 8 centimètres; la surface interne du rectum est parcourue de brides analogues aux colonnes charnues de l'oreillette, constituées par des fibres musculaires hypertrophiées et un tissu dur, lardacé, gris noirâtre. Au-dessus de ces brides, coloration ardoisée et épaississement de la muqueuse dans une étendue de 5 à 6 centimètres. Plus haut, ulcérations nombreuses, ovales, taillées à pic, à bords assez réguliers : ces ulcérations n'intéressent que les couches muqueuse et celluleuse, et se continuent jusque dans l'S iliaque; quelques-unes sont en voie de réparation. Kyste du volume d'un œuf d'oie dans l'ovaire droit; trompes adhérentes aux ovaires et enkystées; pelvi-péritonite. — Le foie est volumineux et gras; la rate et les reins sont sains. La veine iliaque externe gauche renferme un caillot qui remplit le tiers de son calibre. Ce caillot, noirâtre dans sa partie moyenne, se termine en haut par une languette lisse, non déchirée. En bas, il se continue sans interruption avec un coagulum qui occupe la veine fémorale et la plupart de ses branches. Il est constitué par une couche externe fibrineuse, facile à détacher de la paroi veineuse, et dans laquelle on trouve des cellules épithéliales détachées de la paroi et altérées; la partie centrale de ce caillot est ramollie, transformée en un liquide lactescent mêlé de sang et composé de granulations moléculaires et graisseuses libres ou en amas, de corpuscules granuleux, de globules rouges altérés. Ce ramollissement occupe toute l'étendue du caillot contenu dans les veines fémorale et poplitée; c'est au niveau de l'embouchure de la saphène interne qu'il est le plus prononcé; la paroi veineuse est légèrement épaissie; la surface interne de la veine a conservé son poli sur quelques points. Les veines du membre du côté opposé sont libres. La branche droite de l'artère pulmonaire renferme un caillot cylindrique, jaunâtre, canaliculé, puriforme à son centre; un caillot analogue occupe la division qui se rend au lobe supérieur, la bouche incomplètement et ne présente d'adhérence qu'avec un éperon; des concrétions semblables se rencontrent dans les branches vasculaires qui gagnent les lobes inférieur et moyen. Le caillot de la division inférieure, arrondi, puriforme à son centre, est à cheval sur l'éperon de bifurcation auquel il adhère à peine; de ce coagulum partent deux prolongements fibrineux cylindriques, longs de 4 à 5 centimètres et de formation récente. Les parois artérielles sont intactes. Le poumon droit est œdémateux à sa base, mais non autrement altéré; les bronches sont remplies d'écume. A gauche il existe à cheval, sur une des bifurcations de la branche artérielle qui se distribue au lobe inférieur, un coagulum avec des prolongements cylindriques récents. Excavé et un peu aplati, ce coagulum n'oblitère qu'incomplètement le vaisseau; il est constitué par de la fibrine altérée et granuleuse. La partie correspondante du poumon est œdématiée. Le cœur est intact.

Une femme atteinte d'un rétrécissement du rectum, épuisée par une longue diarrhée, est affectée de thrombose des veines des membres inférieurs. Formés, dans le principe, de fibrine concrétée emprisonnant des globules sanguins, les thrombus ont, avec le temps, subi une véritable métamorphose graisseuse et se sont transformés à leur centre en un liquide blanchâtre, sorte d'émulsion longtemps considérée à tort comme du pus. Dans les branches de l'artère pulmonaire existent des concrétions multiples analogues à celles des veines et comme elles ramollies à leur centre et canaliculées. Ces concrétions siégent au niveau des éperons, auxquels elles sont à peine adhérentes; plusieurs d'entre elles ont des prolongements fibrineux récents. Ce cas nous fait voir les modifications que subit le thrombus à l'intérieur des tissus sains; il nous apprend de plus que ces modifications ne diffèrent pas sensiblement de celles des tissus de l'économie qui cessent de vivre par défaut de sang. L'observation suivante nous montre l'effet du thrombus sur la paroi veineuse.

Obs. CX. **Thrombose de la veine fémorale; embolie pulmonaire; cancer de l'estomac.** — H...., âgé de cinquante ans, est un homme de petite taille et très-maigre, que l'on considère, dans les premiers jours de son entrée à l'Hôtel-Dieu, comme phthisique, à cause surtout de son apparence extérieure. Il tousse un peu, mais il n'expectore pas; il a perdu l'appétit depuis un certain temps et il éprouve des régurgitations, mais il ne vomit pas; enfin il ne présente pas à l'épigastre de tumeur appréciable à la palpation. Cependant il a les membres œdématiés et surtout la jambe droite, à la partie supérieure de laquelle existe, sur le trajet des vaisseaux, un cordon dur et résistant. La peau est satinée, fine, décolorée. Joint à la thrombose, ce symptôme éveille le soupçon d'un cancer de l'estomac; mais l'absence de toute tumeur à la région épigastrique laisse le diagnostic dans la réserve. La mort a lieu dans le marasme le plus absolu.

Autopsie. Un liquide sale existe en petite quantité dans la cavité abdominale. A quelques centimètres du pylore, l'estomac présente une large plaque indurée, occupant presque toute sa circonférence; sa paroi est épaissie à ce niveau, mais sa muqueuse n'est pas ulcérée; quelques ganglions lymphatiques du voisinage sont le siége d'une semblable altération. Un noyau induré, cancéreux, se rencontre à la surface du foie. Quelques noyaux analogues sont disséminés à la surface des poumons. La rate, les reins, le cœur et le cerveau ne sont pas sensiblement altérés. Le cœur est intact, mais les veines et les branches de l'artère pulmonaire, sans être lésées, sont obstruées par des concrétions sanguines. La veine fémorale droite renferme un coagulum jaunâtre, ferme, fibrineux, du volume du petit doigt. Ce coagulum, qui a pris naissance dans les nids valvulaires situés un peu au-dessous de l'embouchure de la fémorale profonde, s'étend de là jusqu'à l'arcade de Fallope, où il se termine par une extrémité ramollie et manifestement déchirée; l'épithélium veineux est modifié à son niveau, et des tractus membraneux *a*, *a* le maintiennent à la paroi. La veine saphène est libre et le sang qu'elle charrie coule entre le caillot qu'il baigne et la paroi veineuse. La fémorale gauche n'est pas obstruée. Dans les plus grosses branches de l'artère pulmonaire se rencontrent quelques caillots fibrineux non adhérents, canaliculés et d'une longueur d'environ un centimètre; déchirés à leurs extrémités, ramollis à leur centre, ces caillots sont formés par une fibrine déjà altérée et par des granulations moléculaires. De plus, il existe, à cheval sur les éperons formés par les branches de deuxième et troisième ordre, des concrétions fermes, rubanées, aplaties, avec prolongements dans les branches subséquentes. Ces concrétions, adhérentes à la paroi du vaisseau, ne sont pas uniquement composées de fibrine; elles présentent à leur périphérie un véritable tissu nouveau, formé de noyaux et de cellules allongées, soudées par une substance homogène amorphe, quelques fibrilles, des granulations et des cristaux d'hématoïdine. Les prolongements amincis de ces concrétions sont le siége spécial de ce travail organisateur, qui semble ainsi d'autant plus avancé que la couche fibrineuse est moins épaisse.

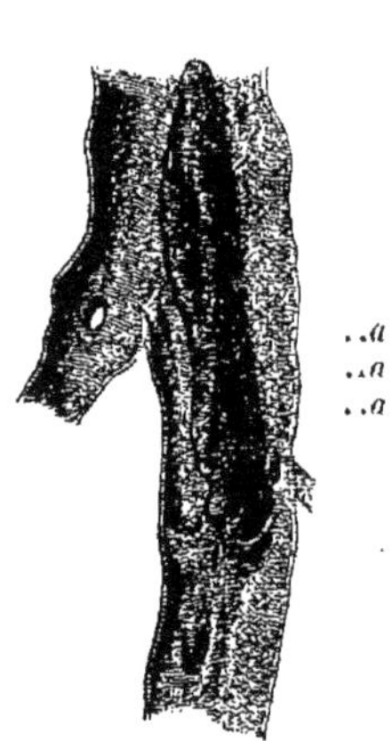

Fig. 16.

Un malade succombe à l'épuisement déterminé par une affection carcinomateuse de l'estomac; sous l'influence de cet épuisement, le sang se coagule dans l'une des veines fémorales, et cette coagulation se produit au niveau des points où les veines cessent d'adhérer aux toiles aponévrotiques, à la limite d'action de la force d'aspiration thoracique, c'est-à-dire à l'endroit où le sang a plus de tendance à s'arrêter. Cette concrétion sanguine de la veine fémorale adhère à la paroi veineuse par des tractus fibreux résultant de l'irritation que sa présence y a développée; elle est accompagnée de concrétions semblables dans les branches de l'artère pulmonaire : les unes, un peu molles, canaliculées et complétement libres, sont formées de fibrine en voie de régression; les autres, plus fermes, solides, adhérentes, présentent à leur périphérie une sorte de tissu embryonnaire formé de noyaux et de jeunes cellules allongées.

OBS. CXI. **Thrombose de la veine porte et pyléphlébite consécutive.** — D...., âgé de quarante-cinq ans, paveur, est admis à l'Hôtel-Dieu, salle Sainte-Jeanne, n° 31, le 26 mars 1862. Ce malade, bien constitué et d'une bonne santé habituelle, boit pour trois et quatre sous d'eau-de-vie chaque matin. Il travaille depuis quelque temps dans les carrières de Montrouge, où il a presque toujours les pieds dans l'eau. Dans le courant de septembre, il éprouve des engourdissements dans les membres, des crampes dans les mollets, et vers cette époque aussi il perd l'appétit et commence à maigrir. Un peu plus tard, il a des garderobes noirâtres (entérorrhagie probable), ses jambes enflent, il se trouve fatigué et dans l'obligation de cesser son travail. Lors de son entrée à l'Hôtel-Dieu, il a déjà été traité ailleurs et a subi une ponction abdominale ; sa maigreur est extrême, ses conjonctives sont décolorées; sa peau est ridée, terreuse, les veines sous-cutanées du ventre et de la partie supérieure des cuisses sont dilatées. La cavité abdominale, distendue, renferme une grande quantité de liquide. Le tissu cellulo-adipeux des jambes et de la partie inférieure de l'abdomen est œdématié. Le foie est petit, difficile à délimiter; la rate, volumineuse, déborde les fausses côtes. Les urines n'ont rien ; le cœur présente un souffle doux à la base et au premier temps; les poumons paraissent intacts. L'appétit est faible et il existe une diarrhée qui cède au bout de quelques jours à l'emploi du sous-nitrate de bismuth. L'ascite continue néanmoins de s'accroître et nécessite une ponction; celle-ci a lieu le 25 avril; l'œdème des jambes diminue à la suite, mais bientôt l'abdomen se remplit, malgré l'emploi de l'iodure de potassium; une troisième ponction est pratiquée, sans amélioration appréciable. Le malade meurt le 10 mai.

Pl. 17, fig. 5. *Autopsie.* Les membres inférieurs ne sont presque plus œdématiés; le cadavre présente une maigreur excessive. Plusieurs litres d'un liquide jaunâtre s'écoulent de la cavité abdominale; le péritoine est épaissi, noirâtre et pigmenté sur une grande surface. Les tuniques intestinales sont également épaissies et pigmentées; les glandes lymphatiques du mésentère sont complétement noires et du volume d'un petit haricot. Le pancréas est perdu au sein d'une masse adipeuse. La rate a 26 centimètres de long sur 6 à 8 centimètres d'épaisseur; sa consistance est ferme, élastique, son tissu résistant, sa surface légèrement ridée, sa capsule épaissie, opaque et sur quelques points adhérente aux organes du voisinage. Sa surface de section, d'apparence charnue, de teinte brunâtre, laisse voir un grand nombre de taches noires dues à l'infiltration pigmentaire des parois veineuses. Le foie est un peu petit, légèrement granuleux, d'un jaune foncé ; il a son sillon transverse rempli par une masse celluloadipeuse. Le tronc de la veine porte présente une tache jaunâtre qui met sur la voie d'une altération, il est solide, ferme, obturé dans toute sa longueur. A son intérieur il existe un coagulum sanguin formé de couches concentriques et dont la partie inférieure est noirâtre, tandis que la portion supérieure, fibrineuse, ressemble à une gelée très-épaisse. Cette concrétion se continue dans les deux branches veineuses qui rampent dans le sillon transverse avant de pénétrer dans le foie; là elle change de caractère, elle est presque complétement fibreuse ; enfin elle se termine dans les branches divisionnaires par des cylindres canaliculés et formés de plusieurs couches dont l'extérieure est la plus résistante. Accolés sur leur trajet à la paroi veineuse, ces cylindres y adhèrent intimement à leur terminaison. Ils sont composés, sur quelques points, de noyaux et de cellules allongés, fusiformes; en d'autres endroits, d'un tissu fibroïde ou fibreux infiltré de grains rouges d'hématine; leurs couches les plus profondes renferment des granulations moléculaires et graisseuses, et c'est sans doute à la résorption de ces granulations qu'est dû leur canal central. Les branches veineuses afférentes au tronc de la veine porte présentent à leur intérieur des fragments membraneux noirâtres ou rouillés par l'infiltration de la matière colorante du sang. La veine splénique, dilatée, offre une cloison transversale en partie calcifiée, et plus loin un petit cylindre creux qui donnerait lieu de croire à un dédoublement de ce vaisseau. Des altérations analogues existent dans les veines mésentériques. La circulation collatérale s'est faite en grande partie par le ligament suspenseur; là, en effet, existe un canal veineux du volume d'un manche de plume, et de ce canal émanent plusieurs branches perméables; une autre branche veineuse plus petite, aboutissant au hile du foie, m'a paru appartenir à la veine cystique. Il existe du tissu cellulo-adipeux abondant et une bride fibreuse dans le sillon transverse. Les reins et les organes urinaires ne sont pas altérés; l'encéphale présente simplement une légère opacité des méninges à sa convexité.

Un homme adonné à l'usage de l'eau-de-vie et employé à des travaux pénibles perd son appétit et ses forces, il maigrit, s'œdématie, et est atteint d'une ascite qui l'oblige à réclamer les secours de l'art. Une première ponction lui est pratiquée; il en résulte une légère amélioration et l'œdème des jambes diminue. Mais, peu de temps après, ces accidents reparaissent et exigent une nouvelle intervention du médecin; une seconde ponction est faite, puis une troisième; la mort survient quelques jours plus tard. La principale altération constatée à l'autopsie est l'obstruction du tronc de la veine porte par un coagulum fibrineux se continuant par des prolongements canaliculés de tissu fibroïde avec débris de fibrine et granulations diverses à leur centre. Admettre que les éléments cellulaires et fibreux qui composent ces cylindres sont l'effet d'une transformation des globules blancs du caillot, est une hypothèse qui ne me paraît nullement prouvée, et à laquelle ce fait ne donne aucun appui. Je suis porté à croire qu'il s'agit plutôt ici d'une phlébite; mais la difficulté n'est que reculée, car il reste à déterminer si cette phlébite est primitive ou consécutive à la présence du thrombus. Le défaut d'épaississement de la paroi de la veine porte, la compression de cette veine par une masse cellulo-adipeuse, sont des circonstances qui me font incliner vers l'hypothèse d'une phlébite consécutive à un trombus, et qui ont déterminé la place de cette observation. Ainsi la dénomination de thrombus organisé que porte la légende de la figure qui représente cette altération, ne doit pas être prise à la lettre, puisque que la partie organisée du contenu veineux a son point de départ non dans le thrombus lui-même, mais dans la paroi de la veine, dont elle est une efflorescence.

Les effets de cette obstruction, c'est l'état de maigreur excessive dans lequel est tombé le malade et l'affaiblissement progressif qui l'a conduit au tombeau. Notons, comme ayant contribué à ce dénoûment, l'altération secondaire du péritoine, celle de l'estomac, des intestins, de la rate et du pancréas, c'est-à-dire de tous les organes tributaires de la veine porte. Remarquons enfin la pigmentation et l'épaississement de la substance conjonctive des organes affectés, et la voie suivie par la circulation collatérale dont les troncs veineux du ligament suspenseur faisaient les principaux frais.

Les observations qui précèdent nous font connaître la principale modification du thrombus, qui est une métamorphose graisseuse, et la phlébite secondaire dont il peut être le point de départ; plus loin nous parlerons de sa transformation purulente. Deux de ces observations sont en même temps des exemples d'embolie pulmonaire sans accidents sérieux, en raison du petit volume des embolus. Ce n'est pas toujours ainsi que les choses se passent à la suite de la thrombose des grosses veines des membres. Si, dans cette condition, l'embolie se produit à une époque où la métamorphose du thrombus n'est pas très-avancée, le caillot migratoire est quelquefois assez volumineux pour amener une mort subite, d'autant mieux que plusieurs caillots peuvent être emportés successivement ou simultanément. En voici des exemples :

Obs. CXII. **Thrombose des veines fémorales et embolies pulmonaires au déclin d'une pneumonie, mort subite.** — D....., âgée de soixante-six ans, blanchisseuse, est admise le 20 avril 1861 à l'hôpital de la Pitié, salle du Rosaire, n° 35, service de M. Gendrin. Petite, mais néanmoins d'une bonne santé habituelle, cette femme, déjà atteinte de fluxion de poitrine, vient se faire soigner pour une pneumonie. Cette affection, qui date de quelques jours, se révèle par ses signes habituels, souffle bronchique, râles crépitants, fièvre, langue sèche, etc.; elle est localisée au sommet gauche et sous l'aisselle correspondante. Une saignée de 150 grammes est d'abord pratiquée ; le lendemain, on applique un vésicatoire volant entre les deux épaules. Le septième jour de la maladie, défervescence. Le 1er mai, la malade reçoit une portion. Du 1er au 6, l'amélioration se continue, bien qu'il persiste toujours un léger souffle bronchique au sommet du poumon gauche. Cependant le mollet est un peu douloureux, il survient un léger œdème des jambes. Le 6 mai, à huit heures du matin, cette malade, sans fièvre, me réclame de nouveaux aliments, qui lui sont accordés. A onze heures, elle entre dans un accès de colère contre sa voisine, gesticule dans son lit ; à midi, elle se lève, s'assied à côté de son lit et marche un peu ; à trois heures, elle monte sur son lit en s'aidant de ses mains et de ses genoux, mais avec d'assez grands efforts pour que l'infirmier soit obligé d'intervenir à la fin. Elle est à peine sur son lit qu'elle jette un cri, disant qu'elle se trouve mal, s'assied un instant, puis retombe sur ses oreillers. Ses traits s'altèrent, sa face pâlit, ses extrémités se refroidissent, quelques inspirations bruyantes et prolongées se font encore entendre, et la mort a lieu dix ou douze minutes environ après le début de cette scène.

Autopsie. — L'œdème des jambes, localisé à la partie inférieure de la jambe gauche, occupe la jambe droite tout entière ; il est assez ferme. Les veines caves, iliaques externes et hypogastriques sont libres. Dans la fémorale droite, X, existe un caillot sanguin qui, des nids valvulaires situés au-dessous de l'embouchure de la fémorale profonde, se prolonge jusqu'à l'arcade de Fallope ; un peu aplati d'avant en arrière, ce caillot n'obstrue qu'incomplétement le calibre de ce vaisseau. Bifurqué à l'une de ses extrémités, il se termine par une autre extrémité conique, offre des prolongements dans les veines adjacentes et des reliefs valvulaires sur son trajet, s'il est détaché du vaisseau qui le renferme. Plus bas, le même vaisseau contient un autre coagulum moins volumineux que le précédent. A gauche, la saphène interne est remplie par un caillot fibrineux débordant d'environ un centimètre dans la fémorale, Y, où il se termine par une extrémité arrondie. La fémorale profonde, *p*, renferme également un caillot qui se prolonge de deux centimètres dans la fémorale. Ces veines ont leurs parois intactes. Les autres organes sont sains.

Les organes thoraciques sont enlevés avec le plus grand soin et déposés sur une table. Le ventricule gauche est sain ; le ventricule droit, un peu large, contient une faible quantité de sang liquide. L'artère pulmonaire, Z, renferme deux concrétions fibrineuses entièrement libres ; une de ces concrétions A, cylindrique, brunâtre, de 4 à 5 centimètres de long, a une extrémité conique parfaitement lisse, tandis que l'autre extrémité laisse voir trois petits mamelons dont l'un surtout paraît s'être formé dans un nid valvulaire, car il en est l'empreinte exacte ; cette concrétion présente sur sa longueur quelques saillies semblables à des moules de valvules et un prolongement collatéral, évidemment de formation veineuse. La seconde concrétion B, d'une longueur de 4 centimètres, cylindrique, striée en travers, déchirée à l'une de ses extrémités, offre dans sa continuité de petites saillies mamelonnées et lisses semblables à des moules de valvules. Une troisième concrétion, C, se rencontre dans la branche de l'artère pulmonaire qui se rend au lobe inférieur droit; située au niveau d'un éperon auquel elle adhère, cette concrétion, ferme et arrondie, est un peu différente des précédentes ; cependant on peut reconnaître une légère bifurcation à l'une de ses extrémités. Dans le même vaisseau se trouve encore une sorte de bandelette fibrineuse jaunâtre, adhérente à la paroi sous-jacente

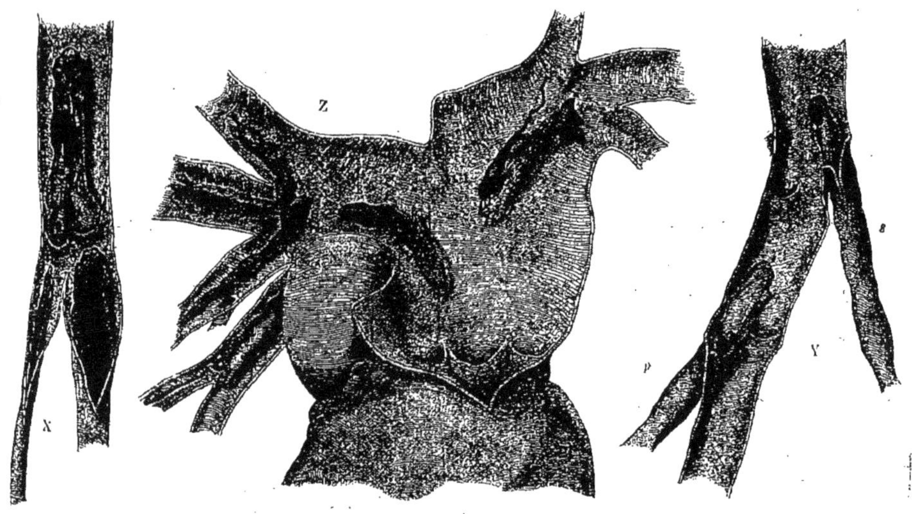

Fig. 17.

dont il est presque impossible de la détacher. Un caillot fibrineux, jaune sale, est adhérent à l'un des éperons des branches qui gagnent le lobe supérieur, et envoie des prolongements dans chacune des branches adjacentes. Le parenchyme pulmonaire correspondant n'est pas altéré, il est simplement un peu pâle et anémié. Il n'existe aucun épanchement pleural, mais le lobe supérieur gauche est recouvert d'une fausse membrane ferme, indurée, de coloration grisâtre et marbrée à la coupe; il est friable et ne surnage pas dans l'eau; il a les caractères d'une pneumonie en voie de résolution. Les autres organes sont sains.

Une femme dont la santé ne laissait rien à désirer est atteinte d'une pneumonie qui a une évolution normale; au moment de la défervescence de cette maladie, il se produit une thrombose double des membres inférieurs, qui s'œdématient quelque peu. Les choses n'en vont pas plus mal et la convalescence s'affirme de plus en plus. La malade réclame des aliments; mais un jour elle se met en colère, s'agite, se lève, se promène et puis monte elle-même sur son lit, et cela non sans de grands efforts de sa part. A peine est-elle assise qu'elle jette un cri aigu, s'affaisse, pâlit, fait plusieurs inspirations profondes et meurt tout à coup. Le cœur est intact, mais l'artère pulmonaire renferme plusieurs concrétions fibrineuses qui l'obstruent en grande partie, sinon totalement; ces concrétions, tout à fait libres, sont cylindriques, moulées, pourvues de prolongements fibrineux, caractères qui indiquent qu'elles ont dû se former ailleurs que dans l'artère pulmonaire. La veine fémorale droite contient un coagulum analogue à ces concrétions, et de l'examen comparatif de ces coagulations fibrineuses il résulte clairement que celles d'entre elles qui existent dans le tronc de l'artère pulmonaire ont pris naissance dans les veines des membres inférieurs et vraisemblablement dans la veine fémorale ou iliaque du côté droit. Quant aux concrétions adhérentes au niveau des éperons des branches de l'artère pulmonaire, elles proviennent également des veines des membres, mais leur arrivée dans l'artère pulmonaire remonte à une époque plus éloignée. Les symptômes observés sont du reste d'un accord parfait avec ces données anatomiques. La colère, l'agitation de la malade, les efforts qu'a faits pour monter sur son lit une femme de cet âge affaiblie par la maladie, sont autant de circonstances qui ont dû activer la circulation et contribuer à décoller les caillots des veines des membres. Enfin, sous l'influence des mouvements de flexion et d'extension des jambes, ces caillots se sont détachés, ont été emportés par le courant sanguin, sont arrivés dans le cœur dont ils ont troublé la fonction, puis dans l'artère pulmonaire, et c'est alors que la mort a eu lieu.

OBS. CXIII. **Embolie pulmonaire; mort subite. Thrombose veineuse au troisième mois de la grossesse.** — M...., âgée de vingt-quatre ans, est reçue le 13 avril 1861 à l'hôpital de la Pitié, salle du Rosaire, n° 11, service de M. Gendrin. C'est une jeune femme d'une force moyenne et d'une bonne santé; elle a eu, il y a deux ans, une grossesse et un accouchement qui se sont très-bien passés. Depuis quatre mois, elle n'est plus menstruée, et dans le dernier mois la partie inférieure de son abdomen a pris un très-grand développement. Elle se présente à notre examen avec une tumeur qui de l'excavation pelvienne remonte à deux travers de doigt au-dessus de l'ombilic. Cette tumeur, liquide et enkystée, n'est le siége d'aucun battement, et bien que les seins soient développés et contiennent du colostrum, il n'y a pas lieu de croire qu'elle soit due au développement de l'utérus. La malade prétend qu'elle urine souvent et sans difficulté; cependant je pense qu'il est utile de la sonder, et j'extrais une grande quantité d'urine; à la suite de cette opération, il reste dans le bassin une tumeur plus petite qui, cette fois, est l'utérus en voie de développement. Les membres inférieurs et surtout les parties génitales externes sont le siége d'un œdème tellement considérable qu'il est impossible d'atteindre le museau de tanche par le toucher. On ne sent pas de cordon dur sur le trajet des vaisseaux, et pourtant les veines sous-cutanées sont développées, et l'existence d'une phlegmatia alba ou mieux d'une thrombose des veines n'est pas douteuse. Toutes les fonctions s'exécutent assez bien d'ailleurs, la malade prend une ou deux portions pendant les jours qui suivent son entrée. Elle accuse simplement une sensation incommode de dyspnée dont l'auscultation ne peut rendre compte, car il n'existe nulle part de lésion pulmonaire; de plus, la face est pâle et le pouls petit et fréquent. Quelques bains sont administrés et ne produisent aucun changement appréciable; la dyspnée est au contraire de plus en plus pénible. Les choses en étaient là, lorsque le jeudi 21 avril, après la visite de quelques parents ou amis, cette malade jeta tout à coup un cri aigu, disant : j'étouffe, je meurs! Elle se releva sur son lit, retomba aussitôt, fit à de longs intervalles quelques profondes inspirations, et succomba en moins de 10 à 12 minutes.

Pl. 18, fig. 2 et 3. *Autopsie.* — Les poumons, libres d'adhérences, sont simplement un peu pâles; les plèvres sont intactes. L'artère pulmonaire est incisée sur sa face postérieure; elle renferme à gauche deux caillots, dont l'un, jaunâtre et ancien, se trouve à cheval sur un éperon formé par la division des branches de second ordre, tandis que l'autre, d'une teinte noirâtre, plus mou et récemment formé, est rencontré dans la branche principale qu'il obstrue en grande partie A droite, il existe également deux caillots. L'un, plus ancien, jaunâtre, cylindrique, occupe une branche de second ordre; replié sur lui-même, il adhère à la paroi vasculaire, surtout au niveau des éperons, et envoie des prolongements dans les divisions subséquentes. L'autre, plus nouveau, un peu moins ferme, de teinte jaune ou noirâtre, suivant la proportion de fibrine ou de globules qu'il renferme, est moulé, cylindrique, et présente à l'une de ses extrémités une empreinte valvulaire très-évidente ; une empreinte semblable se retrouve sur sa continuité, et comme ces moules n'ont pu se produire dans l'artère pulmonaire, qui ne possède aucune valvule, ils ont nécessairement dû prendre naissance autre part, vraisemblablement dans les veines fémorales. Le ventricule droit contient plusieurs coagulations de petit volume, et deux d'entre elles, moins volumineuses que celles de l'artère, mais, comme elles, parfaitement moulées, semblent bien reconnaître la même origine. Les deux oreillettes sont vides ; le ventricule gauche, dont la paroi est un peu hypertrophiée, contient une très-faible quantité de sang coagulé. La plupart des branches veineuses qui partent des hypogastriques sont obstruées par des coagulations fermes, cylindriques, noirâtres et jaunâtres, et ainsi s'explique chez notre malade l'œdème si considérable des parties génitales externes et des parties avoisinantes Les iliaques primitives sont libres ; mais au niveau des arcades de Fallope et au-dessus, c'est-à-dire à la réunion des veines fémorales et des iliaques externes, existe de chaque côté une concrétion fibrineuse allongée, d'une longueur de 6 à 8 centimètres, qui en haut se termine par une extrémité conique et arrondie, et qui en bas prend naissance dans un ou plusieurs nids valvulaires, dont elle conserve l'empreinte. Cylindriques et un peu aplaties, ces coagulations présentent plusieurs moules de valvules sur leur trajet, elles adhèrent à peine aux parois veineuses et envoient dans les veines adjacentes quelques prolongements fibrineux plus récemment formés. Les autres veines sont libres. Toutes ces concrétions sont composées de fibrine à l'état fibrillaire ou granuleux et de globules sanguins. La vessie est distendue, mais non enflammée ; l'utérus renferme un fœtus d'environ quatre mois, et l'ovaire gauche un magnifique corps jaune. Les uretères et les bassinets sont dilatés, les reins sont à peine altérés ; le foie est un peu gras, la rate et le corps thyroïde sont volumineux ; la muqueuse de l'estomac est épaissie, celle de l'intestin est intacte. Le cerveau est sain.

Une jeune femme est atteinte, au quatrième mois d'une grossesse, d'une rétention d'urine et de thrombose veineuse (phlegmatia alba) ; sa santé est relativement bonne, quand tout à coup, à la suite de la fatigue produite par la visite des étrangers qui a lieu chaque jeudi dans les hôpitaux, elle est prise d'une angoisse extrême, se plaint d'étouffer, et meurt en quelques minutes. Le tronc de l'artère pulmonaire est en partie obturé par un bouchon présentant des moules de valvules qui ne peuvent laisser de doute sur le siége de sa formation ; en outre les deux branches du vaisseau sont obstruées, l'une par deux bouchons différents et complétement libres, l'autre par un bouchon ancien et replié sur lui-même, ce qui ne peut avoir été que l'effet d'un déplacement. Les veines fémorales renferment des coagulations analogues à celles qui occupent l'artère pulmonaire. Chacune d'elles, en effet, contient un caillot sanguin allongé, ayant son point de départ dans un nid valvulaire dont il porte l'empreinte. Vraisemblablement le dernier bouchon arrivé dans l'artère pulmonaire, et qui a causé la mort, avait pris naissance dans un point plus élevé. Ce fait montre à la fois et le mode de formation de la thrombose veineuse et les caractères des caillots emboliques. L'observation qui suit nous donne des caractères encore plus nets de ces caillots.

OBS. CXIV. **Embolie cardiaque. Mort subite à la suite d'un accès de rire. Thrombose des jambes.** — Ch......, âgée de vingt-trois ans, domestique, est admise à l'Hôtel-Dieu le 6 décembre, pour un empâtement œdémateux et probablement phlegmoneux de la jambe gauche. Cette lésion était améliorée et la malade se disposait à sortir, lorsqu'elle succomba tout à coup dans un accès de rire.

Autopsie. — Il existe dans le ventricule droit du cœur deux concrétions fibrineuses longi- Pl. 18, fig. 4, AB.

tudinalement couchées dans l'infundibulum et couvertes d'une mince couche sanguine coagulée. D'une longueur de 8 à 9 centimètres et de forme cylindrique un peu aplatie, ces concrétions, dues à la coagulation du sang, offrent des caractères précieux au point de vue de leur origine. Elles ont l'une et l'autre une extrémité conique et une extrémité bifurquée qui présente un ou deux mamelons séparés par un sillon d'environ un demi-centimètre de profondeur et rétrécis à leur base. Chaque caillot présente deux faces dont l'une est lisse et striée en travers, tandis que l'autre est irrégulière, convexe et grenue. Sur la première de ces faces, il existe des sillons transversaux qui sont évidemment dus à des empreintes de valvules. Plusieurs branches de l'artère pulmonaire sont partiellement obstruées par des caillots de diverses formes, dont quelques-uns représentent assez bien un cône tronqué ou un sommet de pyramide. Ces bouchons ont le système veineux pour point de départ incontestable. L'un d'eux, en effet, est en tout semblable à une concrétion encore existante dans une des valvules de la veine fémorale, de sorte qu'un examen comparatif ne laisse pas le moindre doute à cet égard. Toutefois, les veines iliaques et fémorales sont libres, les veines tibiales sont épaissies et les veines poplitées sont oblitérées par des caillots, mais non altérées. Ainsi, phlébite probable des veines tibiales, thrombose des poplitées et des fémorales, dont les caillots emportés par le sang se sont arrêtés dans les branches de l'artère pulmonaire et dans le ventricule droit. Les autres organes sont intacts.

La mort a été plus instantanée dans ce fait que dans les deux précédents, et cela, sans aucun doute, parce que les caillots se sont arrêtés dans le cœur droit; on comprend qu'une syncope en ait été la conséquence.

Ces trois observations sont tout à fait suffisantes pour donner une idée exacte des graves accidents que peut entraîner le déplacement des caillots formés dans les grosses veines. Le fait suivant nous apprend que l'oreillette droite est quelquefois aussi le siége de coagulations sanguines et la source d'embolies pulmonaires. Jamais, dans les cas observés par moi, ces embolies n'ont été suivies de mort subite.

OBS. CXV. **Coagulations fibrineuses dans les deux oreillettes du cœur. Embolies multiples des poumons. Rétrécissement mitral.** — L..., âgée de quarante ans, piqueuse de bottines, est admise à l'Hôtel-Dieu le 16 avril pour une affection cardiaque avancée qui ne tarde pas à entraîner la mort, car elle succombe le 30 avril suivant. Œdème, dyspnée croissante, souffle au premier temps du cœur avec prolongement vers la pointe, dilatation des jugulaires et pouls veineux, congestion hépatique, tels sont les principaux phénomènes présentés par cette malade, qui a été autrefois atteinte d'un rhumatisme et fait remonter à plusieurs années le début de son affection.

Autopsie. — Épanchement de sérosité dans la cavité du péricarde. Hypertrophie légère du cœur, surtout à droite. La paroi ventriculaire de ce côté est épaissie, indurée, et le tissu musculaire un peu altéré. Intégrité des valvules aortiques et de l'aorte. Rétrécissement de l'orifice mitral tel, qu'il est à peine traversé par un manche de plume. Cet orifice, par suite de l'adhérence réciproque des valvules, revêt une forme tout à fait circulaire. L'oreillette gauche A est dilatée et ses parois sont épaissies; l'auricule est très-large, elle contient un caillot fibrineux déjà ancien, conique, dont l'extrémité libre qui en est la base fait saillie dans sa cavité; ce caillot a le volume d'une grosse fève et se trouve strié transversalement sur l'une de ses faces. L'auricule droite, B, également dilatée, renferme plusieurs concrétions fibrineuses parsemées aussi de stries transversales, résultat de la compression déterminée par les colonnes charnues. De ces concrétions, les unes, constituées par une fibrine assez ferme, résistent quand on vient à les détacher; les autres se brisent plus facilement, la fibrine y est plus altérée; l'une d'elles me parut avoir été brisée avant mon examen. La valvule tricuspide est le siége de quelques fines végétations fibrineuses, les valvules pulmonaires et le tronc de l'artère sont intacts. Les branches de ce vaisseau, C, présentent au contraire de nombreuses plaques jaunes qui en diminuent le calibre, principalement à l'origine des divisions secondaires. De plus, on y rencontre, surtout au niveau des éperons, des concrétions fibrineuses striées en travers qui les obstruent plus ou moins complétement. La forme et le siége de ces concrétions autorisent suffisamment à les prendre pour des embolies. Des concrétions plus petites, occupant des divisions moins importantes, paraissent reconnaître la même origine. Les deux poumons sont le siége de foyers apoplectiques du volume d'une noisette ou d'une grosse noix, et la branche artérielle, manifestement altérée à leur niveau, renferme un caillot brunâtre ou jaunâtre, fort différent de ceux dont il vient d'être question. Le foie est diminué de volume, ferme et induré; sa capsule est épaissie et il laisse écouler une abondante quantité de sang à l'incision. La rate est petite et indurée; il en est de même des reins, qui sont en outre

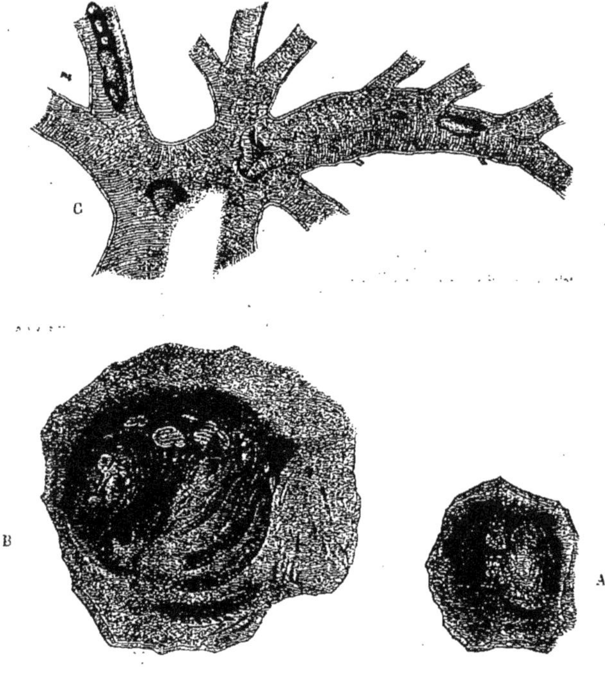

Fig. 18.

semés de dépressions multiples et irrégulières. Quelques ecchymoses peu étendues se rencontrent à la face interne de l'estomac. L'appendice iléo-cæcal est transformé en un kyste du volume et de la forme d'une poire, renfermant un liquide rougeâtre coloré par le sang, et dans ce liquide on trouve quelques cristaux de cholestérine. Le cerveau est sain.

Une femme âgée de quarante ans voit se dérouler toutes les phases d'une affection cardiaque qui finit par la tuer. La lésion initiale est un rétrécissement mitral; la conséquence immédiate de cette lésion est l'accroissement de la pression sanguine dans le système circulatoire pulmonaire, d'où la dilatation des vaisseaux de ce système, celle du cœur droit et des veines aboutissantes, enfin la formation de concrétions striées en travers, moulées sur les colonnes charnues de l'auricule. Mais ces concrétions, emportées par le courant sanguin, vont s'arrêter dans les branches de l'artère pulmonaire, où elles se retrouvent avec leurs caractères propres. C'est là un fait intéressant, qui montre que les concrétions emboliques ont des caractères particuliers, suivant la source d'où elles proviennent, et qu'on peut à la rigueur distinguer l'origine d'un embolus récent de l'artère pulmonaire. Plus tard cette distinction est moins facile, car l'embolus, de même que le thrombus, subit des modifications diverses, notamment la transformation graisseuse, et généralement il provoque le développement d'un tissu de nouvelle formation, qui finit par l'enkyster.

OBS. CXVI. **Thromboses veineuses et embolies pulmonaires. Phlébartérite et transformation de l'embolus.** — V..., charretier, âgé de quarante-neuf ans, est apporté à l'hôpital de la Pitié, le 19 mars 1861 (service de M. Maisonneuve), pour une fracture compliquée de la partie inférieure de la jambe gauche. Un appareil contentif lui est appliqué ; mais néanmoins la consolidation ne s'effectue pas. Le foyer suppure, le malade s'amaigrit, il survient de la diarrhée, les forces s'affaiblissent, et la mort a lieu le 23 juin, dans l'épuisement et le marasme.

Autopsie. — Elle est faite par mon ami le docteur Chipault, qui avait attentivement suivi
Pl. 19, fig. 1 et 1'. le malade et n'avait jamais remarqué de troubles respiratoires. Amaigrissement excessif ; œdème peu prononcé des deux membres inférieurs ; absence de lésions appréciables des viscères, à part un certain degré d'altération graisseuse du foie. Le cœur et les poumons sont sains ; la branche gauche de l'artère pulmonaire renferme, au niveau des divisions de troisième ordre, deux concrétions fermes, jaunâtres (fig. 1). De forme cylindrique, du volume d'un haricot, ces concrétions adhèrent à la paroi du vaisseau et n'obstruent qu'une faible portion de son calibre. Celui-ci n'est nulle part altéré. Dans les divisions de la branche droite de l'artère pulmonaire se rencontrent plusieurs concrétions semblables, seulement un peu plus petites. Ces concrétions, examinées au microscope, présentent deux parties distinctes : une partie périphérique organisée, constituée par des cellules allongées, soudées entre elles et infiltrées de quelques grains de pigment ; une partie centrale composée en grande partie de granulations moléculaires et graisseuses. Le cœur ne contient aucun coagulum ; toutefois un caillot né dans la veine iliaque primitive droite se prolonge de quelques centimètres dans la veine cave ; un autre caillot se trouve un peu plus bas dans l'iliaque externe, et enfin il en existe un troisième dans la veine fémorale. Ces caillots ont une longueur de 2 à 5 centimètres ; ils sont à peine adhérents à la paroi veineuse et obstruent incomplétement le vaisseau qui les renferme. Quelques-uns présentent à leur circonférence des éléments de nouvelle formation. Les iliaques et la fémorale du côté gauche renferment des caillots semblables.

Un malade meurt épuisé par une suppuration abondante provenant d'une fracture compliquée de la jambe gauche. Il présente des concrétions adhérentes dans quelques-unes des branches de l'artère pulmonaire ; des concrétions analogues existent dans les grosses veines des membres inférieurs, et, comme l'indique leur siége, elles sont l'effet du marasme et non de la contention exercée par l'appareil. Les concrétions pulmonaires sont des embolus tant à cause de leur présence au niveau des éperons de l'artère que de l'obstruction concomitante des veines des membres ; mais ces embolus ont irrité les parties avec lesquelles ils sont en contact, et un produit organisable a été la conséquence de cette irritation. Dans leurs couches périphériques existe en effet un tissu formé de cellules allongées, intimement soudées entre elles, tandis qu'à leur centre se rencontre une masse granulo-graisseuse destinée à être résorbée. Cette masse disparaît peu à peu, comme j'ai pu m'en assurer par l'examen répété de concrétions analogues et de différents volumes rencontrées au sein de l'artère pulmonaire, en sorte que, après un certain temps, on ne trouve plus, à la place de la concrétion, qu'un cylindre creux ou un simple cordon fibreux. Le fait suivant est un exemple de cette disposition.

Obs. CXVII. **Embolie pulmonaire et phlébartérite consécutive. Corps fibreux utérins.** — D..., âgée de cinquante-quatre ans, journalière, admise le 7 octobre 1861 à l'hôpital de la Pitié, salle du Rosaire (M. Gendrin), est une femme chargée d'embonpoint, qui demande du soulagement pour une gêne de la respiration datant de plusieurs mois. Elle a la face pâle, les traits altérés, les lèvres cyanosées, les extrémités froides, violacées, et une sensation de dyspnée telle, que la plupart du temps elle est obligée de rester assise sur son lit ou sur un fauteuil. Elle porte dans l'abdomen une tumeur bosselée qui remplit toute l'excavation pelvienne. Ses membres inférieurs sont peu œdématiés; les bruits de son cœur sont sourds, précipités; son pouls est faible et dépressible. La poitrine, très-développée, donne simplement quelques râles à l'auscultation, excepté dans les derniers jours où l'on constate en arrière et à droite l'existence d'un souffle accompagné d'une fine crépitation. Elle meurt le 17 novembre.

Autopsie. — Le cœur est en forme de gibecière et chargé de graisse à sa base. Le ventricule gauche est assez normal, mais le droit est notablement dilaté. Les parois, indurées, analogues à des semelles de soulier, restent béantes après l'incision; l'orifice tricuspide est un peu insuffisant, malgré l'intégrité de la valvule; l'oreillette droite est aussi dilatée. Le tronc de l'artère pulmonaire mesure 9 centimètres et demi de largeur; ses parois sont intactes. Dans la branche droite de ce vaisseau (fig. 2) existe, un peu avant sa pénétration dans le poumon, un caillot fibrineux, ferme et jaunâtre, qui se continue par des prolongements membraneux dans toutes les branches de second ordre, une seule exceptée, et se termine par des adhérences à la paroi, principalement au niveau des éperons. Ce bouchon n'obstrue que les trois quarts environ du calibre du vaisseau, l'autre quart permet le passage du sang dans une des divisions de second ordre, celle qui se rend au lobe supérieur. Il est formé de deux parties : l'une, en contact avec le liquide sanguin, est composée d'une fibrine déjà granuleuse, infiltrée de grains de carbonate de chaux; l'autre, adhérente à la paroi, est membraneuse. Cette dernière qui, sous forme de cylindres creux, tapisse la membrane interne et se continue jusque dans les branches divisionnaires, est composée de tissu conjonctif infiltré de quelques grains d'hématine et de granulations moléculaires grisâtres et graisseuses; on y trouve des vaisseaux en quelques endroits. Au niveau de la terminaison de ces productions il existe sur quelques points des bandes fibreuses transversales, sorte de ponts jetés en travers du vaisseau; des ponts semblables se retrouvent plus loin. La paroi artérielle est un peu jaunâtre et friable, mais pas autrement altérée. Le parenchyme du poumon est partout intact. Une fausse membrane récente et un léger épanchement occupent la plèvre à sa partie inférieure. La branche gauche de l'artère pulmonaire (fig. 2') est complétement libre, mais, au niveau des points où elle émet des divisions, existent des ponts membraneux *p*, qui obstruent d'une façon plus ou moins complète l'orifice de ces divisions. Une de ces membranes, d'une étendue de 2 à 3 centimètres, se trouve incisée en *a* pour montrer au-dessous d'elle l'orifice d'une branche subséquente dont la coupe est figurée en s, B. Ainsi, au niveau de la plupart des divisions de troisième et de quatrième ordre, les orifices des branches divisionnaires de l'artère pulmonaire sont fermés par une toile membraneuse jetée devant eux comme une sorte de pont. C'est là une disposition particulière dont il importe de rechercher la signification. Or, après la description que nous avons donnée de l'altération de la branche droite de l'artère pulmonaire, il nous semble raisonnable de rattacher à autant de concrétions fibrineuses distinctes l'existence des ponts membraneux en question; ils ne sont, à notre avis, que le résultat de la transformation de concrétions de cette nature qui auront été résorbées peu à peu. La paroi artérielle est partout saine, excepté en un point où existe dans son épaisseur, entre ses deux tuniques interne et moyenne, un exsudat grisâtre. Le tissu pulmonaire est partout intact; les veines pulmonaires sont libres. Le foie, volumineux et un peu gras, dépasse le rebord costal. La rate mesure 14 centimètres dans son plus grand diamètre, son tissu est très-mou. Les reins sont lobulés à leur surface et manifestement atrophiés, celui de gauche surtout, qui est en même temps le siége d'un grand nombre de petits kystes séreux. Cette lésion rénale est sans doute sous la dépendance de la rétention de l'urine dans les bassinets. Les calices et les bassinets sont le siége d'une dilatation marquée par suite de la compression que leur font subir un grand nombre de corps fibreux utérins. Ces corps, qui remplissent toute l'excavation pelvienne, compriment les vaisseaux de leur voisinage; ils ont déterminé la formation des concrétions fibrineuses trouvées dans les veines, et comme c'est vraisemblablement à des concrétions de cette nature transportées dans l'artère pulmonaire qu'est due l'altération présentée par ce vaisseau, il en résulte qu'ils ont été le point de départ des graves accidents offerts par cette malade et la cause de sa mort.

Pl. 19, fig. 2 et 2', AB.

Une femme chez laquelle des tumeurs fibreuses multiples de l'utérus comprimaient à la fois les uretères et les vaisseaux iliaques, accuse tout à coup une dyspnée des plus intenses, et présente des phénomènes asphyxiques dont ne peuvent rendre compte ni l'auscultation, ni la percussion la mieux pratiquée. Le cœur, à peine augmenté de volume, ne donne lieu à aucun bruit anormal, et la respiration est partout pure et franche. Ce désaccord entre les troubles fonctionnels et le résultat de l'exploration physique conduisait par exclusion à soupçonner ou bien une altération du sang, ou bien une altération de l'artère pulmonaire. Nous devons dire que l'existence des tumeurs fibreuses de l'utérus, cause commune de thrombose veineuse, pouvait porter à penser à une obstruction des artères pulmonaires par des caillots emboliques; mais, à dire vrai, ce n'était là qu'une supposition, et le diagnostic restait indécis.

L'autopsie révéla l'existence d'une dilatation secondaire du cœur droit; la branche droite de l'artère pulmonaire était aux trois quarts oblitérée par un coagulum fibrineux qui se prolongeait dans les divisions subséquentes sous forme de fausses membranes adhérant, à leur terminaison, à la paroi artérielle; les branches gauches du même vaisseau présentaient aussi des produits membraneux disposés en forme de ponts et placés en avant des orifices des branches divisionnaires. Or, ces productions ne peuvent être attribuées à l'organisation des caillots fibrineux, quand rien ne prouve que cette organisation puisse avoir lieu. Une artérite limitée à leur voisinage est donc chose beaucoup plus probable. Mais ces caillots se sont-ils formés sur place? sont-ils le résultat d'un ransport? en un mot, y a-t-il eu chez cette malade thrombose ou embolie de l'artère pulmonaire? Je crois pour mon compte à une embolie, à cause des concrétions des veines et de la rareté de la thrombose de l'artère pulmonaire en dehors de la compression de ce vaisseau. Semblable phénomène se rencontre encore dans l'observation ci-dessous.

OBS. CXVIII. **Embolie pulmonaire; phlébartérite consécutive. Dysenterie chronique.**—M..., âgé de soixante-dix-sept ans, chiffonnier, entre le 27 septembre 1861 à l'hôpital de la Pitié, salle Saint-Anastase, n° 52, service de M. Gendrin. Ce vieillard, maigre, très-affaibli, a la peau décolorée, le teint jaunâtre, cachectique; il est sans appétit et accuse une diarrhée dysentérique déjà ancienne, dont il ne peut préciser l'époque ; il rend sans coliques intenses des matières sanguinolentes assez abondantes. Les autres fonctions semblent s'exécuter assez bien chez lui; les organes thoraciques ne paraissent pas troublés, malgré une grande gêne de respiration dont se plaint ce malade. L'opium est administré dans le but de combattre la diarrhée; mais au bout de trois ou quatre jours survient un délire intense qui a tous les caractères du délire alcoolique. Le médicament est continué à une dose un peu plus forte, et le délire disparaît. Dans les premiers jours d'octobre, le malade est pris de frissons qui se répètent, on reconnaît l'existence d'une pleurésie droite, il s'affaiblit et meurt le 11.

Pl. 19', fig. 3. *Autopsie.* — Surcharge adipeuse et légère stéatose cardiaque; dégénérescence graisseuse et dilatation de l'aorte, plaques athéromateuses et calcaires vers sa bifurcation. L'artère pulmonaire, dont les parois sont généralement saines, renferme à droite, dans une division de second ordre, deux coagulums d'une longueur de 3 centimètres environ; un coagulum semblable se rencontre dans une des divisions subséquentes; de ces coagulums l'un est aplati, situé au niveau d'un éperon auquel il adhère, et composé à sa périphérie de nombreuses cellules fusiformes soudées entre elles. Ces cellules ont un noyau ovale, granuleux; quelques-unes d'entre elles sont infiltrées de gouttelettes graisseuses; dans ces dernières on observe quelquefois de beaux cristaux d'hématoïdine; d'autres cristaux sont libres dans le voisinage. Dans les branches artérielles du côté opposé existent quelques concrétions simplement fibrineuses. Foie gras; rate saine; reins petits, semés de kystes séreux. Léger épaississement et coloration ardoisée de la membrane muqueuse de l'estomac (gastrite). Intestin grêle sain. Coloration noirâtre de la muqueuse du gros intestin; ulcérations disséminées à la surface de cette muqueuse, plus abondantes au niveau de l'S iliaque. Ces ulcérations, pour la plupart arrondies, mettent à nu la tunique musculaire qu'il est facile de reconnaître à la direction circulaire de ses fibres. Quelques coagulums fibrineux sont rencontrés dans les veines fémorales. Les méninges cérébrales, opalines à leur convexité, renferment une grande quantité de sérosité; les ventricules cérébraux sont dilatés et la substance cérébrale est ferme.

Un chiffonnier adonné à des excès alcooliques est pris, à la fin de l'épidémie de dysenterie qui régna à Paris en 1861, d'une diarrhée dysentérique qui ne tarde pas à l'épuiser; une pleurésie venant s'ajouter à cette affection, il succombe. A côté des lésions dysentériques et pleurétiques nous constatons l'existence de coagulations fibrineuses dans les veines des membres et dans les branches de l'artère pulmonaire. Mais tandis que, parmi les concrétions de ce dernier vaisseau, les unes sont simplement fibrineuses, les autres sont constituées en grande partie par des cellules allongées, dont quelques-unes sont infiltrées de gouttelettes graisseuses et renferment des cristaux d'hématoïdine. Sur quelques points, on observe en outre des noyaux libres et des fibres de tissu conjonctif, de sorte qu'on trouve ainsi toutes les phases de développement de ce tissu.

Parallèle des thromboses veineuses et des embolies pulmonaires. — La thrombose des veines est un phénomène commun qui s'observe dans des circonstances diverses. Nous en trouvons plusieurs exemples dans les observations de phlébite rapportées ci-dessus; mais, contrairement à ce que l'on croyait autrefois, l'inflammation est l'une des causes les moins fréquentes de cette affection. Une cause sans doute plus commune est la compression des veines, soit par une tumeur, soit par le gonflement inflammatoire des tissus qui les entourent. La dilatation ou la varicosité des veines est une condition de ralentissement du courant sanguin, capable aussi d'engendrer la thrombose; notre observation CX en est un exemple. Enfin, ce ralentissement est souvent l'effet du manque d'énergie des contractions du cœur et de la perte d'élasticité des artères, ou d'une modification encore inconnue du liquide sanguin, comme cela se rencontre chez les personne épuisées par de longues maladies; la thrombose qui survient dans ces cas est dite *thrombose par marasme*. Le siége de la thrombose est variable. Si, dans les trois premières circonstances, ce phénomène se produit dans la portion de veine altérée ou comprimée, il n'en est pas de même dans la dernière, où il apparaît presque toujours dans les mêmes points du système veineux. C'est qu'alors, en effet, la coagulation du sang, régie par une loi physique, se produit là où ce liquide a le plus de tendance à la stase, c'est-à-dire à la limite d'action des forces d'impulsion cardiaque et d'aspiration thoracique. Ce fait, déjà signalé par nous (1), se retrouve dans la plupart des observations qui précèdent, où nous voyons la thrombose occuper les veines fémorales, au niveau des points où ces veines cessent d'adhérer aux toiles aponévrotiques, et par conséquent où la circulation veineuse n'est plus soumise à la force aspiratrice du thorax. La thrombose des membres supérieurs, pour être plus rare, n'en suit pas moins la même loi, car c'est aussi à la racine de ces membres qu'elle se montre tout d'abord; il en est de même de la thrombose veineuse de la région supérieure du corps, qui occupe généralement les sinus cérébraux.

Les thrombus ont des caractères différents suivant la cause qui leur donne naissance. Celui qui est l'effet d'un acte mécanique se moule sur le vaisseau où il se produit. Quant au thrombus par marasme ou cachectique, il diffère selon qu'il a son point de départ dans un sinus ou dans une veine. Le thrombus des sinus est simplement aplati. Le thrombus des veines commence d'ordinaire à se développer à l'intérieur des nids valvulaires, et il présente, ainsi que je l'ai signalé autrefois, à l'une de ses extrémités, et quelquefois sur son trajet, un ou plusieurs moules de valvules, tandis que son autre extrémité est conique, pointue, ou renflée en forme de tête de serpent (Charcot et Ball). Dans quelques circonstances, c'est au niveau d'un éperon, et conséquemment à l'embouchure d'une veine collatérale dans une veine principale, qu'est le point de départ de la coagulation; le caillot s'allonge d'une part dans le plus petit vaisseau, tandis que d'autre part il se prolonge sous forme de cylindre d'une étendue de un à plusieurs centimètres dans le vaisseau plus gros. Remarquons que ces dispositions sont des plus favorables au déplacement des caillots, qui se trouve aidé, tantôt par le sang du vaisseau principal, tantôt par le sang venant du vaisseau collatéral. Selon qu'il s'agit de l'un ou de l'autre mode, l'embolus est aussi très-différent; ses caractères lui sont fournis dans un cas par les moules de valvule et quelquefois aussi par des prolongements latéraux, dans l'autre, ils lui viennent de la forme de ses extrémités dont l'une est conique, tandis que l'autre est déchirée. Aussi les concrétions fibrineuses de l'artère pulmonaire qui ont ces caractères sont-elles sûrement des embolies.

Le thrombus subit avec le temps des modifications diverses en partie subordonnées à l'état des tissus au sein desquels il se rencontre. Lorsque ces tissus sont sains, la transformation graisseuse est la modification la plus commune

(1) Voyez *Gaz. hebdomad.*, 1862, p. 238, *Rapport à la Société anatomique*, année 1862, et Bucquoy, *Thèse de concours*. Paris, 1863.

du thrombus : la fibrine, d'abord grisâtre, granuleuse, se résout peu à peu en molécules granulo-graisseuses ; en même temps le caillot se ramollit, et, facile à détacher, il est charrié par le courant sanguin ; souvent aussi il est emporté sans avoir subi aucun changement notable. Cette métamorphose commence par le centre, pour atteindre plus tard sa périphérie, de sorte que, si le caillot vient à se briser à un moment donné, sa partie ramollie s'échappe, et il représente un cylindre canaliculé. Par sa présence le thrombus détermine l'irritation de la paroi veineuse, la desquamation de la couche épithéliale et la formation d'éléments conjonctifs qui le fixent à cette paroi et favorisent sa résorption. Ainsi, tantôt transportés jusque dans l'artère pulmonaire, tantôt partiellement ou complétement résorbés sur place, les thrombus veineux peuvent disparaître, et par conséquent le calibre d'une veine obstruée est quelquefois susceptible de se rétablir. Toutefois un cordon fibreux peut fermer à jamais la lumière du vaisseau. S'il n'y a formation de nouveau tissu qu'à la périphérie du caillot, les parties centrales se résorbent, et il en résulte, comme dans un de nos cas, des cylindres fibreux canaliculés ; mais, en général, le vaisseau est à jamais bouché, à moins que le tissu membraneux de nouvelle formation ne subisse à son tour la métamorphose graisseuse et ne soit résorbé.

Quand un thrombus se produit au sein d'un foyer de suppuration ou de gangrène, il est exposé aux mêmes modifications que les tissus qui l'entourent, sans doute par suite de l'imprégnation qu'il subit de la part des liquides qui les infiltrent ; il se ramollit et se trouve ainsi facilement emporté par petites parcelles qui ne s'arrêtent plus nécessairement dans le système de l'artère pulmonaire, et qui, dans un grand nombre de cas, portent l'infection beaucoup plus loin, jusque dans la plupart des viscères. La transformation qui survient au contact de ces parcelles déplacées est de même nature que celle des foyers dont elles émanent, et par conséquent elle est bien différente de l'état simplement anémique qui résulte de l'obstruction par simple caillot fibrineux ; aussi ces petits bouchons migratoires sont-ils connus sous le nom d'*embolies spécifiques*.

Moins fréquente que la thrombose, l'embolie veineuse est cependant un phénomène beaucoup plus commun qu'on ne le croit généralement. Des recherches nombreuses et suivies sur cet objet nous ont appris que le rapport existant entre ces deux phénomènes est dans la proportion de $\frac{5}{6}$. Voici, d'après ces recherches, les maladies dans lesquelles la rencontre simultanée de ces deux états a été constatée :

Carcinomes et épithéliomes	23
Tuberculose et scrofulose	11
Fibromes utérins	3
État puerpéral	10
Cachexies diverses : saturnine, syphilitique	4
Albuminurie	1
Paraplégie et érysipèle	1
Convalescence de pneumonie	2
Convalescence de fièvre typhoïde	2
Convalescence de variole	2
Dysenterie chronique	2
Amputation	2
Suppuration ancienne	1
Varicosité des veines	4
Endartérite généralisée et cachexie	2
	70

De ce tableau il résulte que la thrombose veineuse et l'embolie pulmonaire qui en est la conséquence doivent être regardées non comme des affections distinctes, mais bien comme des complications communes à un grand nombre de maladies. La gêne qu'apporte l'embolie à la circulation du sang et à la fonction des poumons est un fait grave et qui contribue fréquemment à amener la terminaison funeste des maladies où elle se manifeste. Cette terminaison, lente le plus souvent, est quelquefois rapide ou même subite. Il ne faut pas s'y méprendre cependant; les cas de mort subite par embolie sont relativement plus rares que certains auteurs ne l'ont cru. Ainsi, sur le nombre des faits indiqués dans le tableau ci-dessus, je compte seulement six cas de mort subite ou rapide (1), c'est-à-dire environ un sur douze cas d'embolie pulmonaire.

Notons que la mort subite n'a jamais eu lieu dans les cas où l'embolie est le plus commune, à savoir dans les cachexies, et c'est là sans doute un effet du mode de formation et de la constitution particulière des caillots sanguins dans ces conditions. Lorsqu'il ne détermine pas la mort, l'embolus subit dans l'artère pulmonaire des modifications intéressantes qui ne diffèrent pas essentiellement de celles que présentent les thrombus dans les veines. Effectivement, dans quelques cas l'embolus se transforme simplement en graisse, d'autres fois des cellules apparaissent dans ses couches périphériques où s'organise un tissu conjonctif qui peu à peu lui forme une enveloppe et contribue à la résorption des parties centrales. Ce tissu conjonctif peut être permanent ou subir la métamorphose graisseuse, de sorte que les dernières traces d'embolie seraient susceptibles de disparaître.

Une autre source d'embolies est la formation de concrétions dans les cavités du cœur droit, notamment dans l'auricule. Ces concrétions, par leur forme, diffèrent de celles qui se moulent sur les parois veineuses, et l'embolus qui

(1) Ces cas se répartissent comme il suit : État puerpéral, 2; convalescence de pneumonie, 1; tumeurs fibreuses de l'utérus, 1; phlébite des veines du mollet, 1. Dilatation de l'aorte et cachexie saturnine, 1.

en résulte offre les mêmes différences. Cette source n'est pas très-rare, les cas que j'ai pu observer se répartissent ainsi qu'il suit au point de vue de la condition pathogénique de la coagulation sanguine.

Rétrécissement auriculo-ventriculaire gauche	7
Insuffisance auriculo-ventriculaire gauche	2
Dilatation du cœur droit consécutive à une lésion pulmonaire	9

Dans tous ces faits, les concrétions étaient l'effet de la dilatation forcée du cœur droit ; elles occupaient la portion de l'oreillette tapissée de colonnes charnues, et surtout l'auricule, une seule fois le ventricule ; elles étaient multiples, arrondies, du volume d'un pois, d'une noisette ou d'une noix, quelquefois aplaties et déprimées par les colonnes charnues dont elles conservaient l'empreinte. Solides et élastiques dans les premiers temps de leur formation, ces concrétions ne tardent pas à se ramollir à leur centre et à se transformer en un liquide lactescent, résultat de la métamorphose graisseuse de la fibrine. Elles adhèrent en général d'une façon assez intime à la paroi auriculaire, mais jamais assez pour ne pouvoir en être détachées ; logées dans l'auricule, elles font le plus souvent saillie dans la cavité de l'oreillette, mais on voit rarement une déchirure à leur extrémité saillante. Pour peu que ces coagulations soient anciennes, des caillots analogues ou semblables existent dans les branches de l'artère pulmonaire, où ils sont quelquefois libres, d'autres fois adhérents, principalement au niveau d'un éperon. Ces caillots sont (obs. CXV) aplatis et striés en travers, ce qui est l'effet de l'empreinte laissée par les colonnes charnues, ou déchirés à l'une de leurs extrémités et excavés, cas dans lequel on parvient quelquefois à trouver une déchirure sur les coagulations de l'oreillette. Il est donc presque toujours facile de s'assurer que ces concrétions ne sont pas nées dans l'artère pulmonaire, mais qu'elles y ont été transportées. Remarquons qu'en raison de leur petit volume, elles ne causent en général pas d'autres accidents que de la dyspnée. L'artère pulmonaire est du reste rarement atteinte de thrombose, ce qui se comprend facilement, vu son voisinage du cœur et la rareté des tumeurs capables d'agir sur elle par compression. Les faits authentiques de thrombose pulmonaire sont peu nombreux, et les caractères du thrombus sont différents de ceux de l'embolus. Quand le thrombus pulmonaire n'est pas le résultat d'un obstacle circulatoire, comme par exemple dans l'apoplexie des poumons, où le sang infiltré dans le parenchyme rétrécit le calibre du vaisseau, il présente un volume relativement considérable et remplit un grand nombre de branches et des plus volumineuses ; il est lisse, sans aucune empreinte, et, comme je l'ai dit ailleurs, il coexiste généralement avec une dégénérescence graisseuse du cœur (1). Dans tous les cas, à moins qu'il ne s'agisse d'un embolus imprégné de liquide purulent ou

(1) Voyez *Bulletin de la Soc. de biologie* et *Gazette médicale,* p. 569, 1860.

septique, le parenchyme pulmonaire est simplement anémié, mais non altéré par l'obstruction de l'artère de même nom. C'est une preuve que ce vaisseau ne sert pas à la nutrition des poumons.

THROMBOSES CARDIAQUES.

Il a été question plus haut de la coagulation du sang consécutive à la dilatation et à la stase de ce liquide dans certaines parties du cœur, notamment dans l'auricule droite. Plus loin, nous étudierons ce même phénomène tant dans l'oreillette que dans le ventricule gauches. Mais cette étude des concrétions sanguines du cœur serait fort insuffisante si nous ne parlions d'une complication assez commune d'un grand nombre de maladies, complication grave, presque toujours mortelle et par conséquent digne d'un examen sérieux, je veux dire la thrombose cardiaque. En voici un exemple :

OBS. CXIX. **Thrombose du cœur droit et broncho-pneumonie chez un malade atteint de bronchite chronique avec emphysème et dilatation secondaire du cœur.** — G..., âgé de soixante-dix-sept ans, forgeron, admis à l'Hôtel-Dieu, salle Sainte-Jeanne, le 18 février 1864 (service de M. Parrot), se plaint d'être court d'haleine, de perdre ses forces et sa santé depuis quatre ans. Il n'a jamais eu d'atteinte rhumatismale, mais il accuse des palpitations de cœur survenant à différents intervalles. Quatre jours avant son entrée, il avait été pris d'une dyspnée plus vive et d'un léger point douloureux dans le côté gauche de la poitrine. Lors de notre examen, respiration accélérée, voussure sous-claviculaire gauche, sonorité du thorax, râles disséminés. A gauche et en arrière à la base, il existe un point soufflant avec mélange de râles crépitants et sous-crépitants. Les crachats sont muqueux, aérés. Les veines jugulaires sont distendues par le sang, la face est cyanosée, les battements du cœur sont sourds et couverts par les râles pulmonaires. Le malade n'a jamais eu d'œdème, et ses fonctions digestives ont toujours été régulières. Ventouses sèches, julep avec teinture de digitale, 20 gouttes, et extrait de quinquina, 4 grammes, bordeaux 120 grammes. Le 20 février, la dyspnée est plus intense, la cyanose faciale plus considérable; les crachats, toujours abondants, sont un peu plus visqueux que la veille; les signes stéthoscopiques n'ont pas changé. Le malade, dans le décubitus dorsal, a la respiration anxieuse, le pouls accéléré, inégal et très-petit, la face plus pâle encore, et tous ces symptômes me conduisent à penser qu'il se forme des caillots dans le cœur droit; l'auscultation du cœur est difficile, sinon impossible. Le 21, le pouls, à peine sensible, est inégal et irrégulier, la respiration est entrecoupée, les râles persistent dans la poitrine, les crachats sont complétement liquides. Le 23, les traits sont profondément altérés, le pouls est insensible; le malade succombe dans la journée.

Pl. 19, fig. 4 et 4'. *Autopsie.* — Absence d'œdème dans le tissu cellulo-adipeux sous-cutané. Épanchement dans les plèvres d'une faible quantité de sérosité transparente ; œdème des deux poumons et pigmentation noire par plaques disséminées, tant à la surface que dans l'épaisseur de ces organes; emphysème des deux bords antérieurs et kystes aériens, du volume d'un œuf de pigeon, au niveau de l'un d'eux. Cœur volumineux, chargé de pelotons adipeux à sa base et sur le trajet de l'artère coronaire antérieure. Caillot fibrineux enchevêtré entre les colonnes charnues de l'oreillette droite et les cordages tendineux de la valvule tricuspide. Noirâtre à sa partie supérieure, ce caillot est jaunâtre et fibrineux dans le reste de son étendue. Un coagulum semblable occupe le ventricule droit; aplati dans la cavité ventriculaire et enchevêtré dans les colonnes charnues auxquelles il est fortement accolé, ce caillot se continue jusque dans l'artère pulmonaire, se bifurque et se termine au niveau de ces deux branches divisionnaires. Dans l'artère pulmonaire il a une forme cylindrique, et au niveau de l'orifice pulmonaire il présente des empreintes valvulaires; il est noirâtre et plus mou vers son extrémité supérieure. Le ventricule et l'oreillette gauches contiennent du sang noir à peine coagulé; l'aorte renferme un long caillot cylindrique qui se prolonge jusqu'au niveau de sa crosse et envoie quelques prolongements dans les troncs artériels du cou. La valvule mitrale est intacte, mais sur les valvules aortiques il existe de petites végétations verruqueuses, situées au-dessous des tubercules d'Aranzi. Foie congestionné, ferme, de teinte noix muscade ; rate ferme et brunâtre ; estomac et intestin intacts ; reins fermes, de volume normal et de teinte brunâtre. Hypertrophie des lobes latéraux de la prostate, et dans l'un d'eux une tumeur fibreuse du volume d'une noisette ; colonnes charnues et injection de la muqueuse vésicale ; sérosité épanchée dans les tuniques vaginales ; à la surface de l'un des globus majors, trois petits kystes injectés et pédiculés, ayant pour point de départ vraisemblable des papillomes de la membrane séreuse.

Un homme robuste, bien constitué et exerçant une profession pénible, est atteint d'un emphysème accompagné d'une bronchite chronique et suivi d'une dilatation avec hypertrophie du cœur droit. La saison aidant, survient une broncho-pneumonie ; le liquide sanguin se modifie, et comme le cœur droit dilaté se vide mal, il se produit des concrétions fibrineuses qui viennent précipiter la mort. Les faits de cette nature ne sont pas extrêmement rares ; j'en ai observé trente-sept en moins de six années, chez des individus de sexes différents ayant de seize à soixante-dix-sept ans.

Ces thromboses cardiaques ont pour principaux phénomènes une dyspnée rapidement croissante, une anxiété extrême, la cyanose et la lividité de la face, la distension des veines jugulaires, la petitesse et l'irrégularité du pouls. Une terminaison ordinairement fatale survient de un à quatre jours après leur formation, elle succède à une agonie plus ou moins longue ; trois fois seulement, sur le nombre des cas observés par moi, elle est arrivée tout à coup chez des malades déjà depuis quelque temps en proie à une vive oppression. Le ventricule droit était quelquefois le siége unique de ces thromboses, mais d'autres fois des concrétions fibrineuses existaient en même temps dans l'oreillette droite et le ventricule gauche. Les maladies dans lesquelles s'est montrée la thrombose cardiaque en question ont été, par ordre de fréquence :

Phthisies pulmonaires compliquées de pneumonie ou de pleurésie.	11
Pneumonies	7
Affections cardiaques ou vasculaires	5
Broncho-pneumonies	4
Rhumatismes articulaires compliqués de pneumonies	2
Varioles	2
Diphthéries	2
Fièvres puerpérales	2
Érysipèle	1
Brûlure et pourriture d'hôpital	1
	37

De cette énumération il résulte que deux conditions principales président à la formation de cette thrombose, en premier lieu une maladie aiguë, en second lieu un désordre local du cœur ou des poumons ; le plus souvent même les deux conditions réunies sont nécessaires pour amener la coagulation du sang dans le cœur droit. Remarquons que les maladies générales aiguës qui y prédisposent le plus ont une origine infectieuse ou septique, que la diphthérie et la fièvre puerpérale sont celles où cet accident est le plus commun. Quant à la question de savoir si, dans les faits dont il s'agit, la coagulation sanguine s'est opérée avant ou après la mort, elle n'offre pas de difficultés sérieuses. L'empreinte des valvules sur le caillot suffit à elle seule pour la juger, puisque ces valvules affaissées et appliquées à la paroi artérielle, après la mort, ne sauraient en aucune façon laisser de traces sur le sang qui se coagule. Et d'ailleurs les coagulums *post mortem* sont toujours différents de ceux qui précèdent la mort; ils ne sont ni allongés, ni fermes et adhérents comme ces derniers, ils sont moins réguliers, noirs et sanguins à leurs parties déclives, fibrineux seulement à leur surface à peu près comme le sang extrait de la veine et reçu dans une palette. Par conséquent, il ne peut y avoir de difficulté à reconnaître si un caillot s'est formé avant ou après la mort, et s'il en a été la cause ou bien le résultat.

THROMBOSES ET EMBOLIES ARTÉRIELLES.

Toutes les parties du système artériel sont sujettes aux thromboses résultant d'une compression ou d'une dilatation; les branches artérielles seules sont exposées à la thrombose cachectique. La tension plus forte du sang dans ce système fait que cette dernière espèce est ici moins commune que dans le système veineux; les embolies toutefois n'y sont pas rares, car elles peuvent être produites par des causes diverses, et entre autres par des lésions valvulaires.

OBS. CXX. **Thrombose de l'oreillette gauche; rétrécissement mitral; infarctus de la rate.**— F.., journalière, âgée de trente ans, n'a eu d'autre maladie qu'une légère atteinte de rhumatisme articulaire. Accouchée de son troisième enfant le 15 juin 1866, elle se levait quelques jours plus tard pour faire son ménage; mais elle ne tarda pas à reprendre le lit, et, le 11 juillet, elle entrait à l'Hôtel-Dieu, salle Saint-Bernard. Elle a la face pâle, les lèvres violacées, la respiration anxieuse. Elle accuse un point de côté à droite, et le tiers inférieur de la poitrine est occupé par un épanchement que révèlent de la matité et un peu d'ægophonie. Les battements du cœur sont précipités, la pointe se sent dans le deuxième espace intercostal, au-dessous du mamelon. Il n'existe aucun bruit anormal, le pouls est petit, fréquent, inégal et irrégulier. Le foie est douloureux et déborde les fausses côtes de deux travers de doigt; rate normale; œdème aux membres inférieurs depuis quelques jours seulement. Vésicatoire volant. Dans les jours qui suivent, l'épanchement pleural augmente, l'œdème s'accroît et gagne le tronc. Veines jugulaires larges, dilatées, gorgées de sang; tuméfaction douloureuse au-dessus de la clavicule en dehors du sterno-cléido-mastoïdien; mouvement ondulatoire à la région précordiale vers le cinquième et le sixième espace intercostal; matité cardiaque plus étendue que les jours précédents. Le 20, nouveau vésicatoire; le 21, même état; le 22, le facies est plus altéré, les lèvres et les joues sont violacées, livides; les extrémités sont froides; l'œdème occupe les membres inférieurs, une partie du tronc et du bras droit. L'oppression est excessive, la mort imminente; aussi la malade ne tarde-t-elle pas à tomber dans l'agonie: elle meurt le lendemain.

Autopsie. — Un épanchement assez abondant refoule en haut le poumon droit, où le maintiennent d'anciennes adhérences. Le poumon gauche est simplement œdématié. Le péricarde adhère intimement au cœur par des adhérences anciennes. Le cœur est un peu gras, ses cavités sont larges. L'aorte est saine, mais l'orifice aortique se trouve légèrement rétréci. L'orifice mitral, arrondi, permet à peine l'introduction de l'index, la valvule qui le ferme est indurée et rétractée. L'oreillette gauche, dilatée, renferme plusieurs dépôts fibrineux anciens du volume et de la forme d'une petite noix, situés aux embouchures des veines pulmonaires dont ils obstruent le calibre au moins partiellement. L'auricule est remplie de masses fibrineuses analogues. La cavité de l'oreillette est aussi fortement rétrécie, la cavité ventriculaire est normale ; à droite, très-légère dilatation du ventricule et de l'oreillette. Le foie est hypérémié ; la rate, plus ferme qu'à l'état normal, offre à la limite du tiers inférieur et du tiers moyen un retrait d'un centimètre de largeur occupant presque toute sa circonférence. Une incision perpendiculaire pratiquée à ce niveau laisse voir le parenchyme friable et jaunâtre, bordé par un cercle brunâtre (infarctus). Les reins sont fermes. La membrane muqueuse de l'estomac est injectée et ecchymosée par places ; les intestins sont un peu hypérémiés ; l'utérus et les ovaires sont intacts.

Une femme affectée d'une endopéricardite ancienne éprouve, quelques jours après son troisième accouchement et à la suite de fatigues prématurées et excessives, de l'essoufflement et de la dyspnée. Les jambes enflent, les battements du cœur sont tumultueux, mais l'examen de cet organe ne révèle aucun souffle appréciable ; il y a dans la poitrine un épanchement pleural. L'état de cette malade s'aggrave rapidement et est bientôt suivi de la mort. Des adhérences anciennes unissent le péricarde au cœur, l'orifice mitral est rétréci, et l'oreillette gauche renferme plusieurs concrétions fibrineuses formées de couches concentriques, solides, non encore ramollies à leur centre. La capacité de l'oreillette est notablement diminuée, et cette circonstance, sans doute aidée de la difficulté de contraction des parois de cette cavité, rend compte de l'absence de bruit de souffle malgré un rétrécissement mitral très-marqué. Quant à la formation des concrétions, elle nous paraît avoir été favorisée par le rétrécissement mitral d'une part, et de l'autre par les adhérences péricardiques.

OBS. CXXI. **Thrombose de l'oreillette gauche ; rétrécissement mitral ; infarctus viscéraux.** — C..., âgée de cinquante-neuf ans, giletière, est admise à l'hôpital de la Pitié, service de M. Gendrin, le 25 août 1861. C'est une femme fortement constituée et chargée d'embonpoint ; il y a environ dix ans, elle a eu une atteinte de rhumatisme articulaire, et depuis lors elle a conservé une dyspnée qui a toujours été croissant. Au moment de son entrée, cette malade, dont les membres inférieurs sont œdématiés, se plaint d'une dyspnée et d'une oppression considérables. A la région précordiale existe une matité étendue ; les battements du cœur sont précipités, mais on ne constate l'existence d'aucun bruit de souffle ; pouls fréquent, petit et irrégulier, réplétion des vaisseaux du cou, augmentation du volume du foie, matité à la base du poumon gauche, et par conséquent léger épanchement pleural et œdème. Dans les jours qui suivent, ces symptômes vont en augmentant. La gêne respiratoire est telle que la malade demande la mort à grands cris ; elle a lieu le 29 août.

Autopsie. — Grand embonpoint. Péricarde intact, cœur volumineux. L'oreillette droite renferme une faible quantité de sang liquide et noir. Le ventricule du même côté contient un petit caillot fibrineux, sa cavité est dilatée, sa paroi est indurée. L'artère pulmonaire et ses branches sont parsemées de plaques jaunes, athéromateuses, à peine saillantes. Les veines pulmonaires sont dilatées et gorgées de sang noir légèrement coagulé. L'oreillette gauche est hypertrophiée et dilatée. L'auricule est remplie par un coagulum fibrineux, enchevêtré dans ses colonnes charnues et adhérent à sa paroi. Ce caillot forme dans la cavité de l'oreillette une saillie arrondie, du volume d'un œuf de pigeon. Au-dessus existe un caillot plus volumineux, situé à l'embouchure des veines pulmonaires ; il envoie un prolongement dans l'une d'elles et l'obstrue en partie ; il est formé à sa périphérie de couches fibrineuses, et contient à son centre un liquide brunâtre, composé de fibrine et de globules sanguins altérés. Un troisième caillot, beaucoup plus petit, est situé entre les deux précédents. L'orifice mitral, rétréci, permet à peine l'introduction du petit doigt. La valvule, épaissie, indurée, résistante, est le siége de quelques dépôts calcaires ; ses valves adhèrent entre elles de sorte que l'orifice revêt une forme circulaire. Les parois du ventricule gauche sont un peu hypertrophiées, sa cavité n'est pas dilatée ; l'orifice aortique est presque normal. L'aorte et le système artériel tout entier ne présentent pas de lésions bien appréciables. Léger épanchement séreux dans la plèvre gauche; adhérences anciennes du poumon droit; œdème des deux bases. Noyaux apoplectiques multiples dans l'un et l'autre poumon, deux à gauche, un dans chaque lobe, et trois à droite. La branche artérielle qui correspond à chacun de ces points apoplectiques est obstruée par un caillot noirâtre, d'une longueur de 2 à 3 centimètres, marbré de jaune, ferme et moulé sur sa paroi. Les artères cérébrales sont saines et le cerveau est intact. Le foie est hypérémié, il a les caractères de l'altération consécutive aux affections cardiaques. La rate, diminuée de volume, est le siége d'infarctus multiples, les uns brunâtres, les autres jaunâtres et déprimés; une branche artérielle obstruée par un caillot fibrineux correspond à chacun d'eux. Les reins offrent aussi des infarctus multiples à divers degrés, et l'on trouve un bouchon plus ou moins adhérent dans les branches artérielles qui alimentent la portion du tissu altéré ou atrophié.

Une femme atteinte autrefois de rhumatisme articulaire présente une endocardite avec rétrécissement mitral; consécutivement à cette lésion, l'oreillette gauche se dilate; des concrétions se développent dans la cavité de l'auricule, à la surface interne de l'oreillette qu'elles rétrécissent peu à peu; l'une des veines pulmonaires est en partie obstruée. La tension augmente dans l'artère pulmonaire, ce qui, joint à l'état d'altération de ce vaisseau, détermine des apoplexies multiples des poumons. En outre, les concrétions fibrineuses de l'oreillette laissent échapper de temps à autre des parcelles fibrineuses qui, emportées par le sang, vont obstruer les artères des viscères. De là des infarctus de la rate et des reins, dont quelques-uns paraissent remonter à une époque déjà ancienne. Tels sont les accidents multiples causés par le rétrécissement mitral, expression anatomique du rhumatisme. Le fait suivant est un exemple de thrombose du ventricule gauche.

Obs. CXXII. **Thrombose partielle du cœur gauche; kystes fibrineux, polypes cardiaques. Infarctus de la rate, des reins et du foie.** — M..., âgée de trente-neuf ans, domestique, est une femme un peu petite, d'une santé généralement bonne, et qui ne se souvient pas d'avoir jamais eu aucune atteinte de rhumatisme. Entrée le 1er décembre 1861 à l'hôpital de la Pitié, salle du Rosaire, n° 38, dans le service de M. le docteur Gendrin, cette malade, le 1er janvier suivant, ne présentait aucune trace d'œdème; elle se levait et se promenait dans la salle, se plaignant uniquement de palpitations et d'essoufflement. L'auscultation ne découvrait rien dans les poumons; les deux bruits du cœur s'entendaient d'une façon distincte; le pouls était peu développé, et le diagnostic inscrit sur le cahier était : affection cardiaque. Aucun changement appréciable ne survient dans l'état de cette malade pendant tout le cours du mois de janvier; mais en février, l'oppression augmente, la dyspnée va jusqu'à la suffocation, le malaise et l'anxiété sont des plus pénibles; les battements du cœur sont fréquents et irréguliers; le pouls est petit, à peine perceptible; les traits sont altérés, et par instants il existe une véritable orthopnée qui arrache les plaintes les plus amères à la malade. Cependant l'auscultation ne révèle aucun désordre spécial, ni du côté des poumons, ni du côté du cœur. Les battements de cet organe sont seulement précipités et peut-être un peu plus sourds que précédemment. Ces symptômes insolites, que rien ne pouvait expliquer, me conduisent à diagnostiquer l'existence de caillots dans les cavités ventriculaires du cœur. La digitale est prescrite, des ventouses sèches sont appliquées entre les deux épaules, et néanmoins le malaise persiste, il n'y a pas d'amélioration appréciable. Bien plus, la voix s'affaiblit et la malade nous paraît prête à succomber depuis le 10 jusqu'au 15 février. Il n'en est rien pourtant, la dyspnée diminue peu à peu; les plaintes sont moins fréquentes; la malade est toujours obligée de conserver la position assise; les malléoles, les jambes et bientôt après la paroi abdominale sont le siége d'une infiltration œdémateuse; de la sérosité s'épanche dans la cavité abdominale et même dans les plèvres. Le 15 mars, le membre supérieur gauche est à son tour affecté d'œdème. A cette époque, la malade toujours obligée de conserver la position assise, peut néanmoins, de temps en temps, se coucher sur son côté gauche, très-rarement sur le dos. Dès ce moment les symptômes se modifient peu ; la dyspnée et l'orthopnée persistent, le cœur est augmenté de volume et ses bruits restent sourds et précipités, le pouls conserve sa petitesse et son irrégularité ; les traits sont toujours altérés. Le 8 avril, la mort a lieu.

Autopsie. — Œdème des deux jambes, du tronc et du bras gauche (la malade, comme nous le savons, ne pouvait rester couchée sur son côté droit ; aussi le bras de ce côté est-il à peine œdématié) ; les cavités des plèvres, du péricarde et du péritoine renferment de la sérosité en abondance, et surtout la plèvre gauche ; le poumon correspondant est fortement revenu sur lui-même. Le cœur est volumineux, ses cavités sont distendues par un sang noir à peine coagulé ; ses orifices sont intacts, à part une petite végétation qui se trouve à la pointe de l'une des valves de la valvule mitrale. Le ventricule droit est légèrement dilaté, et ses parois un peu hypertrophiées s'affaissent difficilement après l'incision. L'oreillette gauche est dilatée, il en est de même de la cavité du ventricule correspondant, dont les parois sont hypertrophiées. Dans la moitié inférieure et vers la pointe de ce ventricule se rencontrent des concrétions fibrineuses au nombre de cinq. Ces concrétions, ovoïdes ou sphériques, du volume d'une noisette ou d'un œuf de pigeon, adhèrent intimement à la paroi ventriculaire dans l'intervalle des colonnes charnues. Elles sont un peu molles, formées extérieurement de couches fibrineuses et plus profondément d'une substance liquide brunâtre, puriforme, qu'il serait facile au premier abord de prendre pour du pus, mais que l'examen microscopique nous montre composée de granulations moléculaires et graisseuses, de quelques leucocytes pour la plupart très-granuleux, de globules rouges altérés et décolorés, enfin de granules d'hématine. D'autres concrétions, plus petites, se rencontrent dans l'intervalle des colonnes charnues de deuxième et de troisième ordre ; comme les précédentes, elles sont fibrineuses, mais non ramollies à leur centre. La paroi ventriculaire est peu modifiée au niveau de leurs points d'adhérence. Les deux poumons sont affaissés et à l'état de carnification par suite de la pression qu'ils ont subie ; le poumon gauche a la forme d'un moignon. Le foie, dont la surface est un peu irrégulière, présente une consistance ferme, une teinte jaunâtre et les caractères des lésions hépatiques consécutives aux affections cardiaques : toutes les branches artérielles de cet organe ne sont pas examinées ; mais vraisemblablement les inégalités de sa surface tiennent à l'oblitération de quelques-unes d'entre elles. La rate mesure 12 centimètres de largeur. Sa coloration varie ; à la pointe, plaque jaune, séparée du reste du parenchyme par une légère dépression ; vers la partie moyenne, une bande transversale, jaunâtre, d'une étendue de 2 à 3 centimètres, occupe toute la largeur de l'organe et se trouve également séparée par la dépression du reste du parenchyme. La branche artérielle qui lui correspond est oblitérée par un bouchon adhérent à sa paroi. Les éléments qui constituent cette plaque jaune sont atrophiés et déformés, infiltrés de granulations graisseuses et de grains d'hématine. Les vaisseaux sont vides ; les reins, fermes et indurés, présentent à leur surface des espèces de gouttières qui les sillonnent suivant leur largeur, et leur donnent un aspect un peu lobulé. L'incision permet de reconnaître que la substance corticale est atrophiée en ces points ; si l'on vient à suivre les artères, on reconnaît que celles des branches de ces vaisseaux qui correspondent aux parties atrophiées sont oblitérées. Les tubes urinifères et leur contenu sont atrophiés en ces points ; les glomérules de Malpighi sont petites, infiltrées de granulations grisâtres ou rougeâtres (hématine) ; le tissu conjonctif est épaissi et condensé à leur pourtour. Le tube digestif, le cerveau et les autres organes sont dans un état d'intégrité assez satisfaisant.

Pl. 19, fig. 5.

En résumé, une femme éprouve, sans cause appréciable, une dyspnée des plus intenses qui, peu après, devient de l'orthopnée et provoque des accès de suffocation. Le pouls de cette malade est petit, inégal. Les battements de son cœur sont précipités, et malgré l'absence de souffle à l'auscultation et de signes distincts à la percussion, cet organe est le point de départ des troubles observés, car, pendant longtemps, la respiration conserve toute sa pureté, et plus tard, lorsqu'on arrive à découvrir et à suivre la formation d'épanchements séreux dans les plèvres, la situation de la malade n'en paraît nullement aggravée. Ces diverses circonstances firent soupçonner l'existence de concrétions fibrineuses dans les cavités du cœur, surtout dans le ventricule gauche. Après une résistance longue et opiniâtre, cette malade succombe enfin aux graves désordres qui lui arrachaient les plaintes les plus amères et lui faisaient désirer la mort. L'autopsie confirme le diagnostic porté durant la vie ; le cœur, hypertrophié, renferme à gauche plusieurs concrétions fibrineuses du volume d'un pois, d'une noisette ou d'un petit œuf. Adhérentes à la surface interne et vers la pointe du ventricule gauche, les plus volumineuses de ces concrétions sont ramollies à leur centre, où est contenu un liquide lactescent tenant en suspension des granulations moléculaires et graisseuses. Avec cette lésion cardiaque existent des altérations multiples des viscères, qui en sont des effets éloignés, car elles se rattachent à l'oblitération des branches artérielles par des concrétions détachées du cœur et transportées par le courant sanguin. Quant à la cause de ces coagulations, elle doit être cherchée dans l'altération de la paroi cardiaque et dans la dilatation partielle qui en a été la suite.

OBS. CXXIII. **Thrombose et myocardite du ventricule gauche.** — L...., âgé de cinquante-huit ans, marchand de vins, entre à l'Hôtel-Dieu le 14 novembre 1864, salle Sainte-Jeanne, n° 33 (service de M. Grisolle). C'est un homme bien constitué ; depuis l'âge de seize ans, il boit du vin avec excès, mais assez peu de liqueurs fortes. Il éprouve depuis plusieurs années de l'essoufflement et de la dyspnée. Le 16 novembre, nous le trouvons assis sur son lit, soutenu par des oreillers, ayant une infiltration œdémateuse des jambes et de l'extrémité inférieure du tronc. La marche de cet œdème, qui a commencé par les pieds pour de là gagner peu à peu la région du bassin, fait immédiatement songer à une affection cardiaque. Le cœur offre du reste une matité étendue ; il a des battements irréguliers et laisse entendre comme un bruit de rappel. Le pouls est irrégulier, faible, inégal, sans accélération, et les veines jugulaires, dilatées, se vident mal. Des râles nombreux s'entendent dans toute la poitrine ; respiration fréquente et gênée ; expectoration peu abondante. Vin diurétique, sinapismes. Le 18 novembre, sensation pénible de dyspnée, face fortement violacée, état asphyxique, rougeur érysipélateuse de l'abdomen. Le 20, la respiration est encore plus gênée, le malade est dans la nécessité absolue de conserver la position assise. Le 21, il demande à être levé dès le matin, et au moment où l'infirmier le soulevait de son fauteuil pour le replacer sur son lit, il meurt tout à coup.

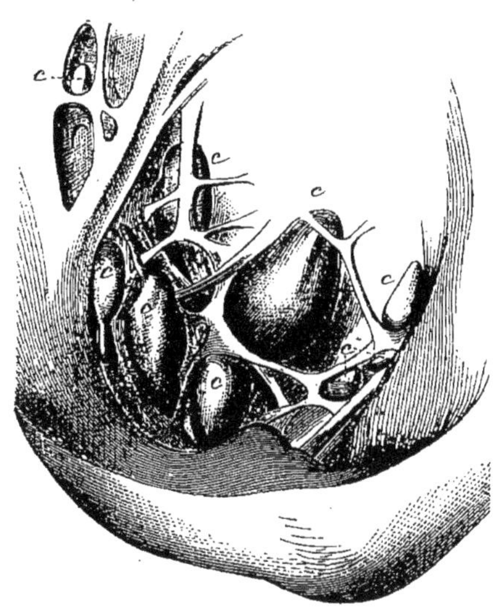

FIG. 19.

Autopsie. — L'infiltration œdémateuse s'étend des jambes à la partie moyenne du tronc. La paroi abdominale antérieure offre une épaisseur considérable, due non-seulement à l'œdème, mais aussi à un dépôt de graisse dans le tissu sous-cutané. La cavité abdominale renferme de la sérosité, et les épiploons sont chargés de pelotons adipeux. Les intestins sont larges; l'estomac a des dimensions normales, mais sa membrane muqueuse est injectée et ecchymosée par places, principalement vers la petite courbure; ses glandules sont hypertrophiées et saillantes. Le foie a très-nettement l'aspect d'une noix muscade, il est volumineux et un peu induré. La rate est grosse, hypérémiée. Les reins sont enveloppés d'une épaisse couche de graisse. L'un d'eux est le siége d'un petit foyer hémorrhagique. Les poumons sont œdématiés à leurs parties déclives et parsemés de taches pigmentaires dans leur plus grande étendue; les bronches sont rouges et enflammées. Le cœur repose sur le diaphragme, il est plus que doublé de volume et couvert de graisse à sa base. Ses cavités renferment un sang noir coagulé. A droite, le ventricule est un peu élargi, mais libre; à gauche, dilatation plus marquée de cette cavité. Vers la pointe, il existe entre les colonnes charnues plusieurs concrétions sphériques du volume d'une petite noisette. Ces concrétions c, c, c, sont composées de couches fibrineuses dans leurs parties périphériques, et, à leur centre, d'un magma blanchâtre, formé de granulations protéiques et graisseuses. La paroi ventriculaire, amincie à leur niveau, est en grande partie formée de tissu fibreux. Valvules mitrales intactes; épaississement à la base des valvules aortiques, sans rétrécissement appréciable de l'orifice. Artères libres et normales. Cerveau sain.

Un homme contracte un embonpoint prononcé; en même temps survient un essoufflement progressif, et sa santé s'altère profondément. Lorsqu'il vient réclamer les secours hospitaliers, ses jambes sont le siége d'un œdème considérable, et la dyspnée est devenue de l'orthopnée. Une rougeur érysipélateuse se manifeste bientôt sur l'abdomen; le malade, habitué à se faire asseoir sur son fauteuil, succombe un jour tout à coup entre les bras de l'infirmier qui s'apprête à le replacer sur son lit.

La cavité ventriculaire gauche, dilatée, est le siége de concrétions fibrineuses adhérentes à sa face interne. La paroi de cette cavité est en ce point amincie et en grande partie formée de tissu fibreux (myocardite), les fibres musculaires ont presque totalement disparu. Dire exactement à quoi peut tenir cette altération du tissu cardiaque n'est pas chose facile; cependant quelques autres faits analogues rencontrés chez des buveurs me conduisent à penser que l'alcool a pu jouer un certain rôle dans cette production. Quant aux polypes fibrineux de la face interne du cœur, ils se lient évidemment à la lésion ventriculaire et reconnaissent pour cause la diminution ou la perte de la contractilité de l'organe en ce point.

Les observations qui précèdent nous apprennent que l'oreillette et le ventricule gauches peuvent être affectés de ces dépôts fibrineux décrits autrefois sous le nom de polypes ou de kystes fibrineux d'abcès du cœur, selon qu'on les examinait à une période plus ou moins avancée de leur évolution. Elles nous font connaître cette évolution en nous montrant ces dépôts récents et solides constitués par de la fibrine à peine altérée, ou plus anciens et formés à leur intérieur par un liquide lactescent dans lequel nagent des gouttelettes graisseuses et quelques corpuscules granuleux. Elles nous indiquent que des conditions différentes président à leur formation, suivant qu'ils se développent dans les oreillettes ou dans le ventricule. Les concrétions de l'oreillette reconnaissent pour cause la dilatation de cette cavité, telle qu'on l'observe dans les cas de rétrécissement un peu considérable de l'orifice mitral.

Au contraire, celles qui occupent la cavité ventriculaire sont généralement subordonnées à une altération de la paroi de cette cavité, le plus souvent à une altération scléreuse ou graisseuse. Le mécanisme de la formation de ces coagulums ne diffère pas d'une manière notable, et la stase sanguine semble bien être, dans les deux cas, la condition particulière de leur formation. Au point de vue étiologique, le rhumatisme, qui est la cause la plus commune des rétrécissements de l'orifice mitral, est aussi la cause la plus fréquente des concrétions fibrineuses de l'oreillette gauche. Quant aux caillots fibrineux du ventricule, ils reconnaissent des origines diverses, l'abus des alcooliques, le rhumatisme, en un mot la plupart des causes susceptibles de produire la dégénérescence graisseuse ou la sclérose des parois ventriculaires. En ce qui concerne leurs effets, ces concrétions n'offrent pas de différences sensibles : des fragments fibrineux s'en détachent, et, emportés par le courant sanguin, ils vont s'arrêter dans un vaisseau qu'ils bouchent presque toujours complétement. Quelquefois, on a vu des concrétions ramollies, analogues à des kystes, se rompre, déverser leur contenu dans le sang, et donner lieu à des phénomènes généraux du genre de ceux de la pyémie. Ainsi, la thrombose du cœur gauche a des effets divers : tantôt elle est la source de caillots emboliques qui obstruent le calibre d'un vaisseau et déterminent la nécrose des parties auxquelles il se distribue, tantôt elle devient le point de départ d'une intoxication du sang par suite du mélange du produit de transformation du thrombus avec ce liquide. Les observations que nous avons rapportées sont toutes relatives au premier mode d'altération; un exemple des accidents causés par la transformation avec liquéfaction des caillots a été cité par le professeur Vulpian (1).

Les thromboses des artères sont, comme les thromboses des veines, l'effet de causes multiples, les unes locales, les autres générales. De là, une thrombose artérielle mécanique et une thrombose cachectique ou par marasme. Quant au thrombus artériel, il subit des modifications diverses, selon la nature de l'irritation à laquelle se trouvent soumises les parties qui l'entourent. Il reste ferme, ou bien il se ramollit, après une ligature ou une amputation, suivant le genre de travail qui a lieu dans la plaie à laquelle il aboutit. Il se nécrose et se métamorphose en substances granulo-graisseuses toutes les fois qu'il existe dans une artère calcifiée et privée, pour ainsi dire, d'éléments nutritifs; dans une artère saine, il détermine le plus souvent une inflammation à son point de contact avec ce vaisseau.

Pl. 18, fig. 5. Obs. CXXIV. **Thrombose artérielle consécutive à une ligature.** — Un jeune homme de vingt ans entre à l'hôpital de la Pitié dans le service de M. Michon, le 30 avril 1861,

(1) Vulpian, *Union médicale*, n° 18, 1865; *Bull. et Mém. de la Soc. méd. Les hôpitaux*. Paris, 1866, p. 10.

pour une tumeur blanche du genou ; le 7 mai, il subit l'amputation de la cuisse, et, le 13, il succombe des suites de cette opération. Dans l'artère fémorale existe, au-dessus de la ligature, un caillot d'une longueur de 2 centimètres et demi, libre dans sa partie supérieure, mais déjà adhérent à la paroi artérielle dans sa moitié inférieure, où se voient des cellules de nouvelle formation.

Ce fait nous montre un thrombus artériel récent et dans lequel apparaissent des éléments nouveaux qui, plus tard, se mettront en rapport avec ceux de la paroi artérielle et formeront un cordon fibreux qui oblitérera pour toujours le calibre du vaisseau. C'est ainsi que les choses se passent dans la grande majorité des cas ; mais que le coagulum vienne à s'imprégner d'un liquide purulent ou septique, il subira une transformation adéquate, sera incapable de résister à l'effort du sang, et il y aura une hémorrhagie à la chute du lien constricteur ; telle est l'une des causes des hémorrhagies secondaires survenant à la suite des opérations. D'autres fois enfin, comme dans le fait ci-dessous, le caillot, ne pouvant vivre, passe par toutes les phases de la métamorphose granulo-graisseuse.

Obs. CXXV. **Thrombose artérielle par calcification des artères des jambes ; gangrène des pieds limitée aux deux orteils. Métastase gangréneuse dans un poumon.** — Th...., âgé de soixante-quatre ans, journalier, admis à l'Hôtel-Dieu, salle Sainte-Jeanne, n° 32, le 26 février 1864, est un homme épuisé et en réalité très-vieux. Il éprouva d'abord, il y a quelque temps, des douleurs et des fourmillements dans les deux pieds, puis ses deux orteils se refroidirent, devinrent insensibles et prirent peu à peu une coloration livide et noirâtre, ce qui ne laissa aucun doute sur l'existence d'une affection gangréneuse. Malgré le peu d'étendue de cette gangrène, le malade alla en s'affaiblissant et succomba le 8 mars. Dans les derniers jours, la fétidité de son haleine, l'état adynamique dans lequel il se trouvait et quelques râles entendus dans la poitrine avaient fait diagnostiquer une gangrène pulmonaire.

Autopsie. — Le cœur est gras ; l'aorte, parsemée de taches jaunes, saillantes, est un peu dilatée ; les deux artères iliaques sont incrustées de sels de chaux, formant des plaques calcaires disséminées à leur face interne. Les artères fémorales, incrustées dans toute leur circonférence, constituent un tuyau rigide et étroit, toujours libre. Les artères tibiales sont également altérées, les tibiales postérieures sont de plus obstruées par un caillot sanguin assez récent, néanmoins en voie de transformation graisseuse. Les veines fémorales ont leurs nids valvulaires remplis par des coagulums fibrineux qui débordent à peine leur niveau. Le lobe moyen du poumon droit présente une excavation pouvant contenir une grosse noix. Cette excavation est circonscrite par une matière molle, rougeâtre ou verdâtre, d'une odeur gangréneuse très-prononcée. Le poumon du côté opposé est simplement œdématié ; les autres organes sont peu lésés. Pl. 17, fig. 8.

Un homme âgé de soixante-quatre ans est atteint d'une calcification des artères des membres ; dans ces vaisseaux, qui ont totalement perdu leur élasticité, se forme un caillot qui en obstrue le calibre, et la partie correspondante du pied est frappée de gangrène sèche. Ce fait n'est pas extrêmement rare chez les personnes âgées, dont les artères ont une grande tendance à devenir athéromateuses ou à s'incruster de sels calcaires. La gangrène dite sénile est le plus souvent l'effet d'une thrombose survenue dans ces conditions. De cette thrombose, résultat de l'incrustation des parois artérielles, se rapprochent les thromboses consécutives à une dilatation artérielle et celles qui sont produites par la compression des artères. Indépendante de toute lésion vasculaire, la thrombose cachectique survient à une période avancée des maladies qui épuisent le plus l'organisme, et notamment chez les sujets cancéreux, comme l'a montré le docteur Charcot, auquel nous devons l'étude de cette dernière espèce.

L'étude des thromboses artérielles nous conduit directement à celle des embolies. Nous espérons, après les considérations ci-dessus, que l'on ne confondra pas ces phénomènes si distincts. L'embolie artérielle, du reste, reconnaît toujours une origine éloignée, et si l'embolus est quelquefois fibrineux comme le thrombus, souvent aussi il a une structure très-différente, il se trouve composé de verrues, de fragments valvulaires, de masses calcaires, etc.

OBS. CXXVI. **Embolies multiples des viscères. Endocardite et perforation des valvules aortiques.** — C..., âgé de cinquante ans, charretier, admis à l'hôpital de la Pitié, service de M. le docteur Marrotte, le 28 avril 1862, est un homme robuste et des plus vigoureux. Frappé il y a trois jours d'une attaque apoplectique, ce malade est apporté à l'hôpital sans connaissance, le lundi 28 avril, à deux heures du soir. Au dire de son voisin, sa respiration était bruyante et embarrassée, ses yeux s'entr'ouvraient quelquefois; un peu d'agitation et marmottements. Le lendemain, à la visite du matin, la perte de connaissance a persisté; paralysie prononcée du côté droit de la face; pupilles médiocrement resserrées; le bras et la jambe du côté droit sont paralysés, et les doigts de la main fortement fléchis. La respiration est assez facile; la perte de connaissance est complète, le malade ne répond à aucune question, il fait entendre quelques plaintes quand on le pince avec force. Incontinence de l'urine et des matières fécales; peau chaude, pouls à 100 degrés, inégal. Dans le courant de la journée, le malade reste insensible à l'application de sangsues aux apophyses mastoïdes. Mort le lendemain mercredi, à cinq heures du matin.

Pl. 20, fig. 1, 2, 2', 2'', 3, 3', 4, 4', 5. *Autopsie.* — Léger œdème à la partie inférieure de la jambe droite; quelques varices à ce niveau. Poumons œdématiés à leurs parties déclives; écume bronchique. Cœur droit intact; cœur gauche également sain, à part les valvules aortiques. Celles-ci sont toutes altérées; elles présentent chacune sur leur face externe une large plaque granulée, un peu saillante, en même temps qu'un certain degré de ramollissement de leur tissu. L'une d'elles, érodée et rugueuse même sur sa face aortique, est de plus perforée en deux endroits. Les orifices de perforation sont obstrués par des coagulums fibrineux, irréguliers, jaunâtres ou brunâtres, assez fermes. Un coagulum semblable adhère à l'une des deux autres valvules, la troisième est libre. L'aorte et l'artère pulmonaire sont intactes. Le foie est le siége d'un infarctus de 2 à 4 centimètres d'étendue; son tissu, au niveau de cet infarctus, est violacé, brunâtre et ramolli; ses cellules sont plus altérées que dans les parties voisines. La rate est augmentée d'environ un tiers de son volume; légèrement renflée vers sa partie moyenne, elle présente en ce point une zone résistante, marbrée de brun, de jaune, de gris et formée par l'infiltration du sang dans le tissu splénique. Ce tissu offre à la coupe une surface lisse, polie, marbrée de brun, sans boue splénique. Les cellules de la rate y sont granuleuses, un peu déformées; les vaisseaux sont hypérémiés en voie d'altération, et la matière colorante du sang est répandue dans le parenchyme sous forme de grains brunâtres ou jaunâtres. Partout ailleurs, tissu mou et boue splénique. La branche artérielle qui correspond à ce département de la rate est obstruée par un caillot granuleux, situé au niveau de l'éperon formé par ses branches divisionnaires. Ce caillot, ferme et jaunâtre, se termine par deux prolongements brunâtres; il est faiblement adhérent à la paroi artérielle, qui est ramollie et friable à son niveau. Composé de fibrine altérée et de débris de globules sanguins, il bouche complétement la lumière de ce vaisseau. Les reins, un peu volumineux, ont une surface parsemée de taches sanguines qui leur donnent un aspect particulier, ils présentent de plus quelques dépressions irrégulières, comme cicatricielles; la branche artérielle qui aboutit à l'une de ces dépressions est bouchée par un petit caillot fibrineux. Le parenchyme de ces organes n'est pas, d'ailleurs, sensiblement altéré. Le cerveau est peu ferme; un ramollissement véritable se rencontre dans l'hémisphère gauche, où il occupe surtout la corne sphénoïdale. Les circonvolutions, injectées en ce point, présentent un piqueté rougeâtre, sous forme de plaques plus ou moins étendues; leur substance et la substance blanche sous-jacente ont perdu de leur consistance et ne forment en certains endroits qu'un magma rougeâtre. Ce foyer n'est pas arrondi, mais allongé en forme de coin. Les cellules et les fibres nerveuses sont altérées, entremêlées d'abondants corpuscules granuleux; les capillaires sont gorgés de globules sanguins. Les artères carotides et le tronc de la sylvienne sont libres, mais les deux branches qui, de cette dernière, se rendent à la corne sphénoïdale en contournant le lobule de l'insula, sont dures et résistantes sous le doigt, de teinte jaunâtre ou brunâtre jusque dans les parties ramollies. Ces branches renferment chacune un caillot jaunâtre, de la grosseur d'un grain de blé, prolongé à ses deux extrémités, surtout à son extrémité périphérique, par un coagulum plus récent, mou et noirâtre. Ces caillots sont formés de fibrine granuleuse et de globules sanguins altérés. Sur l'une des mêmes branches artérielles s'observe une tumeur pédiculée, arrondie, du volume d'un pois. Cette tumeur, de teinte blanchâtre, se détache de la membrane externe; elle est constituée par une sorte de poche formée de tissu conjonctif et renferme, à son centre, de nombreux cristaux de cholestérine.

Un homme, frappé d'apoplexie, reste hémiplégique à droite; cinq jours plus tard, il meurt sans avoir recouvré sa connaissance. Il présente des lésions viscérales multiples, dont le point de départ est l'altération des valvules sigmoïdes de l'aorte. Ces valvules sont toutes altérées, mais à des degrés divers; celle qui l'est le moins présente, sur sa face ventriculaire, un amas de fines végétations au niveau desquelles son tissu est injecté et friable. Même état de la valvule voisine, avec cette différence que la lésion est plus étendue, plus avancée, et qu'elle a été l'occasion d'un petit dépôt fibrineux. La troisième se fait remarquer par l'état granulé de ses deux faces, la grande friabilité de son tissu, qui est déchiré en deux endroits et dont les ouvertures sont comblées par des coagulations fibrineuses. Ces coagulations et la substance déchirée de cette valvule, telle a été la cause des altérations des autres organes. En effet, deux branches de l'artère sylvienne sont obstruées par des caillots fibrineux, jaunâtres et roulés, qui évidemment proviennent du cœur. Quant aux coagulations brunâtres situées aux extrémités de ces caillots, elles sont secondaires. Un foyer de ramollissement cérébral, avec pointillé sanguin à sa périphérie, a été la conséquence de cette obstruction. Un autre caillot est rencontré au niveau d'un éperon résultant de la division de l'artère splénique. Il offre aussi deux prolongements noirâtres dans chacune des branches divisionnaires, et toute la portion de rate alimentée par ces branches vasculaires se trouve modifiée; elle est saillante, rouge, brunâtre, infiltrée de sang. Plusieurs des branches artérielles des reins sont également obstruées, et ces organes sont semés de taches hémorrhagiques et de dépressions analogues à des cicatrices. La membrane muqueuse de l'estomac est elle-même parsemée de taches sanguines qui n'ont d'autre origine que l'obturation des petites artères de cet organe. Ce fait est donc intéressant par le grand nombre des lésions dont l'endocardite aortique a été le point de départ, et par la connaissance qu'il nous donne du premier degré de ces lésions.

OBS. CXXVII. **Endocardite verruqueuse et embolie fémorale avec gangrène de la jambe gauche. Tuberculose pulmonaire et dégénérescence amyloïde de la rate, du foie, des reins et du tube digestif.** — Le nommé R..., âgé de vingt-neuf ans, journalier, admis le 29 août 1866 à la salle Sainte-Agnès, n° 4 (service du professeur Piorry), ne connaît dans sa famille aucune personne atteinte de la poitrine. Son père est mort accidentellement ; sa mère n'a jamais toussé et ses frères et sœurs vont bien. De force et de constitution moyennes, il s'est bien porté jusqu'à ces dernières années, bien qu'il fît depuis longtemps des excès alcooliques (vin et eau-de-vie) et qu'il fût sujet à la dyspepsie et aux pituites des buveurs. La maladie qui l'amène à l'hôpital remonte à un an environ, et déjà elle a produit des désordres considérables ; la maigreur est excessive aux membres supérieurs et au tronc ; les membres inférieurs sont œdématiés, les lèvres et les pommettes violacées. La poitrine est étroite et l'auscultation découvre, aux sommets, des excavations manifestes. Au premier temps et à la base du cœur existe un souffle limité. Les urines précipitent abondamment par l'acide nitrique. Quelques jours se passent sans changement notable, puis survient une diarrhée qui épuise encore le malade. Le 7 septembre, vers trois heures de l'après-midi, en se levant pour aller à la garderobe, celui-ci éprouve une crampe dans le mollet et un engourdissement de la jambe gauche tel, que son pied n'a plus la sensation du sol ; cependant, il peut aller au cabinet, non sans quelque difficulté, et tout en traînant la jambe. Le soir, il se plaint d'engourdissement et d'un refroidissement sensible du pied gauche, qui, du reste, présente un abaissement marqué de température. Le lendemain, la jambe est livide, froide et douloureuse à partir du genou. Le 12, ecchymose du pied et du tiers inférieur de la jambe, léger gonflement de ces mêmes parties et sensation de froid glacial ; la sensibilité et le mouvement sont complétement abolis. Au-dessus du genou la sensibilité reparaît, d'abord obtuse et un peu exagérée, puis normale ; la température se comporte de même. Des douleurs assez vives pour troubler le sommeil se font sentir dans le mollet affecté. 5 à 10 centigrammes d'opium chaque soir.

Au bout de quelques jours, l'ecchymose a gagné la partie moyenne de la jambe, le genou est glacial et la température normale n'existe qu'à l'union du tiers inférieur et du tiers moyen de la cuisse. Les battements de la fémorale ne sont plus sentis, mais à la partie supérieure et interne de la cuisse on perçoit profondément des battements qui sont dus vraisemblablement à l'artère obturatrice. Le gros orteil, complétement noir, commence à se dessécher le 13, et des ampoules se forment vers la partie moyenne de la jambe. Le malade repose à peine la nuit, tant est vive la douleur que lui cause ce membre. Le 14, altération des traits, respiration anxieuse, faiblesse profonde ; mort le 15 au matin.

Pl. 22, fig. 3 et 3'. *Autopsie.* — Le cadavre est maigre ; à droite, la jambe est le siége d'une rougeur violacée qui remonte jusqu'au genou, l'orteil est noir et desséché ; l'incision de ces parties montre qu'elles sont infiltrées de sang ; les muscles du mollet sont flasques, mous et friables, déjà en voie d'altération granulo-graisseuse ; il en est de même des filets nerveux. Les artères iliaques sont libres, mais à partir de l'arcade de Fallope commence un bouchon qui se prolonge dans une étendue de 8 centimètres et obstrue complétement l'artère fémorale. Ce bouchon est formé de plusieurs parties. Une de ces parties, qui dépasse d'un centimètre au plus le niveau de la fémorale profonde, représente un coagulum ancien emprisonnant une sorte de production verruqueuse. A ce coagulum succède une concrétion ferme, cylindrique, un peu aplatie, qui se termine par une pointe noirâtre, et dans la fémorale profonde un caillot noir de date récente ; les artères poplitée et tibiale sont libres. Liquide trouble épanché dans le petit bassin ; fausse membrane jaune, comme purulente, au niveau du canal inguinal droit. Le cœur est un peu volumineux, son tissu est d'un gris jaunâtre, ses cavités ventriculaires sont dilatées. Au niveau de la base d'insertion de la valvule mitrale et vers la partie moyenne et postérieure de l'orifice de ce nom existe une végétation cylindrique, de 2 centimètres de longueur. Cette végétation est perpendiculairement implantée sur la valvule ; elle a une surface extérieure inégale, papillaire, et une surface de section jaunâtre et uniforme, ce qui dénote l'existence d'une lésion déjà ancienne. A sa droite et tout près de sa base se voit une petite surface inégale, triangulaire, base d'insertion d'une semblable végétation qui aurait été enlevée. Dans le voisinage, existent deux petites végétations papillaires du volume d'une tête d'épingle. Les poumons, adhérents aux parois costales, farcis de granulations tuberculeuses, offrent quelques excavations peu étendues à leurs sommets. Le cerveau est intact. Les membranes muqueuses de l'estomac et de l'intestin grêle sont pâles ; quelques zones tuberculeuses ulcérées se rencontrent dans le voisinage du cæcum. Le niveau de ces zones s'accuse extérieurement par la présence de granulations tuberculeuses circulairement disposées.

Le foie est volumineux, lisse, de teinte jaune terne, de consistance molle. Son tissu rougit sous l'influence de la solution iodée. La rate mesure 16 centimètres de longueur, elle est un peu arrondie, onctueuse au toucher; sa surface est lisse, sa capsule à peine opaline. Elle présente à la coupe une surface brillante, semée de petits grains grenus grisâtres, transparents, séparés par un tissu violacé, un peu grisâtre. Les reins, volumineux, de forme cylindrique, sont faciles à décortiquer. Leur surface est lisse; à droite il existe une dépression qui me fait croire tout d'abord à un infarctus résorbé. Une coupe pratiquée à ce niveau laisse voir un petit kyste séreux. Cette lésion n'est, je pense, que l'effet de l'oblitération d'une branche artérielle. La substance corticale présente un aspect lardacé, la substance tubuleuse est simplement violacée. A la partie supérieure de la capsule surrénale, du côté droit, masse dure, lardacée dans une étendue de 2 centimètres. La vessie est intacte. Le tissu cortical des reins est, comme le tissu du foie, coloré par la solution aqueuse d'iode. Chacun de ces organes est atteint de dégénérescence amyloïde.

Un malade affecté de tubercules pulmonaires et de dégénérescence amyloïde de plusieurs viscères présente en même temps des végétations de la valvule mitrale, dont une, venant à se détacher, obture l'artère fémorale gauche et produit la gangrène du membre correspondant. Ce fait indique que l'endocardite verruqueuse peut être une source d'embolie; il nous fait connaître, de plus, les caractères de l'altération résultant de l'obstruction de l'artère principale d'un membre.

Parallèle des thromboses et des embolies artérielles. — Les observations qui précèdent nous font connaître les principaux types de thrombose et d'embolie artérielles. La thrombose des veines pulmonaires et celle des grosses artères font seules défaut; mais nous devons dire que la première est extrêmement rare, et que la seconde ne s'observe qu'autant qu'il existe une altération des parois artérielles. La thrombose des artères de moyen et de petit calibre se rencontre également dans les membres et dans les viscères. Malgré leur siége différent et leur forme variable, ces thromboses, celles des petites artères exceptées, peuvent donner lieu à des embolies.

Les concrétions polypeuses de l'oreillette et du ventricule gauches, celles qui se développent à la surface des valvules altérées, laissent souvent échapper des parcelles fibrineuses capables de boucher les vaisseaux d'un petit calibre, notamment les artères de la rate, des reins, du cerveau et des membres, car tels sont, suivant l'ordre de fréquence, les organes qui, par les conditions particulières de leur système circulatoire, sont le plus disposés à l'embolie. A côté de ces concrétions, les productions verruqueuses des valvules, des masses calcaires formées à la surface de ces toiles membraneuses, des fragments de tissu provenant de leur déchirure, sont autant de particules qui, emportées par le courant sanguin, peuvent oblitérer des vaisseaux importants et produire ces altérations secondaires de nature spéciale, généralement connues sous les noms de *gangrène*, aux membres, et d'*infarctus*, dans les viscères. La gangrène, survenant dans ces conditions, est caractérisée par la pâleur, l'état violacé du membre qui ne tarde pas à se dessécher et à prendre une teinte noirâtre, d'où la dénomination de gangrène sèche ou momifique. Les infarctus présentent trois phases distinctes : dans la première, le parenchyme affecté de l'organe est tuméfié et teinté de rouge violacé. Sa consistance est souvent peu modifiée, sa forme est en rapport avec le mode de distribution des vaisseaux. Ainsi, dans la rate, il représente un cône dont la base est à la face externe, ou une zone transversale plus ou moins large, tandis que sur les membranes muqueuses il apparaît sous forme de plaques violacées, simples ou multiples, etc. Incisé à cette période, l'infarctus laisse échapper un sang noir; les vaisseaux qui le traversent sont gorgés de sang, et les éléments de l'organe commencent à devenir granuleux. Dans la phase suivante ou second degré, la coloration rouge ou violacé de l'infarctus est remplacée par une teinte jaunâtre, de plus en plus foncée. Sa consistance varie suivant l'organe lésé, mais en général, plus le tissu fibreux est abondant et la trame organique serrée, plus l'infarctus est ferme, aussi a-t-il reçu le nom d'induration jaune, lorsqu'il occupe la rate, le foie ou les reins, celui de ramollissement jaune, quand il siége dans le cerveau. C'est la période où les éléments spécifiques de l'organe et les globules sanguins se désagrégent et se métamorphosent. Dans la troisième phase des infarctus, ces substances sont peu à peu résorbées, et à leur place se produisent des dépressions plus ou moins profondes, donnant à l'organe affecté une physionomie toute particulière, à moins qu'il n'y ait oblitération d'un vaisseau volumineux, cas dans lequel les éléments altérés ne pouvant tous rentrer dans la circulation, constituent des foyers formés d'un liquide lactescent, presque toujours confondus avec des abcès.

Malgré des apparences variées et des dénominations diverses, les altérations parenchymateuses consécutives à la thrombose ou à l'embolie artérielles sont, en résumé, le résultat d'un même processus de mortification. La différence qu'elles offrent tient, ou à la structure de l'organe qui en est le siége, ou à des conditions particulières de milieu; c'est ainsi que le ramollissement si rapide du cerveau est dû au peu de consistance de cet organe dont la trame conjonctive est mince, et que les phénomènes de gangrène sèche présentés par les membres sont l'effet de l'évaporation incessante qui s'opère à leur surface.

EMBOLIES CAPILLAIRES.

Ces embolies appartiennent tout à la fois aux systèmes artériel et veineux; elles forment deux groupes distincts. Dans l'un de ces groupes, les substances charriées par le sang n'ont qu'une action mécanique, et ne déterminent d'autre effet que celui qui résulte de l'obstruction d'un certain nombre de capillaires, comme il arrive dans les embolies graisseuses. Dans l'autre, ces substances, douées de propriétés spéciales, parviennent généralement à modifier d'une façon particulière les tissus au sein desquels elles sont transportées : ainsi agissent les embolies pyohémiques, gangréneuses, de l'endocardite ulcéreuse, etc. Les embolies de ce dernier groupe, pour ce motif, sont connues sous la dénomination d'embolies spécifiques.

OBS. CXXVIII. **Phlébite et thrombose puerpérale des veines ovariennes et rénales. Infarctus sanguins et purulents des poumons.** — D..., cuisinière, âgée de vingt-quatre ans, jeune femme bien constituée et d'une bonne santé habituelle. Accouchée à l'hôpital de Lariboisière dans le courant de janvier 1866, elle en sort dans les premiers jours de février et retourne chez elle ; mais elle est bientôt prise d'accès de fièvre et obligée de garder le lit. Elle se fait admettre le 21 mars à l'Hôtel-Dieu (salle Saint-Antoine, n° 19). Décoloration générale et très-marquée des téguments, teinte jaunâtre de la peau, souffle anémique à la région du cœur, accélération du pouls. Chaque jour, environ vers deux et quatre heures du soir, cette malade est prise d'accès fébriles qui débutent par un frisson violent et se terminent rarement par de la sueur. Respiration accélérée, anxieuse, sans signe appréciable de tuberculose aux sommets, râles peu nombreux vers les bases. Foie et rate augmentés de volume ; urines peu albumineuses. Utérus revenu sur lui-même, non douloureux.

En présence de cet ensemble symptomatique, le diagnostic n'était pas sans difficulté ; l'idée d'une pyohémie était naturellement écartée par le temps écoulé depuis l'accouchement ; celle d'une tuberculose n'était pas admissible, puisqu'on ne trouvait pas trace de tubercules ; quant à la fièvre intermittente, elle a rarement le type quotidien, et les accès qui la caractérisent surviennent en général dans la matinée. Toutefois, comme la malade manquait d'appétit et dépérissait chaque jour, en même temps que les phénomènes décrits persistaient, on finit par se rattacher au diagnostic *pyohémie*. La mort eut lieu le 4 avril.

Autopsie. — Absence d'œdème, maigreur extrême, décoloration complète des téguments, hydrothorax double, léger épanchement péricardique et abdominal. Tissu du cœur un peu pâle, ventricule droit dilaté, ventricule gauche hypertrophié. Aorte intacte, veines des membres libres. La veine ovarienne gauche, au contraire, est obturée par un caillot qui remonte jusque dans la veine rénale et se termine en massue à l'embouchure de cette veine dans la veine cave. La veine ovarienne droite renferme seulement quelques coagulums isolés ; mais la veine rénale correspondante est obturée par un caillot adhérent, et qui sous forme d'une longue bandelette aplatie remonte dans la veine cave jusqu'au niveau du foie. Ce caillot est un peu déchiré. Le calibre des veines obturées est rétréci, leurs parois sont épaissies et leur contenu, jaunâtre, est composé de fibrine altérée et de nombreux leucocytes, ou globules de pus. Les poumons présentent vers leur partie moyenne et dans un point rapproché de leur surface plusieurs foyers d'où s'échappe, à l'incision, un liquide purulent (abcès métastatiques). Les artères qui correspondent à ces foyers contiennent de petits caillots blanchâtres ; aux deux bases des poumons, quelques lobules violacés et infiltrés de sang offrent à la coupe une grande analogie avec des foyers apoplectiques (infarctus sanguins) ; des branches artérielles de petit volume y aboutissent, et ces branches sont obstruées par un caillot sanguin. Les reins sont pâles et assez fermes. L'utérus est normal. Le foie et la rate sont notablement augmentés de volume ; la rate seule présente quelques infiltrations hémorrhagiques.

Une jeune femme est atteinte d'une phlébite ovarienne survenue peu après un accouchement. Elle a des accès fébriles quotidiens, elle dépérit et succombe deux mois plus tard. Les veines ovariennes et les veines rénales, rétrécies et enflammées, sont obstruées par des caillots jaunâtres, ramollis sur plusieurs points ; la veine cave présente un coagulum qui n'est que le prolongement du caillot de l'une des veines rénales ; ce coagulum est ramolli et déchiré. Plusieurs foyers purulents existent dans les poumons, et les artères qui s'y rendent sont toutes obturées par des caillots peu volumineux et jaunâtres. Quelques infarctus sanguins reçoivent des vaisseaux également obturés. Ce fait montre que certains caillots emboliques sont susceptibles de modifier les tissus au sein desquels ils se rencontrent et de produire, comme ici, des infarctus purulents ou sanguins.

Obs. CXXIX. **Paraplégie avec contracture. Eschares au sacrum et métastases gangréneuses dans les poumons.** — C..., âgée de soixante-neuf ans, sans profession, est admise à l'hôpital de la Pitié le 16 février 1860, salle Saint-Charles, n° 17, service de M. le docteur Marrotte. Cette malade, paralysée depuis plusieurs mois, est atteinte de contracture avec flexion permanente des membres supérieurs et inférieurs ; elle offre une diminution de la sensibilité de ces mêmes parties, du nystagmus, de l'inégalité des pupilles. Sa mémoire est affaiblie, ses réponses sont lentes et peu exactes. Elle jette des cris si on lui étend les membres. Au bout de quelques jours une eschare se déclare au sacrum, et bientôt survient un état fébrile qui s'accroît rapidement. La sécrétion buccale se modifie, la langue se sèche, l'appétit diminue. La malade paraît se trouver mieux de l'application de quelques sangsues à la nuque. Sa connaissance est plus nette et sa contracture diminue. Le 8 mars, les accidents reprennent avec une nouvelle intensité, la malade mange peu, les sécrétions buccales se modifient de nouveau. Les jambes, hyperesthésiées sur quelques points, sont dans la flexion ; la jambe gauche repose et presse sur la droite, et par suite de cette pression il survient à la partie inférieure et interne du fémur droit une eschare qui finit par atteindre l'os, et à la partie interne du genou gauche une eschare semblable, mais moins profonde. Le 20 mars, fièvre plus intense, symptômes de pneumonie ; mort le 26, avec de nouvelles eschares sur les jambes.

Autopsie. — Le sacrum est le siége d'une large plaque gangréneuse, des eschares plus petites se rencontrent sur les cuisses. Les poumons sont œdématiés à leur base ; celui de gauche présente un point d'hépatisation remarquable par une coloration verdâtre, un aspect sale, une friabilité très-grande et une odeur fétide, gangréneuse ; celui de droite offre à sa base une altération semblable manifestement gangréneuse. Le cœur, normal, contient un sang noir peu coagulé. La rate est petite et molle. Le foie est mou, il se déchire sous la moindre pression ; sa tunique est épaissie, son volume normal ; ses éléments cellulaires contiennent d'abondantes granulations pigmentaires et assez peu de graisse. Les reins sont mous, mais peu altérés. L'utérus est intact. Opacité des méninges et augmentation du liquide céphalo-rachidien. Cerveau petit, pâle, anémié, plus ferme que dans l'état ordinaire. La moelle épinière est petite, ferme, atrophiée, et sur plusieurs points elle est sans aucun doute affectée de plaques de sclérose, bien qu'aucun examen microscopique n'en ait été fait.

Une femme ayant une lésion ancienne de la moelle épinière présente sur les jambes et au sacrum des eschares déterminées par la pression, et succombe avec deux foyers de gangrène pulmonaire. Comme dans le cas précédent, il y a lieu de croire que ces points gangrenés ne sont que des foyers métastatiques. En effet, les faits de ce genre ne sont pas extrêmement rares, et j'ai déjà eu l'occasion de rapporter celui d'une femme âgée de quarante-six ans, qui en 1865 mourait à l'Hôtel-Dieu, salle Saint-Antoine, des suites d'un érysipèle ambulant avec eschares gangréneuses à la région sacrée ; chez cette femme les poumons étaient aussi le siége d'infarctus sanguins et gangréneux (1). Ces lésions peuvent du reste se rencontrer dans d'autres organes et particulièrement dans le cerveau ; plus tard nous montrerons que dans le plus grand nombre des cas la gangrène cérébrale est d'origine métastatique ou mieux embolique. On ne peut donc se refuser à admettre des métastases gangréneuses, c'est-à-dire des gangrènes produites par embolie à l'instar des foyers de suppuration connus sous le nom d'abcès métastatiques. Mais il est d'autres lésions produites par les embolies capillaires, et l'observation ci-dessous en est une preuve :

Obs. CXXX. **Pneumonie chronique ulcéreuse. Infarctus multiples des viscères.** — H..., célibataire, trente-sept ans, maçon, entre le 12 juillet à l'hôpital de la Pitié ; il a

(1) *De l'infection par produits septiques internes* (*Gaz. méd.*, 1863).

habité l'Afrique pendant plusieurs années en qualité de soldat et a contracté alors deux blennorrhagies, puis quelques accès de fièvre intermittente. Il n'a d'ailleurs jamais été malade; ses parents se portent bien, mais il avait plusieurs frères qui sont morts en bas âge. Au moment de son entrée à l'hôpital, ce malade, souffrant depuis deux mois environ, n'a cependant cessé son travail que depuis quelques jours. Son teint est jaunâtre; ses traits sont abattus ; néanmoins il a encore de la gaieté, sa voix est un peu éteinte. Il se plaint de douleurs qui siégent particulièrement dans le côté droit de la poitrine ; il a de la toux, une expectoration abondante composée de crachats, les uns puriformes, les autres légèrement colorés et analogues aux crachats de l'apoplexie pulmonaire. La poitrine n'est pas sensiblement déformée. A la percussion, matité à peu près absolue dans toute la partie moyenne du poumon droit. Sonorité à la base de ce même poumon et dans tout le côté gauche. Au niveau de la matité, souffle creux et râles muqueux ou caverneux. Résonnance exagérée de la voix, sueurs nocturnes. Absence de fièvre. Appétit conservé. Ce malade se lève chaque jour et sort dans la cour de l'hôpital, il ne va pas mal jusqu'au 26 juin, jour où il projette sa prochaine sortie. A cette date, il est pris subitement d'une hémoptysie abondante, il perd environ deux livres d'un sang noir à peine spumeux. Malgré un traitement approprié, l'hémorrhagie ne continue pas moins pendant trois jours. En même temps, le malade s'affaiblit, il a une fièvre intense, continue, avec paroxysmes se traduisant par des frissons violents presque quotidiens; la toux persiste sans augmenter de fréquence ; une odeur infecte s'échappe de la bouche et des voix aériennes; il survient une teinte cachectique très-prononcée, de l'agitation, de l'accablement, une prostration excessive, de l'adynamie avec diminution des sécrétions et principalement de la sécrétion urinaire. La mort a lieu le 22 juillet.

Autopsie. — Roideur cadavérique, putréfaction presque nulle. Crâne et cerveau sains. Le poumon gauche est intact, le poumon droit est au contraire profondément altéré; il adhère intimement à la paroi costale à l'aide de fausses membranes épaisses et vascularisées. Dans toute sa partie moyenne existe une induration considérable au milieu de laquelle on sent quelques points fluctuants. Après une section faite suivant la hauteur de cet organe, on aperçoit, au milieu du tissu induré, plusieurs cavernes capables de contenir les unes une noisette, les autres une noix ou même un petit œuf. Ces cavernes occupent surtout le voisinage de la racine des bronches et le lobe moyen du poumon droit. Elles sont comme taillées à pic dans un tissu grisâtre, granité, ferme et très-résistant sous le doigt. Elles ne sont tapissées par aucun produit de nouvelle formation, mais elles renferment des détritus grisâtres ou brunâtres excessivement fétides, et des masses d'un gris blanchâtre, caséiformes; les uns composés de granulations moléculaires et graisseuses, de fibres et de cellules altérées, les autres formées de granulations moléculaires, de globules de graisse et de cristaux de matière grasse sous forme d'aiguilles. Sur la paroi lisse et polie de quelques-unes de ces excavations, on aperçoit des divisions bronchiques et quelques vaisseaux béants, d'un calibre rétréci par le tissu induré qui les comprime et par l'épaississement de leurs tuniques. Le lobe moyen, une partie des lobes supérieur et inférieur sont altérés et présentent des traînées fibreuses blanchâtres, dues à l'épaississement des cloisons interlobulaires limitant un tissu ferme, grisâtre ou rosé, parsemé de petites taches, les unes blanches, les autres brunes ou pigmentaires. La muqueuse des bronches est rouge, injectée, épaissie; deux petites excavations superficielles se rencontrent sur la muqueuse qui recouvre les cordes vocales. L'artère et les veines pulmonaires paraissent libres. Le cœur a un volume normal, ses orifices sont sains; il existe un caillot fibrineux dans le cœur droit, un autre plus volumineux et très-mou dans le cœur gauche. A la surface de ce dernier caillot, on remarque des grains blanchâtres miliaires qui lui sont appendus. Enveloppés d'une mince couche de fibrine, ces grains sont composés en partie de leucocytes très-granuleux ; on y trouve de plus des granulations élémentaires, des cellules déformées et granuleuses et de petites baguettes grisâtres. Ces derniers éléments, étrangers au liquide sanguin, se retrouvent encore en petit nombre dans le sang des artères fémorales. L'aorte est saine. Le foie présente un volume normal, une coloration d'un brun sale. Sous la capsule on aperçoit quelques points blanchâtres. A la coupe on trouve que ces points répondent à autant de foyers du volume d'une noisette contenant une substance épaisse d'un blanc grisâtre, analogue au pus. D'autres foyers plus volumineux que les précédents se rencontrent dans la profondeur du lobe droit vers sa partie moyenne ; ils sont en tout au nombre de six. L'examen histologique de la substance qui constitue ces foyers fait reconnaître l'existence : 1° de détritus provenant des éléments de l'organe malade; 2° de corpuscules granuleux peu réguliers et plus ou moins volumineux; 3° de granulations élémentaires abondantes; 4° de cristaux de substance grasse. La rate, très-volumineuse,

Pl. 29, fig. 4.

a environ 25 centimètres dans son plus grand diamètre; elle est le siége de trois foyers semblables à ceux du foie; la substance contenue dans ces foyers est un peu fétide. Le parenchyme de cet organe est friable et d'une coloration vineuse sur quelques points et au voisinage des foyers métastatiques. A la surface du rein gauche existe un autre foyer encore plus volumineux que les précédents et situé immédiatement sous la capsule. Le feuillet péritonéal qui le recouvre est enflammé, le parenchyme rénal n'est pas sensiblement altéré. Le rein droit est sain. Les autres organes sont intacts; on a négligé l'examen de la muqueuse intestinale.

Un ancien militaire ayant contracté une fièvre palustre en Afrique présente une affection pulmonaire qui, de prime abord, pouvait être regardée comme tuberculeuse. Dans ces conditions, survient une hémoptysie abondante, et à sa suite se développe un état fébrile avec paroxysmes violents, état adynamique bientôt suivi de la mort. On trouve à l'autopsie, au sein d'un parenchyme pulmonaire induré et coloré à la façon d'un granit ou d'un porphyre, quelques excavations contenant une substance granulo-graisseuse analogue à du mastic de vitrier ou plus humide et caséiforme, et dans ces excavations, taillées comme avec une lime, des bronches ouvertes et des vaisseaux béants. Quelques-uns des éléments de cette substance se rencontrent dans le sang; de plus, il existe dans le foie et la rate plusieurs petits foyers pareils à des abcès, composés presque exclusivement de granulations graisseuses et de cristaux de matière grasse. Ce fait est donc du plus grand intérêt en ce sens que, rapproché des précédents, il nous montre l'action de certains produits morbides sur les tissus, et la subordination, dans les cas d'embolies capillaires, des lésions secondaires à l'altération primitive.

Ces quelques observations suffisent pour donner une idée générale des embolies capillaires spécifiques. Non-seulement elles nous mettent à même de comprendre le mode de formation des foyers purulents métastatiques et des infarctus sanguins qui les accompagnent fréquemment et qui n'en sont que le premier degré, mais elles nous apprennent qu'il existe des foyers gangréneux secondaires, dus, comme les précédents, au transport d'une substance particulière jouissant de la propriété d'irriter et de métamorphoser les tissus au contact desquels elle se rencontre. Elles nous font connaître enfin que des tissus simplement nécrosés, venant à pénétrer dans le sang, peuvent donner lieu, dans les organes où ils vont séjourner, à la formation de foyers distincts de ceux que l'on observe dans l'infection purulente ou gangréneuse. Mais ce n'est pas tout : les kystes fibrineux du cœur qui viennent à se rompre, les lésions athéromateuses qui se vident dans le sang, sont d'autres sources d'embolies capillaires ayant aussi leur cachet spécial. Plus loin nous verrons les produits régressifs de l'endocardite ulcéreuse déterminer à leur tour des lésions particulières ; par conséquent, les embolies capillaires spécifiques n'ont pas seulement des origines diverses, elles ont encore des effets multiples en rapport avec la nature de l'altération qui est leur point de départ. Leur dénomination est ainsi pleinement justifiée. Quant aux embolies capillaires purement mécaniques, les embolies graisseuses par exemple, nous pensons qu'on a voulu leur faire jouer un rôle beaucoup trop considérable ; en réalité, elles ont peu d'importance, et nous nous dispenserons d'en parler.

CŒUR.

Le cœur est une poche musculaire divisée en quatre compartiments, revêtue extérieurement d'une membrane séreuse qu'on nomme péricarde, et intérieurement d'une autre membrane appelée endocarde. Bien que réunies pour former un seul organe, ces parties présentent chacune des différences de structure qu'il importe de faire connaître.

Deux éléments principaux entrent dans la composition de la substance propre du cœur : le tissu musculaire, qui y joue un rôle actif, et le tissu fibreux, qui lui sert de point d'appui et de charpente. Cette charpente, qui forme les anneaux fibreux des orifices cardiaques, est composée de tissu conjonctif et élastique dont la proportion relative est très-variable. Le tissu musculaire est formé de fibres rouges reliées à une faible quantité de tissu conjonctif. Ces fibres, moins larges en général que les fibres des muscles volontaires, sont plus fortement striées dans le sens longitudinal que dans le sens transversal, et pourvues d'un sarcolemme très-mince, qui ne peut être démontré sans le secours des réactifs ; elles s'anastomosent entre elles, et ne forment point des faisceaux distincts, tant est peu considérable la trame conjonctive qui les sépare et qui s'étend entre les membranes externe et interne avec lesquelles elle est en connexion intime. Leur trajet compliqué ne doit pas nous arrêter ici ; mais on sait qu'elles naissent des anneaux fibreux des orifices cardiaques, et qu'après s'être réfléchies et entrecroisées, elles se terminent à ces mêmes anneaux.

Le péricarde est formé d'un stroma fibreux et élastique, recouvert d'une couche épithéliale, simple ou double. Son adhérence avec le tissu du cœur est intime, excepté au niveau des sillons, où il est séparé par du tissu adipeux ordinaire ; il présente quelques prolongements villeux sur les bords des auricules. Membrane mince, transparente, d'une épaisseur variable dans les différents points du cœur, l'endocarde se compose de trois couches : une couche épithéliale, une couche élastique et une couche conjonctive. L'épithélium est constitué par une et quelquefois, d'après Luschka, deux rangées de cellules minces, transparentes, polygonales, contenant chacune un noyau ovalaire et aplati ; soudées entre elles par une substance différente de celle de la cellule elle-même. Selon MM. Ranvier et Cornil, cette couche ne différerait pas de la couche analogue de l'aorte, mais au-dessous d'elle existerait une couche de cellules aplaties très-mince. La couche élastique est formée de fibres élastiques qui s'entremêlent avec des fibres conjonctives et des cellules étoilées.

La couche conjonctive se continue avec le tissu conjonctif interfibrillaire ; elle entre comme les précédentes dans la composition des valvules, qui sont ainsi formées d'une couche conjonctive médiane, d'une couche élastique recourbée et d'un revêtement épithélial. Ces lames, dont la couche épithéliale est toujours plus développée du côté de la plus forte tension, reçoivent quelques vaisseaux et présentent souvent de petites excroissances villeuses, blanchâtres, composées d'éléments cellulaires.

Cette esquisse ne donne qu'une faible idée de la structure du cœur ; mais, disons que cette structure ne diffère guère de celle des vaisseaux que par l'augmentation de la couche musculaire. Le cœur gauche, par sa structure, se rapproche des artères ; le cœur droit a plus d'analogie avec les veines. Ainsi s'expliquent les tendances pathologiques un peu différentes de ces deux parties.

Le cœur subit avec l'âge des modifications en vertu desquelles il perd de son énergie contractile. Ces modifications ne diffèrent pas notablement de celles que l'on observe dans la plupart des tissus ; elles intéressent surtout la fibre musculaire, au sein de laquelle on trouve, avec les noyaux, de petites granulations qui forment souvent des séries le long de l'axe de la fibre. Diverses substances, et principalement les liqueurs alcooliques, l'abus de certains aliments, peuvent avancer cette vieillesse pour le cœur, comme pour beaucoup d'autres organes, et c'est là un point d'une grande importance dans l'étude des maladies. Situé dans la cage thoracique, le cœur est peu exposé à l'action des agents traumatiques ; par contre, il s'altère quelquefois chez des individus que leur profession oblige à des efforts violents et multipliés. Il subit fréquemment l'influence des maladies constitutionnelles et des agents toxiques : les premières localisent leurs manifestations sur les enveloppes ou la substance conjonctive, les seconds affectent de préférence le muscle cardiaque. Ainsi voit-on l'alcool, le phosphore et la plupart des poisons stéatogènes amener la dégénérescence graisseuse de la fibre musculaire du cœur, le rhumatisme déterminer des altérations des valvules, la syphilis modifier la substance conjonctive interfibrillaire, la scrofulose et la tuberculose s'attaquer de préférence à la membrane péricardique.

PÉRICARDITES.

La péricardite, comme la cirrhose et la gastrite, est une affection générique qui comprend un certain nombre d'espèces distinctes. Les observations suivantes nous feront connaître quelques-unes de ces espèces.

Obs. CXXXI. **Péricardite et endocardite rhumatismales.** — R...., âgée de soixante ans, couturière, est admise à l'Hôtel-Dieu, le 12 mai 1866, salle Saint-Bernard, nº 4 (service de la Clinique). Femme bien constituée, elle a joui d'une bonne santé jusqu'à l'époque de la ménopause, où elle a été prise d'un rhumatisme articulaire, qui pendant environ cinq mois s'est promené sur ses diverses articulations. Elle s'était trouvée très-bien pendant dix ans, quand, au mois de décembre dernier, elle s'est enrhumée à la suite d'un refroidissement et d'un travail forcé. Cette femme, à peine remise de sa toux, ressentit de l'oppression et de violents battements de cœur; c'est alors qu'elle vint à l'Hôtel-Dieu. Embonpoint très-marqué, léger œdème des membres inférieurs, face injectée, lèvres violacées et livides, veines du cou dilatées, battements du cœur peu sensibles à la palpation, et pourtant la pointe bat plus bas que dans l'état normal; bruits sourds lointains, second bruit dédoublé, frottement superficiel et souffle profond au premier temps; 80 pulsations, intermittence du pouls toutes les dix ou douze pulsations. Râles humides à la base des deux poumons. Vésicatoire volant, une pilule de digitale. Les jours suivants, même état local, l'œdème des jambes s'accroît, de petites hémorrhagies se produisent sur ces membres sous forme de taches purpurines; la digitale est supprimée. Le 29 mai, purpura sur la peau de l'abdomen. Le 1er juin, délire, diarrhée légère; râles nombreux aux deux bases pulmonaires. Le 7, agitation plus grande, pouls petit et fréquent. Julep avec alcoolature d'aconit et laudanum. Le 10, somnolence, pouls toujours fréquent et inégal; langue sèche, dents fuligineuses, oppression plus considérable. Sinapismes. Le 14, taches hémorrhagiques nouvelles au niveau des articulations du coude; pouls petit et fréquent; le 15, la mort a lieu à la suite d'une longue agonie.

Autopsie. — Léger œdème aux membres inférieurs. Dépôts graisseux abondants dans le tissu adipeux sous-cutané et en avant du péricarde; faible quantité de sérosité sanguinolente épanchée dans ce sac membraneux. Adhérences des feuillets séreux du péricarde à la base du cœur et vers sa pointe. Les fausses membranes vasculaires, ecchymosées, qui tapissent la face antérieure du cœur et le feuillet pariétal correspondant du péricarde, ont, par suite du mouvement incessant du cœur, un aspect réticulé, papilliforme, et sont constituées par un tissu fibroïde et de larges capillaires. Le tissu musculaire sous-jacent est mou et jaunâtre. A la partie postérieure du cœur, les fausses membranes sont beaucoup plus récentes, surtout en un point; elles n'ont que l'épaisseur d'une toile d'araignée. Nous les trouvons formées, comme l'indique le dessin microscopique (fig. 20), par des cellules jeunes provenant des cellules normales multipliées de la couche épithéliale *e*, et du tissu conjonctif sous-jacent *c*. L'endocarde est opalin et épaissi, surtout dans l'oreillette gauche; les valvules sigmoïdes de l'aorte, un peu rétractées, offrent sur leur face ventriculaire, immédiatement au-dessous des tubercules d'Aranzi, une zone végétante sous forme de guirlande. L'orifice mitral est rétréci, ses valvules sont épaissies et opaques. La cavité ventriculaire gauche est peu dilatée, ses parois sont à peine hypertrophiées. Le tissu musculaire est altéré par l'envahissement de granulations graisseuses. Les orifices des artères coronaires sont faiblement rétrécis. Les poumons sont emphysémateux au niveau de leurs bords antérieurs, ils sont congestionnés et œdématiés à leur base. La muqueuse des grosses bronches est injectée et semée de taches ecchymotiques; celle des plus petites est couverte de muco-pus. L'estomac est large; sa muqueuse, recouverte d'un enduit épais et visqueux, est injectée et mamelonnée dans toute son étendue. Le foie, volumineux, est un peu mou et hypérémié. La rate n'est pas altérée, mais les reins sont petits et atrophiés. Les méninges de la convexité sont opaques et le cerveau est petit et ferme. Pl 21, fig. 1 et 1'.

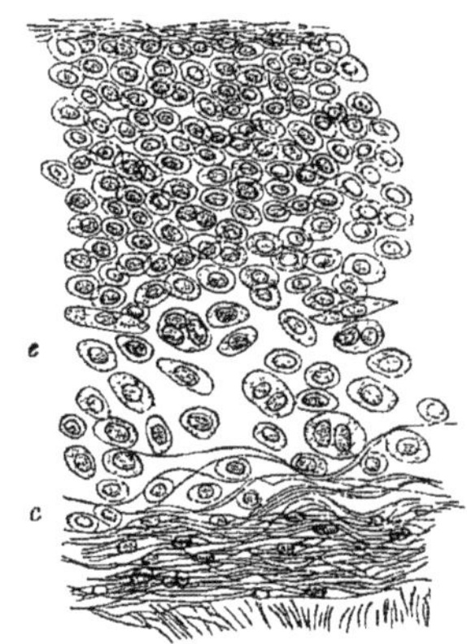

Fig. 20.

Une femme, autrefois atteinte de rhumatisme aigu et de bronchite, succombe avec une endocardite mitrale et une péricardite membraneuse généralisée. Cette dernière affection, qui nous occupe d'une façon spéciale, demande à être rattachée au rhumatisme, tant à cause des antécédents de la malade qu'à cause de ses caractères particuliers. Ce sont là, en effet, les caractères que présentent le plus ordinairement les péricardites qui surviennent dans le cours du rhumatisme, savoir : exsudat organisé avec épanchement plus ou moins abondant, fausses membranes transparentes et vasculaires, partielles ou généralisées. Nous assistons dans ce fait au développement de la fausse membrane, puisque nous y voyons les éléments cellulaires de la membrane séreuse, gonflés et multinucléolés, être le point de départ de la nouvelle formation. Dans d'autres conditions, la péricardite revêt des caractères anatomiques peu différents, et cependant il y a lieu de lui attribuer une autre origine; telles sont les péricardites qui se montrent indépendamment de tout antécédent rhumatismal chez les individus enclins aux boissons alcooliques, et souvent peu après une débauche. En voici un exemple :

Obs. CXXXII. — **Péricardite et délire alcoolique.** — L..., âgé de trente ans, chapelier, est amené, le 24 mars 1865, du dépôt de la préfecture à l'Hôtel-Dieu et couché au n° 17 de la salle Sainte-Jeanne (service de la Clinique). La veille au soir, ce jeune homme arrivait de Mulhouse qu'il avait quitté dans un état d'excitation qui le portait bon gré mal gré à monter sur la scène du théâtre. Peu de temps avant d'être transporté à l'Hôtel-Dieu, il était pris d'accès convulsifs épileptiformes chez un marchand de vin de la Cité. C'est un garçon bien constitué, mais depuis longtemps adonné aux alcooliques ; il avoue que, depuis six ans surtout, il boit de l'eau-de-vie en grande quantité. Le 24 au soir, agitation, délire par moments, tremblement des lèvres et des ailes du nez, chaleur vive de la peau et accélération du pouls. L'examen des organes est rapide, et je diagnostique simplement un delirium tremens à son début. Le 25 mars au matin, tremblement persistant des lèvres et des ailes du nez, tremblement manifeste des membres supérieurs, sueur abondante de la peau ; légère anesthésie aux extrémités, œil hagard, brillant; hallucinations et délire. Ce malade, qui est chapelier, voit des cartons, il parle de petits verres, de cognac, de femmes, et cependant, lorsqu'on le presse de questions, il parvient à dire son nom, à donner son adresse et à indiquer le lieu de sa naissance. Sa respiration est fréquente et anxieuse, son pouls inégal. Sa langue est sèche, son abdomen météorisé ; il présente sur le côté gauche du thorax une plaque saillante de teinte rouge jaunâtre et comme érysipélateuse. Extrait thébaïque, 10 centigrammes; eau vineuse, cataplasme de fécule. L'agitation persiste pendant toute la journée; le soir, survient un peu de calme, mais dans la nuit le malade tombe dans le coma. C'est dans cet état que nous le trouvons le lendemain. Il a les narines pulvérulentes, le pouls petit et fréquent, les extrémités un peu froides; il succombe à deux heures de l'après-midi.

Autopsie. — La rougeur érysipélateuse du thorax a disparu. Les plèvres sont libres; les poumons, légèrement emphysémateux au niveau de leurs bords antérieurs, sont, dans toute leur moitié postérieure et inférieure, affaissés, vivement congestionnés et en plusieurs endroits infiltrés de sang ; ils sont en outre le siége de quelques points de pneumonie lobulaire. Le péricarde ouvert laisse échapper une faible quantité d'un liquide lactescent dans lequel existent un petit nombre de leucocytes. Les deux feuillets séreux, pariétal et viscéral, sont dans toute leur étendue tapissés de fausses membranes un peu molles et qui, bien que récentes, sont feuilletées et présentent des traces de vascularisation. L'endocarde et les valvules sont intacts. Le foie est volumineux, épais, parsemé de taches jaunes : c'est le premier degré de la stéatose alcoolique. La rate est un peu augmentée de volume ; les reins sont flasques et mous. La membrane muqueuse de l'estomac est injectée, les intestins sont normaux. La dure-mère est adhérente au crâne. Les méninges sont partout injectées, celles de la convexité sont opalines, semées de plaques blanches, laiteuses; les corps de Pacchioni sont hypertrophiés. Les circonvolutions sous-jacentes, c'est-à-dire celles de la partie supérieure des hémisphères, sont fermes et légèrement atrophiées; plus bas et au voisinage de la scissure de Sylvius, il n'en est plus de même, la substance nerveuse, injectée, et ramollie, se laisse déchirer par le décollement des méninges. Semblable modification existe à la grande circonférence du cervelet, et un certain degré d'encéphalite ne paraît pas douteux en ces points.

Un jeune homme depuis longtemps adonné à des excès alcooliques succombe dans un accès de delirium tremens accompagné d'une péricardite qui en avait été sans doute la cause déterminante. Quoique peu différente anatomiquement de la péricardite qui existait chez la malade de l'observation précédente, cette affection mérite cependant d'en être distinguée, tant par sa cause que par son évolution.

OBS. CXXXIII. **Péricardite tuberculeuse et péritonite de même nature. Dégénérescence amyloïde de la rate, des reins et du foie. Goitre kystique.** — T..., giletière, âgée de vingt-trois ans, est admise à l'Hôtel-Dieu le 27 février 1864. Depuis longtemps souffrante et très-amaigrie, cette malade succombe quelques jours plus tard aux progrès d'une tuberculose des poumons et du péritoine.

Autopsie. — Les poumons sont infiltrés de granulations tuberculeuses extrêmement abondantes. La portion fibro-séreuse du péricarde est tapissée à sa face interne de granulations jaunâtres, isolées ou agglomérées et circonscrites par de nombreux vaisseaux injectés et variqueux (fig. 3). Le cœur est augmenté de volume, et à l'intérieur du ventricule gauche, au niveau de la pointe, existent des concrétions fibrineuses multiples, arrondies, du volume d'un noyau de cerise et adhérentes à la paroi dans l'intervalle des colonnes charnues. Le foie adhère au diaphragme; volumineux, épais et très-gras, il présente quelques granulations tuberculeuses dans son épaisseur. La rate est hypertrophiée et parsemée de granulations miliaires abondantes. Les reins sont aplatis, de teinte jaune grisâtre, et déprimés sur quelques points. La muqueuse de l'intestin n'est pas altérée, mais des fausses membranes semées de granulations tuberculeuses font adhérer entre elles une partie des anses intestinales. Le corps thyroïde, volumineux, contient dans son épaisseur un très-grand nombre de kystes. Le cerveau est sain. Pl. 21, fig. 2.

Une jeune femme morte des suites d'une tuberculose ancienne et généralisée présente des granulations miliaires isolées ou réunies à la surface du feuillet pariétal du péricarde, et au pourtour de ces granulations, une injection des plus vives. Telle est l'une des formes de la péricardite tuberculeuse. Mais à côté de cette forme, il en est une autre que l'on pourrait appeler diffuse et qui semble être à la précédente ce qu'est la pneumonie dite caséeuse à l'infiltration miliaire tuberculeuse. Un jeune malade toussait et maigrissait depuis quelque temps, lorsqu'il fut pris d'une oppression croissante qui parut tout d'abord se rattacher à l'état de ses poumons, mais qui tenait en réalité à une péricardite; peu de temps après, un double épanchement pleural et une péritonite survenant mettent fin à ses jours. On trouve les poumons infiltrés de granulations tuberculeuses isolées ou en amas, et les glandes bronchiques également altérées. Le péricarde adhère aux parties voisines, et son feuillet pariétal est considérablement épaissi par des fausses membranes anciennes, jaunâtres, feuilletées, peu ou pas vasculaires, semées de quelques granulations tuberculeuses vers la base du cœur. Des fausses membranes de même nature tapissent toute la surface du cœur où elles forment une couche adhérente, un peu consistante, d'une épaisseur de 2 centimètres. Le foie, uni au diaphragme par des fausses membranes, est un peu gras et contient plusieurs tubercules du volume d'un pois. Un certain nombre de canaux biliaires, dilatés, ont leurs parois épaissies et parsemées de fines granulations tuberculeuses. La rate, volumineuse, est infiltrée de granulations miliaires, comme aussi la substance corticale des reins. Les anses intestinales sont adhérentes entre elles, et quelques masses tuberculeuses du volume d'un haricot se rencontrent dans l'épaisseur du feuillet pariétal du péritoine. Dans trois autres cas de péricardite survenue chez des individus atteints de tuberculose, cette affection a présenté deux fois les caractères du genre de ceux de notre dernier fait, une fois des caractères analogues à ceux du premier. Ainsi la péricardite tuberculeuse admet des formes distinctes.

A côté des péricardites dont il vient d'être question, et qui, pour la plupart, se traduisent par la présence de fausses membranes organisées, il en est d'autres dont le cachet fatal, pour ainsi dire, est la suppuration. Dans ce groupe rentrent les péricardites de la pyohémie et de la fièvre puerpérale, généralement accompagnées d'un épanchement de pus dans la cavité du péricarde.

Ce sont là les espèces les plus communes du genre péricardite : pour être complet, nous aurions encore à parler des péricardites de la scarlatine, de la variole, de l'érysipèle, du scorbut; mais nous devons reconnaître que les caractères distinctifs de ces lésions sont encore mal déterminés, à l'exception peut être de celles qui, sous l'influence du scorbut, sont accompagnées de taches hémorrhagiques ou d'épanchements sanguins.

Parallèle des péricardites. Nous venons de dire que certaines espèces de péricardites se terminent presque fatalement par la suppuration ; telle est surtout la péricardite pyohémique. Au contraire, d'autres espèces, comme les péricardites rhumatismale et alcoolique, ont la plus grande tendance à engendrer des produits phlegmasiques organisables, et par cela même elles se distinguent des précédentes. Les différencier entre elles est chose plus difficile. L'une et l'autre peuvent donner lieu à un épanchement abondant, ou rester sèches et ne produire qu'un exsudat membraneux de peu d'importance; cependant, si les caractères de cet exsudat ne sont pas toujours suffisants pour les faire reconnaître, il est quelquefois possible d'arriver à un diagnostic exact en tenant compte des lésions qui les accompagnent ordinairement. Ainsi, tandis que l'endocardite est le plus souvent associée à la péricardite rhumatismale, c'est la cirrhose du foie qui coexiste en général avec la péricardite alcoolique; celle-ci, du reste, présente assez souvent un exsudat qui est tout à la fois membraneux et purulent. La péricardite traumatique est rare, et ses caractères, du reste peu constants, ne peuvent nous arrêter. Il n'en est pas de même des péricardites de la tuberculose et de la scrofulose, dont nous avons fait connaître deux variétés parfaitement distinctes et caractérisées, l'une par le dépôt, dans l'épaisseur du péricarde, de granulations miliaires analogues aux granulations tuberculeuses des poumons, l'autre par la présence, à la surface interne de ce sac membraneux, de fausses membranes molles, épaisses, jaunâtres, n'ayant qu'une faible tendance à l'organisation, et n'étant le plus souvent pas vasculaires. Ajoutons que parfois des fausses membranes analogues à des toiles minces ou à des cordages tendineux accompagnent la myocardite gommeuse. Remarquons, enfin, que chacune des péricardites en question présente, tant dans ses symptômes que dans son évolution, des différences qui permettront souvent de la reconnaître.

ENDOCARDITES.

L'endocardite, affection fréquente, est à tort considérée comme une maladie, car sous cette dénomination sont comprises des lésions différentes de forme, d'origine et de nature. Le terme endocardite ne peut donc être qu'une appellation générique commune à plusieurs espèces qu'il importe de connaître, tant pour le pronostic que pour la thérapeutique. Si nous ne parvenons pas à trouver des caractères précis à toutes ces espèces, nous espérons du moins pouvoir esquisser les principaux traits des plus ordinaires, notamment de l'endocardite rhumatismale, dont voici plusieurs exemples :

Obs. CXXXIV. **Rhumatisme articulaire subaigu, deuxième attaque. Endocardite mitrale. Tuberculisation pulmonaire.** — V..., âgé de vingt-six ans, graveur sur bijoux, est entré à l'Hôtel-Dieu, salle Sainte-Jeanne n° 7 (service de M. Grisolle, M. Bucquoy, suppléant), le 6 mars 1868.

Ce jeune homme, né à Paris, rapporte que son père est mort d'une tumeur cérébrale ; sa mère, ses frères et sœurs sont bien portants. Lui-même, dans son enfance, a été longtemps couvert de gourmes ; mais, jusqu'à il y a deux ans, sa santé n'a point subi d'altération appréciable. A cette époque, il fut pris par le froid dans un déménagement qu'il opérait, et il se mit à tousser. Au mois d'août 1867, il eut une première pleurésie du côté gauche, qui dura cinq semaines. Puis survint une douleur dans le genou gauche, cette douleur s'accompagna d'une tuméfaction considérable ; cette affection dura quinze jours. A la suite et à quelque temps de là apparut une seconde pleurésie, toujours du côté gauche.

V... est blond, pâle ; il a depuis assez longtemps des sueurs nocturnes ; ses forces ont sensiblement baissé et il est arrivé progressivement à un amaigrissement assez considérable. Il continue à tousser, et depuis quatre ou cinq mois il expectore des crachats jaune verdâtre ; il a craché un peu de sang depuis deux mois. Sa respiration est courte, il a de l'anhélation lorsqu'il monte les escaliers. Enfin, depuis trois semaines il est pris de douleurs rhumatismales avec tuméfaction pâle des poignets, des deux genoux et des cous-de-pied. A son entrée à l'hôpital, l'état des jointures malades n'a pas changé. Au niveau du cœur, on trouve un léger frémissement de la paroi thoracique à chaque systole ; l'impulsion est d'ailleurs assez forte, et la pointe bat à deux travers de doigt au-dessous et un peu en dehors du mamelon. Le premier bruit est couvert par un souffle assez rude ayant son maximum vers la pointe du cœur, et cessant complétement à la base. Le second bruit est nettement claqué, surtout à la base. Le pouls est sensiblement faible et petit, plus fréquent qu'à l'état normal. Sous la clavicule gauche on constate une matité bien nette avec souffle caverneux et pectoriloquie. Sous la clavicule droite, l'inspiration est rude, l'expiration prolongée ; on y trouve quelques râles sous-crépitants, sans matité appréciable. En arrière, rien d'anormal aux bases ; au sommet gauche, la respiration est rude, difficile, soufflante, et s'accompagne, dans la fosse sus-épineuse, de quelques craquements ; pas de signes de caverne. L'appétit est assez bon, il n'existe pas de diarrhée ; le pouls est petit, régulier, 132.

Cet état persiste les jours suivants. Le 16, on constate la disparition des douleurs articulaires, mais il existe un bruit de *pot fêlé* bien manifeste sous la clavicule gauche, au niveau du second espace intercostal, en dehors. En ce point, le gargouillement se fait entendre. Tous les autres phénomènes indiqués déjà du côté de la poitrine persistent. Le malade se plaint d'un peu de moiteur de la peau pendant la nuit.

7 avril. — Depuis quelques jours V... est plus souffrant : il est pris d'accidents asphyxiques avec pâleur de la face, et il meurt en pleine connaissance le 7 avril dans la soirée.

Autopsie. — Les deux poumons sont reliés aux parois costales par des adhérences pleurales filamenteuses. Ils renferment, au sommet gauche, une caverne étendue environnée de cavernules ; dans le reste du poumon gauche et dans tout le poumon droit, on constate une congestion généralisée avec pneumonie catarrhale récente virant déjà à la pneumonie caséeuse ; Pl. 22, fig. 1.

de plus, il existe un semis de granulations grises, récentes, répandu d'une façon générale et très-confluent dans les deux poumons.

Le péricarde n'offre aucune particularité. Le volume du cœur est à peu près normal, toutefois légère dilatation du ventricule droit qui empiète sur le ventricule gauche, de telle sorte que la pointe du cœur, au lieu d'être constituée uniquement par la pointe du ventricule gauche, l'est par celle du ventricule droit; cette dernière dépasse en effet de près d'un centimètre celle du ventricule gauche. Le cœur droit contient des caillots cruoriques récents; ses parois sont plutôt amincies qu'épaissies; elles sont jaunâtres et mollasses. Les orifices tricuspide et artériel n'offrent aucune altération sensible, de même que les valvules qui leur correspondent; rien à noter dans l'artère pulmonaire. Le cœur gauche contient également un caillot cruorique récent. On remarque à l'orfice aortique de légères exsudations fibrineuses un peu anciennes, dans l'angle d'union des trois valvules. Il en existe également vers le milieu de deux valvules, à la face ventriculaire, sous la forme de végétations translucides et sessiles. L'aorte, au niveau du bord libre des valvules, présente quelques plaques athéromateuses; on n'en saisit pas trace dans le reste de ce vaisseau. D'ailleurs l'orifice aortique ne paraît pas sensiblement rétréci, et l'expérience du filet d'eau démontre d'un autre côté que les valvules ne sont pas insuffisantes, bien que l'une des sigmoïdes présente vers son bord libre trois petits pertuis à bords lisses. Vue par le ventricule, la valvule mitrale ne semble pas altérée; mais vue par l'oreillette, elle présente une zone festonnée saillante de végétations en choux-fleurs, ayant l'aspect de crêtes de coq et séparant nettement la face lisse ou auriculaire de la valvule de la face réticulée ou ventriculaire. C'est à un millimètre environ au-dessous de cette zone végétante que les cordages prennent naissance, au bord libre de la valvule mitrale. Quelques-unes de ces végétations ont le volume d'un pois, d'autres celui d'une lentille, la plupart enfin celui d'une grosse tête d'épingle. Le foie est un peu volumineux, de couleur noix muscade. Les reins sont pâles; la rate paraît normale, ainsi que les diverses portions du tube digestif. Rien dans le péritoine. L'encéphale n'a pas été examiné. (Duguet, *obs. inédite.*)

Un malade rhumatisant et phthisique tout à la fois présente à l'autopsie une endocardite caractérisée par l'épaississement de la valvule mitrale et l'existence, sur sa face supérieure, d'une sorte de guirlande frangée formée de végétations. Dans ce cas, que je dois à l'obligeance de M. le docteur Duguet, il y a lieu de rechercher si c'est au rhumatisme ou à la tuberculose que doit être rattachée cette altération. Le problème est facile à résoudre. Très-différente des lésions tuberculeuses de l'endocarde, cette altération a la plus grande ressemblance avec les endocardites de nature rhumatismale, comme l'attestent les faits suivants.

OBS. CXXXV. **Rhumatisme articulaire aigu; endocardite mitrale.** — M..., âgée de soixante-dix ans, femme de ménage, née dans le département de l'Eure, a eu, à l'âge de vingt ans, une première attaque de rhumatisme articulaire aigu, qui a duré pendant un mois. A vingt-quatre ans, elle a eu une seconde attaque, et plus récemment deux ou trois autres atteintes de la même affection. C'est une femme bien constituée, qui se dit essoufflée depuis 7 ans. Ses jambes ont été œdématiées à plusieurs reprises, et toujours l'œdème a disparu; mais depuis cinq ou six mois, il est persistant. Le 16 août 1864, cette malade est admise à l'Hôtel-Dieu et couchée au n° 18 de la salle Saint-Antoine (service de la Clinique). Elle a le faciès un peu jaunâtre, les pommettes injectées, les veines jugulaires gonflées. La main, appliquée à la pointe du cœur, éprouve la sensation d'un léger frémissement, et l'oreille y constate l'existence d'un souffle rude; la matité y est étendue; le pouls est petit, serré et inégal; les extrémités inférieures, violacées et froides, sont le siége d'un œdème qui gagne la partie inférieure de l'abdomen et du dos. Il existe une dyspnée considérable due en partie à un double épanchement pleural. Le foie déborde les fausses côtes et le ventre est météorisé. Insomnie et agitation assez communes durant la nuit. Malgré l'emploi de l'eau-de-vie allemande, des toniques, le vin et le café surtout, la situation grave de cette malade ne s'améliore pas. La dyspnée s'accroît de plus en plus, les extrémités se refroidissent encore davantage, et la mort a lieu le 30 août, après une agonie de plusieurs heures.

Autopsie. — Le cœur, volumineux et plein de sang, est peu déformé, bien qu'il présente plusieurs pelotons adipeux à sa base. Vu de l'oreillette, l'orifice mitral a une forme circulaire, il permet simplement l'introduction du doigt indicateur. Sur la face auriculaire de la valvule mitrale existe une bordure saillante formée de dentelures ayant un certain degré d'analogie avec les dents d'une scie fine. Les franges de cette valvule sont confondues, agrandies, épaissies et de teinte blanchâtre. Les tendons valvulaires sont hypertrophiés; les valvules sigmoïdes de l'aorte sont épaissies vers leur partie moyenne où existe une sorte de guirlande constituée par de petites végétations denticulées. L'aorte présente simplement quelques plaques athéromateuses au niveau de la crosse. La cavité ventriculaire gauche est à peine dilatée, et ses parois sont peu hypertrophiées; la substance musculaire est toutefois décolorée et friable. L'oreillette gauche est agrandie et tapissée par un endocarde opalin et plus épais; l'auricule, dilatée, renferme un coagulum fibrineux unique. La valvule tricuspide est opaque, un peu blanchâtre; la cavité du ventricule droit est large et ses parois sont indurées; l'oreillette et l'auricule de ce même côté sont dilatées; cette dernière contient plusieurs concrétions fibrineuses enchevêtrées dans ses colonnes charnues, arrondies et ramollies à leur centre. — Un liquide séreux est épanché dans chacune des plèvres, saines d'ailleurs. A cet épanchement plus abondant à droite correspond de l'atélectasie du poumon; à gauche, l'atélectasie est moins marquée, mais il existe dans le parenchyme pulmonaire un noyau d'apoplexie qui a le volume d'un œuf. La branche artérielle qui aboutit à ce noyau est obturée par un coagulum récent. Dans le reste de son étendue, l'artère pulmonaire est libre, et simplement épaissie sur quelques points. — La cavité du petit bassin renferme un liquide séro-sanguinolent. Le foie, d'un volume ordinaire, à sa surface un peu inégale, il est congestionné et induré; à sa partie moyenne existent une dépression transversale et un épaississement de la capsule, déterminés par la pression du corset. La rate, du volume d'un œuf de poule, déprimée à sa surface et adhérente au diaphragme, crie sous le scalpel qui la tranche. Ses branches artérielles sont épaissies, mais libres de tout bouchon; il en est de même des branches des artères mésentériques et de l'artère coronaire stomachique. La capsule fibreuse des reins est hypertrophiée et adhérente au parenchyme sous-jacent, qui est ferme et inégal à sa surface. Les pyramides de Malpighi sont hypérémiées. Les parois des artères rénales sont épaissies, quoique l'aorte abdominale soit peu altérée. La cavité utérine, siége de quelques polypes muqueux, est en même temps parsemée de taches ecchymotiques. — La membrane muqueuse de l'estomac est aussi le siége de productions polypeuses. Celles-ci, au nombre de deux, occupent le voisinage du cardia; elles présentent une saillie de 1 à 2 centimètres au-dessus de la muqueuse. Les glandules de cette muqueuse sont légèrement saillantes. La surface interne des intestins est parsemée de taches sanguines.

Une femme, qui depuis sa jeunesse avait souffert de plusieurs attaques de rhumatisme articulaire aigu, contracte une affection cardiaque qui l'emporte à l'âge de soixante et dix ans. Cette affection consiste dans une altération primitive de la valvule mitrale, qui est épaissie, hérissée de saillies analogues à des dents de scie, tandis que l'orifice correspondant se trouve rétréci. Ainsi, le plus souvent, le processus pathologique qui constitue l'endocardite rhumatismale, après avoir accompli ses diverses phases, laisse un rétrécissement avec ou sans insuffisance des orifices cardiaques. Alors, si ce rétrécissement n'est pas très-considérable, l'existence du malade est encore possible à la condition d'un grand repos. Autrement le cœur se fatigue et se congestionne, son tissu s'altère, ses cavités se dilatent, puis viennent l'asystolie et la mort. — Une femme âgée de quarante ans et exerçant une profession pénible est admise à l'Hôtel-Dieu le 14 septembre 1863; elle a une affection cardiaque nettement caractérisée (œdème, dyspnée, bruit de souffle cardiaque, etc.), survenue pendant le cours ou à la suite d'une attaque de rhumatisme articulaire aigu ; elle succombe peu après son admission. Son cœur est gros ; les cavités en sont dilatées et le tissu altéré. Les valvules et les orifices du côté droit sont intacts ; mais à gauche, l'orifice mitral permet simplement l'introduction de l'un des doigts. La valvule mitrale épaissie, opaque, indurée, présente sur son bord libre une collerette constituée par des productions papilliformes, saillantes et inégales. Les tendons valvulaires sont volumineux, fermes et rétractés. Les valvules aortiques offrent sur leur face ventriculaire, sous forme de guirlande, des saillies semblables à celles que l'on observe sur le bord de la valvule mitrale. L'orifice aortique est insuffisant. — Je possède d'autres faits où se rencontre cette même altération valvulaire à un degré plus ou moins avancé d'évolution. Ces faits m'autorisent à conclure que cette altération se rattache bien au rhumatisme ; mais ce n'est là qu'une des formes de l'endocardite rhumatismale, comme le montrent les observations que voici :

Obs. CXXXVI. **Rhumatisme articulaire aigu, endocardite mitrale et embolies rénales.** — B..., âgé de trente-deux ans, garçon limonadier, né dans le Jura, a été atteint, à l'âge de vingt-sept ans, d'un rhumatisme articulaire aigu qui a duré deux mois. Depuis lors il est resté un peu essoufflé. Néanmoins il était assez bien jusqu'il y a un an environ, où il commença à coucher dans un rez-de-chaussée très-humide. Dès cette époque son essoufflement s'accroît ; il est moins apte au travail, il pâlit, ses jambes enflent tout d'abord un peu le soir, et, cette enflure augmentant, le malade se décide à venir à l'Hôtel-Dieu, en novembre 1864 ; il est admis à la salle Sainte-Jeanne, n° 39 (service du professeur Grisolle). Il existe au premier temps, à la base du cœur augmenté de volume, un souffle rude qui se prolonge vers la pointe ; le deuxième bruit n'est pas soufflant, mais il est dédoublé. Le pouls est petit, inégal et intermittent ; de plus, il y a de la bronchite et de l'œdème pulmonaire. Le foie est volumineux, il déborde les fausses côtes ; les urines ne sont pas albumineuses. Quelques jours plus tard, ce malade éprouve une légère amélioration qui est l'effet du repos. Le 10 décembre, il accuse dans le flanc et la hanche du côté droit une douleur vive, subite, tellement forte qu'elle lui fait jeter des cris. Les urines, examinées le lendemain, donnent lieu à un léger précipité albumineux ; elles ne renferment pas trace de sang. Un vésicatoire volant est appliqué à la région du cœur. — Le 12, anxiété plus grande, un peu d'orthopnée, douleur persistante dans toute la hanche. Quelques jours plus tard, diminution et disparition de la douleur, amélioration. Le 27, insomnie, malaise général, teinte un peu jaune à la base du nez, étourdissements, dyspnée toujours considérable. (12 ventouses sèches à la base de la poitrine, eau-de-vie allemande). Le 28, pâleur, décoloration du visage, orthopnée, expectoration un peu sanguinolente. Même état les jours suivants. Agonie le 31 au soir, mort dans la journée du 1er janvier.

Autopsie. — Œdème très-prononcé des membres inférieurs et de la partie sous-ombilicale du tronc. Poumons libres d'adhérences, légèrement emphysémateux au niveau des bords antérieurs, pigmentés en plusieurs points, congestionnés et œdématiés aux deux bases. Cœur volumineux à droite et à gauche. Orifice mitral rétréci, pouvant à peine livrer passage à l'extrémité de l'index ; vu de l'oreillette, cet orifice a la forme d'une fente analogue à l'ouverture du museau de tanche. La valvule mitrale est blanchâtre, épaissie, allongée par la présence d'éléments nouveaux ; de plus, ses deux parties sont confondues et fusionnées entre elles et avec les cordages tendineux, de sorte que l'orifice mitral présente la forme d'un véritable entonnoir fibreux. Les cavités de l'oreillette et du ventricule gauches sont dilatées, tapissées par un endocarde opalin plus épais dans l'oreillette que dans le ventricule. Les parois de ce dernier sont amincies vers sa pointe, et là il existe des concrétions fibrineuses anciennes et de petites dimensions, enchevêtrées dans les colonnes charnues de deuxième ordre. A ce niveau, la paroi présente à la coupe des taches blanchâtres, constituées par un tissu fibreux, résistant, qui crie sous le scalpel, et dans le voisinage de ces taches, une vascularisation exagérée et des points jaunâtres. C'est là une myocardite partielle à des degrés divers d'évolution. Les valvules sigmoïdes de l'aorte sont saines. La cavité ventriculaire droite est agrandie, et ses parois sont fermes et indurées. La valvule tricuspide est intacte, mais l'orifice est large et insuffisant. L'oreillette est dilatée. — Le foie est congestionné, volumineux, il a une teinte noix muscade et présente tous les caractères de l'altération consécutive aux affections cardiaques. La rate est grosse, ferme, brunâtre à la coupe et comme infiltrée de sang. Les reins sont indurés : celui de droite est le siége d'un large infarctus conoïde, constitué par une infiltration sanguine, et cet infarctus a sa base saillante à la périphérie de l'organe ; sa limite avec le tissu sain est marquée par un petit sillon ; la branche artérielle qui lui correspond est obturée ; un infarctus analogue existe dans le rein opposé. La vessie est saine. L'artère iliaque externe est libre, il en est de même de l'iliaque interne droite ; malheureusement les branches de ce dernier vaisseau n'ayant pas été examinées avec un soin suffisant, il n'a pas été possible de savoir si la vive douleur de la hanche ressentie tout à coup par le malade tenait à une obstruction artérielle.

Un homme né dans un département où les maladies du cœur sont communes est pris, à l'âge de vingt-sept ans, d'une attaque de rhumatisme articulaire aigu ; cinq ans plus tard, il meurt des suites d'une affection cardiaque dont le début paraît remonter à son attaque rhumatismale. Cette affection a commencé par la valvule mitrale, qui, épaissie et allongée, s'est peu à peu fusionnée avec les cordages tendineux. Les jeunes éléments, cause de la tuméfaction, une fois, transformés en tissu fibreux, ont amené le retrait de l'orifice et produit un rétrécissement considérable. De là, il est résulté non-seulement la dilatation de l'oreillette gauche, mais encore celle des cavités du cœur droit, l'hypérémie des viscères abdominaux, l'œdème des membres inférieurs ; et cet enchaînement de phénomènes a eu la mort pour dernier terme.

Obs. CXXXVII. **Endocardite rhumatismale.** — V..., couturière, âgée de vingt-quatre ans, admise à l'hôpital de la Pitié, salle du Rosaire, n° 28, le 22 avril 1861, est une jeune fille à la chevelure blonde, à la peau fine et blanche, tachetée de jaune à la face. Sa mère est morte d'une affection cardiaque consécutive à une attaque de rhumatisme articulaire aigu. D'une force moyenne ou plutôt un peu faible, elle a déjà eu plusieurs atteintes rhumatismales, et, depuis quelques années, elle éprouve des palpitations, de l'essoufflement, de la dyspnée et l'ensemble symptomatique particulier aux affections cardiaques. Lors de son entrée à l'hôpital, on constate : cyanose des lèvres, de la face et des extrémités, œdème des membres inférieurs, ascite pour laquelle cinq ponctions ont déjà été pratiquées, épanchement pleural à droite, frémissement à la base du cœur, bruit de frottement rude et un peu musical, ayant son maximum d'intensité à la pointe, couvrant les deux bruits normaux. La pointe bat au-dessous et en dehors du mamelon. Pouls irrégulier, petit et fréquent. Malgré une ponction abdominale pratiquée le lendemain du jour de l'entrée, la respiration et la circulation s'embarrassent de plus en plus, et la mort a lieu le 28 avril.

Autopsie. — Dilatation avec hypertrophie de l'oreillette gauche ; rétrécissement mitral, produit par l'épaississement et la réunion des deux portions de la valvule ; ce rétrécissement donne lieu à un orifice circulaire qui permet à peine l'introduction de l'extrémité du doigt indicateur. Des taches hémorrhagiques multiples se rencontrent dans l'épaisseur et surtout au niveau de la face auriculaire de la valvule, qui est vascularisée. Les cordages tendineux commencent à s'atrophier, les valvules aortiques sont à peine altérées, le ventricule gauche est un peu hypertrophié. Le ventricule et l'oreillette droits sont dilatés, les valvules tricuspide et pulmonaires sont intactes. L'artère pulmonaire est large, mais non obturée par des caillots fibrineux. Le poumon droit, refoulé par l'épanchement, offre les caractères de l'état dit fœtal ; altération moins prononcée du poumon gauche que comprime un épanchement séreux beaucoup moindre. Le foie, volumineux, est le siége d'une congestion sanguine ancienne ; parsemé de petites taches brunes et jaunâtres, il a sa capsule épaissie et son parenchyme induré. La rate a une longueur de 15 centimètres, son parenchyme est ferme et brunâtre. Les reins et les organes génitaux sont peu modifiés. Le cerveau n'a rien de particulier.

Obs. CXXXVIII. **Endocardite rhumatismale.** — M..., âgée de quarante-six ans, domestique, admise à l'Hôtel-Dieu, salle Saint-Antoine, n° 29, le 25 février 1865, succombe le 11 mars suivant. C'est une femme bien constituée qui accuse deux attaques de rhumatisme articulaire aigu. Elle présente de l'œdème et les différents signes d'une affection cardiaque avancée. L'auscultation révèle l'existence d'un bruit présystolique prolongé avec maximum d'intensité à la pointe du cœur.

Autopsie. — Cœur large, en forme de gibecière, par suite de la dilatation secondaire du ventricule droit. Ce ventricule et l'oreillette correspondante sont notablement agrandis, et l'orifice tricuspide laisse facilement passer trois doigts de la main ; l'auricule ne contient que des caillots mous et récents. Les valvules semi-lunaires paraissent allongées. L'artère pulmonaire, partout libre, présente, à la surface interne, quelques plaques saillantes. La cavité de l'oreillette gauche est largement dilatée ; l'endocarde qui la tapisse, opaque et épaissi, est le siége de plaques jaunâtres d'environ un centimètre d'étendue et de quelques plaques calcifiées. L'orifice mitral permet au plus l'introduction de l'extrémité de l'index. Sa valvule, rigide, renferme plusieurs concrétions calcaires dans son épaisseur. Les cordages tendineux sont libres, blanchâtres et hypertrophiés. La cavité ventriculaire gauche n'est pas élargie, mais ses parois sont un peu hypertrophiées. Les valvules aortiques sont légèrement épaissies. L'aorte abdominale est le siége de plusieurs plaques athéromateuses. Le foie est induré, inégal à sa surface, pointillé de jaune et de brun. Sa capsule est opaline et épaissie. La rate est un peu grosse, ferme et violacée ; l'artère splénique est tortueuse et ossifiée. Les reins sont petits et irrégulièrement granulés (léger degré de néphrite interstitielle). Kystes séreux consécutifs à l'oblitération des trompes utérines. Estomac rétréci et pigmenté ; ostéo-sclérose crânienne ; dépôts athéromateux sur quelques-unes des artères cérébrales, sans altération appréciable de la substance encéphalique.

Obs. CXXXIX. **Endocardite rhumatismale.** — C..., passementière, âgée de quarante-sept ans, a eu plusieurs attaques de rhumatisme articulaire aigu, dont la dernière il y a quatre ans. Elle éprouve de l'essoufflement depuis plusieurs années ; ses jambes, depuis trois mois, n'ont cessé d'être œdématiées. Entrée le 10 janvier 1865 à l'Hôtel-Dieu, salle Saint-Antoine, n° 23, cette malade ne tarde pas à succomber avec tous les signes d'une affection cardiaque avancée ; elle a de plus les urines albumineuses.

Autopsie. — Anasarque générale ; érythème des jambes et taches de purpura sur les avant-bras. Cœur volumineux et surtout élargi ; rétrécissement mitral considérable ; la valvule, épaissie et allongée, forme avec les colonnes charnues une sorte d'entonnoir qui livre à peine passage au petit doigt. L'orifice aortique est à peu près intact ; le ventricule gauche est peu altéré, mais l'oreillette correspondante est dilatée et l'endocarde qui la tapisse est épaissi. L'artère pulmonaire, dont les principales branches sont élargies, présente au niveau de ses divisions de second ordre plusieurs concrétions fibrineuses. Le ventricule droit est secondairement dilaté, ses parois sont indurées et épaissies ; la valvule tricuspide est intacte, mais l'orifice correspondant est un peu large ; l'oreillette est dilatée et l'auricule renferme quelques caillots de formation assez récente. Les veines et les artères n'offrent aucune lésion particulière. Épanchement séro-sanguinolent dans la plèvre droite, atélectasie pulmonaire correspondante ; sérosité moins abondante dans la plèvre gauche ; affaissement du poumon en ce point et noyau d'apoplexie pulmonaire. Le foie est induré et petit, pointillé de brun et de jaune à la coupe ; sa capsule est épaissie. La rate est ferme et petite, de coloration brunâtre ; le pancréas et les reins sont également indurés. Ces derniers sont granulés à leur surface et un peu atrophiés. Corps fibreux utérins. Estomac large, dont la muqueuse est recouverte d'une couche gélatineuse et visqueuse. Même état de la muqueuse cæcale. Artères cérébrales saines, léger piqueté de la substance encéphalique.

Cette dernière observation est, comme les précédentes, remarquable par l'altération de la valvule mitrale qui est épaissie et allongée, tandis que l'orifice correspondant est rétréci. Rare ou exceptionnelle dans toute autre circonstance, cette forme d'altération est, pour ainsi dire, exclusive au rhumatisme.

Obs. CXL. **Endocardite rhumatismale, rétrécissement des deux orifices auriculo-ventriculaires.** — La nommée B..., âgée de vingt-trois ans, est admise à l'Hôtel-Dieu, salle Saint-Antoine, n° 3, le 30 juin 1864. Fille forte et bien constituée, elle est depuis quelque temps adonnée à la prostitution. Quoique jeune, elle accuse deux attaques de rhumatisme articulaire aigu, dont la dernière remonte à deux ans. Depuis cette époque, palpitations, dyspnée, oppression dans la marche; il y a deux mois, œdème qui, des extrémités des membres inférieurs, gagne peu à peu les parties plus élevées et le tissu cellulo-adipeux de l'abdomen. Outre cet œdème, la malade présente, à notre examen, des pommettes injectées, des jugulaires gonflées, mais sans reflux veineux appréciable. Du reste, voussure à la région précordiale, matité étendue, frémissement marqué à la pointe du cœur, souffle double plus rude à l'un des deux temps, avec maximum à la pointe. Bronchite généralisée, gonflement du foie, appétit médiocre. Absence de sang et d'albumine dans les urines. *Digitale.* Cette malade, sortie le 20 août, rentre bientôt, sur sa demande, dans le service de M. le docteur Gueneau de Mussy, où elle ne tarde pas à mourir d'une apoplexie des poumons qui vient s'ajouter à tous les désordres résultant déjà de son affection cardiaque.

Autopsie. — Cœur hypertrophié, cavités auriculaire gauche et ventriculaire droite dilatées. L'orifice tricuspide permet simplement l'introduction du pouce; les franges valvulaires, épaissies au niveau de leur bord libre, sont allongées et réunies entre elles; les tendons valvulaires sont atrophiés. L'endocarde à gauche est blanc laiteux; vu de l'oreillette, l'orifice mitral a une forme circulaire, il est rétréci au point de ne laisser pénétrer que l'extrémité du petit doigt. Les franges valvulaires, épaissies et allongées, sont adhérentes entre elles. Leur épaisseur considérable sur quelques points constitue comme de petites tumeurs. Les tendons, hypertrophiés, sont tellement courts et rétractés, que, en certains endroits, les colonnes charnues touchent pour ainsi dire à l'infundibulum valvulaire; celui-ci est d'un blanc mat, sur l'une de ses faces il existe un faible réseau vasculaire. Légèrement rétractées et peu épaissies, les valvules aortiques ont perdu leur transparence et se font remarquer par la présence, à leur surface ventriculaire, d'une guirlande festonnée qui, partant du tubercule de Morgagni, descend jusqu'à la partie moyenne de la valvule pour rejoindre le bord supérieur à son point d'insertion. Cette guirlande est constituée par des saillies dentelées. La paroi ventriculaire offre une teinte jaunâtre, elle est ferme, mais non hypertrophiée; les fibres musculaires sont légèrement granuleuses. L'aorte présente au niveau de la crosse quelques plaques jaunâtres. Dans les poumons, il existe plusieurs foyers d'apoplexie. Le foie, congestionné et dur, a l'aspect de la noix muscade. La rate est indurée, de teinte noirâtre. Les reins sont fermes, mais peu altérés.

Une jeune femme, après deux attaques de rhumatisme articulaire aigu, présente une affection cardiaque qui se complique d'une apoplexie pulmonaire et l'emporte. Localisée sur les valvules du cœur, cette affection, à part le rétrécissement tricuspide, est un véritable type d'endocardite rhumatismale. Elle nous offre la réunion des deux formes d'altération valvulaire dont les observations ci-dessus sont des exemples, et cette coexistence est évidemment la meilleure preuve que nous puissions donner en faveur de la nature rhumatismale de ces altérations. Du reste, les lésions valvulaires du rhumatisme n'ont pas seulement des caractères anatomiques particuliers, nous croyons pouvoir affirmer que le diagnostic clinique en est possible.

L'endocardite rhumatismale présente, en effet, une physionomie toute spéciale. La valvule mitrale est son siége de prédilection; viennent ensuite la portion de l'endocarde qui tapisse l'oreillette gauche, celle qui revêt le ventricule du même côté, puis les valvules sigmoïdes de l'aorte, et enfin très-rarement la valvule tricuspide. La multiplication des corpuscules conjonctifs, phénomène initial de cette altération, détermine tout d'abord le gonflement et l'épaississement de ces parties au sein desquelles ne tarde pas à apparaître des éléments cellulaires et une injection plus ou moins riche; c'est le premier stade du processus. Si, dans certains cas aigus, ces éléments s'altèrent, se ramollissent et donnent lieu à des foyers ou à des ulcères produisant la variété d'endocardite connue sous le nom d'*endocardite ulcéreuse*, il faut reconnaître que ces cas sont exceptionnels, et que le plus souvent le second stade de ce processus consiste dans la transformation fibreuse de la nouvelle formation. Le troisième stade est caractérisé par le retrait progressif du tissu de transformation qui est l'analogue des tissus de cicatrice, et conséquemment par la formation lente d'un rétrécissement. Aussi, est-ce l'époque des souffles rudes et continus, des hypérémies secondaires, de l'œdème passager des membres inférieurs. Mais avec le temps, les cavités cardiaques situées derrière l'obstacle circulatoire se dilatent et leurs parois s'hypertrophient. Par suite de l'altération de la mitrale, l'oreillette gauche se modifie dans sa capacité, la tension exagérée du sang dans l'artère pulmonaire détermine peu à peu la dilatation de ce vaisseau, celle du cœur droit et même de l'oreillette du même côté. Alors les veines jugulaires se vident mal, l'œdème prend un développement beaucoup plus considérable, il gagne bientôt le tronc, et l'on voit survenir tous les symptômes de l'asystolie et de la cachexie cardiaque, d'autant mieux que, pendant ce temps, la substance musculaire du cœur subit elle-même des altérations de structure qui affaiblissent son énergie, et que les viscères hémopoiétiques, tels que le foie et la rate, modifiés par la stase sanguine dont ils sont le siége, tendent à produire l'anémie.

Ces désordres sont propres aux deux formes d'endocardite en question, car la tendance de chacune d'elles est d'amener un rétrécissement progressif des orifices du cœur et une gêne de plus en plus grande dans la circulation. Aussi, malgré certaines différences anatomiques et cliniques, ces lésions nous paraissent-elles devoir être comprises sous la dénomination d'*endocardites scléreuses*.

Contrairement au rhumatisme, la goutte affecte peu l'endocarde; cependant j'ai vu une fois, l'infiltration uratique de cette membrane chez une femme goutteuse. Je ne connais pas d'observations décisives montrant que certaines endocardites puissent être réellement rattachées à l'albuminurie, à la scrofulose ou à la tuberculose. Néanmoins, la science est loin d'avoir rendu ses derniers arrêts sur ces différents points. Les observations qui suivent pourront mettre sur la voie de recherches ultérieures.

OBS. CXLI. **Endocardite mitrale avec dépôts uratiques dans un cas de maladie de Bright (néphrite interstitielle).** — La nommée L..., âgée de soixante et un ans, blanchisseuse, née à Paris, d'une force et d'une constitution moyennes, d'une bonne santé habituelle, a eu autrefois une attaque de choléra asiatique; sobre et laborieuse, elle exerce la profession de repasseuse jusqu'au moment de son entrée à l'Hôtel-Dieu, le 21 avril 1866. Ses forces sont affaiblies, ses jambes œdématiées, et lorsque, le 27 juillet, elle est transférée de la salle Sainte-Anne dans la salle Saint-Bernard, où nous l'examinons, elle fait remonter sa maladie à deux ans et prétend avoir été soumise à une mauvaise hygiène et avoir habité pendant six ans un rez-de-chaussée ou mieux un sous-sol privé d'air et de lumière. — 22 avril, décoloration générale des téguments; œdème prononcé aux membres inférieurs et à la partie inférieure de l'abdomen, à peine marqué au niveau du poignet droit; léger épanchement thoracique à gauche ; cœur notablement hypertrophié ; souffle doux à la base du cœur avec prolongation vers la pointe ; dyspnée habituelle, palpitations, toux sèche. Foie et rate d'un volume normal. Les urines, peu abondantes, donnent par l'acide nitrique et par la chaleur un précipité floconneux (flocons très-fins). A l'examen microscopique, absence de cylindres fibrineux. La vue n'est pas altérée, mais la malade se plaint par instants de céphalalgie et d'étourdissements, de nausées et d'inappétence. (Fer, digitale, scille.) Sous l'influence de la médication, du repos et du régime, l'œdème diminue, mais il ne tarde pas à reparaître ; le liquide thoracique est en partie résorbé, le souffle cardiaque n'est plus entendu que d'une façon intermittente. L'appétit reste faible ou nul, les digestions sont pénibles, il y a du météorisme et de temps à autre, principalement le matin, des vomissements muqueux. La faiblesse est extrême, surtout aux membres inférieurs. Les urines sont toujours peu abondantes et albumineuses. Même état durant les mois de mai, juin et juillet. Dans les premiers jours du mois d'août la céphalalgie prend plus d'intensité, les étourdissements sont insupportables ; il survient un état de somnolence et de torpeur qui permet à peine à la malade de reconnaître les personnes et de répondre à leurs questions. La nuit, elle a du délire, des vomissements répétés, et, sans la connaissance de l'altération profonde des reins, tout porterait à croire à une méningite aiguë, ce que semble encore confirmer une légère déviation de la bouche. Les vomissements pourtant diffèrent par leur nature de ceux de la méningite. Un lavement purgatif est prescrit chaque jour, et, au bout de trois jours, le délire et les vomissements ont presque entièrement cessé et la malade revient de la torpeur dans laquelle elle se trouvait plongée. Néanmoins elle dépérit et conserve une légère diarrhée. Dans les premiers jours de septembre, l'œdème se généralise, nouveau délire, dyspnée considérable, épanchement pleural à droite. La somnolence reparaît, vomissements plus rares, diarrhée plus abondante, urines involontaires. Le 19, affaissement général et coma ; mort le 24.

Autopsie. — Décoloration générale des téguments et anasarque ; liquide céphalo-rachidien abondant, opacité des méninges à la convexité, piqueté sanguin de la substance cérébrale en quelques endroits. Intégrité des artères cérébrales, à part quelques plaques saillantes et jaunâtres sur les plus gros troncs. Épanchement séreux et ancien dans la plèvre gauche. Poumon refoulé en haut et réduit au volume du poing ; à droite, épanchement séreux peu abondant, atélectasie du lobe inférieur du poumon, épaississement et opacité de la plèvre. Le cœur a conservé sa forme ordinaire, mais il est très-volumineux ; c'est un véritable cœur de bœuf ; hypertrophié à droite, il l'est plus encore à gauche ; il présente à la surface externe de l'oreillette droite quelques produits pseudo-membraneux, indices d'une péricardite récente. Les cavités auriculaires ont des dimensions normales, celle de gauche, toutefois, est un peu large ; les cavités ventriculaires sont agrandies ; la cavité gauche mesure 9 centimètres de la base des valvules aortiques à la pointe. La paroi ventriculaire de ce même côté a une épaisseur de 17 millimètres. Les colonnes charnues sont hypertrophiées, la surface interne du ventricule est lisse et brillante. L'endocarde est opalin, légèrement épaissi à droite et à gauche ; l'orifice mitral, rétréci, permet seulement l'introduction de l'un des doigts. La valvule correspondante, épaissie, présente sur sa face auriculaire des végétations, amassées par groupes de cinq à six et formant comme de petites houppes grisâtres, fermes, résistantes, donnant au doigt la sensation de quelque chose de rude. Sous le champ du microscope, le tissu de ces végétations est parsemé de grains grisâtres, et si l'on ajoute de l'acide acétique à la préparation, on ne tarde pas à voir apparaître sur ses bords des cristaux sous forme de prismes rhomboïdaux (fig. 21). Plusieurs de ces végétations, traitées par l'acide nitrique, chauffées jusqu'à ébullition et réduction du tiers, donnent un produit jaunâtre (alloxane), qui, par l'addition de quelques gouttes d'ammoniaque liquide et d'eau distillée, prend une coloration rouge (formation de murexide ou purpurate d'ammoniaque). Les valvules aortiques sont insuffisantes par le fait d'une déchirure existant au-dessous de leur bord libre et due sans doute à leur amincissement et à la tension relativement considérable du système artériel. Caillots mous, fibrineux, aplatis et de petites dimensions dans le cœur droit ; caillot mou peu fibrineux à gauche. Tout à fait à son origine, l'aorte est intacte, mais à 2 centimètres des valvules semi-lunaires commence, par un rebord saillant, festonné, une altération qui s'étend dans toute sa longueur et que caractérise la présence de petites éminences grisâtres ou jaunâtres, dont quelques-unes, celles qui se rapprochent le plus de l'orifice aortique, ont subi une transformation calcaire. Situées de préférence au niveau des branches collatérales, ces plaques rétrécissent le calibre de ces branches. La surface externe de l'aorte est, dans sa plus grande

Pl. 22, fig. 4.

étendue, le siége d'une injection des plus riches. Ce vaisseau est notablement élargi, et mesure 8 centimètres un peu au-dessus du cœur. Les artères iliaques et fémorales sont, comme l'aorte, parsemées de plaques saillantes dont quelques-unes sont ossifiées ; elles sont dilatées, et ont leurs parois rigides. L'une des artères coronaires est rétrécie à son origine; le tissu musculaire du cœur, quoique jaunâtre, a cependant conservé sa fermeté.

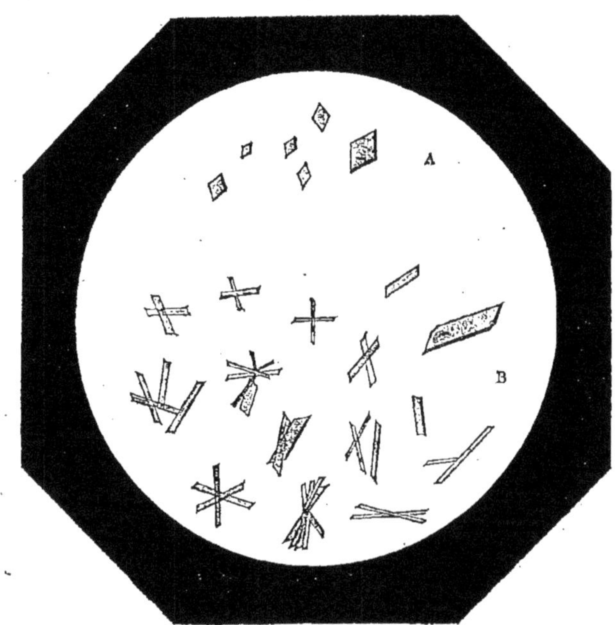

FIG. 21.

D'un diamètre à peu près normal, les artères rénales ont leurs parois épaissies. Elles sont rigides et leur altération se continue jusque dans la substance rénale, comme il est facile de s'en rendre compte sur une coupe du rein. Les reins, petits et atrophiés, n'ont que 8 centimètres de hauteur, leur surface est semée de granulations du volume d'un grain de millet, légèrement pigmentée et parcourue par de gros capillaires. Leur teinte, violacée au niveau des pyramides, est jaunâtre dans toute l'étendue des colonnes de Bertin et de la substance corticale. Cette dernière a de 2 à 4 millimètres seulement d'épaisseur au-dessus de la base des pyramides. Partout la trame de substance conjonctive est épaissie, mais principalement dans la couche corticale. Les tubuli, petits et atrophiés en différents endroits, renferment des cellules granuleuses, déformées, ou détruites. La rate n'offre rien de particulier. Le foie, dont les dimensions sont normales, est ferme, congestionné, sans doute par suite de la lésion cardiaque ; il est piqueté de rouge et présente, à un faible degré, l'altération consécutive aux maladies du cœur. Le pancréas est ferme, ratatiné et cependant un peu gras. L'estomac se fait remarquer par ses faibles dimensions, car il ne dépasse pas la largeur habituelle du côlon ; il a 11 centimètres de circonférence vers sa partie moyenne et 20 centimètres dans son plus grand diamètre, c'est-à-dire du pylore à la grosse tubérosité. Ses parois sont notablement épaissies et sa surface interne présente des replis très-prononcés, saillants comme les valvules conniventes de l'intestin grêle. Sa muqueuse est couverte d'un enduit visqueux, acide, gluant, difficile à détacher; elle est épaissie, d'une teinte brunâtre, ardoisée sur un grand nombre de points, blanche au contraire en d'autres endroits, ce qui lui donne un aspect marbré ; la tunique musculeuse est épaissie. Toute la surface interne de l'intestin grêle, comme celle du gros intestin, est couverte d'un enduit analogue à celui de l'estomac. Le calibre de ces deux intestins est rétréci. Leurs parois sont épaissies, leur surface interne est plissée, pâle ou rosée. Leur longueur est moindre que dans l'état normal.

L'utérus, peu volumineux, mesure 6 centimètres de hauteur, il renferme deux kystes adhérents à la muqueuse injectée (endométrite kystique). Le museau de tanche est le siége de petites vésicules acnéiformes contenant un liquide épais et gluant. La paroi postérieure de l'utérus contient un corps fibreux, du volume d'une noisette, faisant saillie du côté du péritoine. Les trompes sont repliées et adhérentes aux parties voisines ; celle de droite, allongée et distendue, renferme un liquide séreux (hydropisie). La vessie a de petites dimensions, ses parois sont épaissies, sa surface interne est injectée et piquetée dans le voisinage de l'orifice uréthral. Coloration verdâtre pigmentaire des muscles à leur surface.

Ce fait est remarquable à plusieurs titres, mais il importe surtout d'y rechercher la filiation et la subordination des lésions constatées à l'autopsie. Le système artériel a-t-il été primitivement ou secondairement affecté ? Dans le premier cas, il n'est pas douteux que la lésion des reins ne soit subordonnée à l'altération de ce système. Dans le second cas, l'affection rénale étant primitive, il reste à se demander si les lésions artérielles ne sont pas sous sa dépendance. La néphrite est, sans aucun doute, le point de départ des lésions de l'estomac et des intestins, car celles-ci présentent tous les caractères des lésions urémiques. Quant à l'état des valvules mitrales et au dépôt uratique de leur surface, deux hypothèses peuvent être faites. La première consiste à attribuer ce dépôt à l'influence d'un état diathésique général tel que la goutte, maladie qui, d'après les recherches de Garrod, produit un excès d'acide urique dans le sang. Mais comme, pendant sa vie, notre malade n'a jamais présenté aucune atteinte de cette maladie, il y a lieu de pencher plutôt vers la seconde hypothèse. Dans celle-ci le dépôt uratique, quoique lié à un excès d'acide urique dans le sang, n'est plus sous la dépendance d'une maladie générale, mais subordonné à un défaut d'excrétion rénale ; il reconnaît l'altération des reins pour cause originelle. Cette dernière hypothèse serait appuyée à la fois par les recherches de Garrod, qui ont établi qu'en général l'acide urique existe dans le sang des individus atteints de la forme chronique de la maladie de Bright, et par les expériences de Zalesky, montrant que la ligature des uretères, en s'opposant à l'excrétion urinaire, amène, chez les oiseaux en particulier, des dépôts uratiques dans plusieurs viscères, et notamment à la surface ou dans l'épaisseur des valvules cardiaques. Rien d'impossible conséquemment à ce que pareil phénomène se soit produit chez notre malade, et ce qui conduit à faire croire que les choses ont pu se passer ainsi, c'est une certaine analogie entre les symptômes observés chez les animaux auxquels on a lié les uretères, et ceux qui sont rapportés dans notre fait. Le défaut d'élimination de l'acide urique dans les maladies des reins est donc un point qui mérite de fixer l'attention. En effet, il y aurait peut-être lieu d'admettre une endocardite consécutive aux lésions rénales, dont le mode de formation ne différerait pas essentiellement de celui de cette endocardite que, dans leurs expériences, Richardson, Mosler et autres auteurs, prétendent être arrivés à produire chez le chien, en lui injectant de l'acide lactique dans le péritoine. Par conséquent, malgré la rareté de l'endocardite dans la goutte et la maladie de Bright, où le sang est généralement chargé d'acide urique, nous devons reconnaître qu'il y a des recherches intéressantes à faire sur le sujet en question, et tout en regrettant qu'une analyse du sang n'ait pas eu lieu dans notre cas, nous désirons vivement qu'il puisse être le point de départ d'observations plus approfondies.

OBS. CXLII. **Endocardite et péricardite tuberculeuses, orchite de même nature.** — D..., âgé de cinquante-cinq ans, marchand des quatre-saisons, admis à l'Hôtel-Dieu, salle Sainte-Agnès, n° 7, le 3 avril 1866, est un homme épuisé. Facies altéré, teint plombé, yeux excavés, regard fixe et morne, grande prostration, amaigrissement excessif, sans œdème, tels sont ses principaux traits extérieurs. Ce malade faisait quelquefois des excès d'eau-de-vie, il ne paraît pas avoir d'antécédents tuberculeux dans sa famille, et il prétend tousser depuis trente ans, sans que pour cela il ait jamais été obligé d'interrompre son travail. Il y a six semaines seulement qu'il a cessé de travailler, et depuis cette époque il a une diarrhée intense qui lui enlève toutes ses forces. Aujourd'hui cette diarrhée persiste, l'appétit est nul, la langue blanche. Le thorax est aplati et rétréci, matité et faiblesse de la respiration aux deux sommets; expectoration peu abondante. Pouls petit, dépressible, irrégulier, léger souffle cardiaque. Intelligence saine; fonctions génitales depuis longtemps impossibles; les testicules sont volumineux, indurés, et cette induration se continue tout le long des deux cordons jusqu'à la prostate qui est elle-même affectée. Le 8 août, le malade est frappé par l'épidémie cholérique qui régnait dans les salles, il meurt le lendemain.

Pl. 22, fig. 7 et 7'. *Autopsie.* Adhérences anciennes et générales des deux poumons au thorax, absence d'épanchement. Infiltration tuberculeuse aux deux sommets et quelques petites excavations à droite; un grand nombre de tubercules sont noirs, arrêtés dans leur évolution. Des granulations tuberculeuses, pour la plupart pigmentées, se trouvent disséminées dans les lobes inférieurs.

Adhérence intime du péricarde au cœur par des fausses membranes persistantes et vasculaires, semées de quelques points ecchymotiques et de masses jaunes tuberculeuses. Sous ces fausses membranes, une couche graisseuse épaisse recouvre le tissu musculaire cardiaque qui est jaune, facile à déchirer (dégénérescence graisseuse). Le cœur offre un volume normal, ses parois ne sont pas hypertrophiées et ses cavités ne paraissent pas dilatées. Ses orifices ont conservé leurs dimensions normales; l'orifice aortique seul est un peu insuffisant. Les valvules en sont légèrement rétractées et opalines. Le tubercule d'Aranzi est épais; une sorte de collerette jaunâtre occupe les orifices des artères coronaires qu'elle rétrécit. La valvule tricuspide présente des dépôts jaunâtres dont le volume varie depuis celui d'un grain de millet jusqu'à celui d'une lentille. Ces dépôts sont agglomérés au nombre de quatre à six sur chacun des prolongements de cette valvule, dont ils occupent la face auriculaire. Les plus saillants ont une certaine analogie avec des végétations fibrineuses; mais il est facile de s'assurer, par une coupe perpendiculaire, qu'ils ont leur point de départ sous la séreuse valvulaire. Ces dépôts incisés présentent à leur centre un petit foyer formé par une substance liquide blanchâtre, et composé de nombreuses granulations moléculaires et graisseuses, de cellules et de noyaux arrondis, et granuleux. Sur un des points de la même valvule existent des dépôts moins volumineux avec injection manifeste à leur pourtour; ils sont constitués par de petites cellules arrondies analogues aux éléments des granulations tuberculeuses. La valvule mitrale, injectée, présente quelques granulations blanchâtres miliaires groupées au niveau de l'un des prolongements de sa face auriculaire. Plus loin, se rencontre une masse arrondie du volume d'un noyau de cerise, constituée par une substance centrale caséeuse, recouverte de couches concentriques de fibrine. Le foie adhère au diaphragme, il est gras et un peu hypérémié. La rate est normale. Les reins, petits et pâles, sont le siége de quelques kystes superficiellement situés. A la partie inférieure du rein droit se rencontre un infarctus avec oblitération de l'artère correspondante. Les bassinets, deux calices et les sommets des pyramides qui y déversent leur contenu sont envahis par des tubercules. Le rein gauche est peu lésé. Dans la cavité du péritoine, il existe de nombreuses taches noires disséminées avec granulation tuberculeuse centrale pour un certain nombre d'entre elles, et quelques fausses membranes faisant adhérer les anses intestinales. Dans le cæcum, ulcérations tuberculeuses noirâtres et peu nombreuses. Tubercules miliaires disséminés et pigmentation dans la dernière portion de l'intestin grêle; glandes mésentériques volumineuses et pigmentées. Les deux épididymes sont volumineux et constitués par une masse blanchâtre analogue à du mastic. Des granulations miliaires sont disséminées dans le corps des deux testicules, qui sont de petit volume; les canaux spermatiques sont en voie d'altération graisseuse. Les cordons sont durs et obstrués par une masse caséeuse qui a son point de départ dans l'altération tuberculeuse de la muqueuse. Les vésicules séminales sont également altérées, et dans la prostate se rencontrent plusieurs dépôts tuberculeux.

Un homme atteint de phthisie succombe à une atteinte de choléra. Non-seulement les poumons, le péritoine, les intestins, les organes génito-urinaires sont affectés de tubercules, mais les valvules du cœur le sont aussi. Sur la face auriculaire des valvules tricuspide et mitrale on aperçoit, en effet, de petites saillies blanchâtres, ramollies à leur centre et semblables aux granulations de la tuberculose. C'est là un fait rare, mais suffisant néanmoins pour conduire à admettre l'existence d'une endocardite tuberculeuse dont, à ma connaissance, il existe au moins un cas (1).

Obs. CXLIII. **Endocardite et scrofulose viscérale. Arthrites scrofuleuses.** — M..., âgée de trente-huit ans, admise à l'Hôtel-Dieu le 20 septembre 1864, succombe le lendemain. L'état semi-comateux dans lequel se trouve cette malade au moment de son entrée ne permet pas d'obtenir des renseignements précis sur sa maladie. Toutefois, comme ses urines sont trouvées albumineuses, le diagnostic porté : est accidents urémiques. La trace d'un ancien lupus, une affection des deux genoux, donnent lieu de croire qu'il s'agit d'une femme scrofuleuse.

Autopsie. Destruction ancienne des cartilages du nez; membrane de Schneider épaissie, boursouflée, molle, ulcérée sur plusieurs points. Masse arrondie, caséiforme, tuberculeuse à la surface du sinus droit; altérations analogues des muqueuses du pharynx et du voile du palais, cicatrices multiples aux sommets des poumons, et masses caséiformes au voisinage de ces cicatrices. Cœur un peu gros; cavités ventriculaires légèrement dilatées; tissu musculaire peu coloré. La valvule mitrale est injectée et présente des dépôts jaunâtres, irréguliers, granulés et crayeux. Dépôts analogues sur deux des valvules sigmoïdes de l'aorte au niveau des tubercules d'Aranzi. Légère effervescence de ces dépôts par l'acide acétique. Foie volumineux, pointillé de jaune et de gris, en état de dégénérescence amyloïde et graisseuse. Rate très-volumineuse (18 centimètres de longueur), lisse, brillante, grisâtre, également atteinte de dégénérescence amyloïde. Reins un peu aplatis, teintés en jaune cire, injectés et légèrement granulés à leur surface. Substance corticale lisse, brillante, un peu grisâtre. Vessie et uretère sains. Glandes mésentériques très-peu augmentées de volume; glandes inguinales arrondies plutôt qu'allongées, indurées dans leur partie centrale, avec dépôts jaunâtres, ramollis et ulcérés à leur périphérie. Articulation du genou droit volumineuse et remplie d'un liquide trouble, mélangé de flocons pseudo-membraneux. La bourse séreuse correspondante, dilatée, est altérée en même temps que la synoviale. Celle-ci est le siége de fongosités nombreuses qui lui donnent une apparence frangée toute particulière. Ces fongosités, qui ont la forme de languettes vasculaires avec pelotons graisseux dans leur épaisseur, ne sont pas seulement développées sur la synoviale, on les retrouve encore à la surface interne et au bord antérieur des condyles où elles paraissent comme implantées sur l'os. En partie recouverts de fongosités, les condyles présentent des excavations d'un demi-centimètre de profondeur, comme produites par un emporte-pièce. En quelques points, épaississement des cartilages et dépressions cicatricielles; épaississement et état velvétique du cartilage d'incrustation de la rotule envahie elle-même par les fongosités. Lésions analogues dans l'articulation tibio-péronière inférieure gauche. Le tibia du même côté, incisé dans toute sa longueur, a un canal médullaire très-large, où se voient des espaces alvéolaires étendus, remplis de graisse, et de nombreux vaisseaux gorgés de sang; la peau qui le recouvre lui est adhérent et présente plusieurs cicatrices. Pl. 22, fig. 6.

Une femme qui avait un lupus du nez meurt d'accidents urémiques liés à une dégénérescence amyloïde des reins. Elle est, de plus, affectée d'arthrite

(1) E. Wagner, *Tuberkel des Endocardium* (*Archiv der Heilkunde*, p. 574, 1861).

scrofuleuse et présente, sur les valvules du cœur gauche, de petites nodosités jaunâtres, granuleuses, qui, placées sous le champ du microscope et traitées par l'acide acétique, produisent une légère effervescence due à la présence du carbonate de chaux. Aucune autre cause que la maladie générale ne vient ici rendre compte de ces altérations, et conséquemment il y a lieu, ce semble, à admettre l'existence d'une endocardite tuberculeuse ou scrofuleuse. La lésion de l'endocarde est en effet, caractérisée par des dépôts miliaires, d'apparence caséeuse, infiltrés de sels de chaux et analogues aux granulations crétacées des poumons.

A côté des endocardites dont il vient d'être question, il en est qui, généralement connues sous le nom d'*endocardites végétantes*, sont encore, eu égard au volume et à la forme du néoplasme, appelées endocardites *verruqueuses* ou *villeuses*. Ces lésions, qui n'ont rien à faire avec le rhumatisme, paraissent se rattacher à des maladies diverses. Elles ont pour siége particulier les valvules sigmoïdes de l'aorte, quelquefois la valvule mitrale; mais, en général, elles affectent la couche la plus superficielle de la face de ces valvules qui correspond au courant sanguin. Elles sont quelquefois si peu prononcées qu'il semble qu'on n'ait affaire qu'à une simple hypertrophie des saillies papilliformes rencontrées par Luschka à la surface des valvules cardiaques, et elles se différencient ainsi très-nettement des endocardites scléreuses, qui ont leur siége plus spécial dans les couches profondes de l'endocarde.

OBS. CXLIV. **Endocardite villeuse. Cirrhose aiguë du foie chez un buveur d'eau-de-vie.** — M..., cinquante-sept ans, porteur aux halles, admis à l'Hôtel-Dieu le 29 septembre, est un homme petit, mais robuste. Il exerce une profession pénible et il avoue que depuis longtemps il boit beaucoup de vin et aussi chaque jour plusieurs verres d'eau-de-vie. Il y a au plus trois semaines qu'il s'est aperçu que son ventre augmentait de volume, et depuis ce moment aussi il a commencé à perdre ses forces et son embonpoint. Lors de son entrée à l'hôpital, amaigrissement marqué, injection des capillaires de la face, coloration jaunâtre de la peau, hésitation dans la parole, tremblement des lèvres et des membres supérieurs, crampes et fourmillements la nuit dans les membres inférieurs, faiblesse générale, insomnie légère sans hallucinations. Appétit presque nul, pituites chaque matin, diarrhée depuis quelques jours. L'abdomen, météorisé, est le siége d'un épanchement qui remplit la cavité du bassin. Le foie se sent au-dessous du rebord costal; les veines sous-cutanées sont légèrement dilatées dans la région sus-ombilicale; poumons sains; absence de bruits appréciables à la région du cœur. Au bout de quelques jours, l'ascite prend un accroissement rapide, et bientôt la cavité abdominale est tout entière remplie de sérosité; il survient de la fièvre, la langue se sèche, l'haleine est fétide, les forces diminuent de plus en plus, et le malade succombe dans un état d'épuisement considérable.

Pl. 22, fig. 5 AB, 5' et 5''. *Autopsie.* — La cavité abdominale renferme plusieurs litres d'une sérosité claire et transparente; le foie, plutôt augmenté que diminué de volume, a sa surface parsemée de grains à peu près égaux, jaunâtres et du volume d'un petit pois; il est induré, ferme, élastique, et ne se laisse pas pénétrer par le doigt qui le presse. Sa surface à la coupe est semée de grains jaunâtres disséminés sur un fond grisâtre. Ce fond est constitué par l'épaississement de la trame et la présence dans cette trame, à la circonférence des lobules, de jeunes cellules ou cellules conjonctives embryonnaires. La rate est volumineuse et son parenchyme est infiltré de sang sur quelques points, sur d'autres se voient des infarctus jaunâtres. Les reins sont le siége d'altérations du même genre, mais moins étendues. Les poumons sont à peine congestionnés à leur base. Le cœur est un peu chargé de graisse et augmenté de volume; les valvules aortiques, épaissies et légèrement insuffisantes, offrent, à leur partie moyenne et sur leur face ventriculaire, des végétations papilliformes allongées et groupées sous forme de bouquets, comme l'indique la figure 5'. Chacune de ces végétations est recouverte d'un endothélium à cellules allongées, fusiformes (fig. 5''). Opacité des méninges molles à la convexité du cerveau; intégrité de cet organe, du moins à l'œil nu.

Un malade atteint d'alcoolisme présente, avec une cirrhose du foie, une altération des valvules aortiques, caractérisée par l'épaississement de la partie moyenne de ces valvules et l'existence, à leur surface, de plusieurs petites saillies allongées et de forme papillaire. Ce fait, isolé, aurait sans doute peu fixé notre attention; mais la répétition assez commune de lésions semblables dans les mêmes conditions morbides, c'est-à-dire chez les individus adonnés aux liqueurs fortes, nous a porté à penser que ces lésions pourraient bien être provoquées par la présence de l'alcool dans le sang. Nous reconnaissons, toutefois, que d'autres influences, à la vérité mal déterminées, sont susceptibles d'engendrer des lésions analogues, sinon identiques. Elles sont, en effet, commune chez le vieillard, ou, comme dans le fait ci-dessous, il est difficile d'en préciser la cause.

OBS. CXLV. **Endocardite verruqueuse et embolie sylvienne avec ramollissement du cerveau. Carcinome du foie et des plèvres.** — L..., âgée de cinquante-trois ans, lingère, est entrée le 14 novembre 1863 à l'Hôtel-Dieu (salle Saint-Antoine, n° 2), service de M. Parrot. Femme forte et bien constituée, elle est dans l'impossibilité absolue de nous donner le moindre renseignement. Les personnes qui accompagnent cette malade racontent qu'elle fut prise, il y a quinze jours, d'un point de côté, et qu'elle se trouvait mieux, lorsque, dans la nuit du 8 au 9, elle eut une attaque d'apoplexie. Le matin, on la trouva sans connaissance et paralysée de tout le côté gauche. Cet état avait à peine changé lorsqu'elle fut amenée à l'hôpital. L'interne de garde prescrivit une application de sangsues à la nuque, à la suite de laquelle la connaissance, au dire de la religieuse, parut revenir. Le 15 au matin, cette malade, étendue sur le dos, la tête inclinée à gauche, est dans un état de torpeur et de somnolence; néanmoins, lorsqu'elle est un peu stimulée, elle finit par répondre oui et non aux questions qu'on lui adresse. Les pupilles sont normales et immobiles, le regard est fixe et la rétine n'est plus impressionnable à gauche. Il existe de ce même côté une paralysie flasque de la face et des membres. Le pouls est fréquent (105 pulsations) et la peau chaude. 20 sangsues et lavement purgatif. Dans l'après-midi, la malade est prise de somnolence et de coma; la mort a lieu vers minuit.

Autopsie. — Couche cellulo-adipeuse sous-cutanée très-épaisse; surcharge adipeuse des épiploons, des mésentères, du péricarde et du cœur. Intégrité du cœur droit, à part un léger épaississement de la valvule tricuspide à son bord libre. Pareil épaississement existe pour la valvule mitrale. Opacité de l'endocarde dans l'infundibulum aortique. Des végétations nombreuses sont groupées à la partie moyenne des valvules sigmoïdes de l'aorte; elles sont constituées par un tissu conjonctif et embryonnaire. Plus récentes et moins nombreuses sur l'une des valvules, ces végétations forment un bouquet complet sur la seconde, tandis qu'elles constituent à la surface de la troisième une sorte de demi-cercle au centre duquel il est facile de reconnaître qu'il a été enlevé quelque chose. Or, ce quelque chose est une végétation analogue à celle qui existe encore sur la valvule voisine, et composée comme elle par une agglomération de papilles que l'on retrouve dans l'artère sylvienne droite (voy. plus loin *Appareil de l'innervation*). Près de son origine, cette artère est solide, blanchâtre, et les branches qui en partent sont dures et noirâtres; elle renferme un bouchon d'une étendue d'environ 1 centimètre, jaune, ferme, composé de productions papilliformes identiques avec celles des valvules. Ce bouchon est recouvert d'une couche de fibrine récente; il se prolonge dans les vaisseaux voisins par de petits caillots secondairement formés. Les autres artères cérébrales sont intactes; les deux artères communicantes sont très-larges. La partie périphérique de l'hémisphère correspondant à l'artère sylvienne oblitérée et une portion du lobe sphénoïdal et de la partie pos-

Pl. 21, fig. 3 et 3'.

térieure du lobe antérieur sont affectées de ramollissement. Une injection manifeste avec pointillé rougeâtre, sorte d'apoplexie capillaire, existe au pourtour de ces parties. Une section horizontale passant par la face supérieure du corps strié permet de constater que le ramollissement occupe une portion du centre ovale, la partie externe du corps strié et de la couche optique. L'hémisphère du côté opposé est simplement injecté. Légère altération graisseuse du tissu musculaire du cœur; quelques plaques athéromateuses à l'origine et dans la continuité de l'aorte. Les poumons se font remarquer par la présence à leur surface, et principalement dans le tissu pleural, de petites masses carcinomateuses, blanchâtres, lenticulaires, déprimées à leur centre, et de taches rougeâtres qui paraissent n'être qu'un premier degré de cette même altération. Ces organes sont œdématiés à leur base. Les parois de l'artère pulmonaire sont parsemées de plaques athéromateuses, et ce vaisseau renferme dans ses principales branches plusieurs coagulums très-adhérents. Le foie est volumineux, régulièrement conformé, piqueté de rouge à sa surface et semé de masses cancéreuses marronnées, au nombre de 5 à 6 sur chaque lobe. La vésicule est adhérente au côlon, ses parois sont envahies par le cancer, mais non perforée; elles renferment trois calculs. Plusieurs ganglions lymphatiques en rapport de circulation avec le foie sont atteints par le carcinome. L'estomac et le tube intestinal sont intacts. Les reins, d'un volume normal, sont le siége de petits infarctus cunéiformes, à base périphérique jaunâtre ou simplement rougeâtre et ecchymotique. La vessie est saine. L'utérus et les trompes adhèrent aux organes voisins (pelvi-péritonite ancienne).

Une personne est tout à coup frappée d'apoplexie avec hémiplégie gauche; elle meurt quelques jours plus tard et l'on reconnaît que ces désordres sont l'effet de l'obstruction de l'artère sylvienne droite par une végétation papilliforme, détachée de la face ventriculaire de l'une des valvules aortiques, car une végétation semblable se retrouve encore sur la valvule voisine. C'est là un fait intéressant, et qui, à lui seul, suffirait pour prouver la réalité de la doctrine de l'embolie.

Ce phénomène est du reste commun dans cette forme d'endocardite, et ce fait demande à être d'autant mieux connu, que souvent, en pareil cas, la végétation emportée ne laisse pas de trace bien appréciable sur les valvules, comme on le voit dans une observation rapportée plus haut dont voici, à cet effet un court résumé:

Endocardite verruqueuse; embolie fémorale. — Il s'agit d'un malade tuberculeux chez lequel se produisit tout à coup une obstruction de l'artère fémorale gauche (voy. l'observation CXXVII, page 194). La figure 3 de la planche 22 représente une portion de la valvule mitrale de ce malade dont la face auriculaire est le siége d'une végétation verruqueuse allongée, un peu inégale, assez analogue à un cône de pin. A droite et au bas de cette végétation papilliforme, constituée par des éléments conjonctifs, on aperçoit une surface grenue qui est vraisemblablement le point d'attache d'une végétation de même nature se retrouvant dans l'artère fémorale (fig. 3') qu'elle obture et où elle se trouve enveloppée de fibrine. Plus bas existent des végétations miliaires.

Cette observation intéressante montre que les valvules aortiques ne sont pas le siége exclusif de l'altération qui nous occupe. Dans certaines circonstances, la valvule mitrale est également affectée; souvent même les végétations qui s'y développent prennent un accroissement plus considérable que celles des valvules aortiques, à tel point qu'elles peuvent, ainsi que je l'ai vu dans deux cas, se ramollir à leur centre et donner lieu à la formation d'un foyer qui, en se vidant, produit les accidents de l'endocardite ulcéreuse. Il s'agissait, dans ces cas, de deux femmes accouchées depuis quelques mois, et l'état puerpéral n'avait sans doute pas été étranger au développement de la lésion cardiaque qui les a emportées.

Ainsi rapprochés, ces faits suffisent pour faire admettre l'existence d'une forme d'endocardite justement désignée sous le nom d'endocardite verruqueuse. Cette lésion a pour caractères non pas l'épaississement général des valvules cardiaques, mais l'hyperplasie d'une portion de ces valvules et particulièrement des saillies villeuses décrites par Luschka; aussi, contrairement à l'endocardite scléreuse, est-elle rarement la cause d'un obstacle sérieux à la circulation du cœur. Mais, les végétations plus ou moins abondantes, agglomérées ou isolées qui la caractérisent sont souvent pédiculées et faciles à entraîner par le courant sanguin, ce qui est une source fréquente d'embolie artérielle. Différentes par leur groupement des rares productions papilliformes de l'endocardite rhumatismale ; ces végétations reconnaissent toute autre cause que le rhumatisme. L'alcoolisme, l'état puerpéral et peut-être aussi l'impaludisme, sont les conditions morbides dans lesquelles elles s'observent le plus ordinairement.

Après avoir parlé des endocardites scléreuses et verruqueuses, il nous reste à faire connaître une autre forme d'affection des valvules cardiaques, l'endocardite ulcéreuse. Sous le nom d'*endocardite ulcéreuse*, on désigne des lésions d'origine et de forme diverses, mais que rapprochent un même mode de terminaison, savoir le ramollissement et l'ulcération du tissu altéré de l'endocarde. Ces phénomènes, que la plupart des auteurs se complaisent à rattacher simplement à l'acuité du processus inflammatoire, auraient, selon nous, leur raison d'être dans la nature de la cause morbifique et dans les conditions générales des individus affectés, dont les éléments morphologiques de nouvelle formation sont peu disposés à vivre et tendent fatalement à se nécroser.

OBS. CXLVI. **Endocardite ulcéreuse. Embolies multiples. Infection du sang.** — C..., journalière, âgée de vingt-deux ans, est une personne grande et bien constituée, qui a joui autrefois d'une bonne santé. Depuis deux ans, elle habite Paris, où elle a eu un enfant; on ne peut savoir si elle a été atteinte de rhumatisme, mais elle est souffrante depuis un an. Cette jeune fille, depuis plusieurs jours, éprouvait de l'anxiété et de la douleur à la région épigastrique, lorsque le 4 mai elle prit un purgatif pour se débarrasser d'un mal de cœur. Dans l'après-midi, elle fut atteinte d'un frisson intense qui dura deux heures et fut suivi de sueurs. Le lendemain, elle reprit son travail et fut obligée de le quitter à cause d'un frisson très-violent, qui, cette fois, s'accompagna de vomissements. Cette malade resta chez elle jusqu'au 9 mai, où elle fut amenée à l'hôpital. Alors, vomissements verdâtres, diarrhée abondante; membres froids, traits altérés, voix faible, crampes dans les mollets, forces épuisées, le pouls fréquent; urines non albumineuses. Ces phénomènes ne changent pas, le 10 et le 11 ; toutefois la diarrhée disparaît; mais les vomissements, moins fréquents, persistèrent, deux jours exceptés, jusqu'à la mort. Le 12 mai, la face et les yeux sont injectés, la fièvre est plus intense ; dans l'un des côtés de la poitrine s'entend un léger bruit de souffle à l'inspiration. Le 13 et le 14, l'état de la malade ne varie pas. Le 15, apparaît un nouveau phénomène, c'est un ictère qui occupe bientôt le corps tout entier, la peau est jaune foncé; en même temps survient un état de stupeur et d'adynamie. La mort a lieu le 17 mai.

Autopsie. La surface cutanée offre une teinte jaune foncé; les membres inférieurs ne sont pas œdématiés. Cerveau un peu mou. Adhérences anciennes des poumons à la paroi thoracique. Congestion de ces organes qui sont, sur quelques points, carnifiés, et sur d'autres, infiltrés de petites ecchymoses. Artère pulmonaire libre et intacte. Foie volumineux, un peu

Pl. 22, fig. 2 et 2', AB.

mou, d'un jaune sale; cellules hépatiques petites et atrophiées ou fortement chargées de granulations moléculaires et graisseuses. Vers le centre de l'organe, petite tumeur lipomateuse; plusieurs branches de l'artère hépatique sont incomplétement obstruées, au niveau des éperons, par des concrétions d'une nature particulière. La rate, volumineuse, diffluente, est une véritable bouillie noirâtre, à l'exception de sa partie supérieure, où existe un infarctus jaunâtre assez ferme. La branche artérielle correspondant à cet infarctus est obturée par un caillot ferme, jaunâtre et bifurqué. — Reins volumineux, d'une consistance un peu molle, parsemés de taches brunâtres, ecchymotiques, et de petites dépressions qui occupent plus particulièrement le bord convexe et la face antérieure. Une incision faite au niveau d'un de ces points déprimés montre le parenchyme coloré en jaune dans une étendue de quelques millimètres et circonscrit par un liséré violacé ; c'est encore là un infarctus auquel correspond une artériole obturée par un bouchon jaunâtre. Quelques-uns des gros capillaires de ces organes sont remplis d'une poussière finement granuleuse. Les épithéliums d'un grand nombre de canalicules urinifères contiennent des granulations moléculaires et graisseuses. La surface interne de l'estomac et une partie de celle du gros intestin sont parsemées de taches ecchymotiques. A la surface du péritoine, on aperçoit quelques taches brunâtres, et dans la cavité de cette séreuse se rencontre une faible quantité de liquide transparent. La vessie est saine. — La cavité du péricarde renferme une petite quantité de sérosité jaunâtre. Le cœur est recouvert d'une couche de graisse à sa base, et à ce même niveau existent plusieurs taches ecchymotiques situées sous le feuillet péricardique. Le cœur gauche est peu volumineux; son tissu est mou et décoloré. Dans le cœur droit se rencontrent des caillots fibrineux, mous, jaunâtres, dans la composition desquels il entre de la fibrine et des globules blancs dont quelques-uns sont très-gros et très-granuleux. Le cœur gauche est sain, à part la valvule mitrale. Cette valvule, allongée et considérablement épaissie, offre une coloration jaunâtre et une injection vasculaire très-marquée; l'un des piliers qui s'y rendent est volumineux, jaune et altéré à sa terminaison; les vaisseaux qui rampent à la face auriculaire vont aboutir à une large solution de continuité ou plutôt à une excavation d'un centimètre de profondeur. Cette lésion occupe principalement la portion de la valvule qui se trouve en rapport avec l'orifice aortique. Le fond de l'ulcération est ferme, résistant au doigt et même au scalpel; il est légèrement granuleux, comme poli et usé par le courant sanguin. La matière qui le constitue est, à l'examen microscopique, composée de fines granulations grisâtres dont plusieurs sont agitées d'un mouvement brownien, de détritus plus ou moins informes, le tout résistant assez bien aux acides. Dans un point voisin de cette ulcération existe une légère saillie mamelonnée d'où s'écoule, à la suite d'une incision, une matière épaisse, jaunâtre, constituée par des granulations nombreuses et fines, de petits corps allongés en forme de bâtonnets, A, des fragments de cellules et des fibres de tissu conjonctif parfaitement reconnaissables, pâlissant, mais résistant en partie aux acides; enfin, par des globules de graisse assez nombreux et quelques cristaux de matière grasse. Sur l'aorte existent quelques plaques jaunâtres, mais fermes; les autres artères sont intactes.— A part un coagulum fibrineux de petit volume dans le cœur droit et un autre dans le ventricule gauche, le sang est partout noir et visqueux. Ce liquide présente au microscope les éléments étrangers suivants : granulations moléculaires, globules granuleux, globules de graisse et fragments de fibres de tissu conjonctif (1).

Une jeune personne est atteinte de malaise, d'anxiété précordiale, de violents frissons, de vomissements et d'une diarrhée abondante ; plus tard apparaissent un ictère et des symptômes adynamiques suivis de mort. Ces désordres sont causés par l'ulcération et la rupture d'un foyer de ramollissement situé dans l'épaisseur de la valvule mitrale enflammée, et la preuve, c'est l'excavation profonde rencontrée à la surface de cette valvule, le foyer de son voisinage, et enfin les granulations et les débris de tissu conjonctif trouvés libres dans le sang ou formant des bouchons dans les vaisseaux artériels. Ce fait, remarquable par la succession d'accidents qu'il présente, doit être considéré, par

(1) Lancereaux, *Recherches pour servir à l'histoire de l'endocardite suppurée et de l'endocardite ulcéreuse* (*Mém. de la Soc. de biol.*, 1864).

conséquent, comme un cas d'intoxication ayant son point de départ dans la valvule mitrale altérée.

OBS. CXLVII. **Endocardite anévrysmatique et ulcéreuse. Pneumonie lobulaire; accidents toxémiques.** — V. D. R..., âgée de trente-deux ans, professeur, est admise le 27 mai 1867 à l'Hôtel-Dieu, dans le service de M. le docteur Fauvel qui a bien voulu, de concert avec son interne M. Pentray, me donner, de vive voix, les renseignements que voici et me permettre de faire dessiner la pièce anatomique qui s'y rapporte. Femme forte et bien constituée, cette malade disait n'avoir jamais eu de rhumatisme, mais elle prétendait être atteinte depuis dix ans d'une affection cardiaque. Pendant les trois jours qui précédèrent sa mort, elle fut prise de plusieurs accès de frisson, dans l'intervalle desquels elle conserva de la fièvre. Sa physionomie était étrange, sa respiration anxieuse, elle avait de l'oppression, elle toussait, et pendant environ vingt-quatre heures elle expectora des crachats pneumoniques. Cependant, absence de point de côté et de souffle bronchique nettement accusé. Par contre, un souffle rude se faisait entendre à la pointe du cœur. Le pouls était inégal et fréquent. Une sorte de coma et des phénomènes asphyxiques précédèrent la mort, qui eut lieu le 1er juin.

Autopsie. — Le cœur est un peu augmenté de volume. Le ventricule droit renferme un coagulum fibrineux récent qui l'obstrue en grande partie. Le ventricule gauche ne contient qu'un caillot mou, noirâtre. Les valvules sigmoïdes de l'aorte sont intactes, mais la face auriculaire de la valvule mitrale est le siége de deux renflements conoïdes, couverts de saillies mamelonnées, dont l'un, plus petit, est criblé de trous, tandis que l'autre est simplement perforé à son sommet en forme de cratère. Ces renflements sont l'effet de l'altération et du ramollissement du tissu de la valvule. Celle-ci, gonflée et ramollie, a dû en effet céder peu à peu à la projection du sang, car on trouve à sa face ventriculaire deux infundibulums répondant aux deux saillies de la face opposée. Ces infundibulums, sur lesquels nous reviendrons, sont généralement connus sous le nom d'anévrysmes des valvules cardiaques. Les poumons sont congestionnés et œdématiés à leur base; ils sont, sur plusieurs points, friables, granulés à la coupe, et par conséquent atteints de pneumonie lobulaire. — Le foie, augmenté de volume, est peu lésé ; la rate est volumineuse, molle et peu consistante. Les deux capsules adhèrent à la substance corticale des reins, qui sont légèrement granulés. Dans l'un de ces organes existe un infarctus peu étendu qui à lui seul avait pu me permettre de soupçonner l'altération cardiaque. Un fibrome du volume d'un pois occupe l'une des pyramides de Malpighi. Pl. 20, fig. 6.

Une femme présente tout à coup, dans le cours d'une affection cardiaque, des frissons et un état adynamique dans lequel elle succombe. Le principal désordre anatomique révélé par l'autopsie est une tuméfaction avec destruction et perforation sur plusieurs points de la valvule mitrale. A cette perte de substance et au mélange des détritus valvulaires avec le sang se rattachent les graves accidents qui ont amené la mort, et vraisemblablement aussi le noyau de pneumonie développé dans les derniers moments. Ce fait, qui a de grandes analogies avec le précédent, se rapproche encore de celui qui suit :

OBS. CXLVIII. **Endocardite ulcéreuse. Méningite suppurée.** — R..., âgé de quarante-quatre ans, domestique, entre le 21 mai à l'Hôtel-Dieu, salle Sainte-Jeanne, n° 19, pour une pleuro-pneumonie. Cette affection commençait à s'améliorer, quand survinrent de la fièvre, du délire et des accidents ataxo-adynamiques qui emportèrent ce malade en moins de trois jours.

Autopsie. — Il existe dans la plèvre droite un foyer purulent enkysté, reposant sur le diaphragme. Le parenchyme pulmonaire du voisinage est violacé et peu consistant ; le poumon du côté opposé est sain. Le cœur a ses parois et ses orifices intacts, à part toutefois l'orifice aortique. Les valvules de cet orifice sont affectées à des degrés divers qui permettent de suivre exactement le processus d'altération. L'une d'elles offre simplement sur sa face Pl. 21, fig. 4.

ventriculaire deux petits groupes de végétations, avec injection manifeste à leur circonférence. Une autre, également injectée et renversée, présente sur la partie moyenne de sa face aortique une tache blanchâtre a, légèrement déprimée, indice d'un certain degré de ramollissement. La dernière, enfin, est recouverte d'une couche de fibrine qui sur notre figure se trouve relevée par une érigne; son tissu, au-dessous de cette couche, est grisâtre, ramolli. Toute la partie moyenne de cette valvule est altérée et d'un aspect qui rappelle celui des circonvolutions cérébrales; un peu au-dessous de son bord supérieur, se trouve une perte de substance peu étendue à travers laquelle on a passé un fil; quelques vaisseaux s'aperçoivent dans l'épaisseur et au voisinage de cette altération, laquelle est constituée en grande partie par des cellules et des noyaux arrondis (embryoplastiques). Les méninges sont enflammées; une couche purulente, étalée entre l'arachnoïde et la pie-mère, remplit presque complétement l'espace sous-arachnoïdien, du moins à la convexité des hémisphères; les méninges de la base sont moins altérées. Quelques taches ecchymotiques se rencontrent sur les surfaces extérieures de la rate et des reins. (Pièce pathologique due à l'obligeance du Dr M. Raynaud.)

Un homme convalescent d'une pneumonie et conservant une pleurésie peu étendue est pris de fièvre, de délire et de symptômes ataxo-adynamiques. L'autopsie révèle l'existence d'une méningite suppurée et d'une lésion des valvules sigmoïdes de l'aorte, avec destruction partielle de l'une d'elles. Une question se pose en présence de ce fait, celle de savoir si un lien quelconque unit les altérations qui s'y rencontrent. Or, l'absence, chez ce malade, des causes ordinaires de la méningite et la fréquence, relativement grande, des phlegmasies suppuratives dans les cas d'endocardite ulcéreuse, sont les raisons qui me portent à subordonner la méningite à l'endocardite et à rattacher la première de ces affections à l'infection du sang produite par la dernière.

Endocardite et anévrysmes avec perforation des valvules cardiaques gauches; infarctus splénique; phénomènes adynamiques. — Ce fait, rapporté avec détails à la page 124, est rappelé ici à cause de l'altération valvulaire que représentent les figures 5, 5' et 5'' de la planche 21. Cette altération est caractérisée par l'existence, à la surface des valvules aortiques (fig. 5) et de la valvule mitrale (fig. 5'), de petits appendices auriculaires connus sous le nom d'anévrysmes valvulaires. Ces anévrysmes présentent des perforations multiples dont quelques-unes sont comblées par des bouchons fibrineux. Au niveau de ces poches, en effet, le tissu valvulaire est injecté, ramolli et couvert de petites saillies papillaires faciles à déchirer par le courant sanguin qui en emporte les parcelles. La figure 5', qui représente une coupe fine pratiquée au niveau d'une poche anévrysmale, montre, d'une part, des éléments proliférés sous forme de noyaux et de petites cellules arrondies, d'autre part, ces mêmes éléments en état de dégénérescence graisseuse.

Dans ce fait, comme dans quelques autres dont il a été question, les valvules du cœur gauche, partiellement enflammées et ramollies, n'apportent plus une résistance suffisante à la force d'impulsion du sang, elles s'excavent et donnent lieu à de petites poches anévrysmales. Avec le temps, les éléments de nouvelle formation qui constituent cette lésion subissent la métamorphose graisseuse et deviennent tout à fait impuissants à résister au choc du sang; c'est alors que la valvule se perfore et que ses parties constituantes, emportées par fragments, se mélangent avec le sang et déterminent des phénomènes d'intoxication.

A ces quelques cas d'endocardite qui, par leurs effets et leur ressemblance symptomatique, méritaient d'être rapprochés, nous avons joint plusieurs autres faits personnels; et de cet ensemble a été composé le tableau qui suit, dans lequel figurent onze cas d'endocardite ulcéreuse.

SEXE.	AGE.	ÉTAT MORBIDE OU PHYSIOLOGIQUE.	SIÉGE DE L'ALTÉRATION.
	ANS.		
Femme	20	Rhumatisme blennorrhagique.	Valvules aortiques.
Homme	56	Fièvre intermittente ancienne. Excès alcooliques.	»
»	25	«	»
Femme	22	État puerpéral.	»
»	22	«	Valvules pulmonaires.
Homme	44	Rien à noter.	Valvules aortiques.
»	21	»	»
»	68	»	Valvules aortiques et mitrale.
Femme	32	»	Valvule mitrale.
»	22	»	»
»	28	État puerpéral.	»

La comparaison de ces faits nous apprend que l'endocardite ulcéreuse a des conditions pathogéniques multiples et n'est qu'un mode de terminaison particulier à certaines endocardites, notamment aux endocardites végétantes qui surviennent chez les femmes grosses; elle montre que cette affection n'épargne aucune des valvules cardiaques. A la vérité, elle revêt des formes diverses, qu'il est possible de réduire à trois : 1° forme anévrysmale ; 2° forme végétante ou polypeuse; 3° forme diffuse ; mais comme, malgré ces formes, l'altération de l'endocarde finit toujours par le ramollissement, la métamorphose graisseuse et la formation de foyers plus ou moins circonscrits, se déversant en fin de compte dans le liquide sanguin, il en résulte qu'elle détermine des désordres symptomatiques assez semblables. Variables d'intensité et d'acuité selon la plus ou moins grande abondance de substances étrangères déversées tout à coup dans le liquide sanguin, ces désordres ont consisté, chez nos malades, en des frissons violents, multipliés, non périodiques, une dyspnée excessive avec anxiété précordiale, accompagnée d'altération des traits, parfois de vomissements et de diarrhée. En outre, sur onze cas nous avons constaté :

Ictère, trois fois.

Pneumonie, trois fois.

Méningite suppurée, une fois.

Arthrite suppurée, une fois.

Ophthalmie suppurée, une fois.

Avant l'apparition de ces désordres qui ont toujours été suivis de mort, les malades n'ont offert d'autres symptômes que ceux d'une affection cardiaque de moyenne intensité, circonstance qui montre combien il est difficile de prévoir qu'une endocardite deviendra ulcéreuse, même en tenant compte de l'état général des individus malades.

Parallèle des endocardites. — Après avoir signalé les principales formes d'endocardite, et montré que ces affections peuvent se distinguer par leur siége, leurs caractères anatomiques et leur mode de terminaison, il nous reste à les suivre dans leurs phases d'évolution et à en chercher les différences spécifiques. Tout d'abord, les éléments cellulaires des valvules se troublent, augmentent de volume et donnent naissance à de petites cellules sphériques (cellules embryonnaires, embryoplastiques), dans lesquelles se voit un noyau, après addition d'acide acétique. De là boursouflement, teinte grisâtre ou rosée de la valvule. Telle est la première période de ces lésions. Dans une seconde période, les éléments de nouvelle formation deviennent libres par la dissolution de la substance fondamentale, ils subissent une altération granuleuse, et souvent il en résulte une ulcération qui se recouvre de fibrine. Pendant ce temps, des vaisseaux se développent et circonscrivent d'une injection plus ou moins vive les points altérés. Jusqu'ici, la réparation est possible ; mais souvent aussi la valvule cède et il se forme des anévrysmes, ou bien le dépôt fibrineux se ramollit, tombe en détritus et donne lieu à des embolies capillaires. Quelquefois enfin l'ulcération gagne en profondeur, amène des perforations valvulaires susceptibles d'entraîner la destruction d'une partie de la valvule et de donner naissance à des embolies plus volumineuses. Si dans quelques cas, il y a production de pus, il faut reconnaître que ces cas sont très-rares. Tel est l'un des modes d'évolution de l'endocardite, celui auquel se rattache, d'une façon plus particulière, le groupe des endocardites ulcéreuses. Le processus de l'endocardite verruqueuse diffère par sa localisation à quelques points des valvules, et la formation de végétations susceptibles d'être décollées et emportées par le courant sanguin, mais qui peuvent aussi se ramollir à leur centre et déverser plus tard leur produit de régression dans le sang. Les choses se passent différemment dans l'endocardite scléreuse : alors, les couches profondes des valvules, de la valvule mitrale surtout, sont primitivement atteintes ; il y a toujours formation d'éléments cellulaires, atrophie plus ou moins complète du tissu affecté ; mais, au lieu de s'altérer et de se dissocier, ces éléments, continuant leur évolution ascendante, se transforment en tissu fibreux, produisent l'épaississement de la valvule et, dans certains cas même, son allongement. En général, cet allongement persiste peu ; le tissu de nouvelle formation, analogue à un tissu de cicatrice, se rétracte bientôt, et par cela même détermine un rétrécissement progressif de l'orifice ou une insuffisance persistante, et souvent ces deux effets à la fois. Dans ces conditions, on comprend que des symptômes particuliers puissent être la conséquence de ces lésions et aider à leur diagnostic. Aussi voit-on les endocardites scléreuses se traduire par des souffles intenses et rudes, ayant leur siége de prédilection à l'orifice mitral, tandis que les endocardites verruqueuses, donnant rarement lieu à des lésions de canalisation, ne produisent que de légers frottements, principalement au niveau de l'orifice aortique, et que les endocardites ulcéreuses sont accompagnées de phénomènes généraux graves, qui rappellent ceux de la pyohémie. Or, comme les endocardites scléreuses sont presque toujours sous la dépendance du rhumatisme, il en résulte que les lésions rhumatismales de l'endocarde ont le plus souvent des caractères qui rendent leur diagnostic possible. Maintes fois, en effet, il m'est arrivé de reconnaître ces lésions d'après le seul examen du cœur, du moins tant que la substance musculaire de cet organe n'était que peu altérée. Un bruit de souffle rude à l'orifice mitral, accompagné d'un pouls petit, inégal, avec ou sans souffle aortique, peut être considéré comme un indice presque certain de cette affection. L'endocardite villeuse ou verruqueuse manque de signes aussi positifs, toutefois, il y a souvent lieu de la soupçonner en tenant compte des circonstances dans lesquelles elle se rencontre. L'endocardite ulcéreuse se reconnaît facilement aux accidents infectieux qu'elle provoque.

ANÉVRYSMES DES VALVULES CARDIAQUES.

Plusieurs des observations d'endocardite ulcéreuse rapportées plus haut nous ont fait connaître le mode de formation des anévrysmes valvulaires et nous ont appris que ces anévrysmes étaient l'effet d'un processus phlegmasique. Dans plusieurs cas nous avons vu ces anévrysmes amener la perforation des valvules. C'est là, en effet, une terminaison commune ; mais il n'en est pas toujours ainsi, comme le montre le fait ci-dessous :

OBS. CXLIX. **Anévrysmes des valvules aortiques. Infarctus spléniques.** — Ch..., âgé de cinquante-six ans, marchand de coco, est un ancien militaire qui a passé sept ans en Afrique où il eut, à plusieurs reprises, des accès de fièvre palustre, et peut-être aussi une attaque de dysenterie. Depuis son retour en France, sa santé a été bonne ; toutefois elle s'est trouvée un peu altérée dans ces derniers temps par suite d'excès de vin et surtout d'eau-de-vie. En juin 1866, ce malade, qui depuis longtemps n'avait éprouvé aucun accès fébrile, fut atteint d'accidents intermittents qui furent traités à l'hôpital Saint-Antoine par le sulfate de quinine administré durant huit jours. Dans le courant du mois d'août suivant, il éprouva de nouveau quelques accès fébriles, caractérisés surtout par de la soif et une chaleur très-vive. Admis à l'Hôtel-Dieu le 14 septembre, il a une décoloration générale de la peau et des lèvres, de l'œdème des jambes et de l'ascite. La rate est volumineuse et le foie dépasse le rebord costal. Le cœur, hypertrophié, est le siége d'un souffle léger qui paraît résulter de la profonde anémie de ce malade. Les fonctions respiratoires et cérébrales sont normales. L'œdème ayant disparu sous l'influence du repos et d'un régime tonique, et l'ascite se trouvant un peu moindre, ce malade partit le 10 octobre pour la maison de convalescence de Vincennes. Le 3 novembre, son état s'était aggravé, l'ascite était plus considérable, l'anémie plus prononcée, il se faisait admettre de nouveau à l'Hôtel-Dieu (salle Saint-Julien), où il mourut subitement le lendemain.

Autopsie. — L'œdème des jambes n'a pas reparu ; il s'écoule à l'ouverture de l'abdomen 2 à 3 litres de sérosité transparente. Les poumons, emphysémateux, sont œdématiés à leur base. Le cœur est hypertrophié dans toutes ses parties. La cavité ventriculaire droite, dilatée, contient un caillot fibrineux légèrement adhérent ; les valvules tricuspide et pulmonaires sont intactes. La cavité du ventricule gauche est élargie, et sa paroi épaissie mesure 17 millimètres. La valvule mitrale est simplement opaline ; chacune des valvules aortiques présente sur sa face ventriculaire de petits prolongements d'une longueur d'environ un centimètre. Sur la face aortique des mêmes valvules, dépression plus ou moins profonde, de sorte que chaque prolongement constitue une sorte de petite poche anévrysmatique. La surface de ces poches est grenue ; leur tissu peu consistant rend parfaitement compte de leur mode de formation : on comprend que, ne pouvant résister à la pression sanguine, il se laisse distendre et forme des poches comme celle que représente la figure 22. Ce tissu, du reste, est en grande partie formé de noyaux et de cellules petites et arrondies (éléments embryoplastiques), de cellules granuleuses et de granulations libres. L'aorte, élargie, mesure 12 centimètres un peu au-dessus des valvules, sa paroi présente sur plusieurs points une épaisseur de 4 millimètres. Son altération commence à un centimètre des valvules sigmoïdes par un bourrelet sinueux et saillant ; les artères coronaires sont rétrécies ; partout la face interne de l'aorte est inégale et bosselée (endartérite). L'estomac est large, et sa muqueuse est ecchymosée et ardoisée. Le foie est volumineux, jaunâtre, en voie d'altération graisseuse. La rate, qui mesure 14 centimètres, est criblée d'infarctus semi-circulaires, et c'est à peine si l'on aperçoit quelques traces de tissu sain à ses deux extrémités. Elle est parsemée de bandes jaunes et brunâtres, ce qui lui donne une apparence zébrée. Les branches artérielles correspondant aux infarctus sont obstruées par des caillots jaunâtres. Les reins, congestionnés, sont parsemés de taches brunes ecchymotiques répondant à autant d'embolies capillaires. La prostate est volumineuse. Les glandes mésentériques et prévertébrales sont hypertrophiées et pigmentées. Le cerveau est sain ; les méninges molles sont opalines à sa convexité.

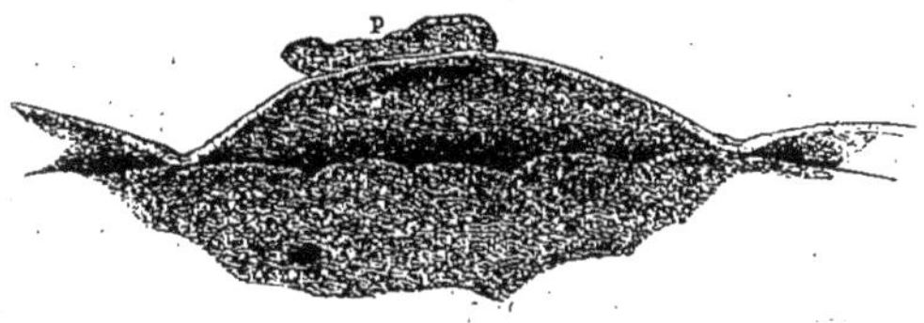

FIG. 22.

Un homme atteint d'une intoxication palustre contractée en Afrique et pris, après son retour en France, d'accès de fièvre intermittente, présente les signes d'une affection cardiaque. Il a de l'œdème et de l'ascite qui, sous l'influence du repos et d'un traitement approprié, s'améliorent rapidement ; mais bientôt après il meurt tout à coup. Chacune des valvules aortiques, altérée, offre, vers sa partie moyenne, une poche allongée, qui a déterminé une légère insuffisance de l'orifice, et contribué sans doute à amener la mort subite. Ce fait est intéressant en ce qu'il nous donne un beau spécimen des anévrysmes valvulaires. Un point à remarquer, c'est l'intoxication palustre du malade ; cette intoxication se retrouve, en effet, dans quatre cas d'anévrysmes valvulaires rapportés ici.

MALFORMATIONS DES VALVULES CARDIAQUES.

La difficulté que l'on éprouve souvent à distinguer, non-seulement pendant la vie, mais même après la mort, une lésion inflammatoire d'une lésion congénitale des valvules cardiaques, m'a conduit à présenter ici un exemple de cette dernière altération.

Obs. CL. **Rétrécissement congénital de l'orifice pulmonaire.** — Maurice X..., âgé de vingt et un ans, commis de bureau, entré à l'Hôtel-Dieu, salle Saint-Benjamin, le 1er septembre 1863, meurt le 15 octobre. Père et mère bien portants. N'a jamais eu de maladie grave; sujet depuis l'enfance à l'essoufflement et aux palpitations; s'enrhume très-facilement l'hiver; n'a jamais eu d'atteinte de rhumatisme. Il y a trois ans, il a eu à plusieurs reprises des crachements de sang et des épistaxis. Depuis trois mois il s'est aperçu d'une augmentation dans sa dyspnée, dans ses palpitations; il a commencé à sentir du malaise, de la perte d'appétit. Il y a six semaines, il a éprouvé de la difficulté à faire entrer les pieds dans ses chaussures, il a constaté de l'enflure autour des malléoles, puis les jambes se sont œdématiées. A son entrée à l'hôpital, on constate l'état suivant: aspect vieillot, maigreur des bras et du thorax contrastant avec le volume des parties inférieures; face congestionnée, mais n'ayant pas cette coloration spéciale qui constitue la cyanose. Dyspnée très-marquée, respiration pénible et fréquente, toux légère, palpitations lorsque le malade se lève et pendant le travail de la digestion. A la percussion de la poitrine, en arrière, son obscur dans les deux tiers supérieurs, complétement mat au-dessous. A l'auscultation, on trouve le murmure vésiculaire faible et obscur, mélangé de râles fins et humides; en arrière et en bas, silence complet. A la région précordiale, voussure marquée; par l'application de la main, on perçoit des battements inégaux, irréguliers et assez violents. La percussion dénote une hypertrophie considérable. A l'auscultation, bruits sourds et éloignés; à la base du cœur, double bruit de souffle très-faible, mais néanmoins bien net; ce bruit disparaît quand on s'éloigne de la base. Absence de pouls veineux dans les jugulaires. Le pouls radical est faible. La percussion du foie ne révèle pas d'augmentation de volume. L'abdomen est volumineux et mat sur les côtés; la matité se déplace par le changement de position. Pas d'appétit, digestions laborieuses, constipation. L'examen des urines décèle l'existence d'une proportion considérable d'albumine. Le liquide se prend en masse par la chaleur. Sous l'influence du traitement, ce symptôme disparaît radicalement au bout de quatre ou cinq jours. Après des alternatives de mieux et d'aggravation dans son état, ce malade, un soir, après le repas, est pris de syncope et meurt.

Autopsie. — La cavité thoracique est en grande partie occupée par le péricarde; ce sac fibro-séreux, distendu par une énorme quantité de liquide transparent, a refoulé les poumons qui sont petits et exsangues, crépitent à peine, et sont décolorés et œdémateux. Quelques tubercules crus au sommet du poumon droit; les plèvres contiennent une petite quantité de sérosité. Le péricarde n'offre pas trace d'inflammation. Le cœur est considérablement hypertrophié; le ventricule gauche, à sa paroi épaisse de 20 à 22 millimètres; les parois du ventricule droit sont relativement plus hypertrophiées. La cavité ventriculaire droite est en même temps dilatée. L'orifice auriculo-ventriculaire droit est normal; le gauche, également. L'orifice aortique est un peu rétréci. L'ouverture de l'artère pulmonaire est occupée par un diaphragme horizontal qui a la forme d'une calotte sphérique, dont la face concave regarde les ventricules, tandis que la convexité répond à la cavité de l'artère. La circonférence de ce diaphragme mesure 67 millimètres; sa face inférieure, parfaitement lisse, régulière, homogène, revêtue par la séreuse, n'offre pas trace de divisions. A sa face supérieure, on aperçoit trois saillies divergentes, vestiges de la séparation des valvules. Le relief, à peine indiqué près du centre, va en croissant jusqu'à la circonférence. Au centre de ce diaphragme, se trouve une ouverture de 4 millimètres de diamètre. Cet orifice est muni d'une sorte de rebord circulaire parfaitement régulier, qui fait saillie dans la cavité de l'artère. La face supérieure de cet opercule est, à part les brides divergentes, parfaitement lisse; la séreuse la revêt, et paraît passer d'une face à l'autre à travers la perforation qui ne présente aucune dentelure. L'artère pulmonaire, au-dessus de son orifice, a ses dimensions normales; elle se divise comme à d'ordinaire. La face interne du cœur ne présente aucune trace d'inflammation; les cloisons sont intactes, le canal artériel a disparu. Les veines caves supérieure et inférieure sont volumineuses et manifestement dilatées, surtout dans le voisinage de leur embouchure. (D'Heilly, thèse de Paris, 1863.) Pl. 22, fig. 9.

Un malade, sujet dès l'enfance à de l'essoufflement et à des palpitations, atteint à plusieurs reprises de crachements de sang et d'épistaxis, voit ses jambes enfler à vingt et un ans ; en même temps, il éprouve une vive dyspnée, et, pour ces raisons, il entre à l'hôpital ; survient une syncope et il meurt. L'orifice de l'artère pulmonaire est occupé par un diaphragme qui joue le rôle de valvule, et ne laisse, pour le passage du sang, qu'une ouverture de 4 millimètres. — Cette lésion éveille l'idée d'une endocardite qui aurait amené la fusion des valvules pulmonaires ; mais on sait que l'inflammation survenant en dehors de la vie fœtale ne produit pas d'ordinaire une fusion aussi complète des valvules semi-lunaires, et que, du reste, elle envahit rarement l'orifice pulmonaire. Ainsi, on est conduit à penser qu'il s'agit plutôt d'une lésion congénitale, d'autant mieux que des lésions semblables ont été quelquefois rencontrées chez le fœtus, et qu'elles coexistent fréquemment avec des vices congénitaux du cœur, tels que la communication des deux ventricules, la persistance du trou de Botal et du canal artériel. Ajoutons que les renseignements fournis par le malade, faisant remonter à l'enfance l'origine du mal, viennent appuyer cette manière de voir. Fusion des valvules avec rétrécissement de l'orifice, tel est l'un des modes de l'altération congénitale des orifices artériels du cœur. Il est deux autres modes de cette altération ; l'un consiste dans la diminution du nombre des valvules qui se soudent entre elles, l'autre, dans leur désunion et leur augmentation. Quoique moins exposées aux lésions congénitales, les valvules auriculo-ventriculaires présentent quelquefois une disposition analogue ou semblable à celle des valvules semi-lunaires, et alors, l'orifice correspondant est tantôt fermé par un diaphragme perforé à son centre et plus ou moins rétréci, tantôt muni de valvules incomplétement développées et insuffisantes. J'ai rencontré quelques-unes de ces altérations dont le docteur Peacock a rapporté de nombreux exemples (1).

MYOCARDITES.

Le nom de myocardite sert à désigner l'inflammation de la partie charnue ou musculaire du cœur. Cette inflammation, le plus souvent proliférative ou scléreuse, n'est qu'exceptionnellement suppurative.

OBS. CLI. **Surcharge adipeuse du cœur et myocardite chez un buveur d'absinthe, mort d'une fracture du crâne.** — A..., compositeur, âgé de quarante-deux ans, est apporté à l'Hôtel-Dieu, et placé au n° 17 de la salle Sainte-Jeanne, le 12 mai 1865, dans un état comateux qui persiste jusqu'à sa mort survenue le lendemain matin. Les renseignements fournis par les personnes qui accompagnent ce malade font connaître qu'il fait depuis longtemps des excès journaliers d'absinthe, et que c'est à la suite d'un excès de cette nature qu'il fit sur la tête une chute qui amena l'état grave où il se trouve.

Pl. 23, fig. 2 et 2'. *Autopsie.* — Caillots sanguins au niveau des fosses nasales. Peau fine, pâle et très-douce au toucher. Couche cellulo-adipeuse de l'abdomen épaisse de 6 à 8 centimètres. Mésentères et appendices épiploïques considérablement chargés de graisse. Pelotons adipeux à la surface

(1) Th. B. Peacock, *On Malformations of the Heart*, London, 1858, et *On valvular diseases of the Heart*. London, 1865.

externe du péricarde. Dépôt graisseux abondant à la base et sur la face antérieure du cœur. Le ventricule droit, dilaté, contient un sang noir et fluide ; ses parois sont flasques et molles, et les fibres musculaires qui les constituent sont infiltrées de granulations. La cavité ventriculaire gauche est large et ses parois, plus fermes, épaïssies par le dépôt graisseux, ont une teinte rougeâtre un peu bistrée. Sur une coupe de sa paroi antérieure, on aperçoit des taches blanchâtres, multiples, dues à des fibres musculaires granuleuses, réunies ou isolées dans une gangue formée de cellules allongées, soudées entre elles (fig. 2'). Légère injection capillaire dans ces points et fragilité de la fibre musculaire. Petites végétations papillaires sur la face ventriculaire des valvules aortiques, immédiatement au-dessous du tubercule d'Aranzi ; végétations analogues tout près du bord libre de la valvule mitrale. Plaques athéromateuses à l'origine des artères coronaires, quelques plaques jaunes disséminées à la surface interne de l'aorte. Congestion et œdème des deux poumons ; infiltration pigmentaire de ces organes. L'estomac, large, renferme des matières couleur lie de vin, non encore digérées. Sa muqueuse est inégale, mamelonnée, semée, au niveau de la petite courbure, de plaques d'injection et de taches ecchymotiques. Des taches analogues s'observent encore dans le duodénum. Pancréas de petit volume avec pointillé sanguin à sa périphérie. Foie épais, volumineux, de teinte jaune à sa surface, un peu grisâtre dans son épaisseur. Altération graisseuse des cellules hépatiques. Reins couverts d'une abondante couche de graisse, congestionnés et d'une coloration lie de vin. Rate un peu molle. Boîte crânienne peu épaisse ; dans la fosse temporale droite, la dure-mère fait saillie ; un caillot sanguin du volume d'un œuf d'oie existe entre cette membrane et la paroi osseuse correspondante, qui est le siége d'une fêlure se prolongeant vers la base. Le lobe sphénoïdal en rapport avec cette tumeur sanguine est simplement un peu déprimé, celui du côté opposé est au contraire déchiré et ecchymosé par suite du contre-coup ; il existe à ce niveau une petite hémorrhagie sous-arachnoïdienne. Le cervelet, un peu mou, présente plusieurs taches ecchymotiques à sa grande circonférence.

Un homme adonné à l'absinthe, d'une bonne santé apparente, mais vraisemblablement essoufflé, succombe aux suites d'une fracture du crâne. Outre cette altération et les lésions cérébrales qui l'accompagnent, il a le cœur chargé de graisse et la paroi ventriculaire gauche parsemée de zones blanchâtres, fibreuses, sorte d'intersections musculaires, analogues à celles que présentent certains muscles à l'état normal. Telle est l'une des formes de la myocardite, forme diffuse, généralement suivie d'une dilatation de la cavité cardiaque correspondante.

OBS. CLIII. **Myocardite scléreuse ou proliférative.** — F..., marchande ambulante, âgée de soixante-neuf ans, admise à l'hôpital de la Pitié, salle du Rosaire, n° 31 (service de M. Gendrin), le 14 septembre 1861, est une femme qui a des dimensions colossales, tenant tout à la fois à sa charpente et à une énorme quantité de tissu cellulo-adipeux. Elle a depuis plusieurs années de l'essoufflement et des palpitations, et vraisemblablement elle a eu une attaque de rhumatisme. Elle présente un œdème des membres inférieurs qui remonte jusqu'à l'abdomen et un certain degré d'hypertrophie de la peau avec saillies papillaires au niveau des jambes ; elle a de plus un peu d'ascite ; ses yeux sont saillants, ses veines jugulaires dilatées ; son pouls est faible, petit, à peine perceptible ; ses extrémités sont froides et un peu cyanosées. La région précordiale offre, à la percussion, une matité étendue ; les bruits du cœur sont sourds et l'on entend à la base de cet organe un souffle qui paraît occuper les deux temps, mais plus particulièrement le premier. La malade est étendue sur le dos, sans parole et presque sans mouvement ; pendant le peu de jours qu'elle passe à l'hôpital, elle peut à peine avaler et se trouve dans une sorte d'état adynamique. Elle succombe le 20 septembre, six jours après son entrée, à la suite d'une assez longue agonie, et avec tous les symptômes de l'asystolie cardiaque.

Autopsie. — Du sang et de la sérosité s'échappent de plusieurs points du corps ; la roideur cadavérique a en partie disparu, la putréfaction commence. Les yeux n'ont rien de particulier, et leur saillie paraît due à l'existence, au fond des cavités orbitaires, d'énormes pelotons adipeux. Pl. 23, fig. 1 et 1'.

Le liquide céphalo-rachidien est abondant, le cerveau ferme et sain; les artères cérébrales sont le siége de rares plaques laiteuses ; quelques-unes d'entre elles sont dilatées, notamment l'artère carotide interne du côté droit au niveau du point où elle fournit l'ophthalmique. Ce dernier vaisseau est du reste doublé de volume. Faible quantité d'un liquide clair et séreux dans chacune des deux plèvres, noyaux d'infarctus pulmonaires. Distension considérable du péricarde, dont la cavité renferme un liquide séreux abondant ; cœur triplé de volume et gorgé de sang. Toutes les cavités de cet organe sont dilatées d'une façon assez égale. L'oreillette droite et les veines qui s'y rendent sont larges, la cavité ventriculaire du même côté est agrandie, ses parois sont indurées ; les valvules ne sont pas épaissies et, quoique longues, elles ferment incomplétement l'orifice. L'artère pulmonaire est dilatée; il en est de même de l'oreillette et du ventricule gauches. La paroi de l'oreillette est hypertrophiée, celle du ventricule, plus épaisse qu'à l'état normal, est indurée sur plusieurs points et diversement colorée. Sur l'un de ces points (fig. 1), la coloration est marbrée de jaune, de gris et de brun. Extérieurement, on trouve une mince couche adipeuse ; au-dessous, la tunique musculaire est profondément modifiée; la vascularisation est augmentée et, dans la trame épaissie et parsemée de granulations moléculaires, on constate la présence de grosses cellules allongées et fusiformes (fig. 1'). Les fibres musculaires atrophiées et granuleuses donnent lieu aux taches jaunâtres, tandis que les taches brunâtres sont formées par de petits extravasats sanguins. Vers la pointe, tissu blanchâtre, presque nacré. L'endocarde correspondant à ces lésions est opalin, et entre les colonnes charnues il existe quelques concrétions sanguines arrondies et de petit volume. Les valvules et les orifices sont peu modifiés; la valvule mitrale, un peu épaissie, est le siége de plaques laiteuses. L'aorte est large, semée vers sa terminaison de plaques saillantes dont quelques-unes sont incrustées de sels de chaux. Le foie est ferme, congestionné et pointillé de jaune. Reins indurés, parsemés de dépressions étoilées résultant de l'atrophie partielle de leur parenchyme. Tube digestif intact, à part une oblitération de l'appendice xiphoïde dont l'extrémité terminale enkystée forme une tumeur du volume d'un œuf d'oie. La veine utéro-ovarienne gauche a les dimensions de la veine cave; la veine rénale à laquelle elle aboutit est aussi dilatée à droite (phlébolithes); utérus volumineux.

Une femme, dont les antécédents morbides sont malheureusement restés inconnus, présente tous les signes de l'asystolie cardiaque et succombe. Elle a le cœur volumineux; les cavités de cet organe sont dilatées, et la paroi ventriculaire gauche, indurée et injectée dans une partie de son étendue, renferme des cellules allongées, séparées par un tissu fibrillaire, et des fibres musculaires atrophiées. L'endocarde correspondant est épaissi et recouvert de quelques concrétions fibrineuses. Nous ne pouvons dire exactement à quoi se rattache ce désordre, mais plusieurs fois nous l'avons vu coïncider avec le rhumatisme. Ce fait, en tout cas, représente la période intermédiaire de la myocardite circonscrite. D'une teinte rouge sombre, violacée, à son début, cette altération de la substance musculaire du cœur acquiert plus tard une coloration grisâtre et jaunâtre, résultat de le présence du néoplasme et d'un commencement de dégénérescence des fibres musculaires. Plus tard, ces fibres disparaissent plus ou moins complétement, et il reste un tissu fibreux, blanchâtre, facile à distendre par la pression sanguine, telle est la source la plus commune de la dilatation anévrysmale partielle des cavités du cœur. Le fait ci-dessous est un nouvel exemple de cette dilatation.

Obs. CLII. **Tumeurs polypeuses des cordages tendineux de la valvule mitrale. Myocardite et kyste fibrineux. Infarctus viscéraux.** — Ch..., âgée de soixante ans, sans profession, entre à l'Hôtel-Dieu, salle Saint-Antoine, n° 26, le 13 mai 1864. Il y a huit jours, disent les personnes qui l'accompagnent, cette malade fut trouvée sans connaissance dans son lit et couverte d'ecchymoses; depuis lors son état s'est un peu amélioré. Apportée à l'hôpital, elle put monter quelques escaliers pour arriver à la salle. Mais elle ne parle pas. Dans la nuit, elle a une série d'attaques convulsives localisées principalement aux muscles de la face du côté droit. Le matin, ces mêmes attaques persistent : la malade ouvre la bouche, pousse un cri, ses pupilles dilatées deviennent insensibles, puis commence, à droite, une série de petites convulsions dans les muscles qui se congestionne et prend une coloration rouge intense. A la suite de cette attaque, la sensibilité est conservée, les urines contiennent du sucre. Le lendemain, la connaissance n'est pas revenue ; la face est colorée, les pupilles sont contractées ; la malade est dans un état de résolution complète, elle fume la pipe. D'autres attaques se manifestent simplement par une dilatation des pupilles et l'introduction de la langue entre les dents. Après une saignée, survient de la contracture des doigts de la main droite ; la perte de connaissance persiste. Le 16, épistaxis, continuation des attaques; la connaissance tend à revenir et la malade essaye de parler; le pouls est toujours fréquent, 120 pulsations. Le 18, la malade parle avec lenteur; pouls à 96, même état jusqu'au 26. Ce jour-là, un violent point de côté se fait sentir sous le sein gauche, et bientôt apparaissent tous les signes d'une pleurésie. Le 30, eschares aux talons, dyspnée, angoisse excessive ; matité dans la moitié inférieure du thorax. Le 11 juin, matité dans toute la hauteur du côté gauche de la poitrine, déplacement du cœur; le 13, orthopnée, 125 pulsations; la thoracocentèse est pratiquée, 2 litres et demi d'un liquide lactescent, puriforme et fétide sont extraits de la cavité pleurale, après quoi on fait une injection iodée. Le 14, amélioration ; le cœur a repris sa place ; le 15, l'état de la malade ne paraissait pas plus inquiétant, et cependant elle succombe le 16.

Autopsie. — Léger œdème des deux jambes. Le poumon droit, un peu emphysémateux au niveau de son bord inférieur, est œdématié à sa base. La plèvre correspondante est libre. Le poumon gauche, refoulé par le pus vers la colonne vertébrale, présente avec le péricarde et la paroi thoracique des adhérences qui paraissent s'être formées depuis la ponction. La cavité pleurale contient un demi-litre au plus d'un liquide purulent qu'une fausse membrane imprégnée de pus sépare du tissu pulmonaire. Le cœur est d'un volume normal, chargé de graisse à sa base. L'oreillette droite est en grande partie obstruée par un coagulum fibrineux récent, ferme et élastique. Les valvules du cœur droit sont intactes; celles du cœur gauche le sont également, à part la valvule mitrale qui est légèrement épaissie vers son bord libre. En outre, quelques-uns des cordages tendineux qui sous-tendent cette valvule adhèrent à la paroi ventriculaire, qui est notablement altérée et sclérosée (myocardite) ; d'autres sont occupés par de petites tumeurs arrondies et du volume d'un pois. Ces tumeurs, indurées et fibreuses à leur centre, sont recouvertes d'une couche fibrineuse. Vers la pointe du cœur, dépression de la paroi constituée par un tissu blanchâtre très-dur et recouvert d'un caillot fibrineux ancien et ramolli. Le foie est un peu gras et volumineux. La rate est ferme, indurée et petite; les reins sont sains. L'utérus contient plusieurs corps fibreux faisant saillie, les uns au dehors, les autres à l'intérieur de la cavité. L'estomac est dilaté. Les artères des membres sont libres, bien qu'il existe une plaque gangréneuse à la partie externe du talon droit. La faux cérébrale est, sur sa face droite, le siége d'une tumeur formée de tissu conjonctif et du volume d'une fève ; méninges saines, hémisphère droit intact, cervelet d'une consistance ferme ; légère induration des corps olivaires du bulbe. Les circonvolutions de la face externe de l'hémisphère gauche sont saines, celles de sa face interne le sont aussi, en avant et au niveau du lobe antérieur ; mais n'en est pas de même à partir du corps strié jusqu'à la corne postérieure. Les circonvolutions de cette région sont plus fermes que les circonvolutions voisines et manifestement injectées, elles sont doublées de volume, et sur une surface de section, il est facile de voir que l'injection occupe surtout la substance grise et que la substance blanche de la circonvolution est ramollie. Les fibres nerveuses de cette substance sont altérées, étouffées par l'épaississement de la névroglie et par des éléments cellulaires de nouvelle formation (cellules embryoplastiques). Pl. 22, fig. 8.

Dans ce fait, la paroi ventriculaire du cœur gauche est, à sa pointe, indurée, fibreuse, partiellement dilatée. Elle présente en outre, à sa face interne, un coagulum fibrineux, consécutif à la stase résultant de la perte de la contractibilité musculaire en ce point. Voici maintenant un cas authentique de myocardite syphilitique.

Myocardite gommeuse. Double orchite syphilitique. Symptômes iliaques et lombaires. — Ce fait, dont il est déjà question p. 129, obs. XCIII, doit être rapporté ici dans ses détails. La symptomatologie y fait malheureusement défaut, car le malade est entré à l'Hôtel-Dieu pour y succomber presque aussitôt. C'est un homme jeune et bien constitué, peu apte au travail, atteint de violentes palpitations et d'une dyspnée intense depuis quelque temps. Il était à peine admis à l'hôpital qu'il eut une attaque épileptiforme. Un peu plus tard, lorsqu'il fut examiné, il avait les extrémités cyanosées et légèrement œdémateuses, le pouls petit et à peine perceptible. Il ne présentait aucun souffle appréciable à la région du cœur, mais cet organe était augmenté de volume. Des râles disséminés s'entendaient dans la poitrine ; la mort eut lieu peu après.

Pl. 22, fig. 10 et 10'. *Autopsie.* — Cicatrice préputiale; peau saine, à l'exception de deux petites cicatrices en avant de l'un des tibias. Faible quantité de sérosité dans le péricarde; cœur augmenté de volume, recouvert d'une légère couche de graisse, injecté à sa face interne. Les parois des cavités ventriculaires restent béantes après l'incision. Immédiatement au-dessous de la valvule mitrale, il existe dans les deux tiers supérieurs du ventricule gauche de petites tumeurs lenticulaires jaunâtres faisant saillie sous l'endocarde à peine épaissi (fig. 10). Dans l'intervalle de ces tumeurs se trouve un tissu fibreux et grisâtre. Induration et atrophie des colonnes charnues de second et de troisième ordre. Épaississement et teinte jaunâtre de l'une des deux colonnes de premier ordre. Sur une coupe, on aperçoit à la base de l'aorte, entre les tumeurs saillantes dans la cavité ventriculaire, des nodosités jaunâtres ou grisâtres, arrondies ou en forme de croissant, circonscrites en général par un cercle rosé et une couche plus ou moins épaisse de tissu fibreux; ces nodosités ont le volume d'un pois ou d'une noisette, elles sont difficilement décorticables, constituées par des noyaux et de jeunes cellules contenus dans une trame fibreuse, mais déjà profondément altérés et méconnaissables. Épaissie dans ses deux tiers supérieurs, la paroi ventriculaire est au contraire amincie dans son tiers inférieur; une incision transversale pratiquée à ce niveau permet de constater d'abord l'intégrité de l'endocarde, puis une première couche musculaire mince, jaunâtre ou rosée, une couche moyenne résistante, blanchâtre et fibreuse, une couche de coloration bronzée, composée en grande partie de fibres musculaires atrophiées ou fortement dégénérées en graisse (fig. 10'), la couche adipeuse extérieure et enfin le feuillet viscéral du péricarde qui est intact. — Rate hypertrophiée; glandes lymphatiques iliaques et lombaires augmentées de volume (voy. obs. XCIII, fig. 13) ; tube digestif normal. Reins jaunâtres, peu altérés. Lobe gauche du foie gras et parsemé de cicatrices profondes; lobe droit atrophié et réduit à une languette de tissu fibreux. Testicules adhérents à la tunique vaginale épaissie, parcourus de cloisons fibreuses et semés de petites nodosités gommeuses; intégrité des épididymes. (Lancereaux, *Traité historique et pratique de la syphilis*, 1866, p. 93.)

Un malade mort quelques instants après son entrée à l'hôpital présente une altération des testicules qui ne laisse pas de doute sur l'existence d'une infection syphilitique. En même temps, son foie est irrégulier, labouré de cicatrices, et son cœur est le siége de nodules jaunâtres qui ont une ressemblance parfaite avec les dépôts gommeux. Au pourtour de ces nodules, la trame fibreuse ventriculaire est épaissie et les fibres musculaires sont profondément altérées.

Parallèle des myocardites. — Les observations précédente ne peuvent nous faire connaître toutes les formes de la myocardite ; une de ces formes, la myocardite suppurative, ne s'y trouve point représentée. Effet ordinaire de la pyohémie, la myocardite suppurative est peu commune, et, chose remarquable, ne se rencontre guère que chez des individus atteints de suppuration osseuse. Elle se traduit par la présence d'abcès multiples et de petit volume dans l'épaisseur du tissu musculaire du cœur. Plus rare encore est la suppuration isolée des parois cardiaques ; à la vérité, on en connaît quelques cas, mais tous ne sont pas décisifs. La myocardite scléreuse ou proliférative, beaucoup plus commune que la précédente, peut succéder à l'endocardite ou à la péricardite, et n'être que l'extension de l'une ou de l'autre de ces affections. Le plus souvent, peut-être, elle est primitive, comme l'attestent nos faits; alors elle a pour point de départ et pour siége la substance conjonctive interstitielle du cœur. Au sein de cette substance apparaissent des cellules fusiformes ou étoilées, contenant un ou deux noyaux allongés dans le sens de leur grand diamètre. Ces cellules sont tantôt pressées les unes contre les autres, tantôt séparées par une substance fondamentale fibrillaire ayant les caractères et les réactions de celle du tissu conjonctif ordinaire. Leur présence donne lieu à un changement de coloration de la paroi cardiaque qui, d'abord grisâtre ou rougeâtre et injectée, revêt plus tard une teinte jaunâtre, en même temps qu'augmente sa résistance. Principalement due à l'altération secondaire des fibres musculaires, la teinte jaune disparaît peu à peu par la résorption des particules graisseuses qui lui donnaient naissance. La paroi, à ce même niveau, formée uniquement de tissu fibreux et d'éléments musculaires ayant échappé à la résorption, acquiert peu à peu une teinte blanchâtre. Dans ces conditions, et lorsque la myocardite est un peu étendue, cette paroi dépossédée d'une grande partie de ses éléments contractiles se distend sous l'influence de la pression sanguine, et ainsi se forment ces poches ou diverticulums du cœur connus sous le nom d'anévrysmes, et qui sont beaucoup plus fréquents à gauche qu'à droite. Le ventricule gauche est en effet le siége le plus ordinaire de cette altération; le ventricule droit et les oreillettes en sont rarement atteints. Quelquefois disséminée sous forme de plaques plus ou moins étendues, la myocardite est le plus souvent partielle et localisée, soit à l'une des parois ventriculaires, à la postérieure surtout, soit à la pointe du cœur. Toute l'épaisseur de la paroi cardiaque peut être affectée; sinon, ce sont les couches internes et les colonnes charnues, plutôt que les couches externes, qui prennent part à l'altération, et suivant que les unes ou les autres se trouvent atteintes, il y a endocardite ou péricardite concomitante; dans quelques cas enfin la couche moyenne est plus particulièrement lésée. Six fois sur neuf cas qui nous sont personnels, la myocardite était accompagnée de concrétions correspondantes de la face interne du cœur. — Palpitations violentes, dyspnée, irrégularité des battements du cœur; plus tard, asystolie, anasarque sans souffle appréciable, tels ont été les principaux phénomènes observés dans ces cas. Des lésions concomitantes des orifices ou des valvules ont pu donner lieu à des symptômes qui sont venus s'ajouter aux précédents; mais néanmoins la myocardite a généralement marché avec lenteur, et ce n'est que rarement qu'elle a été suivie d'une mort rapide ou subite.

Le côté étiologique de la myocardite est loin d'être éclairci, et cela sans doute à cause du petit nombre de faits connus et de la difficulté que l'on éprouve à obtenir des renseignements de la part des malades. Or, parmi nos malades, le plus jeune a quarante-quatre ans et le plus âgé soixante-cinq ; il y a sept hommes et deux femmes. Ce sont, pour la plupart, des personnes adonnées à des travaux rudes, d'une bonne santé habituelle. Quelques-uns cependant ont abusé des alcooliques ou accusent des antécédents rhumatismaux ; l'alcoolisme et le rhumatisme sont donc, d'après ces observations, des causes auxquelles pourraient se rapporter certains cas de myocardite. Resterait à chercher les caractères que revêt de préférence cette affection, selon sa relation avec l'une ou l'autre de ces conditions étiologiques, car chaque cause morbifique imprime, comme nous le savons déjà, un cachet particulier à la lésion qu'elle détermine. Du reste, les quelques faits en question indiquent, pour la myocardite alcoolique, des points disséminés, et pour la myocardite rhumatismale, des plaques d'altération circonscrite. Quant à la myocardite syphilitique, elle a des caractères nets, faciles à reconnaître. Elle atteint en général une grande surface et présente le plus souvent, au sein de la trame cardiaque épaissie, des dépôts jaunâtres d'un volume qui varie de la grosseur d'un pois à celle d'une noix. Ainsi, la myocardite est une affection générique ; mais à côté de la myocardite syphilitique, espèce bien connue, il est d'autres espèces dont les caractères demandent une détermination plus exacte. Des faits plus nombreux et plus complets que les nôtres permettront certainement de les reconnaître d'une façon plus précise et de les séparer.

ADIPOSE ET STÉATOSE CARDIAQUES.

Sous le nom d'adipose, nous comprenons un état du cœur caractérisé par le dépôt de pelotons graisseux à sa surface, et souvent aussi par une infiltration de graisse entre les faisceaux musculaires de ce même organe ; au contraire, nous réservons la dénomination de stéatose cardiaque à l'altération granulo-graisseuse de la fibre musculaire du cœur. Ces deux lésions, quelquefois coïncidentes comme dans l'alcoolisme, n'en sont pas moins fort différentes quant à leur siége et souvent aussi quant à leur nature ; ainsi, il y a lieu de les étudier séparément.

Obs. CLIV. **Surcharge adipeuse et stéatose du cœur ; gastrite et hématémèses ; lésions alcooliques diverses.** — P. B..., âgé de quarante-six ans, répétiteur d'anatomie, est admis à l'Hôtel-Dieu le 27 février 1866, salle Sainte-Agnès (service de M. Piorry), où il succombe le même jour. Depuis l'âge de vingt ans, ce malade se livrait aux plus grands excès alcooliques. Jusqu'à trente-huit ans, il buvait en grande quantité de l'absinthe et du cognac. On peut évaluer à près d'un litre la quantité d'absinthe qu'il a bue par jour de vingt à trente ans. Cette quantité ne paraîtra pas exagérée, lorsqu'on saura qu'il avait l'habitude d'en prendre deux ou trois verres avec chaque élève auquel il donnait des répétitions, et que celles-ci étaient d'autant meilleures qu'il était plus excité par l'alcool. De trente-huit à quarante-six ans, il buvait en moyenne par jour huit ou dix verres de bitter auxquels il ajoutait de l'eau-de-vie ; il prenait en outre un demi-litre de vin à chaque repas, et souvent plusieurs verres de cognac. Durant les deux dernières années de sa vie, sa constitution physique avait considérablement baissé, son intelligence était pourtant restée intacte. Lorsqu'il pressait le pas ou lorsqu'il montait plusieurs étages, il était pris d'un essoufflement pénible. L'ouïe avait diminué, et il était atteint d'une surdité qui obligeait ses interlocuteurs à parler assez haut. Le timbre de sa voix était faible, et il ne l'élevait qu'en faisant des efforts. Vers le sixième mois qui précéda sa mort, il fut pris de vomissements de sang qu'il supposait venir de la gorge et qui se répétèrent plusieurs fois. Dès cette époque, son appétit commença à diminuer sans que, malgré cela, il s'abstînt de boire comme à l'ordinaire. Il était tourmenté d'une soif très-vive qu'il calmait avec de l'eau alcoolisée. Quinze jours avant sa mort, des taches hémorrhagiques se manifestèrent sur toute l'étendue de son corps. Huit jours plus tard, une hématémèse nouvelle et des plus abondantes l'obligea à garder le lit pendant un jour. Le lendemain, bien qu'extrêmement faible, il reprit ses occupations. Deux jours après une nouvelle hémorrhagie survint, puis une troisième, puis une quatrième très-abondante. C'est alors qu'il fut transporté à l'Hôtel-Dieu où il succomba dans la journée. Des selles sanguinolentes avaient accompagné ces dernières hémorrhagies, qu'à l'aspect du sang et en l'absence de lésions pulmonaires on devait considérer comme ayant leur siége dans l'estomac.

Autopsie. — Le cerveau est peu volumineux; les méninges présentent à la convexité une teinte opaline, et renferment une quantité notable de sérosité. Quelques circonvolutions de la convexité sont atrophiées. Le cervelet est intact. La substance nerveuse encéphalique est pâle, anémiée, sans dilatation notable des petits vaisseaux. — Les cartilages du larynx sont ossifiés, la muqueuse est injectée. — Les poumons ne présentent pas d'adhérences, ils sont pigmentés par taches disséminées dans toute leur épaisseur, et principalement sous les plèvres. Absence de lésions tuberculeuses. — Le cœur est recouvert de pelotons adipeux à sa base et sur toute sa face antérieure; l'un d'eux fait saillie à la pointe; le tissu musculaire sous-jacent est atrophié, jaunâtre et friable; les cavités ventriculaires, celle de droite surtout, sont larges; légère hypertrophie de la paroi ventriculaire gauche. Épaississement et opalinité de l'endocarde, tache jaune avec dégénérescence graisseuse de l'une des lames de la mitrale. L'aorte offre quelques plaques jaunes à peine saillantes, principalement au niveau de la région lombaire. Pl. 23, fig. 3.

L'abdomen contient environ 2 litres d'une sérosité claire. — Le foie, petit, granulé, ferme et de teinte jaunâtre, présente tous les caractères de la cirrhose des buveurs. A la coupe, les lobules font saillie à la surface du tissu conjonctif épaissi. — L'estomac rempli d'un sang noir et coagulé renfermé des fragments de tissu musculaire et de tissu fibreux, provenant d'aliments ingérés quelques instants avant la mort. La muqueuse, colorée par le sang, n'est nulle part érodée, on n'y découvre pas la moindre solution de continuité. Cette muqueuse, épaissie, pigmentée sur une certaine étendue, présente, en même temps que plusieurs petites saillies jaunâtres, une injection disséminée par plaques; la cavité de l'estomac est agrandie et les parois musculaires en sont hypertrophiées.—L'intestin contient aussi du sang noir, et sa muqueuse, colorée par ce liquide, n'est érodée en aucun endroit. — La rate est volumineuse, assez ferme, sans autre altération que la congestion qui résulte de la cirrhose. — Les reins ont leur volume ordinaire, ils sont parsemés de points jaunâtres et légèrement injectés. La vessie est intacte.

Un répétiteur d'anatomie, qui avait depuis longtemps contracté l'habitude de boire de l'absinthe et autres liqueurs alcooliques, éprouve de l'essoufflement et de la dyspnée; il est pris d'hématémèse, et succombe. A côté de lésions diverses, telles que gastrite, cirrhose du foie, etc., rencontrées à l'autopsie, il existe une profonde modification, non pas des valvules, mais des parois cardiaques. Ces parois sont couvertes, ainsi que l'indique la figure 3, de pelotons adipeux tellement serrés qu'il est impossible d'apercevoir le tissu musculaire. Une coupe perpendiculaire nous montre la graisse infiltrant ce tissu, qui est aminci, d'une teinte pâle, un peu jaunâtre. Les fibres musculaires examinées au microscope sont parsemées de granulations moléculaires et graisseuses ; par conséquent un certain degré de stéatose musculaire accompagne cette surcharge adipeuse du cœur dont les cavités sont élargies. Ce fait, remarquable par la grande abondance de graisse qui enveloppe le cœur, est relatif à un malade ne prenant qu'un faible exercice, et cette circonstance sans doute a dû contribuer à la formation du tissu adipeux, car il est rare que ce tissu se rencontre en aussi grande quantité chez les individus adonnés à des travaux rudes, comme, par exemple, les charretiers.

Facile à reconnaître après la mort, l'adipose cardiaque est, au contraire, difficile à distinguer pendant la vie, car elle ne détermine guère que de l'essoufflement et de la dyspnée, symptômes propres au plus grand nombre des affections cardiaques. Cependant, l'absence de bruits de souffle et quelquefois le ralentissement du pouls peuvent mettre sur la voie d'un diagnostic. Parmi les causes capables d'engendrer l'adipose, se placent l'abus des liqueurs fortes, une alimentation abondante de la part de personnes âgées, dont la capacité respiratoire se trouve diminuée. La stéatose cardiaque peut être produite par ces mêmes causes, mais elle en reconnaît plusieurs autres, comme le prouvent les faits qui suivent.

OBS. CLV. **Stéatose de la substance musculaire et des valvules cardiaques. Cirrhose alcoolique du foie.** — H..., concierge, âgé de soixante-dix ans, est un homme qui a joui d'un grand embonpoint; il s'est amaigri dans les derniers temps, au fur et à mesure que se produisait chez lui une hydropisie ascite. Entré à l'Hôtel-Dieu pour cette affection, liée à une cirrhose du foie, il dut subir une ponction deux jours plus tard; mais un phlegmon déclaré à la suite de cette opération l'emporta en moins de quatre jours; il mourut le 14 octobre 1866.

Autopsie.—Cœur large, volumineux, chargé de pelotons graisseux à sa base et couvert de plaques blanches et laiteuses. A droite, l'endocarde est opalin, tant au niveau de l'oreillette que des valvules tricuspide et pulmonaires. Épaississement des tubercules de Morgagni. A gauche, même état de l'endocarde. La valvule mitrale, dont les bords sont épaissis, offre, principalement au niveau de l'infundibulum aortique, des plaques jaunes, à peine saillantes, dues à la présence d'amas de granulations graisseuses et de cristaux de cholestérine. La substance musculaire des parois cardiaques est partout jaunâtre et friable : ces parois sont lisses à la face interne des ventricules; un peu épaissies à gauche, elles sont amincies à droite et comme étouffées par les pelotons graisseux qui chargent le cœur. Vues au microscope, les fibres musculaires granuleuses, sont quelques-unes brisées. Les artères pulmonaires sont semées de plaques jaunes, à peine saillantes; de semblables plaques liées à l'altération graisseuse des tuniques artérielles se rencontrent encore dans la première portion de l'aorte. Poumons congestionnés et pigmentés, cerveau peu altéré. Sérosité transparente dans l'abdomen. Foie d'un volume un peu petit, induré et granulé, ayant tous les caractères de la cirrhose des buveurs. Reins entourés de pelotons graisseux de teinte jaunâtre. Rate un peu molle. Estomac large, parsemé de plaques d'injection, de taches et d'érosions hémorrhagiques. Pancréas volumineux, infiltré de pelotons graisseux et en voie de dégénérescence stéatosique.

Stéatose phosphorique et taches ecchymotiques du cœur. — L'observation LXXI, p. 88, nous fait connaître les diverses lésions rencontrées dans ce fait où il s'agit d'un jeune homme de vingt-trois ans, mort quatre jours après avoir avalé une dissolution d'allumettes chimiques. Le cœur représenté pl. 23, fig. 4 et 4' est d'un volume normal, peut-être un peu gros; il a une teinte d'un jaune soufre prononcé, et présente sur ses deux faces, notamment sur sa face postérieure, des traînées de taches hémorrhagiques de l'étendue d'une lentille. La substance musculaire de cet organe est un peu molle, facile à déchirer. Les fibres musculaires qui la composent (fig. 4') ont perdu leur striation et présentent d'abondantes granulations moléculaires, protéiques ou graisseuses, linéairement disposées. L'endocarde et les valvules sont intacts, il en est de même des reins et des artères.

Ce fait de stéatose cardiaque développée sous l'influence du phosphore pris à dose toxique est remarquable par la rapidité avec laquelle s'est produite l'altération graisseuse des organes, notamment celle du cœur, puisque moins de quatre jours ont suffi pour amener cette transformation.

Stéatose et hémorrhagie des parois du cœur dans un cas de scarlatine. — L'observation LXXXV nous donne les principaux détails de ce cas, où il s'agit d'un jeune garçon de seize ans, mort au cinquième jour d'une scarlatine grave. Le cœur représenté pl. 23, fig. 6 et 6′ est d'un volume normal. La substance musculaire, de teinte un peu terne ou jaunâtre, est parsemée de taches hémorrhagiques multiples, distribuées principalement sur le trajet des petits vaisseaux. Ces taches, dont les plus larges ne sont guère plus étendues qu'une grosse tête d'épingle, ont leur siége sous le péricarde. Des taches semblables, beaucoup plus étendues, s'observent sous l'endocarde (fig. 6′). Il n'en existe pas dans l'épaisseur du tissu musculaire, mais les éléments de ce tissu présentent de fines granulations grisâtres ou jaunâtres, beaucoup plus nombreuses que dans les conditions normales. Chez ce malade, la rate était hypertrophiée et les globules blancs du sang beaucoup plus nombreux qu'à l'état ordinaire.

Rassemblés à dessein, les trois faits qui précèdent sont propres à montrer que les stéatoses cardiaques présentent des différences notables, suivant la cause qui les engendre. Certainement la stéatose alcoolique, lésion à évolution lente, presque toujours accompagnée de surcharge adipeuse et parfois aussi d'un épaississement de la trame conjonctive du cœur, ne sera pas confondue avec les stéatoses phosphorique et scarlatineuse qui ont une marche aiguë et coexistent d'ordinaire avec des extravasats sanguins. Ces deux dernières lésions, quoique plus difficiles à séparer, se distinguent pourtant : celle de l'empoisonnement phosphorique, par une coloration d'un beau jaune et un certain degré de résistance du tissu cardiaque ; celle de la scarlatine, par la mollesse, la flaccidité de ce tissu et sa teinte jaune sale. L'altération des fibres musculaires du cœur est du reste moins marquée dans cette dernière maladie. Ainsi, chacun des faits en question constitue un type d'altération autour duquel rayonne un nombre de cas plus ou moins considérable. De la stéatose alcoolique se rapprochent tous les cas de stéatose cardiaque produits par les carbures d'hydrogène, les diverses essences, etc. A côté de la stéatose phosphorique doivent être placées les stéatoses produites par l'arsenic et l'antimoine. Enfin, la stéatose de la scarlatine a pour analogues toutes les stéatoses qui surviennent dans le cours des fièvres graves et de la pyohémie. Ces différents groupes, toutefois, sont loin de comprendre toutes les espèces d'altération graisseuse du cœur. Il est encore de ces lésions qui se rattachent aux maladies cachectiques et notamment à la goutte, à la tuberculose, à la scrofulose, à la carcinose, etc. — La stéatose, dans toutes ces circonstances, est le résultat ordinaire d'un trouble général de l'organisme. Une condition purement locale et non moins importante de la dégénérescence graisseuse du cœur est le rétrécissement des artères coronaires. Cette dégénérescence, généralement partielle, accompagnée du ramollissement du tissu cardiaque, est une cause fréquente de rupture du cœur.

Signalons enfin une forme d'altération granulo-graisseuse du cœur, qui, par sa marche et ses caractères anatomiques, mériterait la dénomination de ramollissement atrophique aigu. Cette lésion, malgré les observations de Morgagni, n'a pas fixé l'attention d'une manière suffisante, et pourtant elle se rapproche à un certain degré du ramollissement aigu ou atrophie jaune du foie. Dans un cas de ce genre, où il s'agissait d'un homme de soixante-trois ans, porteur aux halles, mort avec de l'orthopnée et des phénomènes asphyxiques, le cœur était large et facile à déchirer. La coloration de cet organe était jaunâtre, un peu vineuse, ses parois avaient une faible épaisseur. A l'examen microscopique, on trouvait les fibres musculaires cassées, déchirées transversalement et infiltrées de fines granulations grisâtres qui en voilaient la striation normale. Les poumons, congestionnés, engoués, de teinte brunâtre, se déchiraient avec facilité. Le foie, la rate et les reins, également congestionnés, se faisaient remarquer par la coloration lie de vin de leur parenchyme et une moindre résistance à la pression. Dans cinq autres cas, il y eut toujours ramollissement d'autres viscères que le cœur. Quant à cet organe, il était large, en forme de gibecière, flasque et mou, de coloration jaune bronzé, quelquefois injecté ou infiltré de matière colorante sanguine, et de teinte vineuse; ses fibres musculaires, vues au microscope, présentaient de nombreuses granulations moléculaires grisâtres, disposées suivant la direction des stries. Les artères coronaires étaient légèrement athéromateuses. Dyspnée intense avec cyanose, gonflement des jugulaires, anasarque, tels sont les principaux symptômes observés dans ces cas. Cette affection, susceptible de se terminer par une mort subite, est particulière aux personnes d'un embonpoint exagéré. Son étiologie est obscure; mais les excès d'aliments et de boissons sembleraient, d'après nos faits, contribuer à sa production. L'âge, peut-être, y apporterait sa part d'influence, puisque, deux malades exceptés, tous les autres avaient dépassé la soixantaine.

Un autre genre de dégénérescence des parois du cœur, plus rare que la stéatose, est la dégénérescence dite amyloïde. Cette altération appartient à un certain nombre d'états cachectiques, et particulièrement à ceux qui résultent d'une suppuration prolongée, aux cachexies scrofuleuse, tuberculeuse et syphilitique. On l'observe encore dans d'autres circonstances, comme j'ai pu m'en assurer chez un homme de quarante-quatre ans qui avait de l'œdème des membres inférieurs. Le cœur ainsi affecté est augmenté de volume, tant par la dilatation de ses cavités que par l'hypertrophie légère de ses parois; lisse, brillant, onctueux à sa surface, il a une teinte jaunâtre, cireuse, une consistance relativement ferme. Les fibres musculaires, souvent granuleuses, ont leur sarcolemme épaissi; elles réfractent fortement la lumière. Les parois du cœur incisées s'affaissent difficilement; aussi les symptômes propres à cet état diffèrent-ils assez peu de ceux qui appartiennent aux dilatations cardiaques.

HYPÉRÉMIE ET DILATATION SECONDAIRE DU CŒUR.

Les affections cardiaques constituent deux groupes bien distincts, selon que les valvules ou la substance propre du cœur sont altérées. Nous ne reviendrons pas sur les altérations valvulaires; mais, à côté des lésions primitives de la substance musculaire du cœur, dont il vient d'être question, se place naturellement une affection trop souvent méconnue, bien qu'elle soit des plus communes, c'est l'hypérémie avec dilatation secondaire des cavités droites du cœur.

OBS. CLVI. **Emphysème et bronchites multiples. Dilatation secondaire du cœur droit.** — D..., ciseleur, âgé de trente-cinq ans, admis, le 23 janvier 1861, à l'hôpital de la Pitié, salle Saint-Athanase, n° 8, service de M. Gendrin, a perdu sa mère d'une affection de poitrine, et son père, asthmatique, est mort vers l'âge de soixante ans. Il a un frère et une sœur qui sont bien portants, mais courts d'haleine. C'est un homme fort, bien constitué, qui se dit oppressé depuis sa jeunesse, où il était occupé à tourner une roue dans un jardin humide. Depuis longtemps il s'enrhume les hivers, et déjà il a été traité à l'Hôtel-Dieu pour une bronchite qui n'a pas duré moins de trois mois. Dans le courant de janvier 1861, cette bronchite reparaît; ses jambes, celle de gauche d'abord, s'œdématient. Il éprouve des palpitations pour la première fois, et c'est alors qu'il vient se faire soigner à l'hôpital de la Pitié. Face un peu bouffie, lèvres violacées, respiration haletante, poitrine bombée en avant, percussion sonore, râles sibilants et muqueux très-abondants, matité à la région du cœur, battements sourds, absence de bruits anormaux; foie congestionné. Le repos, des frictions stimulantes, une saignée et un vésicatoire volant parviennent à améliorer cet état semi-asphyxique. Cependant les jambes, qui jusqu'ici n'étaient que peu infiltrées, acquièrent en quelques jours un volume considérable, et le 12 février apparaît une plaque érysipélateuse à la partie supérieure de la cuisse gauche, immédiatement au-dessous de l'arcade de Fallope. Le 14 février, 120 pulsations, température élevée, pouls faible, impulsion cardiaque à peine sensible, absence de souffle et de frémissement à la région du cœur; cyanose et œdème des membres supérieurs. Deux pilules drastiques. L'érysipèle se recouvre bientôt d'une phlyctène, la fièvre persiste, l'asphyxie se prononce de plus en plus, et la mort a lieu le 16.

Autopsie. — Œdème considérable aux membres inférieurs, aux parois abdominales, et même aux membres supérieurs. Écoulement d'une faible quantité de liquide purulent au moment de l'incision de la plaque érysipélateuse. Les poumons, aussitôt après l'ouverture du thorax, font saillie hors de la poitrine, ils ne s'affaissent pas, et il existe un emphysème vésiculaire des plus manifestes; léger œdème aux deux bases, sans adhérences aux parois thoraciques. Hypertrophie avec épaississement et légère dilatation des bronches, qui renferment des mucosités spumeuses. Artère pulmonaire intacte, un peu large. Cœur en forme de gibecière, mou, augmenté de volume. Cette augmentation porte spécialement sur le cœur droit, dont les cavités sont très-élargies. La capacité du ventricule est presque doublée; la valvule auriculo-ventriculaire, quoique parfaitement intacte, est un peu insuffisante, l'orifice est forcé. Les valvules pulmonaires sont normales. La surface interne du ventricule est lisse, brillante, tachetée de jaune; les colonnes charnues sont un peu hypertrophiées; les parois ventriculaires, à peine épaissies, ne s'affaissent que difficilement après l'incision, elles sont dures, résistantes, jusqu'à un certain point comparables à une lame de cuir; les fibres musculaires sont plus granuleuses qu'à l'état normal. L'oreillette est très-large, et la valvule de Thébésius, épaissie et blanchâtre, est déchirée en plusieurs endroits et criblée de trous. Le cœur gauche a un volume normal. Le foie est ferme, volumineux et fortement congestionné. La rate est indurée et brunâtre. Le rein droit est presque doublé de volume, il fait saillie en avant, le rein gauche est complétement atrophié par suite de l'oblitération de l'artère qui s'y rend. La veine rénale, diminuée de calibre, est encore parcourue par le sang. Les organes génitaux ne sont pas altérés. Le cerveau, qui renferme une quantité abondante de liquide, est sain d'ailleurs. Pl. 23, fig. 5.

Un homme jeune, exerçant une profession pénible, et pendant longtemps exposé à l'humidité, contracte des bronchites et de l'emphysème. Au bout de quelques années, ces désordres s'accompagnent d'un œdème qui débute par les extrémités, prend un accroissement rapide et gagne bientôt le tronc. Il n'y a pas de souffle appréciable au cœur, mais il existe de la dyspnée, de l'orthopnée et des phénomènes d'asphyxie qui emportent le malade. Les bronches sont trouvées enflammées et les poumons emphysémateux; le cœur est volumineux, surtout à droite. Le ventricule de ce côté est dilaté et allongé; il descend aussi bas que celui du côté opposé, et l'organe entier revêt ainsi la forme d'une gibecière. La paroi du ventricule droit, indurée, lisse et brillante à sa face interne, revient difficilement sur elle-même, de sorte qu'il paraît manifeste que la cavité ventriculaire ne se vidait pas entièrement. Du reste, l'orifice tricuspide est dilaté et sa valvule est vraisemblablement insuffisante. Ce fait, que l'on peut considérer comme un type de l'altération secondaire du cœur droit, nous dispense de plus longs commentaires. Celui qui suit en diffère par la lésion primitive qui est une déviation rachitique de la colonne vertébrale.

OBS. CLVII. **Rachitisme et déviation de la colonne vertébrale. Gêne respiratoire et dilatation secondaire du cœur droit; myocardite et anévrysme.** — P..., âgée de soixante-cinq ans, journalière, admise à l'Hôtel-Dieu, salle Saint-Antoine, le 21 septembre 1863, est, depuis plusieurs années, oppressée et courte d'haleine. Vers le milieu du mois de février dernier, elle éprouve des douleurs vives dans la poitrine, puis dans les jambes. En même temps, elle est prise d'un rhume intense, elle a des palpitations, ses pieds et ses jambes enflent de temps en temps. Il y a trois mois, l'œdème des jambes prit des proportions considérables, il fut même accompagné d'ascite, puis survint un érysipèle dont il reste encore des traces. Aujourd'hui l'œdème est peu prononcé. Il s'agit d'une femme maigre, qui a un teint jaunâtre, cachectique; elle est couchée sur le dos, la tête soulevée, faisant des efforts pour respirer. Toux quinteuse, fatigante, non suivie d'expectoration. La poitrine est sonore, des râles nombreux s'entendent à gauche; le rachis est depuis longtemps dévié à droite; dans ce même côté, la respiration est faible, mélangée de râles sibilants. Matité précordiale un peu étendue, battements du cœur réguliers, bruits sourds, mal frappés, sans souffle appréciable, dédoublement du premier bruit; 108 pulsations, pouls régulier, langue sale, appétit conservé, digestions difficiles, absence de liquide dans l'abdomen et de dilatation des veines des parois abdominales. Le foie déborde considérablement les fausses côtes; il remonte aussi plus que de coutume dans la poitrine. La rate n'est pas augmentée de volume. Même état les jours suivants. Huile de ricin, oxymel scillitique, sinapismes. Le 27, oppression plus considérable; veines jugulaires fortement gonflées et distendues. La pointe du cœur, que l'on ne trouvait pas tout d'abord, est déviée et bat, pour ainsi dire, dans l'aisselle, ce qui résulte de la déformation thoracique. Le premier bruit n'est pas seulement dédoublé, il est encore accompagné d'un léger souffle, manifeste surtout à la pointe. 104 pulsations. Murmure vésiculaire faible, râles nombreux dans la poitrine. Vésicatoire volant. Le 29, la toux, l'oppression et les étouffements continuent de s'accroître malgré le vésicatoire et une faible dose de digitale. L'ascite et l'œdème des jambes augmentent peu à peu. Le 5 octobre, la paroi abdominale et le bras droit sont œdématiés (la malade se couche toujours à droite). Le 9, cette malade paraît toujours dans le même état. Le soir, pourtant, elle accuse une dyspnée plus profonde; elle meurt dans la nuit.

Autopsie. — Tout le côté droit du corps est œdématié, à l'exception de la tête; l'infiltration séreuse est moins prononcée à gauche. La plèvre droite contient une plus grande quantité de sérosité que la plèvre gauche. Le poumon droit, revenu sur lui-même, a le volume au plus des deux poings. Le lobe inférieur du poumon gauche est carnifié et très-petit; le supérieur est simplement œdématié. La cavité du péricarde renferme une faible quantité de sérosité jaunâtre; le cœur présente plusieurs taches laiteuses sur sa face antérieure, il est volumineux, en forme de gibecière. Le ventricule droit contient des caillots de sang noir, sa cavité est dilatée; ses parois, fermes et dures, s'affaissent difficilement, elles ont un demi-centimètre d'épaisseur; la valvule tricuspide est insuffisante, l'oreillette droite légèrement dilatée. L'artère pulmonaire est également plus large, car elle mesure 9 centimètres de circonférence, et présente de petites saillies miliaires du volume d'une tête d'épingle. Le cœur gauche est volumineux, il adhère au péricarde par sa pointe entièrement formée de tissu fibreux. Une partie de la cloison est constituée par le même tissu, car la fibre musculaire y fait presque complétement défaut. Une autre partie se fait remarquer par une riche vascularisation, des taches hémorrhagiques et des grains d'hématine. Un caillot ancien, du volume d'un œuf de pigeon, formé de couches fibrineuses superposées et non encore ramollies, occupe la pointe du cœur à laquelle il adhère intimement. L'orifice aortique est un peu rétréci, ses valvules sont saines; l'orifice mitral est intact. L'aorte est le siége de quelques dépôts athéromateux. — Sérosité transparente dans le petit bassin. Foie induré, légèrement granulé à sa surface, marbré de jaune et de brun (teinte noix muscade). Rate petite, couverte d'exsudations membraniformes. Estomac et intestins non altérés. Reins parsemés à leur surface de petits kystes séreux. Utérus normal. — Les os du crâne amincis se brisent facilement. La colonne vertébrale est déviée à droite dans la région thoracique, à gauche dans la région lombaire. Le couteau la tranche avec facilité, comme du reste les côtes, qui laissent échapper une sorte de boue brunâtre. Les cartilages costaux sont altérés. Le cerveau est mou. Les artères cérébrales sont, pour la plupart, le siége de petits dépôts athéromateux.

Je n'insisterai pas sur les particularités de cette dernière observation qui, à part la condition pathogénique, offre la plus grande ressemblance avec celle qui précède. Ces deux faits nous présentent l'un des types les plus communs des affections cardiaques, l'un de ceux que le médecin doit connaître, s'il ne veut s'exposer à des incertitudes regrettables de pronostic et à des erreurs de thérapeutique. Effectivement, à ce type anatomique correspondent des conditions étiologiques, des symptômes et une évolution qui en font, en réalité, une affection tout à fait distincte des affections primitives du cœur, c'est-à-dire de celles dans lesquelles cet organe est directement atteint par le principe morbide. Il est le plus souvent facile de reconnaître l'affection dont il s'agit. La cyanose des lèvres et des extrémités, la bouffissure de la face, le gonflement des jugulaires avec ou sans pouls veineux, l'absence complète de souffle ou l'existence d'un soufle doux à droite, la marche de l'œdème, qui reste stationnaire pendant quelque temps, gagne rapidement le tronc et même les membres supérieurs, tels sont les caractères qui donnent à cette affection une physionomie particulière et la séparent nettement des endocardites, le plus souvent accompagnées de souffles rudes siégeant à gauche. Ces mêmes caractères la distinguent encore des dégénérescences graisseuse et amyloïde, qui, en général, ne déterminent ni cyanose ni œdème. La myocardite, d'un autre côté, donne lieu à un pouls inégal et souvent à des palpitations intenses. Mais, au reste, un caractère important de la dilatation secondaire du cœur, c'est qu'elle est, en général, précédée par des désordres de la circulation pulmonaire. Les affections qui engendrent le plus communément cette dilatation se répartissent ainsi qu'il suit sur quarante-cinq cas qui nous sont personnels:

Emphysème et bronchite chroniques	24
Rachitisme	6
Lésions du cœur gauche (rétrécissement et insuffisance)	6
Obstruction de l'artère pulmonaire	2
Obstruction des veines pulmonaires	1
Communication des deux cœurs	2
Disparition ou déchirure de la valvule de Thébésius, par suite d'effort	4
	45

Une cause qui ne figure pas dans cette statistique est la tuberculose pulmonaire, qui pourtant s'accompagne, dans quelques cas, de la dilatation du cœur droit.

Les deux sexes sont à peu près également prédisposés à cette affection, car, sur ce nombre, je compte vingt-cinq hommes et vingt femmes. Tous les âges peuvent en être atteints, cependant il résulte de notre statistique que la dilatation secondaire à l'emphysème et à la bronchite survient généralement à un âge déjà avancé.

Ainsi rapprochées et comparées, les différentes lésions dans le cours desquelles survient la dilatation secondaire du cœur droit permettent de saisir facilement la cause pathogénique et le mécanisme de production de cette dilatation. En effet, malgré la diversité de ces lésions, un fait leur est commun, c'est l'obstacle qu'elles apportent à la petite circulation. Cet obstacle est la cause génératrice de l'affection cardiaque, car il force le ventricule droit à se contracter avec plus d'énergie, et, par cela même, à s'hypertrophier. Il produit, en effet, dans le système de l'artère pulmonaire, une exagération de tension qui, peu à peu, amène la stase sanguine et la dilatation de ce système vasculaire. Si la gêne circulatoire réside dans le cœur gauche ou dans les veines pulmonaires, l'artère pulmonaire se dilate d'abord, puis le cœur droit, l'orifice tricuspide, enfin l'oreillette et les vaisseaux aboutissants.

Contrairement à l'orifice tricuspide, l'orifice pulmonaire devient rarement insuffisant en pareil cas, ce qui tient surtout, comme je l'ai indiqué ailleurs, à la possibilité de l'agrandissement des valvules pulmonaires. Quant aux orifices des veines qui se déversent dans les oreillettes, ils sont généralement dilatés, et la valvule de Thébésius est quelquefois forcée. De là, des congestions passives dans les organes dont ces vaisseaux charrient le sang veineux, et notamment dans le cœur, l'induration des parois de cet organe, l'épaississement de la trame conjonctive, l'altération granuleuse des fibres musculaires, conditions auxquelles se rattachent les phénomènes si graves de l'asystolie et la mort qui en est la conséquence. Notons que dans ces circonstances la digitale reste sans effet.

De cette dilatation secondaire du cœur, je rapproche une dilatation avec hypertrophie cardiaque se rencontrant quelquefois chez des individus obligés par profession à des efforts répétés des membres supérieurs surtout. Plusieurs faits observés dans ces conditions m'ont appris que les affections cardiaques y revêtent une physionomie particulière dont voici les principaux traits : au début, accès de palpitations, avec gêne marquée de la respiration, survenant à l'occasion d'une fatigue et accompagnés d'étourdissements, de bourdonnements d'oreilles, de sensation de faiblesse, d'un léger tremblement des membres ; pulsations artérielles fréquentes et faibles, battement du cœur sourds et confus ; plus tard, si le mal n'est pas arrêté, œdème progressif et quelquefois bruit de souffle se faisant entendre particulièrement à l'orifice mitral ; oppression et dyspnée croissantes, mort lente ou même subite. En voici deux exemples :

OBS. CLVIII. **Dilatation avec hypertrophie cardiaque. Mort subite.** — Th..., charretier, âgé de cinquante-cinq ans, né dans les Vosges, est admis à l'Hôtel-Dieu, salle Sainte-Jeanne, n° 20, le 28 novembre 1864. C'est un homme bien constitué, qui n'a jamais eu la moindre attaque de rhumatisme, et qui dit s'être bien porté jusques il y a trois ans, époque à laquelle il fait remonter la maladie dont il est atteint. Depuis trois mois, il est plus sérieusement affecté, et ses jambes ont commencé à enfler il y a environ quinze jours. Il tousse depuis huit jours à la suite d'un refroidissement, et aujourd'hui, date de son entrée à l'hôpital, expectoration abondante et colorée, absence de mouvement fébrile. L'œdème est considérable, il s'étend depuis les pieds jusqu'à la région des reins. Les extrémités sont froides et cyanosées, la respiration est embarrassée, et depuis longtemps le malade ne peut se coucher que sur le côté droit. Le pouls est faible, dépressible ; les battements du cœur sont confus, inégaux ; un bruit de souffle se fait entendre à la pointe. Le 29 et le 30, même état ; l'affaiblissement progresse. Le 1er décembre, il y a un peu de mieux ; l'œdème est moins considérable. Le 5, vers sept heures du soir, ce malade était levé, lorsque, se sentant atteint d'un léger malaise, il essaye de monter sur son lit, et tombe mort.

Autopsie. — Augmentation générale du volume du cœur, dilatation de toutes ses cavités et même des orifices auriculo-ventriculaires, substance musculaire jaunâtre, léger état granulé des fibres musculaires. Bronchite et congestion des poumons ; hypérémie secondaire du foie, de l'estomac, de la rate et des reins, intégrité des autres organes.

Dans ce fait, où j'avais diagnostiqué une lésion mitrale, à cause du souffle entendu à la pointe, je fus un peu surpris de l'instantanéité de la mort. L'autopsie vint tout expliquer en montrant l'intégrité de la valvule et la dilatation des cavités du cœur, circonstance favorable, comme on sait, à la production d'une syncope. Ici, comme dans trois autres cas qui me sont personnels, le cœur se distingue nettement par ses caractères anatomiques. Non-seulement ses cavités droites sont dilatées, mais les cavités gauches présentent la même modification, sans qu'il soit possible de dire exactement quelles sont les premières atteintes. Le cœur, augmenté de volume, conserve sa forme et ne revêt pas cette apparence de gibecière, qui est le propre de la dilatation des cavités droites. C'est là, par conséquent, une affection différente de cette dernière, tant par son origine que par ses caractères anatomiques et symptomatiques.

OBS. CLIX. **Dilatation avec hypertrophie des deux cœurs.** — D..., âgé de cinquante-six ans, est depuis nombreuses années porteur d'eau et conséquemment obligé à des efforts souvent considérables. A part la maladie qui l'amène à l'hôpital et sur le début de laquelle il ne donne que des renseignements incertains, il se serait toujours bien porté. Il n'a pas eu de rhumatisme articulaire aigu et ne pense pas que cette affection ait atteint aucun membre de sa famille. Il entre à l'Hôtel-Dieu, salle Sainte-Agnès, n° 22, dans le mois de juillet 1866, pour un œdème étendu qui, des jambes, a peu à peu gagné le tronc. Les veines jugulaires sont dilatées ; le pouls est large, faible, irrégulier ; cœur volumineux ; souffle systolique tout à fait à gauche et dans une faible étendue. La digitale est employée, mais elle reste sans effet sur l'œdème, qui s'accroît tout d'abord et qui cède peu de temps après sous l'influence du vin diurétique. Un peu plus tard, l'œdème reparaît, mais cette fois il persiste malgré l'emploi de la même préparation. L'oppression s'accroît de plus en plus, les veines se distendent, l'infiltration œdémateuse est plus considérable que jamais, lorsque ce malade essaye de se faire lever et meurt tout à coup au moment où on le replaçait sur son lit.

Autopsie. — Le cœur, hypertrophié et volumineux, présente sur sa surface antérieure et surtout à droite plusieurs plaques blanchâtres, laiteuses; ses parois sont épaissies, son tissu est ferme et coloré. L'orifice mitral n'est pas tout à fait suffisant; l'une des lames de la valvule correspondante est épaissie, tandis que l'autre est plutôt amincie; les cordages tendineux sont grêles. L'orifice aortique est peu modifié. L'orifice de l'artère pulmonaire a un décimètre de circonférence, il retient l'eau; l'orifice tricuspide est élargi, et, malgré l'intégrité de ses valvules, il n'est pas tout à fait suffisant. Les cavités auriculaires et ventriculaires sont notablement dilatées. L'orifice de la veine coronaire est large, il permet l'introduction du petit doigt et se trouve incomplétement fermé par la valvule de Thébésius. L'artère pulmonaire est élargie; l'aorte l'est plus encore, elle mesure 8 centimètres et demi de circonférence au niveau de la région thoracique. Les veines sont dilatées. Les poumons sont œdématiés et les bronches sont remplies d'un liquide visqueux, aéré. La plèvre droite renferme une faible quantité de sérosité. Le foie est le siége d'une hypérémie ancienne; son lobe droit est volumineux, son tissu ferme présente des marbrures violacées; la capsule de Glisson est épaissie. L'estomac est large, sa muqueuse est pâle et recouverte d'un mucus épais. La rate est congestionnée comme le foie. Les reins, indurés, présentent quelques kystes à la base des pyramides. La cavité du bassin contient un peu de sérosité. Les ganglions des aines et le corps thyroïde sont volumineux, mais sans altération appréciable.

Il s'agit, dans ce fait, d'un malade exerçant une profession pénible et qui, exempt de tout rhumatisme antérieur, succombe à une affection caractérisée par la dilatation des cavités avec hypertrophie des parois du cœur. Aucune cause spéciale ne venant rendre compte de cette altération, il est légitime de se demander si la profession du malade n'a pu, par les efforts auxquels elle expose, contribuer au développement du désordre cardiaque. En présence d'un seul fait, nous nous serions certainement abstenu de toute conclusion; mais quelques autres cas de dilatation cardiaque générale survenue sans cause appréciable chez des individus adonnés à des travaux rudes nous conduisent à penser que cette affection peut bien avoir pour origine les efforts que nécessite une profession pénible.

ARTÈRES.

Les artères n'ont pas une structure partout identique, et cette circonstance, sans doute, rend compte des différences d'altération présentées par ces vaisseaux. On s'accorde généralement à leur reconnaître trois tuniques : une tunique interne, une tunique moyenne et une tunique externe. La tunique interne se continue avec l'endocarde; elle est mince, transparente, formée de deux couches : la première couche ou épithélium est constituée par un revêtement continu de cellules polygonales, aplaties, disposées sur un seul plan, et pourvues d'un noyau allongé; la seconde couche est formée d'une substance fondamentale, vaguement striée, ayant dans son épaisseur des cellules allongées, anastomosées ou étoilées, contenant un noyau lenticulaire et communiquant entre elles par des prolongements anastomosés. Ces cellules ont un rôle des plus importants, puisque c'est à leur prolifération que se rattache le processus de l'endartérite. La tunique moyenne des artères comprend deux éléments principaux, l'élément élastique et l'élément musculaire, l'un et l'autre dans une proportion relativement inverse, le premier toujours plus abondant à mesure qu'on se rapproche du cœur, le second à mesure qu'on s'en éloigne. Le tissu élastique forme, dans les artères d'un moyen calibre, des réseaux de fibres qui, s'ils n'entourent l'élément musculaire, sont disposés en couches alternantes avec lui. Dans les gros troncs, ce tissu est représenté par des lames fenêtrées, ou par des réseaux serrés de grosses fibres élastiques. L'élément musculaire est constitué par des fibres cellules qui mesurent de $0^{m},05$ à $0^{m},07$ de longueur et qui sont disposées perpendiculairement à l'axe du vaisseau. Englobées dans la masse de substance élastique, ces fibres-cellules, en s'accumulant, forment des faisceaux volumineux ou même des couches continues qui donnent une teinte rouge aux petites artères. La tunique externe ou adventice est formée d'un tissu serré, filamenteux, composé exclusivement de fibres de tissu conjonctif et de fibres élastiques fines ; elle ne s'infiltre jamais de graisse ni de sérosité et supporte sans se rompre de fortes tractions, soit dans le sens de sa longueur, soit dans celui du diamètre de l'artère, ce qui lui permet de servir de paroi à un grand nombre d'anévrysmes. Les artères reçoivent de nombreux vaisseaux sanguins qui se ramifient dans leur tunique externe et forment un réseau à larges mailles dans les couches profondes de cette tunique et dans la couche externe de la tunique moyenne. Il est difficile de dire si les artères fournissent des lymphatiques et comment se terminent les filets nerveux qui se rendent dans leurs tuniques extérieures.

Les artères subissent avec l'âge des modifications importantes qui ont conduit l'un de nos maîtres les plus estimés, le docteur Cazalis, à formuler la proposition que « l'homme a l'âge de ses vaisseaux ». Ces modifications consistent dans une altération graisseuse des éléments normaux des tuniques vasculaires, et non, comme on le croit trop généralement, dans un processus de nouvelle formation, car l'endartérite est toujours un phénomène pathologique. Remarquons que l'altération sénile des artères se manifeste à des âges divers, et qu'elle est subordonnée, comme celle de la plupart des organes, à l'influence des boissons alcooliques, de l'alimentation, etc., etc. Le rhumatisme, l'intoxication plombique, peut-être aussi la goutte et la syphilis, affectent assez communément la tunique interne des artères, et respectent, au contraire, le plus souvent leurs tuniques externe et moyenne, soumises à d'autres influences. Chaque membrane artérielle possède donc une aptitude morbide différente et devient le point de départ de lésions particulières. Il y a lieu, par conséquent, de séparer les inflammations de la membrane interne ou endartérites de celles de la membrane externe ou périartérites. Quant à la tunique moyenne, elle est rarement le siége d'un processus actif, mais plutôt atteinte de dégénérescence graisseuse, primitive ou secondaire.

ENDARTÉRITES.

L'endartérite est une des altérations dont l'étude offre le plus d'intérêt; non-seulement cette étude nous apprend que les tissus non vasculaires sont susceptibles d'inflammation, mais, elle nous donne encore la clef de la plupart des graves désordres dont le système artériel est si fréquemment atteint. Ce dernier point de vue est celui qui nous préoccupera spécialement.

Obs. CLX. **Endartérite et insuffisance des valvules aortiques. Hypertrophie consécutive du ventricule gauche.** — Ch..., âgé de soixante ans, boulanger, est un homme d'une force et d'une constitution moyennes. Vers l'âge de quarante ans, il contracta un chancre induré qui fut suivi de plaques muqueuses et d'une éruption cutanée. Quelques années après, la santé de ce malade devenait chancelante, il se sentait court d'haleine, s'enrhumait facilement; il avait moins de force et cependant il continua son travail jusqu'en février 1866. Le 9 mars suivant, il entre à l'Hôtel-Dieu, salle Sainte-Agnès, pour s'y faire soigner d'une hémoptysie. Vers la partie moyenne du poumon droit, il existe une crépitation fine et une matité légère, symptômes qui portent à diagnostiquer une apoplexie pulmonaire, d'autant mieux que le système artériel est profondément altéré. On constate, en effet, au second temps du cœur, un bruit de souffle rude qui a son maximum à la base et se continue dans la direction de l'aorte. A gauche, le pouls, brusque, bondissant, a tous les caractères du pouls de Corrigan; à droite, il est faible et à peine sensible. Les jambes ne sont pas œdématiées, mais la peau est décolorée, jaunâtre; les lèvres sont violacées et la physionomie est anxieuse. Quelques jours plus tard survient un léger épanchement pleurétique dans le côté de la poitrine affecté d'apoplexie. Néanmoins l'état de ce malade s'améliore sous l'influence du repos et d'un régime approprié; le 6 avril, il part pour la maison de convalescence de Vincennes. Le 13 juillet suivant, il vient de nouveau nous demander un lit. A cette époque, même état des organes, cœur volumineux, pouls veineux dans les jugulaires, cachexie avancée. Dans les premiers jours d'août, le malade éprouve à plusieurs reprises des phénomènes particuliers qui sont les suivants : sensation d'étouffement analogue à la sensation de boule hystérique, anxiété extrême, refroidissement des extrémités, pâleur générale, miction involontaire et quelquefois perte de connaissance avec chute, mais sans la moindre convulsion ou paralysie. Un vésicatoire volant appliqué à la région précordiale améliore cet état. Le 17 août, un nouvel accès a eu lieu dans la nuit, et le matin nous trouvons la chemise du malade mouillée par l'urine. La dyspnée est augmentée, le foie est volumineux et les jambes sont un peu œdématiées. 21 août, crachats sanguinolents; râles fins dans l'aisselle droite; battements énergiques dans les carotides, celle de gauche surtout. 22 août, la respiration s'embarrasse de plus en plus, le pouls baisse d'une façon notable; la mort a lieu le lendemain.

Autopsie. — Le cœur volumineux mesure en largeur et à sa base 15 centimètres, en hauteur 14 centimètres; sa paroi ventriculaire gauche a 2 centimètres d'épaisseur. La cavité ventriculaire du même côté est large, le tissu musculaire rouge et résistant. L'endocarde est opalin, la valvule mitrale est agrandie, sans opacité et suffisante. L'orifice aortique permet la simple introduction du pouce, il est rétréci, insuffisant. Les valvules aortiques sont opaques, épaissies et rétractées dans tous les sens. La portion de l'aorte qui correspond à ces valvules est intacte; mais à partir du niveau de leur bord libre, ce vaisseau est altéré, et l'altération dont il est le siége se continue dans toute son étendue, et même dans un grand nombre des artères subséquentes. Grisâtre, élastique, constituée surtout par la prolifération des éléments des couches profondes de la tunique interne, cette altération se présente sous la forme de petites saillies mamelonnées et sur plusieurs points incrustées de sels calcaires. L'aorte est élargie et sa membrane externe est fortement injectée. Les orifices des artères coronaires sont rétrécis, comme du reste ceux du tronc brachio-céphalique et de la plupart des vaisseaux qui émanent de l'aorte. L'orifice de l'artère sous-clavière est tellement étroit qu'il permet à peine le passage d'une tête d'épingle, ce qui rend parfaitement compte de la petitesse du pouls de ce côté, où l'artère radiale est normale. Une coupe microscopique de la paroi épaissie de l'aorte laisse voir de nombreuses cellules dont plusieurs sont en voie d'altération graisseuse. Épanchement séreux dans la plèvre droite et fausses membranes à la surface du lobe inférieur du poumon correspondant, où siége un volumineux foyer apoplectique. Foie résistant, congestionné et pigmenté. Pancréas induré et atrophié. Rate pigmentée et ferme. Membrane muqueuse de l'estomac injectée. Reins congestionnés. Prostate volumineuse; vésicule séminale et testicule droit atrophiés. Cerveau sain, méninges cérébrales opaques, artères cérébrales intactes.

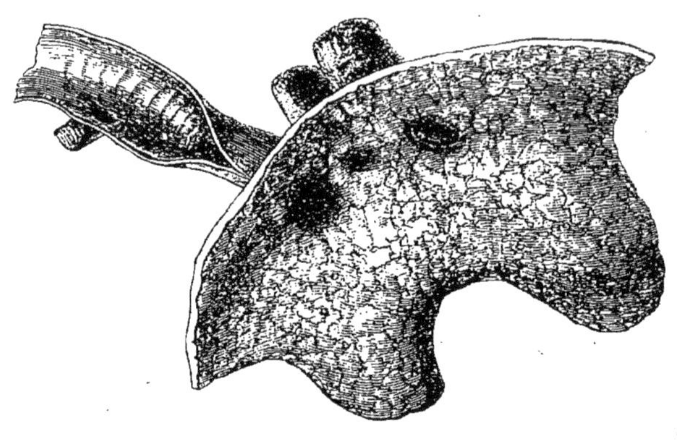

Fig. 23.

Un boulanger, qui n'avait eu d'autre maladie que la syphilis, éprouve un essoufflement qui s'accroît avec lenteur, puis à la suite d'une hémoptysie il entre à l'hôpital, et présente tous les signes d'une insuffisance aortique et d'une apoplexie des poumons. La petitesse relative du pouls radial à droite nous conduit à diagnostiquer un rétrécissement probable du tronc brachio-céphalique ou de l'artère sous-clavière. Au bout de quelques semaines, ce malade quitte l'hôtel-Dieu, où il revient peu de temps après avec des accidents sérieux; il a les jambes œdématiées, une cachexie prononcée, des accès d'oppression qui font supposer que les nerfs du plexus cardiaque peuvent être touchés. Il succombe, et à l'autopsie on constate, en même temps qu'une endartérite avec rétrécissement de la plupart des branches émanant de l'aorte, notamment de la sous-clavière droite, une hypertrophie secondaire du cœur gauche. Cette hypertrophie cardiaque, commune dans les lésions aortiques et artérielles, mérite pour ce motif de nous arrêter, d'autant plus qu'elle revêt des caractères assez particuliers. Le cœur, volumineux, allongé, offre la forme d'un cône dont le sommet est uniquement constitué par la pointe du ventricule gauche. Son tissu est ferme et coloré; la cavité ventriculaire gauche agrandie, et d'une épaisseur quelquefois double ou triple, est composée de fibres manifestement plus volumineuses que dans l'état normal. L'oreillette gauche est large; le cœur droit conserve ses dimensions normales. Différente de l'hypertrophie avec dilatation étudiée plus haut, cette lésion est l'un des types les plus nets des affections cardiaques.

OBS. CLXI. **Endartérite avec hypertrophie secondaire du cœur. Néphrite et atrophie des reins; hémorrhagie cérébrale.** — L..., âgée de cinquante-huit ans, couturière, apportée à l'Hôtel-Dieu le 30 janvier 1864, est couchée au n° 18 de la salle Saint-Antoine (service de M. Parrot). Cette femme, d'apparence robuste, frappée d'apoplexie peu avant son entrée à l'hôpital, ne répond à aucune des questions qu'on lui pose et marmotte à peine quelques mots. La sensibilité est partout obtuse, le mouvement est aboli dans la moitié gauche où existe une paralysie flasque. La face est congestionnée, la tête inclinée à gauche, la vue diminuée à droite. Le cœur, hypertrophié, laisse entendre un souffle à sa base; les urines renferment une faible quantité d'albumine. Cette malade, qui a eu plusieurs vomissements depuis son attaque, s'affaisse peu à peu, sa respiration s'embarrasse de plus en plus, elle meurt le lendemain dans la matinée.

Pl. 24, fig. 1, 1', 1'' et 1'''. *Autopsie.* — A part un œdème peu marqué aux membres inférieurs, rien de particulier quant à l'apparence extérieure. Les poumons, siége d'un léger emphysème, sont œdématiés à leurs parties déclives. Le cœur présente des pelotons graisseux à sa base et sur sa face antérieure; il est conoïde et très-volumineux. A droite, la cavité ventriculaire est à peine dilatée, ses parois sont lisses et jaunâtres. La valvule tricuspide est épaissie vers son bord libre ; les valvules semi-lunaires sont intactes. A gauche, la cavité ventriculaire est large; les colonnes charnues et les parois musculaires, notablement hypertrophiées, sont pour le moins doublées de volume, le tissu musculaire est coloré. La valvule mitrale est intacte, à part un léger renflement de son bord libre ; les valvules aortiques, un peu rétractées, déterminent un certain degré d'insuffisance. L'un des orifices des artères coronaires est rétréci par l'épaississement de la tunique interne de l'aorte. La première portion de ce vaisseau est saine, à part quelques saillies athéromateuses insignifiantes; il n'en est plus de même dans le reste de son étendue. A partir de la crosse, la membrane interne est, en effet, surmontée de petites éminences mamelonnées, opalines ou jaunâtres, ayant pour la plupart des rebords festonnés. Ces saillies sont molles et élastiques; quelques-unes pourtant sont plus fermes, incrustées de sels calcaires. Abondantes sur l'aorte abdominale, elles ne laissent, pour ainsi dire, aucun intervalle de tissu sain. On les retrouve dans la plupart des branches artérielles qui partent de l'aorte, et les dimensions de ces branches, comme celles du tronc principal, ont subi des changements notables. Le tronc cœliaque, dilaté à son origine, est semé de plaques jaunâtres; les artères qui en émanent sont également altérées, tantôt rétrécies, tantôt dilatées. Les artères rénales offrent à leur émergence des plaques dures, rigides et calcaires, elles sont altérées et dilatées dans toute leur étendue. Les artères iliaques et leurs branches sont le siége d'une semblable altération, comme d'ailleurs presque tout le système artériel. Le foie, la rate, le pancréas et le tube digestif lui-même ont peu souffert du désordre circulatoire qui a nécessairement dû résulter de ces altérations. Il n'en est pas de même des reins. Ces organes, diminués de volume, ne mesurent que 8 centimètres dans leur plus grand diamètre, ils sont granulés à leur surface, qui est jaunâtre, parsemée d'un petit nombre de vaisseaux dilatés et colorés par du sang. A la coupe, la substance corticale tranche par sa teinte jaunâtre sur la substance tubuleuse, qui est violacée. Elle est atrophiée et forme au-dessus de la base des pyramides une couche qui n'a pas plus de 4 millimètres d'épaisseur. L'examen microscopique nous montre que les parois artérielles sont épaissies et que les tubuli, comprimés et mal nourris, sont en voie d'altération granuleuse. La vessie est saine; l'utérus est normal. Les branches artérielles qui rampent à la base du cerveau sont le siége de plaques opalines, un peu saillantes, constituées par un tissu en état de dégénérescence graisseuse. Le cerveau renversé, on aperçoit sous l'arachnoïde une suffusion sanguine qui occupe la circonférence du cervelet. Une coupe des hémisphères pratiquée dans la direction du centre ovale laisse voir à la partie externe du corps strié droit le sommet d'un caillot sanguin récent. Ce caillot, qui est ferme et du volume d'un œuf, a déchiré la moitié antérieure de la couche optique, la moitié postérieure du corps strié et une petite portion de la paroi ventriculaire, la partie externe de ce même corps et une portion de la substance blanche du voisinage. La substance nerveuse, à son pourtour, est un peu jaunâtre, infiltrée de matière colorante. Le ventricule latéral droit contient du sang liquide et quelques caillots ; le ventricule gauche renferme, en moindre quantité, du sang liquide qui a pénétré par les trous de Monro; les troisième et quatrième ventricules en contiennent aussi. C'est à la pénétration du sang dans ces derniers que se rattache la suffusion sanguine constatée à la grande circonférence du cervelet. La corne sphénoïdale du côté droit est injectée ; l'hémisphère gauche est à peu près intact.

Une femme d'un âge peu avancé, frappée tout à coup d'apoplexie avec vomissements, meurt en quelques heures. L'encéphale renferme un caillot sanguin qui a causé une déchirure considérable de sa substance ; le système artériel tout entier est altéré. Cette altération, qui intéresse particulièrement la tunique interne, est due à la multiplication et à la transformation graisseuse des éléments cellulaires profonds de cette membrane, et se traduit sur plusieurs points par des foyers athéromateux auxquels contribue le ramollissement de la substance fondamentale intercellulaire. Les éléments de la tunique moyenne les plus rapprochés de la tunique interne sont en même temps affectés de dégénérescence graisseuse ; quant à la tunique externe, elle est enflammée et épaissie en plusieurs endroits.

Obs. CLXII. **Aortite et hémorrhagies des tuniques de l'aorte.** — N..., âgé de quarante-sept ans, mécanicien, est admis à l'hôpital de la Pitié, le 22 mai 1861, pour des désordres multiples se rattachant à une affection du système cardio-artériel. Il succombe le 9 juin suivant.

Autopsie. — Cœur hypertrophié, valvules mitrales épaissies et frangées avec extravasats sanguins dans leur épaisseur ; valvules aortiques légèrement insuffisantes. L'aorte, large, présente à quelques centimètres de son origine, et notamment à la partie la plus élevée de la crosse, plusieurs plaques jaunâtres, dont quelques-unes laissent voir vers leur centre de petites tumeurs brunâtres, saillantes. Une coupe pratiquée à ce niveau nous montre que ces tumeurs sont constituées par des caillots sanguins (fig. 4, B) siégeant entre les tuniques interne et moyenne. Ces caillots sont formés, les uns par du sang récemment épanché, les autres par ce même liquide déjà altéré. Au nombre de six à huit dans l'aorte thoracique, ces foyers ne se rencontrent plus dans l'aorte abdominale. Ils sont circonscrits par des productions néoplasiques analogues à celles que l'on rencontre en plusieurs points du même vaisseau. Il y a lieu de croire, par conséquent, que ces hémorrhagies sont l'effet de la rupture de vaisseaux développés au sein des néoplasmes, et du reste on aperçoit facilement plusieurs traînées vasculaires dans l'épaisseur de ces néoplasmes. Le foie, la rate, les reins, le cerveau, sont un peu hypérémiés. **Pl. 24**, fig. 4, AB et 4'.

Dans ce cas, il existe à la fois une périartérite et une endartérite ; la tunique moyenne, altérée sur quelques points, laisse pénétrer des vaisseaux de nouvelle formation jusque dans les couches profondes de la tunique interne, tel est le côté marquant de ce fait. Ajoutons que la rupture de ces vaisseaux a amené une hémorrhagie qui a écarté les tuniques, et il sera facile de comprendre que cette disposition pouvait favoriser une formation anévrysmale. Ce fait n'est pas unique, j'en ai rencontré quelques autres (1). Néanmoins, c'est à des lésions d'une autre nature que sont généralement dus les anévrysmes.

Obs. CLXIII. **Endartérite avec transformation graisseuse, résorption de la tunique interne et formation de poches anévrysmales multiples.** — P..., âgé de quarante-huit ans, mécanicien, entrait à l'Hôtel-Dieu pour un vomissement de sang survenu

(1) *Sur l'hémorrhagie des tuniques internes de l'aorte* (*Bull. de la Soc. de biologie*, 1863, et *Gaz. méd.*, p. 194, 1864).

la veille, lorsqu'il fut pris d'un nouveau vomissement sanguin qui l'emporta en quelques instants.

Pl. 26, fig. 1 et 1'. *Autopsie.* — Embonpoint modéré. Les poumons, le foie, la rate, les reins et le cerveau sont sains. Les intestins contiennent une faible quantité de sang, l'estomac en est rempli, sa membrane muqueuse est épaissie et pigmentée. Le cœur n'est pas augmenté de volume, mais son tissu est peu résistant et jaunâtre. Les valvules sont intactes. L'aorte est altérée dans toute son étendue, mais peu dilatée. On y observe des plaques grisâtres et surtout jaunâtres, légèrement saillantes. Ce vaisseau est le siége, au niveau de la crosse et de la portion thoracique, de poches anévrysmales multiples, au nombre de huit ou dix. L'une de ces poches, ouverte dans l'œsophage, a donné lieu à l'hémorrhagie qui a amené la mort. Les autres, de profondeur variable, ne renferment pour la plupart aucun caillot sanguin; elles ont un orifice qui mesure de 1 à 2 centimètres de largeur. Le fond de ces poches est constitué par les deux tuniques interne et externe, entre lesquelles on trouve à peine quelques débris de la membrane moyenne (fig. 1'). Leur circonférence est occupée par un bourrelet formé non-seulement par la membrane moyenne, mais encore par un néoplasme siégeant principalement entre cette dernière membrane et la tunique externe. Cette nouvelle formation est tellement abondante sur quelques points, que la paroi aortique présente une épaisseur d'un centimètre. Au centre de plusieurs éminences mamelonnées, on trouve un ramollissement rougeâtre, analogue à celui qui s'observe au niveau de quelques-unes des poches anévrysmales, circonstance qui permet de suivre dans toutes ses phases l'évolution du processus. Les parties ramollies sont composées de cellules et de noyaux ronds, petits et brillants, de globules sanguins et de granulations graisseuses; la tunique moyenne, si elle est conservée, présente une teinte jaune ou grisâtre, due à l'infiltration de ses éléments par d'abondantes granulations graisseuses.

En résumé, voici dans ce fait la marche suivie par le processus morbide : d'abord, irritation indéterminée des tissus constitutifs de l'aorte, phlegmasie de ce vaisseau et multiplication des éléments de ses tuniques externe et interne, d'où compression de la membrane moyenne, métamorphose graisseuse et résorption de ses éléments, puis enfin formation de poche anévrysmales. Quant à la rupture de ces poches, elle s'explique par la participation de la tunique externe à l'inflammation et le peu de résistance de la tunique interne. Nous pouvons suivre ici toutes les phases du processus inflammatoire de l'aorte, depuis l'apparition du néoplasme jusqu'à la rupture de ce vaisseau, et nous initier ainsi au mode de formation le plus habituel des anévrysmes. Le même intérêt existe encore dans l'observation suivante :

OBS. CLXIV. **Aortite avec anévrysme et rupture de l'aorte. État criblé des valvules semi-lunaires.** — Th..., âgé de cinquante-cinq ans, fondeur, admis à l'Hôtel-Dieu (salle Sainte-Jeanne, n° 32, service du professeur Grisolle), le 17 novembre 1863, succombe le lendemain. Ce malade, d'habitudes sobres, avait un simple essoufflement qui ne l'empêchait pas de travailler. La veille de sa mort, il se trouvait aussi bien que de coutume, et il se rendait à son travail, lorsqu'il fut pris à sept heures et demie du matin d'une faiblesse suivie de perte de connaissance qui dura vingt minutes. Toute la journée, il se plaignit d'un sentiment de froid. Son visage était pâle, et il présentait une certaine hébétude; son pouls était petit et régulier, sa respiration un peu bruyante. L'auscultation du cœur ne fut pas pratiquée, ce malade ne s'étant couché qu'à cinq heures du soir. Le lendemain matin, il va au cabinet, et quelques instants plus tard on le trouve mort en cet endroit.

Pl. 26, fig. 2. *Autopsie.* — Le cœur est hypertrophié à gauche et les valvules aortiques sont perforées de petites ouvertures qui leur donnent une apparence fenêtrée. La face interne de l'aorte est parsemée, dans toute son étendue, de saillies mamelonnées grisâtres ou jaunâtres. La tunique externe de ce vaisseau est en même temps injectée et épaissie. La première portion de l'aorte est le siége de désordres divers qui ne sont que la conséquence de l'aortite. Au niveau de la crosse, la paroi déprimée forme en *p* une poche anévrysmale peu profonde où la tunique moyenne a disparu. Cette poche anévrysmale ne renferme aucun coagulum sanguin. Il n'en est pas de même d'une autre poche située plus bas. Celle-ci, beaucoup plus étendue, est presque entièrement remplie de concrétions sanguines, disposées sous forme de couches superposées d'autant moins colorées qu'elles sont plus profondes. Elle forme à la partie externe du vaisseau une tumeur ou saillie qui a le volume d'un gros œuf; sa paroi est constituée par la tunique externe qui paraît tapissée, dans une partie de son étendue du moins, par la membrane interne. Au-dessous de cette poche il existe une perte de substance, sorte d'ulcère taillé comme à l'emporte-pièce, et au centre une perforation peu étendue et sous forme d'éraillure longitudinale. L'inégalité du fond de cet ulcère indique une date récente, et comme il y a lieu de croire qu'il est le résultat de la rupture d'un foyer athéromateux, on peut supposer que c'est au mélange du contenu de ce foyer avec le sang et à son transport vers le cerveau que doit être rapportée la perte de connaissance éprouvée par le malade quelque temps avant sa mort. Les orifices des artères coronaires et ceux de la plupart des branches qui émanent de l'aorte se trouvent rétrécis. Pourtant il n'y a de lésions bien notables dans aucun autre organe. (Note et pièce pathologique dues à l'obligeance du docteur Hémey).

Un homme, en se rendant à son travail, éprouve une perte de connaissance qui l'amène à l'hôpital; le lendemain, il meurt tout à coup pendant un effort de défécation. La lésion qu'il présente est une aortite généralisée. Par suite de cette lésion, il existe dans la première portion de l'aorte deux poches anévrysmales dont l'une, plus volumineuse que l'autre, est remplie de concrétions sanguines, et à côté de ces poches, un ulcère étendu avec perforation centrale. Ce cas, remarquable spécimen d'anévrysme, nous fait connaître une autre conséquence de l'endartérite, l'ulcération et la perforation de l'aorte.

Obs. CLXV. **Anévrysme de l'aorte thoracique à sa partie inférieure, rupture de la poche avec épanchement sanguin dans la gaine du muscle psoas iliaque.** — D..., âgé de trente-neuf ans, ancien cuisinier à bord d'un navire, a contracté autrefois des fièvres palustres et la syphilis. Rentré en France depuis quelque temps, il souffre, et pour ce motif entre à l'Hôtel-Dieu (salle Sainte-Jeanne, n° 3, service de M. Parrot), le 2 novembre 1863. C'est un homme bien constitué, au teint pâle et cachectique, d'une maigreur squelettique; il accuse une douleur extrêmement vive, qui, de la région lombaire gauche, s'irradie vers le pli de l'aine, dans la fosse iliaque et à la partie supérieure de la cuisse, suivant ainsi le trajet des branches nerveuses lombo-abdominales. A gauche, rénitence et matité absolue dans toute la région comprise entre les fausses côtes et la crête iliaque. A droite, souplesse et sonorité en ces mêmes points. A part quelques ganglions inguinaux qui sont un peu volumineux, tous les autres organes sont sains. La palpation pratiquée dans les régions du flanc et de l'épigastre ne révèle rien de particulier, et c'est à peine si l'on sent un léger degré de résistance. Le diagnostic reste incertain, le pronostic est regardé néanmoins comme très-grave. Eau vineuse, onctions belladonées.— Le malade souffre moins les jours suivants, il se plaint d'une constipation opiniâtre. Le 19 novembre, légère saillie au niveau de la région lombaire gauche, et, à la partie antérieure de cette même région, sensation d'une tumeur. Le 27, cette tumeur prend un développement beaucoup plus considérable. Située à la partie antérieure et supérieure des lombes, sur le côté gauche de la colonne vertébrale, elle est ferme, élastique, non fluctuante, ne laisse entendre aucun souffle à l'auscultation et ne donne lieu à aucun battement. Toutefois, les douleurs sont de plus en plus violentes sur le trajet des nerfs lombaires; la cuisse, fléchie sur le bassin, ne peut être étendue, la jambe est fléchie sur la cuisse. Le 6 décembre au matin, la tumeur, qui semblait s'accroître depuis quelques jours, a plus que doublé de volume, elle fait une saillie considérable dans toute la région du flanc gauche et se prolonge même jusque dans la fosse iliaque; elle a acquis le volume d'une tête d'enfant et est toujours élastique, mais beaucoup plus molle. Le malade est sans appétit, il a les traits altérés, cependant il passe assez tranquillement la journée. Vers le soir, il éprouve tout à coup des douleurs d'une grande intensité; son abdomen se gonfle, il se trouve mal à l'aise, pâlit et succombe.

Autopsie. — Décoloration générale des téguments, maigreur excessive. Cerveau et pou- Pl. 26, fig. 3.

mons simplement anémiés. Le cœur renferme peu de sang dans ses cavités. L'aorte est parfaitement saine dans ses deux premières portions. A la partie inférieure du thorax il existe une tumeur à cheval sur la colonne vertébrale qu'elle déborde de chaque côté. Cette tumeur, ferme, élastique, arrondie, refoule en avant le diaphragme, et se prolonge dans le flanc en refoulant devant elle le rein et le côlon descendant qui la coiffent. En bas, elle est molle et brunâtre, elle se perd dans la fosse iliaque. A ce niveau et à 2 centimètres au-dessus de l'arcade de Fallope, cette tumeur présente un petit orifice à bords frangés et baignés de sang. La cavité péritonéale renferme des caillots et du sang liquide en grande abondance. Il s'agit par conséquent d'un anévrysme qui s'est fait jour tout d'abord dans la gaîne du muscle psoas iliaque et qui s'est ensuite ouvert dans la cavité péritonéale. La paroi de cette poche, assez épaisse en haut et en avant, où elle adhère intimement au diaphragme, est au contraire assez mince sur les côtés. En arrière, elle est en partie formée par des corps vertébraux usés et érodés par l'action du sang ; elle a des diverticulums au niveau des insertions des muscles diaphragme et psoas. C'est au niveau de ces dernières insertions que cette poche anévrysmale s'est rompue après quoi le sang s'est épanché dans la gaîne du muscle psoas iliaque. Toute cette gaîne est en effet remplie de caillots sanguins ; le muscle psoas et le nerf crural sont infiltrés de sang. L'aorte est partout intacte en avant ; mais si l'on vient à l'inciser, on remarque sur sa paroi postérieure et un peu au-dessus du point d'émergence du tronc cœliaque un orifice rectangulaire de 4 centimètres de haut sur 2 centimètres de large, qui est le point de communication avec la cavité de l'anévrysme. A ce niveau, les tuniques sont nettement coupées, comme à l'emporte-pièce. Il est douteux que la tunique externe serve de paroi à la poche anévrysmale, même à sa partie antéro-supérieure ; celle-ci, en tout cas, se trouve tapissée de couches superposées de fibrine qui, dans quelques endroits, ont plus d'un centimètre d'épaisseur. Le tube digestif est sain, la rate et les reins sont normaux ; le foie est simplement un peu gras.

Ce fait, où se rencontre un anévrysme sur une aorte d'ailleurs saine, doit être rapproché des observations précédentes, pour montrer que le mode pathogénique des tumeurs anévrysmales n'est pas toujours le même. Effectivement, la perforation de l'aorte semble devoir être attribuée ici à une altération qui aurait marché de dehors en dedans, et qui aurait eu pour point de départ la colonne vertébrale. Mais, à dire vrai, il est difficile de connaître la cause exacte de cette altération, puisqu'il y avait usure des corps vertébraux par l'anévrysme.

Obs. CLXVI. **Aortite en plaques et névrite concomitante du réseau nerveux qui constitue le plexus cardiaque. Mort subite dans un accès d'angine de poitrine.** — S.., âgé de quarante-cinq ans, a perdu son père d'une attaque d'apoplexie. Il a encore sa mère et des frères et sœurs qui se portent bien ; une de ses sœurs est morte, nous dit-il, à la suite d'attaques de nerfs. C'est un homme bien constitué et d'une bonne santé habituelle, prétendant n'avoir jamais eu le moindre accident syphilitique. En 1835, il entre au service militaire et y demeure quatorze ans. En 1842, maladie du foie, se manifestant par un ictère (saignée). En 1843, 1844, 1845, il fait en Afrique de grands abus d'absinthe ; il dit être resté fou pendant trois jours pour avoir bu un litre de cette liqueur avec un de ses camarades. En 1849, il revient à Paris, où, surveillé par son frère, il fait à peine un excès chaque dimanche. Cependant, à cette époque, il se fatigue par les plaisirs vénériens. En même temps, il travaille beaucoup, il se nourrit copieusement, mais d'une façon tout à fait irrégulière. Il fume pour 25 centimes de tabac par jour. Depuis sept ou huit ans, il avait pris des habitudes plus convenables, lorsque, au mois d'octobre 1862, à la suite d'un refroidissement, il fut pris d'un accès d'étouffement qui le forçait de s'arrêter tous les dix ou quinze pas ; la nuit, il ressentit des douleurs dans les bras. Des accès analogues reparurent plusieurs fois et toujours furent occasionnés, soit par le travail, soit par le café, soit par la marche contre le vent. Voici, d'après le rapport du malade, en quoi ils consistaient : Serrement épigastrique ou sternal très-vif, remontant vers la gorge pour s'y fixer ; anxiété précordiale très-intense ; trismus, douleurs dans les oreilles. Exagération de quelques sécrétions, sialorrhée, sueurs abondantes au visage, émission involontaire d'urine. Chaque accès se terminait ordinairement après une miction assez abondante. Vers le milieu de février 1863, ces accès acquièrent une fréquence telle que le malade se décide à entrer à l'Hôtel-Dieu (salle Sainte-Jeanne, n° 10) le 9 mars. Palpitations, léger frottement à la base du cœur ; matité précordiale et impulsion du cœur normales. Souffle vasculaire au cou. Embarras de la langue, léger bégayement. Jusqu'au 22 mai, où il reçoit son *exeat* pour la maison de convalescence de Vincennes, le malade n'éprouve qu'un seul accès : serrement épigastrique et douleur sternale très-vive avec irradiation dans le bras gauche, anxiété précordiale.

Le 5 juin, à Vincennes, S... montait un escalier avec un matelas sur le dos, lorsqu'il fut pris d'un nouvel accès. Cependant il quitte l'asile le même jour. Deux jours après, un autre accès beaucoup plus terrible que les précédents est suivi de vomissements liquides verdâtres. Le 10 juin, entrée à l'Hôtel-Dieu. Volume du cœur un peu gros, battements réguliers, souffle doux, ayant son maximum d'intensité à la base de l'organe. A part la circulation, toutes les autres fonctions sont normales. Le 15 juin au soir, en faisant son lit, ce malade est pris, dans la moitié droite de la tête, d'une douleur vive, bientôt suivie de son accès ordinaire. Le 16 juin, nouvel accès. Du 18 au 24, douleurs dans les muscles de la mâchoire et dans les oreilles, survenant principalement quand le malade monte les escaliers. Douleur vive sous-sternale se déplaçant de temps à autre pour se fixer entre les deux épaules. Le 28, le malade part de nouveau pour Vincennes. Le 13 août, il entre pour la troisième fois à l'Hôtel-Dieu (salle Sainte-Jeanne, n° 1). Il n'a pas eu d'accès douloureux dans le mois d'août, mais il prétend être tombé deux fois sans connaissance dans la rue. Même état des organes, persistance du souffle de la base du cœur (1er temps), palpitations moins violentes, sifflements fréquents dans les oreilles, insomnie, léger amaigrissement. Dans les mois d'août et septembre, les accès se répètent, ils sont toujours provoqués; dans le bain, le malade parvient à les arrêter en se plaçant la tête sous le robinet. Dans le mois d'octobre, les accès sont plus fréquents. On électrise à trois ou quatre reprises différentes la peau des parties latérales de la face, du cou et de la région précordiale, après avoir préalablement provoqué un accès en faisant marcher rapidement le malade; après l'électrisation, il peut courir facilement. Au commencement de novembre, accès encore plus fréquents, survenant souvent le soir après le repas. — Bains sulfureux, pilules de Méglin. — Aucun soulagement ne résulte de cette médication. Dans les huit derniers jours de novembre, les accès se rapprochent et deviennent plus intenses; le malade souffre davantage; cependant pas de changement bien notable dans son état. Le 7 décembre, à dix heures, il est pris d'un accès pendant lequel il succombe.

Autopsie. — Roideur cadavérique, absence de putréfaction; tissu adipeux abondant dans le mésentère. Foie volumineux, ferme, de teinte violacée ; rate grosse, tube digestif normal; organes urinaires intacts. Crâne, méninges et substance cérébrale sans lésions appréciables; toutefois, légère injection à la surface du quatrième ventricule. Artères cérébrales saines. Les côtes et les cartilages costaux sont normaux; plèvres saines; poumons congestionnés. Le thymus existe toujours, il est même très-développé. Le corps thyroïde est volumineux, chacun de ses lobes a le volume d'un œuf. Absence de sérosité dans le péricarde, surcharge graisseuse peu abondante à la base du cœur. Légère augmentation du volume du cœur, surtout du ventricule gauche. Les parois de ce ventricule sont épaissies et sa cavité dilatée renferme une faible quantité de sang liquide. Quelques caillots noirâtres existent dans le ventricule droit. Valvules saines, sauf un noyau calcaire du volume d'un pois situé à l'angle d'insertion de deux des valvules pulmonaires; cependant pas d'insuffisance de l'orifice. A un millimètre environ, au-dessus du bord adhérent des valvules sigmoïdes, l'aorte présente une plaque étendue de plusieurs centimètres et saillante de 1 à 2 millimètres; cette plaque rétrécit tellement l'orifice des artères cardiaques qu'il est à peine possible d'y introduire un fin stylet. Elle est formée par l'hyperplasie des éléments de la tunique interne, qui déjà, sur quelques points, sont en voie d'altération régressive. Au même niveau il existe, entre la tunique moyenne peu lésée et la tunique externe épaissie et très-vasculaire, un foyer constitué par un liquide visqueux, blanchâtre, analogue à du colostrum, contenant des corpuscules granuleux, des granulations protéiques et graisseuses très-abondantes, des débris de fibres de tissu conjonctif (fig. 1″). La crosse présente, à sa face interne, une plaque étendue, avec rebords saillants, festonnés, se colorant au contact de l'air. Cette plaque est aussi constituée par l'épaississement de la tunique interne; au-dessous de la tunique moyenne, petit foyer de ramollissement. Vue par sa face externe, l'aorte est depuis son origine jusqu'à la crosse le siége d'une rougeur et d'une vascularisation des plus marquées. Sa tunique externe est enflammée, et le plexus cardiaque participe à l'altération. Les filets nerveux qui constituent ce plexus sont circonscrits par une vive injection, s'ils ne sont eux-mêmes injectés, et l'examen microscopique d'un grand

Pl. 25, fig. 1, 1′, 1″ et fig. 2.

nombre d'entre eux fait voir entre leurs fibres nerveuses altérées et granuleuses des éléments jeunes ou petites cellules arrondies, indice de la participation du tissu nerveux à l'inflammation dont l'aorte se trouve atteinte. Ainsi, inflammation primitive de l'aorte dans sa première portion et propagation de cette inflammation au plexus cardiaque voisin, telles sont les lésions observées dans ce cas. Ajoutons qu'il existe sur les branches du pneumogastrique de petites concrétions calcaires, mais qui paraissent sans importance; l'aorte est intacte dans ses portions thoracique descendante et abdominale, et les artères des viscères et des membres ne présentent aucune lésion appréciable.

Un homme robuste et encore jeune abuse de l'absinthe, fait des excès de femme, fume beaucoup, présente enfin des symptômes nerveux qui paraissent se rapporter à l'angine de poitrine. On constate chez lui un souffle rude peu étendu à la base du cœur, au niveau de l'orifice aortique, et cette coïncidence conduit à diagnostiquer une lésion aortique accompagnée du rétrécissement des artères coronaires. Un jour, sans qu'il soit survenu rien de nouveau, ce malade meurt subitement. L'orifice aortique est normal, mais immédiatement au-dessus des valvules du même nom se trouve une large plaque saillante donnant lieu au rétrécissement des deux artères coronaires. La tunique externe de l'aorte est rouge et enflammée; il en est de même des branches nerveuses du plexus cardiaque qui rampent à sa surface ou dans son épaisseur, et cette inflammation, sans doute, est la cause des accès nerveux observés pendant la vie. Ce cas, en effet, n'est pas unique; j'en ai vu d'autres, et dans l'un d'eux où les phénomènes d'angine de poitrine avaient leur point de départ dans le bras droit, il existait des signes manifestes d'une insuffisance aortique. Le malade, homme robuste, âgé de quarante-huit ans, quitta l'Hôtel-Dieu dans ces conditions; quinze jours plus tard, il succombait tout à coup. Les médecins anglais, il est vrai, ont, dans un certain nombre de cas, attribué l'angine de poitrine au rétrécissement des artères coronaires; mais comme ils ont négligé l'examen du plexus cardiaque, leurs faits ne peuvent avoir une valeur absolue. Pourtant, on peut croire que c'est à l'inflammation concomitante de ce plexus, et non, comme ils le prétendent, au rétrécissement des vaisseaux coronaires qu'étaient dus les phénomènes d'angine de poitrine, car ces phénomènes seraient difficiles à concilier avec une simple lésion circulatoire. Du reste, il ne manque pas de cas de rétrécissement des artères coronaires sans phénomènes d'angine de poitrine, et l'expérimentation est venue prouver que l'obstruction de ces vaisseaux amène des accidents d'un autre genre. Si donc, parfois, les troubles qui caractérisent l'angine de poitrine ne se manifestent qu'autant que l'aorte est altérée, il faut néanmoins admettre que ces troubles sont sous la dépendance de l'irritation ou de l'inflammation du plexus cardiaque.

OBS. CLXVII. **Endartérite des artères cérébrales; soulèvement par le courant sanguin d'une plaque athéromateuse et obstruction de l'artère de Sylvius. Ramollissement cérébral consécutif.** — V..., âgée de soixante ans, marchande, admise à l'hôpital de la Pitié, salle du Rosaire, nº 4 (service de M. le docteur Marrotte), le 15 mai 1862, est une femme petite, mais bien constituée et d'une santé généralement bonne. Frappée d'apoplexie peu de temps avant son entrée à l'hôpital, cette malade n'a pas recouvré toute sa connaissance au moment de la visite. La face et les membres du côté droit sont totalement paralysés et flasques ; la sensibilité est simplement obtuse de ce même côté ; elle est, comme le mouvement, intacte du côté opposé. Le 16, animation plus marquée de la face, connaissance très-incomplète, léger état fébrile, irrégularité dans le pouls et les battements du cœur. Le 17, les membres paralysés sont un peu roides ; la malade tombe dans le coma, sa respiration s'embarrasse et la mort a lieu le 18.

Autopsie. — Le crâne est normal, les sinus renferment du sang liquide, les méninges sont intactes ; vers la partie moyenne de l'hémisphère gauche, les circonvolutions tuméfiées et tendues indiquent que là est le siége de l'altération. Le cerveau est alors renversé sur sa convexité et les artères sont examinées avec soin. Extérieurement, on aperçoit sur la plupart des branches artérielles des plaques jaunes inégalement espacées. L'artère sylvienne gauche est, près de son origine, remplie par un corps solide, allongé et jaunâtre, dû à la tunique interne épaissie et décollée par le liquide sanguin. A la base de ce corps, sorte de languette formant soupape, la paroi présente une légère excavation comblée par un coagulum fibrineux. Ainsi, dépôt athéromateux et saillie de la tunique interne, décollement et soulèvement de la portion altérée de cette tunique, enfin dépôt fibrineux venant s'ajouter à ce premier désordre et boucher le vaisseau, tel est le mécanisme suivant lequel s'est produite cette obstruction. L'altération athéromateuse présente ici, du reste, une disposition spéciale commune à la plupart des artères de la base du cerveau. Les plaques saillantes et jaunâtres sont isolées, fusiformes et, par conséquent, faciles à décoller, comme on peut s'en rendre compte par l'examen de la figure 5 B. Cette figure représente le tronc basilaire du même malade. A la face interne de ce vaisseau existe une plaque athéromateuse allongée, ayant à sa base et dans le sens du courant un petit sillon, indice d'un décollement à son début. La portion de substance nerveuse comprise entre la couche optique et le corps strié gauche, la partie externe de ce même corps, le lobule de l'insula et une portion de la corne sphénoïdale, forment un magma rougeâtre, non diffluent, parcouru par des vaisseaux gorgés de sang. Les fibres nerveuses sont variqueuses, brisées ou rompues, les capillaires obstruées, et çà et là l'on aperçoit au microscope quelques corps granuleux ou des granulations isolées. Le cœur est volumineux, un peu pâle, mais ses orifices sont sains. L'aorte est peu affectée. Le foie, la rate et les reins sont normaux, sans infarctus.

Pl. 25, fig. 5, A.

Une femme déjà âgée tombe frappée d'apoplexie et reste paralysée du côté droit; elle succombe trois jours plus tard. Son cœur est intact; néanmoins, on rencontre un foyer de ramollissement cérébral avec obstruction de la branche artérielle correspondante. Dans le vaisseau oblitéré, existe une bandelette jaunâtre, disposée perpendiculairement à la paroi. Cette bandelette est une plaque athéromateuse décollée et redressée par le courant sanguin, à laquelle une faible couche de fibrine est venue s'ajouter pour compléter l'obstruction vasculaire et amener le ramollissement cérébral. Ce mode pathogénique de l'obstruction des artères du cerveau n'est pas chose commune; cependant, j'ai pu l'observer plusieurs fois, et je suis convaincu qu'on le rencontrerait plus souvent si on le cherchait mieux.

Endartérite verruqueuse. Endocardite avec dépôts uratiques. — L'observation CXLI donne les détails de ce fait. L'artère fémorale gauche, représentée par la figure 2, pl. 24, est remarquable par les plaques d'injection qui s'observent sur quelques points de sa face interne et par les petites nodosités *d d* arrondies et pédiculées que présente cette même face. A côté de cette disposition existent des plaques jaunes analogues à celles de l'endartérite. Il s'agit ici, en effet, d'une endartérite qui, par quelques-uns de ses caractères, diffère de celles que nous avons décrites plus haut, et nous nous demandons si l'excès d'acide urique résultant d'un défaut d'élimination par les reins n'a pas ici contribué à l'altération artérielle, de même qu'il aurait lésé l'endocarde.

Ce fait est remarquable, en tout cas, par la forme que revêt l'altération de la membrane interne des artères, surtout en présence d'un excès d'acide urique dans le sang. Une altération assez semblable se rencontre quelquefois chez les individus goutteux et chez les personnes chroniquement intoxiquées par le plomb. Or, dans ces conditions, le sang renferme aussi un excès d'acide urique ; par conséquent, on peut au moins soupçonner l'action de cet acide dans la production de ces lésions.

Parallèle des endartérites. — Lésions variables, tant par leur localisation et leurs caractères anatomiques que par leur étiologie, les endartérites peuvent occuper les différents points du système artériel. Tantôt, la première portion de l'aorte est altérée, et l'on observe des plaques plus ou moins saillantes un peu au-dessus du point d'insertion des valvules sigmoïdes ; d'autres fois l'aorte abdominale, ou même l'aorte thoracique, est plus particulièrement affectée ; souvent enfin toutes ces parties sont altérées, et les vaisseaux qui en émanent ne sont pas épargnés, l'endartérite est généralisée. Cette dernière lésion se caractérise par un gonflement de la tunique interne, sous forme de saillies mamelonnées, rapprochées, peu étendues, et d'un volume assez égal. Ces saillies ont une couleur opaline ou rosée ; elles sont molles, élastiques, gélatineuses, quelquefois dépolies, érodées à leur surface, ou infiltrées de sels de chaux. Sur une section perpendiculaire, elles sont demi-transparentes et se distinguent nettement de la tunique moyenne (pl. 24, fig. 1') ; d'une épaisseur de quelques millimètres à un centimètre et au delà, elles sont constituées par des éléments cellulaires plus ou moins abondants, sphériques ou étoilés, d'autant plus petits qu'on se rapproche davantage de la tunique moyenne. Ces cellules n'ont d'ordinaire qu'une courte durée ; elles sont vouées pour ainsi dire à la transformation graisseuse et à une destruction plus ou moins complète. Or, tandis que s'opère ce changement, la substance fondamentale se ramollit, et le tout forme bientôt un foyer contenant une substance molle et jaunâtre, c'est l'*athérome*. Dans quelques circonstances, des sels calcaires infiltrent cette nouvelle production et donnent lieu à des plaques superficielles transparentes et friables : telle est l'une des formes de la calcification artérielle. L'endartérite est quelquefois simple ; mais souvent aussi, comme il est facile de le voir par les faits qui précèdent, elle s'accompagne de périartérite. La membrane externe, injectée, de consistance ferme, est épaissie par suite de la multiplication des éléments contenus dans les réseaux plasmatiques. En pareille occurrence, il est rare que la tunique moyenne comprimée ne subisse pas des modifications plus ou moins considérables. Ces modifications portent sur les fibres-cellules, qui s'atrophient, et sur les fibres élastiques, qui sont peu à peu détruites. D'abord limitées aux parties les plus rapprochées de la tunique interne, ces lésions s'étendent quelquefois à toute l'épaisseur de la membrane moyenne, qui peut ainsi disparaître totalement, comme l'indique l'un de nos dessins (pl. 26, fig. 1). La résistance de la paroi de l'artère n'étant plus suffisante alors pour faire contre-poids à la force de tension du sang dans le système artériel, les tuniques restantes cèdent peu à peu, et il se produit une poche au sein de laquelle ne tardent généralement pas à se déposer des couches fibrineuses. Tel est le mode de formation le plus ordinaire des anévrysmes spontanés. On comprend que, dans ces circonstances, la poche anévrysmale soit constituée par les tuniques interne et externe réunies ; or, c'est en réalité ce qui a lieu le plus souvent. Les anévrysmes mixtes externes sont en effet rares ; l'érosion de la tunique interne, la rupture d'un foyer athéromateux, voilà les conditions habituelles de leur formation. Dans quelques cas une sorte de tissu fibroïde se substituant à la tunique moyenne détruite, des vaisseaux peuvent pénétrer jusque dans la tunique interne, et leur rupture peut amener des hémorrhagies intrapariétales de l'aorte (pl. 24, fig. 4). Que ces foyers hémorrhagiques puissent devenir ensuite le point de départ de tumeurs anévrysmales, la chose est au moins vraisemblable. Les anévrysmes, en tout cas, ne sont la plupart du temps que l'un des effets de l'endartérite. Mais cette affection, par les troubles circulatoires qu'elle détermine, est de plus une cause de désordres viscéraux nécessairement variables, suivant le genre de fonction des organes intéressés. Ces désordres, d'abord simples congestions passives, se traduisent plus tard par des altérations des éléments, et en fin de compte par un certain degré d'atrophie.

Les causes de l'endartérite sont peu connues ; mais il y a lieu de croire, d'après la différence de siége de ces lésions et leur plus ou moins grande extension, qu'elles répondent à des influences diverses. Il résulterait de notre observation, que l'endartérite chez les rhumatisants affecte particulièrement l'aorte, que chez les sujets goutteux elle a tendance à envahir les artères rénales et à produire l'atrophie des reins, tandis que dans l'intoxication plombique elle s'attaquerait tout à la fois à ces deux ordres de vaisseaux. Dans ces maladies, les artères cérébrales ne sont pas toujours épargnées ; aussi le ramollissement et l'hémorrhagie encéphaliques sont-ils chose assez commune. Envisagée au point de vue nosographique, l'endartérite, de même que l'endocardite, représente donc un genre d'affections comprenant des espèces multiples, mais jusqu'ici insuffisamment déterminées. L'athérome, mode de terminaison ordinaire de l'endartérite, est assez généralement attribué à l'alcoolisme. Notre estimé maître, M. Gueneau de Mussy, insiste avec raison sur ce point. Ce n'est pas toutefois l'athérome succédant à l'artérite que produit le plus ordinairement l'alcoolisme, mais la simple dégénérescence graisseuse des tuniques interne et moyenne des artères. Lésion distincte de l'endartérite, cette dégénérescence donne lieu, sur l'aorte principalement, à des plaques jaunes de petite étendue, ordinairement arrondies et à peine saillantes.

PÉRIARTÉRITES.

Le nom de périartérite sert à désigner l'inflammation de la tunique externe des artères ; mais de même que nous avons vu cette lésion s'ajouter quelquefois à l'endartérite, de même celle-ci peut accompagner la périartérite. Quoi qu'il en soit, la périartérite donne lieu tantôt à de petites nodosités circonscrites (forme circonscrite ou noueuse), tantôt à un épaississement diffus de la tunique externe (forme diffuse).

OBS. CLXVIII. **Périartérite noueuse et altération tuberculeuse du nerf optique.** Kl..., ébéniste, âgé de quarante-six ans, est admis à l'Hôtel-Dieu le 20 septembre 1866. Ce malade était affecté depuis quelque temps d'hémiplégie faciale et d'affaiblissement de la vue du côté gauche, lorsque survinrent des phénomènes de compression cérébrale bientôt suivis de mort.

Pl. 25, fig. 3 et 4. *Autopsie.* — Liquide céphalo-rachidien abondant ; méninges transparentes, un peu injectées sur quelques points. Tronc basilaire, artères cérébrales postérieures et artères de Sylvius occupés par des tumeurs arrondies, du volume d'un petit pois. De teinte jaunâtre et assez fermes, ces tumeurs agglomérées sur quelques points forment des masses adhérant à la fois aux méninges et à la substance cérébrale sous-jacente, qui est légèrement ramollie ; elles ont leur siége dans la tunique externe, et sont constituées par de petites cellules arrondies, pour la plupart un peu granuleuses. La glande pinéale, volumineuse, contient un grand nombre de petits corpuscules calcaires. Les ventricules cérébraux sont dilatés. Les deux poumons présentent à leurs sommets des cicatrices froncées et quelques noyaux jaunes caséeux. Le cœur est flasque, mou, un peu gras. Le foie, jaunâtre et gras, offre deux cicatrices peu étendues à sa face convexe. Les reins sont pâles ; les testicules sont mous et jaunâtres ; l'estomac est pigmenté.

Un malade mort à la suite de désordres cérébraux présente à l'autopsie une dilatation des ventricules cérébraux et une altération des artères de la base du cerveau caractérisée par l'existence, sur le trajet de ces vaisseaux, de petites tumeurs arrondies, pisiformes, limitées à la tunique externe. On trouve aux sommets des poumons des cicatrices froncées et quelques petites masses caséeuses. La coexistence de ces lésions porte nécessairement à rechercher si elles n'ont pas un lien commun, et l'on se demande si les nodosités artérielles n'auraient pas, de même que l'altération pulmonaire, une origine tuberculeuse. C'est là un point difficile à élucider en présence d'un seul fait. Un cas d'une grande ressemblance avec celui-ci a été rapporté en Allemagne (1) ; mais la cause de l'altération qui avait son siége sur les branches artérielles des principaux viscères de l'abdomen n'y est point signalée. Toutefois, on ne peut s'empêcher de reconnaître une certaine analogie de composition entre les nodosités rencontrées sur les artères de notre malade et les granulations de la méningite tuberculeuse.

(1) Kussmaul et Maier, in *Deutsche Archiv für klinische Medicine*, t. I, p. 484.

La périartérite diffuse est le plus souvent proliférative, à moins d'être située dans le voisinage d'un foyer de suppuration. Limitée, dans certains cas, à une simple portion de l'aorte, elle s'étend d'autres fois à une grande partie du système artériel et se localise de préférence sur les petites artères de l'encéphale où elle est, comme l'ont montré récemment MM. Charcot et Bouchard, une cause commune d'anévrysme et d'hémorrhagie. Le fait suivant ne manque pas d'intérêt à cet égard :

OBS. CLXIX. **Anévrysmes miliaires du cerveau. Méningite tuberculeuse.** — Un jeune homme de quinze ans entre à l'Hôtel-Dieu dans le service de M. le docteur Vigla, et succombe trois semaines plus tard avec des symptômes de méningite tuberculeuse.

Autopsie. — Elle est pratiquée par M. le docteur Choyau, qui a bien voulu m'en confier les pièces anatomiques. La partie supérieure et latérale gauche des méninges, dans une étendue de plusieurs centimètres, est le siége de granulations du volume d'un grain de millet à celui d'un petit pois. Ces granulations se présentent sous forme de grappes ou de traînées disposées suivant la direction des petits vaisseaux ; semblables lésions se retrouvent encore dans chacune des scissures de Sylvius. En outre, la substance blanche du cerveau (centre oval) présente un foyer hémorrhagique ancien et de petit volume, circonscrit par une fausse membrane colorée en rouge et infiltrée d'un très-grand nombre de cristaux prismatiques d'hématoïdine. Plusieurs artérioles aboutissant à ce foyer sont le siége de renflements miliaires qui leur donnent une apparence moniliforme ; ces renflements ne sont que de petits anévrysmes échelonnés sur leur trajet (fig. 4). Ces vaisseaux ont d'ailleurs leurs parois modifiées dans une grande étendue. Vus à un faible grossissement, ils présentent une teinte sombre ou grisâtre. A un grossissement plus fort, la gaîne lymphatique se fait remarquer par des stries longitudinales ; l'adventice fibreuse, sur quelques points, est simplement épaissie par des noyaux conjonctifs ; en d'autres endroits, la tunique musculaire est atrophiée, notamment au niveau des anévrysmes. Les poumons ne contiennent qu'un petit nombre de granulations tuberculeuses ; le cœur et les autres organes ne sont pas sensiblement altérés.

Pl. 26, fig. 4.

Ce fait n'est pas seulement remarquable par l'existence d'anévrysmes cérébraux chez un tout jeune homme, il l'est encore par la coïncidence de ces lésions avec une méningite tuberculeuse. Il y a lieu de croire que la périartérite qui a engendré les anévrysmes n'est pas sans liaison avec la tuberculose, puisqu'on trouve un certain nombre d'artérioles affectées de granulations miliaires. Anatomiquement, cette lésion artérielle est peu différente de la périartérite diffuse si bien étudiée par MM. Charcot et Bouchard. Multiplication des noyaux de la gaîne lymphatique, état strié de cette gaîne, multiplication des éléments cellulaires de l'adventice ou simple épaississement de cette membrane, enfin atrophie de la tunique musculeuse, tels sont les caractères de cette dernière altération, qui joue un rôle important dans la pathogénie des hémorrhagies cérébrales (1). Toutefois il ne peut y avoir qu'une simple ressemblance entre le plus grand nombre des faits rapportés par les auteurs précités et le nôtre ; les conditions étiologiques sont éminemment différentes. Il faut donc admettre que les anévrysmes des petites artères, comme ceux des plus grosses, ont des origines diverses. Ainsi s'explique l'apparition de

(1) Voyez Charcot, *Leçons sur les maladies des vieillards*, série 2, fasc. 2, p. 67, 1869.

l'hémorrhagie cérébrale dans des âges très-différents, chez le vieillard et chez l'adulte.

DÉGÉNÉRESCENCE DES ARTÈRES.

Les artères, comme la plupart des organes, sont exposées à des dégénérescences multiples, notamment aux dégénérescences calcaire, amyloïde et graisseuse. Voici quelques exemples de ces lésions :

Calcification des artères iliaques et fémorales. — L'observation CXXV a déjà fait connaître quelques-uns des caractères de cette altération. Nous donnons ici le dessin de
Pl. 24, fig. 3. l'une des fémorales. Ce vaisseau, rigide, strié en travers et semé de petites granulations calcaires à sa face interne, est le siége d'une incrustation uniforme ; il ne peut être étalé, et sa dureté est telle, vers sa partie inférieure, qu'il forme un tube solide, résistant, comparable à un tuyau de pipe. Les artères qui émanent des fémorales présentent le même état que ces dernières, les tibiales sont oblitérées par un caillot en voie de dégénérescence graisseuse, les extrémités des deux pieds sont frappées de gangrène sèche. Des coagulums sanguins occupent les nids valvulaires des veines ; le cœur est gras, l'aorte légèrement altérée, les autres organes sont peu modifiés.

L'effervescence à laquelle donnait lieu l'acide nitrique au contact des plaques calcaires indique suffisamment que l'incrustation, dans ce fait, était due en grande partie au carbonate de chaux. L'épaississement uniforme de la paroi artérielle, l'absence de bosselures analogues à celles de l'endartérite sont des circonstances qui portent à admettre ici une simple pétrification de ces parois, sans inflammation préalable. Cette altération, du reste, atteint particulièrement les artères des membres et de l'encéphale, et coïncide souvent avec un état gras du cœur et le ramollissement du système osseux. La faiblesse cardiaque, la perte d'élasticité et l'altération des parois artérielles, telles sont ici les causes de l'oblitération des artères tibiales. La diminution consécutive de la pression sanguine a amené à son tour la coagulation du sang dans les veines fémorales. Dans le cerveau, l'incrustation artérielle engendre quelquefois des ramollissements.

Dégénérescence graisseuse des vaisseaux capillaires de la moelle épinière et foyer d'apoplexie. — Un malade succombe à une affection de la moelle épinière (voyez plus loin *Myélites scléreuses*). Au niveau du foyer hémorrhagique, les vaisseaux capillaires sont
Pl. 26, fig. 5. altérés. De trois d'entre eux que nous figurons ici, l'un, plus volumineux, offre une infiltration graisseuse limitée sur quelques points aux noyaux et, sur d'autres points, étendue à une partie de la circonférence de la paroi. Le vaisseau voisin est le siége d'amas de granulations graisseuses, et, au niveau de l'un de ces amas, existe un renflement de la paroi analogue à une poche anévrysmale. Le troisième vaisseau présente simplement des granulations graisseuses disposées par petits groupes. La région supérieure de la moelle épinière, au niveau du point où se rencontrent ces capillaires, est un peu ramollie et rougeâtre, par suite d'une légère extravasation sanguine, et celle-ci, sans aucun doute, provient de la rupture des capillaires lésés. En ce même point, on trouve des traces d'une ancienne inflammation et un certain nombre de cellules nerveuses altérées. Le cerveau est sain, mais le cœur est atteint de myocardite et le foie présente à sa surface une large cicatrice du genre de celles que détermine la syphilis.

L'altération graisseuse des capillaires, dont il s'agit dans ce fait, ne sera pas confondue avec l'infiltration graisseuse de la gaîne lymphatique telle qu'elle se rencontre dans les cas de ramollissement nécrosique de la substance nerveuse. Dans cette dernière altération, les granulations graisseuses remplissant cette gaîne diffèrent de siége et sont répandues sur toute la circonférence du vaisseau. La dégénérescence graisseuse n'est pas particulière au système des vaisseaux capillaires ; les artères, les valvules cardiaques elles-mêmes sont souvent frappées par cette altération qui se traduit par des plaques jaunâtres peu étendues et non saillantes, donnant lieu à des foyers athéromateux.

Dégénérescence amyloïde des artères. — Une femme de vingt-six ans, morte avec une arthrite chronique du genou, avait, de plus, un grand nombre d'organes envahis par la dégénérescence amyloïde (voyez obs. LXXXVII). Les artères de la rate étaient pour la plupart affectées. Celle que nous représentons ici (fig. 24) a son calibre rétréci et ses parois épaissies

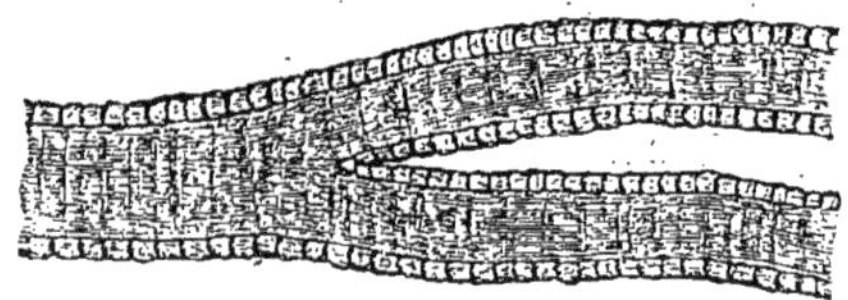

Fig. 24.

par l'infiltration, dans sa tunique interne, d'une substance pâle, hyaline, très-réfringente, disposée sous forme de petites masses ou blocs plus ou moins réguliers. Les tuniques moyenne et externe sont refoulées et atrophiées. (Comparez pl. 11, fig. 2''a.) La membrane hyaline des capillaires et les cellules propres de la rate sont le siége de la même altération.

La dégénérescence amyloïde, de même que la dégénérescence graisseuse, peut être une cause de fragilité ou même de destruction plus ou moins complète des parois des artères et des capillaires. Rapprochées de la périartérite et des endartérites, ces lésions vasculaires nous renseignent sur la pathogénie d'un certain nombre d'hémorrhagies qui ont lieu au sein des viscères ou à la surface des toiles membraneuses. Or, ces hémorrhagies présentent des caractères anatomiques et topographiques en rapport avec la nature du processus auquel elles se rattachent; par exemple, les hémorrhagies liées à la dégénérescence amyloïde ont leur siége habituel dans l'intestin, tandis que celles qui sont dues à la périartérite scléreuse occupent généralement les parties centrales du cerveau; les premières se présentent sous forme de plaques disséminées, les secondes sous forme de foyers plus ou moins étendus. Ainsi les caractères anatomiques peuvent encore ici permettre de remonter à la pathogénie et même à la cause de l'altération.

APPAREIL DE LA RESPIRATION

Le larynx, la trachée, les bronches et les poumons concourent à former un système d'organes auquel est dévolue une grande fonction, la respiration. Ces organes n'ont pas tous la même structure, et ainsi ils se trouvent exposés à des lésions particulières qui demandent une description séparée.

LARYNX.

Le larynx, organe creux servant à la fois à la production des sons et à la respiration, est composé d'une charpente solide mise en jeu par des muscles et d'une membrane muqueuse. La charpente est formée de cartilages maintenus par des parties ligamenteuses; mais de même que les muscles, ces parties n'ont, au point de vue qui nous occupe, qu'un médiocre intérêt. Il en est autrement de la membrane muqueuse. Rosée dans une grande partie de son étendue, de teinte blanchâtre au niveau des cordes vocales, cette membrane a une épaisseur qui varie de 1 à $1^{mm},5$. Adhérente aux parties sous-jacentes à l'aide d'un tissu connectif plus ou moins lâche, elle est constituée par un stroma fibreux, une couche épithéliale et des glandules diverses. Le stroma est formé de tissu conjonctif et de tissu élastique; mais tandis que ce dernier tissu est abondant dans les couches profondes, les couches superficielles sont presque entièrement composées de tissu conjonctif et d'une couche homogène impossible à isoler. L'épithélium est cylindrique et vibratile, excepté au niveau des cordes vocales et à l'entrée du larynx où il est pavimenteux. Les glandules appartiennent toutes à la catégorie des glandes en grappes; ce sont des vésicules glandulaires arrondies, tapissées d'un épithélium pavimenteux et munies de conduits excréteurs pourvus d'un épithélium cylindrique; leur sécrétion est un liquide muqueux qui ne renferme aucun élément organisé ; leur distribution est variable. Des vaisseaux nombreux se distribuent à la muqueuse du larynx, ils forment sur les cordes vocales un réseau à mailles larges, composé de stries longitudinales unies par des ramifications transversales. Les nerfs produisent un véritable réticulum et se terminent par de petits corpuscules ovalaires ou piriformes auxquels vient aboutir un cylindre d'axe (Luschka).

Le larynx présente avec l'âge des changements de forme auxquels correspondent des modifications plus ou moins prononcées de la voix. Dans la vieillesse, les parties constituantes de cet organe subissent un certain degré d'altération graisseuse qui les atrophie et les rend plus fragiles. Toutes ces parties sont exposées aux influences morbides, et notamment la muqueuse, qui, sans doute, doit ce triste privilége à sa structure complexe et à sa plus grande vascularité. En effet, les éléments qui composent cette membrane peuvent être isolément ou simultanément affectés, et de là des altérations multiples ayant des causes et une évolution spéciales.

LARYNGITES.

Exposé par son siége et ses fonctions aux influences mécaniques, physiques ou chimiques, le larynx est de plus fréquemment atteint dans le cours des fièvres, des maladies diathésiques et virulentes. Voici quelques exemples de ces altérations :

OBS. CLXX. **Pharyngo-laryngite granuleuse.** — D..., négociant, âgé de trente et un ans, a son père bien portant; mais sa mère, atteinte depuis l'âge de cinquante ans d'une angine granuleuse, a été prise tout récemment d'une attaque de goutte. Ce malade, d'une sobriété exemplaire, a fumé beaucoup de 17 à 30 ans, moment où sa santé a commencé à s'altérer. Tout d'abord il a ressenti de la sécheresse dans la gorge et a été pris de toux sèche et fréquente, revenant même dans la nuit et ne disparaissant souvent que par l'expectoration d'un crachat visqueux de petit volume. Il vint me consulter en avril 1868. La muqueuse des piliers et du voile du palais était rouge, injectée de gros vaisseaux variqueux, le fond du pharynx inégal, parsemé de granulations rougeâtres. Il existait, en outre, à la partie moyenne du pilier droit, une petite tumeur ou végétation allongée, qui se prolongeait dans la partie inférieure du pharynx, de telle façon qu'il n'était possible de la voir tout entière que dans l'état de contraction de cet organe. Maintenue à l'aide d'un pédicule assez mince, cette végétation ne présentait aucune difficulté d'extirpation ; aussi me fut-il facile, après l'avoir saisie à l'aide d'une pince, de l'exciser. Elle était ferme, allongée, du volume d'une fraise, mamelonnée à sa surface, et de forme glanduleuse (fig. 1). Elle ressemblait à une glande en grappe appendue par son canal. Mais l'examen microscopique nous apprit que cette tumeur était formée uniquement de petites éminences papillaires supportées par un pédicule commun (fig. 1'). L'opération n'enleva que la gêne provenant de la présence d'un corps étranger dans la gorge. L'angine persista, et pour la combattre, l'usage du tabac fut défendu, la solution de Fowler prescrite à l'intérieur, et chaque jour le fond de la gorge fut badigeonné avec de la teinture d'iode. Après six mois de ce traitement, il y avait de l'amélioration, mais non une guérison complète : la membrane muqueuse du voile du palais et des piliers était encore colorée et semée de vaisseaux variqueux et de petites saillies rougeâtres, l'enrouement reparaissait par l'action prolongée de la parole, et souvent le matin au réveil jusqu'à ce qu'une quinte de toux eût amené le rejet d'un crachat épais, de la grosseur et de la forme d'un pois. Aujourd'hui, ce malade peut être considéré comme totalement guéri. Pl. 27, fig. 1 et 1'.

Ce fait présente un intérêt multiple ; non-seulement il montre l'action de l'hérédité dans la production de l'angine en question, et indique la possibilité d'une liaison entre cette angine et la goutte, mais il nous apprend que les végétations qui l'accompagnent, malgré une apparence glanduleuse, peuvent n'être que des hypertrophies papillaires.

OBS. CLXXI. **Laryngite diphthéritique.** — X..., âgé de deux ans, entre à l'Hôtel-Dieu, salle Sainte Agnès (1866), après quatre jours d'une maladie qui a présenté tous les caractères du croup, toux particulière, altération de la voix, pâleur et bouffissure de la face; il a les extrémités froides, un peu violacées, la peau des membres légèrement anesthésiée, il est dans un état de complet abattement et de prostration et succombe quelques heures plus tard.

Pl. 27, fig. 2 et 2'. *Autopsie.* — Le cadavre est bien conservé; quelques fausses membranes existent sur l'arrière-gorge. Le larynx tout entier, ouvert par sa face postérieure, a la plus grande étendue de sa surface interne tapissée par des fausses membranes molles, grisâtres ou blanchâtres, superposées et adhérentes sur quelques points à la muqueuse sous-jacente. Les cordes vocales et les ventricules sont recouverts par ces productions, en sorte que le larynx forme un canal étroit qui rend difficile le passage de l'air, principalement à sa partie inférieure. Minces et peu résistantes, ces fausses membranes sont constituées par un réseau fibrineux qui englobe un grand nombre de leucocytes et de granulations moléculaires. La membrane muqueuse est piquetée, rouge, inégale, dépouillée de son épithélium; les bords de l'épiglotte sont vivement injectés. La trachée et les grosses bronches contiennent, comme le larynx, des fausses membranes qui obstruent leur calibre. Les poumons sont congestionnés; les autres organes n'offrent pas d'altération appréciable.

Ce cas est des plus graves: un enfant de deux ans est atteint d'une diphthérite qui se localise particulièrement sur les voies respiratoires. Le larynx, la trachée et les grosses bronches sont obstruées par des fausses membranes molles et blanchâtres qui entravent notablement la circulation de l'air dans les poumons et amènent l'asphyxie. La trachéotomie, s'il eût été possible de la pratiquer, n'aurait sans doute pas été suivie de succès.

OBS. CLXXII. **Laryngite et trachéo-bronchite varioliques. Œdème de la glotte et mort par asphyxie.** — B...., âgé de vingt-huit ans, cannier, est admis le 4 novembre 1863 à l'Hôtel-Dieu. Il est dans la période prodromique d'une variole confluente qui ne tarde pas à s'accompagner d'une toux sèche assez fréquente. Quelques jours après son éruption, il manifeste de la gêne dans la respiration, accuse de la dyspnée, et le 13 novembre il succombe avec des phénomènes d'asphyxie.

Pl. 27, fig. 3. *Autopsie.* — La peau est recouverte dans toute son étendue de pustules varioliques très-confluentes arrivées à leur période de suppuration. Le voile du palais est aussi le siége d'une éruption. Le larynx, la trachée et les deux grosses bronches surtout, sont vivement injectés et parsemés de points brunâtres, de légères ulcérations et de pustules d'un blanc jaunâtre circonscrites par un petit cercle rouge. Recouvertes d'une couche épithéliale très-fine, ces pustules ont la plus grande facilité à se rompre; aussi, sur quelques endroits où elles sont confluentes, voit-on leur contenu concrété former une sorte de fausse membrane au-dessous de laquelle existent de petites ulcérations. Bien différentes des productions membraneuses du croup, celles-ci sont presque exclusivement formées de globules purulents. Toute éruption cesse au niveau des divisions bronchiques de deuxième ordre. L'épiglotte est tuméfiée et les replis arythéno-épiglottiques sont volumineux, transparents, œdématiés; ils bouchent presque totalement l'ouverture supérieure du larynx. Les cordes vocales supérieures et inférieures sont gonflées et grisâtres; les ventricules de Morgagni sont effacés. Les poumons sont semés de taches ecchymotiques sous-pleurales, peu étendues et plus foncées à leur centre. Le tissu musculaire du cœur est flasque, décoloré; la valvule mitrale est épaissie à son bord libre, et comme cet épaississement paraît être de date récente, il y a lieu de se demander s'il ne pourrait se rattacher à la variole; les cavités cardiaques contiennent un sang noir et liquide. Le foie est jaunâtre, légèrement gras; la rate est volumineuse, les reins sont pâles. Les testicules, atteints d'orchite variolique, seront décrits et figurés plus loin (*Appareil génito-urinaire*). Le cerveau est assez normal, un peu mou.

Le point saillant dans ce fait, c'est la localisation de la variole aux viscères. Sans vouloir parler de l'orchite, dont il sera question plus loin, notons ici que l'éruption des voies aériennes a produit un œdème glottique dont la mort a été la conséquence. Dans un autre cas de variole, cette même complication, indépendante de toute éruption pustuleuse du larynx, n'en eut pas moins une terminaison funeste ; mais il est vrai de dire qu'il existait en même temps un large phlegmon sous-cutané. La variole n'est pas la seule maladie éruptive qui s'accompagne de laryngite ; la phlegmasie du larynx et des voies aériennes est, comme on sait, l'un des grands traits distinctifs de la rougeole ; quelquefois même elle s'observe dans d'autres maladies fébriles, notamment dans la fièvre typhoïde ; l'observation ci-dessous en est un exemple :

OBS. CLXXIII. **Laryngite typhoïde.** — S..., âgé de dix-huit ans, cordonnier, entre à l'Hôtel-Dieu, le 28 septembre 1864 (salle Sainte-Jeanne, n° 47, service du professeur Grisolle), pour une fièvre typhoïde à son début. Cette maladie offre tout d'abord une marche régulière ; mais vers la fin du deuxième septénaire, la voix s'altère, il y a de la dyspnée, et bientôt apparaissent les phénomènes d'un œdème de la glotte. Le 13 novembre, le malade succombe à cette complication

Autopsie. — L'aspect du cadavre ne présente rien de particulier ; les glandes de Peyer sont ulcérées, l'intestin grêle est ecchymosé sur plusieurs points, les ganglions mésentériques sont bruns violacés, piquetés de rouge et comme infiltrés de sang ; la rate est très-volumineuse, le foie mou, flasque et gras ; les reins sont un peu pâles et volumineux. Outre ces lésions communes à la fièvre typhoïde, on constate une altération du larynx relativement rare en pareille circonstance. Vu à l'extérieur, cet organe n'offre rien de particulier, mais il n'en est pas de même lorsqu'il est incisé. La muqueuse, qui présente une teinte violacée et sur quelques points de petites taches ecchymotiques, est, dans une grande étendue, recouverte de pellicules blanchâtres pseudo-membraneuses, constituées presque entièrement par des épithéliums et des globules de mucus. Dans la partie inférieure du larynx, ces pellicules contiennent en outre des noyaux ronds accolés les uns aux autres, mais nulle part il n'existe de suppuration manifeste. L'épiglotte, les replis arythéno-épiglottiques, les cordes vocales elles-mêmes, sont œdématiés et gonflés. Les poumons sont congestionnés ; le cerveau est peu modifié.

Dans ce fait, exemple rare de laryngite typhoïde, la membrane muqueuse du larynx offre une coloration violacée avec piqueté sanguin ; elle est de plus, vers sa partie inférieure, couverte d'une pellicule membraneuse blanchâtre différente des fausses membranes du croup et de l'exsudation de la variole. De même que la laryngite variolique dont il a été question plus haut, cette lésion est accompagnée d'un œdème de la glotte qui a emporté le malade. La laryngo-nécrosie typhique, qui a été quelquefois observée, surtout en Allemagne, n'est-elle qu'un degré plus avancé de cette altération ? En est-elle une forme particulière ? C'est ce qu'il m'est difficile de décider ; néanmoins il y a quelques raisons de croire à la dernière supposition. Cette laryngite, en tout cas, diffère de celles qui sont rapportées dans les faits cités plus haut, ne serait-ce que par l'absence de globules purulents dans l'exsudat.

Parallèle des laryngites. — Les quelques faits dont il vient d'être question ne sont pas suffisants, à la vérité, pour faire connaître les nombreuses espèces d'inflammation laryngée ; mais ils nous apprennent que la laryngite peut apparaître dans le cours des fièvres, être la manifestation de la diphthérie et d'une maladie constitutionnelle. Ajoutons que cette affection est commune dans la classe des maladies virulentes, qu'elle est souvent produite par le froid ou par des corps étrangers et qu'elle se rencontre enfin dans quelques empoisonnements. Ainsi, les phlegmasies du larynx sont susceptibles d'être groupées sous un certain nombre de chefs, et nos faits nous enseignent qu'elles présentent des caractères anatomiques et cliniques assez nets pour que non-seulement celles de groupes différents, mais encore celles d'un même groupe puissent être distinguées. La laryngite variolique, avec son éruption pustuleuse, ne peut être en effet confondue avec la laryngite typhoïde telle qu'elle se présente dans notre observation, et à plus forte raison quand elle revêt la forme nécrosique. Ces lésions diffèrent d'ailleurs de la laryngite diphthérique, caractérisée par la présence de fausses membranes particulières envahissant tout à la fois les muqueuses du pharynx et du larynx. Dans le cadre des laryngites à évolution chronique liées aux maladies constitutionnelles, les caractères anatomiques et cliniques, pour être moins tranchés, n'en sont pas moins réels. C'est ainsi que les laryngites syphilitique et tuberculeuse, le plus souvent accompagnées d'ulcérations, se distinguent encore par une différence de siége et de marche, puisque, dans la syphilis, l'affection procède du pharynx vers les voies aériennes, tandis que c'est le contraire qui a lieu pour la tuberculose ; les ulcérations sont du reste généralement moins étendues et moins profondes dans cette dernière maladie. Nous bornons là ce parallèle dont le but est de montrer qu'il n'existe pas une entité pathologique à laquelle appartienne la dénomination de laryngite, et qu'ainsi les phlegmasies du larynx sont de diverses espèces, chacune d'elles se rattachant, à part les laryngites traumatiques ou mécaniques, à des maladies déterminées.

POLYPES ET CARCINOMES DU LARYNX.

Les tumeurs intra-laryngées, généralement connues sous la dénomination de polypes, ont été bien étudiées depuis l'emploi du laryngoscope ; ce sont des excroissances plus ou moins volumineuses, de composition variable suivant la nature du tissu élémentaire qui leur donne naissance. La muqueuse laryngée, qui est leur point de départ habituel, peut être le siége de papillomes, d'adénomes, de fibromes et de myxomes, toutes lésions dont la gravité est surtout en raison du trouble respiratoire qu'elles déterminent. Ce n'est pas ainsi que se comportent les carcinomes, qui peuvent s'étendre et détruire les différentes parties du larynx. L'épithéliome est dans le même cas, comme le prouve l'exemple ci-dessous :

Épithéliome pharyngo-laryngien. — Cette lésion, dont il a déjà été fait mention plus haut (voyez p. 134, obs. XCV), est représentée pl. 27, fig. 8. Sur la face antérieure du pharynx et la face postérieure du larynx existe une large ulcération qui s'étend à tout l'espace compris, à gauche, entre l'épiglotte et le sommet de l'arythénoïde, pour de là se prolonger à l'intérieur du larynx jusqu'à la corde vocale inférieure du côté correspondant. Le fond de cette ulcération est d'un blanc mat, grenu, ferme et peu humide ; les bords en sont relevés, arrondis, résistants, et cet ensemble de caractères ne laisse à un œil exercé aucun doute sur la nature de cette production. Le microscope y révèle la présence de papilles hypertrophiées et de cellules épithéliales polyédriques disposées sous forme de tubes allongés et de globes particuliers, dits globes épidermiques. Pl. 27, fig. 8, 8' et 8''.

Ce fait est remarquable par les caractères tranchés et la tendance destructive de la nouvelle formation. Des accès de suffocation provoqués par cette lésion obligèrent de recourir à la trachéotomie ; mais une canule laissée à demeure amena bientôt une gangrène de l'ouverture trachéale, et celle-ci devint le point de départ d'une pneumonie gangréneuse qui accéléra la mort.

TRACHÉE, BRONCHES ET POUMONS.

La trachée-artère et les bronches qui lui font suite, n'étant en réalité que le conduit excréteur des poumons, doivent être étudiées en même temps que ces organes. Une membrane muqueuse doublée d'une couche de fibres élastiques longitudinales, possédant dans son épaisseur et comme appendices un grand nombre de glandules, forme la partie principale et fondamentale de l'arbre aérien ; extérieurement se surajoute une tunique dont l'usage est d'empêcher l'aplatissement du tube lors de l'inspiration. Cette tunique est constituée par une gaîne fibro-élastique, dans l'épaisseur de laquelle on trouve des anneaux cartilagineux qui, n'occupant pas toute la circonférence du conduit, sont suppléés dans les points où ils font défaut par une couche assez épaisse de fibres musculaires. A son apogée de développement dans les grosses bronches et la trachée, chacune de ces tuniques est beaucoup moins apparente dans les fines ramifications bronchiques. Ainsi, la gaîne fibro-élastique diminue peu à peu d'épaisseur, et, au lieu de cartilages semi-circulaires, elle renferme simplement des lamelles cartilagineuses, puis des noyaux espacés qui disparaissent enfin dans les bronches d'un calibre inférieur à 1 millimètre. Au contraire, à mesure que les cartilages disparaissent, les fibres musculaires prennent un développement plus considérable ; elles se retrouvent jusque sur des bronches d'un cinquième de millimètre de diamètre.

Revêtue d'abord de plusieurs couches d'épithélium, la membrane muqueuse ne présente à la partie inférieure du conduit aérien qu'une seule couche de cellules vibratiles, lesquelles se modifient au point où la bronche va constituer le lobule. Les glandes en grappe, nombreuses dans la trachée et les grosses bronches, n'existe plus dans les bronches d'un calibre au-dessous de 2 à 3 millimètres. Les bronches qui ont moins de 1 millimètre de diamètre forment ainsi un conduit membraneux, à parois minces, dans lequel on distingue du tissu fibreux avec des fibres élastiques, des faisceaux de muscles lisses, une tunique extrêmement mince et vasculaire représentant le chorion muqueux, puis enfin un épithélium pavimenteux. Ce conduit offre des dilatations latérales et des cellules pariétales; mais au point de vue qui nous occupe, il est inutile d'entrer dans la discussion des nombreuses opinions émises relativement à la terminaison des bronches et à la constitution du lobule pulmonaire. Ajoutons toutefois que des prolongements de tissu conjonctif séparent les lobules et les rendent jusqu'à un certain point indépendants, ce qui peut expliquer leur altération isolée dans quelques cas.

En résumé, deux parties essentielles entrent dans la composition des poumons : un épithélium et une trame conjonctive dans laquelle sont contenus les vaisseaux. Ces organes sont en outre revêtus d'une tunique séreuse, *la plèvre*, qui leur adhère intimement et se continue sur les parois de la cavité thoracique.

Les vaisseaux du poumon forment deux ordres parfaitement distincts. L'un préside à la nutrition de l'organe : ce sont les vaisseaux bronchiques. L'autre est en rapport avec l'hématose : ce sont les vaisseaux pulmonaires. Le premier accompagne les bronches jusqu'à leur entrée dans le lobule; il se résout dans la tunique fibreuse, et surtout dans la tunique muqueuse, en réseaux capillaires d'où naissent les veines bronchiques. Les vaisseaux qui constituent le second suivent encore le trajet des bronches, ils se divisent avec elles, mais ils ne leur donnent aucune branche et se distribuent uniquement aux lobules, où ils se transforment en capillaires veineux qui sont l'origine des veines pulmonaires. Ces deux systèmes toutefois ne sont pas dans une indépendance complète, car il est démontré que les réseaux vasculaires bronchiques communiquent avec les veines pulmonaires. Les lymphatiques nés des cellules des poumons cheminent dans le tissu conjonctif interlobulaire, en suivant assez exactement la direction des vaisseaux sanguins. Les nerfs pulmonaires sont nombreux et se font remarquer par la présence de ganglions microscopiques jusque sur leurs plus fins rameaux.

Les bronches et les poumons subissent avec l'âge des modifications importantes qui diminuent leurs fonctions et les prédisposent à des affections diverses, notamment aux inflammations. Ces modifications intéressent chacun des tissus élémentaires qui entrent dans la composition de ces organes : les fibres élastiques et musculaires elles-mêmes n'en sont pas épargnées ; aussi voit-on l'atrophie de ces éléments amener chez le vieillard une augmentation dans la capacité des bronches et des cellules pulmonaires, et comme, d'un autre côté, la vascularité est moindre, il en résulte une atrophie générale, une diminution du volume des poumons.

Chacune des parties élémentaires qui entrent dans la composition de ces organes peut être affectée isolément ; aussi les bronches, les lobules pulmonaires, le tissu conjonctif interlobulaire, sont-ils exposés à des lésions distinctes. De là la séparation de la bronchite et de la pneumonie et la division de cette dernière affection en pneumonie alvéolaire et pneumonie interstitielle. Il y a plus, les vaisseaux pulmonaires sont le point de départ de désordres différents de ceux des vaisseaux bronchiques.

TRACHÉO-BRONCHITES.

Certaines altérations des bronches ne diffèrent pas de celles du larynx, qu'elles accompagnent fréquemment ; telles sont les bronchites de la diphthérie, de la morve, de la variole, de la rougeole et de beaucoup d'autres maladies aiguës. Ainsi, nous nous dispenserons d'en parler. Par contre, nous insisterons ici d'une façon spéciale sur les altérations trachéo-bronchiques qui ont leur source dans une maladie chronique, notamment dans la syphilis, la tuberculose, etc.

Obs. CLXXIV. **Ulcérations et rétrécissement de la trachée et des grosses bronches ; hépatite gommeuse et hypertrophie de la rate. Adénopathies viscérales, ovarite double et arthropathies des deux genoux.** — G...., blanchisseuse, est admise le 10 juin 1863 à l'Hôtel-Dieu (service de M. Gueneau de Mussy). Pâle, amaigrie et cachectique, cette femme présente dans la région sus-claviculaire gauche des ulcérations à fond blafard et à bords réguliers, non taillés à pic. Le cuir chevelu est, par places, privé de cheveux, les ganglions cervicaux sont volumineux, l'extrémité interne de la clavicule gauche est gonflée, et le sternum tuméfié à la partie antéro-supérieure. Dans l'aine droite, il existe une ulcération linéaire profonde, livide et déjà ancienne. Les ganglions inguinaux sont médiocrement développés. Depuis quelques mois seulement, cette malade, qui nie avoir jamais eu de lésion aux parties génitales, voit sa santé faiblir peu à peu. Il y a trois semaines que sa voix est enrouée, qu'elle tousse et qu'elle a de l'oppression. Depuis ce moment elle remarque que sa déglutition est difficile, elle a de l'insomnie, une céphalalgie opiniâtre et un faible appétit. Absence de signes physiques de tuberculisation, malgré une dyspnée croissante, mais signes de bronchite et augmentation du volume du foie. Sous l'influence d'un vomitif et plus tard de toniques, il se produit un léger degré d'amélioration. La dyspnée persiste toutefois, et par moments elle va jusqu'à l'orthopnée ; survient enfin une diarrhée qui affaiblit la malade et un érysipèle qui l'emporte.

Autopsie. — Sugillations sanguines sur le trajet des veines superficielles, coloration un peu verdâtre sur quelques points de la peau. Œdème des membres inférieurs ; à droite, immédiatement au-dessus de l'arcade de Fallope, ulcère profond dont les bords sont amincis et dont le fond est occupé par un ganglion atteint de dégénérescence gommeuse. A la partie supérieure et latérale du cou, à côté des ulcérations déjà décrites, se rencontre un ganglion lymphatique semblablement altéré et du volume d'une noisette. La cavité abdominale contient plusieurs litres de sérosité transparente ; les intestins sont lavés, et, comme l'estomac et l'œsophage, ils sont exempts d'altération. — Le foie adhère au diaphragme par des tractus membraneux situés principalement au niveau de son bord droit. Il a 25 centimètres de largeur sur 20 de hau- Pl. 27, fig. 5.

teur; sa forme est plutôt triangulaire qu'elliptique, et ses faces sont creusées de sillons profonds et nombreux ayant les uns une direction transversale, les autres une direction antéro-postérieure. A côté des mamelons limités par ces sillons, la face convexe du foie se fait remarquer par la présence de tumeurs fermes et blanchâtres (gommes). Les bords de cet organe, déformés, présentent sur quelques points une perte de substance étendue. Une coupe antéro-postérieure, vers la partie moyenne du lobe droit, met à découvert une tumeur gommeuse qui occupe près des trois quarts de l'étendue de ce lobe. Cette masse, d'une couleur blanc de paille, ferme, élastique, d'apparence fibreuse, ne se laisse pas pénétrer par le doigt. Elle est formée de plusieurs tumeurs plus petites agglomérées au sein d'une substance fibreuse, rétractile, au-dessus de laquelle elles font saillie. Une coupe pratiquée à la partie moyenne du lobe gauche laisse apercevoir une autre masse gommeuse qui ne diffère de la précédente que par un moindre volume et la présence dans son épaisseur de conduits biliaires dilatés et remplis de matière colorante. Cette masse est également constituée par l'agglomération de nodules circonscrits par une zone fibreuse résistante qui les sépare du tissu hépatique. D'autres tumeurs plus petites et isolées se rencontrent encore, principalement à la surface du lobe gauche ; elles sont, comme les précédentes, formées de noyaux et de petites cellules arrondies disposés sous forme d'îlots disséminés au sein d'une trame fibreuse. La substance propre du foie a une teinte café au lait, les cellules hépatiques sont infiltrées de graisse. La vésicule biliaire renferme un calcul, la bile est liquide et verdâtre. La rate est volumineuse, recouverte d'une capsule épaissie et adhérente au diaphragme. Son parenchyme est ferme et brunâtre. Le pancréas est induré et rétracté. Les reins ont leur volume normal et sont peu lésés. Utérus normal ; ovaires volumineux et indurés par la présence d'un tissu fibreux. Les glandes lymphatiques viscérales sont généralement malades ; dans la région lombaire et iliaque, elles sont pour la plupart triplées ou quadruplées de volume, un peu molles, et grisâtres ; dans le mésentère, elles sont plus fermes et moins volumineuses ; elles sont également altérées à la racine des poumons. L'épiglotte est épaissie, le larynx est normal ; la trachée est saine dans sa partie supérieure, mais dans sa partie inférieure elle est rétrécie et présente des ulcérations profondes qui ont détruit la muqueuse et entamé les cartilages. Ces ulcérations, qui se prolongent jusque dans la bronche droite, ont un centimètre et plus dans leur grand diamètre. Le fond en est constitué par un tissu fibreux sous forme de tractus formant des espaces comblés par des ganglions lymphatiques fermes et pigmentés ; les bords sont irréguliers, festonnés et fibreux. La bronche gauche, notablement rétrécie, n'a que 2 centimètres de diamètre, tandis que plus bas elle en a 4; elle loge difficilement un porte-plume de moyen calibre. La muqueuse qui la recouvre, à ce niveau, est rétractée ; les cartilages correspondants sont altérés, mais non détruits. Les ramifications bronchiques sont intactes ; sclérose de la base du poumon droit ; intégrité de ce poumon dans le reste de son étendue, et même état de tout le poumon gauche. Le cœur est volumineux, de consistance un peu molle. L'aorte est le siége de quelques dépôts jaunâtres ; l'artère carotide externe présente à l'émergence de l'artère linguale un dépôt qui l'obstrue presque complétement et qui est situé au-dessous de la tunique interne. Les articulations des genoux sont volumineuses et renferment plus d'un verre de sérosité jaunâtre un peu louche. Les synoviales sont épaissies et injectées, doublées en avant d'une masse élastique, jaune grisâtre, ayant tous les caractères des dépôts gommeux ; quelques-uns des cartilages articulaires sont érodés. (*Traité historique et pratique de la syphilis*, p. 246 et pl. 3.)

Dans ce fait, où le foie et d'autres organes sont le siége de lésions syphilitiques incontestables, il est bien évident que l'altération de la trachée et des bronches n'a pas d'autre origine que la syphilis. Cette altération d'ailleurs a la plus grande ressemblance avec celles qui ont été jusqu'ici rattachées à la même cause ; aussi pensons-nous que notre dessin ne sera pas sans utilité.

OBS. CLXXV. **Bronchite syphilitique; destruction partielle de la muqueuse bronchique; oblitération et dilatation de plusieurs bronches de troisième et de quatrième ordre.** — T....., âgé de cinquante-neuf ans, vint mourir à l'Hôtel-Dieu des suites d'un cancer de l'estomac, et comme il avait une destruction du voile palatin, il fut soupçonné d'avoir été atteint de syphilis.

Pl. 27, fig. 6. *Autopsie.* — La surface cutanée n'offre rien de particulier ; l'estomac est le siége d'une lésion carcinomateuse peu étendue. Le foie, formé de lobes irréguliers, réunis par des tractus fibreux, a les caractères de la cirrhose syphilitique. Le voile du palais est entièrement détruit. Le lobe supérieur du poumon gauche présente, vers sa partie inférieure et postérieure, une dépression froncée, étendue, très-différente des cicatrices que l'on observe dans la tuberculose. Au niveau de cette dépression, le tissu pulmonaire est induré, ferme, sclérosé et jaunâtre à la coupe, coloration qu'il doit à son infiltration par de fines granulations graisseuses. Les bronches, à ce niveau, sont pour la plupart altérées (fig. 6). Leur surface interne est blanchâtre et comme aréolaire par suite de la saillie des anneaux cartilagineux. Les bronches de cinquième ordre sont le siége de renflements ampullaires, et celles qui les suivent sont complétement oblitérées. Sur plusieurs points de l'étendue de ces canaux, la muqueuse est dépourvue d'épithélium, et la bronche réduite à une simple membrane fibreuse ou même à une sorte de tissu cicatriciel. Le lobe inférieur du poumon gauche et le poumon droit sont assez sains. Le cerveau n'a pas été examiné, mais il n'avait présenté aucun trouble pendant la vie.

Une altération peu connue, quoique soigneusement décrite (1), se rencontre dans ce fait, c'est l'oblitération des extrémités bronchiques dans une partie déterminée des poumons. La coïncidence de cette oblitération avec une destruction du voile du palais et une hépatite ayant les caractères de l'hépatite syphilitique, est une circonstance qui, jointe à la fréquence relative des lésions spécifiques des voies aériennes, nous porte à rattacher à la syphilis l'altération des tuyaux bronchiques. Nous croyons que ce serait un tort d'attribuer à l'oblitération, comme on le fait généralement, la dilatation des bronches qui se rencontre dans ce cas. Il est plus vraisemblable que ces deux états ont pour origine un même processus, et ne sont pas nécessairement subordonnés l'un à l'autre.

Obs. CLXXVI. **Dilatation moniliforme d'un grand nombre des extrémités bronchiques des deux poumons, et pneumonie.** — G...., âgée de trente-deux ans, blanchisseuse, est apportée à l'hôpital de la Pitié, salle du Rosaire, service de M. Gendrin, le 17 janvier 1864. Elle est, dit-on, souffrante depuis fort longtemps; elle a de l'oppression et une toux parfois suivie d'une expectoration abondante de crachats mousseux ou opaques; elle éprouve de la fatigue, un malaise général; elle manque d'appétit, se plaint de douleurs vagues, et cependant elle a toujours continué de travailler jusques il y a environ dix jours. A cette époque, elle éprouva un frisson, fut prise de fièvre, et ressentit un point de côté violent, qui l'obligea à garder le lit. Cette malade reste à peu près sans traitement jusqu'à son entrée à l'hôpital. C'est une femme de taille moyenne, bien développée, ayant les chairs fermes, la peau encore colorée, un amaigrissement peu prononcé. Ce qui frappe chez elle, c'est la teinte ictérique de la face et des conjonctives, une espèce de résolution générale et de coma, qui, de prime abord, donne l'idée d'une affection cérébrale. Mais la fréquence et la difficulté de la respiration, l'ictéritie, mettent sur la voie d'une affection pulmonaire. En arrière et à gauche, matité presque absolue dans les deux tiers inférieurs du poumon; à droite, sonorité de l'organe. L'oreille, à gauche, perçoit des râles nombreux; à droite, respiration faible; en avant, sonorité sous les clavicules des deux côtés, matité dans l'aisselle gauche; expectoration peu abondante ou nulle. Rien de particulier au cœur, à part la rapidité des battements. Le pouls est fréquent, dépressible; la peau est chaude, la face injectée; l'abdomen est météorisé; les urines sont rouges, les forces considérablement affaiblies. L'intelligence est obtuse, la voix tremblante, la parole embarrassée. L'intensité de la fièvre d'une part, l'ictéritie et les signes fournis par l'examen de la poitrine d'autre part, font diagnostiquer une pneumonie plutôt qu'une pleurésie. La mort survient dans la nuit.

Autopsie. — Il existe entre le poumon droit et la paroi thoracique correspondante quelques adhérences assez lâches et faciles à détruire. Dans les deux tiers supérieurs du poumon gauche se rencontrent des adhérences plus résistantes, et dans le tiers inférieur, des fausses **Pl. 27, fig. 6.**

(1) A. C. Reynaud, *Sur l'oblitération des bronches*, dans *Mémoires de l'Académie de médecine*, t. IV, p. 117. Paris, 1835.

membranes récemment formées. Le poumon gauche, augmenté de volume, est visiblement altéré. Son parenchyme, granuleux, jaunâtre, se déchire par la pression et tombe au fond de l'eau. Ce parenchyme est, à la coupe, parsemé d'excavations nombreuses, d'apparence kystique, de capacité variable, pouvant contenir, les unes un pois ou une noisette, les autres un œuf de pigeon ou même une noix, ce qui lui donne un peu l'aspect d'un rein atteint de dégénérescence kystique. Toutefois il est facile de reconnaître que ces cavités sont constituées par les dernières ramifications bronchiques dilatées en ampoules, car si l'on suit la bronche depuis son origine jusqu'à sa terminaison, on arrive facilement à une cavité ampullaire. Le lobe supérieur, non hépatisé, du poumon gauche présente aussi quelques ramifications bronchiques dilatées ; comme dans le lobe inférieur, la dilatation porte uniquement sur l'extrémité de la bronche, mais elle y est moins commune. L'examen extérieur du poumon droit permet de constater l'existence, à la surface du lobe moyen, de points légèrement saillants et demi-transparents. En incisant ces points, on voit qu'ils sont dus à la présence de petits kystes renfermant de l'air, et qu'à chacun de ces kystes vient aboutir une bronche. Du reste, en suivant les bronches depuis leur origine jusqu'à leur terminaison, on trouve qu'un très-grand nombre d'entre elles se terminent par une dilatation ampullaire, et que le lobe moyen est relativement plus que les deux autres atteint par cette altération. Le tissu du poumon, au voisinage de ces dilatations bronchiques, se trouve serré, condensé, raréfié et constitué en grande partie par du tissu fibreux, du tissu élastique et de la matière noire pigmentaire. Quant aux bronches, elles sont amincies, demi-transparentes, parfaitement lisses et unies à leur surface interne. Elles renferment, outre la couche épithéliale, du tissu fibreux et quelques rares faisceaux de tissu élastique. Les fibres élastiques rencontrées dans les points que j'ai pu examiner étaient évidemment plus rares que dans les parois des bronches à l'état normal. A part la dilatation, les bronches, dans tout le poumon droit, paraissent assez saines, à l'œil nu ; elles ne contiennent que très-peu de mucosités. Dans le lobe hépatisé, elles sont épaissies dans toute leur longueur ; les extrémités dilatées sont rouges, enflammées, et à leur intérieur il existe des produits jaunâtres et membraniformes, puis des mucosités épaisses et visqueuses. Le cœur est un peu augmenté de volume ; ses orifices sont sains ; un caillot mou et fibrineux se rencontre dans les cavités droites. Le liquide céphalo-rachidien est abondant ; les ventricules cérébraux sont un peu dilatés, et il existe un léger piqueté de substance cérébrale sous-méningien. Le foie, la rate, les reins et l'utérus ne sont pas altérés. (Lancereaux, *Bull. de la Société anatomique*, XXXVI, année 1861, p. 32.)

Une femme d'un âge peu avancé et depuis longtemps atteinte d'une toux suivie parfois d'une expectoration abondante contracte une pneumonie qui l'emporte en quelques jours. Le poumon gauche est hépatisé ; de plus, il présente à la coupe de petites excavations circonscrites par une toile membraneuse, ce qui lui donne un certain degré de ressemblance avec un rein atteint de dégénérescence kystique. Le poumon droit, sain d'ailleurs, est aussi le siége d'excavations multiples. Ces excavations, comme il est facile de s'en assurer en suivant les bronches depuis leur origine jusqu'à leur terminaison, sont dues à la dilatation ampullaire des extrémités bronchiques. L'altération et la diminution des fibres élastiques, et plus encore peut-être celle des fibres musculaires dont l'examen a été un peu négligé, telle est ici vraisemblablement la condition pathogénique de l'ectasie bronchique. Or, s'il en est ainsi, le mode de formation de cette lésion ne différerait pas essentiellement de celui des anévrysmes, et de même que ces derniers sont l'effet ordinaire d'un processus inflammatoire, de même aussi la dilatation des bronches serait le plus souvent dépendante d'un état phlegmasique. C'est du reste ce que paraît indiquer une sorte de tissu cicatriciel qui dans certains cas s'observe à la surface interne des bronches dilatées. Le tissu pulmonaire qui entoure les bronches dilatées est souvent induré et fibreux, et dans quelques circonstances même on le trouve, comme celui de la bronche, frappé de gangrène. Notons que cette gangrène a une allure particulière, tenant sans doute aux conditions dans lesquelles elle se produit. Relativement à ces conditions, ce que l'on sait, c'est que les crachats et les détritus venant des bronches ainsi altérées renferment des acides butyrique et formique, ou encore de l'ammoniaque et de l'hydrogène sulfuré. Mais ces substances ne sont que des produits de décomposition, et il semble rationnel d'admettre que le parasitisme joue ici un certain rôle. C'est du moins ce qui semblerait résulter des recherches de Leyden et Jaffé (1), si elles venaient à se confirmer, car ces auteurs prétendent avoir trouvé des vibrions et des leptothrix dans les crachats des individus atteints de cette affection. Ainsi, les matières sécrétées par les bronches et accumulées dans ces canaux seraient susceptibles, en présence de corps fermentescibles, de subir, à un moment donné, des transformations et d'amener la gangrène des tissus à leur contact.

OBS. CLXXVII. **Bronchite tuberculeuse.** — P...., âgé de trente-huit ans, journalier, admis à l'Hôtel-Dieu, le 28 juillet 1865, salle Sainte-Jeanne, n° 25 (service du professeur Grisolle), est un homme bien constitué, ayant encore les apparences de la force, bien qu'il soit malade depuis plusieurs mois. Il tousse, et l'auscultation révèle aux sommets des poumons l'existence de râles muqueux, indices d'excavations peu étendues. Il se lève, se promène, et vers le soir seulement il présente un léger paroxysme fébrile. Telles sont les conditions du malade, lorsque, le 5 août, il manifeste de la mauvaise humeur, cherche à se lever et à empaqueter ses habits ; le 6, même état ; le 7 au matin, nous le trouvons attaché dans son lit, sans connaissance et sans fièvre, mais très-agité, se remuant sans cesse et cherchant à ramasser les objets. Il a les extrêmités violacées, assez froides, le pouls, petit sans fréquence ou même ralenti. (Une goutte d'huile de croton.) Le 8, faiblesse des mouvements et flaccidité à droite, sensibilité peu modifiée dans ce côté ; râles trachéaux, mort à deux heures.

Autopsie. — Les poumons adhèrent par leurs sommets à la paroi costale ; ils sont le siége d'excavations multiples, mais de petite étendue. Des granulations tuberculeuses grisâtres sont disséminées dans les différents lobes ; léger emphysème sur plusieurs points. La muqueuse bronchique est le siége de granulations miliaires circonscrites pour la plupart par un cercle d'injection. La figure 4 représente une bronche de premier ordre et des bronches de second ordre ayant leur surface interne parsemée de ces granulations dont quelques-unes commencent à éroder la muqueuse. Les bronches plus petites sont simplement injectées. Le cœur est jaunâtre, un peu flasque. Le foie, la rate et les reins se font remarquer par un certain degré de mollesse et de décoloration ; l'estomac offre plusieurs plaques d'injection ; les organes génito-urinaires sont intacts. Le cerveau est injecté ; il existe sur les méninges molles, au niveau des scissures de Sylvius, et à la base du cerveau, de fines granulations miliaires et un léger exsudat jaunâtre. Ces granulations ont manifestement leur siége sur le trajet des petits vaisseaux La voûte à trois piliers est un peu ramollie, les nerfs de la base de l'encéphale sont pour la plupart injectés. Pl. 27, fig. 4.

Ce fait est un exemple rare de bronchite tuberculeuse. Moins exposée que la muqueuse intestinale à ce genre d'altération, la muqueuse bronchique est le plus souvent, chez les phthisiques, le siége d'une inflammation simplement catarrhale. Toutefois, il pourrait se faire que les tubercules des bronches

(1) Leyden et Jaffe, *Ueber putride Sputa, Deutschs.* (*Archiv für klin. Medicin*, II, 448, 1863.)

fussent plus fréquents qu'on ne le suppose généralement ; peut-être même pourraient-ils rendre compte de l'opiniâtreté de la toux dans un certain nombre de cas de tuberculose.

Parallèle des bronchites. — Si nos faits ne nous permettent pas de faire ici une revue des nombreuses espèces de bronchite, ils suffisent du moins pour montrer que, parmi ces affections, les unes présentent une marche aiguë et s'accompagnent de fièvre, tandis que les autres évoluent lentement et sont apyrétiques. Les premières comprennent, à côté des bronchites dues à un refroidissement, et auxquelles on pourrait appliquer, dans certains cas, l'épithète de traumatiques, toutes les bronchites des fièvres éruptives dont nous avons donné un spécimen, celles de la grippe, de la coqueluche, de l'érysipèle, de la fièvre typhoïde, etc., et la plus importante de toutes enfin, la bronchite diphthérique, que caractérise la présence de fausses membranes blanchâtres, molles, formées à l'état frais, d'après Wagner, de grandes cellules épithéliales accolées et infiltrées d'une substance albuminoïde et d'un plus ou moins grand nombre de globules de pus. Ce sont là, en effet, autant d'espèces distinctes, au point de vue de l'étiologie, de la marche et des caractères anatomiques. Les secondes se rapportent plus particulièrement aux maladies diathésiques ou constitutionnelles et se développent sous l'influence du rhumatisme, de la goutte, de la scrofulose, de la tuberculose et même de la syphilis. Elles sont moins nettement caractérisées, mais tout aussi distinctes que les précédentes. Les bronchites du rhumatisme et de la goutte peuvent bien avoir des poussées aiguës ; mais leur évolution n'en est pas moins lente, et elles s'accompagnent ordinairement de la forme d'angine si bien décrite par notre maître, M. le docteur Gueneau de Mussy, sous le nom d'angine glanduleuse. L'état diathésique connu sous le nom d'état dartreux ou herpétique est quelquefois le point de départ de bronchites capillaires avec expectoration aérée, muqueuse et filante ; mais les caractères distinctifs de la lésion anatomique, dans les faits de cette nature, sont encore inconnus. La bronchite de la tuberculose, facilement reconnaissable lorsque les granulations miliaires se rencontrent à la surface de la muqueuse, serait au contraire difficile à distinguer en l'absence de ces granulations, si ce n'était la présence de la phthisie pulmonaire. Ajoutons encore que dans cette maladie il existe souvent une péri-bronchite concomitante. Quant à la bronchite syphilitique, dont les observations CLXX et CLXXI sont des exemples, elle est remarquable par les désordres profonds qu'elle laisse parfois à sa suite. Cette affection, survenant dans la période tertiaire de la syphilis, se comporte de la même façon que toutes les lésions de cette période, atteint la trame conjonctive, ulcère la muqueuse, produit des brides cicatricielles, des rétrécissements des conduits bronchiques, et favorise même dans les petites bronches l'adhésion des parois, caractères d'autant plus importants qu'ils ne paraissent pas exister dans d'autres maladies, si ce n'est peut-être dans la morve et la lèpre. Signalons encore les bronchites engendrées par les poisons, par les boissons alcooliques prises avec excès, par les vapeurs irritantes, car chacune d'elles a encore une allure spéciale, bien qu'il soit difficile de les distinguer. Quoi qu'il en soit, la bronchite n'est pas une entité pathologique, mais un simple état anatomique lié à des conditions morbides fort différentes. Chacune de ces conditions imprimant à la bronchite un cachet particulier et une évolution spéciale, il en résulte qu'il y a autant d'espèces de bronchite que de causes susceptibles de provoquer l'inflammation des bronches; en sorte que, pour formuler un diagnostic utile de la bronchite, il importe de remonter à son origine.

Ce que nous venons de dire de la bronchite s'applique avec non moins de raison à la pneumonie; aussi l'étude de cette affection, ou mieux des affections décrites sous cette dénomination, est-elle loin d'être achevée. Il y a lieu d'être étonné de la confusion qui règne encore sur cet important sujet, où quelquefois des lésions dissemblables à tous les points de vue se trouvent réunies dans une seule et unique description. Pour mettre de l'ordre dans notre exposé, nous étudierons successivement : 1° Les pneumonies alvéolaires, dont il existe deux groupes, savoir : les pneumonies catarrhales ou broncho-pneumonies, qui sont le plus souvent lobulaires, et les pneumonies fibrineuses ou croupales, dites encore pneumonies lobaires; ces affections, il faut l'avouer, seraient mieux désignées par la dénomination de pneumonies épithéliales, attendu que ce sont les épithéliums des cellules pulmonaires qui en font les principaux frais. 2° Les pneumonies prolifératives ou scléreuses, dites encore interstitielles, qui intéressent particulièrement la trame conjonctive du poumon. Non-seulement le siége de l'altération, mais encore la cause qui l'engendre, sa durée, son mode de terminaison et ses effets prêtent à cette division, également importante au point de vue du pronostic et de la thérapeutique.

PNEUMONIES ALVÉOLAIRES.

1° *Pneumonies catarrhales ou broncho-pneumonies.* — Lésions communes et néanmoins fort diverses au point de vue de leur origine et de leur mode de terminaison, les pneumonies catarrhales sont aiguës ou chroniques. Aux premières se rattachent surtout les pneumonies lobulaires des pyrexies; quant aux secondes, elles constituent des groupes assez bien définis que nous allons chercher à faire connaître.

Obs. CLXXVIII. **Pneumonie alvéolaire chronique ou caséeuse survenue à la fin d'une grossesse ou dans le cours de la lactation.** — La nommée P....., femme L..., couturière, âgée de vingt-neuf ans, est née à Rouen d'une famille bien portante; dans ces dernières années seulement elle est venue se fixer à Paris. Mariée depuis quelque temps, elle a eu, il y a six mois, un second enfant qu'elle a voulu allaiter. Mais depuis son accouchement, sa santé s'est altérée d'une façon progressive. C'est dans le but d'y porter remède que, le 9 octobre 1866, elle est entrée avec son enfant à l'Hôtel-Dieu, salle Saint-Bernard, n° 15. Pâle, anémiée, profondément amaigrie, cette malade tousse, expectore des crachats jaunes opaques, accuse de l'oppression, et chaque soir elle est en proie à un violent paroxysme fébrile. Le sommet de la poitrine offre de la matité à la percussion, et à l'auscultation un souffle légèrement creux à gauche. Il existe en outre sur plusieurs points une faiblesse manifeste du murmure vésiculaire, et vers les bases on entend quelques râles sous-crépitants. Les urines ne renferment pas d'albumine. Les fonctions du cœur et des organes abdominaux ne sont pas troublées. Jusqu'au 27 octobre, jour de sa mort, cette malade présente un état de plus en plus grave. Les excavations des sommets s'agrandissent peu à peu, l'expectoration devient plus abondante, la dyspnée plus considérable; la fièvre elle-même est plus intense et la maigreur excessive.

Pl. 28, fig. 3, 3', 3'' et 3'''. *Autopsie.* — Le cadavre est décoloré et rigide. Les deux poumons sont maintenus aux parois costales par des productions membraneuses anciennes. Celui de droite, fig. 3, renferme dans son lobe supérieur quelques cavernes dont l'une, plus large que les autres, anfractueuse, pouvant contenir une petite noix, est tapissée d'une couche blanche grisâtre, comme pseudo-membraneuse. Le parenchyme pulmonaire ne crépite pas, ou seulement sur quelques points très-peu étendus; il est marbré de blanc, de rouge et de gris : les parties blanches, qui sont les points où l'altération est le plus avancée, sont sèches et friables; les endroits rouges et grisâtres résistent mieux, ils sont légèrement œdématiés et carnifiés. Semblable altération se retrouve dans le lobe moyen et le lobe inférieur, où elle est toutefois moins prononcée. La surface extérieure de ce dernier est tendue; les lobules sont saillants, d'un gris jaunâtre, et on y trouve quelques excavations cloisonnées qui ne figurent pas dans notre dessin. Une d'elles renferme un magma gris jaunâtre non encore éliminé. Le sommet du poumon gauche est le siége de cavernes traversées par des cloisons formées presque uniquement de vaisseaux artériels et de bronches. Quelques-unes de ces excavations sont vides, les autres sont remplies d'un magma caséeux. Le lobe inférieur présente, au sein d'un tissu rougeâtre et vasculaire, des amas lenticulaires jaunâtres; au centre de quelques-uns d'entre eux, on aperçoit l'orifice béant d'une bronche. Une coupe fine du parenchyme hépatisé, examinée au microscope après macération dans l'acide chromique, laisse voir (fig. 3') les alvéoles pulmonaires complétement remplis d'un exsudat grisâtre qui, à un grossissement plus fort (fig. 3'' et 3'''), se montre formé de nombreuses cellules granuleuses ayant un ou plusieurs noyaux, de leucocytes et de granulations pigmentaires. Les ganglions bronchiques sont volumineux, friables, pigmentés et parsemés de points blanchâtres ou jaunâtres, dus à un commencement d'altération granuleuse de leurs éléments. Le tissu du cœur est un peu mou et décoloré; les valvules en sont intactes. Le foie et la rate sont volumineux, hypérémiés et d'une consistance peu ferme. Les reins, très-gros, mesurent 13 centimètres et demi en hauteur; ils sont fermes, leur surface extérieure est lisse, et leur tunique fibreuse se décolle facilement; la coloration de leur substance corticale est pâle, tandis que celle de la substance tubuleuse est violacée. La membrane muqueuse de l'estomac et des intestins est injectée sur quelques points. L'utérus, revenu sur lui-même, n'est pas altéré.

Une jeune femme, récemment fixée à Paris, et accouchée pour la seconde fois, veut allaiter son enfant; mais à partir de ce moment, sa santé se détériore, et six mois plus tard elle vient réclamer des soins hospitaliers qui ne peuvent plus lui être d'aucune utilité. Elle succombe huit jours après son admission, et nous constatons à l'autopsie une pneumonie lobulaire aux différents stades de son évolution : engouement, hépatisation rouge, hépatisation jaune et excavations plus ou moins étendues. Les glandes bronchiques tuméfiées présentent une altération phlegmasique analogue. Les reins sont volumineux et indurés, et cette modification n'est sans doute pas une simple coïncidence, puisque nous l'avons rencontrée trois fois sur douze cas du même genre.

OBS. CLXXIX. **Pneumonie caséeuse ou alvéolaire chronique consécutive à la grossesse.** — Ch..., domestique, âgée de vingt-quatre ans, jeune personne dont les parents sont bien portants, était autrefois habitante de Moulins (Allier), où elle jouissait d'une bonne santé. Venue à Paris il y a trois ans, elle est accouchée un an plus tard d'un enfant, après quoi elle a conservé pendant quelque temps une douleur dans l'un des côtés de l'abdomen. Nouvel accouchement il y a neuf mois, et, comme la première fois, malaise persistant dans le côté gauche (ovarite probable). Cette malade fait remonter à deux mois et demi environ son affection actuelle, qui aurait débuté par un trouble des fonctions digestives consistant surtout en vomissements après les repas. Peu après serait survenue une toux sèche, accompagnée de sensations douloureuses dans l'hypochondre droit. C'est alors qu'elle entra à l'hôpital de la Charité, où on lui appliqua un vésicatoire à la région du foie. Le 26 juin, elle quittait cet hôpital pour la maison de convalescence du Vésinet. Le 30 juin, s'étant endormie dans le parc de cet établissement, elle se sentit mal à son aise, eut un premier frisson qui se renouvela quelques jours plus tard ; en même temps, elle était prise de diarrhée et éprouvait une vive douleur dans l'hypochondre gauche. Le 4 juillet, elle est admise à l'Hôtel-Dieu, salle Saint-Antoine, n° 12 (service de la clinique, M. Potain) ; elle est amaigrie, son teint est terreux et ses traits sont altérés ; la région de l'hypochondre gauche est douloureuse, comme d'ailleurs une grande partie de l'abdomen. La rate, volumineuse, se sent au-dessous des fausses côtes qu'elle déborde, le foie est augmenté de volume. Matité aux sommets des poumons et faiblesse du murmure vésiculaire en ces mêmes points; expectoration muco-purulente, fièvre, perte d'appétit et diarrhée. Une légère amélioration paraît se produire tout d'abord ; mais au bout de quelques jours, les vomissements reprennent, les traits s'altèrent de nouveau et l'amaigrissement augmente. Dans le cours du mois de septembre, on constate du souffle bronchique dans le côté gauche de la poitrine. Le 1er octobre, on s'aperçoit de la présence dans l'aisselle droite et à la région du cou de ganglions durs, résistants et mobiles. Le sang, examiné au microscope, ne renferme que la quantité normale de globules blancs. Toutefois, le marasme s'accentue davantage, les membres deviennent squelettiques, il y a une atrophie générale, aiguë pour ainsi dire. L'expectoration est peu abondante, et, malgré l'induration étendue de ses deux poumons, la malade se plaint assez peu de dyspnée ou d'oppression. Le 20 octobre, à l'affaissement général s'ajoute un léger état de somnolence qui persiste et s'accroît peu à peu. C'est dans cet état qu'elle succombe tout à coup le 25 octobre, après environ cinq mois de maladie.

Autopsie. — Maigreur excessive, disparition presque complète du tissu cellulo-adipeux, atrophie du système musculaire ; les muscles sont réduits à de simples bandelettes un peu jaunâtres. Œdème du dos du pied à gauche et de la malléole à droite. Simples adhérences membraneuses du poumon droit à la cage thoracique ; semblables adhérences du poumon gauche dans les deux tiers supérieurs; plus bas, épanchement de sérosité refoulant le diaphragme vers l'abdomen. La face externe gauche du péricarde est recouverte de fausses membranes au-dessous desquelles se trouve compris le nerf diaphragmatique gauche épaissi et enflammé. Les ganglions du médiastin antérieur, tuméfiés, présentent à la coupe une moindre consistance et une coloration d'un jaune blanchâtre. Le poumon gauche, représenté fig. 1, laisse voir à sa surface un grand nombre de lobules tuméfiés, distendus et jaunâtres. Le contenu d'un plus ou moins grand nombre de ces lobules est ramolli, et après avoir été évacué par les bronches il est resté à sa suite des excavations qui sont à l'extérieur limitées simplement par la plèvre. Cette disposition nous apprend que dans le cas d'excavations superficielles il suffit du moindre effort pour donner lieu à un pneumothorax. Dans le voisinage de ces lésions existent des lobules dont les vésicules distendues et emphysémateuses sont aussi sur le point d'être perforées. Une surface de section nous apprend que ces mêmes altérations se rencontrent dans la profondeur de ce même organe. Le poumon droit est, à son sommet, le siége de masses caséeuses du volume d'une noisette. Ces masses sont moins abondantes dans le lobe moyen et surtout dans le lobe inférieur; l'une d'elles est calcifiée. Nulle part il n'existe de granulations nettement tuberculeuses, si ce n'est peut-être à la surface des reins où se rencontrent de petites tâches jaunâtres, mais qui, il est vrai, ont tout autant le caractère d'une lésion caséeuse que celui d'une lésion tuberculeuse. Le parenchyme de ces organes est en

Pl. 29, fig. 1.

outre un peu induré. La rate déborde les fausses côtes; volumineuse et d'une consistance assez ferme, elle présente plusieurs dépôts caséeux lenticulaires. La vessie est petite; ses parois sont hypertrophiées. Le foie est mou, infiltré de graisse et volumineux; l'une des glandes lymphatiques siégeant au niveau du hile renferme un magma caséeux. Le pancréas est couvert de ganglions altérés. L'estomac et l'intestin grêle ne sont pas sensiblement modifiés; le gros intestin, au contraire, est le siége de plusieurs ulcérations au niveau desquelles il adhère à l'ovaire. Les glandes mésentériques, de même que les glandes sus-pancréatiques sont d'un volume qui varie depuis celui d'un grain de chènevis jusqu'à celui d'une noisette; elles sont pour la plupart un peu molles et d'apparence caséeuse. L'utérus est sain, l'ovaire droit et la trompe du même côté sont intacts; à gauche, ovarite suppurée. Les ganglions iliaques et lombaires sont tous tuméfiés et forment des masses plus ou moins volumineuses. — Le cœur présente à peine quelques pelotons graisseux à sa base; il est de petit volume, sans doute par suite de la diminution de la masse sanguine. Dans le cœur droit se trouve un caillot fibrineux, qui des colonnes charnues, où il est enchevêtré, se prolonge jusque dans l'artère pulmonaire. Les cavités ventriculaires sont rétrécies, celle de gauche contient juste le pouce. Par suite du retrait de cette cavité, la paroi du cœur gauche est notablement plus épaisse. Les artères cérébrales sont saines; méninges transparentes, sans trace de granulations tuberculeuses. Une fausse membrane mince et jaunâtre existe au niveau du confluent antérieur; la substance cérébrale offre une consistance un peu molle.

Il s'agit dans ce fait d'une jeune femme née de parents bien portants, et qui, peu de temps après un second accouchement, est atteinte de dyspepsie avec vomissements. Elle tousse et s'amaigrit. Traitée tout d'abord à l'hôpital de la Charité, elle en sort bientôt pour aller passer quelques jours dans la maison de convalescence du Vésinet; mais, s'étant endormie dans le parc de cet établissement, elle éprouva quelques frissons, toussa davantage, et à partir de ce moment perdit ses forces et dépérit à vue d'œil. Trois mois et demi plus tard, elle s'éteignait dans un état de profond marasme avec des lésions étendues des poumons. Ces organes adhèrent en partie à la paroi thoracique, et l'un d'eux, celui de gauche, a sa base refoulée par un épanchement de sérosité un peu trouble. Ce même poumon, vu par sa face extérieure, est parsemé de noyaux jaunâtres, faciles à écraser (hépatisation jaune). Plusieurs de ces noyaux sont ramollis à leur centre, tandis que d'autres sont transformés en de larges excavations dues à la destruction du parenchyme altéré et à son élimination à travers les tuyaux bronchiques. Quelques-unes de ces excavations, superficiellement placées et sur le point de faire communiquer les bronches avec la cavité pleurale, nous mettent à même de comprendre le mécanisme de production du pneumothorax. Le poumon droit est, comme le gauche, parsemé de points pneumoniques jaunâtres et d'apparence caséeuse, dont un se trouve en voie de transformation calcaire. Un certain nombre de glandes lymphatiques et la rate sont le siége de petites masses caséeuses, analogues à celles des poumons. A la surface des reins se rencontrent de semblables lésions qu'il est tout au moins rationnel d'attribuer à des embolies provenant des poumons. Ce fait demandait à être rapproché du précédent, car non-seulement l'altération pulmonaire y est semblable, mais les conditions étiologiques y sont identiques. La puerpéralité survenue dans des conditions désavantageuses, chez de jeunes femmes récemment fixées à Paris et forcées de travailler, a été, sans doute, la cause des lésions pulmonaires que nous observons. Cette même cause, nous la retrouvons chez une jeune fille de vingt ans qui, entrée le 11 avril 1865 à la salle Saint-Antoine, y succombait le 17 du même mois, peu de temps après une première grossesse. En effet, le lobe supérieur du poumon droit était entièrement constitué par une substance jaunâtre analogue à du mastic. Cette substance, après avoir résisté pendant un certain temps à la pression du doigt, finissait par se déchirer, moins facilement toutefois que le parenchyme d'un poumon à l'état d'hépatisation grise. Les autres lobes et le poumon gauche étaient parsemés de petites masses d'un blanc grisâtre, ils adhéraient à la paroi thoracique. Dans le larynx, on trouvait disséminées de petites élevures blanchâtres, ulcérées à leur centre ou déprimées, et assez analogues à des boutons de variole. Semblables lésions se rencontraient dans l'intestin, au niveau des plaques de Peyer, et rappelaient l'altération de la fièvre typhoïde. Le foie était volumineux et gras; le cœur, les reins et le cerveau n'étaient pas altérés. Une autre jeune femme, âgée de vingt-cinq ans, morte le 11 juin 1865, au n° 12 de la salle Saint-Antoine, nous a encore présenté, à la suite de la grossesse et de l'accouchement, la même infiltration caséeuse par points disséminés des deux poumons. Les parents de cette malade, comme ceux des précédentes, jouissaient d'une bonne santé. Elle aussi s'était bien portée, malgré un travail assidu et prolongé dans la nuit, avant sa première grossesse, qui eut lieu deux ans et demi avant sa mort. Une seconde grossesse, survenue il y a onze mois, fut assez pénible; elle provoqua des étouffements et de la toux. Néanmoins, c'est après l'accouchement, c'est-à-dire deux mois avant l'issue fatale, que cette toux augmenta d'intensité et que l'épuisement prit des proportions considérables. Voilà quatre faits, par conséquent, où tantôt sous la seule influence de la grossesse, tantôt sous l'influence de la grossesse et de la lactation combinées, se sont produites, au sein des deux poumons, des masses grises ou jaunes, friables, disséminées, avec ou sans excavations. Constituées par l'accumulation dans les vésicules pulmonaires de cellules jeunes à un degré plus ou moins avancé d'altération, ces masses ont été regardées à tort comme des tubercules, car elles s'en distinguent nettement, comme nous le verrons bientôt, tant par leur siége que par leurs divers caractères. Ainsi l'affection pulmonaire, ou phthisie de l'état puerpéral, n'est pas la tuberculose, mais bien une pneumonie qui, en raison du mode particulier de transformation de son exsudat, a reçu la dénomination de pneumonie caséeuse. D'autres causes encore peuvent engendrer cette affection.

Obs. CLXXX. **Pneumonie caséeuse et diabète sucré.** — P..., âgé de trente ans, maçon, né à Juzier (Seine-et-Oise), est admis le 30 août 1864 à l'Hôtel-Dieu, salle Sainte-Jeanne, n° 16, service de la clinique. Il est sobre, bien constitué, cependant très-amaigri; sa famille se porte bien. Atteint d'un diabète depuis environ deux ans, il a été traité à l'hôpital de Lariboisière, dans le service de M. Tardieu. Il urinait alors beaucoup, buvait et mangeait en proportion, et il prétend même qu'il est arrivé à absorber 15 livres de pain par jour. Ses forces néanmoins se sont épuisées, et, depuis six semaines qu'il tousse, sa santé générale s'est altérée de plus en plus. Il a les traits tirés, une teinte jaune terreuse de la peau, en un mot toutes les allures d'un phthisique. Du reste, il tousse et expectore des crachats étalés et purulents, et ses poumons présentent à l'auscultation, sur quelques points, un souffle caverneux et du gargouillement, ailleurs de gros râles muqueux. Les urines rendues dans les vingt-quatre heures, moins abondantes qu'autrefois, atteignent à peines 2 litres. D'une densité de 1,040, elles réduisent rapidement et complétement la liqueur de Barreswill. Le cerveau, le foie et les autres organes ne paraissent pas troublés dans leurs fonctions. Le malade s'épuise à l'hôpital de plus en plus, et le 12 septembre, douze jours après son entrée, il s'éteint tout à coup, sans avoir éprouvé ni diarrhée, ni délire.

Pl. 28, fig. 4. *Autopsie.* — Rigidité cadavérique; émaciation générale, prononcée surtout aux bras; peau rugueuse et écailleuse; muscles colorés et rouges. Quelques adhérences membraneuses unissent le poumon droit à la paroi thoracique. Le sommet de ce poumon est intact, tandis que sa base est affectée, ce qui est presque le contraire pour le poumon gauche. Il n'existe nulle part de tubercules, mais bien une pneumonie disséminée par points ou par plaques d'une étendue de 1 à 3, 4 et 5 centimètres. Ces points pneumoniques ont une forme arrondie ou irrégulière, ils sont blanchâtres, et quelques-uns circonscrits par un liséré rougeâtre. Ils sont un peu saillants ou légèrement rétractés (fig. 4). Un certain nombre d'entre eux ont leur tissu ramolli, et à leur centre existe une eschare molle, grisâtre, contenue dans une cavité circulaire ou anfractueuse dont les parois sanieuses sont assez nettement coupées. Un ou plusieurs tractus maintiennent généralement ces eschares aux parois des excavations pulmonaires. Le tissu intermédiaire est le siége d'une congestion intense et d'œdème. Les bronches sont injectées et rouges; quelques-unes d'entre elles sont ulcérées et perforées au niveau des excavations. Les ganglions bronchiques sont volumineux, mous, mais non infiltrés de tubercules. Le cœur, un peu large, contient un caillot fibrineux à droite, du sang noir et liquide à gauche; son tissu est mou, décoloré, indice d'un léger degré d'altération graisseuse. Les cavités en sont dilatées. Le foie est hypérémié, coloré en brun. La rate et le pancréas sont sains. Les reins sont volumineux, les capsules surrénales manifestement hypertrophiées. La vessie n'a rien de particulier; il en est de même des organes génitaux. L'estomac présente une teinte ardoisée dans sa moitié droite, ses plis sont saillants et les glandes de la région pylorique sont hypertrophiées. La muqueuse duodénale est pigmentée, celle du reste de l'intestin ne paraît pas altérée. Le cerveau a une consistance normale; ses ventricules dilatés renferment une sérosité rougeâtre. Le plancher du quatrième ventricule, examiné avec soin, n'offre pas trace d'altération, du moins à l'œil nu; à sa surface, on aperçoit simplement deux vaisseaux variqueux, plus larges que dans les conditions ordinaires. La moelle paraît intacte, ainsi que les ganglions cervicaux inférieurs et semi-lunaires.

Un homme jeune et diabétique depuis au moins deux ans tousse et dépérit tout à coup; au bout de deux mois, il succombe et présente dans les poumons des masses disséminées, blanchâtres ou jaunâtres, plus ou moins friables, qui sont autant de points de pneumonie ayant subi la transformation caséeuse. Ces masses, autour desquelles s'est creusée en quelques endroits une sorte de rigole plus ou moins profonde, analogue au sillon qui limite quelquefois les parties affectées de gangrène, nous expliquent comment il se fait qu'en pareille circonstance de larges excavations se révèlent presque subitement à l'oreille attentive de l'observateur. Le fait qui suit nous fera encore mieux saisir ce mode particulier de formation des cavernes pulmonaires dans la phthisie diabétique.

OBS. CLXXXI. **Pneumonie caséeuse et diabète sucré.** — Le nommé X..., âgé de trente-huit ans, fondeur en cuivre, est entré le 14 juillet 1869 à l'hôpital de Lariboisière, salle Saint-Augustin, n° 1, service de M. le docteur Millard. Ce malade, bien constitué, avait, jusques il y a dix-huit mois, toujours joui d'une bonne santé. A cette époque, il s'est aperçu qu'il avait des envies d'uriner plus fréquentes que d'habitude, et que la quantité d'urine émise dans les vingt-quatre heures était augmentée. Au bout de deux mois (18 novembre 1867), il ne peut plus continuer son travail, tant sa faiblesse va en augmentant, et, au mois de décembre, il entre à l'hôpital Saint-Antoine; il y reste dix-huit jours, et sort sans avoir éprouvé d'amélioration notable. La quantité d'urine rendue augmente d'une façon progressive, ainsi que la soif et la faiblesse. Le 12 avril 1868, il entre à la Pitié; pendant cinq mois il est traité par des bains de vapeur, du pain de gluten, etc. A son entrée, il urinait 15 à 16 litres dans les vingt-quatre heures, et il dit que la quantité de sucre qu'il rendait alors était considérable. Il sortit de l'hôpital avec de l'amélioration, mais conservant toujours de la faiblesse. Au moment de son entrée à Lariboisière, ce malade se trouvait plus faible que jamais. Douleur assez marquée au niveau de l'épigastre, langue rouge, soif, appétit conservé; absence de fièvre. Les jambes, autrefois enflées, ne sont pas œdématiées pour l'instant; arborisations vasculaires très-développées en plusieurs endroits de la peau des membres, maigreur très-grande, apparence de fatigue, réponse lente aux questions; peau pâle, sèche et rugueuse. Sur 6 litres d'urine rendus chaque jour on trouve 31 grammes 22 de sucre par litre. Le 24 juillet, rien de changé. Les urines sont en même quantité, mais elles contiennent 44 grammes 60 de sucre par litre. Quelques craquements au sommet du poumon gauche. Le 3 août, le malade a maigri davantage, il tousse et crache beaucoup; crachats purulents, mêlés d'écume. Râles nombreux dans les poumons. Dyspnée marquée; toux fréquente dans la nuit. Le traitement consiste en vin de Bordeaux, 350 grammes de viande rôtie, 500 grammes de pain de gluten cresson. Le 5 au soir, le malade paraît très-souffrant; il a de vives coliques et se trouve très-oppressé. Il meurt pendant la nuit, après avoir été agité pendant quelques heures. Il s'était levé plusieurs fois et était même tombé de son lit.

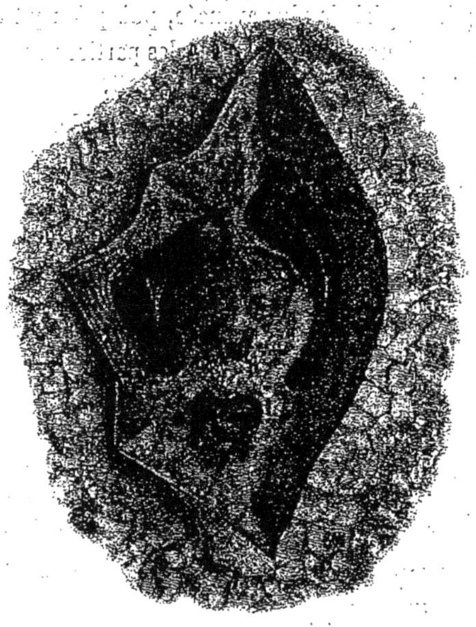

Fig. 25.

Autopsie. — Rien à noter quant à l'extérieur du cadavre. Le cerveau est d'une fermeté remarquable, sans altération appréciable. Le poumon gauche, œdématié et pigmenté, est en même temps le siége de quelques points isolés et disséminés de pneumonie lobulaire. Ces points ont une coloration blanchâtre et pourraient être pris pour des tubercules; mais il n'en est rien. Le poumon droit est affecté de foyers pneumoniques analogues, mais plus étendus et plus nombreux; un de ces foyers offre une eschare centrale circonscrite par un profond sillon et néanmoins maintenue par des brides qui la fixent aux parties voisines (fig. 25). Ce sont là des points pneumoniques déjà anciens avec destruction du tissu pulmonaire et formation de cavernes, mais non de véritables tubercules. Le foie est volumineux et fortement hypérémié. L'estomac est large, injecté par places; les intestins ne paraissent pas altérés. La rate est molle et assez petite. Le pancréas est sain; les reins, augmentés de volume, ont leur substance corticale un peu jaunâtre.

Ce fait présente la plupart des altérations qui se rencontrent généralement à l'autopsie des diabétiques, savoir : hypérémie du foie, dilatation de l'estomac, augmentation du volume des reins, pneumonie lobulaire avec excavations plus ou moins étendues. Dans un autre cas, celui d'un homme également jeune, atteint de diabète et qui succomba à des accidents thoraciques, le poumon gauche renfermait dans sa moitié supérieure une caverne anfractueuse qui avait comme disséqué la plèvre et la partie la plus superficielle de son parenchyme. Le lobe inférieur de ce même organe présentait deux excavations également anfractueuses et pouvant contenir une grosse noisette; le tissu pulmonaire environnant était œdématié, non aéré et résistant (atélectasie). Le poumon droit offrait à son sommet une excavation irrégulière, traversée par des brides plus ou moins épaisses et pouvant contenir un œuf d'oie. Une excavation du volume d'une noix existait un peu plus bas; les lobes moyen et inférieur présentaient plusieurs cavernes superficiellement situées. Partout ailleurs, le tissu pulmonaire était d'une teinte lie de vin, œdématié à ses parties déclives. Il n'y avait pas d'altération appréciable des autres organes. Ce fait demandait à être rapproché des précédents, dont il ne représente qu'une période plus avancée, puisqu'on y trouve des excavations pulmonaires complétement débarrassées des parties nécrosées qu'elles renfermaient dans le principe.

Par ces observations il devient évident que certaines formes du diabète, et particulièrement celle qui s'accompagne d'amaigrissement, peuvent, à un certain moment de leur évolution, donner naissance à des noyaux disséminés de pneumonie tendant à subir une transformation caséeuse et pouvant être éliminés de façon à laisser à leur place des excavations au sein desquelles les bronches sont quelquefois béantes, tandis que les vaisseaux sont le plus souvent oblitérés.

Si jusqu'ici on a généralement considéré comme atteints de tubercules les individus morts de diabète, les faits qui précèdent donnent un démenti formel à cette manière de voir. Ainsi, le diabète, de même que la grossesse et la lactation, ne produit pas la phthisie tuberculeuse, mais la phthisie commune ou ordinaire, c'est-à-dire une pneumonie catarrhale, qui, par ses caractères particuliers, mériterait la dénomination de pneumonie diabétique. C'est toujours cette même lésion que nous avons rencontrée dans le diabète; mais s'ensuit-il que tous les faits de phthisie diabétique ne soient que des cas du même genre? Je n'oserais l'affirmer. Ce que je puis dire toutefois, c'est qu'avant d'admettre la tuberculose comme symptôme ou complication du diabète, il faut des faits démonstratifs, et que jusqu'à présent ces faits n'existent pas. C'est donc à l'avenir de nous éclairer; mais pour ma part, je tends à croire, dès aujourd'hui, que le diabète ne produit jamais que la pneumonie telle qu'elle se rencontre dans nos faits. A côté de ces deux séries d'observations, dans lesquelles les causes sont parfaitement nettes, à savoir l'état puerpéral d'une part, le diabète d'autre part, il me paraît intéressant de placer quelques autres cas ayant une origine différente. De cette façon nous mettrons le lecteur à même de comprendre que la pneumonie caséeuse n'est pas une entité pathologique, et que cette dénomination ne peut être qu'un générique.

OBS. CLXXXII **Pneumonie chronique caséeuse; péritonite membraneuse avec masses volumineuses et jaunâtres. Arthrite cervicale.** — M....., âgé de quarante-huit ans, tapissier, est admis à l'Hôtel-Dieu, le 2 avril 1866, pour une affection vertébrale du cou. Ce malade a, en effet, une roideur du cou qui le met dans l'impossibilité presque absolue d'exécuter aucun mouvement de flexion ou d'extension de la tête sur la colonne vertébrale et surtout du cou sur le tronc. Amaigri, de teint un peu bronzé, il s'épuise peu à peu jusqu'à ce qu'il succombe dans un état de marasme avancé.

Autopsie. — Les deux poumons sont, à leurs sommets, le siége d'excavations étendues, en partie comblées par une matière molle, caséeuse, et cloisonnées par des tractus fibro-vasculaires. Plus bas, il existe des masses caséeuses, du volume d'une lentille, avec ramollissement central, ou d'un volume plus considérable par suite de l'infiltration de plusieurs lobules. Ces masses jaunes se rencontrent encore dans les autres lobes. Le cœur est jaunâtre, ses valvules sont intactes. Le foie est volumineux et gras, il adhère intimement aux parties voisines. Dans les couches membraneuses de sa surface on trouve des masses ovoïdes du volume d'un noyau de cerise et d'une forme qui rappelle celle de ganglions lymphatiques caséeux. Les fausses membranes péritonéales présentent des masses analogues plus petites, dont quelques-unes sont disposées de façon à figurer un croissant. L'estomac et les intestins sont peu altérés. Les reins ont une teinte jaune grisâtre. — Les vertèbres cervicales sont toutes altérées, à part l'atlas et l'axis; encore l'apophyse odontoïde de cette dernière vertèbre n'est-elle pas tout à fait intacte. Le corps vertébral, sensiblement atrophié, est décoloré, sec, blanchâtre, percé de trous, en sorte qu'il a toute l'apparence d'un os nécrosé. Le périoste qui le recouvre est à peine épaissi.

Un malade atteint d'une altération des vertèbres (carie sèche) se met à tousser et meurt dans un état de profond épuisement; ses poumons sont le siége de cavernes à leurs sommets, et des masses jaunâtres disséminées existent dans leurs lobes inférieurs. Cette coïncidence n'est pas rare, car la pneumonie en question s'observe dans la plupart des affections chroniques des os.

OBS. CLXXXIII. **Pneumonie caséeuse consécutive à une fièvre typhoïde.** — D..., âgée de vingt-quatre ans, jeune fille d'une force moyenne et d'une bonne santé habituelle, fut atteinte, il y a deux mois, d'une fièvre typhoïde qui épuisa ses forces. Peu de temps après cette maladie, elle commença à dépérir, et lorsqu'elle fut admise à l'hôpital de la Pitié (salle du Rosaire, n° 37), service de M. Gendrin, elle prétendait ne tousser que depuis un mois. Son état est néanmoins des plus sérieux. Le facies est anxieux, les lèvres et la langue sont violacées, les pommettes colorées; il existe une dyspnée et une oppression excessives, en sorte que la respiration nécessite des efforts musculaires considérables. Il y a d'ailleurs de la matité à la percussion de la partie gauche et postérieure de la poitrine, et l'auscultation y révèle l'existence d'un souffle bronchique et d'un grand nombre de râles humides. A droite, le murmure vésiculaire est assez net sur quelques points, mais il y a également du souffle et des râles. La respiration est rude, exagérée aux sommets. Expectoration muco-purulente; abdomen tendu et ballonné; diarrhée légère. Cœur normal, pouls fréquent, peau chaude, fièvre. *Vésicatoire sur le sternum, potion calmante.* Le 24, on peut croire à une amélioration légère; mais bientôt l'asphyxie se prononce davantage, la température s'élève encore plus, le pouls est extrêmement fréquent, puis surviennent le délire et la mort.

Autopsie. — Les plèvres, fortement injectées, ont une coloration rouge brunâtre très-prononcée et quelques légères adhérences. Les lobes inférieurs des deux poumons sont affaissés, revenus sur eux-mêmes et un peu résistants (atélectasie). Ils ont une teinte brunâtre et laissent échapper une certaine quantité de sang à la pression. Sur une coupe, on aperçoit un grand nombre de noyaux jaunâtres disséminés dans le parenchyme au sein des lobules et déjà ramollis à leur centre. Le tissu environnant ces noyaux est infiltré de sang. Les lobes supérieurs sont le siége de masses jaunâtres un peu plus volumineuses et plus fortement ramollies que les noyaux de pneumonie en question. Nulle part il n'existe de trace de tubercules ou d'excavations. Intégrité de la rate, du foie et des reins; l'utérus est petit, les ovaires renferment plusieurs corps jaunes. Le cæcum est le siége d'ulcères multiples et peu étendus, quelques-unes des plaques de Peyer sont ulcérées.

Une jeune fille devient phthisique et succombe rapidement à la suite d'une fièvre typhoïde. L'autopsie révèle non pas une infiltration tuberculeuse des poumons, mais des points disséminés de pneumonie lobulaire en voie de transformation caséeuse et non suffisamment ramollis pour avoir pu produire des excavations. Ainsi certaines pneumonies caséeuses ont la fièvre typhoïde pour origine. Notons que la plupart des pyrexies, et surtout la grippe, la coqueluche, la rougeole, maladies dont la pneumonie lobulaire est quelquefois le symptôme ou la complication, sont dans le même cas.

Quoique relativement rares, eu égard à la fréquence de la phthisie, les faits dont il vient d'être question suffisent pour montrer que la pneumonie caséeuse naît sous des influences diverses qui en modifient non-seulement la forme et la marche, mais encore le siége et l'étendue. Nous y voyons la pneumonie liée à l'état puerpéral tendre à envahir tout un lobe, tandis que celle du diabète est ordinairement disséminée par points. La scrofulose, la tuberculose, le mal de Pott, les suppurations de longue durée, sont autant de circonstances dans lesquelles la pneumonie caséeuse se rencontre encore communément avec des caractères assez particuliers. Un certain nombre d'affections nerveuses, notamment les affections scléreuses de la moelle épinière, entraînent généralement la mort par cette même complication, qui apparaît sous forme de points miliaires. L'hérédité, les excès de tout genre, certaines professions insalubres, le séjour prolongé dans un lieu mal aéré, le défaut d'exercice, sont quelquefois regardés comme des causes de pneumonie caséeuse; mais on est loin d'être fixé sur la valeur relative et même réelle de chacune de ces causes. Il existe toujours, à ce point de vue, des cas obscurs qu'il importerait d'élucider. Quoi qu'il en soit, des lésions diverses ont été décrites sous le nom de phthisie, et parmi ces lésions on doit distinguer certaines pneumonies qui, par leur mode particulier de terminaison, sont connues aujourd'hui sous la dénomination de pneumonie caséeuse, et la tuberculisation vraie des poumons dont il sera question plus loin.

2° *Pneumonies fibrineuses*. La pneumonie aiguë, pneumonie lobaire, fibrineuse ou croupale, très-différente de la pneumonie catarrhale simple ou avec transformation caséeuse, est une maladie qui apparaît plus particulièrement dans certaines saisons de l'année, sévit presque toujours sur un certain nombre d'individus et présente une marche régulière et cyclique. Par ces caractères cette affection se rapproche des pyrexies; aussi le mieux serait-il de la désigner, à l'instar des anciens, par la dénomination de fièvre pneumonique. Peu grave chez les individus sobres et les adultes, elle se termine d'ordinaire après le premier septénaire par la résolution. Au contraire, chez les vieillards et chez les personnes adonnées aux excès de boissons et d'alimentation, elle constitue une maladie souvent sérieuse. Nous en avons la preuve dans les faits suivants :

OBS. CLXXXIV. **Pneumonie alvéolaire dite fibrineuse ou croupale. Alcoolisme.** — B..., âgé de quarante-six ans, cuisinier, est apporté le 3 novembre 1864 à l'Hôtel-Dieu, salle Sainte-Jeanne, n° 23 (service de la clinique), dans un état de profonde ivresse, avec anesthésie de tout le corps. Un vomitif lui est immédiatement administré, mais il ne produit pas d'effet avant une heure. Ce malade est agité dans la nuit, et son sommeil est fréquemment interrompu par des rêves et des paroles incohérentes. Le 4 au matin, il a recouvré l'usage de ses sens; il raconte qu'il a contracté il y a quinze ans des fièvres intermittentes en Afrique, où il a passé vingt-cinq ans comme militaire, et qu'il a l'habitude de couper ses accès en absorbant une bouteille de vin et de kirch mêlés. Depuis longtemps il s'adonne aux alcooliques, et prétend que pendant son séjour en Afrique il buvait habituellement en quatre jours un litre d'absinthe et un litre de cognac. Depuis lors, il a continué l'usage de ces boissons, en moins grande quantité, il est vrai; mais il affectionne toujours d'une façon particulière les liqueurs fortes. Depuis l'année 1840, il est sujet à des attaques nerveuses qui apparaissent tous les cinq ou six mois, ordinairement à la suite d'excès alcooliques ou à l'occasion de changements brusques de température et pendant les orages. Durant ces accès dont il ne se rappelle pas la durée, ce malade est quelquefois animé d'intentions dangereuses pour ses camarades, et par moments il se meurtrit à un tel point qu'il a été une fois obligé de passer trente-huit jours à l'hôpital pour des contusions qu'il s'était faites à la tête. Ajoutons que le sommeil de ce malade est le plus souvent agité et troublé par des hallucinations et des rêves. Il voit des individus qui veulent l'égorger, des animaux féroces prêts à le dévorer. Il éprouve une céphalalgie presque continuelle et un sentiment pénible de pesanteur dans la tête. Sa vue est modifiée, il a de la diplopie, le soir à la lumière, et dans le jour il lui semble voir des flammes bleues, analogues à celles d'un fourneau. Sa parole est embarrassée, il prononce avec difficulté les mots un peu longs et ceux qui réclament l'intervention de la langue. Il a à droite une anesthésie presque complète, et à gauche une diminution de la sensibilité; ses membres supérieurs sont agités d'un très-léger tremblement, du moins au moment de notre examen. Tel est l'état de ce malade, lorsque sur la fin de la visite, vers les dix heures, il est pris d'un frisson qui dure environ trois quarts d'heure. Tout d'abord, il bâille et s'agite; puis sa peau devient chaude, son pouls fréquent, sa langue se colore et se sèche, son facies est injecté. Le 5, la fièvre continue, le pouls est fréquent et dépressible, la langue est sèche, on soupçonne une affection pulmonaire. La percussion dénote un certain degré de matité à la base du poumon gauche, l'auscultation y découvre quelques râles, et pourtant le malade ne se plaint d'aucune douleur de côté (huit ventouses scarifiées). Le 6, les phénomènes se sont accrus, le pouls est mou et dépressible, 110 pulsations. La peau est chaude et sèche. Le facies est abattu, les yeux sont excavés. Toux fréquente, expectoration de crachats muqueux et grisâtres, mais nullement caractéristiques. Râles crépitants plus distincts à la base du poumon gauche et pendant l'inspiration, léger souffle au sommet de ce même organe (potion stibiée, large vésicatoire, vin). Le 7, souffle persistant au sommet gauche, râles crépitants plus gros à la base; même expectoration, diminution de la chaleur et de la sécheresse de la peau, 100 pulsations, facies moins altéré et dyspnée moins intense. Absence d'évacuations. Le soir, la potion stibiée est supprimée à cause de la petitesse du pouls. Le 8, 104 pulsations, peau chaude, un peu humide. Dans l'après-midi, hocquet, pouls plus accéléré, délire, mort vers huit heures du soir dans un état de coma qui n'a été précédé ni d'agitation ni de délire.

Autopsie. — Roideur cadavérique et coloration verdâtre de la peau de l'abdomen. Le poumon gauche adhère à la paroi thoracique; son lobe supérieur hépatisé présente une teinte blanche jaunâtre et des taches noirâtres; il est tuméfié, résiste d'abord sous le doigt et se déchire ensuite; son lobe inférieur est congestionné. La plèvre est épaisse au niveau de ces deux lobes. Une coupe fine du tissu hépatisé, examinée au microscope, laisse voir les alvéoles **Pl. 29, fig. 1.**

remplis par un exsudat fibrineux, de nombreux leucocytes, des granulations graisseuses et des cellules épithéliales. Les points noirs sont dus à une infiltration pigmentaire. Le poumon droit, dont le bord antérieur est emphysémateux, présente une congestion assez vive et des noyaux apoplectiques lenticulaires. A son sommet, on trouve plusieurs tubercules. Quelques-uns des ganglions bronchiques sont infiltrés de sang. Le cœur est dilaté, chargé de graisse à sa base et sur le trajet de l'artère coronaire antérieure, son tissu est flasque et mou. La valvule mitrale est légèrement épaissie au niveau de son bord libre, les valvules aortiques présentent un point d'induration au dessus des tubercules d'Aranzi. Léger épaississement au niveau de la crosse de l'aorte, intégrité de ce vaisseau dans le reste de son étendue. — L'estomac a des dimensions ordinaires; il est recouvert d'un mucus épais, au-dessous duquel la muqueuse apparaît semée, principalement vers sa petite courbure, de plaques d'injection qui rappellent les taches de la scarlatine. Des plaques d'injection analogues s'observent encore à la surface de la muqueuse cœcale. Les épiploons et le mésentère sont infiltrés d'une grande quantité de graisse. Le foie est épais, volumineux, de teinte jaune et manifestement stéatosé. Il renferme un sang noir et liquide, abondant. La rate est grosse et pigmentée dans ses parties déchirées; son tissu est résistant et sa surface de section est lisse et rougeâtre. Le rein est volumineux et friable, en voie de dégénérescence graisseuse. Injection des méninges et opacité sur le trajet de leurs veines. Piqueté sanguin manifeste sur une section du cerveau; consistance normale de la substance cérébrale.

Un homme qui depuis longtemps faisait des excès d'absinthe et autres liqueurs se refroidit à la suite d'une libation exagérée. Le lendemain il a la face injectée, la langue sèche et de la fièvre, symptômes qui mettent sur la voie d'une affection pulmonaire ; le jour suivant, on parvient à constater l'existence d'un souffle bronchique. Trois jours plus tard, il succombe, ayant une hépatisation jaune de tout le lobe inférieur du poumon gauche, une congestion prononcée du lobe supérieur du même organe et de tout le poumon opposé. La terminaison rapidement fatale de la pneumonie chez ce malade, homme vigoureux, est ici le point saillant ; semblable terminaison se rencontre encore dans l'observation suivante, quoique la marche ait été moins prompte.

Obs. CLXXXV. **Pneumonie lobaire et délire alcoolique.** — Th..., âgé de quarante-sept ans, journalier, né à Lyon, est alité au n° 14 de la salle Sainte-Jeanne à l'Hôtel-Dieu. C'est un homme robuste, d'un tempérament sanguin, duquel il n'est possible de tirer aucun renseignement sur son état présent ou antérieur. La religieuse de service tient des personnes qui l'ont amené dans la salle qu'il est malade depuis quelques jours, que sa maladie a débuté à la suite d'une nuit passée à l'état d'ivresse sur les flaques du macadam, et qu'il avait l'habitude de faire des libations et de s'enivrer fréquemment. Le 14 octobre au matin, Th. est couché sur le dos, la tête haute, paraissant en proie à un malaise général. Dyspnée très-forte, peau chaude et humide, surtout à la face, yeux hagards, pommettes d'un rouge foncé, pouls à 110, irrégulier et dépressible; langue sèche, chargée d'un enduit blanchâtre, tremblante et crevassée; tremblement des lèvres, des doigts, des mains et des pieds avec hyperesthésie des faces plantaires et anesthésie des faces dorsales. Mouvements respiratoires fréquents et pénibles, toux assez rare, crachats d'un jaune rougeâtre, adhérents au vase et peu abondants. La percussion et l'auscultation du poumon droit n'offrent aucun phénomène bien marqué, peut-être y a-t-il une sonorité exagérée et un peu de rudesse du murmure vésiculaire. Le poumon gauche au contraire donne au sommet un son clair qui se transforme au fur et à mesure que le doigt s'avance vers la base où existe un son mat. A l'auscultation, on perçoit en arrière et en bas un souffle bronchique pendant l'inspiration et l'expiration, avec bronchophonie et râles crépitants assez gros et très-nombreux, surtout quand le malade vient à tousser. La parole est gênée et peu distincte. Le cœur est sain, les organes abdominaux ne présentent aucun trouble ; la miction est facile, les urines sont fortement chargées, pas de trace d'albumine ; les selles, sans être fréquentes, sont un peu liquides et fétides. Saignée du bras ; potion émétisée à 40 centigrammes ; bouillons.

Les 16, 17 et 18, la potion émétisée a été bien supportée, le malade paraît plus calme, la dyspnée est moins prononcée, le pouls est à 90 et les signes stéthoscopiques semblent meilleurs. Cet état continuait, lorsque, vers le soir du 18, le malade commence à s'agiter, il veut sortir de son lit ; on l'attache, il passe la nuit sans dormir, prononçant des paroles incohérentes. Le 19, nous le trouvons avec la camisole de force et dans un grand état d'exaltation ; face injectée et couverte de sueur, regard brillant, pupilles contractées, corps tremblant, parole confuse, anesthésie cutanée, pouls à 110. Émission involontaire de l'urine et des selles qui sont liquides, verdâtres et très-fétides. On suspend la potion émétisée, 20 centigrammes d'opium à prendre dans la journée. Le 20 et le 21, aux symptômes précédents est venu se joindre un état très-sérieux d'adynamie et de prostration. Rhonchus à distance et même état de la respiration. Le malade toutefois paraît moins agité. Le 22, il est calme, le corps tremble à peine, les rhonchus ont presque disparu. Les phénomènes stéthoscopiques ne varient pas ; on n'entend pas de râles de retour. Le 23, l'adynamie et la prostration sont excessives ; le malade a les yeux fermés, les traits tirés, le pouls misérable, la bouche entr'ouverte, la respiration entrecoupée de sanglots ; il succombe vers le soir.

Autopsie. — La roideur cadavérique est assez générale. Quelques adhérences unissent les deux poumons à la paroi costale ; le sang qui s'écoule des poumons est noir, il ressemble à de la gelée. Tout le lobe inférieur du poumon gauche hépatisé offre une teinte jaune grisâtre (3e degré), le lobe supérieur est congestionné. Le poumon droit, aussi fortement congestionné, est peu crépitant, susceptible d'être déchiré par le doigt ; pourtant il surnage dans l'eau. Nulle part il n'existe de tubercules. Absence d'épanchement dans le péricarde ; le cœur est gros, large, peu chargé de graisse, son tissu est flasque et mou ; les ventricules sont dilatés, leurs parois sont colorées par le sang, il y a à peine un mince coagulum fibrineux dans chaque cavité ; orifices intacts, valvules normales. La rate est un peu grosse, sur son bord antérieur on voit une saillie ferme et résistante (infarctus). Le foie est un peu flasque et mou ; il présente les caractères du foie gras. Le rein gauche offre à sa surface un petit infarctus jaunâtre, le rein droit est le siége de quelques plaques noires ecchymotiques ; la substance corticale de ces deux organes est jaunâtre. L'estomac, un peu large, présente de grandes plaques ardoisées sur sa face antérieure et interne et tout près de sa petite courbure, sa muqueuse est en général très-ferme, surtout au niveau de ces plaques. Les glandules en sont saillantes. Le duodénum présente la même coloration ardoisée que l'estomac ; cette coloration se rencontre moins marquée dans le cæcum. Opacité des méninges par plaques très-marquées le long du bord convexe supérieur, et adhérences de l'arachnoïde avec la dure-mère. Légère hypertrophie des corpuscules de Pacchioni ; pointillé sanguin manifeste sur la coupe de la substance cérébrale.

La pneumonie, dans ce fait comme dans le précédent, s'est montrée à la suite d'un excès de boisson et après une nuit passée dans la rue et sur le pavé. Cette maladie suivait un cours régulier, quand, au moment où s'opère d'ordinaire la défervescence, survint un accès de délire bientôt suivi de la mort. Il existait une hépatisation jaune du lobe inférieur du poumon gauche et une congestion du poumon droit ; le cœur, le foie et plusieurs autres organes offraient une altération graisseuse déjà ancienne ; les méninges cérébrales étaient épaissies et opalines sur plusieurs points, notamment à la convexité des hémisphères. Ces dernières altérations, tout à fait indépendantes de l'inflammation pulmonaire et sur lesquelles je ne saurais trop insister, ont une grande ressemblance avec les modifications que subissent fatalement les tissus élémentaires dans un âge avancé ; de sorte que, anatomiquement et sans doute aussi physiologiquement, l'alcoolisé ressemble à un vieillard. Ainsi s'expliquent l'allure particulière de la pneumonie des buveurs et sa grande analogie avec la pneumonie des personnes âgées. L'issue funeste, assez commune dans ces conditions, est presque toujours précédée d'agitation, de délire, de désordres ataxiques ou adynamiques. Les malades en général résistent peu; aussi voit-on le tartre stibié mal supporté et dangereux à haute dose. La suppuration est fréquente, et le sommet des poumons est peut-être plus souvent affecté que les autres parties. En effet, dans 18 cas de pneumonie que nous avons rencontrés chez des alcooliques, 16 fois un seul poumon était lésé; le lobe supérieur était atteint 9 fois, et le lobe inférieur 7 fois. Dans les deux autres cas, la pneumonie était double. Cette localisation particulière de l'inflammation des poumons chez les buveurs, les vieillards et même les personnes faibles une fois connue, il est facile de comprendre la fréquence plus grande du délire et des phénomènes ataxo-dynamiques dans la pneumonie des sommets.

Obs. CLXXXVI. **Pneumonie lobaire dans un cas de lésion rénale (Maladie de Bright).** — G..., homme de peine, âgé de trente-quatre ans, est admis le 4 juillet à l'Hôtel-Dieu, salle Sainte-Agnès, service de la clinique. C'est un garçon robuste qui, paraît-il, aurait perdu son père d'une pneumonie. Sa mère, bien portante, aurait eu une fluxion de poitrine; ses frères et sœurs jouissent d'une santé parfaite. Ce malade, à l'âge de quinze ans, contracta une fièvre intermittente quotidienne qui dura six mois. Depuis cette époque, il éprouve à chaque printemps du malaise et une courbature prolongée. A trente-deux ans, il est atteint de fluxion de poitrine, à la suite d'un refroidissement survenu tandis qu'il était en sueur. Depuis lors il reste pâle; deux mois avant son entrée à l'hôpital, il s'aperçoit d'un œdème généralisé. Le 6 juillet, les téguments sont décolorés, la face est bouffie, il y a de l'anasarque; les urines précipitent abondamment en flocons par la chaleur et l'acide nitrique. La respiration est normale, mais il existe à la région du cœur un bruit de frottement péricardique très-marqué et qui s'entend jusque sous la clavicule droite. Il n'y a pas de trouble appréciable du côté des autres fonctions. Cet état persiste dans le cours de juillet; il s'y ajoute de temps à autre des épistaxis ou même des hémoptysies peu abondantes. Dans les premiers jours d'août, l'expectoration sanglante dont ce malade est atteint depuis peu devient plus épaisse et plus visqueuse. Des râles nombreux sont entendus vers la partie moyenne du poumon droit, et le 15, on constate un léger souffle dans l'aisselle du même côté. En même temps, le malade se plaint de dyspnée, il a parfois de la diarrhée; son pouls est fréquent et sa peau est un peu chaude. L'expectoration cesse d'être colorée, mais l'oppression persiste, et la mort survient le 29.

Pl. 28, fig. 2. *Autopsie.* — Rien de particulier dans l'aspect extérieur du cadavre, à part l'œdème et la décoloration des téguments. Les poumons sont libres dans la cavité thoracique. Léger renflement du lobe moyen et de la partie supérieure du lobe inférieur du poumon droit. Au niveau de ce renflement, le parenchyme pulmonaire hépatisé offre à la coupe une surface granulée de teinte grise blanchâtre, il résiste un peu à la pression et se déchire ensuite. Ses alvéoles sont remplies d'épithéliums altérés, de cellules granuleuses, d'abondantes granulations moléculaires et graisseuses. Le péricarde présente à la base du cœur des fausses membranes saillantes et villeuses. Le tissu du cœur est jaunâtre, les cavités ventriculaires de cet organe sont un peu dilatées. Les orifices cardiaques sont intacts, l'aorte est saine. Les reins, atrophiés et petits, irréguliers, ridés et granulés à leur surface, ont tous les caractères de la néphrite chronique. L'atrophie porte principalement sur la substance corticale, qui est indurée. Les artères rénales sont athéromateuses, et les veines renferment d'anciens coagulums. La rate est grosse; le foie, au contraire, est de petit volume, de coloration jaunâtre, ce qui tient surtout à l'atrophie de ses éléments cellulaires. La membrane muqueuse digestive est décolorée ou grisâtre et recouverte d'un mucus épais. Le cerveau est pâle et anémié.

Un homme autrefois atteint d'accès de fièvres intermittentes devient albuminurique. Il a des épistaxis et des hémoptysies; ses crachats, d'abord sanguinolents, acquièrent un certain degré de viscosité ; l'auscultation révèle l'existence d'un souffle bronchique, et la mort arrive dans ces conditions. Le lobe moyen du poumon droit est le siége d'une hépatisation jaune blanchâtre, et les reins sont atrophiés. Chez un autre jeune malade, également affecté de néphrite chronique avec lésions urémiques des intestins, le poumon droit, adhérent aux parois thoraciques par quelques fausses membranes anciennes, avait ses lobes inférieur et moyen hépatisés et friables, légèrement granuleux, d'une teinte blanche jaunâtre, ce qui les fit considérer par la plupart des personnes présentes à l'autopsie comme atteints de pneumonie suppurée. Pourtant les points lésés laissaient échapper à la pression un liquide un peu trouble, lactescent, composé en grande partie de granulations graisseuses et de cellules épithéliales granuleuses. Ces éléments et un certain nombre de leucocytes remplissaient les vésicules pulmonaires. Dans un autre cas enfin, où il s'agissait d'une dégénérescence graisseuse des reins, une partie du lobe supérieur du poumon droit hépatisé présentait à sa surface des lobules saillants circonscrits par des traînées pigmentaires; elle offrait à la coupe une teinte blanchâtre, une surface granulée d'où s'échappait, à la pression, un liquide lactescent, composé de gouttelettes graisseuses et de cellules épithéliales altérées. Différant de la pneumonie lobaire franche par une durée généralement plus longue, la pneumonie qui accompagne quelquefois l'albuminurie se distingue encore par les caractères de son altération, qui se rapproche de celle des pneumonies caséeuses. Sorte d'intermédiaire entre ces dernières affections et l'inflammation franche des poumons, la pneumonie des albuminuriques fait ordinairement partie du cortége des accidents urémiques et s'observe aussi bien dans la néphrite chronique que dans la stéatose des reins, puisque, sur un chiffre de neuf cas, nous l'avons vue coïncider quatre fois avec la première de ces affections et trois fois avec la dernière.

Parallèle des pneumonies alvéolaires. — Si, à l'aide des faits rapportés plus haut, on cherche à comparer entre elles les pneumonies alvéolaires, on ne tarde pas à reconnaître qu'il existe des différences radicales, tant dans les caractères anatomiques que dans les causes, les symptômes et la marche de ces affections, et que ces différences n'atteignent pas seulement les pneumonies catarrhales, mais encore les pneumonies fibrineuses, qui sont loin d'être toujours identiques. Il est, ce me semble, inutile de revenir sur la distinction déjà établie entre les pneumonies qui surviennent dans l'état puerpéral, dans le diabète, dans la tuberculose, ou même dans d'autres circonstances. Qu'il me suffise de faire remarquer que, nées et développées sous des influences diverses, ces affections ont chacune leur physionomie. Il est clair alors que la dénomination de pneumonie ne peut être qu'un terme générique, et que pour s'entendre sur cette expression, il faut ajouter, comme nous le faisons ici, la désignation de l'espèce à celle du genre. En résumé, les pneumonies alvéolaires peuvent être classées sous deux chefs :

1° Les pneumonies catarrhales qui sont, les unes aiguës et susceptibles de résolution, comme la plupart des pneumonies qui se développent dans le cours des pyrexies ; les autres chroniques et appelées à subir la transformation caséeuse, telles que les pneumonies de l'état puerpéral, du diabète, de la scrofulose, de la tuberculose, etc.

2° Les pneumonies fibrineuses, parmi lesquelles il faut distinguer la pneumonie lobaire franche, qui a les allures d'une pyrexie, et ses variétés, puis enfin la pneumonie qui accompagne quelquefois les affections chroniques des reins et dont se rapprochent les pneumonies survenant dans le cours des cachexies.

PNEUMONIES INTERSTITIELLES (PNEUMONIES SCLÉREUSES OU PROLIFÉRATIVES).

Ces affections sont essentiellement constituées par un épaississement plus ou moins considérable des cloisons qui séparent les alvéoles pulmonaires, et, comme les pneumonies caséeuses, elles prennent naissance sous des influences diverses et présentent des caractères qui ne sont pas toujours identiques. Quelques exemples nous feront connaître leurs principaux types, notablement différents, selon que l'altération est ou n'est pas liée à l'action de corps étrangers agissant d'une façon mécanique.

Pl. 29, fig 2. **Pneumonie scléreuse ou proliférative. Pigmentation des viscères abdominaux.** — La planche 29, fig. 2, représente la partie inférieure du lobe supérieur et une portion du lobe inférieur d'un poumon gauche. Cet organe est induré, grisâtre ; sa surface de section est lisse, ferme, résistante au doigt, qui ne peut la pénétrer; elle a une teinte rosée, et se trouve parsemée de points pigmentaires et de traînées blanches dues à l'épaississement des cloisons interlobulaires. Le parenchyme, qui a la dureté du cuir, n'est plus insufflable, il présente à l'examen microscopique un épaississement de la trame conjonctive inter-alvéolaire qui est infiltrée de cellules et de noyaux ronds ; les alvéoles sont aplaties et contiennent quelques éléments épithéliaux. Le reste du poumon gauche et le poumon opposé sont légèrement œdématiés. Le foie, la rate, le pancréas et une partie des glandes intestinales, les reins eux-mêmes sont atteints de pigmentation. Le malade, mort dans un état de profonde cachexie, n'avait présenté aucun phénomène réactionnel. (Voyez pour plus de détails l'obs. LXXV, p. 95.)

Remarquons que le malade dont il s'agit était âgé de quarante ans, d'habitudes sobres, et qu'il avait habité une localité où l'intoxication palustre est endémique. Comme il présentait une pigmentation des viscères évidemment produite par le miasme paludéen, on peut se demander si la pneumonie dont il était affecté ne reconnaissait pas la même origine. Les faits suivants vont nous renseigner à cet égard.

Pneumonie scléreuse ou proliférative; infection palustre. — Les détails relatifs à ce fait sont consignés p. 124, obs. XCI. Le sommet du poumon gauche, dont une partie est représentée pl. 29, fig. 3, adhère intimement à la paroi thoracique recouverte par la plèvre épaissie ; il est compacte, élastique, ferme, et ne cède nullement à la pression du doigt. Sa coloration est grisâtre, marbrée de noir et de rose, et sur un point qui n'est pas figuré il existait une masse jaune caséeuse. Les bronches qui traversent le poumon au niveau du point altéré sont dilatées, et leur surface est inégale et rosée ; les vaisseaux ont leurs parois épaissies. Sur une coupe microscopique du parenchyme induré, on aperçoit, fig. 3', les cloisons des alvéoles partout épaissies, et ces dernières sur quelques points complétement effacées et remplacées par un tissu fibrillaire. Les parois des vaisseaux, plus épaisses, sont infiltrées d'un pigment sanguin noir, lequel se retrouve encore dans d'autres endroits. A un grossissement plus fort, fig. 3'', il est clair que l'épaississement des cloisons est produit par un tissu conjonctif très-dense, renfermant un plus ou moins grand nombre de noyaux. Les cavités alvéolaires non effacées contiennent, avec quelques globules sanguins et graisseux, des cellules épithéliales et des corpuscules granuleux. Le lobe inférieur du poumon gauche et le poumon droit sont simplement œdématiés. Les valvules du cœur gauche, le foie, la rate et les reins sont diversement altérés. Pl. 29, fig. 3, 3' et 3''.

Le malade en question est un ancien capitaine de marine qui avait eu, à plusieurs reprises, des accès de fièvre intermittente, et dont l'organisme était profondément vicié par le miasme paludéen; conséquemment, cette modification a pu jouer un certain rôle dans la genèse de l'altération pulmonaire. On est porté à croire qu'il en a été ainsi en présence du fait qui précède et de celui qui suit :

Pneumonie scléreuse (forme chronique ulcéreuse); infarctus multiples des viscères; infection palustre ancienne. — L'observation CXXX, p. 198, nous a donné au complet ce fait intéressant auquel se rattache la fig. 4 de la planche 29. Cette figure nous montre une surface de section du lobe moyen du poumon droit. Cette surface lisse, brillante, multicolore, nuancée de gris et de rouge, rappelle certains porphyres ; elle est parsemée de traînées sinueuses et blanchâtres produites par l'épaississement des cloisons qui séparent les lobules. A son centre existe une large excavation, comme taillée à l'emporte-pièce, et sur le fond de cette excavation se voient plusieurs vaisseaux ouverts. Une bronche dilatée vient aussi aboutir à cette excavation qui renfermait un magma caséiforme composé de granulations moléculaires et graisseuses, de débris de fibres conjonctives, le tout résultant de la nécrose du parenchyme. Celui-ci est solide, élastique, résistant sous le doigt, comparable à un morceau de cuir ou de caoutchouc. Dans le voisinage de cette excavation, il en est d'autres qui sont moins étendues ; les bronches et les vaisseaux adjacents ont partout leurs parois épaissies. Le lobe moyen et une portion des lobes supérieur et inférieur, simultanément altérés, adhèrent entre eux et sont recouverts par la plèvre épaissie et en même temps accolée à la paroi thoracique. La rate et le foie sont le siége d'infarctus particuliers. Pl. 29, fig. 4.

Un homme de trente-sept ans, ancien militaire, intoxiqué autrefois, en Afrique, par le miasme paludéen, présente, peu de temps avant sa mort et à la suite d'une hémoptysie, des phénomènes analogues à ceux de la pyémie. Les lésions anatomiques constatées à l'autopsie sont des infarctus multiples des viscères et une pneumonie scléreuse avec excavations renfermant un magma nécrosique. Ce fait, à part les phénomènes des derniers instants, subordonnés à la pénétration du contenu des cavernes dans un vaisseau béant, ne diffère des deux précédents ni par l'altération pulmonaire ni par les conditions dans lesquelles a pu se développer cette altération. Dans ces trois cas, en effet, la plèvre viscérale, épaissie, adhère au feuillet pariétal et s'en détache avec grande difficulté. Trois fois le lobe supérieur est atteint, et une fois le lobe moyen. Le tissu pulmonaire affecté est fortement induré, il crie sous le scalpel et résiste absolument à la pression de l'ongle ou à la dilacération. A la coupe, il laisse voir une surface lisse, de couleur ardoisée ou marbrée de diverses nuances et sur laquelle tranchent, par leur coloration blanchâtre, les cloisons interlobulaires. A l'examen microscopique, il est facile de reconnaître que l'épaississement de la plèvre est constitué par un tissu fibreux de nouvelle formation, et que celui des cloisons alvéolaires est dû au même tissu infiltré de noyaux et de jeunes cellules sphériques. Une même circonstance propre à chacun de ces cas, est l'impaludisme, car les lésions viscérales du premier malade ne peuvent laisser de doute à l'égard de cette intoxication. Or, si l'on tient compte de la rareté de la pneumonie scléreuse à Paris, on doit être frappé de cette circonstance et y voir plus qu'une simple coïncidence. Une relation causale entre l'impaludisme et la pneumonie scléreuse me paraît d'autant plus admissible que j'ai rencontré seulement quatre cas de ce genre, et que si, dans le quatrième, il n'est pas fait mention d'une intoxication palustre ancienne, c'est peut-être parce que les antécédents y font défaut. D'ailleurs, les caractères particuliers et pour ainsi dire identiques de la lésion pulmonaire dans ces différents cas plaident en faveur de cette manière de voir. Certains auteurs ont déjà signalé la fréquence relative de la pneumonie scléreuse dans les pays où règne l'impaludisme. Heschl (1), entre autres, fait remarquer que l'*induration pulmonaire*, rare à Vienne, est au contraire assez fréquente à Cracovie, où elle atteint presque exclusivement des individus dominés par l'influence palustre, et qui, à la suite de fièvres intermittentes de longue durée, ont contracté des engorgements spléniques ou hépatiques, avec ou sans hydropisie et dégénération rénale. Pour toutes ces raisons, par conséquent, il y a lieu d'admettre un lien entre la pneumonie scléreuse et l'impaludisme, et de croire que cette altération pulmonaire n'est qu'un des effets de l'intoxication palustre, de la même façon à peu près que certaines cirrhoses du foie. C'est là un premier type duquel il nous faut maintenant rapprocher les autres cas de pneumonie scléreuse indépendante de toute action mécanique. Un fait rapporté plus haut conduit déjà à penser que la syphilis peut exercer son influence sur le tissu conjonctif interstitiel. Vidal de Cassis donne l'observation d'une personne atteinte de syphilis, et qui, morte à la suite d'accidents thoraciques, offrait une induration d'un gris bleuâtre autour des ramifications bronchiques du lobe inférieur du poumon gauche. Du reste, quelques-unes des lésions pulmonaires observées chez l'enfant qui a hérité de la syphilis ne sont que de la pneumonie interstitielle généralement répartie sur des points disséminés. L'infection syphilitique, par

(1) Heschl, *Ueber Lungeninduration*. *Prog. Viertelj.*, 51, 1850, p. 2, et Charcot, Thèse d'agrégation. Paris, 1860, p. 49.

conséquent, est une seconde cause de pneumonie scléreuse; mais, en réalité, l'altération qu'elle détermine ne nous est pas encore suffisamment connue pour qu'il soit possible de lui assigner des caractères distinctifs autres que la dissémination dont il vient d'être question. Suivant Magnus Huss, les indurations pulmonaires seraient fréquentes chez les ivrognes de profession; mais notre observation n'ayant pas confirmé jusqu'ici celle du célèbre médecin suédois, nous pensons qu'il est nécessaire d'avoir de nouveaux faits avant de se prononcer sur ce sujet. Dans les différentes conditions que nous venons d'énumérer, l'affection pulmonaire a toujours été primitive; quelquefois aussi elle peut être consécutive. C'est ainsi qu'on l'observe assez souvent dans les cas de dilatation des bronches ou même d'excavations pulmonaires. D'un autre côté, il n'est pas rare de la voir occuper le sommet des poumons des vieillards, avec ou sans amas concomitants de matière crayeuse; dans ces cas elle est le plus ordinairement l'effet d'une bronchite chronique avec ou sans dilatation. Cette affection serait encore susceptible de succéder à la pneumonie aiguë; mais avouons que les cas de ce genre sont fort rares. Enfin des auteurs pensent qu'elle peut se développer à la suite d'infarctus hémorrhagiques et de congestions répétées des poumons, telles qu'il s'en produit dans les affections cardiaques. Pourtant, malgré le rapprochement qu'il est possible d'établir en pareille circonstance entre les poumons et le foie, il faut convenir que l'influence de ces conditions pathogéniques sur la production de la pneumonie interstitielle n'est pas encore suffisamment démontrée. Étudions maintenant les pneumonies scléreuses qui sont l'effet d'une action mécanique.

Pneumonie des fondeurs en cuivre. Anthracose pulmonaire. — La planche 30, fig 1, 1' et 1'', représente une altération de ce genre. Le poumon gauche sectionné B offre une teinte noire uniforme, un peu plus claire vers la base, colorant les doigts et le linge. Toute sa moitié supérieure est ferme, peu élastique, mais résistante sous le doigt qui y distingue des îlots plus ou moins durs. Infiltrée de matière charbonneuse et entièrement méconnaissable, cette moitié présente plusieurs excavations irrégulières et sinueuses, pouvant contenir une noisette ou une petite noix. Dans la moitié inférieure, infiltration moins abondante, parenchyme moins ferme et susceptible d'affaissement sous la pression. Le poumon droit, plus fortement altéré que le gauche, est le siége d'excavations plus étendues. La trachée A et les bronches sont modifiées; elles sont lisses, d'un rouge vif uniforme, et en grande partie dépourvues d'épithélium. Les ganglions bronchiques sont volumineux, fermes et tout à fait noirs. Leurs alvéoles renferment des particules charbonneuses et sont rétrécies par le tissu inter-alvéolaire épaissi et infiltré de ces mêmes particules (fig. 2). Les intestins, les épiploons, le foie sont simultanément altérés (voyez pl. 5, fig. 1, 1', etc.). Le malade porteur de ces diverses lésions était âgé de quarante-cinq ans et exerçait la profession de fondeur en cuivre. Il éprouvait une gêne de la respiration qui ne fit que s'accroître et qui le fit périr par asphyxie (consultez l'observation XXXV, p. 38). Pl. 30, fig. 1, 1', 1'' et fig. 2.

Ce fait représente, dans sa phase avancée, la pneumonie dite encore phthisie des fondeurs. A son début, cette affection est caractérisée par de simples taches bleuâtres ou noires et se trouve limitée aux alvéoles. Plus tard, lorsque celles-ci ont été traversées par les poussières de charbon, apparaissent de petites stries qui deviennent plus compactes au fur et à mesure que le tissu interstitiel devient plus épais. Ainsi la bronchite est le phénomène initial de ce processus, vient ensuite l'inflammation de l'alvéole et enfin l'hypertrophie du tissu interstitiel, qui donne au parenchyme pulmonaire une dureté et une résistance insolites. Cette altération n'est pas spéciale à la profession de fondeur, car nous voyons cet effet se produire encore chez un homme âgé de soixante et un ans, qui depuis longtemps exerçait la profession de charbonnier, dans un de ces petits locaux mal aérés, tels que ceux que l'on rencontre à Paris. Le 9 octobre 1861, ce malade est reçu à l'hôpital de la Pitié, et placé salle Saint-Athanase, n° 37. C'est un homme d'une constitution forte et robuste, qui se dit souffrant depuis quelque temps, et qui accuse comme principaux symptômes une diminution des forces, la perte de son appétit et une toux fréquente avec expectoration noire peu abondante. Les fosses sus-épineuses sont légèrement déprimées, les sommets sont mats, expiration prononcée et souffle léger en ce point. L'amaigrissement progresse et la mort a lieu quelques jours plus tard. Des adhérences unissent les poumons aux parois costales. La surface de ces organes offre partout une teinte noire, non uniforme et plus intense au niveau de la racine où le tissu pulmonaire se trouve remplacé par des particules charbonneuses faciles à reconnaître au microscope. Aux sommets existent de petites excavations, et dans le reste des poumons quelques granulations noirâtres peu abondantes et non tuberculeuses.

A côté de la pneumonie anthracosique, un des types les plus communs des pneumonies professionnelles ou mécaniques, se rangent un certain nombre de pneumonies dues à la pénétration de poussières minérales ou métalliques dans les bronches et le tissu conjonctif environnant. Les professions qui exposent le plus à ces accidents sont celle de tailleur de pierre (marbres, grès, pierres meulières), d'ardoises, de verres ou de cristaux, celle d'aiguiseur, toutes les professions qui ont pour objet la confection des armes, des aiguilles (poussières d'acier). Les ouvriers adonnés à ces professions contractent d'abord des bronchites; c'est plus tard que survient l'épaississement du tissu conjonctif interlobulaire et que se produisent des excavations plus ou moins étendues. Ces dernières lésions représentent la phase avancée de ces pneumonies, qui dans le principe sont caractérisées par la coloration grisâtre du tissu pulmonaire et la présence de grains blanchâtres vraisemblablement dus à l'enkystement des plus grosses poussières dont se trouvent pénétrés les poumons et qui ont pu faire croire à des tubercules. Les caractères distinctifs de ces affections sont évidemment fournis par la nature de la substance fixée dans le parenchyme pulmonaire, qu'elle ait pénétré par la trachée et les bronches ou même par les voies digestives. La présence de particules étrangères au sein des poumons, la généralisation des lésions pulmonaires qui les accompagnent, sont des circonstances qui, dans la majorité des cas, permettent de distinguer les pneumonies mécaniques ou professionnelles des pneumonies scléreuses étudiées plus haut.

PNEUMONIES MÉTASTATIQUES.

Ces pneumonies, engendrées par la pénétration dans le sang d'une matière purulente ou septique qui est ensuite transportée jusque dans les poumons, attaquent à la fois les vaisseaux, la trame et les alvéoles pulmonaires. Elles sont, les unes purulentes, les autres gangréneuses.

Obs. CLXXXVII. **Phlegmon de la paroi gauche du petit bassin. Phlébite, abcès métastatiques des poumons. Pleurésie concomitante.** — G..., âgée de seize ans, blanchisseuse, née de parents bien portants, et d'une bonne santé habituelle, est prise, le 16 avril à dix heures du soir, d'une métrorrhagie abondante, de céphalalgie, de fièvre et de douleurs dans la région des reins. Le lendemain, elle se lève, mais la faiblesse l'oblige bientôt à reprendre le lit. Depuis cette époque jusqu'au 22 avril, date de son admission à l'Hôtel-Dieu, salle Saint-Antoine, n° 26, cette malade a plusieurs accès de frisson et une céphalalgie continue. Le 23, elle a les traits altérés et accuse dans le côté droit une douleur exagérée par la respiration, qui est bruyante et anxieuse; toux légère, 50 inspirations par minute, 125 pulsations, température à 40,3, léger subdélirium. A onze heures, survient un nouveau frisson avec claquement des dents, refroidissement des extrémités. Le 24, respiration fréquente, entrecoupée, 48 inspirations, pouls à 140, température à 40,6 ; persistance du délire. Le 25, l'état s'aggrave encore, la mort a lieu à deux heures de l'après-midi.

Autopsie. — Le cadavre ne présente aucune trace de blessure extérieure. La cavité abdominale ne renferme pas de liquide, mais il existe un gonflement avec induration des tissus qui constituent la paroi gauche du petit bassin. Une incision pratiquée à ce niveau et prolongée jusqu'à l'os permet de voir que la plupart des muscles qui, de ce côté, font partie du plancher anal, sont grisâtres et friables, aussi bien que la masse de tissu conjonctif au milieu de laquelle ils sont situés. Cette altération se prolonge par la petite échancrure sciatique sur le trajet du petit sciatique et des vaisseaux qui l'accompagnent. La plupart des veines qui constituent le plexus hypogastrique ont leurs parois grisâtres et enflammées. Le tronc veineux hypogastrique et la veine cave renferment du sang noir et quelques coagulums fibrineux. A la surface de l'ovaire gauche existe un kyste saillant, ayant à son intérieur un caillot hémorrhagique de formation récente, et dans son voisinage un corps jaune déjà ancien. L'utérus paraît intact. Les reins, injectés à leur surface, sont flasques et mous, de teinte un peu jaunâtre. La rate est volumineuse ; son tissu est friable, mais libre de foyers purulents. Le foie est mou et un peu gras. La plèvre droite renferme une faible quantité de sérosité louche et rougeâtre. Le lobe pulmonaire correspondant présente, à sa périphérie surtout, plusieurs foyers purulents dont quelques-uns, isolés ou groupés en amas, sont situés près de son bord libre. Ces foyers jaunâtres et saillants sont formés de globules purulents et circonscrits par un cercle rougeâtre d'injection. Sur plusieurs points, il existe des taches violacées, dues à des extravasats sanguins qui ne sont que le premier degré de la même altération. Quelques foyers purulents se retrouvent encore dans la scissure interlobaire du poumon gauche. Le cœur est flasque et friable; il contient, à droite, un caillot mou et noirâtre dans l'épaisseur duquel on aperçoit de petits grains jaunâtres formés de fibrine et de globules de pus. Les parois cardiaques et vasculaires sont teintées par la matière colorante du sang. Le cerveau n'est pas sensiblement altéré.

Pl. 28, fig. 5, 5'.

Une jeune fille est atteinte, sans cause bien connue, d'une affection qui paraît avoir pour siége les annexes de l'utérus ; bientôt se déclarent des frissons, un point de côté à droite et une toux légère. La fréquence de la respiration est considérable, la température est très-élevée, et la mort ne tarde pas à survenir. Une partie de la paroi gauche du bassin et les veines correspondantes sont enflammées; les poumons sont le siége de plusieurs foyers purulents qui, la plupart, se rencontrent à la périphérie de ces organes. Les cavités du cœur renferment des coagulums ayant dans leur épaisseur de petits grains blanchâtres fibrino-purulents, preuve du transport du pus par le sang. Les abcès pulmonaires sont l'effet de ce transport qui a amené une irritation particulière du tissu des poumons. La suppuration des vaisseaux qui traversent les foyers de ce genre est du reste fréquente. Telle est la forme ordinaire des métastases purulentes des poumons; quelquefois, au lieu de foyers disséminés, le poumon présente une inflammation diffuse ou à forme disséquante.

Obs. CLXXXVIII. **Hémiplégie subite, consécutive à l'oblitération de l'artère sylvienne gauche. Eschares au sacrum et foyers métastatiques gangréneux des poumons.** — D..., chiffonnière, âgée de soixante-dix ans, était depuis longtemps atteinte d'un embarras de la parole qui l'obligeait à bredouiller en parlant. Elle avait, en outre, de fréquents vertiges et se trouvait bientôt étourdie quand elle avait marché pendant quelque temps. Ses habitudes étaient sobres, et jusqu'aux derniers jours qui ont précédé son entrée à l'hôpital, elle n'a cessé d'exercer sa pénible profession. A cette époque, elle fut atteinte d'une hémiplégie subite, sans perte de connaissance prolongée, et dès lors elle dut garder le lit jusqu'au jour de son admission à l'hôpital de la Pitié, le 17 mai 1862; le 23 du même mois, elle succombait. Pendant les quelques jours passés à l'hôpital, son état était le suivant : eschares fétides multiples à la région sacrée, hémiplégie droite avec perte légère de la mémoire des mots et embarras de la parole, sans trouble notable de la sensibilité dans le côté paralysé; dans les derniers moments, frissons, état semi-comateux, difficulté de la respiration et irrégularité du pouls.

Pl. 28, fig. 6. *Autopsie.* — Plaques gangréneuses multiples à la région sacrée. Les poumons, libres dans la cavité thoracique, sont le siége de plusieurs foyers gangréneux, dont un principal occupe la portion moyenne du poumon droit. Ce foyer, légèrement comprimé, laisse échapper un liquide sanieux, verdâtre et fétide. Le tissu pulmonaire est ramolli et en partie détruit à son niveau, ce qui a amené l'isolement d'un vaisseau et de plusieurs de ses branches. Plus loin, on aperçoit de petits foyers lenticulaires blanchâtres, constitués par un détritus très-mou et circonscrits par un cercle verdâtre. Œdème à la partie inférieure du poumon droit; intégrité presque complète du poumon gauche. Plusieurs petites concrétions grisâtres et fétides occupent les branches de l'artère pulmonaire, et quelques-unes d'entre elles sont situées dans les branches qui se rendent aux foyers de gangrène; dans ces mêmes vaisseaux, on trouve en outre des concrétions fibrineuses canaliculées. Le cœur est sain. L'aorte, athéromateuse, est ulcérée à la partie supérieure de la région abdominale. Les artères cérébrales sont pour la plupart altérées. Le tronc basilaire est par lui-même peu modifié; mais plusieurs de ses branches, jaunes et épaissies, forment des cordons indurés permettant à peine le passage du liquide sanguin. L'une des artères cérébrales postérieures renferme un magma athéromateux avec cristaux d'hématoïdine. Le tronc de la sylvienne gauche est bouché; au contraire, les branches qui en émanent sont libres. Le caillot qui obstrue ce vaisseau est solide, noirâtre, d'une étendue d'un demi-centimètre, il se trouve enfermé entre deux plaques athéromateuses qui ont sans doute contribué à sa formation. Les circonvolutions du lobule de l'insula de Reil sont assez fermes, peu altérées; mais la substance blanche correspondante, ramollie dans une étendue de 2 ou 3 centimètres, est rosée et traversée par de nombreux vaisseaux gorgés de sang. La partie interne du corps strié et la couche optique sont saines. La veine hypogastrique gauche renferme un caillot déjà ancien qui se prolonge dans l'iliaque primitive; au-dessous de ce caillot, dont la date de formation est peu ancienne, la paroi veineuse, un peu irrégulière, commence à s'enflammer. Les viscères abdominaux n'offrent pas d'altération appréciable à l'œil nu.

Une femme est frappée d'apoplexie, des eschares se montrent à la région sacrée, et quelques jours plus tard la fétidité de l'haleine nous apprend qu'il existe une gangrène du poumon. Si ce fait était unique, il serait sans doute téméraire d'affirmer que la gangrène pulmonaire qui s'y rencontre est liée aux eschares du sacrum, de la même façon qu'un abcès métastatique à un foyer primitif de suppuration. Mais, ayant eu l'occasion d'observer un certain nombre de cas semblables, je n'hésite pas à admettre cette relation, d'autant mieux qu'aucune autre cause ne vient ici nous rendre compte de l'existence des foyers gangréneux multiples rencontrés dans les poumons de notre malade. Récemment encore, j'assistais, dans le service de M. le docteur Millard, à l'autopsie d'une personne morte de fièvre typhoïde avec eschare de la région sacrée, chez laquelle un foyer gangréneux en forme de coin occupait le bord inférieur de l'un des poumons. Quelquefois, comme le prouve notre observation CXXV, p. 191, un foyer de gangrène humide développé au pourtour d'une gangrène sèche devient le point de départ de la métastase pulmonaire. Tous les foyers de même nature, quels qu'en soient du reste le siége et l'origine, peuvent donner lieu au même phénomène (1). Ceux de ces foyers qui sont situés dans la bouche ou sur le trajet des voies aériennes sont beaucoup plus aptes à le produire, puisque à l'infection du poumon par le sang s'ajoute l'infection possible et fréquente par l'air. Nos deux observations LXXIII, p. 99, et XCV, p. 134, dont l'une est relative à un épithéliome gangrené de la lèvre inférieure, et l'autre à un épithéliome du larynx pour lequel la trachéotomie fut pratiquée, sont des exemples du danger qui menace les personnes atteintes de gangrène primitive ou secondaire de la bouche et des conduits aériens. Du reste, il n'est besoin que de compulser les observations de stomatite gangréneuse ou noma pour reconnaître que le plus souvent la mort y est la conséquence d'une pneumonie gangréneuse. Un point digne de remarque et qui résulte de l'examen même de nos faits, est une différence tranchée dans la pneumonie, suivant que la métastase se produit par le sang ou par l'air. Dans le premier cas, l'altération pulmonaire se présente sous forme de noyaux multiples, disséminés, généralement peu étendus, et quelquefois remplis de gaz qui s'échappent au moment de l'incision. Assez analogues aux foyers métastatiques de l'infection purulente, ces foyers gangréneux sont le plus souvent accompagnés d'infarctus hémorrhagiques, et comme ils siégent de préférence dans les parties périphériques de l'organe, il en résulte qu'ils sont aptes à engendrer le pneumothorax. Dans le second cas, au contraire, c'est-à-dire lorsque la métastase se produit par la voie de l'air, l'altération des poumons, généralement étendue, peut atteindre un lobe entier ou même plusieurs lobes à la fois. Le parenchyme altéré, de teinte ordinairement verdâtre, exhale une odeur un peu fétide, il est mou, friable, œdématié, sans

(1) J'ai autrefois, dans un travail spécial, rassemblé la plupart des faits connus sur ce sujet. Voy. *de l'infection par produits septiques internes*, dans *Mémoires d'anatomie pathologique*, Paris, 1863.

extravasats sanguins. Ces différences, il faut le reconnaître, tiennent au mode pathogénique plutôt qu'à la nature même du produit septique. Quoi qu'il en soit, les faits de ce genre sont de la plus grande importance; leur observation attentive conduira sans aucun doute à reconnaître que les gangrènes viscérales des pyrexies, fièvre typhoïde, scarlatine, rougeole, etc., ne sont la plupart du temps que des gangrènes métastatiques.

TUBERCULOSE PULMONAIRE.

L'étude que nous avons faite plus haut de la pneumonie lobulaire avec transformation caséeuse nous a appris à connaître l'une des lésions les plus ordinaires de la phthisie, celle que Laennec appelait du nom de phthisie régulière. Les faits qui suivent sont destinés à nous renseigner sur une autre manifestation morbide qui, généralement connue sous le nom de phthisie granuleuse, est distincte de la précédente au triple point de vue du siége, de l'évolution et de la cause.

OBS. CLXXXIX. **Granulations tuberculeuses des poumons et du péritoine. Cirrhose hépatique. Alcoolisme.** — P..., âgé de quarante-cinq ans, porteur aux halles, est un individu fort et bien constitué, n'ayant aucun souvenir de maladies de poitrine dans sa famille. Il travaille aux halles depuis plusieurs années, passe souvent les nuits et s'adonne aux liqueurs fortes; aussi a-t-il depuis longtemps des pituites et du tremblement le matin. Bien portant jusqu'à ces derniers jours, il se dit malade pour avoir monté un poids assez lourd à un étage un peu élevé. A partir de ce moment, il s'aperçut que son ventre augmentait de volume, sans être douloureux; d'ailleurs, il éprouvait un simple malaise et peut-être avait-il un peu de fièvre vers le soir. Admis le 11 mars à l'Hôtel-Dieu, salle Sainte-Jeanne, ce malade est amaigri, il tousse et se plaint d'une dyspnée assez vive; cependant on ne constate qu'un léger degré d'obscurité du son aux sommets des poumons et quelques râles humides vers les bases; peu ou pas d'expectoration. Le pouls petit, irrégulier, tendrait à faire croire que le cœur est lésé; mais, à l'auscultation, les deux bruits sont bien frappés et normaux. L'abdomen est météorisé, et les veines sous-cutanées sont un peu dilatées, surtout à droite. Avec le repos, l'état de la respiration s'améliore, mais la toux persiste. Survient une diarrhée qui affaiblit le malade; l'abdomen est tendu, sonore à la percussion, excepté dans les parties les plus déclives (sous-nitrate de bismuth). Cet état persiste pendant plusieurs jours, et quoique le malade n'accuse aucune sensation douloureuse, il n'en a pas moins les traits profondément altérés par suite de son affaiblissement progressif. La respiration et la circulation s'accélèrent, le tremblement des lèvres et des membres s'accroît, la langue se sèche, il y a de l'agitation et des rêvasseries; enfin la mort survient le 23 mars.

Pl 29, fig. 5. *Autopsie.* — Une sérosité jaune, citrine et peu abondante, se trouve épanchée dans la cavité abdominale. Quelques-unes des anses intestinales sont soudées par des fausses membranes peu anciennes, recouvertes de granulations miliaires blanchâtres; semblables granulations existent sur les anses intestinales. Le foie, volumineux, de teinte jaunâtre, présente aussi des granulations tuberculeuses. Celles-ci se retrouvent encore à la surface de la rate, mais non dans les reins. Dans les poumons, où elles sont abondantes, fermes et grisâtres, elles infiltrent la plus grande partie du parenchyme (fig. 5). Congestionnés et pigmentés sur plusieurs points, ces organes ont un certain nombre de leurs lobules, vers les bases principalement, affaissés et carnifiés (atélectasie). Le cœur est seulement un peu large et décoloré; il renferme un caillot cruorique peu volumineux; le péricarde est intact. Les méninges offrent un léger degré d'opacité à la convexité des hémisphères cérébraux; la substance encéphalique est un peu pâle, mais de consistance normale.

Un homme robuste, exerçant la profession pénible de porteur aux halles et adonné aux liqueurs alcooliques, présente la plupart des symptômes engendrés par l'abus de ces boissons ; il éprouve de la dyspnée et se met à tousser. Atteint en même temps de diarrhée et d'ascite, il ne tarde pas à succomber. Il présente à l'autopsie, avec une augmentation du volume du foie, une infiltration de tubercules miliaires dans les poumons. Fermes et résistantes, ces granulations ont une teinte grisâtre et occupent le tissu inter-alvéolaire. Nulle part il n'y a d'excavations, mais des granulations semblables se rencontrent à la surface des intestins, dans le foie et la rate. Par tous ces caractères, cette affection ne peut donc être confondue avec la phthisie telle que nous l'avons vue plus haut.

Obs. CXC. **Tuberculose des poumons. Stéatose du foie. Alcoolisme.** — L..., âgée de quarante-trois ans, marchande ambulante, est admise le 14 juillet 1865 à l'Hôtel-Dieu, salle Sainte-Jeanne, n° 4 (service de la clinique). C'est une femme bien constituée, dont le père a vécu jusqu'à l'âge de soixante-dix-huit ans, et dans la famille de laquelle il n'existe aucun antécédent tuberculeux. Après avoir été giletière, elle est devenue marchande ambulante, et depuis huit ans qu'elle exerce cette dernière profession, elle s'est adonnée à l'usage de l'eau-de-vie. Elle boit tous les matins un ou plusieurs petits verres, ce qui ne l'empêche pas d'user largement du vin et même de la bière dans le courant de la journée. Elle fait remonter à dix-huit mois sa maladie actuelle, qui aurait commencé par un malaise général avec courbature ; depuis environ quatorze mois, elle est atteinte de toux ; de plus, elle se plaint d'avoir tous les matins des pituites et des vomissements. Ses nuits sont agitées par des rêvasseries qui lui causent les plus vives frayeurs ; elle éprouve des fourmillements aux extrémités, des crampes dans les mollets, elle a de la céphalalgie, du tremblement des membres supérieurs. Lors de son entrée à l'hôpital, cette malade présente les symptômes d'un embarras gastrique, elle a de la fièvre avec paroxysmes chaque soir, des râles sonores dans toute la poitrine, de la rudesse du murmure vésiculaire avec expiration prolongée et quelques craquements aux deux sommets des poumons, une expectoration muqueuse à peine opaque. Malgré un amaigrissement prononcé, le tissu cellulo-adipeux est abondant au niveau de la paroi antérieure de l'abdomen ; le foie descend jusqu'à l'ombilic, il est lisse et son bord est régulier. Il ne se produit pas de changement appréciable pendant les deux semaines suivantes. Dans les premiers jours d'août, toux fréquente, quinteuse, fatigante, râles aux deux sommets, fièvre continue avec exacerbation le soir et sueurs dans la nuit, diarrhée et teinte subictérique de la peau. Le 6 août, attaque apoplectique passagère. Le 9, ictère manifeste, vomissements alimentaires ; le rebord du foie dépasse la ligne ombilicale. La langue est fuligineuse, noire, et la salive visqueuse. Le 11, les traits sont altérés, la langue est sèche ; même état de la poitrine, à part une plus grande abondance de râles. La religieuse nous apprend que dans la nuit cette malade a eu deux nouvelles attaques accompagnées de cris et de roideur des membres. A la suite de ces attaques, le délire a persisté pendant environ trois quarts d'heure. La diarrhée continue, mais elle est moindre depuis l'emploi du sous-nitrate de bismuth uni au diascordium. Le 13, expectoration muco-purulente peu abondante, fièvre, sécheresse de la langue et diarrhée ; dans la nuit, hallucinations et délire. Le 14 au matin, traits profondément altérés, pouls à 120. Mort le 15.

Autopsie. — Rien de particulier dans l'habitude extérieure du cadavre, si ce n'est un dépôt adipeux abondant dans le tissu sous-cutané abdominal ; la trachée et les bronches sont injectées. Les deux poumons, pigmentés sur plusieurs points, sont infiltrés de granulations miliaires d'un gris jaunâtre, à peu près également réparties dans toute l'étendue de l'organe ; les lobes supérieurs présentent en outre quelques points de pneumonie lobulaire (fig. 3). Le cœur est chargé de pelotons adipeux à sa base et sur sa face antérieure. Le foie est volumineux, épais ; sa surface est lisse et jaunâtre. Les cellules hépatiques renferment d'abondantes gouttelettes de graisse. La trame conjonctive est un peu épaissie, la rate est volumineuse, les reins sont jaunâtres et la membrane muqueuse de l'estomac est ardoisée et épaissie (gastrite alcoolique). L'intestin est assez sain, l'utérus et les ovaires n'offrent rien à noter. Pl. 30, fig. 3.

Il s'agit dans ce fait d'une femme n'ayant aucun antécédent tuberculeux, mais adonnée à l'eau-de-vie, et qui succomba avec un foie gras, des granulations miliaires grisâtres ou jaunâtres dans les poumons et quelques points de pneumonie lobulaire caséeuse.

OBS. CXCI. **Tuberculose pulmonaire (Phthisie noire); cirrhose hépatique. Alcoolisme.** — F..., âgé de trente-huit ans, employé de commerce, a perdu son père à l'âge de quatre-vingt-quinze ans, sa mère à quatre-vingt-cinq ans; ses frères et sœurs se portent bien. Il est venu habiter Paris en 1847, et depuis cette époque il n'a subi ni souffrance ni privations, il a toujours été bien nourri et bien logé, mais aussi il a toujours bu largement. Il a l'habitude de prendre chaque matin deux mêlés cassis; à chacun de ses repas, il boit deux bouteilles de vin, et jamais il ne passe la journée sans prendre de l'eau-de-vie, du café, etc. Il est rare qu'il ne soit pas ivre le dimanche ou le lundi soir. Depuis au moins quatre ans, ce malade a sa pituite chaque matin, et depuis deux ans il est forcé par les exigences de son estomac de diminuer la quantité de boissons qu'il avait l'habitude de prendre. Affecté depuis près d'une année d'une toux opiniâtre et presque toujours sèche, il entre à l'Hôtel-Dieu le 9 février 1866, salle Sainte-Agnès, n° 5 (service de la clinique). C'est un homme bien constitué, qui, depuis quelque temps, s'est amaigri au point qu'il présente aujourd'hui une atrophie marquée du tissu cellulaire et des muscles. Il a de l'ascite et de la tympanite, un foie peu volumineux qui conduit à diagnostiquer une cirrhose; mais l'auscultation montre qu'il a de plus une altération des poumons se révélant par une légère obscurité du son, de la faiblesse du murmure vésiculaire, et même un léger souffle expiratoire aux sommets. Survient bientôt une diarrhée abondante, et le malade succombe le 16 février, dans un état de profond épuisement, aux suites de la diarrhée et de la cirrhose plutôt que de son affection pulmonaire.

Pl. 30, fig. 1. *Autopsie.* — Œdème aux deux jambes; membres supérieurs amaigris. Quelques fausses membranes anciennes et organisées unissent les poumons aux côtes et au diaphragme. Extérieurement ces organes se font remarquer par des amas pigmentaires déposés principalement à la circonférence des lobules; sur une surface de section, ils présentent les mêmes dépôts, et de plus une infiltration de granulations miliaires fermes, sèches, colorées en noir par des granules de pigment. Ainsi modifiées, ces granulations semblent être arrêtées dans leur évolution, de sorte qu'il y a sans doute lieu de considérer cet état comme un mode de guérison de la tuberculose pulmonaire. La tunique interne de quelques-uns des vaisseaux des poumons est un peu grisâtre. Les ganglions bronchiques sont noirs et pigmentés. Le cœur est petit, relativement peu chargé de graisse; son tissu est mou, facile à déchirer; les valvules en sont intactes. Quelques plaques jaunâtres se rencontrent dans le voisinage des orifices des artères cardiaques. Le péricarde est opalin. Le foie adhérent au diaphragme et diminué de volume, est en même temps très-ferme, résistant, pigmenté par places et semé de petites granulations jaunes, légèrement saillantes; les parois de la veine porte sont notablement épaissies. La rate est grosse; les reins ont un volume normal. L'estomac a sa cavité rétrécie, sa muqueuse ferme, épaissie, mamelonnée et de teinte ardoisée (gastrite). Le péritoine offre quelques dépôts membraneux chargés de fines granulations. L'intestin iléon est ulcéré par places, un petit nombre de ganglions mésentériques sont tuméfiés et noirâtres.

Ce fait présente un double intérêt : non-seulement il est un nouvel exemple de coïncidence de la tuberculose pulmonaire avec la cirrhose hépatique, mais il montre de plus que les granulations tuberculeuses peuvent être arrêtées dans leur évolution, et que la tuberculose est susceptible de guérison. Il est vraisemblable, en effet, que les granulations pigmentées qu'on y rencontre étaient destinées à persister ainsi, sans subir de changement bien appréciable. Dans d'autres circonstances, les tubercules s'infiltrent de sels de chaux, ils acquièrent une dureté pierreuse, et sont dans l'impossibilité de subir toute autre transformation. Ce mode de terminaison, pour être rare, n'est pas moins avantageux. Dans un cas de ce genre où les tubercules de la muqueuse laryngée n'avaient pas participé à l'infiltration calcaire, le malade succomba à un œdème de la glotte; je trouvais les poumons parsemés de granulations miliaires calcifiées ou pigmentées et complétement arrêtées dans leur développement.

Rapproché des deux observations qui précèdent, ce dernier cas mérite toute notre attention. L'abus des boissons alcooliques est, en effet, une circonstance commune à ces trois cas, et par conséquent on peut se demander si ces boissons n'ont pas joué un certain rôle dans la production des lésions tuberculeuses qui s'y rencontrent. Cette question est d'autant plus importante qu'aucun de nos malades n'a d'antécédents tuberculeux dans sa famille et que les faits de ce genre ne sont pas extrêmement rares. Déjà, dans notre article Alcoolisme (*Dictionnaire encyclopédique des sciences médicales*), nous faisions mention de quinze cas de phthisie granuleuse observés chez des individus exerçant des professions pénibles et adonnés aux liqueurs fortes. Aujourd'hui ces faits sont plus nombreux; nous en comptons trente-cinq, dont trente chez des hommes et cinq chez des femmes. Sur ce chiffre, les poumons infiltrés de granulations tuberculeuses ont huit fois seulement présenté des excavations. De semblables granulations se rencontrèrent en même temps dix fois dans d'autres organes : les plèvres et le péritoine en étaient atteints cinq fois, les méninges trois fois, les reins et la rate deux fois. Toujours, dans ces cas, l'organe hépatique se trouvait altéré ; onze fois il était cirrhotique, vingt-quatre fois il présentait l'altération graisseuse propre à l'alcoolisme, altération dont nous avons plus haut (p. 85) donné les caractères. Ainsi, nul doute que les excès alcooliques n'aient ici exercé une influence sur la production de la tuberculose. Quant au mode d'action de ces boissons, nous ne le connaissons pas encore bien. Serait-ce en diminuant la puissance digestive et la puissance hématosique que les liqueurs fortes contribueraient à amener la tuberculose ? La chose est possible; mais il faut aussi tenir compte des congestions pulmonaires répétées que provoquent ces liqueurs et de l'action irritante que détermine leur élimination par les poumons. Remarquons que la plupart de nos malades, ayant des professions fatigantes, telles que celles de porteur aux halles, de marchand ambulant, etc., étaient généralement maigres avant d'être atteints par la phthisie, tandis que ceux qui exerçaient des professions moins pénibles, comme celles de tailleur d'habits, d'employé de commerce, étaient souvent fort gras quand commençait à se développer chez eux le désordre pulmonaire.

Cette étiologie toutefois ne se rapporte qu'à un certain nombre de cas de tuberculose pulmonaire, et les granulations miliaires des poumons peuvent reconnaître d'autres causes qu'il importerait, à notre avis, de déterminer d'une façon plus précise qu'on ne l'a fait jusqu'ici.

Si maintenant nous comparons ces lésions tuberculeuses avec celles de la phthisie commune, c'est-à-dire la pneumonie lobulaire avec transformation caséeuse, nous avons lieu d'être frappé des différences qui, en dehors du point de vue étiologique, existent entre ces affections. En effet, les granulations tuberculeuses, petits corps ronds, miliaires, semi-transparents, le plus souvent fermes et résistants sous le doigt, sont en général faciles à distinguer, à l'œil nu, des masses jaunes, friables, lenticulaires de la pneumonie caséeuse; de plus, tandis que les granulations ont pour point de départ la trame conjonctive ou la tunique externe des vaisseaux, les noyaux de pneumonie sont constitués par une néoformation cellulaire développée à l'intérieur des alvéoles pulmonaires. Par son infiltration dans le parenchyme des poumons, la granulation tuberculeuse affaisse les lobules, comprime les vésicules et produit ainsi une gêne plus ou moins grande de la respiration ; mais rarement, à moins de complication, elle engendre des excavations. La pneumonie caséeuse, au contraire, est la grande cause des cavernes pulmonaires qui ordinairement succèdent à l'élimination par les bronches de points hépatisés incapables de se nourrir et de vivre. A ces différences anatomiques correspondent nécessairement des symptômes dissemblables. C'est, pour la pneumonie caséeuse, une matité généralement marquée à la percussion, des craquements localisés aux sommets ; plus tard, des râles plus ou moins volumineux, puis enfin un souffle bronchique ou mieux caverneux, avec gargouillements abondants. Dans la phthisie granuleuse, la matité est moins prononcée, moins étendue, et souvent il y a absence de souffle et de gargouillements. Sans parler de la dyspnée, qui est loin d'être identique dans ces circonstances, notons que la fièvre apparaît généralement dès le début de la phthisie granuleuse, tandis que dans la phthisie caséeuse elle ne survient d'ordinaire qu'à une période avancée lorsqu'il existe des foyers de ramollissement (1) ou des excavations susceptibles de favoriser la résorption de produits caséeux ou purulents. L'amaigrissement est enfin beaucoup plus tardif dans cette dernière affection.

CARCINOMES PULMONAIRES.

Toutes les formes connues de cancer ont été observées dans les poumons, sinon à l'état primitif, du moins à l'état secondaire. Le carcinome, la plus commune de ces formes, donne lieu tantôt à des masses étendues envahissant un seul poumon ou les deux poumons à la fois, tantôt à des nodosités multiples et disséminées, occupant de préférence la périphérie de ces organes, cas dans lequel il est le plus souvent consécutif. Des exemples de cette double disposition nous sont fournis par les observations qui suivent :

OBS. CXCII. **Carcinome primitif des poumons généralisé dans le foie, la rate et les reins.** — B..., âgée de quarante-neuf ans, blanchisseuse, couchée au n° 12 de la salle Saint-Basile (hôpital de la Charité, service de M. Rayer), nous apprend que sa mère est morte à l'âge de soixante-douze ans, sans avoir jamais été atteinte d'aucune

(1) Voir, page 284, l'observation CLXXXI, que nous devons à l'obligeance du docteur Alling.

affection de longue durée. Son père est mort vers l'âge de cinquante-six ans, à la suite d'une hémoptysie. Elle a un frère et deux sœurs actuellement bien portants, et ne connaît aucune maladie héréditaire dans sa famille. Sa santé a toujours été bonne, sauf quelques légers malaises. Elle a eu cinq enfants : les deux aînés sont morts, les trois derniers sont bien portants ; le plus âgé a douze ans, et le plus jeune, trois. C'est à la fin de décembre 1857 que cette malade fait remonter l'origine de ses souffrances. A cette époque, en effet, elle devint triste, ennuyée et morose. La perte d'une place de concierge et la nécessité de changer de domicile ont été, selon elle, la cause de son chagrin. De l'amaigrissement, un état de faiblesse générale, une coloration pâle et même un peu jaune de la face, sont les seuls symptômes qu'elle présenta jusqu'au mois d'août 1858. A ce moment, survient une toux fréquente, parfois quinteuse, avec crachats muqueux peu abondants. Expectoration, vers le 16 septembre, de crachats sanguinolents, et, vers le 18 du même mois, d'une matière analogue à la substance cérébrale, formant un seul morceau de la grosseur d'une noix environ et suivie de quelques crachats sanguins. Le 10 octobre, cette malade entre dans le service de M. Rayer, où nous pouvons l'examiner. Amaigrie, elle a la face terreuse, creusée de rides profondes, le nez aminci, les yeux ternes, exprimant la souffrance et la langueur ; la peau sèche et légèrement squameuse, les membres grêles. La poitrine présente, en avant et au niveau des cartilages de la deuxième, de la troisième côte, et de l'espace qui leur correspond, une voussure très-apparente, dont le plus grand diamètre est vertical : aucune vibration n'est sentie en ce point ; la percussion dénote une matité absolue, depuis le bord inférieur de la clavicule jusqu'à la quatrième côte gauche, près de laquelle existe cependant un peu de sonorité, malgré la présence du cœur. Du côté opposé, la sonorité est à peine diminuée. En arrière et à gauche, matité dans la partie située au-dessus de l'épine de l'omoplate et même un peu au-dessous ; à droite, simple obscurité du son. La respiration est complétement nulle au sommet antérieur du poumon gauche ; plus bas, au niveau de la troisième côte environ, frottement très-rude et quelques râles. En arrière et du même côté, au niveau et au-dessous de l'épine de l'omoplate, râles humides mêlés très-rarement de râles sonores. Dans la région sus-claviculaire, on trouve plusieurs ganglions volumineux, de la grosseur d'une noix environ ; la malade accuse des douleurs lancinantes entre les deux épaules, et aussi en avant et à gauche. A droite du thorax, la respiration est rude et mêlée de quelques râles disséminés. Le foie ne paraît pas augmenté de volume ; la rate est grosse ; il n'y a pas de tumeur à l'épigastre. La toux est fréquente, quinteuse ; l'expectoration filante, visqueuse et peu abondante. La dyspnée est assez forte pour obliger la malade à rester le plus souvent assise ; le décubitus dorsal est cependant encore possible. Le pouls, petit, fréquent et dépressible, présente plus de vivacité vers le soir ; il existe au cœur un souffle léger qui se prolonge dans les vaisseaux. La langue est blanche, l'appétit est en partie conservé, les digestions sont pénibles ; absence de diarrhée ; urines normales, fonctions nerveuses intactes. Le traitement consiste dans l'emploi des toniques et de quelques pilules d'opium. Après plusieurs jours passés hors de l'hôpital, cette malade nous revient le 6 novembre. La voussure de la poitrine est plus considérable, la matité plus absolue, la toux plus fréquente, l'expectoration plus épaisse, moins aérée ; les crachats, constitués par du muco-pus, n'ont pas la forme nummulaire et déchiquetée ; la dyspnée est plus grande, le pouls plus faible et plus fréquent, l'appétit moins bon ; la faiblesse et la maigreur sont plus avancées. A partir du 8 novembre, expectoration de quelques crachats sanguins ; la fièvre s'accroît, l'appétit se perd complétement, la faiblesse devient très-grande, et, le 13 novembre, la mort a lieu après une courte agonie.

Autopsie. — Le cadavre, très-amaigri, est en état de rigidité ; les veines thoraciques sont dilatées ; il existe trois ganglions volumineux et indurés au-dessus de la clavicule ; les mamelles sont saines. Avec le plastron thoracique, on relève une substance mollasse et encéphaloïde ; dans le tiers supérieur de la cavité thoracique, le poumon a complétement disparu et se trouve remplacé par une substance cérébriforme, qui a la consistance d'une marmelade. Cette substance a pris la place du lobe supérieur du poumon gauche, dont le parenchyme restant à la base a au plus un centimètre d'épaisseur. Le lobe inférieur, œdématié, laisse voir à sa surface des masses cancéreuses disséminées, dont le volume varie depuis la grosseur d'une lentille jusqu'à celle d'une noix ; les plus grosses de ces masses ne sont pas sphériques, mais aplaties, comme cela s'observe souvent dans le foie ; semblables masses se rencontrent à la surface du poumon droit ; le tissu pulmonaire de leur voisinage ne paraît pas altéré, et il n'existe aucune adhérence avec la paroi thoracique. Le poumon droit et le lobe inférieur du poumon gauche sont détachés sans la moindre déchirure ; à droite seulement, il y a adhérence de deux lobes. Le cœur, un peu volumineux, est en même temps flasque et mou; il existe des caillots fibrineux dans les auricules, dans la première portion de l'aorte et dans les artères pulmonaires, où ils forment des bandelettes fibrineuses se prolongeant très-profondément dans l'intérieur des poumons, et sans adhérence avec les parois artérielles. Les ventricules contiennent un sang noir, épais, en partie coagulé. Dans l'intérieur de l'aorte, au niveau de la crosse, se rencontre une masse irrégulière qui, prise tout d'abord pour un caillot fibrineux, présente la même structure microscopique que la masse pulmonaire carcinomateuse, dont elle est très-probablement détachée. Le foie a un peu plus que son volume normal; à sa surface existent plusieurs noyaux cancéreux indurés, et dans l'intérieur de sa substance quelques masses ramollies. La rate, augmentée de volume, renferme une masse cancéreuse parfaitement enkystée et de la grosseur d'une noix. Les reins, également volumineux, sont parsemés de noyaux carcinomateux de volume et de dimensions variables; on en trouve sept ou huit dans le rein droit, cinq ou six dans le gauche. Les capsules surrénales, l'estomac et le tube digestif, la vessie, l'utérus et son col, sont parfaitement sains. Les systèmes nerveux, musculaire et osseux, sont examinés et ne présentent aucune altération appréciable. (*Bulletin de la Société anatomique*, année 1858, p. 515.)

Une femme qui ne paraissait avoir aucun antécédent morbide dans sa famille présente à la partie antérieure et supérieure gauche du thorax une voussure avec matité absolue et absence complète des battements cardiaques. A ce niveau, les veines sous-cutanées thoraciques sont dilatées, et dans la région sus-claviculaire correspondante il existe un certain nombre de ganglions indurés et volumineux. Cette malade accuse des douleurs lancinantes et prétend avoir expectoré, une fois au moins, une matière cérébriforme dont le rejet aurait été précédé et suivi de crachats sanguinolents. En présence de ces symptômes et de l'accroissement rapide de l'affection pulmonaire, nous songeâmes, M. Rayer et moi, à la possibilité d'un carcinome primitif des poumons. L'autopsie, qui vint vérifier ce diagnostic, nous apprit de plus qu'il s'était produit, dans les derniers temps de la vie, une embolie cancéreuse, retrouvée dans l'aorte sous forme d'un bouchon allongé de matière encéphaloïde. Jointes à la rareté de ce fait, ces diverses particularités étaient tout à fait dignes de fixer notre attention.

Pl. 31, fig. 6 et 6'. **Carcinome du foie et des plèvres pulmonaires. Endocardite mitrale et embolies artérielles.** — Les principaux détails de ce fait sont consignés dans l'observation CXLV, p. 221. Il s'agit d'une femme de cinquante-trois ans, morte d'un ramollissement cérébral, et chez laquelle il existait en même temps plusieurs masses carcinomateuses dans le parenchyme du foie, et à la surface des poumons. Celles-ci, petites et lenticulaires, sont fermes, blanchâtres et légèrement déprimées à leur centre. Quelques taches rougeâtres situées dans leur voisinage ne sont vraisemblablement qu'un premier degré d'évolution. Vues au microscope, ces tumeurs sont constituées, comme le montrent les figures 6 et 6', pl. 31, par une trame fibreuse formant des alvéoles plus ou moins larges, remplies par des cellules sphériques ou allongées disposées sans ordre et munies d'un très-gros noyau. C'est là un véritable carcinome développé dans la plèvre, ou plutôt dans le tissu sous-pleural.

Ce fait nous montre que la trame conjonctive du poumon est le point où naît le carcinome. Peu à peu et au fur et à mesure de son développement, cette production comprime et atrophie les lobules de son voisinage dont elle prend la place. Plus commune que la forme primitive, la forme carcinomateuse secondaire des poumons, qui est ici en cause, se présente assez souvent chez les personnes atteintes de carcinome de l'un des testicules. J'ai observé plusieurs faits de ce genre (voir à l'article TESTICULES). Un journalier âgé de trente-sept ans est admis à l'Hôtel-Dieu, pour une affection du testicule gauche, qui est diagnostiquée cancéreuse et opérée comme telle. Cet organe est le siége d'une masse vasculaire spongieuse, infiltrée de noyaux carcinomateux du volume d'une lentille ou d'une noisette. La mort a lieu cinq jours plus tard. Les ganglions inguinaux ne sont pas altérés, mais les glandes lymphatiques situées en avant de la colonne lombaire ont le volume d'une noisette ou d'une noix ; elles sont molles, de teinte noirâtre ou brunâtre et très-vasculaires. Le foie, la rate et les reins, ainsi que les organes digestifs, ne présentent aucune lésion. Les poumons sont le siége de noyaux carcinomateux multiples, pour la plupart situés à leur surface, et d'un volume qui varie depuis la grosseur d'un pois jusqu'à celle d'une noisette ou d'une petite noix ; de teinte brunâtre et faciles à énucléer, ces petites masses ont un certain degré de ressemblance avec des infarctus sanguins. Les carcinomes des poumons se rencontrent encore à la suite d'ablation de lésions cancéreuses des membres ou de toute autre région. J'ai vu les deux lobes supérieurs des poumons infiltrés de masses encéphaloïdes, en partie pétrifiées, chez un individu qui avait subi l'amputation d'une jambe pour une tumeur de même nature. Un autre malade auquel j'ai, en 1858, sous la direction de M. Demarquay, amputé la cuisse droite pour une tumeur dite fibro-plastique du mollet, succomba le 26 juin 1869, avec des masses carcinomateuses multiples dans les poumons (1).

Le sarcome, comme le carcinome, apparaît dans les poumons tantôt comme lésion primitive, tantôt comme lésion secondaire. Le fait suivant est un exemple de ce dernier mode :

Sarcome mélanique secondaire des poumons, du foie et des reins. — Un homme jeune (voir p. 44, obs. XL) toussait depuis plusieurs mois et s'amaigrissait de plus en plus ; il expectorait des crachats contenant des corpuscules noirs analogues à des parcelles de tabac, circonstance qui conduisit à diagnostiquer une altération sarcomateuse des poumons. Ces organes, dont la figure 1, pl. 31, nous donne un échantillon, sont partiellement adhérents au thorax, et parsemés de tumeurs du volume d'une noisette ou d'une noix, dont les plus superficielles font saillie sous la plèvre pariétale. Ces tumeurs sont les unes fermes, noirâtres ou rosées, les autres un peu molles et formées d'une substance analogue à une bouillie épaisse. Les unes et les autres sont composées de cellules allongées, fusiformes, renfermant ou non des granulations noires pigmentaires. Le cœur, le foie, les reins, les épiploons et plusieurs os sont également altérés. (Voir pl. 5, fig. 5 et 5'.) Pl. 31, fig. 1.

Je ne chercherai pas à prouver que le poumon a été secondairement affecté dans ce cas ; le point réellement intéressant ici, c'est la présence de la matière noire dans les crachats. Cette circonstance, importante au point de vue du diagnostic, doit engager à consacrer à l'expectoration un examen approfondi.

(1) Voyez Lancereaux, *Bulletins de la Société anatomique*, juin 1858, p. 277. — J. Gaillard, *Société médicale des hôpitaux*, 25 juin 1850 ; *Union médicale*, nouvelle série, t. VII, p. 278.

De ce fait peut être rapproché celui qui suit, bien qu'il soit différent par la lésion qui le constitue.

Pl. 30, fig. 5 et 5'. **Mélanome de la jambe, avec infiltration de granulations pigmentaires dans les éléments normaux du foie, des poumons, etc.** — Une femme âgée de cinquante-huit ans, couturière, présentait au tiers inférieur de la jambe une petite tumeur ayant l'apparence d'un angiome. Un peu plus tard, les glandes inguinales et d'autres organes furent affectés, et la malade succomba. Les poumons étaient parsemés de taches noires distendues, variables, disséminées dans l'épaisseur du lobule et non à la circonférence, comme il arrive dans les cas de pigmentation par altération du sang. Ces taches, résultat de l'infiltration des éléments des poumons par des granules pigmentaires, se rencontraient encore dans le foie et dans d'autres organes (voy. obs. LX, page 74 et pl. 9, fig. 3, 3' et 3'').

Rapproché des quelques observations rapportées plus haut, ce dernier fait conduit à reconnaître, qu'à part la fréquence, les cancers du foie et ceux des poumons ne présentent pas de différences notables, puisque nous y trouvons à peu près les mêmes formes d'altération (voir p. 72), le carcinome et le sarcome avec leurs variétés. Ajoutons que l'épithéliome se rencontre aussi dans ces organes.

HÉMORRHAGIES DES POUMONS.

Engendrées par des influences morbides diverses, les hémorrhagies des poumons sont loin d'être des affections toujours identiques. De même que la plupart des lésions du corps humain, elles présentent des différences en rapport avec leur condition pathogénique ou étiologique, et constituent ainsi un certain nombre de types ou d'espèces distinctes.

Obs. CXCIII. **Endocardite mitrale et apoplexie pulmonaire.** — P..., âgée de trente-sept ans, couturière, bien constituée, a eu autrefois une attaque de rhumatisme articulaire aigu. Depuis longtemps elle éprouve de l'essoufflement dans la marche; tout récemment ses jambes se sont œdématiées; enfin, elle a été forcée de s'arrêter tout à fait. Elle était alitée depuis quinze jours, lorsque, le 29 octobre 1863, elle fut prise de crachements de sang qui se répétèrent les jours suivants. Admise à l'Hôtel-Dieu le 3 novembre, salle Saint-Antoine, n° 27, service de la clinique, cette femme est profondément affaiblie; elle a le facies pâle, les lèvres violacées, le pouls petit et fréquent; sa poitrine est remplie de râles qu'on sent à la seule application de la main; de plus, il existe en arrière, le long de la colonne vertébrale et vers le tiers inférieur du poumon droit, de l'obscurité du son à la percussion et du souffle à l'auscultation. Légère douleur à la région précordiale, augmentation de la matité normale de cette région. Gonflement des veines du cou, bruits cardiaques sourds, mais réguliers et assez nets. Le ventre est ballonné, le foie est volumineux, les garde-robes sont régulières. Douze ventouses sèches matin et soir sur le thorax. Limonade sulfurique, extrait de ratanhia. La mort a lieu le lendemain matin.

Pl. 31, fig. 2. *Autopsie.* — Œdème prononcé des jambes et de la paroi abdominale; sérosité jaunâtre et abondante dans la cavité péritonéale. Le foie déborde les fausses côtes de deux travers de doigt, sa capsule est épaissie et blanchâtre, sa surface est un peu inégale, son parenchyme induré est piqueté de brun et de jaune (foie noix muscade). La rate, d'un volume normal, est remarquable par l'induration et la coloration brunâtre de son tissu. Le rein gauche a son extrémité supérieure arrondie et atrophiée, circonscrite par une sorte d'étranglement formé par une substance ferme et jaunâtre qui est le résultat d'un infarctus ancien. La partie supérieure de cet organe est saine ou simplement hypérémiée. Le rein droit présente sur sa face antérieure et son bord convexe un renflement jaunâtre et brunâtre, d'une étendue d'environ 2 centimètres, et vers sa partie moyenne une dépression profonde liée à une perte ancienne de substance en ce point (voy. pl. 33, fig 5). Ces deux états appartiennent, l'un au second et l'autre au troisième degré de l'infarctus rénal. L'utérus est sain; la trompe droite adhère à l'ovaire, elle est dilatée, distendue par un liquide transparent, et d'un volume égal à celui d'un œuf d'oie. Sur la face péritonéale de cette trompe, est insérée une végétation kystique, grosse comme une noisette. Semblable disposition se rencontre à gauche; les ovaires renferment de nombreux corps jaunes. — La plèvre droite contient une assez grande quantité d'un liquide séro-sanguinolent, la plèvre gauche est intacte. Sur la face convexe du lobe inférieur du poumon droit, on aperçoit plusieurs noyaux d'apoplexie, ayant depuis le volume d'une noisette jusqu'à celui d'une noix. Le lobe moyen est sain, mais il existe une légère infiltration au sommet du lobe supérieur. Le poumon gauche ne présente qu'un seul noyau hémorrhagique dans son lobe inférieur, à peu de distance de la base (fig. 2). Une coupe fine de ce noyau vue au microscope (fig. 33) laisse voir les alvéoles pulmonaires *a* remplies de sang coagulé. Les capillaires sont obstrués par des concrétions sanguines. L'artère pulmonaire, dilatée, est le siége de dépôts jaunâtres, athéromateux, dans le plus grand nombre de ses branches et de leurs rameaux; de plus, les branches artérielles correspondant aux noyaux d'apoplexie sont le siége de coagulums sanguins qui les obstruent à peu près complétement. Le cœur est chargé de graisse à sa base et sur le trajet de ses principaux vaisseaux. Le ventricule droit est à la fois hypertrophié et dilaté; mais, à part un léger épaississement du bord libre de la tricuspide, on peut considérer ses valvules comme intactes. La cavité de l'oreillette gauche est doublée de volume; l'endocarde qui la tapisse est parsemé de plaques légèrement saillantes analogues au premier degré de l'athérome aortique, et sur un point il est recouvert d'une fausse membrane. L'auricule gauche est remplie par d'anciennes concrétions fibrineuses. Vu de l'oreillette, l'orifice mitral a la forme d'une fente, ce qui le fait ressembler au museau de tanche; il admet au plus l'extrémité du petit doigt. La valvule est épaissie, blanchâtre, indurée, et de consistance cartilagineuse sur quelques points. Les tendons qui s'y insèrent sont rétractés, de sorte que les muscles arrivent jusqu'à son bord libre. Le tissu musculaire du cœur est jaunâtre, facile à déchirer, la fibre est granuleuse; les artères coronaires sont saines. Il en est de même des valvules aortiques; mais l'aorte offre dans sa première portion des plaques saillantes, sclérosées, et plus loin des plaques simplement jaunâtres.

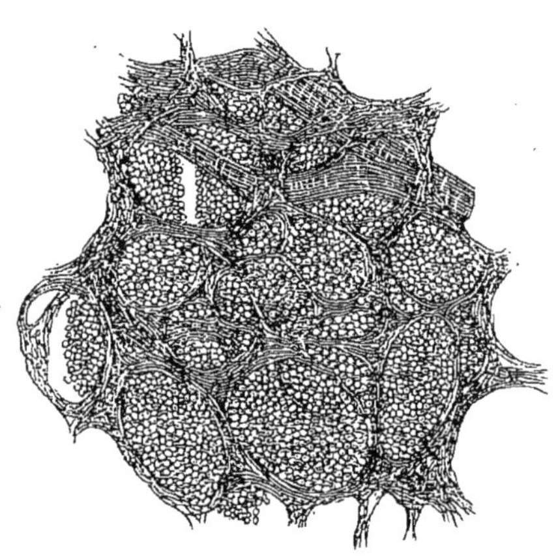

FIG. 26.

Ce fait, dans lequel nous retrouvons les caractères si tranchés de l'endocardite rhumatismale, est un bel exemple d'apoplexie pulmonaire. Cette affection qui, pendant la vie, se traduisait par de l'obscurité du son, un souffle et de la crépitation dans un point limité de la poitrine, se trouve caractérisée après la mort par l'existence dans les poumons de plusieurs noyaux brunâtres d'induration, dus à une infiltration de sang coagulé à l'intérieur des alvéoles et des petites bronches. Les branches artérielles pulmonaires aboutissant à chacun de ces noyaux sont obstruées par un coagulum sanguin, composé de ramifications dont les extrémités pointues s'enfoncent jusque dans l'épaisseur même du foyer hémorrhagique. La présence de ce caillot, remarquée de la plupart des observateurs et diversement interprétée par eux, a été regardée tantôt comme l'effet, tantôt comme la cause de l'hémorrhagie. Cette dernière opinion, qui semble jouir aujourd'hui d'un certain crédit, ne me paraît pas jusqu'ici suffisamment justifiée. De fait, il n'y avait pas trace de thrombose veineuse chez notre malade, et les caillots trouvés dans l'artère pulmonaire occupaient uniquement les branches vasculaires traversant les noyaux hémorrhagiques, de sorte qu'on peut penser qu'ils étaient dus au rétrécissement des vaisseaux comprimés par l'extravasat sanguin. Les foyers d'apoplexie pulmonaire ont, du reste, des caractères assez particuliers : outre qu'ils se rencontrent presque toujours dans les mêmes circonstances, ils sont généralement fermes, circonscrits, d'un volume qui varie depuis la grosseur d'une cerise jusqu'à celle d'une orange. Ordinairement situés dans les lobes inférieurs et à la périphérie des poumons, ils font saillie à la surface de ces organes, et sont grenus à la coupe; leur coloration brunâtre subit avec l'âge la modification de tous les épanchements sanguins. Ces lésions, dans les cas qui me sont personnels, étaient accompagnées d'altération des artères pulmonaires, d'affections cardiaques ou aortiques et rénales. Sur douze cas, l'hémorrhagie coexistait sept fois avec un rétrécissement mitral, et cinq fois avec des lésions de l'aorte ou de l'orifice aortique. Toujours l'auricule droite était libre; quatre fois l'auricule gauche renfermait des concrétions anciennes; une seule fois l'artère pulmonaire présentait des coagulums indépendants des noyaux d'infiltration sanguine. Dans de semblables conditions, il me paraît difficile de considérer ces noyaux comme de simples infarctus et de ne pas voir l'influence des altérations cardio-aortiques qui, en exagérant la pression sanguine dans l'artère pulmonaire plus ou moins modifiée, contribuent à amener la rupture des vaisseaux. Telle est une des conditions pathogéniques de l'hémorrhagie des poumons; lorsqu'elle est le résultat d'une altération de l'artère pulmonaire, d'un traumatisme, cette hémorrhagie, accompagnée d'une déchirure plus ou moins étendue du parenchyme pulmonaire, est plus spécialement décrite sous le nom d'apoplexie. De ces lésions nous rapprochons des altérations qui en diffèrent, et qui doivent en être distinguées.

Obs. CXCIV. **Concrétions fibrineuses de l'aorte, obstruction de l'artère poplitée. Gangrène sèche du pied gauche. Infarctus sanguins à la base de l'un des poumons.** — T..., âgée de soixante et onze ans, est admise le 2 septembre 1869 à l'infirmerie de la Salpêtrière pour un large ulcère de la jambe gauche. Quelques jours plus tard, refroidissement et douleur dans le pied du même côté, dessèchement, coloration noire, momification des orteils et de la plante du pied. Un cercle d'inflammation se produit bientôt au pourtour de ces parties mortifiées, et puis peu à peu un sillon avec fond suppurant. La fièvre, qui n'existait pas dans les premiers jours, finit par se montrer, et la malade succombe le 26 octobre.

Autopsie. — Le cœur est intact, mais l'aorte, athéromateuse à sa partie inférieure, est en même temps le siége de plusieurs concrétions fibrineuses plus ou moins ramollies, et du volume d'un noyau de cerise à celui d'une noisette. L'artère poplitée gauche, dont les parois sont rigides, se trouve obstruée par un bouchon ferme, fibrineux, qui se continue jusque dans les branches subséquentes. Quelques-unes des veines aboutissant au foyer renferment des caillots jaunâtres. Les vaisseaux de la jambe droite sont libres. A la base des poumons existent plusieurs taches hémorrhagiques diffuses, au niveau desquelles le parenchyme pulmonaire est flasque et plutôt affaissé que saillant. Ces taches ne disparaissent pas par le lavage, et le parenchyme est un peu friable à leur niveau. Les vaisseaux qui s'y rendent contiennent des caillots mous dont-il s'échappe un liquide purulent; quant à la membrane vasculaire avec laquelle ces bouchons sont en contact, elle est un peu ramollie, teintée en brun, de sorte que l'altération du parenchyme paraît irradier du vaisseau. La muqueuse de l'estomac est ardoisée et légèrement mamelonnée. Le foie, les reins et les autres organes sont peu ou pas lésés.

Une femme est atteinte de gangrène sèche, et, au pourtour de l'infarctus gangréneux, il se produit un travail phlegmasique d'élimination; les vaisseaux veineux s'enflamment et des parcelles fibrino-purulentes vont obstruer les branches de l'artère pulmonaire, où elles deviennent le point de départ d'une irritation qui donne lieu à des extravasats sanguins d'un rouge brunâtre. Distinctes tant par leurs caractères anatomiques que par leur condition pathogénique, ces dernières lésions ne se présentent pas, comme les précédentes, sous forme de gros noyaux apoplectiques fermes ou granuleux, mais sous l'apparence de foyers peu étendus, légèrement friables, traversés par des vaisseaux qu'obstrue quelquefois un coagulum purulent de petite dimension. Liés à la présence du caillot qui, par son contact, a altéré la paroi vasculaire et le tissu environnant, ces foyers ou infarctus emboliques diffèrent par leur nature des hémorrhagies des poumons produites par l'asphyxie et par les substances toxiques. Voici un exemple de ces dernières, qui intéressent principalement le médecin légiste :

Taches hémorrhagiques disséminées à la surface des poumons et stéatose de plusieurs organes dans un cas d'empoisonnement par le phosphore. — Un jeune homme de vingt-trois ans meurt quatre jours après avoir avalé une dissolution d'allumettes chimiques. La plupart de ses organes sont affectés d'une dégénérescence graisseuse (voy. obs. LXXI, p. 88). En outre, les poumons, dont une portion est représentée planche 31, figure 3, sont parsemés de taches sanguines superficielles peu étendues, rougeâtres ou noirâtres, selon la plus ou moins grande abondance de sang épanché. L'incision de ces taches laisse apercevoir en quelques points un petit caillot sanguin. Il y a de plus une infiltration sanguine des parties déclives des poumons et des ecchymoses multiples sur les feuillets pariétaux des plèvres et sur les deux feuillets du péricarde. Les vaisseaux pulmonaires sont partout libres. Pl. 31, fig. 3.

Il résulte de ce fait que l'empoisonnement par le phosphore peut donner lieu à des extravasions sanguines occupant de préférence le tissu sous-pleural et la périphérie des poumons. Le siége, le nombre et l'étendue de ces foyers les distinguent assez nettement des hémorrhagies dont il vient d'être question, pour que nous n'ayons pas à insister sur leurs signes différentiels. A côté du phosphore, il est un certain nombre de substances toxiques susceptibles de produire des hémorrhagies pulmonaires analogues ou semblables. L'arsenic et l'antimoine sont de ce nombre, et beaucoup d'autres poisons minéraux ou végétaux peuvent produire les mêmes effets; aussi une étude sur cette matière serait-elle des plus utiles.

PLEURÉSIES.

La pleurésie, pas plus que la péritonite ou la péricardite, n'est une affection toujours identique à elle-même ; susceptible de se développer sous des influences étiologiques diverses, elle a des caractères subordonnés à ces influences et constitue ainsi, non pas une individualité, mais des individualités multiples et distinctes. Envisagée à ce point de vue, cette affection exigerait une étude plus complète que celle que nous impose l'étendue limitée de ce travail.

OBS. CXCV. **Pleurésie hémorrhagique. Abcès ossifluents.** — L..., âgé de quarante-huit ans, boulanger, est admis à l'Hôtel-Dieu (8 juillet 1863), venant de la préfecture de police. C'est un individu malheureux, débilité et amaigri, ayant une plaie de la jambe gauche avec altération de la partie inférieure du tibia, de l'empâtement dans la fosse iliaque du même côté et une tuméfaction des glandes lymphatiques de l'aine correspondante. Pendant un mois de séjour à l'hôpital, ce malade s'affaiblit de plus en plus. Ses urines sont albumineuses, il est enfin atteint d'une pleurésie qui l'emporte.

Pl. 31, fig. 4 et 4'. *Autopsie.* — Les poumons sont œdématiés. La plèvre n'est pas altérée à droite ; mais à gauche, la moitié inférieure de sa cavité est occupée par un épanchement liquide séro-sanguinolent, de teinte chocolat. Sa surface interne est tapissée dans presque toute son étendue par une fausse membrane mince, difficile à détacher, et de teinte rougeâtre ou opaline. Cette fausse membrane, dont nous avons deux échantillons (pl. 31, fig. 4 et 4') provenant, l'un de la surface péricardique, l'autre de la surface diaphragmatique, est constituée par un exsudat composé de fibrine, de globules sanguins et d'éléments jeunes ou en voie de formation. Le cœur n'est pas sensiblement lésé. Le foie et les reins sont un peu gras.

Le mélange de sang et de sérosité qui constitue ici l'épanchement pleural, est un fait rare dont il convient de rechercher les conditions particulières. Sans aucun doute, la coloration de cet épanchement est l'effet d'une exsudation sanguine ayant sa source dans les vaisseaux dilatés de la plèvre et en partie aussi dans la fausse membrane, comme l'indique la légende. Nous savons que des exsudations de même nature se rencontrent aussi dans la péricardite et la péritonite, dont elles ne sont d'ordinaire qu'un simple accident. Mais en présence d'un malade atteint d'albuminurie et de suppuration osseuse, il est naturel de se demander si l'un ou l'autre de ces états pathologiques n'a pas contribué à produire la pleurésie. L'existence relativement fréquente de cette affection dans de la maladie de Bright, ses caractères mêmes portent à croire qu'il y a dans ce le cours fait plus qu'une coïncidence, et qu'une relation causale réunit la pleurésie aux désordres des reins. Ainsi s'expliquerait la fréquence de l'inflammation pleurale dans le cours des affections des voies urinaires. Par conséquent, il y a des pleurésies primitives et des pleurésies consécutives. La pleurésie primitive peut être l'effet d'un traumatisme, apparaître sous l'influence d'un refroidissement, survenir dans le cours ou au déclin d'une maladie générale telle que le rhumatisme, la scarlatine, la fièvre puerpérale, etc. La pleurésie consécutive se montre, au contraire, dans le cours de la tuberculose de l'infection purulente, des lésions des organes génito-urinaires, et d'autres affections encore qu'il serait utile de déterminer.

OBS. CXCVI. **Kyste cholestérique de la plèvre. Phthisie pulmonaire.** — M..., âgée de cinquante-trois ans, sans profession, est admise à l'hôpital de la Pitié, le 5 juillet 1861, salle du Rosaire, service de M. Gendrin. Elle est très-amaigrie et dans un état de profonde débilitation. Sa peau est pigmentée à la région frontale, ses traits sont altérés, sa langue est sèche et noirâtre, son appétit est nul; elle a une diarrhée persistante et une fièvre intense. L'auscultation révèle l'existence d'excavations pulmonaires multiples, de sorte qu'il s'agit d'une malade arrivée à la période la plus avancée de la phthisie. En effet, elle succombe le 9 juillet.

Autopsie. — Les membres inférieurs sont œdématiés, les lobes supérieurs des poumons sont le siége de plusieurs excavations tuberculeuses, et d'abondantes granulations grisâtres infiltrent ces organes dans le reste de leur étendue. Les branches de l'artère pulmonaire renferment quelques bouchons emboliques anciens, la plupart à cheval sur les éperons formés par les divisions de ce vaisseau. La base du poumon gauche, le péricarde et le diaphragme adhèrent entre eux, et à leur rencontre on trouve dans l'épaisseur d'une fausse membrane une petite tumeur du volume d'un œuf aplati. Cette tumeur, un peu molle, laisse voir à l'incision une paroi fibreuse et un contenu blanchâtre, athéromateux, remarquable par ses reflets brillants et dorés. Ce contenu est formé uniquement de cristaux de cholestérine et de granulations graisseuses. Le foie est volumineux, la rate est grosse et adhérente au diaphragme. Les organes génito-urinaires ne sont pas altérés, mais l'intestin grêle est le siége d'ulcérations tuberculeuses, disposées sous forme de larges plaques occupant la moitié de sa circonférence. De semblables ulcérations se rencontrent sur la face interne du gros intestin, où elles forment des zones complètes; des granulations tuberculeuses existent sur le feuillet péritonéal correspondant. Le cerveau est sain. Pl. 31, fig. 5 et 5'.

Une femme morte phthisique présente, au milieu d'adhérences unissant le diaphragme à la base du poumon gauche, une tumeur kystique aplatie, ayant des parois fibreuses et un contenu formé de granulations graisseuses et de lamelles de cholestérine. Cette lésion, dont j'ai vu un second exemple à l'Hôtel-Dieu, chez un vieillard de soixante-dix ans, peut occuper le péricarde, au lieu de la plèvre, comme j'ai pu m'en convaincre dans deux autres cas. Dans un de ces cas, il y avait une adhérence générale des deux feuillets péricardiques, et c'est entre ces adhérences que se trouvait le kyste. L'absence de productions pileuses ou dentaires dans ces kystes et la structure simplement fibreuse de leurs parois les séparent nettement des kystes dermoïdes; d'un autre côté, la présence de fausses membranes dans leur voisinage indique suffisamment qu'ils doivent avoir pour origine le contenu d'un épanchement séreux dont les parties liquides auraient été résorbées. Peut-être aussi faudrait-il ajouter qu'ils proviennent en partie de la transformation graisseuse des fausses membranes des séreuses.

APPAREIL GÉNITO-URINAIRE

Nous étudierons d'abord les altérations des organes urinaires, ensuite celles des organes de la reproduction.

REINS ET VOIES URINAIRES.

Situés dans la cavité du ventre, de chaque côté de la colonne vertébrale, les reins, organes pairs et symétriques, ont pour conduits excréteurs et réservoir le bassinet, les uretères, la vessie et l'urèthre. Leur surface extérieure est mamelonnée chez l'enfant, lisse chez l'adulte ; leur surface de section présente deux parties distinctes : l'une, dite substance corticale, d'un gris rosé, laisse voir de petits points qui sont les glomérules de Malpighi ; l'autre ou substance médullaire, d'un rouge brun, offre la forme de pyramides connues sous le nom de cônes ou pyramides de Malpighi. Les reins sont composés comme la plupart des viscères : on y trouve des éléments propres ou canalicules urinifères, un stroma conjonctif, des vaisseaux et des nerfs. Les canalicules des reins ou tubuli sont de petits tubes qui se terminent par une extrémité renflée autour d'un bouquet vasculaire ou glomérule de Malpighi, et viennent s'ouvrir, après un trajet assez compliqué, au sommet des cônes de la substance médullaire. Ces tubes n'ont pas tous les mêmes caractères, ils sont les uns droits, les autres contournés ou même recourbés en anse. Beaucoup plus étroits que les premiers, ces derniers sont connus sous le nom de tubes de Henle ; mais au lieu d'être fermés à leurs deux extrémités, ainsi que le pensait cet auteur, ils font suite aux tubes contournés de la substance corticale et viennent s'ouvrir dans les tubes droits qui, de plus en plus volumineux, aboutissent au sommet des cônes et portent le nom de tubes de Bellini. Relativement à leur structure, ces canalicules sont composés d'une membrane amorphe, mince, transparente, et d'un revêtement épithélial. Prismatiques dans les tubes de Bellini, les épithéliums sont polyédriques ou pavimenteux dans les tubes contournés de la substance corticale, petits et granuleux dans les tubes de Henle. — Le stroma du rein, plus abondant dans la substance médullaire que dans la substance corticale, est formé d'un tissu conjonctif assez lâche, parsemé de noyaux allongés; il circonscrit les canalicules des reins et loge les réseaux vasculaires et nerveux. A la superficie du rein, il se condense en une membrane mince, faiblement adhérente avec la capsule fibreuse.

Les reins sont alimentés chacun par une artère. Arrivée au hile de l'organe, l'artère rénale se divise en un certain nombre de branches qui pénètrent dans la substance corticale située entre les pyramides (colonnes de Bertin). Là, ces branches se bifurquent un grand nombre de fois et cheminent à la limite des deux substances, de sorte que chaque pyramide est entourée à sa base de ramifications artérielles très-nombreuses. De ces ramifications et du côté tourné vers la substance corticale, naissent très-régulièrement de petites artères qui, après s'être divisées un certain nombre de fois, donnent des rameaux marchant en ligne droite, entre les faisceaux de cette substance, vers la superficie du rein; ce sont les artères interlobulaires. Chacune de ces artères fournit dans toute sa longueur des ramuscules qui, après un court trajet, perforent la capsule d'un corpuscule de Malpighi, et constituent le vaisseau afférent du glomérule vasculaire. Les veines rénales naissent en deux endroits : à la surface de l'organe et au sommet des pyramides; elles s'ouvrent le plus souvent à angle droit, dans des troncs de plus en plus gros, et enfin dans un tronc unique, comme les premiers dépourvu de valvules. Les lymphatiques des reins vont se jeter dans les ganglions lombaires. Les nerfs proviennent du plexus cœliaque; si l'on vient à les sectionner, le rein, comme on sait, se ramollit et tombe en détritus.

Les canaux excréteurs de l'urine, les calices, le bassinet et l'uretère sont formés d'une membrane fibreuse externe, d'une couche de fibres musculaires lisses et d'une membrane muqueuse. La couche musculaire présente des fibres externes longitudinales et des fibres internes transversales. La muqueuse est mince, vasculaire, dépourvue, d'après Kölliker, de glandes et de papilles, recouverte d'un épithélium stratifié, de forme cylindrique ou polygonale, de dimensions variables. La vessie urinaire possède, outre une enveloppe péritonéale, les mêmes tuniques que les uretères. Sa tunique musculeuse est formée de plusieurs couches; quant à la muqueuse, elle est pâle, lisse, peu épaisse, non villeuse et très-vasculaire. L'épithélium stratifié qui la recouvre affecte aussi des dimensions et des formes diverses, et les cellules qui le composent sont coniques, cylindriques, polygonales ou aplaties, selon les points où on les examine. Au col vésical et vers le bas-fond existent de petites glandes en forme d'utricules piriformes, simples ou agrégées, tapissées par un épithélium cylindrique.

Les reins subissent avec l'âge des modifications qui portent sur leurs divers éléments, notamment sur les vaisseaux et les canalicules urinifères. De ces modifications résulte l'atrophie de ces organes, et souvent aussi l'état granulé de leur surface, si cette atrophie est inégalement répartie. Ces organes ont pour mission d'éliminer toutes les substances liquides et solubles dans l'eau qui passent en excès dans le sang au moment de la digestion, aussi bien que celles qui proviennent des phénomènes de nutrition accomplis dans l'intimité des tissus (urée, acide urique, etc.). Ce rôle fonctionnel est d'une importance telle que, s'il vient à s'amoindrir et à plus forte raison à cesser, il en résulte pour l'organisme une sorte d'empoisonnement et des dangers réels. Les reins sont en outre chargés d'éliminer une grande partie des poisons et des substances médicamenteuses. De là résulte que ces organes, déjà exposés à l'action des agents physiques, sont plus que beaucoup d'autres viscères influencés par les agents toxiques ou médicamenteux. Aussi, généralement peu modifiés dans le cours des maladies diathésiques, sont-ils plus fréquemment affectés dans les maladies zymotiques et les empoisonnements. Ajoutons que les obstacles apportés au cours de l'urine, la pression augmentée de ce fluide, son reflux dans les reins, sa décomposition ammoniacale, les concrétions calculeuses sont autant de causes d'irritation locale, susceptibles d'engendrer l'altération des organes urinaires.

Quelle que soit la diversité de ces causes, il importe de faire remarquer que chacune d'elles a en quelque sorte une spécialité d'action par rapport à l'une ou l'autre des parties élémentaires qui entrent dans la composition des reins. Ainsi, les tubuli, la trame conjonctive ou les vaisseaux peuvent être, du moins dans le principe, isolément affectés. Cette circonstance, qui nous donne l'explication des différences symptomatiques et évolutives des altérations rénales, de celles surtout qui ont été décrites sous le nom de maladie de Bright, nous montre en même temps tout l'intérêt d'une étude pathologique des reins basée à la fois sur l'histologie et la clinique. Dans cette étude, nous passerons successivement en revue les néphrites catarrhales ou épithéliales et les néphrites conjonctives ou interstitielles, puis les dégénérescences des reins, dont l'une porte spécialement sur les épithéliums, la stéatose, l'autre sur les vaisseaux, la leucomatose ; viendront enfin les obstructions vasculaires et les infarctus des reins.

NÉPHRITES CATARRHALES OU ÉPITHÉLIALES.

Sous cette dénomination nous comprenons, avec les néphrites catarrhales des auteurs, celles qui ont été décrites sous les noms de néphrite parenchymateuse et de néphrite albumineuse. Ces néphrites consistent essentiellement dans une modification primitive des épithéliums qui se tuméfient et s'infiltrent de granulations protéiques en même temps qu'il se produit un exsudat fibrino-albumineux à l'intérieur du canalicule. Elles se rapprochent ainsi de certaines pneumonies alvéolaires, notamment des pneumonies catarrhales ou lobulaires, avec lesquelles elles ont plus d'un point de contact.

OBS. CXCVII. **Néphrite catarrhale survenue dans le cours d'une fièvre typhoïde. Mort rapide.** — M..., domestique, âgée de vingt ans, a toujours joui d'une santé parfaite. Arrivée à Paris depuis un an, elle est admise à l'Hôtel-Dieu, salle Saint-Antoine, n° 26, le 4 février 1864, au dixième jour d'une fièvre typhoïde. Jusqu'ici elle a présenté comme principaux symptômes les phénomènes suivants : céphalalgie, insomnie, courbature, toux, oppression, diarrhée et faiblesse intellectuelle. Le 12, abattement, immobilité de la face, stupeur, injection des pommettes, sécheresse et fuliginosités de la langue, météorisme et indolence de l'abdomen, gargouillement dans la fosse iliaque droite, diarrhée, température élevée de la peau, dicrotisme du pouls, 108 pulsations, 36 inspirations, vive sensation de dyspnée, sibilance à la partie postérieure de la poitrine (2 pots de tisane). Le 14, stupeur un peu plus profonde, état semblable d'ailleurs. Pas de changement notable jusqu'au 20 (lotions d'eau froide). Le 22, épistaxis, persistance de la diarrhée, bouffissure de la face, opalinite des urines traitées par l'acide nitrique, dyspnée, agitation (bouillons). Le 24, un peu moins d'excitation, 104 pulsations. Le 25, 96 pulsations, décubitus latéral au moment de la visite. Vers quatre heures de l'après-midi, la malade se trouve soudainement mal à l'aise en essayant de s'asseoir pour prendre un bouillon ; elle est prise de secousses convulsives, de contracture des muscles, des membres et des yeux ; elle expire en quelques minutes.

Autopsie. — La face est bouffie, mais on ne constate pas trace d'œdème aux jambes. **Pl. 32,** fig. 2 et 2'. Dans la plèvre gauche, il existe un léger épanchement de sérosité citrine. Le poumon gauche, en partie revenu sur lui-même, offre au niveau de son lobe inférieur une large plaque de carnification (atélectasie) ; il est le siége, à son sommet, de granulations tuberculeuses peu abondantes. Le poumon droit présente aussi des tubercules à son sommet et plusieurs points de carnification. Le cœur, flasque et mou, un peu décoloré, renferme un sang fluide, noirâtre. Le foie est volumineux, épais et un peu gras. La rate, friable et ramollie, a 15 centimètres dans son grand diamètre. Les reins, augmentés de volume, facilement décorticables, ont leur surface extérieure lisse et décolorée. Leur surface de section laisse voir une injection marquée du parenchyme à la base des pyramides de Malpighi. La substance médullaire, épaissie, de coloration jaunâtre et d'apparence lardacée, est le principal siége de l'altération. Les canalicules ou tubes contournés, vus à un faible grossissement microscopique, sont plus foncés qu'à l'état normal ; à un grossissement plus fort, leurs cellules épithéliales sont troubles, infiltrées de granulations protéiques qui s'effacent sous l'action de l'acide acétique. Dans la substance conjonctive interstitielle se rencontrent de nombreux noyaux ronds et brillants, qui occupent la paroi des capillaires. Quelques-uns de ces vaisseaux, obstrués par des bouchons fibrineux, ont leurs tuniques infiltrées par la matière colorante du sang. La membrane muqueuse du bassinet est injectée et ecchymosée. Tel est l'état du rein représenté fig. 2 ; semblable altération existe pour le côté opposé. A la fin de l'intestin grêle, un certain nombre de plaques de Peyer sont ulcérées et en voie de cicatrisation. Quelques petits ulcères se rencontrent encore dans le cæcum ; l'estomac est sain. Le cerveau ne présente aucune lésion particulière.

Une jeune fille dont la santé ne laissait rien à désirer contracte une fièvre typhoïde après une année de séjour à Paris ; cette maladie suivait un cours régulier quand, vers le vingt et unième jour, survint une épistaxis qui éveilla l'idée d'une complication. La face de la malade était légèrement bouffie, et les urines furent trouvées albumineuses. Trois jours plus tard, cette malade éprouve un malaise subit, elle est prise de contracture et de convulsions, et succombe presque instantanément. L'intestin grêle est le siége de plaques ulcérées en voie de réparation ; le cœur renferme un sang fluide et noir, les poumons sont congestionnés, le cerveau est sain, mais les reins sont profondément modifiés dans leur partie sécrétante. En l'absence de lésions cérébrales, cardiaques ou pulmonaires, capables de rendre compte de la mort dans ce cas, la question est de savoir si celle-ci n'a pu être produite par l'altération rénale. L'épistaxis qui a précédé de quelques jours l'apparition des convulsions ultimes est une circonstance qui rappelle bien les accidents dits urémiques de certaines maladies de Bright, et l'on peut croire que l'état des reins a dû jouer le principal rôle dans l'issue fatale. C'est là un fait rare, mais qu'il n'importe pas moins de noter scrupuleusement, car jusqu'ici nous n'avons que des données fort incomplètes sur la mort rapide ou subite survenant dans le cours de la fièvre typhoïde, et je suis conduit à penser que les cas du genre de celui-ci seraient sans doute plus communs si on leur accordait plus d'attention. La lésion rénale qui s'y rencontre a la plus grande analogie avec la néphrite scarlatineuse.

Pl. 32, fig. 1. **Scarlatine hémorrhagique ; exsudation sanguine à la surface de la muqueuse des bassinets ; néphrite catarrhale.** — Les détails de ce fait sont rapportés plus haut, p. 40 et 114, où il porte par erreur deux numéros distincts : obs. XXXVII et LXXXV. Il nous suffira de rappeler ici que le malade, jeune homme de seize ans, succomba du sixième au septième jour de sa maladie. La plupart des membranes séreuses et muqueuses sont le siége de taches hémorrhagiques. La rate est augmentée de volume, les glandes mésentériques sont tuméfiées, la proportion des globules blancs du sang est augmentée. La vessie renferme une urine sale, mêlée de sang, coagulable par la chaleur et l'acide nitrique ; sa membrane muqueuse est, comme celle des uretères, parsemée de taches hémorrhagiques ; la muqueuse des bassinets est boursouflée, occupée par un large exsudat sanguin semé de points blanchâtres rappelant l'éruption miliaire de la peau (fig. 1). Cet exsudat, qui se continue jusque dans les calices, est composé de globules sanguins et de jeunes éléments cellulaires. Le rein est facilement décorticable, son parenchyme est un peu mou et jaunâtre ; les épithéliums des tubuli sont troubles, infiltrés de granulations protéiques. Des ecchymoses multiples se rencontrent dans le tissu cellulo-adipeux périnéphrétique.

Un jeune homme, mort de scarlatine, offre des taches ecchymotiques multiples à la surface de la membrane muqueuse des voies urinaires et une exsudation sanguine abondante dans l'épaisseur de la membrane muqueuse des bassinets ; ses urines sont sanguinolentes ; les épithéliums des canalicules contournés sont tuméfiés, troubles et granuleux. Dans l'observation suivante, où il s'agit d'un cas de choléra, nous trouvons encore une altération assez semblable.

Obs. CXCVIII. **Choléra et néphrite catarrhale** — M..., âgé de vingt-sept ans, cuisinier, était depuis huit jours atteint de diarrhée, lorsque, le 22 octobre 1866, survinrent des symptômes d'un choléra des plus intenses. Le 23, il est admis à l'Hôtel-Dieu, salle Sainte-Agnès, n° 25 (service de la clinique). Cyanose des extrémités, petitesse du pouls, altération des traits et de la voix, vomissements et diarrhée caractéristiques. Même état le 24. Le 25, réaction incomplète ; urines moins rares, légèrement troublées par l'acide nitrique et la chaleur. Mort le 26.

Pl. 32, fig. 3. *Autopsie.* — Le cadavre est celui d'un homme des plus robustes. Les poumons sont congestionnés ; le cœur renferme un sang noir, visqueux, à peine coagulé. Le foie, lisse, un peu décoloré et gras, a ses vaisseaux principaux remplis par du sang également altéré. La rate est un peu grosse. Les reins, assez fermes, offrent une teinte un peu jaunâtre, comme lardacée. Cette teinte, plus marquée sur une section de l'organe, tranche nettement sur la coloration fortement violacée de la substance tubuleuse. Les deux reins sont également altérés; les voies urinaires sont intactes. Examinée au microscope, la substance corticale des reins, vue à un faible grossissement, présente des stries grisâtres opaques produites par les tubuli; à un grossissement plus fort, les cellules épithéliales apparaissent comme étant le siége exclusif de l'altération; elles sont volumineuses, serrées, troubles, opaques, infiltrées de fines granulations grisâtres (fig. 3). L'estomac est peu modifié, l'intestin grêle est le siége de psorentérie. Le cerveau est congestionné.

Un homme robuste, atteint de diarrhée prémonitoire, est peu de jours après pris d'un choléra intense qui l'emporte. Entre autres lésions, il présente une modification des reins caractérisée à l'œil nu par la décoloration de la substance corticale, et à l'examen microscopique par une infiltration de granulations protéiques ou graisseuses dans l'épaisseur des épithéliums. Des altérations analogues s'observent dans la diphthérie, la variole, l'érysipèle, les brûlures étendues, quelquefois aussi chez les femmes grosses ou récemment accouchées, et dans la plupart des maladies infectieuses ayant le caractère adynamique; elles se retrouvent encore avec des caractères assez semblables dans certains empoisonnements, notamment ceux que déterminent les cantharides, l'acide sulfurique, le bichlorure de mercure, etc. La néphrite catarrhale est, par conséquent, une altération des plus fréquentes; aussi allons-nous en esquisser les principaux traits.

Parallèle des néphrites catarrhales. — Les reins affectés de néphrite catarrhale sont rarement diminués de volume; ordinairement flasques, ils sont quelquefois fermes et hypérémiés. Dépouillée de la membrane d'enveloppe, leur surface extérieure est lisse et d'un gris blanchâtre; leur surface de section se fait remarquer par une différence tranchée de coloration des deux substances: la substance tubuleuse est d'un rouge vineux, la substance corticale est grisâtre ou jaunâtre. Vus à un faible grossissement microscopique, les canalicules urinifères sont opaques; à un grossissement plus fort, on aperçoit à l'intérieur de quelques-uns d'entre eux des cylindres fibrineux; les épithéliums qui les tapissent sont troubles, tuméfiés, infiltrés de granulations protéiques et quelquefois de granulations graisseuses, ou même détruits. Ces néphrites ont, en effet, deux modes distincts de terminaison: l'un où les épithéliums, simplement tuméfiés, troubles et granuleux, peuvent revenir à leur état normal, par suite de la métamorphose de l'exsudat qui les infiltre; l'autre où les mêmes éléments, en quelque sorte étouffés par l'exsudat, tombent en déliquium et remplissent le tube de granulations grisâtres et graisseuses. Dans le premier cas, la guérison est la règle, l'affection est aiguë et en tous points comparable à une pneumonie qui se résout; dans le second cas, elle devient chronique: c'est, sinon la mort, du moins le passage à un état des plus sérieux. Ce dernier mode, enfin, si nous voulons poursuivre notre comparaison, est l'analogue de la pneumonie caséeuse. La scarlatine et l'état puerpéral sont les conditions qui lui sont le plus favorables; ce sont celles aussi où se voit le plus souvent l'anasarque. L'infiltration œdémateuse du tissu cellulo-cutané, rare et pour ainsi dire exceptionnelle, du moins à l'état aigu, dans la plupart des cas de néphrite catarrhale, est, au contraire, assez commune chez les scarlatineux et chez les femmes grosses. N'y a-t-il là qu'un simple effet d'altération rénale? faut-il y voir un autre élément, l'hydrémie, par exemple? c'est ce qu'il est difficile de décider. En tout cas, cette difficulté n'existe plus dans la phase avancée de ces néphrites, où l'anasarque est un phénomène pour ainsi dire constant, et où les urines, au lieu d'être colorées et peu albumineuses, sont pâles et fortement chargées d'albumine. Il n'est pas rare alors de voir apparaître des phénomènes urémiques, ainsi que dans la plupart des affections profondes et chroniques des reins. De ces considérations il résulte que les néphrites catarrhales ont un grand nombre de caractères communs. Cependant il n'est pas possible de proclamer l'identité parfaite de ces lésions. Il est incontestable, en effet, qu'elles se comportent d'une façon différente suivant la cause qui les produit; mais une distinction anatomique réelle est à cet égard chose encore trop difficile pour que nous la tentions. La pathogénie de ces affections reste à faire; toutefois, si l'on observe que dans l'empoisonnement par les cantharides, l'acide sulfurique, etc., l'altération des épithéliums des reins est due au passage de la substance toxique à travers les tubuli, il y a lieu de croire que dans la plupart des fièvres cette altération reconnaît une origine analogue et se trouve subordonnée à l'élimination d'un principe excrémentitiel résultant d'un trouble de nutrition engendré par la maladie générale.

NÉPHRITES INTERSTITIELLES PROLIFÉRATIVES.

Constituées dans le principe par un épaississement plus ou moins considérable de la substance conjonctive, ces affections ne tardent généralement pas à s'accompagner d'une altération des épithéliums des tubuli. Les observations qui suivent en sont des exemples :

OBS. CXCIX. **Néphrite interstitielle; hypertrophie du cœur; hémorrhagie cérébrale.** — B..., âgée de trente-deux ans, domestique, est apportée le 14 mars 1865 à l'Hôtel-Dieu, et couchée au n° 28 de la salle Saint-Antoine. Son beau-frère, qui l'accompagne, raconte qu'elle a depuis deux mois un affaiblissement du mouvement à droite, et qu'il y a un an elle est entrée à la Charité pour une maladie dont il ne peut rendre compte. Le 13 mars, B... est tombée comme foudroyée au milieu de ses occupations journalières; les personnes qui lui portèrent secours ne tardèrent pas à reconnaître qu'elle avait le côté droit paralysé et flasque, que néanmoins elle comprenait encore les questions qui lui étaient posées, car elle répondait par des gestes et semblait même affectée de sa triste position. Le 15 mars, hémiplégie flasque à droite, intégrité de la sensibilité du même côté. Obtusion des facultés intellectuelles, aphasie. L'impulsion du cœur est énergique, les battements sont précipités, le rhythme est normal. Un bruit de souffle correspond avec le premier battement de cet organe, il a son maximum d'intensité à la base, d'où il se prolonge dans les gros vaisseaux. Les urines, traitées par la chaleur et l'acide nitrique, donnent lieu à un précipité floconneux peu abondant. Un purgatif est administré. Le 16 et le 17, même état, 120 pulsations, chaleur à la peau, léger œdème de la jambe paralysée, dont la température semble relativement plus élevée que celle de l'autre jambe. Dans la nuit du 17 au 18, survient une épistaxis abondante qui nécessite un tamponnement. Le 18, les traits sont altérés, les lèvres décolorées, la face est cadavérique, pourtant la pommette droite est légèrement injectée, et la température est plus élevée de deux cinquièmes de degré dans le côté paralysé ; 96 pulsations, 24 inspirations, l'épistaxis continue. Le 19, opacité et légère ulcération de la cornée à droite, abolition à peu près complète de la vision du même côté, pouls petit et fréquent, respiration de plus en plus gênée. Mort dans la journée.

Autopsie. — Décoloration des téguments ; léger œdème des membres inférieurs ; épanchement de sérosité dans le péricarde et les plèvres ; adhérences rares entre les poumons et la paroi thoracique. Emphysème et œdème de ces derniers organes dont les vaisseaux sont partout libres. Quelques pelotons graisseux existent à la base du cœur droit ; le ventricule gauche est hypertrophié et allongé, ses parois ont près de trois centimètres d'épaisseur ; sa cavité est agrandie, elle mesure 9 centimètres et demi de la pointe à la base des valvules aortiques. La valvule mitrale offre un léger épaississement au niveau de son bord libre, les valvules sigmoïdes et l'aorte sont intactes. L'abdomen ne renferme pas de sérosité. La rate et le foie sont augmentés de volume ; ce dernier organe est un peu gras. Les reins, diminués de volume, ont un grand diamètre qui mesure 10 centimètres ; leur surface extérieure est inégale, parsemée de granulations miliaires, jaunâtres ou pigmentées et noirâtres, principalement aux parties déclives. La capsule se détache difficilement de la substance sous-jacente qui est ferme et indurée. A la coupe, il existe une atrophie manifeste de la substance corticale qui a seulement quelques millimètres d'épaisseur au-dessus de la base des pyramides de Malpighi. Celles-ci, également atrophiées, ont une teinte blanchâtre qui tranche sur la substance corticale injectée et parsemée de points jaunâtres. Vue au microscope, cette substance présente (fig. 5′) une trame conjonctive épaissie, infiltrée d'éléments nucléaires ou cellulaires, et des tubuli qui, pour la plupart, ont leurs épithéliums granuleux, et dont quelques-uns sont le siége d'exsudats colloïdes. Les uretères et la vessie sont normaux ; l'utérus, d'un volume ordinaire, renferme dans la cavité de son col un caillot sanguin volumineux. L'estomac se fait remarquer par la coloration ardoisée de sa muqueuse que recouvre un mucus visqueux, et par la saillie des replis situés à sa face interne. Les intestins sont peu modifiés. Le pancréas est induré et atrophié. Le crâne et les méninges ne sont pas altérés. Les deux hémisphères diffèrent de consistance ; tandis que l'hémisphère droit est normal, celui de gauche offre en un point de la mollesse et une sorte de fluctuation profonde, il est le siége d'un foyer sanguin du volume d'un gros œuf et d'une étendue antéro-postérieure d'environ 8 centimètres. Situé à la partie externe du corps strié et de la couche optique, le caillot récent et noirâtre de ce foyer s'étend jusqu'aux circonvolutions latérales antérieures qu'il isole en partie. Les vaisseaux cérébraux ne sont pas sensiblement modifiés dans leur structure.

Pl. 32, fig. 5 et 5′.

Une jeune femme, albuminurique depuis un temps indéterminé, est frappée d'hémorrhagie cérébrale ; surviennent des épistaxis et elle succombe. Les reins, de petit volume, ont leur surface extérieure injectée et parsemée de granulations fines analogues à celles du foie atteint de cirrhose alcoolique. La substance corticale est atrophiée, et l'examen microscopique nous apprend que cette atrophie est en grande partie produite par l'épaississement avec retrait du stroma conjonctif du rein. Par suite de la pression inégale qu'ils ont subie, les glomérules et les canalicules diminués de volume, offrent des dimensions très-variables ; les épithéliums de ces derniers sont modifiés, et de là, sans doute, le passage de l'albumine dans les urines. Il est vraisemblable aussi que cette lésion rénale n'a pas été sans influence sur la production de l'hémorrhagie cérébrale et des épistaxis des derniers jours.

Pl. 33, fig. 2. **Néphrite interstitielle avec endartérite et hypertrophie du cœur.** — L'observation détaillée du fait auquel se rattache l'altération rénale qui nous occupe ici, porte le n° CLXI, p. 252. Les reins, dont l'un est représenté (fig. 2), sont diminués de volume et ne mesurent que huit centimètres dans leur plus grand diamètre ; ils sont granulés à leur surface qui est jaunâtre et parsemée d'un petit nombre de vaisseaux variqueux, dilatés et colorés par le sang. La substance corticale, atrophiée, a une épaisseur de quatre millimètres au niveau de la base des pyramides ; elle offre une teinte jaune cire, fort distincte de la coloration violacée de la substance médullaire, qui est aussi diminuée de volume. Des coupes minces de ces reins, examinées au microscope, nous apprennent que l'altération consiste surtout dans un épaississement de la trame conjonctive qui enserre et comprime les glomérules de Malpighi et les tubes urinifères. Ceux-ci sont peu volumineux et renferment des épithéliums granuleux qui, sur plusieurs points, obstruent presque complétement le canalicule ; en d'autres endroits, ils contiennent un exsudat gélatineux. Les artères rénales et leurs branches ont des parois notablement épaissies ; mais tandis que le calibre du tronc artériel est agrandi, celui des branches est plutôt diminué. L'aorte et la plus grande partie du système artériel sont le siége d'altérations plus ou moins profondes ; le cœur gauche est notablement hypertrophié ; les uretères et la vessie sont sains (voy. pl. 24, fig. 1 et 1').

Il s'agit, dans ce fait, d'une femme de cinquante-huit ans, qui fut apportée à l'hôpital lorsqu'elle venait d'être frappée d'apoplexie, et dans un état où il était malheureusement impossible d'avoir les moindres renseignements. Le système artériel, notamment l'aorte, est le siége principal des lésions morbides. Les reins, petits, indurés, granuleux, sont alimentés par des artères dont les parois sont rigides, athéromateuses et la lumière élargie. La modification de ces vaisseaux semble avoir été le point de départ de la néphrite ; mais sous quelle influence s'est développée cette altération? Voilà ce qu'il est difficile d'affirmer. Quoi qu'il en soit, cette néphrite ne manque pas d'analogie avec celle qui survient quelquefois chez les individus goutteux ou intoxiqués par le plomb. Car, dans ces divers états, à l'atrophie consécutive et au retrait de la substance conjonctive épaissie se joint un état granulé de la surface des reins.

Obs. CC. **Néphrite interstitielle. Habitation dans un logement humide.** — B..., âgée de cinquante-sept ans, journalière, est admise à l'Hôtel-Dieu, le 24 août 1864, salle Saint-Antoine, n° 20 (service de la clinique, M. Hérard). Autrefois concierge, cette femme a habité pendant huit ans un rez-de-chaussée donnant dans une cour obscure. Depuis, elle exerce la profession de journalière, occupe une chambre au quatrième étage, puis de nouveau séjourne trois ans dans un rez-de-chaussée humide. Elle ne connaît aucune affection propre à sa famille et se dit malade depuis le mois d'avril dernier. Lors de son entrée à l'hôpital, elle présente une décoloration générale des téguments, et porte sur le devant du cou un goître ferme, bosselé, du volume d'un œuf d'oie, lequel a commencé à se développer il y a environ douze ans. Les veines jugulaires voisines de cette tumeur sont pour la plupart dilatées. La face est bouffie, les membres inférieurs sont œdématiés. Le thorax arrondi indique l'existence d'un certain degré d'emphysème que révèle d'ailleurs l'auscultation. Le cœur, en partie recouvert par le poumon, est augmenté de volume, ses bruits sont sourds et ses battements réguliers. Le foie semble normal ; l'appétit est affaibli ; les urines sont un peu troubles, elles précipitent par l'acide nitrique et la chaleur. Cet état persiste et s'aggrave peu à peu, en ce sens que l'anasarque prend des proportions plus considérables, que l'appétit se perd et que les forces s'en vont peu à peu. Il survient enfin une céphalée intense, des vomissements, indices d'une intoxication du sang par les principes excrémentitiels de l'urine. La mort a lieu dans le coma le 24 septembre.

Autopsie. — Les téguments sont décolorés, le tissu cellulo-adipeux est œdématié. Le corps thyroïde est à la fois hypertrophié et affecté de dégénérescence colloïde. Un faible épanchement séreux existe dans la plèvre droite ; des adhérences assez lâches unissent le poumon gauche à la paroi thoracique. Cet organe et son congénère sont en même temps emphysémateux et un peu œdématiés. Le cœur est hypertrophié, ses valvules sont opaques, les vaisseaux artériels sont sains. Le foie offre un volume normal, il est un peu gras ; la rate est volumineuse et ses corpuscules sont hypertrophiés. Les reins sont diminués de volume et semés à leur surface de granulations pour ainsi dire miliaires, la plupart circonscrites par un cercle vasculaire. A la coupe, la substance corticale est ferme, manifestement atrophiée, d'une coloration grisâtre avec pointillé jaunâtre, tandis que la substance tubuleuse a une coloration et une consistance normales. A l'examen microscopique, la trame conjonctive est épaissie et les épithéliums des tubuli sont plus ou moins granuleux. Les artères rénales ne sont pas altérées, la vessie et les uretères sont sains ; l'ovaire droit est le siége d'un kyste séreux du volume d'un œuf de pigeon ; un kyste analogue existe dans l'ovaire gauche. L'utérus renferme trois corps fibreux dans l'épaisseur de ses parois ; sa membrane muqueuse est le siége de plusieurs polypes muqueux. L'estomac est petit ; les replis de sa face interne sont saillants et sa muqueuse est un peu ardoisée ; les intestins sont peu lésés. Les méninges cérébrales sont intactes, la substance encéphalique est saine, les cavités ventriculaires paraissent dilatées.

Une femme succombe à une affection des reins accompagnée d'albuminurie et d'anasarque. Cette affection est caractérisée par un état granulé, cirrhotique des reins, dont la cause, malheureusement, ne peut être éclaircie, à moins qu'on ne l'attribue au milieu obscur et humide dans lequel la malade a vécu pendant longtemps. Cette cause, à la vérité, ne nous satisfait qu'imparfaitement, et nous devons avouer que nous avons eu plusieurs mécomptes semblables dans l'espèce ; mais quelques difficultés non encore levées ne peuvent contredire le principe que nous cherchons à établir.

Néphrite interstitielle syphilitique. — Un enfant nouveau-né meurt d'une syphilis héréditaire (voir obs. XLVIII, p. 56). Les reins sont fermes, volumineux, réguliers à leur surface. A la coupe (fig. 1), la substance tubuleuse, qui est violacée, tranche sur la substance corticale qui est jaune grisâtre. Cette dernière substance offre à l'examen microscopique un épaississement notable de la trame conjonctive qui renferme des noyaux multiples et des cellules allongées ; cette trame circonscrit les glomérules de Malpighi et un plus ou moins grand nombre de tubuli qu'elle comprime ; aussi les canalicules urinifères ont-ils pour la plupart leurs épithéliums modifiés, troubles et granuleux. Le foie est induré et parsemé de tumeurs gommeuses, miliaires. Sur une coupe microscopique de son parenchyme, il est facile de constater l'existence d'un épaississement du tissu conjonctif tant à la circonférence que dans l'épaisseur du lobule (fig. 27). Cette lésion a, par conséquent, une grande analogie avec l'altération des reins. Pl. 33, fig. 1 et 1'.

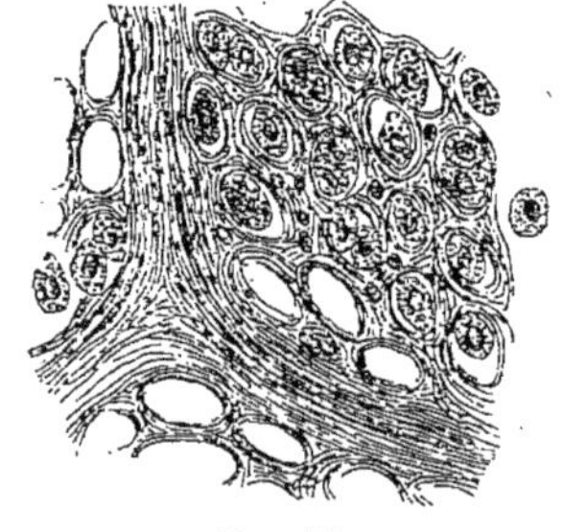

Fig. 27.

Un jeune enfant, né d'un père syphilitique, est atteint d'une éruption et d'une diarrhée spécifiques, qui l'emportent dès le lendemain de son entrée à l'hôpital. Ses reins et son foie sont le siége d'altérations semblables et pour ainsi dire identiques. Ces deux organes, fermes, indurés, lisses à leur surface, ont leur trame conjonctive épaissie. Dans le foie, le stroma est plus épais, non-seulement à la périphérie, mais encore à l'intérieur des lobules, et ce caractère est des plus importants, car à lui seul il suffit pour distinguer l'hépatite syphilitique de l'hépatite alcoolique, dans laquelle le tissu conjonctif intra-lobulaire est respecté.

Les faits qui précèdent nous ont fait connaître la néphrite dépendant d'une maladie générale; ceux qui suivent, nous montrent cette affection survenant à la suite d'une altération des voies urinaires.

OBS. CCI. **Néphrite interstitielle et hydronéphrose dans un cas de carcinome utérin.** — B..., cuisinière, âgée de quarante-trois ans, est entrée le 10 mai 1864 à l'Hôtel-Dieu, salle Saint-Antoine, n° 4 (service de la clinique). Comme maladie antérieure, elle accuse simplement une variole ; elle a eu trois enfants, qui sont aujourd'hui bien portants, et a fait une fausse couche. Son père est mort d'un coup de timon de voiture, et sa mère a succombé à l'âge de soixante-sept ans des suites d'une affection du cœur. Cette femme a toujours été bien réglée, mais depuis dix-huit mois qu'elle se dit malade, elle a presque toujours perdu en blanc et a eu, à plusieurs reprises, des métrorrhagies abondantes dont les dernières au mois d'avril dernier. Ces hémorrhagies, le plus souvent, étaient accompagnées de douleurs dans le ventre et la région des reins. Depuis peu de jours seulement, cette malade garde le lit ; elle est amaigrie. Au toucher, on constate la destruction du museau de tanche, l'existence d'un large ulcère à la partie supérieure du vagin et la présence de nodosités carcinomateuses correspondant au bas fond de la vessie. En outre, B... se plaint d'anorexie et de douleurs d'estomac, sa langue est humide, ses digestions sont pénibles et elle a une constipation habituelle. A l'auscultation du cœur, on constate un léger dédoublement du second bruit et dans les gros vaisseaux un souffle doux qui prend un caractère musical entre les deux branches du muscle sterno-cléido mastoïdien. La respiration est partout intacte, et cependant la malade accuse une dyspnée assez vive qui, sans doute, résulte du fonctionnement incomplet des reins, car les urines précipitent par la chaleur et l'acide nitrique. Les jambes sont œdématiées, et la peau offre une teinte jaunâtre, cachectique, caractéristique, en quelque sorte, de l'affection utérine. Pendant les derniers jours de mai, chaque soir survient un léger mouvement fébrile, puis la malade est prise de céphalalgie, elle a des vomissements, de l'oppression. Elle succombe dans le courant de juin, en partie à son affection utérine, en partie aussi aux accidents urémiques consécutifs à l'altération concomitante des reins.

Pl. 33, fig. 3 et 3'. *Autopsie.* — Les téguments sont décolorés et les membres inférieurs sont œdématiés; les poumons sont pâles et infiltrés de sérosité à leurs bases. Les divisions de second ordre de l'artère pulmonaire renferment à droite et à gauche un coagulum ferme, jaunâtre, grenu, du volume d'un haricot et que maintient aux éperons un produit de nouvelle formation. Le cœur est sain ; le foie est un peu gras ; la vésicule biliaire est remplie de calculs lenticulaires en grande partie constitués par de la matière colorante ; la rate est normale. Le quart supérieur du vagin est réduit en une boue pultacée, grisâtre ou noirâtre, dans laquelle le doigt pénètre avec facilité jusqu'à la vessie. Le bas-fond de cette dernière est le siége de plusieurs petites tumeurs qui rétrécissent considérablement les uretères ; le col de l'utérus, détruit dans sa moitié inférieure, est constitué plus haut par un tissu grenu, blanchâtre, qu'il est possible de reconnaître à l'œil nu pour être un épithéliome ; l'examen microscopique confirme du reste cette manière de voir. Le corps de l'utérus est respecté, mais ses parois sont épaissies ; quelques ganglions indurés et envahis par cette même lésion existent au niveau de l'angle sacro-vertébral, quelques autres ganglions compriment la veine iliaque gauche et la veine fémorale correspondante où se trouve un coagulum ancien, enveloppé d'une fausse membrane qui déjà commence à en rétrécir la lumière. La vessie, diminuée de volume, a son fond et sa paroi postérieure envahis par des nodosités fermes, blanchâtres, épithéliales; situées dans le voisinage des orifices des uretères qu'elles rétrécissent, ces nodosités en apportant un obstacle au cours de l'urine, ont amené la dilatation des uretères, des bassinets (hydronéphrose), et l'hypertrophie de leurs parois. Les calices sont eux-mêmes dilatés au point où ils embrassent les papilles, de sorte qu'à première vue on croirait à des kystes des reins. Ces derniers organes, d'un volume à peu près normal, ont leur surface extérieure lisse et polie; leur tissu ferme, résistant, élastique, présente une teinte uniforme d'un jaune saumon; les deux substances corticale et tubuleuse sont à peine distinctes l'une de l'autre. Une coupe fine de la substance corticale, vue au microscope, permet de constater que la trame conjonctive du rein est épaissie et infiltrée de noyaux ronds (embryoplastiques) et de petites cellules de même nature. De cet épaississement ont résulté l'atrophie des glomérules de Malpighi, la compression des tubuli et l'altération granuleuse de leurs épithéliums.

Une femme âgée seulement de quarante-trois ans succombe, après dix-huit ou vingt mois de maladie, à un épithéliome de l'utérus qui a détruit une portion du col, ulcéré le tiers supérieur de la paroi vaginale, et envahi le bas-fond de la vessie. Une conséquence de cette dernière lésion a été la dilatation des uretères et des bassinets, et l'altération secondaire du parenchyme rénal, qui est ferme, élastique, de teinte jaunâtre et comme lardacée. Principalement due à l'épaississement du stroma, cette altération traverse différentes phases que l'observation qui suit nous aidera à connaître.

Obs. CCII. **Épithéliome utérin. Rétrécissement des uretères à leur embouchure dans la vessie. Altération secondaire des reins.** — R..., âgée de trente-cinq ans, est admise à la Salpêtrière le 19 septembre 1869, pour une affection cancéreuse de l'utérus sur laquelle le toucher vaginal ne laisse pas le moindre doute. Une partie du col est en effet détruite. Les urines, traitées par la chaleur et l'acide nitrique, sont un peu louches. La miction est quelquefois douloureuse. La plupart des autres fonctions s'exécutent bien, à part la digestion qui est pénible. La malade, d'apparence robuste, est maigre et s'est décolorée depuis près d'un an que son affection paraît avoir débuté. Le 24 septembre elle est prise, vers six heures du soir, d'une métrorrhagie tellement abondante qu'elle succombe en moins d'une heure.

Autopsie. — La cavité abdominale ne renferme pas de sérosité; les trompes utérines, affectées d'hydropisie, adhèrent aux parties voisines. Le corps de l'utérus est d'un volume

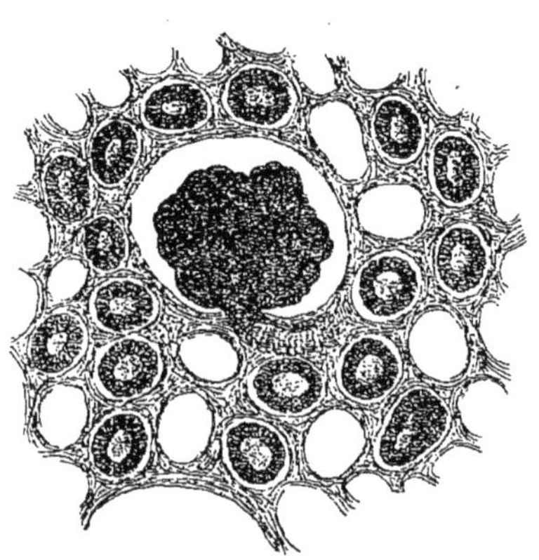

Fig. 28.

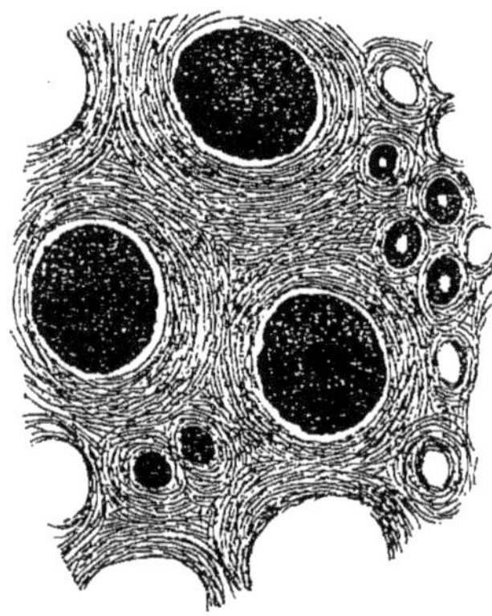

Fig. 29.

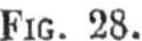

à peu près normal; il est peu mobile, et près de son sommet existent quelques points d'induration. Le vagin étant ouvert, on constate, à 4 centimètres de l'orifice vulvaire, un rebord festonné, saillant, qui limite une ulcération de toute la circonférence supérieure du vagin. Au fond decette ulcération, sale et fongueuse, on rencontre l'extrémité du corps de l'utérus; quant au col, il est détruit et a complétement disparu. La membrane muqueuse de la cavité utérine est rouge et injectée; la substance musculaire de l'utérus, à la limite des parties détruites, présente une zone de tissu blanchâtre, grenu, distinct du tissu normal; il s'agit, comme l'indique l'examen microscopique, d'un tissu épithélial. Une glande lymphatique située sur le trajet de la veine iliaque externe est altérée par le même produit morbide. Quelques autres glandes voisines, augmentées de volume, enflammées, commencent à subir l'altération épithéliale. Le bas-fond de la vessie participe à cette même altération, les orifices des uretères sont rétrécis par de petites masses épithéliales déposées dans le tissu de la vessie. Les uretères, les bassinets et les calices sont dilatés principalement à gauche. Les reins sont décolorés; celui de droite est augmenté de volume, celui de gauche est induré et notablement moins volumineux. A la coupe de ce dernier, la substance corticale offre une teinte blanc jaunâtre; la substance médullaire est un peu violacée. L'examen microscopique du rein gauche permet de constater que les épithéliums sont granuleux et que, dans l'intervalle des tubuli et surtout au pourtour des glomérules, il existe un épaississement du tissu conjonctif (fig. 29). La substance du rein droit, beaucoup moins décolorée, laisse voir sous le champ du microscope une hypertrophie des épithéliums et un accroissement marqué des tubuli; la substance conjonctive n'est pas encore modifiée (fig. 28). Le foie, volumineux et décoloré, présente une altération graisseuse de ses éléments cellulaires. La rate est grosse, un peu molle. Le cœur, de volume normal, renferme un sang liquide; ses orifices sont sains, mais son tissu est décoloré, jaunâtre et chargé de pelotons adipeux. Les poumons sont pâles; l'encéphale est anémié.

Une femme jeune, atteinte d'un épithéliome de la partie supérieure du vagin et du col de l'utérus, est prise d'une métrorrhagie qui l'emporte en peu d'instants. La muqueuse du vagin est détruite à sa partie supérieure et le col utérin a complétement disparu. La vessie participe à l'altération épithéliale, les uretères et les bassinets sont dilatés, surtout à gauche, et des deux reins, l'un, hypertrophié, a ses canalicules élargis, tandis que l'autre, atrophié, présente des canalicules beaucoup plus petits, diminués de volume et circonscrits par l'épaississement du stroma conjonctif. Ce fait nous montre ainsi le début et la phase avancée de l'altération des reins consécutive à un obstacle au cours des urines, sans suppuration de la muqueuse vésicale.

Parallèle des néphrites interstitielles. — Nous appuyant sur les faits qui précèdent, nous essayerons maintenant de faire connaître le mode d'évolution de la néphrite interstitielle, et nous chercherons à en suivre les différentes phases. Dans un premier stade, et sans doute après une période d'hypérémie, nous constatons une altération caractérisée par la tuméfaction du stroma et la présence de cellules petites, arrondies et plus ou moins nombreuses; à une période plus avancée, nous voyons le stroma conjonctif épaissi entre les canalicules former au pourtour des glomérules une zone plus ou moins étendue. A chacune de ces phases correspond une physionomie particulière du rein. Tout d'abord, peu diminué de volume, le rein conserve sa forme, l'état lisse de sa surface, et acquiert une dureté et une résistance de plus en plus grandes en même temps qu'il revêt une teinte grise jaunâtre. Plus tard, cet organe subit une atrophie progressive tandis que sa surface se déforme ; il devient le siége de granulations ou inégalités plus ou moins étendues, et souvent aussi de kystes superficiels peu volumineux. Situés assez généralement à la périphérie du rein, ces kystes arrondis contiennent un liquide séreux ou une masse visqueuse colloïde, et quelquefois de petits corps ayant des stries radiées, et souvent infiltrés de carbonate de chaux. Le rein affecté de néphrite interstitielle se comporte donc, abstraction faite de ces kystes, à peu près comme le foie atteint de cirrhose, et de même que dans cette dernière lésion l'état pathologique du foie nous a présenté des caractères en rapport avec la cause morbide, de même la lésion scléreuse des reins peut trahir sa source originelle. La néphrite interstitielle survenant dans les cas d'athérome de l'aorte, et chez les vieillards où les parois des artères rénales sont épaissies, se fait remarquer par des granulations en petit nombre, saillantes et arrondies, dans l'intervalle desquelles existent des plaques déprimées, finement grenues comme de la peau de chagrin. Dans l'intoxication saturnine, et peut-être aussi dans quelque cas de goutte, l'atrophie du rein est ordinairement moindre et les granulations sont plus régulières. Dans d'autres circonstances où la détermination exacte de l'influence étiologique est encore difficile, sinon impossible, les reins, plus ou moins atrophiés, ont leurs vaisseaux normaux ou peu altérés ; leur surface est inégale, sillonnée et parsemée de larges granulations, ou mieux d'îlots saillants qui leur donnent une apparence lobulée, analogue à celle qu'ils présentent dans le jeune âge. Dans la néphrite consécutive à un obstacle au cours de l'urine, le rein conserve pendant longtemps, sinon toujours, le poli de sa surface, et ses vaisseaux restent sains. — Le cœur, dans la plupart des cas de néphrite interstitielle, est hypertrophié, du moins toutes les fois que le système vasculaire du rein prend part à l'altération, et cette circonstance, qui n'avait échappé ni à Bright, ni à Rayer, pas plus qu'à beaucoup d'autres observateurs, a été attribuée par Traube à des efforts plus considérables de la part du cœur contre la tension exagérée du sang qui traverse les reins. J'avoue qu'il m'est difficile d'admettre l'explication du médecin allemand, si tant est qu'il faille attribuer l'hypertrophie cardiaque au seul obstacle apporté à la circulation par le rein lui-même ; je pense que cette hypertrophie se lie au moins autant à la lésion aortique qui en général accompagne la modification des vaisseaux rénaux.

Notons que la néphrite interstitielle est souvent concomitante d'une lésion du système artériel tout entier ; ainsi s'explique la fréquence des hémorrhagies cérébrale et pulmonaire dans le cours de cette affection. Sur 30 cas qui nous sont personnels, dix fois l'hémorrhagie du cerveau et cinq fois l'hémorrhagie des poumons sont venues compliquer la lésion brightique. Reconnaissons cependant qu'il y a lieu de tenir compte de la modification que subit le liquide sanguin dans ces cas. En effet, malgré la faible quantité d'albumine rendue par les urines, la néphrite interstitielle est l'une des affections rénales qui donnent le plus fréquemment naissance aux accidents urémiques. Ces accidents se manifestent pour ainsi dire toujours, à moins que la mort ne soit amenée par une maladie accidentelle ou par une complication. L'anasarque enfin fait souvent défaut dans ce genre d'affection.

NÉPHRITES SUPPURATIVES.

Ces néphrites ont pour siége primitif la substance conjonctive du rein, et à ce titre elles rentrent dans le groupe des néphrites interstitielles. Mais, en réalité, elles se limitent rarement au stroma du rein, et n'épargnent pas toujours les autres parties élémentaires de cet organe.

Obs. CCIII. **Néphrite suppurative et paraplégie consécutive à un mal vertébral de Pott.** — D..., âgé de quarante-huit ans, apprêteur d'étoffes, est admis le 12 mai à l'Hôtel-Dieu, salle Sainte-Agnès, n° 5 (service de la clinique). Homme fortement constitué, un peu cachectique, il éprouve à la région cervicale postérieure une douleur violente s'irradiant en suivant la direction des nerfs qui émanent de cette région; il se plaint en outre d'une faiblesse des membres et d'une grande gêne pour uriner. Cet état s'était à peine modifié, lorsque, le 25 mai, survient tout à coup une paralysie presque complète de la sensibilité des membres supérieurs. La miction devenant de plus en plus difficile, on est forcé de sonder le malade. Sa santé générale s'altère chaque jour, son teint devient pâle et terreux, sa peau se couvre fréquemment d'une sueur profuse, son pouls, d'abord simplement dicrote, acquiert bientôt une grande fréquence; des eschares se forment à la région sacrée; les urines sont purulentes, les garde-robes diarrhéiques; des frissons intenses se manifestent à plusieurs reprises, et le malade succombe, avec des phénomènes ataxo-adynamiques, dans un état semi-comateux.

Pl. 33, fig. 4. *Autopsie.* — La région sacrée est le siége d'une large eschare; la jambe gauche est œdématiée par suite de thrombose de la veine iliaque du même côté. L'articulation coxo-fémorale correspondante est affectée, l'os coxal altéré. La muqueuse vésicale est rouge, injectée et en voie de suppuration; les bassinets et les uretères présentent la même modification. Les reins sont volumineux, leur capsule se décolle assez facilement et leur surface extérieure est parsemée de points miliaires ou lenticulaires d'un blanc jaunâtre, groupés et disposés de façon à former des anneaux ou des demi-cercles. La substance rénale est dans l'intervalle décolorée. Sur une surface de section, on aperçoit des traînées blanchâtres qui sembleraient suivre la direction des canalicules. Ces traînées, comme les saillies blanchâtres extérieures, sont formées de globules de pus; quant aux épithéliums des tubes urinifères, ils sont troubles, tuméfiés et granuleux. Le foie est volumineux, un peu gras. Sa capsule est semée de taches opalines produites par l'épaississement de son tissu. La rate et le tube digestif, les poumons et le cœur, ne sont pas sensiblement altérés. Le cerveau est normal, mais il n'en est pas ainsi de la moelle épinière. Le canal vertébral ouvert, on constate à la face externe et antérieure de la dure-mère spinale, à partir de l'axis et dans une étendue d'environ 5 centimètres, une matière épaisse, blanche, puriforme. Les vertèbres correspondantes altérées sont le point de départ incontestable de ce dépôt. La face interne de la membrane a conservé son poli, la moelle épinière est au même point aplatie, vascularisée, moins consistante; le ramollissement, qui se prolonge un peu plus bas que la partie comprimée, se rencontre encore au niveau du renflement lombaire. Dans les points ramollis, les éléments nerveux sont détruits, et l'on constate la présence de granulations libres et de globules granuleux.

Un homme robuste éprouve à la région cervicale des douleurs qui s'irradient sur le trajet des nerfs de la partie postérieure du cou, il a de la faiblesse des membres et une grande gêne peur uriner, puis survient une paraplégie, des eschares se produisent à la région sacrée. Le malade, sondé à plusieurs reprises, a de la diarrhée et des frissons, il succombe enfin dans un état semi-comateux. Plusieurs des vertèbres de la région cervicale sont lésées; la moelle épinière est comprimée par une substance molle caséeuse. La muqueuse vésicale est enflammée et les reins sont le siége de petits foyers purulents disséminés à leur surface et dans l'épaisseur de la substance corticale. Dans ce cas, l'absence de phlébite et d'abcès viscéraux autres que ceux des reins nous conduit à rapporter la néphrite à la rétention d'urine et à la suppuration de la vessie. Il s'est produit quelque chose d'analogue à ce que nous observons dans le fait suivant, où une néphrite suppurative s'est déclarée à la suite d'une rétention d'urine amenée par une hypertrophie de la prostate.

OBS. CCIV. **Hypertrophie de la prostate, cystite et néphrite suppuratives.** — D..., âgé de soixante-neuf ans, domestique, est admis, le 2 août 1860, à l'hôpital de la Pitié, salle Saint-Paul, n° 21 (service de M. le docteur Marrotte). C'est un homme amaigri et qui paraît fort âgé; il a une apparence cachectique et se plaint uniquement d'une diarrhée qu'il attribue à une mauvaise alimentation. Ses organes ne sont pas altérés; pourtant ses urines sont purulentes, bien qu'il n'accuse aucun trouble du côté des voies urinaires. La diarrhée, combattue avantageusement pendant quelques jours à l'aide de la thériaque, reprend tout à coup avec une nouvelle intensité, les garde-robes sont fréquentes, et les matières rendues, séreuses, jaunâtres et abondantes, épuisent totalement le malade, qui meurt le 16 août.

Autopsie. — Le cadavre n'est pas œdématié; la vessie, dont la capacité est un peu diminuée, a ses parois épaissies et sa surface interne inégale, ardoisée et parsemée de plaques rougeâtres; elle renferme un liquide trouble, épais, et des flocons purulents. Le lobe moyen de la prostate a le volume d'une noisette; il fait saillie en avant et met obstacle à l'écoulement de l'urine. Les uretères et les bassinets sont un peu dilatés, leur muqueuse est épaissie, piquetée de rouge et de noir. Le parenchyme des reins, un peu ramolli, présente à sa surface et dans son épaisseur un grand nombre d'abcès, qui ont depuis le volume d'une lentille jusqu'à celui d'un gros pois, et entre ces abcès des taches brunâtres ou noirâtres. La capsule fibreuse, épaissie, est le siége de plusieurs taches pigmentaires. La rate est un peu indurée, le foie assez normal. Les cavités du cœur sont en partie remplies de coagulums fibrineux, cylindriques et assez fermes. Le poumon droit est intact, le lobe inférieur du poumon gauche est œdématié et un peu engoué. Une grande quantité de liquide céphalo-rachidien s'écoule pendant l'enlèvement du cerveau, dont les cavités ventriculaires sont manifestement dilatées. La membrane muqueuse de l'estomac est injectée par places, épaissie et recouverte d'une matière visqueuse verdâtre; l'intestin grêle est peu modifié; mais le gros intestin a sa face interne parsemée de replis saillants, et sa muqueuse est injectée, pointillée de rouge et de gris; les glandules de cette membrane sont pour la plupart hypertrophiées.

Un homme déjà âgé et cachectique se plaint à peu près exclusivement d'une diarrhée qui l'accable, il a de plus des urines purulentes qui sont émises avec quelque difficulté. La diarrhée, arrêtée momentanément, reprend bientôt avec une nouvelle intensité, et le malade succombe. L'autopsie révèle l'existence d'une hypertrophie de la prostate avec cystite purulente et abcès lenticulaires multiples dans les reins. Il n'y a pas dans ce cas d'autres lésions suppuratives que celles des voies urinaires; aussi, c'est bien à la rétention de l'urine et à l'extension de la suppuration de la muqueuse vésicale qu'il faut rattacher les abcès des reins. Ce fait méritait d'être rapproché de celui qui précède; il nous montre que la suppuration des voies urinaires peut, dans certaines conditions, donner naissance à une néphrite suppurative. Cette néphrite, comme nous allons le voir, n'est pas sans analogie avec celles qui reconnaissent une origine embolique. Une femme âgée de trente-deux ans est prise, peu de temps après être accouchée, d'une attaque de choléra qui est combattue avec succès. Pourtant, au moment de la réaction, il se produit un phlegmon de la parotide qui ne tarde pas à suppurer. Surviennent des phénomènes ataxo-adynamiques suivis de mort. L'autopsie montre qu'un abcès étendu occupait la région parotidienne; de plus, la substance corticale des deux reins offrait, principalement à sa surface, un grand nombre de petits abcès analogues à des boutons de variole. La membrane muqueuse des bassinets, des uretères et de la vessie n'était pas altérée. — Un jeune homme de vingt-sept ans est pris, à la suite d'un écoulement blennorrhagique, de plusieurs accès de frisson et d'une dyspnée tellement intense que pendant quelque temps il fut regardé comme atteint d'une tuberculisation aiguë. A sa mort, arrivée quatre jours après son entrée à l'Hôtel-Dieu, la verge œdématiée et volumineuse attire l'attention. Elle est incisée dans toute son étendue, et sous la muqueuse uréthrale on aperçoit de nombreuses lignes blanchâtres, sinueuses, qui ne sont que les veines et les sinus gorgés de pus. La membrane muqueuse de l'urèthre est injectée dans toute son étendue, et la prostate est le siége de plusieurs petits foyers purulents. Les glandes lymphatiques iliaques sont tuméfiées ou même suppurées. La muqueuse vésicale est brunâtre, recouverte de quelques fausses membranes purulentes; celle des uretères est ecchymosée. Les reins présentent de nombreux abcès miliaires à leur surface. Des abcès analogues s'observent dans les parties périphériques du foie et des poumons. — Dans ces deux cas, l'altération des reins, dépendant de la suppuration d'un organe éloigné et liée à l'infection du sang, ne diffère pas essentiellement, il est vrai, de celle qui existe dans les faits rapportés plus haut; pourtant, il est des circonstances qui ne permettent pas de confondre ces néphrites dont l'origine n'est pas identique : c'est, d'une part, l'intégrité de la muqueuse des voies urinaires; d'autre part, la coexistence d'abcès hépatiques et pulmonaires avec les abcès des reins. Ainsi, tantôt la néphrite suppurative succède à la suppuration des voies urinaires avec rétention de l'urine, alors elle est secondaire; tantôt elle se lie à l'infection du sang par le pus ou par d'autres substances septiques, alors elle est métastatique. Dans ces conditions, la suppuration des reins se traduit généralement par l'existence, à la périphérie et dans la substance corticale de ces organes, de foyers purulents, miliaires, disséminés. Toutefois, ces circonstances ne sont pas les seules où se rencontre la suppuration des reins, cette altération peut encore succéder à un traumatisme, être le résultat de l'irritation déterminée par la présence d'un calcul. Dans ces cas, un seul rein est le plus souvent affecté, et le foyer de suppuration, généralement unique et étendu, est facile à distinguer des foyers disséminés et de petit volume, tels qu'on les observe dans la néphrite suppurative secondaire et dans la néphrite métastatique. Quant à cette dernière affection, on aurait tort de croire qu'elle est toujours suppurative. Le fait suivant est un exemple du contraire.

Obs. CCV. **Néphrite métastatique, embolie graisseuse. Foyers multiples de suppuration.** — D..., garçon marchand de vins, âgé de dix-neuf ans, admis à l'Hôtel-Dieu, salle Sainte-Jeanne, n° 6 (service de la clinique), le 27 février 1864, est un jeune homme d'une constitution un peu délicate et qui, pour la troisième fois, est pris de l'affection qui l'amène à l'hôpital. Trois jours avant son entrée, il ressentit en se levant une légère douleur à la partie supérieure et interne de la cuisse gauche, au niveau de la racine des bourses; vers midi, il s'aperçut qu'une petite plaque rouge existait à l'endroit douloureux. Depuis lors, la douleur a augmenté d'intensité et la plaque rouge s'est agrandie. Aujourd'hui, cette plaque occupe les deux tiers supérieurs de la partie interne de la cuisse gauche. La peau est rouge, dure, étendue et très-chaude ; elle présente assez bien les caractères de l'érysipèle. La langue est sèche, la fièvre intense, 112 pulsations; souffle doux au premier temps du cœur, avec maximum d'intensité à la pointe. Poudre d'ipécacuanha, 2 grammes. Le 29 février, les bords de la plaque sont indurés et festonnés; celle-ci est en même temps empâtée et très-chaude. Le thermomètre, placé vers son milieu, marque 39° 1/2, tandis que du côté diamétralement opposé il reste à 38° 1/2. Sécheresse de la langue qui est rouge à sa partie médiane et blanchâtre sur ses bords. Souffle persistant au cœur; double souffle intermittent dans les vaisseaux. Extrait de quinquina, 2 grammes. Le 1er mars, la température est de 38° 1/2 au centre de la plaque et de 38 degrés seulement au point correspondant du membre sain, la fièvre est moins intense. Le 2, épistaxis, agitation dans la nuit. Eau vineuse et cataplasmes. Le 3 mars, la rougeur et l'œdème qui l'accompagne gagnent la partie postérieure de la cuisse; 100 pulsations. Poudre de Dower. Le 4, M. le professeur Laugier fait six mouchetures à la lancette, à la partie postérieure de la cuisse; il s'en écoule du sang noir et une petite quantité d'un pus mal lié. Du 5 au 7, la douleur diminue, pas de suppuration, si ce n'est celle qu'occasionne nécessairement la cicatrisation des mouchetures. Le pouls est toujours à 96 ou à 100. Le 7, la joue droite, sans cause appréciable, est enflée, tendue, empâtée, douloureuse ; le cou et la paupière supérieure ne tardent pas à subir la même altération, la plaque qui les recouvre, au lieu d'être rouge, est d'un blanc pâle, mat, comme dans la phlegmatia alba. Constipation. Lavements, vin de quinquina. Le 8, le gonflement de la face est volumineux, l'œil droit est fermé par la paupière. M. Laugier fait avec la lancette quatre mouchetures à la partie antérieure de la région parotidienne, il s'en écoule de la sérosité et du sang très-noir. Du côté de la cuisse, il ne reste de gonflement qu'à la partie supérieure et interne. Le 9 mars, les mouchetures sont fermées par de petits caillots sanguins, la tuméfaction n'a pas diminué. Le 10, l'œil est ouvert; le 11, il s'écoule du pus par l'oreille. A partir de ce moment, la tuméfaction parotidienne disparaît peu à peu; les urines se troublent par l'acide nitrique et la chaleur. Le 1er avril, survient un érysipèle de la face, et le malade affaibli succombe le 5 avril dans un état typhoïde.

Autopsie. — L'habitude extérieure du cadavre n'offre rien de particulier ; l'abdomen ne renferme pas de sérosité ; le foie est épais, mou et jaunâtre ; ses cellules sont infiltrées de granulations graisseuses ; un certain nombre de vaisseaux de la périphérie des lobules sont obstrués par de la graisse. La rate est augmentée de volume, elle mesure 17 centimètres dans son plus grand diamètre, son tissu est mou et friable. Les reins, volumineux, sont facilement dépouillés de leur capsule ; leur surface extérieure est lisse, d'une teinte rosée ou noirâtre, parsemée de points jaunes blanchâtres. Ce même pointillé existe à la coupe dans toute la substance corticale et fait totalement défaut dans la substance tubuleuse. L'examen microscopique nous apprend que les points blanchâtres en question sont dus à des concrétions granulo-graisseuses (embolies graisseuses) situées dans le tissu interstitiel, à l'intérieur des vaisseaux qui parcourent ce tissu (fig. 4'). Les épithéliums des canalicules sont granuleux et opaques, les bassinets, les uretères et la vessie sont sains. Les testicules sont flasques et

Pl 32, fig. 4 et 4'.

petits. Les poumons ne paraissent pas altérés. Les cavités du cœur renferment des caillots brineux cylindriques qui à droite se prolongent dans l'artère pulmonaire, à gauche jusque dans l'aorte. Le tissu cardiaque est assez sain; le cerveau est normal.

Un jeune garçon de dix-neuf ans est pris de douleurs des articulations avec gonflement du tissu cellulo-cutané périarticulaire. Ce tissu suppure et nécessite plusieurs incisions; survient une tuméfaction d'une des régions parotidiennes qui a le même résultat. Le malade allait mieux, lorsqu'un érysipèle de la face l'emporta. A côté des traces de suppuration encore existantes, les reins sont pâles, décolorés, avec taches jaunâtres disséminées à leur surface et dans l'épaisseur de la substance corticale. Ces taches sont constituées par la présence de concrétions granulo-graisseuses situées à l'intérieur des capillaires, et par conséquent il y a lieu de croire qu'elles sont dues à des embolies graisseuses, car il n'y a aucune raison pour qu'elles se soient formées sur place. Il eût été intéressant de rechercher si les autres organes n'étaient pas le siége de semblables lésions; malheureusement la chose ne fut pas possible. Ce fait n'en est pas moins intéressant; il montre le transport possible de substances grasses (embolies graisseuses), et indique que ces embolies peuvent provenir de foyers purulents transformés.

STÉATOSES DES REINS.

Sous le nom de stéatoses rénales sont désignées des lésions qui consistent dans une métamorphose graisseuse, avec ou sans destruction complète des épithéliums des reins. Ces lésions, résultat d'un processus passif, sont très-différentes de celles qui ont été étudiées jusqu'ici.

Pl. 34, fig. 2 et 2'. **Stéatose phosphorique des reins.** — Les détails qui se rapportent à cette lésion sont consignés plus haut (voy. obs. LXXI, p. 88; pl. 12, fig. 3, et pl. 23, fig. 4). Les reins, qui seuls nous occupent ici, et dont l'un est en partie représenté fig. 2, sont volumineux, de teinte jaune foncé, parsemés extérieurement de taches hémorrhagiques. A la coupe, ils présentent cette même teinte avec injection et pointillé sanguin. Vus au microscope, les tubes urinifères sont ou tapissés de cellules épithéliales altérées, ou remplis de granulations graisseuses. La membrane anhyste qui forme la paroi de ces tubes est intacte. Les glomérules de Malpighi ne sont pas altérés. La vessie, saine, renferme peu d'urine.

Un jeune homme, mort quatre jours après avoir avalé une dissolution d'allumettes chimiques, présente, en même temps qu'une stéatose de plusieurs organes, des reins volumineux, injectés, jaunâtres, dont la plupart des tubuli sont dilatés et remplis de grosses granulations graisseuses. En quelques jours, par conséquent, les épithéliums des canalicules urinifères avaient subi une complète transformation et se trouvaient dans l'impossibilité de continuer leurs fonctions d'élimination; aussi la quantité d'urine était-elle diminuée. Une lésion analogue, sinon semblable, s'observe assez généralement chez les malades atteints de fièvre jaune, et quelquefois aussi chez les femmes mortes d'eclampsie puerpérale, ou même chez les nouveau-nés. Notons que le foie est toujours simultanément affecté et qu'on voit ordinairement des hémorrhagies se produire en pareil cas. L'antimoine et l'arsenic peuvent aussi engendrer des lésions analogues, mais l'empoisonnement par ces substances est chose assez rare. Il n'en est pas de même de l'intoxication alcoolique, qui est pour notre pays la cause la plus commune de la stéatose des reins.

OBS. CCVI. — **Stéatose des reins et albuminurie. Attaques apoplectiques et mort rapide. Alcoolisme chronique.** — Ch..., âgé de cinquante-trois ans, tailleur d'habits, est admis à l'Hôtel-Dieu, salle Sainte-Agnès, n° 16 (service de la clinique), le 2 mars 1866. Cet homme, qui a déjà toutes les apparences d'un vieillard, a commencé dès l'âge de dix-huit ans à se livrer à toutes sortes d'excès, notamment aux excès de boisson. Pendant les années qu'il passa au service militaire, il se mit à boire d'abord du vin et des liqueurs; plus tard, le vin lui paraissant un peu fade, il l'abandonna pour ne prendre que de l'eau-de-vie et de l'absinthe, et cette dernière liqueur devint bientôt sa boisson favorite, à tel point qu'il en prenait jusqu'à dix verres par jour. Cet état de choses dura pendant plus de douze ans. Notre malade avait ainsi acquis un grand embonpoint, lorsque force lui fut de cesser de boire, sa santé générale s'altérant de jour en jour et son estomac refusant les boissons; depuis longtemps, du reste, absence de désirs vénériens. Atteint de pituite chaque matin, il était sans appétit, souffrait de la région épigastrique, languissait, dormait peu, et seulement d'un sommeil troublé par des rêves effrayants, quand il fut pris d'une attaque apoplectique qui l'amena dans notre service. Lors de son entrée à l'hôpital, ce malade est pâle, amaigri, et a les jambes œdématiées; la plupart de ses organes ne sont pas affectés; il n'en est pas de même des reins, car les urines traitées par la chaleur et l'acide nitrique donnent lieu à un précipité abondant et floconneux d'albumine. Peu de jours après, survient une nouvelle attaque apoplectique, qui, comme la précédente, disparaît au bout de quelques heures sans laisser d'autre trace de son passage qu'un léger embarras de la parole. Pendant les jours qui suivent, ce malade voit des animaux et des fantômes dans ses rêves, il a un sommeil toujours pénible et agité. D'ailleurs il continue de vomir des eaux tous les matins et quelquefois aussi dans le jour; l'appétit se perd tout à fait, l'œdème s'étend peu à peu et gagne les parties supérieures. Le 19 avril, la faiblesse est plus grande que jamais; le malade, qui jusque-là avait pu coudre, se trouve forcé de tout abandonner; le soir il est pris de vomissements, pâlit et meurt tout d'un coup sans avoir eu de convulsions.

Autopsie. — Décoloration des téguments, anasarque généralisée; grande maigreur, et néanmoins persistance d'un tissu cellulo-adipeux abondant dans la paroi antérieure de l'abdomen, pelotons adipeux encore assez volumineux dans le grand épiploon. Le rein droit mesure treize centimètres de longueur sur six de largeur; il est lisse, régulier; sa surface extérieure est parsemée de vaisseaux étoilés et d'une teinte jaune-soufre; à la coupe, il offre une coloration moins prononcée; mais lorsqu'il est resté à l'air pendant un certain temps, il présente un léger pointillé sanguin dû à l'injection des glomérules de Malpighi. Le rein gauche, un peu plus volumineux et plus altéré que le précédent, est le siége d'un dépôt adipeux au niveau de son hile. A l'examen microscopique, chacun de ces organes offre une altération générale qui porte pour ainsi dire d'une façon exclusive sur les tubes urinifères. Ces tubes sont, en effet, remplis pour la plupart de granules graisseux, résultat de la transformation subie par les épithéliums qui les tapissaient. Les glomérules sont peu ou pas modifiés, le stroma conjonctif n'est pas altéré, les voies urinaires et la vessie sont intactes. Les testicules sont petits, flasques et jaunâtres; les épithéliums des tubes spermatiques sont en voie de dégénérescence graisseuse, les vésicules séminales contiennent une matière noirâtre; la prostate est un peu volumineuse. Le foie est augmenté de volume, sa capsule est opaline sur une assez grande étendue. Sa surface est un peu grenue; le doigt pénètre facilement son parenchyme, qui offre la teinte et tous les caractères du foie gras. La bile est claire, visqueuse et légèrement verdâtre. La rate est volumineuse; son tissu, mou et congestionné, se réduit facilement en bouillie par la pression. La muqueuse de l'estomac est vivement injectée dans la région cardiaque; sur d'autres points, elle est plutôt un peu pâle et épaissie. Les

Pl. 34, fig. 1 et 1'.

intestins ne présentent aucune altération appréciable ; le pancréas est graisseux. Le cœur est le siége de pelotons adipeux situés dans le sillon qui sépare les oreillettes des ventricules, au niveau de son bord droit et sur sa face antérieure. Les parois du ventricule gauche sont un peu hypertrophiées et le tissu musculaire est décoloré, peu résistant à la pression. Les valvules cardiaques sont pour la plupart opaques ; les valvules aortiques sont en outre épaissies immédiatement au-dessous du tubercule d'Aranzi. La surface interne de l'aorte, plus jaune qu'à l'état normal, est le siége de quelques saillies athéromateuses ou graisseuses. Les poumons sont pigmentés tant à leur surface que dans leur épaisseur ; ils sont œdématiés à leurs bases. La muqueuse du larynx est injectée, les glandes en sont hypertrophiées, les cartilages thyroïde et cricoïde sont crétacés et graisseux dans une partie de leur étendue. Le cerveau est un peu mou et sans injection ; les méninges qui le recouvrent sont transparentes à la base et opalines à la convexité de chacun des deux hémisphères où existent un certain nombre de circonvolutions atrophiées. Le système musculaire est un peu pâle, la quantité de graisse est augmentée dans les os ; les côtes se tranchent sous le couteau.

Un homme adonné aux liqueurs alcooliques dès l'âge de dix-huit ans avait acquis un certain embonpoint ; mais peu à peu, son estomac ne pouvant plus supporter ni aliment ni boisson, il s'amaigrit. Plus tard, ses jambes s'œdématient, et à la suite d'une attaque apoplectiforme, il entre à l'hôpital, où ses urines sont trouvées albumineuses. L'attaque apoplectique se renouvelle, le malade est pris de vomissements et succombe rapidement. Entre autres lésions se rattachant manifestement à l'alcoolisme, il a des reins volumineux, jaunâtres, bien qu'injectés au contact de l'air. Les vaisseaux et la trame de ces organes ne sont pas altérés ; les tubuli, au contraire, sont pour la plupart remplis de granulations graisseuses résultant de la transformation de leurs épithéliums. Le cerveau est simplement anémié.

Obs. CCVII. **Stéatose des reins et albuminurie. Alcoolisme.** — S... L..., âgé de trente ans, journalier, ancien zouave, a servi en Afrique où il a contracté, avec une fièvre intermittente, l'habitude de boire de l'absinthe. Rentré en France il y a quatre mois, il n'a pas pour cela cessé ses excès alcooliques ; il raconte qu'il fut atteint d'une fluxion de poitrine, il y a deux mois, que depuis il a eu un érysipèle de la face, et que, s'étant refroidi à la suite d'un bain, il a ressenti des douleurs dans les articulations et remarqué un léger gonflement des mains. Admis, le 11 juillet 1863, à l'Hôtel-Dieu (salle Sainte-Jeanne, n° 14), ce malade est abattu, il a la parole faible, la physionomie étrange, hébétée. Il se plaint de douleurs dans la plupart des articulations et présente sur les jambes des taches de purpura apparues le lendemain du bain. L'appétit est nul, la langue est sèche, le ventre est douloureux ; diarrhée. Foie normal, anasarque. Les urines, troubles et colorées, renferment du sang en petite quantité, beaucoup d'albumine et une forte proportion de phosphates alcalins. La respiration n'est pas troublée ; il existe un souffle doux anémique au premier temps du cœur (uva-ursi, extrait de quinquina, bains de vapeur). Le 15 juillet, les douleurs des membres et des articulations sont plus vives, constipation et envies de vomir, trouble de la vue et insomnie (calomel et scammonée). Le 17, mieux relatif, les taches de purpura s'effacent ; les urines, toujours troubles, précipitent abondamment par l'acide nitrique et la chaleur. Le 21 juillet, même état, l'insomnie reparaît, les douleurs articulaires diminuent ; rien de particulier d'ailleurs jusqu'au 28 juillet où survient une diarrhée abondante. Le 30 juillet, abattement, insomnie, persistance de la diarrhée ; il existe depuis la veille une éruption érythémo-papuleuse qui occupe principalement la partie supérieure du tronc, 110 pulsations. Le 5 août, disparition totale de l'érythème, même état des urines. Le 13, céphalée et insomnie persistantes, douleurs dans les muscles de la mâchoire et les poignets ; langue sèche et rouge. Le 22, le ventre moins ballonné permet de constater l'existence d'une ascite abondante ; la région des bourses, les jambes et les pieds sont fortement œdématiés ; le malade se plaint beaucoup de fourmillements et de picotements aux extrémités. Le 24 août, l'anasarque augmente (purgatif). Le 28, la céphalée est très-douloureuse, le malade accuse dans la tête une sensation qu'il compare à celle qui résulterait de l'écartement des os. La région frontale est le siége de sueurs abondantes, le malade a des insomnies et des rêves qui l'effrayent; en outre, il a depuis quelques jours des épistaxis, de la gêne de la respiration malgré l'absence de signes physiques à l'auscultation. Le 29 au matin, même état; vers quatre heures du soir, vomissement suivi immédiatement d'un accès convulsif de la moitié droite de la face pendant lequel le malade pousse des cris terribles, perd connaissance, écume abondamment. Ce premier accès terminé est bientôt suivi d'un second qui lui ressemble complétement. A six heures, je trouve à ce malade l'œil hagard et une physionomie qui inspire l'effroi, il est sans connaissance, très-agité, cherche à s'échapper de son lit ; dans la soirée survient une troisième attaque en tout semblable aux précédentes, et la mort a lieu à 3 heures du matin.

Autopsie. — Putréfaction nulle. Roideur cadavérique. Anasarque ; plusieurs litres de sérosité jaunâtre dans la cavité abdominale. Peu ou pas d'épanchement dans les autres cavités séreuses. Les synoviales articulaires sont décolorées. Os du crâne et méninges intacts, liquide céphalo-rachidien abondant. Cerveau mou, sans être cependant plus friable. Circonvolutions un peu affaissées. Pas d'autres lésions appréciables à l'œil nu. Les poumons offrent des adhérences anciennes avec la paroi thoracique ; ils sont œdématiés et leur parenchyme est carnifié sur plusieurs points. L'oreillette droite est recouverte de fausses membranes anciennes de forme granuleuse. On trouve sur le ventricule droit, en avant, des plaques laiteuses, également constituées par des fausses membranes ; semblable plaque se rencontre en arrière sur le trajet de l'artère pulmonaire. Les cavités droites du cœur sont chargées de graisse ; leur capacité est normale; elles contiennent peu de sang liquide, mais on y trouve des caillots presque entièrement fibrineux. L'orifice tricuspide est libre, sa valvule est légèrement épaissie. L'orifice pulmonaire est complétement sain ; les valvules sigmoïdes sont un peu épaissies à leur base, et en ce même point l'endocarde présente une coloration blanchâtre. La paroi du ventricule gauche est un peu hypertrophiée, ferme, résistante. La valvule mitrale est légèrement rétractée. L'orifice aortique paraît un peu rétréci ; les valvules sont épaissies à leur base, et là encore l'endocarde a une coloration blanchâtre. L'organe hépatique, dont le volume est à peine augmenté, adhère au diaphragme dans toute l'étendue de son lobe droit, par l'intermédiaire de fausses membranes organisées et anciennes. La surface du foie est injectée et granulée; les granulations, dont le volume varie de la grosseur d'un grain de millet à celle d'une lentille, présentent une coloration jaunâtre, tandis que la couleur des intervalles qui les séparent est grisâtre. La coupe de cet organe offre, de même que la surface, un aspect granulé; mais ici les granulations sont très-serrées, et la substance conjonctive qui les sépare, peu abondante. Le foie se déchire, du reste, facilement sous le doigt ; il contient beaucoup de graisse. La vésicule biliaire est distendue, large et grande. La bile est peu colorée et liquide. Le pancréas est ferme, induré, granuleux, cirrhosé. La rate mesure quinze centimètres dans son plus grand diamètre. Elle adhère depuis longtemps au diaphragme. Sa capsule, quoique recouverte de quelques fausses membranes, n'est cependant pas épaissie. Son parenchyme résiste fortement sous le doigt. Sa coupe, assez uniforme, a l'apparence du tissu hépatique ; elle est semée de points blanchâtres dus à l'hypertrophie des corpuscules de Malpighi, et de taches noirâtres formées par de petits dépôts sanguins. La muqueuse de l'estomac, épaissie, offre quelques taches pigmentaires sans dépression ni altération de structure. Les glandes font saillie à sa surface. L'intestin grêle est normal. Le cæcum présente, derrière la valvule de Bauhin, un rétrécissement qui permet à peine l'introduction du doigt ; les glandules du gros intestin sont hypertrophiées, sa muqueuse est épaissie sans altérations appréciables. Les ganglions lymphatiques de l'abdomen sont généralement fermes, cirrhosés et pigmentés. Les uretères sont sains. La capsule des reins, intacte, est facile à décoller. La surface de ces organes est parfaitement lisse et brillante ; elle laisse voir en quelques points une injection prononcée par places, mais dans la plus grande étendue elle est décolorée et offre un aspect jaunâtre. La surface de section, également injectée, est en même temps décolorée et jaunâtre dans toute la portion de substance corticale. La substance tubuleuse, brunâtre, est à peu près normale. Étudiée au microscope, la substance corticale du rein présente un très-léger épaississement de son stroma ; les tubuli sont distendus par des épithéliums déformés et infiltrés de granulations graisseuses ou par de simples granulations provenant de la destruction de ces éléments. La substance tubuleuse est moins altérée.

Pl. 33, fig. 8.

Un militaire contracte l'habitude de boire de l'absinthe en Afrique et continue à s'adonner aux alcooliques après son retour en France. S'étant refroidi à la suite d'un bain, il éprouve des douleurs articulaires, présente des taches de purpura et de l'anasarque. C'est alors qu'il se fait admettre à l'Hôtel-Dieu où l'on constate que ses urines précipitent des flocons d'albumine. Plus tard, il a des vomissements et meurt dans des attaques éclamptiques. Les reins sont profondément altérés; leur volume est normal ou peut-être un peu exagéré; leur surface est lisse, mais la substance corticale est jaunâtre, et, après son exposition à l'air, elle offre un pointillé rougeâtre dû à l'injection des glomérules de Malpighi. Vus au microscope, les canalicules urinifères apparaissent remplis de granulations graisseuses provenant de l'altération et de la destruction de leurs épithéliums. Des altérations analogues ou semblables à celles qu'engendrent les excès alcooliques sont produites par la plupart des carbures d'hydrogène.

Après avoir indiqué les principales causes des stéatoses rénales, et décrit celles de ces lésions qui sont les plus communes, il nous reste à en tracer les principaux caractères et à en faire connaître les différences.

Parallèle des stéatoses rénales. — Contrairement à ce qui existe pour les néphrites interstitielles, les reins affectés de stéatose ne s'atrophient pas et sont le plus souvent augmentés de volume; aussi la stéatose de ces organes ne peut-elle être regardée comme un des degrés de l'affection générique décrite sous le nom de maladie de Bright. La surface extérieure des reins, lisse et jaunâtre, se détache facilement de la capsule. La substance corticale, de teinte jaune foncé, présente au contact de l'air un plus ou moins grand nombre de points rougeâtres qui ne sont que les glomérules de Malpighi hypérémiés. La substance médullaire, d'une consistance plus ferme que la substance corticale, est aussi plus colorée et d'un rouge brunâtre. Sous le champ du microscope, les canalicules ont une teinte grisâtre, s'ils sont vus à un faible grossissement; à un grossissement plus fort, ils sont comblés par des épithéliums volumineux infiltrés de granulations graisseuses ou par des granulations libres; les tubes contournés sont le siége plus spécial de cette altération à laquelle ne participent pas en général les glomérules de Malpighi. Les vaisseaux et la trame conjonctive restent intacts, si ce n'est chez les buveurs, où les capillaires s'infiltrent quelquefois de granulations graisseuses, tandis que le stroma devient plus épais. Tels sont les caractères généraux des stéatoses; quant à leurs caractères particuliers ou spécifiques, ils ne sont pas toujours très-accusés; cependant le rein est ordinairement plus volumineux et plus injecté dans la stéatose aiguë produite par le phosphore que dans la stéatose alcoolique, où il est d'ailleurs recouvert d'un matelas graisseux avec lequel n'a rien à faire l'empoisonnement par le phosphore. Les lésions viscérales concomitantes ne peuvent, du reste, être confondues dans ces intoxications. Les urines, rares et peu chargées d'albumine dans l'altération phosphorique, sont, au contraire, abondantes et fortement albumineuses dans l'altération alcoolique, où, sous l'action de l'acide nitrique et de la chaleur, elles précipitent toujours par gros flocons. Phénomène commun dans cette dernière affection, l'anasarque est rare dans la stéatose phosphorique, où, en raison de l'altération concomitante du foie, l'ictère est fréquent. Quant aux accidents urémiques, ils s'observent surtout chez les buveurs où ils ne sont pas toujours faciles à distinguer des phénomènes de l'alcoolisme. Il resterait encore à séparer les stéatoses dont nous parlons de celles qui surviennent dans le cours de la fièvre jaune; mais ces dernières sont trop peu communes dans nos contrées pour que nous nous y arrêtions.

LEUCOMATOSES DES REINS.

Les altérations rénales qui se rangent sous ce chef intéressent d'une façon spéciale les parois des artérioles et des capillaires du rein, quelquefois aussi les parois des tubuli et les cellules épithéliales qui les tapissent. Ces diverses parties s'infiltrent peu à peu d'une matière réfringente, amorphe, homogène, n'ayant aucune tendance à subir des modifications ultérieures et à disparaître. Cette circonstance, qu'il importe de signaler, contribue à la gravité de ces lésions, dont voici plusieurs exemples :

OBS. CCVIII. **Leucomatose des reins et phthisie pulmonaire.** — L..., âgé de trente-quatre ans, tailleur, né à Rotterdam, est admis à l'Hôtel-Dieu, salle Sainte-Jeanne, n° 4 (service de M. Grisolle), le 17 décembre 1865. Ce malade a perdu sa mère à l'âge de soixante-deux ans, à la suite d'une maladie de longue durée. D'une santé assez généralement bonne, il a eu autrefois des pituites causées par l'habitude de boire de l'eau-de-vie le matin ; il se plaint de souffrir des reins depuis deux ans. Il y a dix mois qu'il tousse et que ses forces ont commencé à diminuer. Depuis cette époque, il a eu trois hémoptysies. Six semaines avant son entrée à l'hôpital, il s'est aperçu d'un œdème des jambes et d'une légère bouffissure de la face. Durant les premiers jours qui suivent son entrée, ce malade ne voit aucun changement dans son état : il tousse, expectore des crachats purulents et présente au sommet des poumons, principalement à droite, un souffle caverneux avec gargouillement ; ainsi, il ne peut y avoir de doute sur l'existence d'excavations pulmonaires. La circulation est normale, mais chaque soir voit reparaître un paroxysme fébrile. Le foie dépasse à peine le rebord costal, la rate est augmentée de volume ; les urines, légèrement troubles, donnent lieu à un précipité blanc, laiteux, non floconneux, lorsqu'on vient à les traiter par l'acide nitrique et la chaleur. Le 30 décembre, ce malade éprouve du côté de la respiration une gêne qui prend bientôt un accroissement considérable ; il pâlit et s'affaiblit rapidement, tombe enfin dans un état semi-comateux et succombe vers le soir.

Autopsie. — Rien à noter dans l'habitude extérieure du cadavre. Le cerveau est pâle, non altéré dans sa structure. Le poumon gauche adhère à la paroi costale et ne peut être enlevé que très-difficilement, à cause des fausses membranes épaisses qui le maintiennent ; il est le siége de masses blanchâtres, indurées à leur circonférence, ramollies, purulentes à leur centre (pneumonie caséeuse), et du volume d'un œuf de pigeon. A leur niveau, la surface pulmonaire est blanchâtre. Le poumon droit présente au sommet du lobe supérieur une masse semblable ramollie à son centre et indurée à sa circonférence ; d'autres masses analogues ramollies ou en voie de ramollissement existent dans ce même lobe. Les lobes moyen et inférieur contiennent quelques granulations tuberculeuses ; ils sont un peu emphysé- Pl. 34, fig. 3, 3' 3'' et 3'.

mateux. Le parenchyme des deux organes est semé de taches pigmentaires, noirâtres, à côté desquelles se trouvent des taches rosées, rouges ou un peu brunâtres, qui ne sont que la même altération à une période moins avancée de son évolution. Les bronches sont rouges et injectées, les ganglions bronchiques volumineux et noirâtres. Le cœur a son volume normal, il est fortement chargé de graisse ; ses orifices sont sains, à part l'orifice aortique qui est un peu insuffisant. Valvules saines, à part l'une des valvules aortiques qui présente à son centre un petit noyau athéromateux. Le tissu du cœur est mou, flasque, décoloré, jaunâtre. Le foie est augmenté d'un quart de son volume ; il présente un fond janne blanchâtre sur lequel existent de petites taches d'un jaune vif et d'autres taches d'un rouge plus ou moins foncé. Ces taches, de l'étendue d'une tête d'épingle, laissent entre elles un pointillé grisâtre, transparent, qui remplit leurs intervalles. Le tissu hépatique est mou, friable et granuleux ; il ne graisse pas le papier et il s'enfonce dans l'eau. La teinture d'iode rougit légèrement ce tissu, l'acide sulfurique surajouté le bleuit un peu. Une coupe fine du tissu hépatique examinée au microscope permet de reconnaître que les parois des artérioles sont épaissies et infiltrées d'une substance fortement réfringente se colorant en rouge par la teinture d'iode. Les cellules du foie ne sont pas épargnées, car un certain nombre d'entre elles sont le siége de la même coloration. Le volume de la rate est normal ; cet organe de consistance assez ferme présente à la coupe une teinte lie de vin, et une surface pointillé de gris. Les points grisâtres, du volume d'une petite lentille, rougissent par la solution iodée et bleuissent en partie par l'acide sulfurique. La muqueuse de l'estomac, épaissie et pigmentée dans la moitié de son étendue, offre un cercle pigmentaire très-marqué au niveau du pylore. La muqueuse intestinale est décolorée. Les reins, d'un volume normal, sont faciles à décortiquer ; leur surface extérieure est lisse, grisâtre, cendrée, semée de quelques arborisations étoilées ; leur surface de section est d'une teinte cireuse, sur laquelle tranche la coloration vineuse ou rosée des pyramides ; leur tissu est mou et flasque. La teinture d'iode détermine des stries rougeâtres dans l'épaisseur de la substance corticale, et l'examen microscopique permet de constater que les vaisseaux sont le siége spécial de l'altération. A un faible grossissement, ces canaux et les glomérules qui leur sont appendus se distinguent des tubuli par leur réfringence ; les glomérules sont volumineux et semi-transparents ; de même que les vaisseaux, ils se colorent en rouge par la solution aqueuse d'iode (fig. 3''). La muqueuse vésicale est épaissie.

Un homme dont la mère a succombé à une maladie de longue durée, et qui a fait des excès alcooliques, est pris d'une toux persistante, puis surviennent des hémoptysies, de l'œdème aux jambes et de la bouffissure de la face. Admis à l'Hôtel-Dieu, il présente des symptômes de phthisie pulmonaire, des urines albumineuses, et meurt avec une dyspnée intense. Les poumons sont le siége d'excavations multiples ; le foie, la rate et les reins sont atteints de dégénérescence albuminoïde : ces derniers organes, d'un volume normal, grisâtres et cireux, se colorent par la teinture d'iode. Le microscope nous apprend que cette coloration occupe les vaisseaux et les glomérules de Malpighi qui sont infiltrés d'une substance amorphe, fortement réfringente. Semblable altération coexiste, dans le fait qui suit, avec une affection du système osseux.

OBS. CCIX. **Leucomatose des reins et albuminurie. Semblable altération de la rate, du foie, etc. Scrofulose viscérale.** — B..., âgée de dix-sept ans, née à Bruxelles, a son père bateleur, qui la promène d'un endroit à un autre. Il y a deux ans que sa mère est morte d'un mal de Pott compliqué de phthisie pulmonaire, deux de ses sœurs sont mariées et bien portantes. C'est une jeune fille peu développée et qui, malgré son âge, n'est pas pubère ; elle a eu à sept ans une éruption impétigineuse du cuir chevelu, un gonflement des glandes lymphatiques cervicales, des maux d'yeux, et depuis cette époque elle est toujours restée souffrante. Ces premières manifestations ont disparu vers l'âge de onze à douze ans, et, à cette époque, elle a été atteinte d'une affection du coude, et soignée à l'hôpital des enfants malades durant six mois. Traitée par l'huile de foie de morue, elle a continué l'emploi de ce médicament d'une façon régulière pendant vingt-deux mois à partir de sa sortie. Depuis environ deux ans, elle s'amaigrit et s'épuise de plus en plus. Le 16 mai 1861, elle est admise à l'hôpital de la Pitié, salle du Rosaire, n° 21 (service de M. Gendrin). Cette jeune personne est grande, assez bien faite, elle a les cheveux noirs et une physionomie qui paraît peu en rapport avec le type des scrofuleux; de chaque côté de sa mâchoire inférieure existe une cicatrice irrégulière et un peu allongée produite par un ramollissement ganglionnaire. A part ce reste de lésion, la peau est partout intacte. Le pubis est glabre, les lèvres sont à peine développées, malgré un clitoris volumineux. Les seins sont peu apparents. Les systèmes musculaire et adipeux sont atrophiés, les os sont grêles. Les jambes ne sont pas œdématiées; il existe au niveau de l'articulation du coude gauche des trajets fistuleux anciens, et les mouvements imprimés à cette articulation donnent lieu à des craquements, indices de la dénudation des surfaces articulaires. Les extrémités osseuses sont le siége d'ostéophytes multiples. Très-épuisée au moment de son entrée à l'hôpital, cette malade succombe au bout de deux jours aux progrès d'une diarrhée incessante, avec des traces d'albumine dans l'urine.

Autopsie. — Absence d'anasarque ou d'ascite; la plupart des viscères abdominaux sont altérés. Les reins sont relativement volumineux, leur surface extérieure est partout lisse et régulière, à part quelques petites dépressions situées sur leur face antérieure. La capsule fibreuse se détache facilement du parenchyme qui extérieurement présente une teinte jaune grisâtre. Cette même teinte est celle de la substance corticale; la substance tubuleuse est à peu près normale. Les parois des artérioles et des canalicules urinifères sont épaissies par l'infiltration d'une substance amorphe, fortement réfringente, que colore la teinture d'iode; les épithéliums des tubuli sont granuleux. Les capsules surrénales sont, comme les reins, affectées de dégénérescence amyloïde. La rate a seize centimètres de longueur sur onze centimètres de largeur; sa forme est prismatique, rectangulaire, ses bords sont arrondis, ses extrémités sont larges et son poids est considérable, eu égard à son volume. La capsule fibreuse de cet organe est tendue, non épaissie; sa surface est légèrement granulée et de teinte gris bleuâtre; sa coupe est luisante, d'une coloration jaune brun, avec points lenticulaires grisâtres. Constitués surtout par les glomérules de Malpighi altérés, ces points se laissent écraser sous le doigt, ils se colorent par la teinture d'iode. Les cellules, comme les vaisseaux de la rate, sont infiltrées d'une substance amorphe et réfringente (substance dite amyloïde). La vessie est saine, l'utérus est rudimentaire, les trompes sont munies de leurs pavillons et les ovaires renferment quelques vésicules de Graaf. L'une de ces vésicules examinée au microscope, ne contient pas d'ovule. Le foie mesure vingt-trois centimètres dans son diamètre antéro-postérieur et vingt-quatre centimètres dans le sens transversal; il déborde les fausses côtes et descend très-bas; sa surface est lisse, brillante, onctueuse au toucher, de teinte grisâtre avec points jaunâtres. La membrane muqueuse de l'estomac et des intestins, pâle et décolorée, est très-certainement atteinte par la dégénérescence amyloïde. Les poumons sont le siége de quelques points caséeux; le cœur est petit par suite de la diminution de la masse sanguine, et les parois du ventricule gauche sont hypertrophiées par le fait de leur retrait. Les valvules auriculo-ventriculaires sont opalines, un peu épaissies; la face interne de l'aorte est simplement jaunâtre. L'encéphale est volumineux, les corpuscules de Pacchioni sont nombreux et développés; le tissu cérébral est un peu mou, mais non altéré. Les os du crâne sont minces et fragiles, presque entièrement formés de tissu compacte. Les surfaces articulaires du coude gauche sont dénudées et les extrémités osseuses profondément altérées.

Une jeune fille de dix-sept ans, dont la mère était phthisique, fait usage pendant plus de deux ans d'huile de foie de morue dans le but de combattre des adénopathies cervicales et une affection osseuse du coude gauche. Plus tard, la rate et le foie prennent un accroissement considérable. Les urines, traitées par l'acide nitrique et la chaleur, offrent une teinte laiteuse. La mort survient dans un marasme complet. Les reins, d'une teinte jaune grisâtre, se colorent en rouge par une solution d'iode; ils sont, comme le foie et la rate, atteints de cette forme de dégénérescence décrite à tort sous le nom de dégénérescence amyloïde. Cette même altération se retrouve dans l'observation qui suit :

Obs. CCX. **Leucomatose des reins et de plusieurs autres organes, affection ancienne et suppuration des os.** — H..., âgée de trente-six ans, est admise à l'Hôtel-Dieu, salle Saint-Charles, service de M. le professeur Laugier, pour une affection du tissu osseux. A la partie antérieure de la poitrine et à gauche, existent plusieurs trajets fistuleux et sous la peau on constate un vaste décollement du muscle pectoral. L'avant-bras est fléchi sur le bras droit, l'articulation correspondante du coude est peu affectée, le muscle biceps est tendu. Sur les deux jambes, il existe de la rougeur, du gonflement, des trajets fistuleux, principalement au niveau des tibias. Le second orteil du pied droit est rentré consécutivement à la destruction de son métacarpien. Dans la région des aines, les glandes lymphatiques sont tuméfiées, molles et fluctuantes ; au niveau du poignet droit, se rencontre une petite tumeur arrondie, également fluctuante. Le foie, volumineux, descend plus bas que le rebord des fausses côtes, la rate est grosse, les urines sont albumineuses, les poumons sont peu ou pas altérés. L'appétit est nul et il existe une diarrhée habituelle. Il n'y a pas d'œdème ; la maigreur est extrême et la malade succombe dans un état d'épuisement.

Pl. 34, fig. 4 et 4'. *Autopsie.* — Rien à noter quant à l'habitude extérieure du cadavre. L'articulation huméro-cubitale droite est circonscrite par un tissu conjonctif induré et comme lardacé, le muscle biceps est légèrement rétracté. Les surfaces articulaires sont toutefois peu altérées. La tumeur du poignet droit laisse échapper à l'incision un liquide blanc, grumeleux. Un liquide analogue se retrouve dans les tumeurs ganglionnaires des aines. — Les plèvres sont intactes et les poumons offrent simplement quelques masses caséeuses à leurs sommets. Le cœur est accolé au péricarde par d'anciennes fausses membranes ; il a un volume ordinaire, une coloration jaunâtre, des valvules saines à droite, un peu épaissies à gauche. — Le foie, augmenté dans tous ses diamètres, dépasse le rebord costal, et se fait remarquer par l'état lisse de sa surface et une sensation particulière analogue à celle que donne un morceau de savon. D'une consistance un peu molle, élastique, il offre une teinte grisâtre avec points jaunâtres, aussi bien sur sa face extérieure que sur une surface de section. L'examen microscopique permet de localiser l'altération principalement sur les vaisseaux. Les parois de ceux de ces canaux situés à la circonférence ou dans les lobules eux-mêmes sont épaissies par une substance homogène, amorphe, réfringente, qui en rétrécit le calibre et qui se colore par la solution d'iode. Un certain nombre de cellules hépatiques sont sphériques, réfringentes et manifestement infiltrées de la même substance. La rate est augmentée de volume dans tous ses diamètres et comme boursouflée ; elle est d'une consistance un peu molle, difficile à déchirer, et donne aux doigts la sensation d'une substance onctueuse ou savonneuse. Sa coloration à la coupe est violacée avec pointillé grisâtre et grenu. L'examen microscopique y révèle l'existence d'une modification des artérioles et des éléments cellulaires semblable à celle des vaisseaux et des cellules du foie. Les parties ainsi altérées prennent une teinte d'un rouge jaunâtre sous l'influence de la solution aqueuse d'iode. Les reins sont larges, aplatis, injectés par places ; leur surface extérieure, grisâtre et un peu inégale, présente quelques dépressions sous orme de fissures ; leur surface de section offre une teinte d'un jaune grisâtre cendré avec reflets argentins dans toute la portion de substance corticale. Les pyramides de Malpighi sont pâles, la consistance générale de l'organe est un peu molle. Vus au microscope, les glomérules et les parois des artérioles sont épaissis et infiltrés par une substance amorphe et réfringente, très-facile à reconnaître avant l'addition d'aucun réactif, plus facile encore à distinguer lorsqu'on vient à ajouter quelques gouttes de solution d'iode, car on voit alors ces parties se colorer en rouge. Un certain nombre de tubes urinifères ont leurs parois un peu épaisses et plus réfringentes, de sorte qu'ils sont le siége de la même altération que les artères. Les cellules épithéliales sont assez généralement gonflées et infiltrées de granulations protéiques et graisseuses. L'utérus et les ovaires ne paraissent pas altérés. La membrane muqueuse de l'estomac et celle des intestins sont pâles et anémiées. Les glandes mésentériques sont peu altérées, et les ganglions iliaques ont acquis le volume d'une noisette ou d'une grosse noix. Quelques-uns d'entre eux laissent échapper à la coupe une substance semi-liquide ; il en est d'autres dont le centre seulement est le siége d'une altération caséeuse, tandis que la périphérie est constituée par un tissu grisâtre ou violacé. Le cerveau est normal, plusieurs os sont affectés de carie et de névrose, les muscles situés dans le voisinage des trajets fistuleux sont ramollis et grisâtres.

Une femme atteinte de lésions multiples des articulations meurt dans l'épuisement. Son foie, sa rate et ses reins sont altérés, ils ont une consistance douce, onctueuse, une teinte grisâtre, un volume exagéré. Ils se colorent par la solution d'iode et sont manifestement en voie de dégénérescence albuminoïde.

OBS. CCXI. **Leucomatose rénale et hépatique, albuminurie ; arthrite scrofuleuse et amputations successives.** — J..., quarante et un ans, artiste modeleur, entré le 20 mai à l'Hôtel-Dieu, salle Sainte-Jeanne, n° 6, est un homme grand, à la chevelure blonde, au teint pâle. Affecté par le choléra à l'âge de quatorze ans, il a vu sa colonne vertébrale se dévier à dix-sept ans, et six ans plus tard son pied et principalement le gros orteil sont atteints par un traumatisme et se mettent à suppurer. A vingt-huit ans, il subit l'amputation du gros orteil et du premier métacarpien ; un an plus tard, on lui pratiquait l'amputation de Chopart qui n'a jamais été cicatrisée complétement. Peu après cette dernière opération serait survenue, au dire du malade, une anasarque avec albuminurie, laquelle aurait disparu sous l'influence des sudorifiques et des diurétiques. Toutefois, au bout d'un certain temps, ses urines se colorent de nouveau, l'anasarque reparaît avec l'albuminurie, et le malade a de plus des hémoptysies, il tousse, expectore, dépérit et présente tous les signes d'une phthisie qui finit par l'emporter.

Autopsie. — Les poumons offrent à leurs sommets des excavations multiples et plusieurs points de pneumonie lobulaire caséeuse. Le poumon droit est en outre le siége d'un kyste hydatique peu volumineux. Le foie renferme une poche hydatique assez semblable et se trouve en état de dégénérescence cireuse (albuminoïde). La rate et les reins présentent la même altération.

Un malade qui avait subi plusieurs amputations pour des lésions osseuses du pied est pris d'une anasarque qui disparaît au bout de peu de temps. Plus tard, survient un œdème accompagné cette fois de crachements de sang et des signes d'une phthisie pulmonaire. La mort ne tarde pas à arriver. Les poumons sont le siége d'excavations anciennes; le foie, la rate et les reins sont frappés de dégénérescence albuminoïde. Cette altération survenant dans le cours de lésions chroniques et suppuratives des os rend compte de ces cas où, voyant la maladie de Bright succéder à une amputation, on a pu accuser l'opération de produire la lésion rénale; mais il est bien évident que le traumatisme ne joue ici aucun rôle et que la dégénérescence est le symptôme concomitant ou l'effet de l'altération ancienne du système osseux.

Les faits en question nous mettent à même de tracer les principaux traits des leucomatoses du rein. Dans ces affections, le rein conserve généralement sa forme et l'état lisse de sa surface; quelquefois, mais assez rarement, il s'aplatit et présente de légères dépressions. Sa consistance est douce, onctueuse; sa teinte, grise-jaunâtre, cireuse ou grise-blanchâtre dans toute l'étendue de la substance corticale, est au contraire brunâtre ou vineuse au niveau de la substance médullaire. Au contact d'une solution d'iode, il se produit dans la substance corticale des points rouges-bruns, disséminés, répondant aux bouquets vasculaires des glomérules de Malpighi. Sous le champ du microscope, la coloration est encore plus évidente, et sur une coupe fine il est facile de voir, au milieu des tubes contournés, les artérioles et les glomérules se colorer en jaune rougeâtre et se dessiner comme la plus belle injection; une goutte d'acide sulfurique fonce la couleur ou la teinte en bleu. Les parois des tubuli, quelquefois épaissies et semblablement altérées, prennent part à cette coloration. Les glomérules de Malpighi sont le siége primitif de cette altération qui gagne peu à peu les capillaires et les artérioles. Le volume de ces glomérules augmente, le calibre des vaisseaux se rétrécit, et il devient difficile de les injecter. Vues au microscope, ces parties sont fortement réfringentes et un peu transparentes; leurs éléments cellulaires sont gonflés par une matière amorphe finement granuleuse. Une fois déposée dans l'épaisseur des tissus, cette matière conserve toujours les mêmes caractères et ne subit aucune modification appréciable; aussi constitue-t-elle une altération des plus rebelles, une de celles contre lesquelles la thérapeutique est le moins puissante. S'il est prouvé aujourd'hui que la composition chimique de cette substance la rapproche des matières albuminoïdes, et non de l'amidon, comme on l'avait cru autrefois, il faut reconnaître que nous sommes jusqu'ici fort peu renseignés sur son origine. Bien qu'elle paraisse provenir du sang, il est impossible de la découvrir dans ce liquide. En tout cas, elle s'observe surtout dans les maladies dyscrasiques, atteint généralement les reins, le foie, la rate, les glandes lymphatiques et les artères intestinales. Les cachexies dans lesquelles elle se rencontre le plus souvent, sont la tuberculose des poumons, les altérations suppuratives et prolongées des os, si surtout elles ont pour origine la scrofulose, la syphilis, la carcinose, etc. — Cette description complète l'étude des divers genres d'altération désignés sous la dénomination de maladie de Bright. Nous croyons utile, pour nous résumer, de donner ici un parallèle de ces affections.

Parallèle des affections diverses comprises sous la dénomination de maladie de Bright. — Les nombreuses altérations étudiées plus haut, à part les néphrites suppuratives, sont généralement décrites sous la dénomination commune de maladie de Bright aiguë ou chronique. Cette désignation, je ne puis mieux la critiquer qu'en engageant le lecteur à jeter un coup d'œil sur nos planches. Il pourra ainsi juger de la différence de siége, d'évolution et de nature des lésions brightiques, qui n'ont pas même pour elles une symptomatologie commune et que ne réunissent par conséquent ni la clinique ni l'anatomie pathologique. Je suis loin de nier le progrès accompli par les remarquables travaux de Bright et de ses successeurs, mais je suis d'avis qu'il y a lieu de séparer aujourd'hui ce qu'une observation incomplète a considéré jusqu'ici comme devant former une unité. S'il est inutile de revenir sur les caractères de ces lésions, il importe néanmoins de montrer que nos distinctions anatomiques ne sont pas un simple artifice, et qu'elles correspondent à une étiologie et à une évolution spéciales. Les néphrites catarrhales ou épithéliales, généralement produites par des maladies fébriles et infectieuses sont, en effet, le plus souvent susceptibles de résolution, et la guérison est leur terminaison ordinaire. L'anasarque y est relativement rare, ferme et mobile; les urines assez abondantes renferment peu d'albumine, des cylindres hyalins, des cellules altérées et granuleuses. Plus rarement, la modification des épithéliums devient permanente : alors, les urines décolorées précipitent abondamment par l'acide nitrique et la chaleur, l'anasarque est prononcée, et la mort, conséquence habituelle de cette altération, peut être le résultat d'une intoxication urémique. Les néphrites interstitielles prolifératives, au contraire, n'ont rien à faire avec les maladies fébriles aiguës; elles sont plutôt l'effet de maladies chroniques ou diathésiques, telles que la syphilis, la goutte, l'intoxication saturnine, le rhumatisme et les lésions athéromateuses de l'aorte. Les affections de la vessie et des uretères qui mettent obstacle au cours de l'urine, peuvent encore provoquer ce genre d'altération que n'accompagne jamais une anasarque bien marquée. En effet, l'absence d'hydropisie chez un malade atteint d'albuminurie est une circonstance favorable au diagnostic de ces néphrites. Du reste, leur évolution est lente; les urines rendues renferment, après un certain temps, des cellules épithéliales altérées; la quantité d'albumine qu'on y observe est peu considérable, et les réactifs ordinaires n'y produisent en général qu'un précipité lactescent non floconneux. Les accidents urémiques y sont néanmoins très-communs, preuve que ces accidents n'ont rien à faire avec l'abondance de l'albuminurie. Par leurs caractères, ces néphrites se séparent nettement des néphrites catarrhales, elles ne peuvent pas davantage être confondues avec les stéatoses et les leucomatoses des reins. La phthisie pulmonaire chronique et peut-être aussi le froid humide prolongé sont susceptibles d'engendrer des lésions rénales qui paraissent tenir à la fois des néphrites catarrhales et des néphrites épithéliales, mais qu'à la rigueur il serait possible de rattacher à l'une ou à l'autre de ces affections. Les stéatoses sont de deux ordres : les unes, aiguës, ne provoquent généralement pas d'œdème et rendent les urines peu albumineuses ; telles sont les stéatoses produites par le phosphore et la fièvre jaune; les autres, plus lentes dans leur évolution, ont pour origine une intoxication alcoolique : elles s'accompagnent d'un œdème rapide et considérable. Les urines rendues diminuent peu de quantité, si ce n'est dans le dernier stade; elles renferment des cellules épithéliales, des cylindres granulo-graisseux, et précipitent d'abondants flocons d'albumine. Cette forme est celle dans laquelle s'observe surtout l'altération graisseuse de la rétine; elle est de plus une source commune d'accidents urémiques. De leur côté, les leucomatoses donnent assez généralement lieu à une diminution de la quantité des urines; celles-ci sont plus ou moins chargées d'albumine, suivant que la dégénérescence est simple ou accompagnée d'une altération des épithéliums. C'est de toutes les variétés d'altération rénale celle qui se révèle par les caractères les moins constants. Néanmoins, on peut souvent la diagnostiquer, car, indépendamment des signes fournis par l'examen des urines, elle survient dans des circonstances qui ne manquent pas d'éclairer le médecin, et fréquemment elle s'accompagne d'une augmentation de volume du foie et de la rate affectés de la même dégénérescence que les reins.

EMBOLIES ET MÉLANÉMIES DES REINS.

Les embolies rénales sont des lésions communes dans le cours des maladies du cœur et notamment des affections valvulaires d'origine rhumatismale. Leur coexistence avec ces dernières affections est telle que Rayer, méconnaissant le phénomène de migration des caillots sanguins, avait décrit sous le nom de néphrite rhumatismale les lésions des reins consécutives à une obstruction vasculaire ou infarctus. Cette erreur d'un des hommes qui ont le mieux étudié les affections des reins a été réfutée dans notre thèse inaugurale, comme celle qui consistait à appeler du nom de splénite les embolies de la rate. Les faits qui suivent nous font connaître les différentes phases d'évolution des infarctus rénaux.

Pl. 33, fig. 5. **Infarctus des reins. Endocardite mitrale. Apoplexie pulmonaire.** — Ce fait est rapporté dans ses détails, p. 310, obs. CCIII. Le rein droit présente sur sa face postérieure deux foyers légèrement saillants *i*, constitués par des masses sèches, fermes, blanchâtres au centre, jaunâtres à la périphérie qui est circonscrite par une zone brunâtre et une dépression légère. Ces foyers ont la forme d'un cône tronqué, ayant sa base à la circonférence de l'organe. Il entre dans leur structure les éléments propres du rein et des globules du sang en voie d'altération granulo-graisseuse. Les vaisseaux qui les parcourent sont obstrués par de la fibrine transformée et des granules d'hématine. A sa partie moyenne, le rein droit offre de plus une dépression allongée, sorte de cicatrice qui est la même altération que ci-dessus à un degré plus avancé d'évolution. A ce niveau, la substance rénale a été résorbée ; il reste au fond de la dépression une faible couche de substance jaunâtre, formée de granulations protéiques et graisseuses, de pigment sanguin, détritus du tissu rénal. Le rein gauche est atrophié et réduit à la moitié de son volume ; son extrémité supérieure, petite et ratatinée, forme une sorte de mamelon pédiculé et constitué par une substance jaunâtre. Le reste de cet organe est normal, sauf une hypérémie légère. Il existe une altération de la branche artérielle correspondant à la masse jaune. Le foie et la rate sont fermes, indurés, congestionnés, comme dans toutes les affections cardiaques. Les poumons contiennent plusieurs noyaux d'apoplexie. Il existe sur l'endocarde épaissi et opaque un dépôt fibrineux voisin de l'orifice mitral rétréci et induré. L'auricule gauche est remplie par un caillot adhérent et très-ancien.

Une malade affectée d'endocardite avec rétrécissement mitral, coagulations fibrineuses sur l'endocarde et à l'intérieur de l'auricule gauche, est frappée d'apoplexie pulmonaire et succombe. Entre autres lésions emboliques, on constate à la périphérie du rein droit deux foyers jaunâtres ayant chacun la forme d'une pyramide à base périphérique circonscrite par un liséré violacé brunâtre (zone de congestion). Cette modification du parenchyme rénal, à laquelle correspond l'oblitération d'une branche artérielle, représente, ainsi que je crois l'avoir indiqué le premier (1), le second degré de l'infarctus du rein, le premier degré étant caractérisé par une coloration brunâtre due à la présence

(1) *De la thrombose et de l'embolie cérébrales*, Thèse inaugurale. Paris, 1862.

du sang non encore modifié. Après un certain temps et au fur et à mesure de sa transformation, l'infarctus du rein s'affaisse, et s'il n'est pas très-étendu, les parties métamorphosées sont reprises par les vaisseaux et laissent à leur place une dépression, ainsi qu'on peut le voir par le fait suivant :

OBS. CCXII. **Infarctus rénaux dans une phase avancée. Endocardite mitrale et aortite.** — M..., âgé de soixante-sept ans, menuisier, est un homme robuste qui a eu autrefois plusieurs atteintes de rhumatisme. Le 30 mars 1861, il est admis à l'hôpital de la Pitié, salle Saint-Athanase, n° 46 (service de M. Gendrin). Il se plaint de palpitations anciennes, d'une dyspnée excessive ; ses jambes sont œdématiées, ses lèvres sont violacées, ses jugulaires gonflées, sa face est bouffie ; il a toutes les apparences d'un individu atteint d'une affection cardiaque. Cette affection se révèle d'ailleurs par l'existence d'un souffle rude au premier temps et à la base avec prolongation vers la pointe. Le 1er avril, ce malade meurt en partie asphyxié.

Autopsie. — L'anasarque remonte jusqu'à la base de la poitrine. Le cœur, volumineux, distend le péricarde. Les deux ventricules, le gauche surtout, sont hypertrophiés. L'orifice mitral est rétréci et la valvule de même nom, indurée et allongée, est le siége, à sa face interne, de quelques petites végétations granuleuses. L'orifice aortique est peu modifié ; pourtant les orifices des artères cardiaques sont rétrécis. A deux centimètres de son origine, l'aorte est le siége d'une altération caractérisée par des saillies jaunâtres qui se prolongent dans toute son étendue. L'artère carotide est rétrécie à son origine ; aussi pendant la vie avait-on trouvé une faiblesse relative du pouls de ce côté. Les poumons sont intacts, à part la présence dans les lobes inférieurs de quelques noyaux apoplectiques. Le foie, augmenté de volume, a sa tunique externe blanchâtre et épaissie, sa surface légèrement granuleuse ; à la coupe, son parenchyme est piqueté de brun et de jaune, son tissu est induré (foie noix muscade). Rate indurée et arrondie ; épaississement cartilaginiforme de cet organe dans la moitié supérieure de sa capsule, infarctus dans la moitié inférieure. Les reins, d'un volume à peu près normal, se font remarquer par l'existence, à leur surface, de dépressions qui occupent une partie de leur circonférence. Le tissu qui constitue le fond de ces dépressions est assez normal, à part un léger degré d'atrophie de ses éléments ; quant aux branches artérielles qui y correspondent, elles sont obstruées par un coagulum fibrineux adhérent et déjà ancien (fig. 6 *b*). Sur la face antérieure du rein droit, existe un noyau brunâtre, saillant, au niveau duquel on trouve de nombreux globules sanguins. Ce noyau n'est que le premier degré (infarctus sanguin) de l'altération qui se traduit par des dépressions cicatricielles sur le rein gauche. La tunique fibreuse n'est pas altérée, elle est simplement un peu épaissie. Les uretères et la vessie sont sains. La cavité péritonéale ne renferme pas de sérosité, le tube digestif est congestionné. Une grande quantité de sérosité s'échappe à l'ouverture de la boîte crânienne. Les jambes, œdématiées, sont en même temps le siége de varices anciennes ; la jambe droite est de plus affectée d'un large ulcère.

Pl. 33, fig. 6.

Un homme atteint d'une endocardite rhumatismale ancienne présente des lésions multiples des viscères, notamment des dépressions étendues à la surface des reins. Les branches artérielles correspondant à chaque enfoncement sont obstruées par des bouchons anciens, et cette circonstance nous met à même de reconnaître que les dépressions de la surface des reins sont manifestement le résultat d'une résorption du parenchyme nécrosé par défaut de circulation. Ainsi rapprochés, les faits qui précèdent donnent une idée exacte de l'évolution des infarctus du rein. Caractérisées à leur début par une saillie brunâtre du parenchyme, ces lésions revêtent peu à peu une coloration jaunâtre, se rétractent, et se terminent enfin par des dépressions plus ou moins considérables. Dans certains cas où le tronc même d'une artère rénale vient à s'obstruer, soit par embolie, soit par thrombose, le rein correspondant subit une atrophie générale, tandis que le rein du côté opposé peut acquérir un volume double, comme le montre le fait suivant que j'abrége à dessein.

Obs. CCXIII. **Endocardite et aortite. Obstruction du tronc de l'artère rénale.** — R.., âgé de cinquante-six ans, tisseur, est depuis longtemps atteint de palpitations, de toux et de dyspnée. Lors de son entrée à l'hôpital, il a la face violacée, les lèvres cyanosées, les extrémités œdématiées. Des râles nombreux s'entendent dans la poitrine ; une respiration pénible et anxieuse rend difficile l'examen du cœur. Toutefois, on entend un souffle rude à la base de la région cardiaque, le pouls est accéléré, un peu bondissant. Cet état s'aggrave pendant quelques jours, et le malade succombe.

Autopsie. — Le cœur est hypertrophié, principalement à gauche, ses cavités sont en même temps dilatées, les valvules mitrale et aortique sont épaissies et légèrement insuffisantes ; les artères coronaires sont calcifiées et rétrécies, la substance musculaire du cœur est décolorée et friable. L'aorte et les artères qui en émanent sont dilatées. Des plaques jaunes athéromateuses font saillie au niveau de la crosse et de la partie supérieure de la région abdominale. Le rein droit paraît tout d'abord faire défaut, mais on finit par le trouver à sa place habituelle ; il est

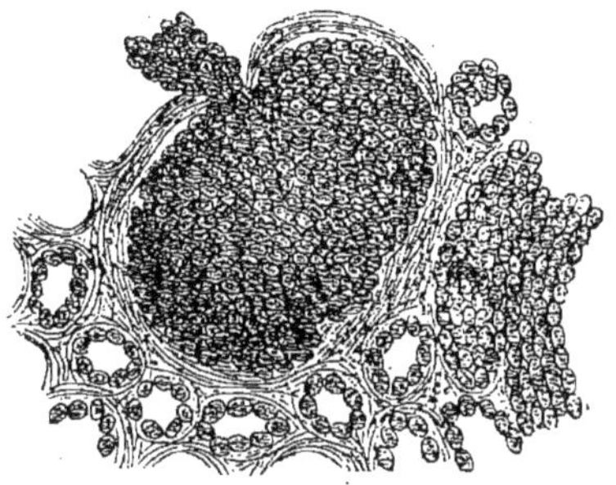

Fig. 30.

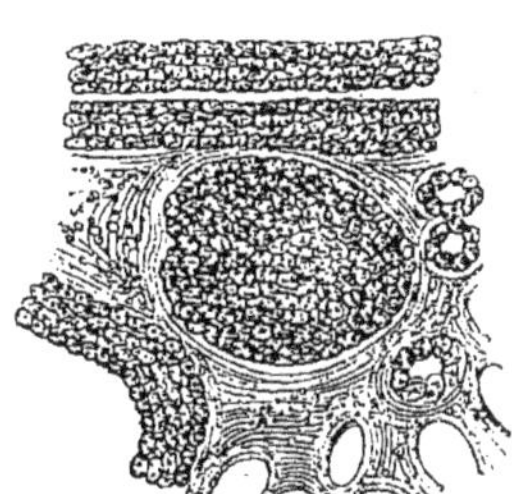

Fig. 31.

petit, atrophié, du volume d'une fève. L'artère qui s'y rend est le siége d'une oblitération ancienne à son émergence de l'aorte. Les éléments de ce rein sont encore reconnaissables au microscope. Le rein gauche a un volume double, une surface lisse, une consistance et une coloration normales. L'examen comparatif de cet organe et d'un rein ordinaire pris sur le cadavre d'un individu ayant à peu près le même âge, donne au microscope une différence marquée. Il montre, à un grossissement égal, que les glomérules et les canalicules urinifères du rein hypertrophié (fig. 30) sont presque doubles de ceux du rein normal (fig. 31). La vessie et les uretères sont sains. Les poumons sont le siége de plusieurs points d'inflammation. L'artère pulmonaire est large. Le cerveau, pas plus que ses artères, n'est altéré.

Un homme succombe à une affection cardio-aortique compliquée de pneumonie. Il présente une oblitération de l'artère rénale droite et une atrophie du rein correspondant. Le rein gauche est doublé de volume, et ses éléments constitutifs, vus au microscope, sont une fois plus gros que ceux d'un rein normal provenant d'une personne de même âge. Trois fois cette même obstruction a été observée par moi, et trois fois le rein alimenté par le vaisseau oblitéré se trouvait réduit au plus mince volume. Deux fois le rein congénère était doublé, une fois il était à peine plus gros ; c'était chez une femme de quatre-vingt-quatre ans dont l'aorte était profondément altérée et l'artère rénale gauche oblitérée à sa naissance. Dans ce cas, il n'était pas douteux que l'oblitération avait été produite sur place (thrombose). Ces faits ne s'accompagnaient, du moins au moment de notre observation, d'aucun trouble appréciable. Avec les infarctus sanguins, au contraire, il y a quelquefois des urines sanguinolentes et légèrement albumineuses, une sensation douloureuse au niveau du flanc. Dans un cas très-rare d'aortite avec obstruction des deux artères rénales, les urines donnaient lieu à un précipité abondant d'albumine, les reins étaient mous, assez petits, et leurs épithéliums granuleux rappelaient assez bien l'atrophie aiguë du foie (ictère grave).

Les mélanémies ou pigmentations des reins sont des lésions fort différentes de celles que nous venons d'étudier. Elles ont pour caractère la présence d'un pigment sanguin diversement coloré dans les parois vasculaires et les épithéliums des canalicules urinifères. En voici un exemple :

Pigmentation des reins et de plusieurs autres organes. Les reins en question sont volumineux et parsemés de taches noires (voy. obs. XXXII, p. 33). Une portion de l'un d'eux représentée pl. 33, fig. 7, offre une teinte jaune gomme-gutte disposée sous forme de stries au niveau de la substance corticale. La substance médullaire, moins colorée, est tachetée de noir. A un faible grossissement microscopique, on constate que les tubuli sont le siége de la coloration. A un grossissement plus fort, il est facile de reconnaître que cette coloration est l'effet de l'infiltration des épithéliums par un pigment jaune. Dans le sang, on trouve des cristaux d'hématoïdine, indice de la destruction d'un certain nombre de globules. Pl. 33, fig. 7, 7' et 7''.

L'intérêt de ce fait est tout entier dans l'altération des globules rouges du sang. Il est difficile de dire exactement quelle est la cause de cette altération, mais on peut au moins supposer qu'elle a une origine paludéenne. Quant à la pigmentation, elle n'est que l'effet de la modification du sang dont l'hématine pénètre sous forme de granulations dans les éléments des tissus.

TUBERCULOSE DES REINS ET DES VOIES URINAIRES.

De même que la plupart des viscères, les reins peuvent être affectés de deux formes distinctes de tuberculose. L'une, où ces organes sont le principal siége de l'altération tuberculeuse, commence par la vessie ou les uretères pour de là gagner les pyramides qu'elle altère peu à peu : c'est la tuberculose vraie et primitive des reins. L'autre, où des granulations tuberculeuses peu abondantes sont éparpillées dans le parenchyme rénal, mérite à juste titre la dénomination de tuberculose secondaire. La première de ces formes offre le plus grand intérêt clinique, et doit surtout nous occuper.

Obs. CCXIV. **Tuberculose primitive des voies urinaires et des reins. Granulations tuberculeuses des poumons.** — H..., âgée de quarante-six ans, faible et amaigrie, meurt trois jours après son admission à l'Hôtel-Dieu; elle présentait des phénomènes qui avaient conduit à diagnostiquer une méningo-encéphalite.

Pl. 38, fig. 3 et 3'. *Autopsie.* — Rien à noter dans l'apparence extérieure du cadavre ; intégrité du cerveau et de ses membranes. Infiltration des sommets des poumons par des granulations tuberculeuses miliaires ; congestion dans le reste de l'étendue de ces organes. Cœur non altéré ; tube intestinal normal ; foie et rate assez sains. La vessie a des dimensions ordinaires, sa muqueuse est parsemée de granulations tuberculeuses miliaires, dont quelques-unes sont ulcérées ou en voie d'ulcération. Ces granulations, que circonscrivent des vaisseaux nombreux et volumineux, sont fermes, grisâtres ou jaunâtres. Des granulations analogues se retrouvent en différents points de la muqueuse urétérale et notamment à sa partie supérieure, dans une grande partie du bassinet où existe en même temps une vive injection. L'un des deux reins, de volume normal, et dont la substance corticale est un peu jaune, offre au sommet des pyramides de Malpighi de petites excavations renfermant une matière molle, jaunâtre, composée de petites cellules rondes et de quelques cellules plus grosses et granuleuses. Cette matière, qui s'échappe en partie sur une coupe médiane, laisse voir des ulcères peu réguliers à fond bleuâtre (fig. 3). Au-dessus et dans le voisinage de ces ulcères, se rencontrent plusieurs granulations tuberculeuses. L'autre rein est occupé dans sa moitié supérieure par deux kystes d'un blanc jaunâtre, renfermant un magma caséiforme ; quelques-uns des calices correspondants sont oblitérés. Dans la moitié inférieure de ce même organe, les pyramides sont ulcérées ou complétement détruites ; la substance corticale, un peu atrophiée, est envahie par quelques granulations tuberculeuses, dont quelques-unes, ramollies, laissent voir à la coupe de petites excavations remplies par un magma caséeux. Ce magma est formé de granules moléculaires et de détritus cellulaires. L'utérus, les trompes et les ovaires ne sont pas altérés.

Une femme amaigrie présente des phénomènes qui donnent lieu de croire à une méningite, quand il n'existe qu'une altération des sommets des poumons et des reins. Cette dernière altération est caractérisée par la présence de granulations tuberculeuses disséminée à la surface de la muqueuse vésicale et des uretères, et par l'existence d'ulcères et de granulations analogues dans l'épaisseur de la plupart des pyramides. Une erreur fut donc commise dans ce cas, car les troubles cérébraux constatés pendant la vie n'étaient évidemment que des accidents urémiques, c'est-à-dire des phénomènes liés à une altération du sang consécutive à l'excrétion incomplète des urines. Cette erreur, qui n'est pas extrêmement rare, indique l'urgence d'un examen approfondi des reins chez tous les malades. Le fait qui suit prouve encore la nécessité de cet examen si l'on ne veut s'exposer à un diagnostic inexact.

Obs. CCXV. **Tuberculose primitive des reins et des voies urinaires.** — D..., âgée de quarante-sept ans, est admise à l'Hôtel-Dieu, le 30 octobre 1863, salle Saint-Antoine, n° 12 (service de M. Potain). C'est une femme qui a travaillé avec excès et qui aujourd'hui se trouve profondément débilitée et abattue. Depuis trois ans, elle perd ses urines ; elle attribue cette infirmité au chagrin que lui a causé la mort de son mari. Il y a deux mois qu'elle n'a pas eu ses règles, et depuis trois semaines elle est dans l'obligation de garder le lit. Le 1er novembre, langue sèche, ventre sensible, volumineux ; constipation, vomissements bilieux et alimentaires ; toux légère, sans expectoration, râles sonores dans les deux poumons ; rien au cœur. Les urines, décolorées, laissent un dépôt que l'examen microscopique nous apprend être formé de globules de pus, de corps granuleux et de cristaux phosphatiques. La malade éprouve des besoins d'uriner qui se répètent jusqu'à vingt fois et plus dans un jour, elle accuse de la douleur pendant la miction et cependant elle ne rend qu'une faible quantité d'urine. Traité par l'acide nitrique, ce liquide donne lieu à un précipité blanc un peu floconneux. La région des lombes n'est pas douloureuse ; l'épigastre est le siége de douleurs assez vives, et la malade se plaint d'une sorte de cercle incommode. (Chiendent, julep pectoral, eau de Seltz.) Le 2 novembre, persistance de la sécheresse de la langue et des vomissements, hoquet ; l'abdomen n'est pas météorisé et les garde-robes sont faciles. La main, profondément appliquée dans le flanc gauche, éprouve de la résistance et provoque de la douleur. L'utérus, examiné au spéculum dans la prévision d'un cancer, ne présente pas d'altération. Le pouls est augmenté de fréquence, il y a de la stupeur, et la physionomie rappelle celle de la fièvre typhoïde. (Bordeaux, cataplasmes.) Le 3 et le 4, même état. Le 5 novembre, l'aspect typhoïde persiste ; la malade vomit moins, mais elle a des selles liquides et verdâtres. Les poumons sont examinés avec soin, et l'on demeure convaincu que la toux est le résultat de la sécheresse de la gorge. Les urines, toujours louches et troubles, continuent de renfermer du pus. (Ipécacuanha 1 gr.). Le 6 novembre, selles nombreuses, abondantes, peu de vomissements, sécheresse de la langue, altération des traits, abattement et faiblesse de plus en plus considérables ; fréquence et petitesse du pouls. Le soir, parole entrecoupée, somnolence, coma, mort dans la nuit.

Autopsie. — Rien à noter dans l'habitude extérieure du cadavre, absence d'œdème. Le foie, peu volumineux, offre quelques adhérences assez lâches avec le diaphragme, et quelques autres plus intimes avec la rate ; la substance parenchymateuse est ferme et jaunâtre. La rate, augmentée de volume, ne paraît pas autrement altérée. La vessie, de petite dimension, contient à peine un œuf de poule. Les parois sont un peu épaissies, la muqueuse est inégale, partout ulcérée, ce qui lui donne un aspect granulé et quelque analogie avec des semelles de cuir rongées par des dents de rats (fig. 1'). Les uretères sont le siége de la même altération que la vessie. Le rein gauche se fait remarquer par un rétrécissement du bassinet et des calices, l'envahissement d'un grand nombre de pyramides par une matière molle, caséeuse, sorte de bouillie blanche qui n'est que la matière tuberculeuse ramollie ; à l'une des extrémités de cet organe, appendice kystique contenant une substance caséeuse constituée par des noyaux granuleux et des cristaux de cholestérine. Quelques dépôts tuberculeux isolés dans la substance corticale jaunâtre. Deux pyramides sont restées à peu près intactes. Le rein droit (fig. 1) est entièrement détruit, et réduit à sa fibreuse, et dans cette coque existe une faible quantité d'un liquide blanchâtre où se rencontrent des cellules granuleuses et des granulations graisseuses. L'estomac est plissé à son intérieur, et ses glandules, comme celles de la première portion du duodénum, sont hypertrophiées et saillantes. L'intestin grêle est à peu près sain, mais le cæcum est le siége d'une zone tuberculeuse ulcérée. L'utérus est normal, à part une légère hypertrophie de son col. Les plèvres sont libres, les poumons sont parsemés de taches noires pigmentaires et infiltrés de granulations miliaires tuberculeuses, assez abondantes dans les lobes supérieurs, mais très-rares dans les autres lobes. Les sommets des poumons sont le siége de cicatrices froncées ; plus bas, il existe plusieurs petites excavations. Le cœur, peu volumineux, est chargé de graisse à sa base. La cavité ventriculaire gauche est petite, ce qui indique une diminution dans la masse du sang ; les orifices et la substance musculaire cardiaques sont sains. Le cerveau n'est pas altéré ; toutefois ses cavités ventriculaires sont un peu larges et le liquide céphalo-rachidien est abondant.

Pl. 35, fig. 4 et 4. — **Pl. 36**, fig. 1, 1' et 1''.

Une femme dont la miction est fréquente et douloureuse, les urines peu abondantes, troubles et purulentes, succombe après avoir manifesté des symptômes qui ne sont pas sans analogie avec ceux d'une fièvre typhoïde ; elle a de plus des vomissements, du hoquet et meurt dans le coma. La vessie est petite, érodée sur presque toute l'étendue de sa face interne ; les uretères sont ulcérés, l'un d'eux est complétement oblitéré, et le rein correspondant se trouve réduit à une simple coque fibreuse multiloculaire. Le rein du côté opposé n'est pas, comme le précédent, totalement détruit, mais l'une de ses extrémités est transformée en un large foyer caséeux, et les pyramides ont subi une transformation analogue dans une grande partie de leur étendue. Dans ces conditions, on comprend que la sécrétion urinaire étant à peu près totalement abolie, il a dû en résulter pour la malade une intoxication qui s'est traduite par les accidents signalés et qui a déterminé la mort.

Ces deux faits, rapprochés, nous suffisent pour établir les caractères et l'évolution de la tuberculose primitive des voies urinaires. Nous voyons cette lésion marcher avec lenteur, débuter par des granulations disséminées de la vessie ou des uretères, atteindre les pyramides qu'elle détruit peu à peu des sommets à la base, et gagner ensuite la substance corticale qu'elle transforme en masses caséeuses de différent volume susceptibles de disparaître. Trop peu étudiée jusqu'ici, cette affection se traduit, après un certain temps, par un ensemble symptomatique qui ne diffère pas des accidents décrits sous le nom d'urémie; mais, à son début, il n'en est pas toujours de même. Chez une femme âgée de trente ans, que j'observai à l'hôpital de la Pitié en 1861, le symptôme à peu près unique de la tuberculisation des voies urinaires fut pendant longtemps une douleur des plus vives qui siégeait au col de la vessie, où elle gênait la miction et rendait le coït extrêmement pénible. La membrane muqueuse du canal de l'urèthre, celle de la vessie, des uretères, des bassinets et des calices, était semée de granulations et d'ulcères tuberculeux; les pyramides de Malpighi étaient, pour la plupart, affectées par les mêmes altérations. Le diagnostic de la tuberculose des reins n'est pas moins fort difficile à cause surtout du défaut habituel d'albuminurie. L'erreur que nous avons commise ne doit pas surprendre; elle montre les difficultés à vaincre et nous apprend que l'examen microscopique des urines peut aider à les franchir. L'examen des organes génitaux ne peut éclairer le médecin, car, même chez l'homme, la tuberculose de l'appareil génital et celle de l'appareil urinaire ont chacune leur indépendance.

OBS. CCXVI. **Phthisie granuleuse des poumons et des reins. Alcoolisme.** — H..., âgé de vingt-six ans, employé de commerce, est admis, le 16 juillet 1865, à l'Hôtel-Dieu, salle Sainte-Jeanne, nº 4. Depuis plusieurs années, il fait des excès d'eau-de-vie et d'absinthe; il tousse, s'amaigrit depuis quelques semaines, et s'est aperçu, il y a peu de jours, d'un œdème des membres inférieurs. Le 17 juillet, il est pris d'agitation, de délire et de tremblement des membres; on constate l'existence de quelques excavations au sommet des poumons. Dans la nuit, hallucinations, sueurs abondantes. Le délire continue; le 18, malgré l'emploi de l'opium, la langue se sèche. Le 19 au matin, embarras de la respiration, mort à onze heures.

Autopsie. — Légère bouffissure de la face et des paupières. Crâne et dure-mère sains, corpuscules de Pacchioni hypertrophiés. Opacité de l'arachnoïde à la convexité des hémisphères. Hypérémie cérébrale et dilatation des capillaires encéphaliques. Pas d'altération appréciable du bulbe et du cervelet, intégrité à peu près parfaite des muscles. Des granulations tuberculeuses miliaires sont disséminées dans les deux poumons, dont les sommets froncés sont le siége de plusieurs excavations; les bases sont assez fortement congestionnées. Le cœur, d'un volume normal, est recouvert de pelotons graisseux; ses valvules sont intactes et son tissu est peu altéré. Le foie est épais, jaunâtre et gras. La rate est un peu volumineuse. Les reins présentent çà et là, au sein de la substance corticale un peu décolorée, des granulations tuberculeuses jaunâtres dont quelques-unes commencent à se ramollir à leur centre. Coloration violacée à la base des pyramides. Les testicules sont petits, et il existe une altération granuleuse des épithéliums qui tapissent leurs canalicules.

Un jeune homme bien constitué, n'ayant aucun antécédent tuberculeux dans sa famille, est adonné depuis plusieurs années à des excès d'eau-de-vie et d'absinthe; il tousse, s'amaigrit, a les jambes œdématiées; puis survient un délire alcoolique qui l'emporte en moins de vingt-quatre heures. Ce fait, remarquable par les circonstances au milieu desquelles s'est développée la tuberculisation pulmonaire et par le syndrome qui est venu la compliquer et mettre fin aux jours du malade, nous apprend que la différence entre la tuberculose primitive et la tuberculose secondaire des reins consiste non-seulement dans la forme de l'altération, mais encore dans sa marche et ses indications pronostiques.

FIBROMES ET CARCINOMES DES REINS.

Les reins sont peu disposés aux productions néoplasiques; pourtant ces organes sont quelquefois le siége de carcinomes ou même de formations morbides moins mauvaises, telles que fibromes, lipômes, etc.

Obs. CCXVII. **Fibrome d'un rein et maladie de Bright. Impaludisme.** — P..., âgée de soixante-quatre ans, couturière, entrée à l'Hôtel-Dieu le 24 mai 1866, salle Saint-Bernard, n° 34 (service de M. Piorry), est une femme d'un embonpoint remarquable, qui se plaint de dyspnée et d'un œdème des membres inférieurs survenu dès le mois d'avril dernier. Auparavant, cette malade, sujette aux rhumes et aux érysipèles, avait subi une intoxication palustre. Râles sonores disséminés dans la poitrine. Foie augmenté de volume. Faible quantité de sérosité dans la cavité du péritoine. Les urines rendues sont abondantes; traitées par l'acide nitrique et la chaleur, elles donnent lieu à un précipité floconneux, caillebotté, qui remplit une grande partie de l'éprouvette. (Tartrate antimonié de potasse et sirop d'ipécacuanha). Cette médication, jointe à plusieurs purgatifs administrés les jours suivants, reste à peu près sans effet. Le 1er juin, l'anasarque a augmenté, les urines ont diminué de quantité, 600 grammes au plus sont rendues dans les 24 heures. Le 4 juin, étourdissements, céphalalgie avec exacerbation nocturne, quelques fourmillements et crampes dans les jambes, légère hyperesthésie, anéantissement, somnolence, nausées, saveur désagréable dans la bouche, soif, inappétence (lavement purgatif). Le 5 juin, amélioration. Le 6, vomissement de matières verdâtres. Du 7 au 10, urines toujours moins abondantes, pesanteur de tête, somnolence. Du 12 au 25 juin, la quantité d'urine est un peu plus considérable, elle arrive quelquefois à 800 grammes; bouche amère, nausées et vomissements. Le 27, la somnolence est plus marquée, et il y a par instants de l'agitation; le pouls est petit, fréquent; l'albumine est très-abondante. Même état le 28 et le 29. Le 30, à 5 heures du matin, la malade meurt tout à coup.

Autopsie. — Anasarque et ascite. Le foie, volumineux, est parsemé de taches pigmentaires; la vésicule contient six calculs en partie formés de matière colorante biliaire. La rate, molle et friable, a une coloration noirâtre due à une infiltration de pigment. Les reins, d'une longueur de 12 centimètres, offrent des taches noirâtres, multiples, à leur circonférence. Sur une coupe, la substance corticale est grise jaunâtre, tandis que les pyramides de Malpighi sont brunâtres et pigmentées; l'une de ces dernières présente dans son épaisseur une tumeur arrondie et blanchâtre du volume d'un pois, formée de fibres conjonctives et de quelques éléments nucléaires et cellulaires. Les canaux urinifères du voisinage sont atrophiés, ceux qui sont un peu plus éloignés renferment des épithéliums altérés et granuleux; la substance conjonctive de cette pyramide est un peu épaissie. — La membrane muqueuse de l'estomac, de teinte grisâtre, est le siége de plaques noirâtres disséminées plus abondamment sur la petite courbure. L'ovaire droit est occupé par un kyste peu volumineux renfermant un liquide sale, noirâtre. La paroi de l'utérus contient dans son épaisseur un corps fibreux du volume d'un œuf d'oie. Un polype muqueux est inséré à la face interne de cet organe. Les poumons sont crépitants, pigmentés, les bronches à peine injectées. Le cœur, un peu hypertrophié, renferme un sang liquide; l'endocarde est d'une teinte grisâtre ardoisée. Les cavités cérébrales contiennent une grande quantité de liquide céphalo-rachidien; la substance cérébrale n'est pas altérée. Pl. 36, fig. 2.

Une femme sur les habitudes de laquelle il nous a été difficile d'avoir des renseignements complets, mais qui n'était pas d'une parfaite sobriété, meurt après avoir présenté l'ensemble symptomatique désigné sous le nom d'urémie. A l'autopsie, nous constatons une altération profonde du tissu rénal et, en même temps, une petite tumeur blanchâtre fibreuse située dans l'épaisseur de l'une des pyramides. Quelquefois les tumeurs de cette nature sont multiples; dans un cas, j'ai vu un lipome occuper le même siège. — Les carcinomes des reins sont le plus souvent secondaires. Une observation rapportée plus haut (obs. XL, p. 44) est un exemple de sarcome mélanique secondaire, dont les éléments cellulaires, allongés et fusiformes, renferment un pigment noir abondant. Qu'il soit primitif ou secondaire, le sarcome, de même que le carcinome, se développe dans le stroma, étouffe peu à peu les éléments propres du rein, dont il prend la place. Le rein peut être aussi affecté d'épithéliome, mais il n'est pas bien certain que cette lésion y ait été observée à l'état primitif.

DÉGÉNÉRESCENCE KYSTIQUE DES REINS.

Nous avons fait mention plus haut des kystes qui accompagnent la néphrite interstitielle, et dont les tubuli et les glomérules de Malpighi sont le point de départ. Multiples et de petit volume, ces kystes sont constitués par une capsule à l'intérieur de laquelle se rencontre ordinairement, dès le début, un liquide trouble ou une substance colloïde et plus tard un liquide simplement séreux. Une autre variété des kystes du rein a pour siége plus habituel la base des pyramides. Ces kystes, peu nombreux, d'un volume qui varie depuis la grosseur d'un haricot jusqu'à celle d'une noix ou d'un petit œuf, ont un contenu liquide analogue à l'urine, l'un d'eux m'a présenté une fois des cristaux d'oxalate de chaux (fig. 32 *a*) et de leucine (fig. 32 *b*). Une troisième variété enfin mérite, par la multiplicité et le volume des kystes, le titre de dégénérescence ou transformation kystique des reins. Les organes affectés augmentent de volume; leur surface devient bosselée, inégale; la substance rénale s'atrophie et disparaît, de sorte qu'après un certain temps le rein est constitué par une agglomération de poches kystiques séparées par des cloisons fibreuses plus ou moins épaisses. Les faits qui suivent sont des exemples de cette dernière altération :

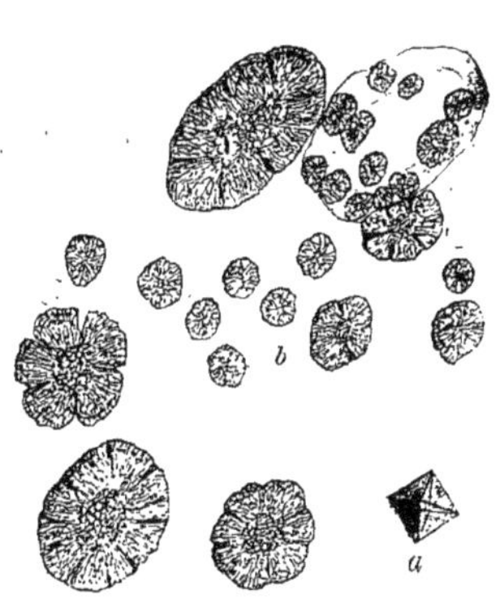

FIG. 32.

OBS. CCXVIII. **Dégénérescence kystique des deux reins et du foie. Lésions urémiques de l'estomac et des intestins. Albuminurie légère.** — M..., âgé de quarante-trois ans, frappeur, né à Saint-Denis, est admis pour la troisième fois à l'Hôtel-Dieu, salle Sainte-Jeanne, n° 23, le 2 mai 1864. Au mois de janvier de la même année, il passa quinze jours ou trois semaines dans la même salle, et comme il était porteur de boutons d'acné, on lui administra de l'iodure de potassium. A ce moment, il était somnolent à tel point que l'un de ses anciens camarades me dit qu'il dormait jusqu'à 20 heures par jour. Sorti pour aller passer quelque temps à Vincennes, il rentra peu après et fut placé salle Saint-Julien (service de M. Horteloup). Il avait alors un peu d'anasarque, mais il quitta de nouveau l'hôpital après un court séjour, et lorsqu'il y revint le 2 mai, c'était pour mourir trois jours plus tard. Il avait alors des vomissements, de la constipation, une dyspnée pénible avec respiration suspirieuse ; il était somnolent et dans un état de torpeur voisin du coma. Dans ces conditions, il fut pris par quelques personnes pour un alcoolisé. Toutefois, comme les urines un peu louches, traitées par l'acide nitrique et la chaleur, donnaient lieu à un précipité albumineux blanchâtre et non floconneux, on put croire aussi qu'il s'agissait d'accidents urémiques. Particularité digne de remarque, la secrétion urinaire était assez abondante pour qu'il fût possible au malade d'en fournir à plusieurs reprises pour l'examen. Avant la mort, la somnolence fit place à un coma profond accompagné d'une respiration stertoreuse.

Autopsie. — Le crâne est sain; quelques opacités apparaissent sur les méninges le long de la faux cérébrale. Ces membranes, un peu injectées, se détachent avec la plus grande facilité de la substance cérébrale, qui est ferme, blanchâtre et comme lavée; les artères cérébrales sont saines. Les poumons, parsemés de taches noires pigmentaires, présentent à leurs sommets deux ou trois masses tuberculeuses crétacées, au voisinage des quelles se rencontrent quelques granulations miliaires fermes et pigmentées, Œdème des parties déclives de ces mêmes organes. Légère tuméfaction des replis arythéno-épiglottiques. Le corps thyroïde renferme plusieurs kystes dont l'un a sa paroi calcifiée. Le péricarde est sain, le cœur est chargé, à sa base, de pelotons adipeux. La paroi ventriculaire gauche, hypertrophiée, mesure 15 et 22 millimètres en épaisseur. Les orifices et les valvules sont intacts à gauche et à droite. La rate est légèrement pigmentée dans sa partie la plus déclive. Le foie, un peu gras, mesure 28 centimètres dans son plus grand diamètre. Sa capsule est transparente, et on aperçoit sur ses deux faces de cinquante à soixante petits kystes de 1 à 2 centimètres d'étendue, à peine saillants. A la coupe, le parenchyme hépatique est parsemé de cavités kystiques capables de contenir une lentille ou une petite noisette. Ces kystes, moins nombreux dans la profondeur qu'à la périphérie de l'organe, sont disséminés au milieu des éléments propres du foie peu modifiés. Les deux reins sont augmentés de volume et mesurent en hauteur, celui de gauche 24 centimètres, celui de droite 23. Ils ont l'un et l'autre l'apparence d'une grappe de raisin, ce qu'ils tiennent de leur transformation en poches kystiques plus ou moins grosses, variant depuis le volume d'une lentille jusqu'à celui d'une noisette ou d'un petit œuf. Ces kystes ont un contenu transparent ou opaque, brunâtre, rosé ou verdâtre, dans lequel l'examen microscopique révèle la présence assez générale de cellules granuleuses, d'hématosine et de cholestérine; une trame fibreuse, dans l'épaisseur de laquelle il est difficile de retrouver des canalicules urinifères, les sépare les uns des autres. Les uretères sont diminués de volume, la vessie est large, dilatée, et la tunique musculeuse est épaissie, du moins vers sa base; les vésicules séminales contiennent un liquide verdâtre; les testicules sont petits. L'estomac est large, ses parois sont épaissies; sa muqueuse, parsemée de replis saillants grisâtres ou noirâtres et de glandules hypertrophiées, est en même temps le siége de plusieurs plaques d'injection, et recouverte d'un mucus épais et filant à réaction neutre. La membrane muqueuse de l'intestin offre une teinte ardoisée et l'hypertrophie d'un certain nombre de ses glandules; elle n'est nulle part ulcérée.

Pl. 35, fig. 1, 1' et 1''.

Un homme robuste, venu à l'hôpital à plusieurs reprises, dans le but de s'y faire soigner d'un affaiblissement progressif avec obtusion des facultés intellectuelles et somnolence, a comme lésion principale des kystes séreux multiples du foie et une augmentation du volume des reins, dont la substance propre se trouve remplacée par des kystes de la grosseur d'un noyau de cerise à celle d'un œuf. Ces kystes, dont la membrane d'enveloppe est transparente, sont circonscrits par le stroma fibreux épaissi du rein. Leur contenu séreux renferme des éléments cellulaires altérés, de l'hématosine, des cristaux de cholestérine, etc. Semblable altération se rencontre dans le fait qui suit :

Obs. CCXIX. **Dégénérescence kystique des deux reins. Urémie.** — G..., terrassier, âgé de cinquante ans, homme grand et robuste, est transporté, après une chute qu'il venait de faire, dans le service chirurgical de M. Jobert de (Lamballe), à l'Hôtel-Dieu. Une simple plaie de jambe n'empêche pas ce malade de se lever chaque jour et de se promener dans la salle. Mais le sixième jour après son entrée à l'hôpital, il est pris de subdélirium, puis d'un état comateux qui progresse jusqu'à la mort arrivée quatre jours plus tard, le 13 juin 1863.

Autopsie. — Absence d'œdème; crâne normal. Dans la substance blanche cérébrale, à la partie externe du corps strié droit, existe un foyer sanguin enkysté, du volume d'une amande. Poumons œdématiés, cœur hypertrophié à gauche, sans altération des fibres musculaires. Quelques plaques athéromateuses se rencontrent à la surface de l'aorte qui est un peu dilatée. Foie et rate intacts. Muqueuse stomacale épaissie, ardoisée, parsemée de nombreux replis saillants et enduite d'un mucus épais et visqueux à réaction nettement alcaline. État peu différent de la muqueuse intestinale; des matières jaunes liquides, dispersées dans l'intestin renferment en abondance des granulations graisseuses, des cellules d'épithélium cylindrique en voie d'altération. Les reins sont d'un volume considérable. Le droit, qui est le plus gros, fait saillir le foie en avant et vient toucher à la paroi abdominale antérieure, en sorte qu'il est facile de le sentir à travers cette paroi et de saisir ses bosselures et ses inégalités; il pèse 1525 grammes. Par sa forme extérieure, il a de l'analogie avec une grappe de raisin, et est formé de kystes arrondis pressés les uns contre les autres, d'un volume qui varie depuis la grosseur d'un pois jusqu'à celle d'une grosse noix; ces kystes ont des parois transparentes et contiennent, les uns un liquide clair, les autres un magma épais jaunâtre ou brunâtre formé de globules sanguins, de cristaux de cholestérine, de granulations graisseuses et de cellules volumineuses avec noyau central. Quantité de liquide s'échappe des reins, à la coupe, et les kystes béants apparaissent disséminés au sein d'une trame fibreuse où l'œil nu n'aperçoit plus trace de substance rénale, excepté au niveau des pyramides. L'artère rénale a ses parois épaissies et son calibre dilaté.

L'altération rénale ne diffère pas dans ces deux cas; les symptômes y ont la plus grande analogie, et la mort y est précédée de somnolence, de coma, en un mot d'accidents analogues ou identiques avec ceux qui se montrent dans le cours de la maladie de Bright. De même que la néphrite interstitielle et la stéatose des reins, la dégénérescence kystique se traduit fréquemment aussi par de la diarrhée et des vomissements opiniâtres. Ce fait ne doit pas nous surprendre, puisque, à l'instar de ces deux dernières affections, elle met obstacle à l'élimination des principes excrémentitiels des urines.

Les kystes, dans cette dégénérescence, ainsi qu'il semble résulter de l'examen de leur contenu et de leurs parois, ont encore pour point de départ les glomérules de Malpighi et les canalicules urinifères. Les épithéliums de ces parties s'infiltrent d'une substance colloïde qui les détruit, mais en même temps le glomérule ou le canalicule se dilate; sa paroi sécrète un liquide séreux, plus tard du sang s'épanche dans la cavité du kyste et lui donne une coloration particulière. Ce mode de formation ne diffère pas essentiellement de celui des kystes du corps thyroïde.

CYSTITES.

Les cystites ont pour siége plus spécial, tantôt le revêtement épithélial de la muqueuse, tantôt la trame conjonctive de la paroi vésicale : ce sont, dans le premier cas, les cystites catarrhales ou épithéliales ; dans le second, les cystites interstitielles ou conjonctives. Ajoutons que ces deux genres d'altération sont souvent réunis.

Obs. CCXX. **Cystite consécutive à l'hypertrophie de la prostate. Hydronéphrose.** — G..., journalier, âgé de cinquante-neuf ans, est admis le 1er mars 1866 à l'Hôtel-Dieu, salle Sainte-Agnès, n° 18 (service de la clinique), dans un état de profond coma. Il expire le lendemain, au moment de la visite du matin.

Autopsie. — Le cadavre ne présente pas trace d'infiltration œdémateuse. Le cerveau est simplement pâle et anémié. Les poumons et le cœur sont intacts. Le foie et la rate ne sont pas altérés ; il n'en est pas de même des organes urinaires. La prostate est augmentée de volume, principalement au niveau de son lobe moyen, qui fait, en avant, une saillie de plus d'un centimètre. Résistant, élastique, ce lobe par son siége rétrécit l'orifice uréthral ; aussi l'émission des urines est-elle gênée depuis longtemps. Il entre dans sa constitution une trame conjonctive épaisse, des cellules allongées qui nous ont paru avoir les caractères des fibres-cellules (fig. 6'). Les parois de la vessie sont hypertrophiées, et la muqueuse, épaissie et injectée, est en même temps parsemée de quelques taches hémorrhagiques. Les uretères et les bassinets, dilatés par la rétention de l'urine, sont tapissés par une muqueuse grisâtre et injectée. Les pyramides sont refoulées et atrophiées, en sorte qu'il semble que les reins soient tout entiers composés par la substance corticale, qui est elle-même atrophiée et indurée. La membrane muqueuse de l'estomac et des intestins est recouverte d'un mucus épais et gluant, de teinte un peu grisâtre. Pl. 36, fig. 6 et 6'.

Un homme est depuis longtemps atteint d'une affection vésicale à laquelle il succombe le lendemain de son entrée à l'hôpital. L'orifice de la vessie est fermé par une tumeur ferme, saillante, qui contient des éléments musculaires et qui forme une sorte de lobe moyen à la prostate. La cavité vésicale située derrière cet obstacle est dilatée ; ses parois sont épaissies et sa muqueuse est grisâtre ardoisée, avec taches brunâtres ecchymotiques. Une lésion analogue existe dans le fait suivant :

Obs. CCXXI. **Hypertrophie de la prostate et rétention d'urine. Cystite.** — M..., âgé de soixante-quatre ans, journalier, admis le 7 août 1860 à l'hôpital de la Pitié, salle Saint-Paul, n° 46, service de M. Marrotte, est un individu amaigri et cachectique, répondant à peine aux questions qu'on lui adresse. Ce malade ne localise aucune souffrance, ce qui ne manque pas d'obscurcir le diagnostic de l'affection qui l'épuise. Les organes thoraciques ne présentent aucun désordre, le foie ne déborde pas, la rate n'est pas volumineuse, mais l'abdomen est météorisé et le malade a ordinairement de trois à cinq selles verdâtres par jour. Les urines sont troubles et renferment une faible quantité de pus. Devant ce dernier phénomène, l'idée d'une péritonite tuberculeuse, qui s'était présentée tout d'abord, dut disparaître pour faire place à celle d'une affection primitive de la vessie avec lésion secondaire des reins. En effet, le malade s'affaiblit rapidement au fur et à mesure que la diarrhée augmente d'intensité, et le 24 août il meurt après avoir eu quelques vomissements, mais sans troubles cérébraux bien notables

Autopsie. — Le cerveau, les poumons et le cœur ne sont pas altérés ; ce dernier organe ne renferme qu'une faible quantité de sang liquide. Le foie et la rate sont à peu près intacts. La vessie est distendue par une urine trouble, purulente ; le lobe moyen de la prostate est saillant et hypertrophié en même temps que l'un des deux lobes latéraux. La muqueuse vésicale est grisâtre, ardoisée, épaissie, la couche musculeuse est hypertrophiée. Les uretères et les bassinets sont dilatés. Les pyramides sont effacées, et le parenchyme des reins, tassé et refoulé vers la circonférence de ces organes, est tacheté de jaune et de brun. La muqueuse stomacale est parsemée de taches brunâtres ou rougeâtres, un peu épaissie et couverte d'une substance visqueuse verdâtre. La membrane muqueuse de l'intestin grêle est épaissie ; le gros intestin a sa face interne semée de taches brunâtres d'autant plus abondantes qu'on approche davantage du rectum ; il est le siége d'ulcérations nombreuses peu étendues, arrondies et taillées comme à l'emporte-pièce, dont quelques-unes sont en voie de cicatrisation. La couche épithéliale a disparu dans la plus grande étendue de cet intestin.

Un malade s'épuisait peu à peu et n'accusait pour tout désordre qu'une simple diarrhée ; il avait des urines purulentes, et dans les derniers jours de sa vie, il fut pris de vomissements et de coma. Le lobe moyen de la prostate, hypertrophié, faisait une saillie notable qui, mettant obstacle au cours de urine, avait certainement contribué à altérer la vessie. Les parois de ce réservoir étaient épaissies, et sa muqueuse offrait une teinte grisâtre et ardoisée. Le parenchyme des reins, comprimé par la rétention de l'uretère, était atrophié. La membrane muqueuse de l'estomac et des intestins présentait les altérations de l'urémie, qui ne font jamais défaut dans les affections profondes des reins.

OBS. CCXXII. **Cysto-urétérite et calculs de la vessie. Excès de boissons, stéatose de plusieurs organes.** — D. V..., artiste peintre, âgé de cinquante-cinq ans, descendant d'une grande famille de Bretagne, a eu une existence malheureuse qu'il a cherché à adoucir en s'adonnant aux alcooliques. Admis à l'Hôtel-Dieu, salle Sainte-Jeanne, n° 17, le 8 février 1864, il répond à nos questions avec un mauvais vouloir ; il est triste, maussade, affaibli, et pourtant il ne paraît présenter de lésion sérieuse d'aucun organe. Il n'a pas d'appétit et se plaint de vomituritions, d'agitation la nuit, de soubresauts des tendons. Ses urines, un peu albumineuses, sont en même temps purulentes, et la miction est douloureuse (bain). Le 9 et le 10, quatre-vingt-quatre pulsations, langue humide. Le 11, parole embarrassée, miction involontaire (trois sangsues à chaque apophyse mastoïde). Le 12, calme relatif, urines plus épaisses. Le 13, diarrhée, abattement plus considérable, état subcomateux. Mort dans la journée.

Pl. 36, fig. 4, 4' et 4'. *Autopsie.* — Absence d'œdème sous-cutané, mais finesse et blancheur de la peau, raideur cadavérique. La vessie, dont les dimensions sont assez normales, présente un épaississement marqué de toutes ses tuniques, notamment de la tunique musculaire ; aussi sa surface interne est-elle semée de colonnes charnues plus ou moins épaisses ; sa membrane muqueuse, de teinte grisâtre ou rougeâtre, laisse apercevoir des taches ecchymotiques multiples, situées principalement dans le tissu sous-muqueux. Elle présente, au niveau de son bas-fond, deux calculs d'un blanc rougeâtre, à surface lisse et régulière. Ces calculs sont très-durs et formés d'acide urique. La prostate est hypertrophiée. La membrane muqueuse des uretères et des bassinets injectée présente sur quelques points de petites végétations, dont un certain nombre, arrondies et vasculaires, renferment une sérosité à peine trouble. Les reins, de volume normal, laissent voir plusieurs petits kystes à leur périphérie et dans l'épaisseur des pyramides. Leur parenchyme, jaunâtre et comme lardacé, est assez ferme ; il contient des glomérules, qui pour la plupart sont intacts, et des canicules dont les épithéliums sont généralement infiltrés de granulations grisâtres et d'un petit nombre de granulations graisseuses. (Pour plus de détails, voyez obs. LXXXII, p. 104.)

Un malade meurt après avoir présenté des accidents qui se rapportent à l'urémie. Ses reins sont altérés, et sa vessie enflammée renferme deux calculs assez durs, rougeâtres et formés d'acide urique. La membrane muqueuse de cet organe est injectée, épaissie, semée de taches brunâtres ecchymotiques, et infiltrée de globules purulents ; celle des uretères et des bassinets est, de plus, le siége de petites végétations kystiques. Dans quelques circonstances, ces derniers organes sont plus gravement compromis, c'est lorsque des calculs viennent à séjourner dans les bassinets, comme dans l'exemple ci-dessous :

OBS. CCXXIII. **Pyélite calculeuse et pneumonie caséeuse.** — P..., âgé de vingt-neuf ans, domestique, est admis, le 7 juillet 1860, à l'hôpital de la Pitié, salle Saint-Athanase, nº 39. Homme robuste, quoique amaigri, il accuse, dans la région des flancs, des douleurs qui se prolongent sur le trajet des uretères, et rend des urines purulentes. Jusqu'en janvier 1861, époque où je fus appelé à le suivre, ce malade continua de présenter du pus dans ses urines et de s'amaigrir. A partir de ce moment, chaque soir il est en proie à une fièvre hectique; sa peau, sèche et écailleuse, revêt peu à peu une teinte bronzée, noirâtre; ses urines, épaisses et peu abondantes, renferment une quantité de plus en plus grande de pus. Atteint de diarrhée, de toux et des signes d'une phthisie pulmonaire, il meurt le 2 février 1860.

Autopsie. — Le rein gauche, est circonscrit par un tissu induré, grisâtre, ardoisé, qui rend son extraction difficile; son volume est augmenté, sa consistance est molle, sa forme aplatie, sa surface blanchâtre et décolorée. L'uretère et le bassinet correspondants dilatés, renferment un pus filant et visqueux. Le bassinet contient de plus un calcul allongé, se prolongeant dans la plupart des calices (fig. 33 *o*). Ce calcul, ainsi moulé sur la cavité du bassinet, est solide, ferme, gris jaunâtre, principalement constitué par de l'acide urique. Le rein gauche est peu volumineux, décoloré et jaunâtre. La vessie est large, sa muqueuse est injectée dans une grande étendue, surtout vers les orifices des uretères. Au niveau du bas-fond, elle présente de petites saillies enkystées, dues à la rétention d'un liquide dans quelques-unes de ses glandules. Les capsules surrénales ne sont pas altérées. Le foie est un peu gras, la rate est volumineuse et molle. Le cœur est flasque; les lobes supérieurs des poumons sont parsemés de petites masses caséeuses. Le cerveau n'est pas examiné.

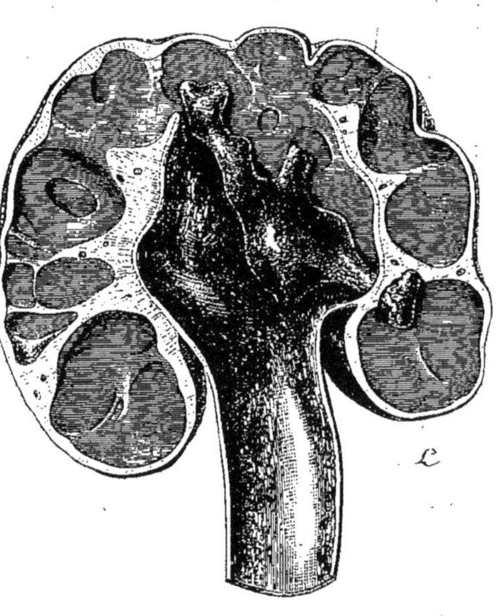

FIG. 33.

Un homme dont les urines étaient depuis longtemps purulentes tombe dans un état d'émaciation extrême et succombe. On constate la présence d'un calcul volumineux dans le bassinet du rein droit. La membrane muqueuse qui tapisse ce bassinet, les calices et l'uretère correspondant sont en pleine suppuration. Ce cas nous fait connaître les désordres matériels causés par le séjour prolongé des calculs dans le bassinet et les calices. Comme dans l'observation précédente, il s'agit ici d'un calcul d'acide urique; mais beaucoup d'autres substances peuvent entrer dans la composition des concrétions calculeuses de la vessie et des reins, ce sont principalement l'oxalate et le phosphate de chaux, le phosphate ammoniaco-magnésien et la cystine.

Aux causes mentionnées de cystite, savoir : la présence de calculs, le séjour prolongé de l'urine dans la vessie, il faut ajouter encore la décomposition de ce liquide chez les individus paralysés ou frappés d'atonie du réservoir urinaire. Dans tous ces cas, la cystite se fait remarquer par l'injection, l'épaississement de la muqueuse vésicale et la production de globules purulents. Le fait qui suit se caractérise, non plus par la suppuration de la muqueuse, mais par une hypertrophie des papilles et l'obstruction des glandes avec formation kystique.

OBS. CCXXIV. **Cystite et uretérite végétantes. Pneumonie suppurée.**—M..., âgée de soixante-cinq ans, couturière, entre à l'Hôtel-Dieu, salle Saint-Antoine, n° 5 (service de la clinique), le 4 avril 1864, dans un état d'agonie qui se prolonge pendant vingt-quatre heures. Elle meurt, sans qu'il ait été possible d'avoir le moindre renseignement sur sa maladie.

Pl. 36, fig. 3 et fig. 5. *Autopsie.* — Le cerveau est sain. Le poumon gauche est libre et non altéré; le poumon droit, adhérent à la paroi thoracique, est le siége d'une hépatisation grise blanchâtre, occupant ses lobes supérieur et moyen. Le cœur, peu modifié, renferme des caillots sanguins, mi-partie fibrineux. Le foie est volumineux, la rate normale. La vessie est un peu agrandie. Sa muqueuse, injectée et rouge, présente, dans le voisinage de l'orifice vésical surtout, des végétations du volume d'un grain de millet ou d'un pois (fig. 3), qui, pour la plupart, contiennent une faible quantité d'un liquide un peu louche et d'abondantes granulations moléculaires. Les uretères, larges et injectés, offrent des végétations kystiques un peu plus volumineuses, mais du reste semblables à celles de la muqueuse vésicale; ces petites tumeurs, dont l'une est représentée en *a* figure 5, sont pédiculées et parcourues par de nombreuses ramifications vasculaires. Les bassinets et les calices sont dilatés et tapissés par une membrane muqueuse grisâtre. Les pyramides de Malpighi sont atrophiées à leurs sommets. La surface extérieure des reins, inégale, présente de larges dépressions au niveau desquelles le parenchyme est violacé et rougeâtre; la substance corticale est atrophiée.

Dans ce fait, la membrane muqueuse vésicale, injectée, est le siége de saillies papillaires, de points vésiculeux analogues à des sudamina, et dus à la distension de ses glandes par leur produit de sécrétion. Les uretères présentent de petits kystes qui paraissent avoir leur origine dans une végétation papilliforme, ainsi que cela existe dans l'observation CCXII. Quoique peu différente des inflammations vésicales causées par la rétention de l'urine ou la présence de calculs, cette cystite doit cependant en être distinguée. Ainsi, les exemples de cystite rapportés ci-dessus suffisent pour montrer qu'il en est des inflammations de la vessie comme de celles de la plupart de viscères, et qu'elles manifestent des dissemblances en rapport avec leur cause originelle.

CARCINOMES DE LA VESSIE.

Le carcinome de la vessie est le plus souvent secondaire, et le fait de l'extension d'une lésion des organes voisins, notamment de l'intestin ou de l'utérus. Un exemple de cette propagation nous est fourni par l'observation CCII, page 327. Lorsque la vessie est primitivement lésée par le cancer, celui-ci y revêt l'une ou l'autre des formes décrites, et notamment la forme encéphaloïde ou squirrheuse. L'observation suivante est un exemple de la forme colloïde, qui est relativement rare.

OBS. CCXXV. **Carcinome colloïde avec hypertrophie papillaire de la muqueuse vésicale. Hydronéphrose et néphrite consécutives.** — G..., âgée de soixante-cinq ans, couturière, est admise à l'Hôtel-Dieu, salle Saint-Bernard, numéro 3 (service de la clinique), le 28 mai 1866. C'est une femme bien constituée, mais qui est souffrante depuis longtemps. Elle est complétement sourde et dans l'impossibilité de nous donner des renseignements exacts sur le début de son affection; elle raconte toutefois qu'elle croit avoir la pierre et demande qu'on l'en débarrasse. Le toucher vaginal ne dénote qu'un simple épaississement des parois vésicales. Le canal de l'urèthre est enflammé, et la malade éprouve de grandes douleurs en urinant. Les urines sont troubles et purulentes. La langue est sèche, l'appétit est nul, et il y a de fréquents vomissements. Je diagnostique une cystite suppurée, me réservant sur la possibilité d'une lésion organique de la vessie (injections dans la vessie). Dans la nuit du 3 au 4 juin, cette malade est agitée, elle se lève, tourmente ses voisines. Le matin, ses extrémités sont froides, ses traits tirés, ses narines pulvérulentes, ses pommettes injectées et sa langue couverte d'un enduit épais et visqueux; elle a des garde-robes liquides blanchâtres, qui renferment d'abondants débris d'épithélium. Jointe à l'habitude extérieure de la malade, peu différente de la physionomie des cholériques, cette diarrhée blanche eût pu conduire à diagnostiquer un choléra, sans l'affection des voies urinaires. Du reste, hyperesthésie et hyperalgésie cutanées, respiration pénible, soif très-vive (glace, thé, rhum). Le 4, miction involontaire, urines purulentes et albumineuses, agitation et délire nécessitant la camisole de force. Le 5 au matin, refroidissement des extrémités et coma qui persiste jusqu'à cinq heures du matin où la mort a lieu.

Autopsie. — Le cadavre est très-amaigri, non œdématié; les os sont un peu mous, les côtes se tranchent facilement au couteau. Située derrière la symphyse pubienne, la vessie est arrondie, ferme, revenue sur elle-même à tel point que sa cavité peut au plus contenir un œuf. Sa paroi antérieure est épaissie, sa muqueuse est pâle et décolorée, sa tunique musculaire hypertrophiée donne lieu à des colonnes charnues plus ou moins épaisses. Le bas-fond de cet organe, recouvert d'un sédiment blanchâtre, induré et épaissi, présente à sa face interne, qui est fortement injectée, des inégalités nombreuses, sorte de végétations molles et fongueuses, composées d'excroissances papillaires disposées sous forme de masses plus ou moins étendues. Le fond de ces masses est constitué par une substance homogène, transparente, assez ferme d'apparence, gélatineuse, renfermée au sein de larges alvéoles circonscrites par des houppes capillaires riches en vaisseaux. Ces masses carcinomateuses obstruent presque entièrement les orifices des uretères et la partie de ces canaux contenue dans la paroi vésicale. Les uretères et les bassinets sont dilatés; les reins sont petits, la substance corticale est jaunâtre, indurée (néphrite secondaire). L'ovaire droit est sain, l'ovaire gauche altéré, a le volume d'un œuf de pigeon. L'utérus est intact. L'estomac est rétréci vers sa partie moyenne; sa muqueuse est épaissie, de teinte grisâtre ardoisée avec pointillé noirâtre. Hypertrophie manifeste des glandules et de la tunique musculeuse dans la région pylorique; la paroi stomacale, en ce point, mesure environ un demi-centimètre d'épaisseur. L'épithélium des glandes est granuleux, réduit par places en une fine poussière grisâtre; un pigment noirâtre infiltre à la fois la trame et les glandes. Coloration ardoisée de la muqueuse duodénale, teinte grisâtre de l'intestin grêle, hypertrophie des glandes de cet intestin, points hémorrhagiques ou pigmentaires aux sommets des valvules conniventes. Altération moindre du gros intestin. Le pancréas est petit, ferme, granuleux. Le foie adhère en partie au diaphragme. Le cœur est normal, des plaques jaunes existent à la surface de l'aorte et des valvules du cœur. Adhérences pulmonaires, dilatations multiples des bronches. Cerveau pâle, anémié.

Pl. 38, fig 7 et 7'.

Une lésion qu'il importe de rapprocher du carcinome, à cause de sa gravité, est la tumeur papillaire ou fongus de la vessie. Cette altération est constituée par des villosités minces, allongées de un à plusieurs centimètres, et implantées sur la muqueuse vésicale. Groupées de façon à produire une tumeur qui, semblable à une algue, flotte dans l'urine, ces villosités sont formées de tissu conjonctif et de vaisseaux abondants; de plus, elles sont recouvertes d'une couche épithéliale. C'est ainsi, du moins, qu'elles se sont présentées dans le fait suivant soumis à mon observation.

OBS. CCXXVI. **Fongosités vésicales. Hématurie.** — S..., âgé de cinquante-deux ans, brocanteur, entré le 7 juillet 1860 à l'hôpital de la Pitié (salle Saint-Paul, n° 7, service de M. Marrotte), est un homme bien constitué, mais profondément affaibli; il a un souffle au premier temps du cœur et présente un léger œdème des membres inférieurs. Venu à l'hôpital pour une hématurie qui se prolonge depuis quinze jours et qui lui a fait perdre une assez grande quantité de sang, il accuse de la douleur au-dessus de la symphyse pubienne et dans la région des reins; il a des envies fréquentes d'uriner et une miction pénible, douloureuse. Je pratique le cathétérisme sans difficulté, et je constate que la vessie, où existe une faible quantité de liquide sanguinolent, permet difficilement de mouvoir une sonde dans sa cavité, d'où je conclus que cette cavité doit être rétrécie par une formation fongueuse, irrégulière. Le lendemain, le malade ne peut uriner, et l'interne de garde, appelé, fit deux fausses routes avant d'arriver dans la vessie. Le 10, état subcomateux, faiblesse extrême; mort dans la nuit.

Autopsie. — La vessie fait saillie dans l'excavation pelvienne; ses parois sont épaissies et grisâtres; sa face interne est semée de dépressions plus ou moins profondes, séparées par des saillies allongées, analogues aux colonnes charnues du cœur (vessie à colonnes). Sur son bas-fond sont implantées de nombreuses végétations saillantes dont l'ensemble forme une sorte de champignon extrêmement vasculaire. Chacune de ces végétations est formée d'une substance conjonctive tapissée par des cellules épithéliales, et reçoit de la muqueuse un ou plusieurs vaisseaux sanguins très-larges et tout à fait propres à favoriser les hémorrhagies. Dans le voisinage de cette tumeur se trouve un caillot sanguin. Quoique les orifices des uretères ne soient pas sensiblement modifiés, pourtant les uretères, les calices et les bassinets sont dilatés. A leur surface, les reins sont le siége de kystes multiples et de dépressions légères; leur parenchyme est anémié, jaunâtre, ce qui tient à un faible degré d'altération graisseuse des épithéliums qui tapissent les canalicules. La rate, volumineuse, est couverte d'une sorte de carapace cartilaginiforme résultant d'un épaississement de la capsule fibro-séreuse; elle se réduit facilement en bouillie sous les doigts qui la pressent. De consistance ferme, le foie est partout normal, à part un point où se trouve une petite tumeur blanchâtre, du volume d'une noisette, qui, à l'incision, laisse écouler un suc blanc, dans lequel on constate la présence de cellules allongées, fusiformes, analogues à celles des végétations de la vessie. Le cœur, surchargé de graisse, a ses cavités dilatées; il présente un léger degré d'épaississement du bord libre de la valvule mitrale et des bords adhérents des valvules aortiques. L'aorte et l'artère pulmonaire ne paraissent pas altérées; les poumons sont sains; le cerveau n'a pu être examiné.

Ce cas nous fait connaître une altération des plus sérieuses, malgré une certaine apparence de bénignité. Sans réagir d'une façon notable sur la santé générale, cette affection engendre en effet des hémorrhagies rebelles et presque toujours mortelles. Il importe donc que l'attention du médecin soit éveillée sur la possibilité d'une lésion de ce genre toutes les fois qu'il se trouve en présence d'une hématurie persistante et tenace; mais il faut savoir aussi que le cathétérisme pratiqué en pareil cas est souvent une chose grave. Notre fait en est un exemple; la sonde que nous avons introduite dans la vessie n'a pas manqué de déchirer les vaisseaux délicats des fongosités et d'amener une hémorrhagie qui a obstrué le col de la vessie et nécessité un nouveau cathétérisme. Souvent alors le cathétérisme devient impossible, et par suite le malade ne tarde pas à succomber. Semblable altération a été constatée par moi dans deux autres cas, une fois chez un homme âgé de quarante-quatre ans, mort à la Pitié, et une autre fois chez une jeune femme de trente-deux ans, décédée à l'Hôtel-Dieu. Dans l'un et l'autre cas, l'hématurie, avec ses conséquences, fut le symptôme dominant; elle dura de cinq à six mois et était accompagnée de gêne de la miction.

De cette observation je rapproche un autre fait, où, à première vue, on aurait pu croire à une dégénérescence kystique, tandis qu'il s'agissait de simples excroissances de la muqueuse des uretères, des bassinets et des calices qui, peu à peu, sont parvenues à produire l'atrophie complète du parenchyme des reins.

Obs. CCXXVII. **Excroissance des bassinets et des calices formant une volumineuse tumeur du rein gauche.** — P..., âgée de soixante-quatre ans, admise à l'Hôtel-Dieu le 11 juillet 1863, est une femme dont la physionomie est décolorée, pâle, la peau fine et comme satinée. Il y a environ cinq mois, cette malade s'est aperçue de la présence d'une tumeur située dans la région du flanc gauche. Cette tumeur s'est accrue peu à peu et a fini par acquérir son volume actuel, qui est celui d'une tête d'enfant irrégulière et bosselée. Elle est manifestement fluctuante en quelques points, ce qui conduit à diagnostiquer un kyste du rein. La fonction urinaire est peu troublée, le rein opposé n'a du reste rien de particulier. Les grandes fonctions s'exécutent, à part toutefois les fonctions de la digestion et de la nutrition. Aussi la malade s'affaiblit de plus en plus, tombe dans le marasme et meurt le 10 août 1863.

Autopsie. — Le rein droit est sain, mais hypertrophié. Le rein gauche, du volume d'une tête d'adulte, un peu allongé suivant son grand diamètre, est le siége de nombreuses bosselures dont quelques-unes sont manifestement fluctuantes. La capsule de ce rein, distendue, épaissie, englobe toute cette masse, qui se trouve constituée, comme le démontre une coupe perpendiculaire, par une substance molle, diffluente, analogue à une gelée blanche plus ou moins épaisse. Cette substance est contenue dans des cavités ou loges qui communiquent entre elles et ne sont que les calices ayant acquis des dimensions colossales. A la périphérie de la tumeur, se rencontrent quelques débris du parenchyme rénal, des glomérules et des tubuli. L'uretère est dilaté et comblé par des végétations qui ont un centimètre environ de circonférence et plusieurs centimètres de longueur. Ces végétations ont leur point d'implantation sur la muqueuse, elles sont couchées dans l'uretère dont elles ont pour ainsi dire pris la forme. De teinte rouge violacée, elles sont formées d'une substance conjonctive molle, vasculaire, recouverte d'une couche épithéliale. Le bassinet et les calices, dilatés, renferment presque toute la masse de la tumeur, et il n'y a pas à douter que celle-ci n'ait pour origine les excroissances de la muqueuse de ces parties. La vessie est saine. La membrane muqueuse de l'intestin est grisâtre, peu vasculaire. Les autres organes sont peu ou pas altérés.

Une femme présente une tumeur volumineuse du rein gauche qui a la plus grande ressemblance avec une dégénérescence kystique ou cancéreuse. Un examen attentif apprend que cette tumeur est formée par des excroissances papillaires développées à la surface interne des calices et des bassinets, et analogues à celles qui se rencontrent quelquefois dans la vessie, car l'uretère est encore obstrué par des excroissances de même nature. Ainsi, par leur développement incessant et considérable, ces excroissances ont peu à peu refoulé et atrophié le parenchyme rénal, pour se couvrir enfin de la capsule fibreuse du rein distendue outre mesure. C'est là un fait rare, qui méritait d'être signalé et distingué de la dégénérescence kystique, lésion fort différente et qui envahit les deux reins.

TESTICULES.

Les testicules, comme tous les organes parenchymateux, sont composés d'un stroma conjonctif servant de soutien à des éléments propres ou canalicules séminifères. Le stroma des test'cules a pour point de départ une capsule épaisse, blanchâtre, serrée, dont la structure ne diffère pas de celle des membranes fibreuses. Cette capsule ou tunique albuginée occupe toute la circonférence du testicule, elle est tapissée extérieurement, au niveau de l'épididyme excepté, par une membrane séreuse, lisse et transparente, ou tunique vaginale. Sa face interne, unie à la substance du testicule par un tissu conjonctif lâche, envoie à l'intérieur de cet organe un grand nombre de prolongements qui le divisent en autant de départements. Ces prolongements ou cloisons servent de support aux vaisseaux et convergent tous vers un même point, connu sous le nom de corps d'Higmore ou médiastin du testicule. Situés dans l'intervalle de ces cloisons, les canalicules séminifères sont des tubes très-longs qui comprennent une couche fibreuse et une couche épithéliale; la première de ces couches est dense, extensible, constituée par un tissu conjonctif fibrillaire, à noyaux longitudinaux; la seconde est formée de cellules polygonales. Terminés en culs-de-sac ou par des anses, les canalicules séminifères sont disposés de façon à constituer des lobules pyramidaux ou fusiformes qui aboutissent au corps d'Higmore. A leur sortie de ce corps, ils traversent l'albuginée pour se jeter dans l'épididyme, et là, ils forment un certain nombre de cônes dont la pointe est dirigée vers le testicule. Unis par du tissu conjonctif, ces cônes constituent la tête de l'épididyme, et, en se réunissant peu à peu, ils donnent lieu à un canal unique ou conduit spermatique. — Les vaisseaux sanguins des testicules proviennent de l'artère spermatique. Arrivée au bord postérieur de l'organe, cette artère se divise en plusieurs branches, dont les unes serpentent dans la tunique albuginée, tandis que les autres pénètrent dans le corps d'Higmore. Ces branches portent des rameaux abondants, cheminent dans les cloisons et envoient dans l'intérieur des lobules une foule de ramuscules qui forment un réseau capillaire à larges mailles autour des canalicules. Des veines accompagnent les artères; des vaisseaux lymphatiques très-développés émanent des testicules et se rendent aux ganglions lombaires. Des nerfs, peu nombreux, provenant du plexus spermatique, gagnent le testicule avec les artères.

Les testicules subissent, suivant les âges, des modifications diverses qui intéressent particulièrement les canalicules séminifères. A l'époque de la puberté, ces tubes deviennent plus larges, les cellules épithéliales prennent de plus grandes dimensions, se transforment en cellules ou vésicules sphériques, prélude de la formation du sperme. Chez les vieillards, les épithéliums s'infiltrent de granulations graisseuses, pigmentaires, et finissent par s'atrophier. Toutefois, le moment où surviennent ces modifications offre de grandes variations suivant l'hygiène des individus, et principalement suivant leur manière de vivre. — Des causes nombreuses peuvent agir sur les testicules de façon à les altérer, telles sont les maladies pyrétiques, diathésiques, toxiques, etc., qui s'attaquent les unes au stroma, les autres aux canalicules séminifères. Chacun des éléments du testicule est donc isolément affecté, du moins dans le principe ; c'est pourquoi nous étudierons successivement les inflammations ou orchites, la tuberculose, les carcinomes et les stéatoses des testicules.

ORCHITES.

Les orchites sont parenchymateuses ou interstitielles, selon que le parenchyme tout entier du testicule ou le stroma seul est affecté ; elles sont suppuratives ou prolifératives, suivant qu'elles donnent lieu à une formation purulente ou à un tissu nouveau analogue au tissu cicatriciel.

Orchite variolique. — Un jeune homme de vingt-huit ans succombe au début de la période de suppuration d'une variole confluente et présente, entre autres lésions, une altération des deux testicules. Un de ces organes, fendu par sa partie moyenne, et représenté pl. 37, fig. 1, a son parenchyme tuméfié, induré et friable, envahi par des points d'un blanc jaunâtre, grenus et disséminés de façon à simuler une éruption cutanée. Cette altération est le résultat d'une formation nucléaire et cellulaire exagérée dans l'épaisseur du stroma conjonctif, qui, par son développement, comprime les canalicules spermatiques. Les épithéliums de ces derniers sont peu modifiés. L'épididyme n'est pas sensiblement altéré. La surface externe du testicule est injectée ; la tunique vaginale, intacte, renferme une faible quantité d'un liquide louche un peu trouble. Semblable altération existe dans le testicule du côté opposé. La muqueuse du larynx et celle de la trachée sont affectées de nombreuses pustules varioliques. (Voyez obs. CLXXII, p. 268.) Pl. 37, fig. 1 et 1'.

Un malade atteint de variole confluente est pris d'un gonflement douloureux des testicules. Ces organes, fermes et indurés, présentent à la coupe des taches jaunâtres disséminées, et laissent voir, à l'examen microscopique, une formation exagérée de jeunes éléments dans leur trame conjonctive. C'est là un exemple rare mais incontestable d'orchite variolique, car on ne retrouve cette même altération dans aucune autre maladie, alors même que le stroma des testicules, comme dans les faits qui suivent, est le siége du processus morbide.

Double orchite interstitielle syphilitique. Myocardite gommeuse. Lymphômes iliaques et lombaires. — Un malade est pris d'une attaque épileptiforme qui le tue peu de temps après son entrée à l'hôpital. Le cerveau, le cœur et le foie sont le siége de produits gommeux et de cicatrices multiples. Les testicules sont piriformes, indurés, peu volumineux. A droite, les deux feuillets de la tunique vaginale adhèrent entre eux. La tunique albuginée est épaissie, et de sa face profonde partent des traînées blanchâtres constituées par les cloisons fibreuses également épaissies. La substance glandulaire, dans l'intervalle Pl. 37, fig. 2.

de ces cloisons, offre une teinte plus jaune que dans l'état normal, ce qu'elle doit à une infiltration graisseuse de ses épithéliums. A gauche, les feuillets de la tunique vaginale sont encore adhérents, mais l'épaississement de la tunique albuginée et des cloisons fibreuses est moins prononcé. Des tumeurs piriformes (fig. 2), sûrement gommeuses, sont disséminées dans l'épaisseur de l'organe ; le corps d'Higmore est tuméfié, tandis que les épithéliums des canalicules sont atrophiés et granuleux. (Voyez obs. XCII, p. 129 et p. 326.)

Malgré le défaut de renseignements sur l'origine de la maladie, la nature des altérations existant dans ce cas ne peut être contestée. Celles de ces lésions qui intéressent les testicules sont surtout remarquables, car dans aucune autre circonstance nous ne les retrouvons avec les mêmes caractères. L'observation qui suit nous montre une altération de la même nature sous une forme un peu différente.

Obs. CCXXVIII. **Orchite syphilitique double.** — B..., âgé de cinquante-six ans, charretier, admis à l'Hôtel-Dieu le 8 avril 1865, se plaint de douleurs articulaires et d'un affaiblissement progressif. Ses articulations n'ont jamais été tuméfiées, mais il présente un souffle au second temps du cœur, et malgré l'aveu d'antécédents syphilitiques, le désordre cardiaque est rattaché, comme du reste les arthropathies, à la diathèse rhumatismale. Aucun changement appréciable ne survient pendant tout le mois de mai; le 15 juin, ce malade est pris de délire, d'accélération du pouls; il meurt le 20.

Pl. 37, fig. 3 et 3'. *Autopsie.* — Opacité des méninges; dépôts gommeux jaunâtres à la surface latérale de l'hémisphère gauche, au-dessous de l'arachnoïde, sans altération notable de la substance nerveuse sous-jacente. Le cœur est augmenté de volume, et deux valvules aortiques sont altérées; le foie, la rate et les reins sont à peu près sains. Les testicules sont fermes, indurés, peu volumineux; les deux feuillets épaissis de la tunique vaginale adhèrent intimement entre eux ; la tunique albuginée et les cloisons qui en émanent sont également plus épaisses. Ces dernières, sur une surface de section, apparaissent sous forme de tractus blanchâtres, se dirigeant vers des points communs ; entre ces tractus, le parenchyme testiculaire est jaunâtre, résistant. Une coupe fine de ce parenchyme nous apprend que les canalicules séminifères, atrophiés, libres de cellules épithéliales, remplis de granulations graisseuses et pigmentaires, sont circonscrits par le stroma conjonctif notablement accru et parsemé de jeunes éléments nucléaires et cellulaires. Les os du crâne sont épaissis (ostéo-sclérose) ; ceux des membres n'ont pas été examinés. (Voyez obs. XCIII, p. 129 et 236.)

Un malade ayant une céphalée nocturne est pris de désordres cérébraux, auxquels il succombe. La face convexe de l'hémisphère gauche présente un dépôt gommeux en voie de transformation ; les deux feuillets de la tunique vaginale adhèrent entre eux, et le parenchyme des testicules, sillonné de tractus blanchâtres, est partout induré, résistant, élastique, par suite de l'épaississement hyperplasique de son stroma.

Obs. CCXXIX. **Orchite double interstitielle et gommeuse. Gommes syphilitiques du foie. Adénopathies lymphatiques.** — D..., âgé de quarante-quatre ans, tailleur d'habits, traité d'abord à l'hôpital du Midi pour une affection syphilitique, est admis plus tard, le 5 avril 1862, à l'hôpital de la Pitié, service de M. Michon. Ce malade, fortement constitué, a toutes les apparences d'un état cachectique avancé; il porte à la partie antérieure de la jambe droite un large ulcère d'aspect gangréneux et se trouve atteint d'une diarrhée persistante qui lui a causé un amaigrissement considérable et une grande faiblesse. Le 25 avril, il succombe dans un complet marasme aux progrès de son affection.

Pl. 37, fig. 4 et 4'. *Autopsie.* — Cicatrice ancienne sur la face inférieure du gland ; quelques cicatrices blanches et croûtes d'ecthyma à la région antérieure de la poitrine et de l'épaule droite. Pachyméningite localisée dans le voisinage de la faux cérébrale, anémie de l'encéphale. Le cœur est pâle, semé de petites taches ecchymotiques à sa base ; le poumon est le siége d'une induration phlegmasique. Le foie déborde les fausses côtes et descend presque à l'ombilic ; il a

22 centimètres dans son diamètre vertical et 32 centimètres de diamètre transversal. Des fausses membranes solides, allongées et blanchâtres, le font adhérer, en plusieurs points, au diaphragme, et au niveau de chaque point d'adhérence il existe soit une dépression fibreuse, soit une tumeur gommeuse arrondie et blanchâtre du volume d'un gros pois ou d'une noisette (fig. 34). Ces tumeurs, que circonscrit une zone de tissu fibreux, sont plus nombreuses à la face convexe du foie qu'à sa face concave. Elles sont constituées par une trame conjonctive au sein de laquelle existent de petites cellules arrondies et se rencontrent de nombreuses granulations graisseuses et des cristaux de cholestérine. Plusieurs d'entre elles, colorées en brun à leur centre, paraissent s'être développées au pourtour d'un canalicule hépatique. La rate est augmentée de volume; les glandes lymphatiques de l'abdomen, volumineuses, ont pour la plupart une teinte brunâtre ou vineuse. Les reins sont pâles; la vessie est saine; le tube digestif présente un ulcère de peu d'étendue à la partie supérieure du rectum. Les deux testicules sont altérés; le gauche, augmenté de volume, induré, piriforme, légèrement bosselé, présente des adhérences intimes des deux feuillets de la tunique vaginale Cette tunique ainsi que la membrane albuginée et la substance du testicule sont fusionnées de façon à constituer une masse jaune, élastique, de consistance uniforme et peu friable. Cette masse, qui a le volume d'un gros œuf de poule, est formée d'une trame fibroïde et de jeunes éléments cellulaires en voie d'altération grais-

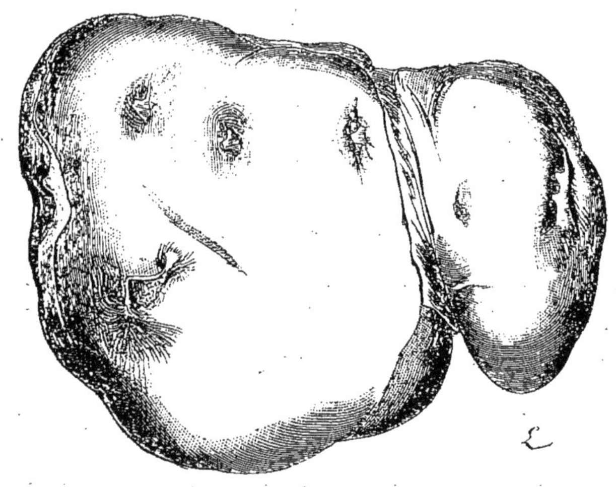

Fig. 34.

Syphilis gommeuse du foie.

seuse ou complétement transformés, comme le montrent les cristaux de margarine rencontrés sur quelques points; on n'y trouve pas de canalicules spermatiques. A droite, les deux feuillets de la tunique vaginale sont le siége d'adhérences entre lesquelles se trouve épanchée une faible quantité de sérosité. La tunique albuginée, les cloisons fibreuses qui en émanent sont épaissies, et çà et là apparaissent, sur une coupe médiane, de petites tumeurs gommeuses jaunâtres et plus ou moins molles. La substance glandulaire située entre les cloisons offre une teinte jaunâtre due à l'infiltration graisseuse des épithéliums des canalicules spermatiques. (Pour plus de détails, voyez *Traité historique et pratique de la syphilis*, Paris, 1866, p. 274.)

Un homme porteur d'une cicatrice sur le gland meurt dans un état cachectique des plus avancés. Il a dans le foie des dépôts gommeux multiples et une double altération des testicules. Dans l'un de ces organes, la tunique albuginée et les cloisons fibreuses sont épaissies et parsemées de nodules gommeux ; dans l'autre, le parenchyme glandulaire tout entier est transformé en une masse ferme, semblable à un jaune d'œuf cuit. Les feuillets de la tunique vaginale sont partout adhérents. Remarquable par la netteté des altérations rencontrées dans le foie et les testicules, ce fait, rapproché de l'observation précédente, nous permet d'étudier les différentes formes de l'orchite syphilitique. Cette altération, qui envahit généralement les deux testicules à la fois, a pour siége spécial la tunique albuginée et ses dépendances. Ces parties s'épaississent peu à peu par la formation de jeunes éléments cellulaires qui compriment et atrophient la substance glandulaire, tandis que les feuillets de la tunique vaginale contractent des adhérences, et quelquefois, du moins au début de l'altération, déterminent un épanchement de sérosité d'ordinaire peu abondant. Le testicule s'indure, tend à devenir piriforme et augmente tout d'abord de volume ; plus tard il s'atrophie, par le retrait du tissu de nouvelle formation, de sorte que, dans la phase la plus avancée de la maladie, il est petit, ferme, élastique, réduit à une masse fibroïde ou fibreuse au sein de laquelle se retrouvent des débris des canalicules spermatiques. Telle est la forme simple de l'orchite syphilitique ; mais il en est une autre, la forme gommeuse. Résultat de l'association de l'orchite simple avec des dépôts gommeux de volume et de nombre variables, cette dernière forme, représentée pl. 37, fig. 2, se comporte un peu différemment, suivant l'âge et le siége des tumeurs gommeuses. Tout d'abord fermes, ces tumeurs subissent plus tard une transformation graisseuse qui les ramollit. Alors, pour peu qu'elles soient étendues ou superficiellement situées, elles irritent le scrotum, l'enflamment, l'ulcèrent et déterminent ce qu'on a appelé du nom de fongus bénin du testicule. Ce fongus, disons-le de suite, se distingue du fongus tuberculeux en ce qu'il est produit par une lésion du testicule, tandis que le fongus tuberculeux est la conséquence d'une altération de l'épididyme. L'orchite syphilitique sera difficilement confondue avec l'orchite blennorrhagique qui a son point de départ dans le canal de l'urèthre et reste limitée à l'épididyme. Par son évolution et son ensemble symptomatique, elle est trop différente de l'orchite métastatique survenant dans le cours des oreillons, pour qu'une confusion soit possible. Les orchites traumatiques se distinguent nettement de l'orchite syphilitique, par leur marche et leurs caractères anatomiques. L'orchite variolique a une physionomie toute spéciale qui ne peut prêter à l'erreur. Ainsi, de même que la plupart des phlegmasies viscérales, les orchites ont des caractères anatomiques assez nets pour qu'il soit possible de les rattacher à leur cause originelle. C'est là un point important qui doit conduire à des indications utiles pour le pronostic et la thérapeutique.

TUBERCULOSE DES TESTICULES.

Les testicules, comme les reins, peuvent être affectés de tuberculose primitive ou secondaire. La tuberculose de ces organes a des caractères assez particuliers, que l'observation suivante nous apprendra à connaître.

OBS. CCXXX. **Tuberculose de la prostate, des épididymes et des testicules. Même altération des poumons.** — M..., âgé de trente-trois ans, admis au n° 21 de la salle Sainte-Jeanne le 20 février 1865, a eu dans son enfance une affection du genou qui l'a obligé à se servir pendant longtemps de béquilles; il est depuis dix ans habitant de Paris où il exerce la profession de cordonnier. Sa santé a été bonne jusqu'à il y a un an ; depuis lors elle s'est altérée, et il y a deux mois qu'il s'est vu forcé de cesser ses occupations. Pâle et considérablement amaigri, il expectore un mucus épais, jaunâtre, et présente, à l'auscultation, des craquements secs sous les clavicules et dans les fosses sus-épineuses. Sa voix est altérée, et chaque soir il a un peu de fièvre. Les testicules sont petits, atrophiés, mais au niveau des épididymes on sent une induration et des bosselures irrégulières qu'un certain degré d'habitude clinique permet de rattacher à la tuberculose. Jusqu'au 3 mars, rien de nouveau, sauf une légère aggravation du mal. Le 4, diarrhée abondante constituée par un liquide jaune-brun et faiblesse très-grande. Le 10 mars, la diarrhée continue; 100 pulsations, sueurs nocturnes. A partir de ce moment, le malade s'affaiblit de plus en plus et meurt le 26 mars.

Autopsie. — Angiome facial à droite. Subluxation ancienne et ankylose du genou gauche, atrophie de la jambe du même côté. Granulations tuberculeuses et ulcérations disséminées sur la muqueuse du larynx. Adhérence des plèvres, granulations tuberculeuses infiltrées dans le parenchyme des lobes supérieurs des poumons. Cœur sain, foie et rate augmentés de volume. L'estomac est normal, mais il existe quelques ulcérations à la surface de la muqueuse intestinale. Les reins ne sont pas altérés. La prostate, infiltrée de tubercules, présente, un foyer de ramollissement, sorte d'excavation analogue aux cavernes pulmonaires. Les vésicules séminales sont peu altérées, les canaux spermatiques sont remplis d'un magma caséeux à leur partie inférieure. L'épididyme gauche *e*, tuméfié, bosselé et de consistance inégale, est affecté, surtout à ses deux extrémités. La tête ou globus major et la queue sont le siége de masses molles, jaunes, sèches, tandis que dans leur intervalle, l'altération est presque nulle. La tunique albuginée est opaline, épaissie, perforée en *f* (fongus). La substance parenchymateuse du testicule est molle, friable, jaunâtre, infiltrée de granulations tuberculeuses *g* ; les épithéliums des canalicules séminifères sont atrophiés et granuleux. Le testicule droit offre, comme l'autre, des bosselures indurées au niveau de l'épididyme qui est farci de masses tuberculeuses, tandis que la substance propre du testicule est exempte de toute granulation. Pl. 37, fig. 5.

Un homme qui, depuis dix ans, avait abandonné la vie des champs pour exercer à Paris la profession d'ouvrier cordonnier, tousse, maigrit, présente des signes de phthisie pulmonaire et d'altération tuberculeuse des testicules; il s'épuise peu à peu et succombe. Des granulations tuberculeuses se rencontrent dans les lobes supérieurs des poumons; les épididymes sont infiltrés de tubercules et de masses caséeuses; la substance parenchymateuse du testicule gauche et la prostate sont semées de granulations tuberculeuses. En raison de l'étendue et de l'ancienneté de l'altération des organes génitaux, ce fait doit être considéré, pensons-nous, comme un exemple de tuberculose primitive des organes de la génération. Il en est autrement chez un malade de cinquante-neuf ans, maçon, qui, entré le 27 juillet 1861 à l'hôpital de la Pitié, salle Saint-Athanase, n° 11, succombait, le 1er août, à une méningite tuberculeuse et à une diarrhée intense. Des granulations tuberculeuses miliaires étaient disséminées à la surface de l'arachnoïde cérébrale et du péritoine, ainsi que dans les poumons, le foie, les reins et les testicules. La prostate et les épididymes n'étaient pas lésés. L'intégrité de ces parties se rencontre uniquement dans la tuberculose secondaire; leur altération est le propre de la tuberculose primitive; dans cette dernière forme, en effet, les épididymes, les canaux déférents, les vésicules séminales, les canaux éjaculateurs et la prostate sont presque toujours simultanément affectés, le plus souvent des deux côtés, comme j'en ai vu plusieurs exemples, quelquefois aussi d'un seul côté. Chez un jeune homme mort de méningite tuberculeuse il y a quelques jours, dans notre service, l'intégrité absolue du testicule et des voies génitales à gauche contrastait avec l'altération de ces mêmes parties, y compris la prostate, à droite. Cette circonstance, qui rappelait le mode de propagation bien connu de l'inflammation blennorrhagique, semblait indiquer qu'un mécanisme analogue pût exister pour la tuberculose. Quoi qu'il en soit, la tuberculose des organes génitaux, ordinairement double, laisse le plus souvent le corps du testicule intact. En cela, elle diffère de l'orchite syphilitique, qui affecte spécialement ce dernier. Ces deux affections se distinguent encore par leur évolution, car les tubercules se ramollissent plus tôt que les produits gommeux et exposent davantage à l'ulcération du scrotum et à la formation d'un fongus.

CARCINOMES DES TESTICULES.

Les affections carcinomateuses des testicules, primitives ou secondaires, revêtent des formes peu différentes de celles que l'on observe dans les autres organes.

OBS. CCXXXI. — **Carcinome médullaire du testicule gauche et de divers organes, poumons, etc.** — A..., chapelier, âgé de vingt-huit ans, est un jeune homme d'une taille et d'une constitution moyennes; il arrive du Sénégal où il servait dans l'infanterie de marine, et prétend avoir contracté dans cette colonie des fièvres intermittentes et une hépatite. Depuis un an surtout, sa santé est très-compromise, il est profondément cachectique et dans l'impossibilité de continuer son service. Rentré en France le 3 avril 1860, il est, à son arrivée à Paris, admis à l'hôpital de la Pitié, salle Saint-Athanase, n° 17 (service de M. Gendrin). Il se plaint d'un malaise général, de douleurs vagues dans l'abdomen et dans le testicule gauche. Cet organe est, depuis plusieurs mois, augmenté de volume, induré avec points de ramollissement. Des tumeurs multiples et douloureuses à la pression existent sur le trajet des vaisseaux iliaques et dans l'hypochondre gauche. Le foie est développé et douloureux à la palpation et à la percussion. La respiration est pénible, et l'on entend sur plusieurs points de la poitrine un frottement superficiel, des craquements secs et circonscrits. Absence de vomissements et de diarrhée, inappétence. Ce malade s'affaiblit chaque jour, il éprouve de vives douleurs dans l'abdomen et principalement dans les membres inférieurs au niveau des genoux. Les jambes s'œdématient en même temps que les tumeurs de l'hypochondre gauche semblent faire de rapides progrès. Aussi la mort a-t-elle lieu le 23 avril.

Autopsie. — Œdème des membres inférieurs. Le testicule droit est sain; le testicule gauche, augmenté de volume, mesure 2 décimètres de circonférence; il est ferme, induré et légèrement bosselé. La tunique albuginée est amincie et presque éraillée sur plusieurs points. Des taches jaunes phymatoïdes disséminées sur un fond blanc grisâtre se dessinent à la coupe. La substance glandulaire est en partie refoulée à la partie inférieure de l'organe. Le canal déférent est intact, mais le cordon est sur tout son trajet parcouru par une série de petites tumeurs à grand diamètre vertical et du volume d'une amande, lesquelles se continuent sur tout le trajet des vaisseaux spermatiques. Les ganglions lombaires, altérés, forment des masses volumineuses et plus ou moins molles. Le rein gauche présente à sa partie inférieure et antérieure une tumeur ovoïde lobulée, un peu fluctuante, d'apparence médullaire avec caillots sanguins à son centre. Le rein droit est le siége d'un noyau carcinomateux du volume d'une noisette. Les veines rénales, la veine cave jusqu'au foie, sont obstruées par une masse mi-partie sanguine, mi-partie cancéreuse, tandis que les veines iliaques et fémorales sont remplies de concrétions fibrineuses. Les premiers de ces vaisseaux sont recouverts par une masse encéphaloïde développée aux dépens des glandes lymphatiques et qui s'étend de l'angle sacro-vertébral jusqu'à la tête du pancréas, ils ne sont pas perforés. La rate mesure 18 centimètres de longueur, elle est molle et pigmentée ; le pancréas paraît sain au milieu des glandes lymphatiques altérées qui le recouvrent. Le foie, augmenté de volume, présente à sa surface des masses carcinomateuses multiples, marronnées et déprimées en godet. Plus nombreuses sur la face inférieure de l'organe, ces masses, ramollies à leur centre, laissent échapper à la coupe un liquide blanc de lait ou rougeâtre et coloré par du sang. Dans l'une des branches de la veine porte existent des concrétions carcinomateuse. Les plèvres sont libres d'adhérences ; les poumons offrent, principalement à leur surface, des masses cancéreuses multiples d'un volume qui varie depuis la grosseur d'une lentille jusqu'à celle d'un œuf ; dans le voisinage de ces masses, le parenchyme est intact. Plusieurs ganglions bronchiques ont une surface de section sèche, parsemée de taches blanches et jaunâtres tandis que d'autres glandes, un peu plus altérées et beaucoup plus molles, laissent échapper un liquide lactescent *b* (fig. 35). Ce liquide renferme de grosses cellules munies d'un

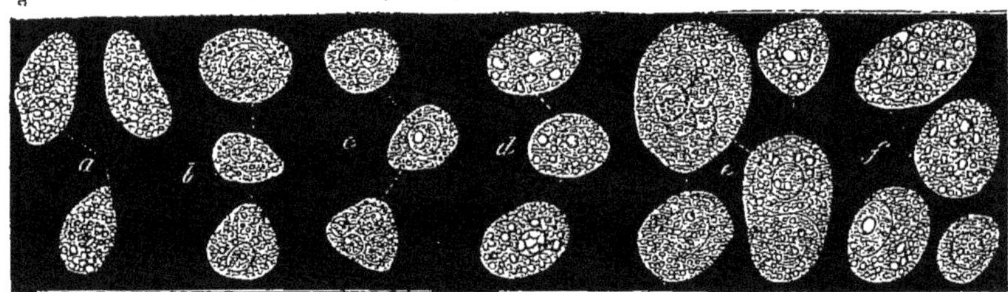

Fig. 35.

ou plusieurs noyaux ronds et volumineux. Des cellules identiques se retrouvent dans tous les foyers d'altération, quel que soit l'organe affecté : les testicules *a*, les veines *c*, le foie *d*, les poumons *e*, et les reins *f*. Le cœur est sain, et l'aorte, bien qu'entourée par des masses carcinomateuses sur une grande partie de son étendue, a conservé l'intégrité de ses parois. Le tube digestif, de son côté, est fort peu modifié.

Un jeune homme qui avait habité le Sénégal, où il contracta des accès de fièvre intermittente, est atteint d'une affection du testicule gauche, et, en même temps, présente un dépérissement progressif. Des masses carcinomateuses plus ou moins volumineuses se développent dans le ventre, les jambes enflent et la mort survient. Le testicule affecté est le siége d'une masse carcinomateuse grisâtre assez ferme, semée de taches jaunâtres phymatoïdes, et sur le trajet du cordon existe une chaîne de petites tumeurs qui se continuent jusque dans l'abdomen. Les ganglions lombaires et prévertébraux forment autant de tumeurs volumineuses, molles, encéphaloïdes ; les reins, le foie et les poumons présentent à leur surface des noyaux carcinomateux disséminés, principalement à la périphérie de leur parenchyme. Examinées au microscope, ces masses ont partout une composition élémentaire semblable, qui est celle du carcinome encéphaloïde.

Sans insister davantage sur les lésions carcinomateuses des testicules, je ferai observer que les enveloppes de ces organes sont quelquefois le siége de néoplasies qu'il n'est pas toujours facile de distinguer de celles qui affectent le parenchyme lui-même. L'observation qui va suivre, et que je dois à l'obligeance de mon collègue et ami le docteur Lannelonge, est l'exemple d'un myome du cordon spermatique, remarquable par sa généralisation à la plupart des viscères.

OBS. CCXXXII. **Myome du cordon spermatique avec productions secondaires de même nature dans différents organes.** — L..., âgé de soixante-huit ans, officier de la marine marchande, entre à l'hôpital de la Charité le 5 février 1870, salle Saint-Jean, n° 2. D'une très-vigoureuse constitution, cet homme accuse dans ses antécédents deux blennorrhagies et la syphilis dont il fut atteint à l'âge de trente-quatre ans et soigné par M. Ricord dans sa maison de santé pendant un an. En 1859, après une course très-fatigante dans les Alpes, il sentit une pesanteur inaccoutumée dans les bourses. Bientôt une véritable douleur attira son attention, et c'est alors qu'il constata un empâtement limité au-dessus du testicule gauche ; cet empâtement ne fit qu'augmenter, et en 1860 il avait les dimensions d'une grosse noix ; il consistait en une tumeur bien limitée située au-dessus du testicule, parfaitement indépendante de lui, mobile dans tous les sens et non douloureuse au toucher. L'accroissement de la tumeur a été depuis lors continue, mais il ne s'est pas fait avec lenteur ; en 1865, elle avait le volume du poing, et dans ces quatre dernières années

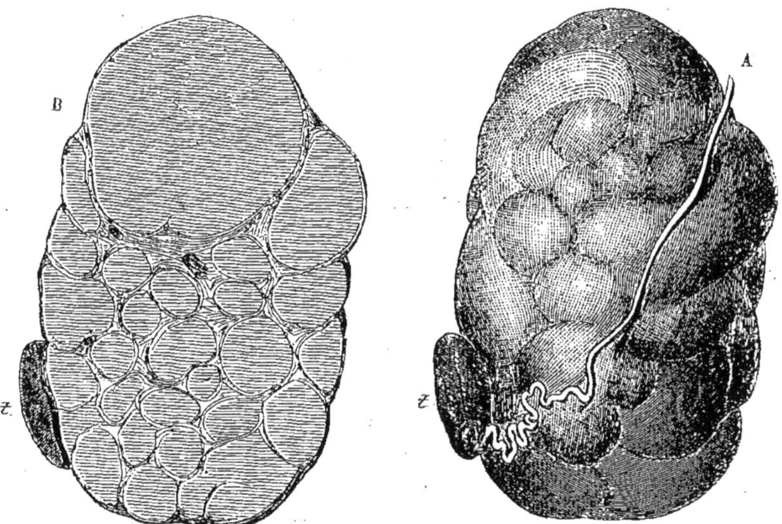

FIG. 36. — *Myome du cordon spermatique.*

A, Face externe ; *t*, le testicule ; B, surface de section médiane ; *t*, coupe du testicule.

elle a pris une telle extension, que par son poids elle rend la marche difficile. Après avoir pris conseil de MM. Nélaton et Denonvilliers, le malade se soumet à l'opération. A son entrée à l'hôpital, on constate que le volume de la tumeur est celui de la tête d'un enfant de huit à dix ans ; elle semble au premier abord occuper le scrotum tout entier, mais il est facile d'isoler de la masse principale le testicule droit qui a conservé sa mobilité et qui forme une bosselure distincte sur la partie latérale droite et supérieure de la tumeur. La consistance de la tumeur est dure, mais celle-ci n'offre pas une surface unie ; de la masse principale, en effet, se dégagent plusieurs tumeurs secondaires qui présentent au toucher une résistance assez ferme avec un certain degré d'élasticité. Nulle part on ne trouve de parties ramollies. Les éléments du cordon pénètrent dans la tumeur à sa partie supérieure, mais on ne peut plus les suivre dans cette masse, et les tentatives faites pour reconnaître la présence du testicule sont toujours demeurées infructueuses. Les couches sous-cutanées qui recouvrent cette tumeur glissent très-facilement sur elle dans tous les points de sa surface, et la peau n'offre d'autre particularité que la présence de veines volumineuses qui la parcourent en divers sens en lui donnant une teinte vineuse assez foncée. L'ablation fut pratiquée le 8 février, après ligature en masse du cordon spermatique. Hémorrhagies secondaires dans la soirée et dans la nuit, qui font périr le malade le lendemain. A l'autopsie de la tumeur, on reconnaît, par une coupe qui la divise en deux moitiés, qu'elle offre la plus grande ressemblance avec les corps fibreux utérins qui ont acquis un grand volume. Elle se compose, en effet, d'une série de masses volumineuses juxtaposées, ovoïdes ou sphériques, et qui s'énucléent avec facilité. La couleur de ces masses est d'un blanc mat, et elles rougissent légèrement au contact de l'air. Elles présentent à l'œil nu des faisceaux étroitement unis, décrivant des lignes concentriques autour d'axes fictifs. Elles sont toutes très-résistantes, et ce n'est qu'en quelques points qu'on parvient à les déchirer aisément. Nulle part il n'existe de parties ramollies. Des vaisseaux très-volumineux parcourent la tumeur dans tous les sens, ils se montrent avec l'apparence de sinus creusés dans les intervalles des tumeurs secondaires ; mais ce n'est là qu'une illusion, attendu que ces vaisseaux possèdent des parois propres organisées, indépendantes du tissu voisin. Une coupe microscopique de cette tumeur, préparée par MM. Granger et Lancereaux, se trouve représentée figure 37 ; on y voit des fibres musculaires lisses dans leur longueur, *b*, une section perpendiculaire ou oblique des mêmes fibres *c*, et enfin une trame conjonctive *a*. Le poids de la tumeur atteignait 2 kilogrammes. Contre toutes les prévisions, on a pu constater que le testicule était parfaitement sain et indépendant de la tumeur; appliqué seulement sur la partie la plus inférieure de la surface externe de la tumeur, il est encore recouvert par sa tunique vaginale, et il reçoit les éléments du cordon, canal déférent et vaisseaux, qui cheminent à la face externe de cette tumeur jusqu'à l'anneau inguinal inférieur où ils se dégagent d'elle. L'examen des autres organes nous a révélé qu'il existait des productions analogues à celles que nous venons de décrire, et que rien ne pouvait faire soupçonner pendant la vie. Dans les voies séminales, dans la prostate, on a trouvé six petites tumeurs analogues; dans le foie il y en avait davantage, la plus grosse atteignait le volume d'une petite noix ; dans les poumons leur nombre était considérable, mais elles étaient toutes de petites dimensions ; les parois du cœur en possédaient deux du volume d'un pois. Dans la gouttière costo-vertébrale du côté gauche, ainsi qu'à la face postérieure du sternum, on trouve des masses du volume d'une petite pomme d'api, se rattachant aux os. Enfin, dans le corps des vertèbres, il existe également de petites productions enkystées offrant le même aspect. Ces tumeurs secondaires ont présenté à l'examen microscopique fait par MM. Cornil, Muron et moi, les mêmes caractères, c'est-à-dire qu'elles étaient constituées par des fibres musculaires lisses, tantôt isolées, tantôt groupées en faisceaux sans interposition d'aucun autre élément. Elles n'avaient déterminé aucune altération autour d'elles dans les organes où elles étaient placées (Lannelongue.)

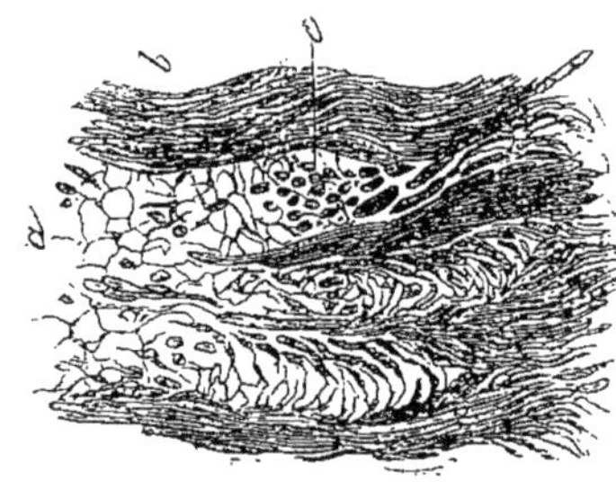

FIG. 37.
Coupe microscopique après l'action de l'acide acétique.

STÉATOSE DES TESTICULES.

La dégénérescence graisseuse des épithéliums qui tapissent les canalicules séminifères n'est pas le privilége exclusif de la vieillesse ; loin de là, elle est une lésion commune chez l'adulte qui se livre à des excès, et notamment aux excès alcooliques. Les faits suivants sont des exemples de cette altération survenue dans le cours de l'alcoolisme chronique ; mais il importe de savoir que d'autres causes peuvent altérer les épithéliums des testicules, et que cette altération s'observe, momentanément du moins, dans la plupart des maladies graves et de longue durée.

Pl 37, fig. 6 et 6'. **Stéatose des testicules, du pancréas et de plusieurs autres organes. Excès alcooliques.** — Un garçon restaurateur, âgé de quarante ans, depuis longtemps adonné aux alcooliques, est admis à l'Hôtel-Dieu, pour une toux légère et peu ancienne. Quelques jours plus tard, il succombe à un accès de délire alcoolique. Les poumons sont le siége de rares granulations tuberculeuses. Le cœur est chargé de graisse ; le pancréas et les glandes salivaires sont affectés de stéatose. Les testicules, de petit volume et manifestement atrophiés, ont leur parenchyme flasque, décoloré, jaunâtre (fig. 6). Vus au microscope, les canalicules séminifères renferment quelques épithéliums granuleux et de nombreuses granulations graisseuses (fig. 6). (Voyez obs. XLII, p. 47.)

La stéatose des testicules est, dans ce fait, au même titre que la stéatose de la plupart des glandes, liée à l'alcoolisme. On ne saurait en effet, pour expliquer sa présence, invoquer la tuberculose, qui était toute récente et subordonnée elle-même à l'abus des liqueurs fortes. L'observation qui suit est un autre exemple du même désordre accompagnant une cirrhose du foie.

Obs. CCXXIII. **Cirrhose hépatique et atrophie graisseuse des testicules. Alcoolisme.** — T..., âgé de trente-quatre ans, est fils d'un père adonné à la boisson et d'une mère aliénée. Il raconte qu'il a eu une gastrite à l'âge de sept ans ; toutefois, il était robuste, lorsque vers l'âge de dix-huit ans il se mit à boire du vin, de l'eau-de-vie et du cassis avec excès. A vingt ans, il est militaire, s'adonne aux liqueurs fortes, fait les campagnes de Crimée et d'Italie, sans contracter aucune maladie fébrile. A vingt-sept ans, il travaille à Paris comme ébéniste, et à partir de ce moment il nous dit que pendant six mois il ne boit pas moins d'un litre d'eau-de-vie de Montpellier par jour. Deux ans plus tard, en 1861, il était fort excitable, effrayé la nuit par des rêvasseries et tourmenté par des fourmillements aux extrémités. Le matin, il était pris de pituites et de tremblement des membres. Néanmoins, malgré un certain degré d'inappétence, il prenait de l'embonpoint, en même temps qu'il s'apercevait d'un affaiblissement des fonctions génésiques et de l'absence presque complète de désirs vénériens. Dans le courant de janvier 1862, il supporte difficilement les boissons et même les aliments, et se voit forcé d'abandonner ses anciennes habitudes ; il est triste, inquiet, toujours ennuyé. En mars, il s'amaigrit, remarque que son ventre gonfle tout d'abord, puis sa jambe gauche et enfin la droite. Le 23 mai, il entre à l'Hôtel-Dieu, salle Sainte-Jeanne, n° 9 (service de la clinique). La peau du visage est flétrie, jaunâtre, le facies est amaigri, les jambes sont œdématiées, les testicules sont petits et flasques ; l'abdomen, distendu, a la forme d'une poire dont l'extrémité pointue serait en bas, il est mat et fluctuant à deux travers de doigt au-dessous de l'ombilic. Le liquide qui s'y trouve contenu se déplace facilement, les capillaires et les veines de la région sus-ombilicale sont dilatés, de sorte que l'existence d'une ascite n'est pas douteuse. Le foie déborde un peu les fausses côtes ; pouls petit, léger souffle au cœur, respiration anxieuse, appétit faible. Le diagnostic porté est cirrhose alcoolique du foie ; la prescription, vin diurétique. Le 19, diarrhée et amaigrissement progressifs. Le 24, accroissement du volume de l'abdomen et œdème des jambes remontant jusqu'aux bourses. Le 1er juin, 12 litres de liquide sont retirés de la cavité du ventre, et le malade en éprouve quelque soulagement. Le 12, nouvelle ponction. Le 13, plaque érysipélateuse sur la face antérieure de la cuisse gauche, sécheresse de la langue, altération des traits, fièvre. Le 14, faiblesse extrême, somnolence et mort.

Autopsie. — Œdème des membres inférieurs et du bassin, écoulement de plusieurs litres de sérosité citrine à l'ouverture de la cavité abdominale. Le foie, augmenté de volume, a une consistance ferme, élastique, et une surface brillante, uniforme, légèrement granulée, de teinte grise jaunâtre. La bile est peu colorée ; sur une coupe microscopique, il y a tout à la fois épaississement de la trame conjonctive et altération graisseuse des cellules. La rate est volumineuse (14 centimètres), le pancréas est petit et induré. Les reins sont jaunâtres, la vessie est large, distendue par l'urine. Les testicules, petits et flasques, ont une teinte jaunâtre assez marquée à la coupe. Les tubes séminifères sont tapissés par des épithéliums infiltrés de granulations graisseuses et pigmentaires, atrophiés, ou détruits. Les vésicules séminales renferment un liquide visqueux qui contient à peine quelques spermatozoaires. Les poumons sont congestionnés à leur base, et le cœur, de teinte jaune-chamois, a ses cavités élargies; son tissu est mou et friable. L'aorte, large au niveau de la crosse, est parsemée de plusieurs plaques athéromateuses. L'arachnoïde offre une teinte opaline à la convexité des hémisphères. Les corpuscules de Pacchioni sont hypertrophiés, les circonvolutions sont petites; la substance cérébrale offre à la coupe un piqueté sanguin abondant, le cervelet est un peu ramolli à sa circonférence.

Un ancien militaire, âgé de trente-deux ans, est affecté, à la suite d'excès d'eau-de-vie et d'absinthe, d'une cirrhose hépatique qui l'emporte rapidement. La plupart des organes sont modifiés dans leur structure; les testicules, petits, flasques et mous, ont leurs canalicules remplis par des épithéliums granuleux, déformés, atrophiés, ou détruits. — Ce fait et celui qui précède nous renseignent sur la modification que déterminent dans la substance glandulaire des testicules les excès alcooliques, et nous montrent que cette altération ne diffère pas de celle qui est le résultat de l'âge. Remarquons qu'une altération semblable, ou du moins très-analogue, se rencontre dans la plupart des maladies avec cachexie et des toxémies. C'est là, pensons-nous, la cause principale de l'affaiblissement des désirs vénériens et de l'impuissance particulière à ces maladies.

UTÉRUS.

Tapissé extérieurement par le feuillet péritonéal qui se réfléchit au niveau de son col, l'utérus est formé d'une tunique musculaire et d'une tunique muqueuse. La tunique musculaire, d'un rouge pâle, se compose de faisceaux de fibres lisses entrecroisées en différents sens, de façon toutefois à former plusieurs couches. Connues sous le nom de fibres cellules, les fibres musculaires de l'utérus sont fusiformes, courtes (de $0^{mm},05$ à $0^{mm},09$), munies d'un noyau ovalaire, et unies entre elles par une grande quantité de tissu conjonctif embryonnaire qui en rend l'isolement difficile. La muqueuse utérine est une membrane blanche ou rougeâtre, dont la couche fondamentale dermique est formée d'un tissu conjonctif embryonnaire mêlé de noyaux et de fibres cellules, tandis que l'épithélium se compose d'une simple couche de cellules vibratiles. Dans le corps de l'utérus, elle est mince, friable, rougeâtre, dépourvue de papilles, et renferme une multitude de petites glandules qui ont la plus grande analogie avec les glandes de Lieberkühn. Ces glandules sont formées d'une membrane amorphe tapissée intérieurement d'un épithélium cylindrique. Plus blanche et plus épaisse dans le col de l'utérus, cette muqueuse laisse voir à sa surface de nombreuses plicatures transversales et deux plis longitudinaux (arbres de vie). Elle présente des papilles qui occupent non-seulement le sommet des plis, mais aussi le fond des sillons correspondants. Des glandes en tube existent en ces différents points, et la distension de ces glandes par un liquide dense et visqueux est la cause ordinaire de ces kystes généralement connus sous le nom d'œufs de Naboth. — Les parois du vagin se composent d'une membrane fibreuse extérieure, d'une couche moyenne de fibres musculaires lisses et d'une membrane muqueuse. D'un rouge pâle, cette dernière tunique a sa face interne pourvue d'un grand nombre de plis et de rugosités, et présente un tissu conjonctif dense et riche en fibres élastiques, des papilles coniques ou filiformes en grand nombre ; elle est tapissée par un épithélium pavimenteux stratifié, analogue à celui de l'œsophage, lequel se continue sur le museau de tanche, et se limite à l'orifice du col utérin. Ainsi, la muqueuse de la portion vaginale de l'utérus se distingue anatomiquement de la portion intra-cervicale. Quelques auteurs décrivent à tort comme appartenant à l'utérus cette portion de muqueuse qui, en réalité, fait partie de la muqueuse vaginale, et se trouve soumise aux mêmes altérations que cette dernière ; c'est elle, d'ailleurs, qui donne naissance à la plupart des épithéliomes utérins. Les vaisseaux sanguins de l'utérus et du vagin sont nombreux ; les lymphatiques prennent leur origine dans la muqueuse et vont former, sous le péritoine, des réseaux plus ou moins serrés, d'où naissent des troncs volumineux qui cheminent avec les vaisseaux sanguins, pour se jeter, soit dans les ganglions pelviens, soit avec les lymphatiques de l'ovaire dans les ganglions lombaires. Les lymphatiques du vagin aboutissent, soit aux ganglions de l'aine, soit à ceux du bassin.

De même que la plupart des organes, l'utérus subit, avec l'âge, des modifications de structure qui changent ses aptitudes morbides. Rudimentaire pendant la jeunesse, il augmente de volume à l'âge de la puberté, se tuméfie à chaque époque menstruelle, et s'accroît tellement pendant la grossesse, que sa masse devient jusqu'à vingt-quatre fois plus considérable ; enfin il s'atrophie dans la vieillesse. Chacune des parties élémentaires qui le constituent peut être le point de départ d'un désordre matériel : la muqueuse surtout est exposée aux altérations; mais comme elle est loin d'avoir une structure partout identique, il en résulte qu'elle est quelquefois partiellement affectée, le plus souvent au niveau du col. Le tissu musculaire et le stroma conjonctif sont également susceptibles de donner naissance à des lésions diverses. Quant aux causes de ces différentes altérations, elles sont tantôt liées au fonctionnement de l'organe et en rapport soit avec la grossesse, soit avec l'accouchement, tantôt subordonnées à des fatigues exagérées, à un traumatisme, à une maladie constitutionnelle. Chacune de ces causes, ayant un mode d'action spécial, engendre des lésions qui ont une évolution propre et qui donnent lieu à des indications pronostiques et thérapeutiques particulières.

MÉTRITES.

Les métrites sont épithéliales ou conjonctives, selon qu'elles intéressent la muqueuse ou le parenchyme utérin ; elles sont générales ou partielles, selon que l'une de ces parties est affectée dans une petite étendue ou dans sa totalité. L'étude de ces différentes lésions, surtout au point de vue étiologique, serait du plus grand intérêt, si l'étendue de ce travail ne nous obligeait à nous limiter au seul fait qui suit :

Endométrite cystique. — Une femme âgée de soixante-deux ans, affectée d'un carcinome hépatique, accuse en même temps un écoulement glaireux de l'utérus. A sa mort, outre l'altération organique du foie, l'utérus est trouvé manifestement plus volumineux que dans l'état normal. La cavité agrandie de cet organe renferme un liquide épais et visqueux. La muqueuse, rouge et injectée, offre sur son fond l'implantation d'une masse mamelonnée, grisâtre *p*, formée d'un tissu conjonctif vasculaire au sein duquel se trouvent des poches multiples qui, à l'incision, laissent échapper une sérosité claire et limpide. Au niveau du col, il existe, au fond des replis de l'arbre de vie, de petites tumeurs arrondies, transparentes, contenant un liquide épais, visqueux et comme gélatineux. Ces tumeurs, ou œufs de Naboth, sont des glandules du col avec rétention de leur produit de sécrétion. L'une d'elles *n*, supportée par un long pédicule, fait saillie entre les lèvres du museau de tanche. Ces lèvres, molles et rougeâtres, renferment des tumeurs analogues aux précédentes. La trompe droite est le siége de productions renflées à leur extrémité, où se trouve contenu un liquide séreux *k*; ces productions, en forme de papilles, sont des nouvelles formations au sein desquelles s'est opérée une transformation kystique. Les ovaires sont intacts. (Voy. Obs. LIX, p. 72.) Pl. 38, fig. 1.

Nous trouvons dans ce fait une lésion utérine ancienne, lentement développée, chez une personne morte d'un carcinome hépatique, et qui, pendant la vie, ne présentait que peu de désordres du côté de l'utérus. La muqueuse, injectée, porte sur son fond une végétation avec kystes nombreux dans son épaisseur, tandis que sa portion intracervicale présente de petites tumeurs sessiles ou pédiculées, dites œufs de Naboth. Telle est l'une des formes de l'endométrite chronique ; d'autres fois, le col est pour ainsi dire le siége exclusif de l'altération. Rouge et tuméfié, il est en même temps semé de granulations faciles à constater au spéculum. — Les métrites parenchymateuses ou interstitielles, quel que soit leur point de départ, produisent l'accroissement du volume de l'utérus, et déterminent des douleurs ordinairement vives, de sorte qu'elles sont faciles à distinguer des endométrites. Dans l'état puerpéral, elles sont souvent accompagnées de suppuration.

TUBERCULOSE DE L'UTÉRUS.

La tuberculose de l'utérus n'a pas la même prédilection pour toutes les les parties de cet organe ; elle a une physionomie assez particulière, comme le prouve le fait suivant :

Obs. CCXXXIV. **Tuberculisation de la membrane muqueuse de l'utérus et des trompes.** — R..., âgée de quarante-cinq ans, couturière, née à Mortagne (Orne), présente des antécédents de phthisie dans sa famille ; elle est accouchée il y a six mois, et depuis cette époque elle est malade. Elle accuse une diarrhée abondante, qui l'amène à l'hôpital, et se plaint de paroxysmes fébriles revenant chaque soir. Admise au n° 2 de la salle Saint-Bernard, le 25 août 1866, cette malade présente tous les signes d'une phthisie avancée et meurt le 28.

Autopsie. — Les poumons, adhérents aux parois thoraciques, sont infiltrés de points lenticulaires caséeux et de quelques granulations tuberculeuses. Le cœur, chargé de graisse, large, et en même temps décoloré, se déchire facilement sous la pression du doigt. Le foie est volumineux, jaune, friable et gras. La rate est grosse, le pancréas est petit et ratatiné. Les reins ne sont pas altérés. Le cul-de-sac péritonéal contient une sérosité louche, les trompes adhèrent aux parties voisines, l'utérus est un peu augmenté de volume, sa muqueuse est épaissie, recouverte d'un dépôt jaunâtre, caséeux, qui a la consistance du mastic, et infiltrée de granulations tuberculeuses miliaires. Des granulations semblables se retrouvent à la surface interne des trompes, notamment au niveau du pavillon, qui est manifestement tuméfié et obstrué par une masse caséeuse.

Ce cas nous montre l'évolution rapide de la phthisie survenant dans le cours de la grossesse et l'influence de la modification subie par l'utérus sur la localisation de la lésion anatomique; en même temps, il nous fait connaître l'altération tuberculeuse de la muqueuse utérine et celle des trompes. Cette altération, relativement rare, et le plus souvent secondaire, ne survient guère qu'à une phase avancée de la tuberculose. Elle envahit ordinairement à la fois la muqueuse de l'utérus et celle des trompes qui est son point de départ habituel; elle respecte, en général, la muqueuse du col utérin. Indépendamment de cette altération, on observe quelquefois, en coïncidence avec la tuberculose pulmonaire, des ulcères plus ou moins étendus de la partie supérieure du vagin et de la portion vaginale du col. Ces ulcères, dont j'ai vu quatre exemples, ne m'ont pas présenté les caractères du cancer et m'ont paru se rattacher, soit à la tuberculose, soit à la scrofulose.

MYXOMES ET ÉPITHÉLIOMES UTÉRINS.

L'utérus peut être le siége de produits variés de nouvelle formation; le plus commun de ces produits est, sans contredit, celui qui est désigné sous le nom de corps fibreux ou myome; viennent ensuite l'épithéliome, le carcinome, le sarcome et le myxome. Chacun de ces produits, par sa structure comme par son évolution, constitue un type important à connaître.

Obs. CCXXXV. **Myxome utérin.** — X..., âgée de quarante-cinq ans, vient en 1865 mourir à l'Hôtel-Dieu, d'une pneumonie.

Pl. 38, fig. 5. *Autopsie.* — Hépatisation grise du poumon droit. Intégrité du cœur, du foie et des reins; état normal du tube digestif. L'utérus a le volume qu'il présente au quatrième ou cinquième mois de la grossesse, et il adhère lâchement aux parties voisines. Le vagin, le museau de tanche et le col utérin lui-même ne sont pas altérés; toutefois la cavité utérine, agrandie, est remplie par des masses mamelonnées, pressées les unes contre les autres, aplaties, implantées sur la muqueuse par une sorte de pédicule. Quelques-unes de ces masses font une saillie de 1 à 2 centimètres; elles occupent presque toute la hauteur de l'organe et rappellent assez bien les colonnes charnues du cœur. D'autres, plus petites et arrondies, ont le volume d'une grosse amande ou d'un champignon. Leur consistance est généralement molle; elles s'affaissent sous la pression du doigt, laissant sourdre une très-faible quantité d'un suc épais. Leur coloration est d'un blanc jaunâtre ou noirâtre par suite d'extravasat sanguins. Ces masses, que constituent des cellules arrondies, fusiformes et réfringentes, séparées par une substance amorphe, hyaline, renferment en même temps des vaisseaux larges et nombreux, remarquables par la faible épaisseur de leurs parois. Les tuniques de l'utérus, fermes et résistantes, présentent une épaisseur de 1 à 2 centimètres, produite tant par l'altération de la muqueuse que par l'hypertrophie de la couche musculaire sous-jacente.

De ce fait rare et intéressant je rapprocherai le cas suivant, où il s'agit d'une altération analogue ayant pour siége les villosités placentaires. Une femme de trente-quatre ans, qui se croyait enceinte de plusieurs mois, rend par le vagin une masse composée de sang et de vésicules de grandeur variée. Débarrassée du sang, cette masse apparaît sous forme d'une grappe constituée par de nombreuses vésicules portées sur plusieurs pédicules s'insérant sur une membrane résistante qui est le chorion. La fig. 4, pl. 38, nous montre l'extrémité terminale de l'une de ces grappes; on y voit que les vésicules ont chacune un pédicule, et qu'un certain nombre d'entre elles, parmi les plus grosses, sont surmontées de vésicules plus petites; toutes renferment un liquide visqueux transparent. A la suite du rejet de cette masse, la malade a recouvré la santé et a continué à se bien porter.

Cette altération, considérée par les auteurs allemands comme un myxome cystoïde, n'est pas sans analogie avec celle de l'observation qui suit, où nous voyons, implanté sur le péritoine, une masse arborescente formée de saillies papilliformes dont plusieurs renferment un liquide transparent et visqueux.

Obs. CCXXXVI. **Myxome papillaire des annexes de l'utérus (feuillet péritonéal).** — P..., couturière, âgée de trente-deux ans, est traitée pendant longtemps pour un prétendu kyste de l'ovaire, qui conduit à faire dans la cavité du ventre plusieurs ponctions avec injection iodée. N'obtenant aucun résultat satisfaisant de cette thérapeutique, elle vient à l'Hôtel-Dieu, où elle est admise le 23 septembre 1863. C'est une femme pâle, amaigrie, dont la santé générale est profondément altérée; son abdomen, développé, renferme une assez grande quantité de liquide. Une ponction abdominale est pratiquée quelques jours après son entrée à l'hôpital; mais la malade, déjà très-affaiblie, continue à perdre ses forces et meurt le 1er novembre.

Autopsie. — Une certaine quantité de sérosité s'écoule à l'ouverture de la cavité abdominale. Le foie est petit, induré, ratatiné et recouvert d'une capsule blanche, nacrée, épaissie et adhérente au diaphragme. La rate, volumineuse, a sa capsule épaissie et blanchâtre. Les reins sont sains; la masse intestinale est libre, excepté dans l'excavation pelvienne, où se rencontrent des adhérences. Cette excavation est remplie par un néoplasme des plus rares. Implanté à la sortie postérieure du ligament large, et principalement sur le feuillet péritonéal qui tapisse les trompes, ce néoplasme, de la grosseur du poing, à droite, est constitué par un pédicule volumineux ou tronc principal, duquel partent des ramifications nombreuses, de façon à former une sorte de grappe. Cette disposition se retrouve à gauche, où la formation présente un volume beaucoup plus petit et une forme arborescente. Les extrémités papillaires qui constituent ces grappes renferment un seul vaisseau replié en anse (fig. 3''); leur surface libre est tapissée par un épithélium cylindrique (fig. 3'''). Quelques-unes d'entre elles, plus volumineuses, renferment un liquide épais, visqueux, et se trouvent ainsi transformées en kystes (fig. 3'). Ces dernières forment ainsi autant de petits kystes dont la cavité est le plus souvent cloisonnée. L'utérus est, au niveau de son col, le siége d'un corps fibreux; le vagin est large, non altéré. Les poumons sont œdématiés, le tissu du cœur est jaunâtre; le cerveau est intact.

Pl. 39, fig. 3, 3', 3'' et 3'''.

L'altération rencontrée dans ce cas sera sans doute considérée comme une affection rare. Toutefois, on voit assez communément à la surface des trompes ou des ligaments larges des saillies papillaires isolées simples ou avec un contenu liquide et visqueux. La lésion qui nous occupe n'est, en réalité, qu'une exagération de ce dernier état, produite vraisemblablement par l'action irritante de la teinture d'iode qui a dû séjourner plus longtemps dans l'excavation pelvienne que partout ailleurs.

Lésions communes, les épithéliomes de l'utérus méritent une étude attentive ; ils constituent la plupart des affections dites cancéreuses de cet organe.

OBS. CCXXXVII. **Épithéliome de l'utérus. Métrorrhagie.** — H..., couturière, âgée de trente-huit ans, est une femme bien constituée, dont le père était rhumatisant et asthmatique. Atteinte d'une affection choréique dans sa jeunesse, elle s'est assez bien portée depuis lors et a eu deux enfants. Souffrante depuis plusieurs mois, elle se plaignait de pertes blanches ou rougeâtres, de douleurs dans le bas-ventre et la région des reins, quand elle fut prise d'une métrorrhagie qui l'amena à l'hôpital. Le 8 janvier 1863, elle est admise à l'Hôtel-Dieu, salle Saint-Antoine, n° 11, dans un état de faiblesse et de décoloration prononcé. L'hémorrhagie est arrêtée et le repos est conseillé ; mais, le 10, une nouvelle perte sanguine est suivie de la mort.

Pl. 38, fig. 2 et 2'. *Autopsie.* — Décoloration et teinte jaune de la surface cutanée, émaciation avancée. L'utérus est peu augmenté de volume, les trompes ont des adhérences avec les parties voisines. La face interne du vagin est, à son tiers supérieur, le siége d'une ulcération sale, verdâtre, superficielle. Un peu plus haut, dans le cul-de-sac vaginal, existe une saillie mamelonnée qui, du vagin, se prolonge jusqu'au museau de tanche, qu'elle envahit dans toute sa partie externe. Cette saillie déborde le cul-de-sac vaginal de près de 2 centimètres ; elle est constituée par un tissu peu vasculaire, blanchâtre, grenu, ferme ou ramolli, et sur quelques points en voie d'ulcération. Vu au microscope, ce tissu est formé de grosses cellules granuleuses, ovoïdes ou conoïdes, remarquables par la présence d'un ou de plusieurs noyaux volumineux et réfringents. Plus ou moins fortement pressées, quelques-unes de ces cellules, de forme allongée, sont disposées en cercle et en amas sphériques connus sous le nom de globes épidermiques. Une coupe du tissu du museau de tanche laisse voir ces éléments accumulés dans l'interstice du tissu normal, sous forme de traînées allongées, analogues à des glandules. Le corps de l'utérus et les trompes ne sont pas lésés, la muqueuse utérine est hypérémiée. Les ovaires sont petits. La vessie est normale, à part un certain degré d'injection de son bas-fond. Les reins sont décolorés. Les ganglions pelviens et lombaires ne sont pas altérés. Le foie est un peu gras. La rate et le pancréas sont intacts. Le cœur offre à sa base un dépôt graisseux peu abondant. Les poumons sont anémiés. Le cerveau est petit, atrophié.

Une femme affectée d'un écoulement sanieux lié à une végétation carcinomateuse de la partie supérieure du vagin et du museau de tanche est prise d'hémorrhagie et succombe. Le fond du vagin est rempli par une masse mamelonnée ferme et sèche, grenue à la coupe et d'un blanc mat. Cette production est constituée par des éléments épithéliaux, dont quelques-uns sont réunis en forme de globes sphériques. Ainsi, il s'agit évidemment ici d'un épithéliome ; mais ce qu'il faut surtout remarquer, c'est la présence de cette altération à la partie supérieure du vagin, dans le cul-de-sac vaginal et à la face externe du museau de tanche, car tel est le siége ordinaire des épithéliomes pavimenteux de l'utérus. Ces lésions ont, en effet, leur point de départ habituel dans la couche épithéliale de la partie supérieure du vagin et du museau de tanche. Sur ces parties se développent des bourgeons épithéliaux qui donnent lieu à une tumeur formant saillie dans la cavité du vagin. Ferme et sèche, limitée par un rebord saillant, cette tumeur s'étend peu à peu, ses éléments infiltrent la substance du col qu'ils atrophient et quelquefois même celle du corps de l'utérus ; puis arrive un moment où, ne pouvant se nourrir d'une façon convenable, ils se métamorphosent ; la tumeur se ramollit, s'ulcère dans certaines circonstances, se gangrène quelquefois, de sorte qu'après un espace de temps plus ou moins long il existe à l'extrémité supérieure du vagin un vaste ulcère ordinairement circulaire, avec destruction plus ou moins complète du col utérin. Cette destruction est telle, dans quelques cas, qu'il semble que le col ait été amputé à sa jonction avec le corps. A l'incision, on trouve que le fond de l'ulcère est constitué par un tissu blanchâtre, grenu, qui parfois se propage jusqu'au rectum, plus souvent jusqu'à la vessie, où il forme, au niveau du bas-fond, des saillies mamelonnées soulevant tout d'abord la muqueuse qui s'ulcère ensuite peu à peu, d'où résulte la communication des deux organes. Dans ces conditions, la muqueuse du corps de l'utérus est le plus ordinairement enflammée et rougeâtre, et la cavité est quelquefois distendue par du muco-pus. Dans l'épaisseur des parois utérines, on constate l'existence de traînées épithéliales allongées ou de forme glandulaire et parsemées de globes épidermiques. S'il est rare que les ganglions pelviens et lombaires ne prennent pas part à cette altération, par contre, les autres organes en sont le plus souvent exempts, et pour mon compte j'ai constaté un seul cas où la glande hépatique était semée de nodules épithéliaux semblables à la néoplasie utérine. Dans quelques circonstances, l'épithéliome s'étend jusqu'aux nerfs, comprime les filets nerveux et détermine des douleurs intenses et difficiles à combattre. D'autres fois, il est le point de départ d'hémorrhagies rapidement mortelles, d'une péritonite suppurée, plus rarement d'une infection purulente. Enfin, lorsque aucune de ces complications ne vient avancer les jours de la malade, celle-ci succombe, soit à une infection putride, pour peu que les soins de propreté aient été négligés, soit à un affaiblissement progressif, soit enfin, comme je l'ai constaté plusieurs fois, à des accidents déterminés par la rétention des produits de sécrétion urinaire et l'altération concomitante des reins (accidents urémiques).

Plus rare que l'épithéliome pavimenteux, l'épithéliome cylindrique prend naissance à la surface de la muqueuse du corps de l'utérus. Quelquefois il envahit entièrement cette muqueuse et celle des oviductes, comme le prouve un fait que j'ai rapporté dans le *Bulletin de la Société anatomique*, année 1859, page 116.

Obs. CCXXXVIII. **Épithéliome cylindrique de la muqueuse de l'utérus et des trompes.**—G..., âgée de cinquante-six ans, couturière, entrée à l'Hôtel-Dieu le 1er février

1859, meurt le 5 mai suivant. Cette femme, qui eut à plusieurs reprises des hémorrhagies utérines, dont une pendant son séjour à l'hôpital, fut considérée par M. Piédagnel comme atteinte d'un cancer utérin. Toutefois le toucher vaginal ne donnait pas la sensation de parties ulcérées ou indurées, ainsi qu'il arrive si souvent en pareil cas. Le museau de tanche était légèrement entr'ouvert, les lèvres étaient lisses et sans altération appréciable. L'utérus était volumineux, et, par la palpation abdominale, on constatait, à gauche de cet organe, l'existence d'une tumeur arrondie de la grosseur du poing, qui, sans l'état de cachexie avancée dans lequel se trouvait la malade, aurait pu facilement être prise pour un corps fibreux.

Autopsie. — La paroi abdominale est incisée et les organes génitaux sont enlevés. L'utérus est volumineux, il a 12 centimètres de son fond au museau de tanche; ses parois sont épaissies par des éléments de nouvelle formation d'autant plus abondants qu'on approche davantage de la surface interne. Celle-ci est représentée, en effet, par une espèce de bouillie ou magma blanchâtre, parcourue sur quelques points par des vaisseaux. La cavité utérine est remplie par cette matière molle, qui occupe encore la cavité du col. Les lèvres du museau de tanche sont respectées. La trompe droite a une longueur de 9 centimètres; fermée à son extrémité péritonéale, elle est renflée et creusée d'une cavité qui se continue avec la cavité utérine par un canal dans lequel on introduit aisément un gros stylet; cette cavité est remplie d'une matière noire qui paraît provenir de sang épanché. Les parois épaissies et hypertrophiées de la trompe rendent compte de sa dilatation. La pression exercée sur ces parois en fait sourdre une matière d'un blanc de lait, ayant même composition que celle qui se rencontre à la face interne de l'utérus. La trompe gauche forme une tumeur appendue au corps de la matrice, elle déborde en partie le petit bassin; oblongue, elle a environ 14 centimètres dans son plus grand diamètre, et 12 centimètres suivant le plus petit. Le pédicule qui l'attache à l'utérus est complétement oblitéré. Une membrane fibreuse ou fibro-musculaire blanchâtre et très-épaisse lui constitue une enveloppe de laquelle paraissent partir des prolongements fibreux ou fibroïdes qui, par leurs cloisonnements, forment des espaces que remplissent d'abondantes gouttelettes graisseuses et les mêmes éléments qui ont été trouvés dans les parois de l'autre trompe et dans celles de l'utérus. Ces éléments sont des cellules épithéliales coniques ou cylindriques, quelques cellules volumineuses renfermant des cellules plus petites, et des corps granuleux ou cellules en voie de métamorphose graisseuse. C'est donc un épithéliome qui, en raison de la métamorphose plus avancée qu'il a subie dans la trompe gauche, semblerait avoir débuté par cette trompe avant d'envahir la cavité utérine. Les ovaires ne sont pas altérés; tous les autres organes sont sains.

A la suite de métrorrhagies multiples, une femme était tombée dans un état de profond épuisement et de cachexie. Le museau de tanche n'était pas altéré, mais l'utérus était augmenté de volume, et à sa gauche existait une tumeur ferme et résistante. L'autopsie montra que les parois des trompes et de l'utérus étaient altérées, notamment à leur face interne, par une infiltration de cellules épithéliales, et qu'il s'agissait d'un épithéliome cylindrique. Indépendamment des difficultés du diagnostic et de l'intérêt qu'il présente à ce point de vue, ce fait montre bien les différences de caractères qui distinguent l'épithéliome pavimenteux de l'épithéliome cylindrique. Ce dernier prend naissance dans la muqueuse du corps de l'utérus, ou même dans la muqueuse des trompes; bien qu'il forme quelquefois des tumeurs arrondies, il a tendance à s'étaler sur une large surface, d'où suinte un liquide lactescent, miscible à l'eau; il détermine rarement la destruction de toute la paroi utérine; toutefois, il s'étend volontiers aux ganglions pelviens et lombaires ou même à d'autres organes, et sa généralisation est loin d'être aussi exceptionnelle que celle de l'épithéliome pavimenteux. Le foie, les poumons, sont les viscères qui participent le plus à l'infection secondaire; celle-ci peut se rencontrer dans la plupart des organes, jusque dans les os, où j'ai une fois constaté sa présence. Histologiquement, l'épithéliome cylindrique se distingue par le caractère particulier de ses éléments cellulaires et par l'absence de globes épidermiques. Eu égard à leur fréquence relative et à l'âge des individus affectés, les deux lésions sont loin d'être identiques, puisque, sur un relevé de 21 cas personnels, seize fois l'épithéliome pavimenteux avait sévi sur des femmes de 28 à 52 ans, tandis que l'épithéliome cylindrique ne s'était rencontré que cinq fois chez des individus ayant de 51 à 60 ans. En regard de ces deux variétés distinctes d'épithéliome, dont l'une a pour point de départ habituel la muqueuse du corps de l'utérus, tandis que l'autre naît en général à la partie supérieure du vagin et à la surface du museau de tanche, je placerai le fait suivant, où il s'agit d'un épithéliome développé dans la muqueuse du col utérin :

Épithéliome papillaire du col de l'utérus. — Une femme âgée de quarante-trois ans accusait des troubles utérins depuis plusieurs mois, lorsqu'elle fut prise d'une pneumonie qui l'emporta. Le poumon gauche est hépatisé, le cœur est sain, le foie renferme un kyste hydatique en voie de guérison. La rate, les reins et le tube digestif ne sont pas altérés. L'utérus, augmenté de volume, présente à sa face interne, à la limite du col et du corps, deux ulcérations à fond blanchâtre et granuleux constitué par des éléments péithéliaux. Une surface de section de la paroi utérine laisse voir des tumeurs riziformes, blanchâtres, qui s'écrasent par la pression des doigts. D'apparence papillaire, ces tumeurs sont implantées, du moins le plus grand nombre, au fond des sillons de la muqueuse utérine, et ne sont, en réalité, que des papilles hypertrophiées et en voie de transformation épithéliale, puisqu'on les trouve constituées en grande partie par des cellules épithéliales prismatiques qui, sur quelques points, tendent à la formation de globes épidermiques. (Voy. Obs. LXXXI, p. 102.) Pl. 38, fig. 3, 3 et 3''.

Ce fait est un exemple d'épithéliome à une période rapprochée de son début. Deux ulcères peu étendus s'observent à la surface interne du col utérin, et les papilles du voisinage, altérées et volumineuses, sont le point de départ vraisemblable du processus que caractérisent des cellules épithéliales prismatiques ou fusiformes. Par cette disposition, l'épithéliome du col utérin diffère de ceux du corps de l'utérus et du museau de tanche. Il resterait maintenant, pour compléter l'étude des affections organiques de l'utérus, à faire connaître les carcinomes encéphaloïde et squirreux. Nous pourrions, de la sorte, s'il ne fallait nous limiter dans ce travail, montrer les différences de structure et d'évolution que présentent, par rapport aux épithéliomes, ces lésions qui ont leur siége dans le stroma conjonctif : nous arriverions ainsi à cette proposition déjà formulée pour le cancer de l'estomac, savoir que, parmi les lésions connues sous le nom de cancer de l'utérus, il y a des dissemblances anatomiques et cliniques, vraisemblablement aussi étiologiques, qui permettent d'y voir plusieurs types distincts.

MYOMES UTÉRINS (CORPS FIBREUX DE L'UTÉRUS).

Chez les femmes âgées surtout, les parois de l'utérus sont fréquemment le siége de productions fermes, solides et arrondies, qui, tant par leur structure spéciale que par les accidents divers qu'elles déterminent, offrent un intérêt des plus marqués. Si ces tumeurs ont quelquefois le triste privilége d'être douloureuses et incommodes, souvent aussi elles sont complétement silencieuses, et ne se révèlent par aucun symptôme appréciable. En voici un exemple :

OBS. CCXXXIX. **Myomes (corps fibreux) de l'utérus. Ramollissement cérébral.** — S..., modiste, âgée de trente-huit ans, bien constituée, sans enfants, paraît n'avoir eu pour toute maladie qu'une fièvre typhoïde, il y a environ un an. Peu de temps après, elle a été atteinte d'une hémiplégie droite, et lorsqu'elle est admise, le 20 octobre 1863, à l'Hôtel-Dieu, elle a le bras et la jambe contracturés et douloureux, un souffle au second temps du cœur. L'abdomen est développé, et, par le palper, on constate dans le bassin la présence de tumeurs multiples, fermes, arrondies, qu'il est facile de reconnaître pour être des corps fibreux de l'utérus. Le 23 survient de la fièvre, et tandis que la contracture des membres diminue, la paralysie augmente. Le 25, le pouls s'accélère, il y a une vive oppression, des phénomènes d'asphyxie se déclarent, et la mort a lieu le lendemain.

Pl. 39, fig. 1, 1' 2, 2', 2''. *Autopsie.* — Cadavre amaigri, peau blanche et pâle; méninges intactes; sinus cérébraux gorgés de sang. Les hémisphères cérébraux ont une apparence normale; toutefois la corne sphénoïdale de l'hémisphère gauche est un peu ramollie, et la partie antérieure du corps strié gauche est affaissée et creusée d'une cavité qui renferme un liquide lactescent et que tapisse une membrane vasculaire et jaunâtre. Liquide et membrane présentent de nombreux corps granuleux et des granulations moléculaires libres. L'artère sylvienne gauche est oblitérée, et les deux carotides internes sont, à leur terminaison, athéromateuses et dilatées. Le cœur est augmenté de volume; les branches de l'artère pulmonaire sont un peu larges. Les parois du ventricule gauche mesurent près de 2 centimètres en épaisseur, sa cavité est dilatée, son tissu est pâle et mou. La valvule mitrale ne paraît pas altérée, mais l'orifice aortique est insuffisant, par suite de l'épaississement et du retrait de deux de ses valvules, tandis que la troisième est allongée. A la base d'implantation de ces valvules, dont la surface interne a perdu son poli, se voient quelques ramifications vasculaires. L'aorte est dilatée dans toute sa première portion; sa face interne est parsemée de nodosités grisâtres ou jaunâtres, légèrement saillantes. Dans les régions thoracique et abdominale, ce vaisseau est moins altéré et moins dilaté. L'un des orifices des artères coronaires permet à peine le passage d'une tête d'épingle; l'autre est moins rétréci. Le tronc brachio-céphalique et les artères carotides ont leur tunique interne altérée et leur calibre agrandi. Les poumons sont sains, à part quelques masses crétacées occupant leurs sommets. Le foie est uni au diaphragme par quelques lâches adhérences. La rate, les reins et la vessie sont intacts. Le tube digestif n'est pas altéré. L'utérus, un peu augmenté de volume, contient dans l'épaisseur de sa paroi antérieure trois petites tumeurs arrondies ou corps fibreux. Une tumeur de même nature, pisiforme, est située tout près de la muqueuse utérine, en sorte que, par son développement, elle n'aurait sans doute pas manqué de refouler cette muqueuse et de faire saillie dans la cavité de la matrice. Une dernière tumeur, du volume d'un gros œuf et pédiculée, se trouve implantée sur la paroi postérieure, d'où elle fait saillie dans la cavité du péritoine et l'excavation pelvienne, déplace le corps de l'utérus à gauche, tandis que le col est porté à droite (latéro-version). Cette tumeur, bosselée sur sa face extérieure, l'est encore à la coupe ; elle est ferme, résistante, difficile à déchirer, constituée par une trame conjonctive que parcourent de longs vaisseaux, et dans laquelle existent des masses arrondies, plus ou moins volumineuses, d'un gris blanchâtre. C'est dans ces masses que se rencontrent des fibres musculaires lisses (fig. 1''), disposées sous forme de faisceaux entre-croisés et séparés par une gangue conjonctive. Sur un certain nombre de points, ces éléments, en voie d'altération graisseuse, sont infiltrés de granules de graisse plus ou moins volumineux.

Une femme atteinte d'une hémiplégie droite avec contracture des muscles paralysés meurt après quelques jours de fièvre. Elle présente un ramollissement cérébral consécutif à l'oblitération de l'artère sylvienne gauche. Le tissu du cœur est peu modifié, mais les valvules aortiques sont altérées. Les autres organes sont sains, à part l'utérus qui est le siége de tumeurs disséminées dans l'épaisseur de ses parois et dont l'une, plus ancienne, fait saillie dans la cavité du péritoine. — Cette observation nous met à même de comprendre la manière de se comporter des corps fibreux : primitivement développées dans l'épaisseur des parois utérines, ces tumeurs peuvent, au bout d'un certain temps, se pédiculiser et tomber dans la cavité péritonéale ; souvent aussi elles débordent l'excavation pelvienne et, à l'exemple de l'utérus gravide, parviennent jusque dans la cavité du ventre, entraînant avec elles l'utérus qui s'hypertrophie, s'allonge et se déplace. Dans ces conditions, elles se reconnaissent aux inégalités de leur surface et à leur dureté qui peut varier suivant qu'elles sont relâchées ou en contraction. Quand, au contraire, la tumeur utérine, rapprochée de la muqueuse, vient à se porter du côté de la cavité de l'utérus, ainsi qu'il serait vraisemblablement arrivé pour la tumeur *m*, fig. 3, la muqueuse, excitée par la présence de ce corps étranger, détermine, par action réflexe, des contractions dites expulsives et que les malades comparent aux douleurs de l'accouchement. Sous l'influence de ces contractions, la tumeur chemine peu à peu, gagne après un temps plus ou moins long, souvent plusieurs années, la cavité du col, apparaît à l'orifice du museau de tanche, et tombe enfin dans le vagin. Il est facile à ce moment de la diagnostiquer, de la saisir avec des pinces, et, à l'aide d'un écraseur ou d'un serre-nœud, de trancher son pédicule et de l'enlever. — Tous les auteurs ne sont pas d'accord sur la dénomination qu'il convient de donner à ces tumeurs ; mais dès l'instant qu'on subordonne le tissu le plus commun à celui qui donne à la tumeur ses caractères spéciaux, il est incontestable que le nom de myome est tout à fait approprié à la désignation des corps fibreux de l'utérus, puisque ces tumeurs, renfermant quelquefois plus d'éléments contractiles que l'utérus entier, possèdent nécessairement un tissu musculaire de nouvelle formation. Les faisceaux musculaires qui les composent, séparés par du tissu conjonctif dans lequel cheminent les vaisseaux sanguins, sont ordinairement entre-croisés dans différentes directions, de sorte que, sur une même section, on voit des faisceaux coupés suivant leur longueur et d'autres coupés en travers. Les myomes utérins sont exposés à subir des transformations diverses. La transformation graisseuse, que nous constatons dans notre fait, est de toutes la plus fréquente. Vient ensuite la transformation calcaire ; elle est commune pour les myomes qui font saillie dans la cavité péritonéale. La transformation muqueuse est plus rare, mais non moins remarquable ; c'est elle qui produit les cavités ou kystes muqueux décrits par Cruveilhier sous le nom de géodes.

APPAREIL DE L'INNERVATION

Les organes qui font partie de cet appareil, l'encéphale, la moelle épinière et les nerfs, sont formés d'éléments propres, cellules et tubes nerveux, plongés dans une masse fondamentale de tissu conjonctif. Les *cellules nerveuses*, *cellules ganglionnaires* ou *corpuscules ganglionnaires*, occupent la substance grise des organes centraux, les ganglions, quelquefois les troncs nerveux et les expansions périphériques des nerfs. Ce sont des éléments nucléolés de dimensions variables, de forme sphérique ou ovale, avec ou sans prolongements, d'où la dénomination de cellules apolaires, unipolaires, bipolaires ou multipolaires. Dépourvues de toute membrane d'enveloppe, les cellules nerveuses sont constituées par une substance molle, visqueuse, élastique, renfermant de nombreuses molécules protéiques, quelques molécules graisseuses et très-souvent des granulations pigmentaires jaunâtres, brunes ou noires. Leur noyau, qui a de $0^{mm},018$, à $0^{mm},009$ de diamètre, se présente sous la forme d'une vésicule sphérique, à paroi distincte ; il a un contenu fluide, limpide, et un nucléole arrondi mat ou foncé, quelquefois creusé d'une cavité ; rarement il existe deux noyaux, mais plus souvent on constate plusieurs nucléoles. Les tubes nerveux, désignés encore sous les noms de *tubes primitifs*, *fibres nerveuses*, *fibres primitives*, forment presque exclusivement la substance blanche des centres et les cordons nerveux ; ils sont de deux ordres, tantôt foncés sur leurs bords, tantôt pâles et minces. Les tubes du premier ordre ou tubes à contours foncés se composent de trois parties, savoir : une enveloppe de tissu conjonctif très-mince, membrane ou *gaîne primitive* des auteurs, un filament de nature albumineuse situé dans l'axe, ou *cylindre-axe*, et enfin un mélange de substances grasses et albuminoïdes situé entre l'axe et l'enveloppe, et appelé substance médullaire ou moelle nerveuse. Membrane élastique complétement homogène et hyaline, l'enveloppe ou gaîne est analogue au sarcolemme des fibres musculaires dont elle a les propriétés. Elle paraît jusqu'ici faire défaut sur les fibres les plus fines des parties périphériques et sur celles des organes centraux. La moelle nerveuse forme un tube cylindrique qui enveloppe la fibre centrale; elle est homogène, visqueuse, d'un blanc brillant, facilement modifiée par le refroidissement sous l'influence de l'eau et de la plupart des acides. Cette modification, due à la coagulation, procède de la superficie vers la profondeur; tantôt elle se limite aux couches les plus externes, ce qui produit les tubes à double contour, tantôt, au contraire, elle atteint tout le contenu des tubes et leur donne un aspect granuleux. Le cylindre-axe est une fibre cylindrique aplatie, solide et élastique à peu près comme l'albumine coagulée, substance dont elle paraît se rapprocher par ses propriétés chimiques. Peu apparent dans les tubes nerveux frais, où il est entouré de tous côtés par la moelle, ce cylindre qui a partout les mêmes caractères est aisément découvert par la déchirure des nerfs et l'action des réactifs; il s'aperçoit quelquefois à l'extrémité coupée d'un tube dont la moelle est coagulée. Les tubes nerveux du second ordre se distinguent par l'absence de substance médullaire, ils se rencontrent dans le nerf grand sympathique, à l'origine centrale et à la terminaison périphérique d'un grand nombre de cordons nerveux.

La substance qui constitue la charpente du système nerveux est une *substance conjonctive réticulée*. Dans la moelle épinière, elle est composée, d'après Kölliker, de réseaux de cellules étoilées anastomosées entre elles de façon à former une sorte de canevas, tant à la substance blanche qu'à la substance grise tout entière. Les mailles de ce canevas, dans lesquelles sont contenus les cellules et les tubes nerveux, servent de soutien aux vaisseaux, et présentent des noyaux arrondis sur plusieurs des points où elles se réunissent. Semblable réticulum existe dans le cerveau, où Virchow lui a donné le nom de névroglie. Remarquable par ses larges mailles dans la substance blanche, notamment dans celle du bulbe et de la protubérance, ce réticulum est, dans la substance grise et particulièrement à la surface du cerveau et du cervelet, formé de mailles étroites qui, pour être vues, nécessitent les plus forts grossissements; dans la couche rouillée des circonvolutions cérébrales et dans la corne d'Ammon, il se distingue par une grande quantité de noyaux. Ailleurs, la charpente conjonctive du système nerveux se présente sous la forme d'un tissu fibrillaire ou fibreux, et sous celle d'une substance homogène (périnèvre) ou de rubans chargés de noyaux (fibres de Remak).

Contenus dans les cavités crânienne et rachidienne, les organes centraux du système nerveux sont enveloppés de plusieurs membranes destinées à leur servir de soutien et de protection. La plus externe de ces membranes ou dure-mère est une toile d'un blanc jaunâtre, brillante, élastique, composée, en proportion à peu près égale, de faisceaux parallèles de tissu conjonctif et de réseaux de fibres élastiques fines, et revêtue à sa face interne d'une couche de cellules polygonales aplaties. L'arachnoïde, qui vient ensuite, est une membrane fine, transparente, formée de faisceaux de tissu conjonctif anastomosés en réseau, autour desquels s'enroulent des fibres élastiques très-fines. Tapissée à sa face externe par un épithélium semblable à celui de la dure-mère, elle a sa face interne lisse et dépourvue de ce revêtement. La membrane interne ou pie-mère, étroitement appliquée à la moelle épinière, pénètre dans ses scissures et envoie des prolongements très-minces dans son épaisseur en même temps qu'elle fournit des gaînes délicates aux racines nerveuses; elle tapisse toutes les éminences et les dépressions de l'encéphale, à l'exception du sinus rhomboïdal. C'est une toile mince, délicate, vasculaire, constituée par une gangue de tissu conjonctif fibrillaire comprenant des noyaux et quelques rares cellules. Les portions de la pie-mère en rapport avec les cavités cérébrales, comme la toile choroïdienne et les plexus choroïdes, ont la même structure, à part un plus grand nombre de vaisseaux. Leur surface libre est revêtue de cellules polygonales ou arrondies. La paroi supérieure des ventricules latéraux, le plancher et les parois latérales du troisième ventricule, l'aqueduc de Sylvius, le quatrième ventricule, le canal de la moelle épinière, sont tapissés d'une membrane indépendante de la pie-mère ou épendyme des ventricules. Cette membrane est constituée par un épithélium pavimenteux, cylindrique par places, au-dessous duquel existe ordinairement une couche de tissu conjonctif.

Les vaisseaux du système nerveux central sont nombreux. Après s'être ramifiées dans la pie-mère, les artères pénètrent dans la substance nerveuse sous forme de divisions très-fines, excepté dans la substance perforée et la protubérance, où ces vaisseaux, plus volumineux, semblent rendre compte de la fréquence de l'hémorrhagie en ces points. Un réseau capillaire assez lâche succède à ces vaisseaux et donne origine aux troncs veineux, sur lesquels nous n'avons pas à nous arrêter. Toutes les parties des centres nerveux ne sont pas également pourvues de vaisseaux : la richesse vasculaire de la substance grise l'emporte sur celle de la substance blanche; le corps strié est à cet égard l'une des parties les plus favorisées, ce qui peut donner la clef de la fréquence de ses altérations. Les artères conservent, dans le cerveau, leurs trois tuniques. L'adventice est mince, dense, fusiforme, pourvue de noyaux d'autant plus abondants que l'individu est plus jeune. La tunique moyenne est exclusivement formée d'éléments musculaires, tandis que la tunique interne est composée d'une membrane élastique, fenêtrée, et de cellules épithéliales fusiformes. Ces diverses couches se fusionnent insensiblement, et sur les capillaires on ne trouve plus qu'une membrane adventice à noyaux oblongs et régulièrement espacés. Les veines font suite aux mailles des capillaires, et les plus volumineuses d'entre elles ne présentent généralement aucune trace de muscles lisses. — Tous les vaisseaux de la substance de l'encéphale et de la moelle, artères, capillaires et veines, sont entourés de canaux périvasculaires spéciaux (Robin, Kölliker, His) qui ont en moyenne une largeur double, triple ou quadruple de celle des vaisseaux sanguins, et que des injections font communiquer avec les réseaux lymphatiques de la pie-mère (Kölliker). Ces canaux, que limite une membrane amorphe, renferment fréquemment des cellules incolores qui ont été considérées par Robin comme des corpuscules lymphatiques en suspension dans un liquide. C'est dans leur intérieur que se produisent les épanchements sanguins des anévrysmes faux des artères cérébrales.

Sous l'influence de l'âge, les cellules nerveuses s'infiltrent d'un pigment plus ou moins abondant et s'atrophient, les tubes nerveux perdent de leur transparence, la substance conjonctive interstitielle s'épaissit, les tuniques des vaisseaux subissent un certain degré d'altération graisseuse qui diminue leur résistance et prédispose aux hémorrhagies, les gaînes lymphatiques renferment des granulations graisseuses et des grains d'hématosine. Comme conséquence de ces diverses modifications, le volume de l'encéphale diminue, et la quantité du liquide céphalo-rachidien augmente. Tantôt mou, tantôt induré, le cerveau présente, notamment à sa convexité, des circonvolutions atrophiées dont les intervalles, remplis par le liquide céphalo-rachidien, sont quelquefois pris pour des kystes. Effets naturels de l'âge avancé, ces changements peuvent survenir beaucoup plus tôt sous des influences multiples parmi lesquelles l'abus des liqueurs alcooliques tient le premier rang.

Doués de propriétés fort différentes dans les divers points du corps, les centres nerveux sont pour l'anatomiste la source d'où viennent tous les nerfs, pour le physiologiste des organes d'un ordre supérieur qui excitent les mouvements, et sont le siége des sensations et des facultés de l'âme. Leurs fonctions s'exécutent par l'intermédiaire des éléments cellulaires de la substance grise, sans qu'il soit possible de rapporter telle ou telle fonction à telle ou telle autre forme de cellules. Les nerfs, dont la réunion forme le système nerveux périphérique, ne sont que des conducteurs chargés de transmettre aux centres nerveux les impressions venues du dehors et de porter aux muscles l'excitation produite dans ces centres.

Divers agents peuvent modifier primitivement les éléments propres ou actifs du système nerveux ; telles sont certaines substances alimentaires et toxiques. Aux effets produits par les boissons alcooliques nous pouvons ajouter ceux que déterminent les carbures d'hydrogène, la nicotine, etc. Les maladies constitutionnelles n'épargnent pas toujours les centres nerveux ; mais il faut reconnaître que ces maladies affectent de préférence, du moins dans le principe, la trame conjonctive ou les vaisseaux, et que l'altération des éléments nerveux n'est que secondaire. Ainsi font la tuberculose, la scrofulose, la syphilis, le rhumatisme, la goutte, etc. Chacune des parties élémentaires du système nerveux est, par conséquent, susceptible de modifications spéciales, et, comme je l'ai indiqué dans ma thèse inaugurale, les altérations de l'encéphale peuvent se diviser en trois grandes classes, selon que l'élément nerveux, conjonctif ou vasculaire se trouve primitivement affecté. Cette distinction ne diffère pas de celle que nous avons établie pour les autres viscères, elle conduit à ce principe général qu'un organe étant un composé de tissus divers, chacun de ces tissus y subit un mode d'altération particulier. Notons que ces altérations diverses ne reconnaissent pas seulement des causes différentes, mais qu'elles ont encore des symptômes et une évolution propres. Ainsi les modifications des cellules nerveuses cérébrales se traduisent généralement par des désordres intellectuels, du délire qui souvent varie avec la nature de l'agent qui lui a donné naissance; les altérations de la trame conjonctive donnent le plus souvent lieu à des contractures, à des convulsions, etc., tandis que les lésions des vaisseaux amènent d'ordinaire des paralysies par suite de la destruction des éléments nerveux qui ont été rompus, comme dans les hémorrhagies cérébrales, ou transformés et détruits, ainsi qu'il arrive dans le ramollissement par obstruction artérielle.

MÉNINGITES PROLIFÉRATIVES.

Les méninges, comme la plupart des toiles fibro-séreuses, présentent des états phlegmasiques de nature diverse. Leur inflammation se traduit, tantôt par des formations membraneuses plus ou moins épaisses, tantôt par une suppuration plus ou moins abondante, et partant suit une marche différente. Il y a donc lieu d'admettre des méningites membraneuses ou prolifératives et des méningites suppuratives. Mais là ne doit pas s'arrêter l'analyse clinique. Chacune de ces divisions est loin d'avoir des caractères toujours identiques, et une étude attentive montre que, suivant la cause qui les produit, les méningites suppuratives et les méningites prolifératives manifestent, tant dans leur phénoménalité que dans leur évolution et la thérapeutique qui leur convient, des différences qu'il est souvent possible de reconnaître. Ainsi, la méningite ne constitue pas une individualité propre, mais un genre auquel se rattachent un certain nombre de types ou espèces que nous allons chercher à déterminer.

OBS. CCXL. **Méningite alcoolique et encéphalite partielle. Cirrhose hépatique.** — B..., né à Lille, âgé de trente-huit ans, depuis dix ans cocher, s'adonne largement aux alcooliques. Sa femme remarque qu'il est souvent ivre ; il boit chaque jour un demi-litre d'eau-de-vie et environ deux litres de vin. Depuis plusieurs années, il a de l'insomnie, des rêvasseries, des fourmillements, des pituites et des vomissements le matin ; il est en général chagrin, ou même un peu hébété. Il est sans enfants ; sa femme n'a jamais fait que des fausses couches ; il n'a d'ailleurs pas de désirs vénériens depuis plusieurs mois. Autrefois il jouissait d'un fort embonpoint, mais il s'est beaucoup amaigri, et depuis assez longtemps il manque d'appétit. Dans les commencements de mai, cet homme est chaque nuit agité, en proie à un délire pénible, à des hallucinations terrifiantes ; il voit des chevaux, des voitures, des hommes qui cherchent à lui nuire ; il accuse des fourmillements, des crampes violentes, du tremblement des membres, plus marqués le matin. Atteint d'ictère depuis la même époque, il a aussi des vomissements bilieux, muqueux et même sanguinolents. Le médecin qui le traite primitivement lui administre de nombreux purgatifs. Le 3 juin 1865, ce malade est admis à l'Hôtel-Dieu, salle Sainte-Jeanne, n° 38. Le 4 juin, ictère généralisé, le foie descend de quatre travers de doigt au-dessous du rebord costal; l'abdomen est météorisé, il ne renferme qu'une faible quantité de sérosité; les veines sous-cutanées n'offrent pas de dilatation appréciable. Les poumons ne présentent pas de désordres matériels, mais il existe une toux avec expectoration peu abondante. Le cœur n'offre aucun bruit anormal, ses battements sont fréquents, 120 pulsations. Légère anesthésie aux extrémités; faiblesse des jambes, intelligence obtuse, réponses peu précises, vue brouillée. Vin, opium 0,05. La nuit a été agitée, le malade en délire s'est levé et a cherché à vider son urinoir dans une armoire. 10 centigrammes d'extrait thébaïque. Les jours suivants, même état. Le 8, un vésicatoire volant est appliqué à la région du foie. Le 11, fièvre et délire, râles humides à la base du poumon droit et soupçon de pneumonie. Vésicatoire sur le thorax. Le 12, sécheresse de la langue, agitation et délire ; le malade a la camisole de force dont il cherche à se débarrasser. 106 pulsations. Le 13 et le 14, affaissement marqué, le pouls est plus fréquent et plus petit, le délire plus intense, le malade interpelle ses chevaux et cherche constamment à se lever. Sa langue est sèche et fendillée, il laisse aller ses matières, il offre simplement quelques râles à la base de la poitrine. Les jambes commencent à s'œdématier; bouffissure générale sans albumine dans les urines. Le 15, même état. Le 16, délire plus violent, B... demande son parapluie qu'il croit voir au pied de son lit, il réclame de la même façon une bougie et prétend être poursuivi par des voleurs. Le 17, même état, hyperesthésie manifeste à la partie moyenne des jambes au-dessus des points anesthésiés, toux, crachats sanguinolents; les urines ne renferment pas d'albumine, mais une faible quantité de matière colorante biliaire. Le 19, le vésicatoire a laissé suinter une certaine quantité de sang; le regard est étrange, l'œil est vif, la langue sèche et fendillée; délire, puis somnolence et mort à quatre heures du soir.

Autopsie. — La peau est fine, satinée, colorée par la bile ; les jambes sont œdématiées jusqu'au-dessus du cou-de-pied. Les os du crâne sont amincis, fragiles. La durè-mère est opaline, un peu épaissie. L'arachnoïde et la pie-mère, transparentes à la base de l'encéphale, sont, au contraire, épaissies, opaques et blanchâtres à la convexité des deux hémisphères où sont disséminés des taches et des points blancs légèrement saillants, constitués par de jeunes éléments cellulaires en voie d'altération graisseuse. Malgré cet épaississement dont l'origine phlegmasique est incontestable, ces membranes n'adhèrent pas aux circonvolutions, elles s'en détachent au contraire avec la plus grande facilité, et celles-ci apparaissent tout à fait lisses, fermes, décolorées, jaunâtres, amincies sur quelques points, d'où agrandissement des anfractuosités cérébrales à la convexité des hémisphères et formation de lacunes remplies de sérosité. Les ventricules latéraux sont larges et agrandis. Comparé à un autre cerveau, celui-ci présente une différence très-manifeste sous le rapport du volume et de la coloration. Le cervelet est petit. La protubérance annulaire, un peu moins consistante à droite, est le siége, vers sa partie moyenne, d'un foyer d'encéphalite que caractérise, à l'œil nu, une vive injection de toute son étendue, en même temps qu'une teinte grise jaunâtre et un ramollissement de la substance nerveuse. Vu au microscope, ce foyer d'altération présente, outre les éléments nerveux modifiés, de petits noyaux réfringents, de jeunes cellules sphériques ou ovoïdes, et enfin de grosses cellules granuleuses, le tout ne laissant aucun doute sur l'existence d'un processus phlegmasique. La plèvre droite offre quelques adhérences entre ses deux feuillets; léger emphysème des bords antérieurs des poumons, œdème et congestion marquée de ces organes. Les cartilages du larynx sont calcifiés, la muqueuse est injectée, un peu inégale. Les cartilages costaux commencent à s'ossifier. Le cœur est flasque, chargé de graisse à sa base. Les valvules sont intactes; les cavités ventriculaires, colorées par le sang, sont notablement élargies, leurs parois sont épaisses, formées d'un tissu jaunâtre, facile à déchirer sous la pression du doigt; la fibre musculaire est granuleuse. La cavité abdominale renferme peu de sérosité. L'estomac est large, distendu par des gaz ; sa surface interne est mamelonnée par suite de l'épaississement de la membrane muqueuse qui est en même temps le siége de plaques d'injection. L'intestin est un peu modifié, le mésentère et les épiploons renferment une épaisse couche graisseuse ; la couche de la paroi abdominale antérieure offre 5 centimètres d'épaisseur. Le foie mesure 24 centimètres de hauteur sur 28 centimètres de largeur ; il est épais et ne peut être pénétré par le doigt qui le presse. Sa capsule est opaline ; sa surface extérieure, brillante et légèrement granulée, offre sur un

Pl. 40, fig. 1 et 1'.

fond grisâtre des points disséminés, jaunes, rougeâtres ou verdâtres, ce qui lui donne l'aspect d'un porphyre. Ce même aspect se retrouve à la coupe, où les points jaunes sont le plus nombreux. La vésicule contient une bile peu abondante, jaune, fluide ; les canaux biliaires sont libres et colorés par cette bile ; les troncs vasculaires ne sont pas obstrués. Une lame mince de tissu hépatique placée sous le champ du microscope présente un épaississement notable de la trame conjonctive à la circonférence des lobules, une infiltration abondante des cellules hépatiques par des granulations graisseuses, quelquefois aussi par des granules de pigment. Un grand nombre de ces cellules sont volumineuses, et cette circonstance est sans doute pour quelque chose dans la tuméfaction du foie. La rate est grosse (14 centimètres de hauteur), molle et friable, comme dans une fièvre typhoïde. Les reins sont jaunâtres, sans altération appréciable. Les uretères et la vessie ne sont pas altérés ; les testicules sont flasques, petits, atrophiés. La cavité du genou gauche est le siége d'un léger épanchement de sérosité, le cartilage articulaire est frangé ou érodé sur plusieurs points où je constate une altération graisseuse manifeste des cellules cartilagineuses.

Un homme qui, pendant dix ans, buvait chaque matin un demi-litre d'eau-de-vie, avait depuis longtemps de l'insomnie, des pituites et du tremblement, lorsqu'il fut pris à la fois d'un délire avec hallucinations terrifiantes, d'ictère et de désordres respiratoires qui ne tardèrent pas à l'emporter. Les méninges molles qui tapissent la convexité du cerveau sont opalines, parsemées, principalement au niveau des anfractuosités, de petites saillies blanchâtres produites par des éléments de nouvelle formation en partie transformés ; les circonvolutions sous-jacentes sont petites et indurées ; le cerveau est ferme, mais la protubérance est le siége d'un foyer inflammatoire peu étendu et caractérisé, à l'œil nu, par une vive injection avec teinte grisâtre et ramollissement de la substance nerveuse. A l'examen microscopique, on constate dans ce foyer la présence de cellules et de noyaux arrondis très-réfringents assez analogues aux éléments qui se rencontrent dans la trame conjonctive du foie à la première période de la cirrhose. — Ce fait est un exemple d'une des altérations les plus communes de l'alcoolisme, la méningite de la convexité des hémisphères. Sans doute, cette lésion n'est pas toujours aussi marquée, les saillies blanchâtres ne sont pas toujours aussi nettes, mais il est rare que chez un alcoolique les méninges ne soient pas opalines en ce même endroit et les corpuscules de Pacchioni hypertrophiés. Un point digne de remarque, dans les cas de ce genre, c'est la transparence de l'arachnoïde et de la pie-mère à la base de l'encéphale, contrairement à ce qui a lieu pour d'autres espèces de méningite, la méningite tuberculeuse en particulier. — La méningite des buveurs ne se limite pas toujours aux méninges molles ; souvent aussi la dure-mère est, comme l'arachnoïde, épaisse et opaline, et, dans quelques circonstances, cette toile fibreuse se recouvre à sa face interne d'efflorescences membraneuses vasculaires qui peuvent devenir le point de départ de foyers hémorrhagiques, d'où la dénomination de pachyméningite hémorrhagique donnée par moi à ce processus dans un mémoire spécial (*Archives générales de médecine*, novembre et décembre 1863, janvier 1864).

Obs. CCXLI. **Méningite tuberculeuse. Excavations et granulations tuberculeuses des poumons. Transformation caséeuse des capsules surrénales et mélanodermie.** — M..., âgé de dix-huit ans, garçon maçon, né dans le département de la Haute Vienne, est d'une force moyenne et d'une santé généralement bonne. Il ne peut nous renseigner sur ses parents; mais il raconte que, depuis un ou deux mois, sa peau change de coloration, prend une teinte bistre sur la face et le tronc, noirâtre au niveau de la verge, dans la région des aines et aux membres inférieurs. Il a contracté une blennorrhagie il y a un mois et perdu l'appétit, sans cesser son travail; depuis quinze jours il éprouve de vives douleurs dans la région des reins, et depuis huit jours il a des vomissements et une céphalalgie violente qui s'accroît jusqu'au moment où il entre à l'Hôtel-Dieu (salle Sainte-Jeanne, n° 4) le 29 juillet 1864. A cette époque, ce malade a les paupières injectées, couvertes de muco-pus. Vues à l'ophthalmoscope, les rétines ne sont pas altérées; la vision, du reste, n'est pas troublée. Une céphalalgie violente occupe la partie postérieure de la tête, la marche est vertigineuse et presque impossible, la région lombaire continue à être douloureuse. 108 pulsations, peau chaude, rougeur de la langue à la pointe, gonflement des gencives, persistance des vomissements, rétraction de l'abdomen, constipation, intégrité des poumons et du cœur (calomel). Le 31 juillet, rêves nombreux, cauchemar, insomnie, bourdonnements d'oreilles, vertiges, obscurité de la vue, persistance de la céphalalgie et des autres phénomènes. Le 2 août, délire la nuit, agitation, soubresauts de tendons, douleurs musculaires; les vomissements cessent, mais la fièvre persiste. Le 3, même état. Le 4, accélération plus grande du pouls, chaleur de la peau, légère roideur du cou, cris, prolapsus des paupières, photophobie, strabisme, soubresauts de tendons, humidité de la langue et fétidité de l'haleine (continuation du calomel, vésicatoire sur la tête). Le 6, roideur des muscles du cou et du dos, cris hydrencéphaliques, délire, prostration, réponses assez nettes par intervalles, 120 pulsations. Le 6, 160 pulsations, persistance de la constipation, miction involontaire, agitation et délire, puis coma et mort dans la nuit.

Autopsie, 26 heures après la mort. — Persistance de la roideur cadavérique, absence de putréfaction. Le crâne et la dure-mère sont sains; les méninges molles et la surface extérieure du cerveau sont injectées. Des nerfs olfactifs jusqu'au bulbe rachidien, ces membranes sont opaques, épaissies, infiltrées de granulations grisâtres miliaires et de dépôts jaunâtres. Semblable altération se rencontre au niveau de la grande fente cérébrale de Bichat et surtout dans les scissures de Sylvius. Là, les granulations sont plus abondantes et les méninges ne peuvent être détachées sans déchirure de la substance cérébrale. A leur origine, la première, la seconde et la troisième paire de nerfs sont injectées et recouvertes de fausses membranes épaisses et jaunâtres; les moteurs oculaires commun et externe gauches sont aplatis, rougeâtres, manifestement altérés à l'œil nu et à l'examen microscopique, où la substance conjonctive interstitielle présente des noyaux arrondis et des cellules embryonnaires. Les nerfs optiques sont le siége de la même altération au niveau du chiasma. La papille optique gauche est trouble et ses vaisseaux sont voilés, la droite est comme œdématiée. Les circonvolutions qui bordent la scissure de Sylvius sont molles, injectées et enflammées; la toile choroïdienne est épaissie et la voûte à trois piliers est ramollie. Les cavités ventriculaires contiennent une sérosité louche. Lorsque, après avoir détaché les méninges, on les examine par transparence, il est facile de reconnaître que les granulations sont disposées sur le trajet des vaisseaux auxquels elles sont comme appendues. L'examen microscopique est plus explicite encore sur ce point: à un faible grossissement, on aperçoit les granulations sous forme de renflements ou de nodosités arrondies tenant aux vaisseaux; à un grossissement plus fort, il devient manifeste que le point de départ de ces nodosités est dans la tunique adventice, et qu'elles sont constituées par de jeunes éléments arrondis ou ovoïdes, nucléaires et cellulaires, qui remplissent la gaîne de ces vaisseaux. — Le poumon gauche adhère intimement par son sommet à la paroi thoracique et renferme dans sa profondeur plusieurs excavations pouvant loger une noisette; le lobe inférieur, congestionné, ne contient que peu de granulations.

Pl. 40, fig. 2, 2', 2'' et fig. 3, 3', 3''.

Adhérences du lobe inférieur du poumon droit, granulations tuberculeuses peu abondantes disséminées dans les différents lobes de ce poumon. Cœur intact, rate volumineuse, foie d'un volume normal parsemé de taches jaunes. Estomac dilaté, intestins et ganglions mésentériques normaux. Les reins ne sont pas altérés, mais les capsules surrénales sont le siége de dépôts caséeux qui accroissent leur volume.

Un jeune homme récemment arrivé à Paris, où il vivait dans des conditions hygiéniques peu avantageuses, est pris d'une céphalalgie intense et de vomissements; il a une constipation opiniâtre, son pouls s'accélère, surviennent des soubresauts de tendons, de la contracture des muscles du cou, puis un délire qui est suivi de mort. Les méninges cérébrales sont injectées et infiltrées de granulations tuberculeuses miliaires constituées par de jeunes cellules arrondies accumulées dans l'intérieur de la gaîne lymphatique. Plusieurs des nerfs crâniens ont leur trame conjonctive infiltrée des mêmes éléments que l'on retrouve en certains endroits jusque dans la substance des circonvolutions. Les poumons sont le siége de granulations tuberculeuses, et les capsules surrénales sont transformées en deux masses caséeuses. Ce fait qui, en 1863, a été communiqué à la Société de biologie en même temps que les dessins qui s'y rattachent, prouve de la façon la plus nette ce que je soutenais alors, savoir : que la tunique externe des artérioles est le point de départ ordinaire de la granulation tuberculeuse des méninges. Il nous donne aussi complètes que possible les altérations de la méningite tuberculeuse ; malheureusement, à part un soupçon d'hérédité et des conditions hygiéniques peu favorables, il laisse dans l'ombre le côté étiologique de cette affection.

OBS. CCXLII. **Méningite granuleuse et tubercule du cerveau.** — H..., âgé de deux ans, est admis à l'Hôtel-Dieu, salle Saint-Bernard, le 10 juillet 1866. Sa mère est bien portante et de nouveau accouchée il y a six mois; elle raconte que depuis huit jours environ son enfant est inquiet, très-excitable, enclin à pleurer ou à crier. Il y a plusieurs jours, du reste, qu'il a du strabisme et qu'il se plaint de sa vue ; depuis trois jours, il est atteint d'une hémiplégie droite et de délire. Il meurt dans le coma le lendemain de son entrée à l'hôpital.

Pl. 40, fig. 4. *Autopsie.* — Les méninges cérébrales présentent à la base du cerveau quelques dépôts jaunâtres, et dans les scissures de Sylvius de fines granulations tuberculeuses miliaires et grisâtres. En arrière de la corne d'Ammon, dans la substance blanche des circonvolutions de la corne postérieure, existe une masse ferme, sèche, aplatie, distincte de la substance nerveuse. Cette masse, qui a la forme d'une bandelette, grisâtre à sa circonférence, de teinte jaunâtre à son centre, n'est pas circonscrite par un tissu conjonctif, mais se trouve en contact immédiat avec la substance cérébrale restée intacte. Dans le voisinage de cette masse caséeuse existe une autre tumeur plus petite, grisâtre et de même nature. Les tumeurs sont formées de petites cellules ovoïdes et de noyaux sphériques de petit volume, fortement chargés de granulations, ou même détruits à leur partie centrale où se voit une fine trame conjonctive. Le parenchyme des poumons est rougeâtre, congestionné, infiltré de fines granulations tuberculeuses d'un blanc grisâtre. Le foie, la rate et les reins ne paraissent pas altérés. Le tube digestif est intact.

Un jeune enfant dont la mère est bien portante change tout à coup de caractère, il se plaint et s'irrite facilement ; il a du strabisme, une hémiplégie, du délire, et il meurt. Les méninges molles du cerveau sont le siége de granulations miliaires peu abondantes, et dans l'épaisseur des circonvolutions de la corne postérieure gauche se rencontrent deux petites masses tuberculeuses grisâtres en voie de métamorphose caséeuse à leur centre. A côté d'une méningite granuleuse, nous constatons donc ici l'existence de l'altération désignée sous le nom de tubercule du cerveau, altération qui n'est en réalité qu'un amas de granulations semblables à celles des méninges. — Ce fait nous met à même de connaître les deux formes d'altération tuberculeuse des centres nerveux et la métamorphose caséeuse plus spéciale à l'une d'elles. L'observation suivante va nous renseigner sur la transformation calcaire de cette même altération.

Obs. CCXLIII. **Tubercule crétacé de la couche optique gauche. Sclérose secondaire et atrophie descendante des faisceaux nerveux qui émanent de ce ganglion. Urétérite et hydronéphrose, accidents urémiques.** — G..., âgée de soixante-cinq ans, est née à Toulon où son père était colonel dans la marine. Paralysée dès l'âge de quatre ans, elle est frappée d'une hémiplégie rapide, sinon subite, du côté droit du corps. Cette hémiplégie, qui a persisté jusqu'à présent, est depuis longtemps accompagnée de contracture et d'une attitude particulière des membres. La main en pronation est fléchie sur l'avant-bras, et celui-ci sur le bras (fig. 36). Ne pouvant pas faire usage de ce membre, la malade s'est habituée à écrire de la main gauche ; elle a toujours traîné la jambe, qui, de même que le bras, est un peu roide. A ces accidents sont venus s'ajouter chez cette femme plusieurs accès épileptiques. Pourtant ces infirmités ne l'ont pas empêchée de se marier il y a dix ans. Du reste, sa santé a été passable jusqu'en janvier 1864. Depuis ce moment, elle est mal à l'aise et s'affaiblit chaque jour. Admise à l'Hôtel-Dieu le 8 janvier, elle se plaint d'une céphalalgie opiniâtre, d'un malaise général, elle a un mauvais goût dans la bouche, du manque d'appétit, de fréquents vomissements. Elle tombe bientôt dans une sorte d'état adynamique qui persiste jusqu'à sa mort arrivée le 29 janvier.

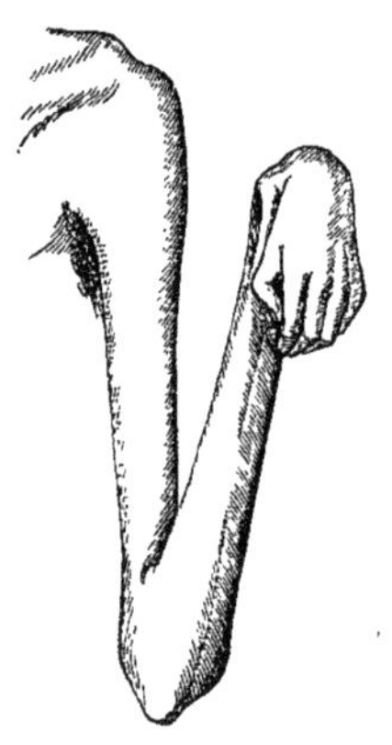

Fig. 38.

Autopsie. — Les méninges sont opalines, le liquide céphalo-rachidien est peu abondant; le cerveau est ferme et ses deux hémisphères ont à peu près le même volume, mais le pédoncule cérébral et la pyramide gauche sont manifestement atrophiés, ce qui fait supposer l'existence d'une lésion de l'un des deux ganglions cérébraux. En effet, vers la partie moyenne de la couche optique, entre cette couche et l'épanouissement du pédoncule cérébral, existe une masse crétacée, inégale, arrondie et du volume d'une noisette. Cette masse, reposant sur les fibres du pédoncule cérébral qu'elle comprime sans les altérer, a modifié ou détruit une portion de la couche optique ; pourtant la malade n'accuse pas de trouble notable de la vision, et aucune des paires nerveuses de la base du cerveau ne paraît altérée. Il n'en est pas de même du pédoncule cérébral et de la pyramide gauche qui, avec le faisceau antéro-latéral droit de la moelle épinière, sont indurés et atrophiés (sclérose secondaire). Les artères cérébrales ne sont pas altérées. — Les poumons présentent des cicatrices froncées et quelques masses caséeuses à leurs sommets. La substance musculaire du cœur est jaunâtre, un peu décolorée et friable ; la tunique interne de l'aorte est calcifiée dans une partie de son étendue. Le foie et la rate ne sont pas altérés. La vessie est dilatée, ses parois sont épaissies, sa surface interne est lisse, semée de plaques d'un rouge pourpre. Les uretères sont larges et la muqueuse qui les tapisse est le siége de kystes transparents de même nature que ceux qui sont représentés pl. 36, fig. 5. Les calices et les bassinets, dilatés, ne forment qu'une seule poche dont la surface interne est rouge, injectée, et semée de quelques petites végétations. La substance corticale a subi la même altération à un moindre degré. La membrane muqueuse digestive, épaissie, couverte d'un mucus épais, visqueux, ne présente nulle part d'ulcérations. Le système osseux est partout fragile, mais surtout dans le côté paralysé. Les côtes se tranchent au couteau et renferment une grande abondance de graisse. Les muscles du bras paralysé et déformé ont conservé leur coloration, mais ils sont plus petits que ceux du côté opposé. Cette atrophie relative est manifeste pour les muscles des éminences thénar et hypothénar, qui ont une légère teinte jaunâtre. Quant aux nerfs, ils paraissent un peu plus volumineux que ceux du côté opposé. Pl. 41, fig. 2, 2′, 2″.

Une femme meurt à l'âge de soixante-cinq ans, après avoir présenté des accidents urémiques résultant d'une cysto-urétérite double qui avait amené une hydronéphrose et l'atrophie des reins. Cette femme raconte, ce qui est confirmé par son mari, que depuis l'âge de quatre ans elle est paralysée du côté droit, que son bras a toujours été contracturé et dans une attitude particulière, qu'enfin elle est obligée de tirer la jambe pour marcher ; elle accuse en outre des accès d'épilepsie. Il existe dans la partie profonde de la couche optique une masse crétacée, arrondie, du volume d'une noisette, sorte de tubercule arrêté dans son évolution par une incrustation calcaire. En même temps et comme conséquence de cette altération, le pédoncule cérébral et la pyramide du même côté, le faisceau médullaire du côté opposé, sont le siége d'une induration produite par l'épaississement de la trame conjonctive avec atrophie des tubes nerveux. S'il n'est pas douteux que l'hémiplégie doive être attribuée ici à l'altération de la couche optique et du pédoncule cérébral, il n'est pas moins positif que la contracture et les attaques convulsives sont sous la dépendance de la sclérose consécutive à cette altération. Bien qu'il soit difficile de se prononcer sur la nature de la lésion de la couche optique, cependant il y a lieu de croire, en raison de l'âge où elle s'est produite, de la présence de cicatrices froncées et de masses caséeuses aux sommets des poumons, qu'il s'agit ici d'une masse tuberculeuse infiltrée de sels de chaux. Or, s'il en est ainsi, ce fait est un exemple de guérison relative d'une affection des plus rebelles, l'altération tuberculeuse de l'encéphale, dont il nous montre une des phases les plus avancées. Pour ce motif nous avons pensé qu'il y avait intérêt à le rapprocher des observations qui précèdent.

OBS. CCXLIV. **Tumeurs gommeuses des méninges et encéphalite syphilitique.** — B..., âgée de trente-six ans, fleuriste, née à Paris, a été autrefois soignée par M. le docteur Cusco comme syphilitique et soumise pendant un certain temps à l'usage de l'iodure de potassium pour des exostoses du crâne. Admise à l'Hôtel-Dieu le 7 mai 1866, salle Sainte-Martine, n° 13, service de M. le docteur Gueneau de Mussy, cette femme est bien constituée, d'un embonpoint ordinaire, et ne présente sur la peau aucune trace de syphilis ancienne ou récente. Toutefois, elle accuse des accès épileptiques ou épileptiformes, de la céphalalgie et de la diplopie. Au bout de quelques jours survient une hémiplégie incomplète à gauche, et elle est soumise de nouveau à un traitement ioduré. Le 28 mai, elle meurt dans un accès convulsif. (Je dois à l'obligeance de M. le docteur Fernet ces renseignements et les pièces anatomiques de ce fait.)

Pl. 41, fig. 1, 1', 1'', 1'''. *Autopsie.* — Les os du crâne sont partout épais et sclérosés, mais principalement en avant; la dure-mère qui tapisse l'apophyse basilaire est épaissie dans toute son étendue jusqu'aux apophyses clinoïdes postérieures, et de cet épaississement résultent un léger degré de rétrécissement des orifices qui livrent passage aux nerfs pathétiques et la compression de ces nerfs. Vers la partie moyenne de la fosse basilaire, tumeur jaunâtre, saillante, de douze à quinze millimètres de longueur sur six à huit d'épaisseur (fig. 1). Comprise dans l'épaisseur même de la dure-mère, cette tumeur est ferme, élastique, blanchâtre, sèche à la coupe, constituée par une trame fibreuse au sein de laquelle existent des espaces allongés en forme de losanges, assez rares à la limite, mais plus nombreux et plus abondants au centre. Ces espaces sont remplis par des noyaux libres très-réfringents et légèrement granuleux ayant un nucléole excentrique et brillant, et par des cellules moins nombreuses, petites, maigres, arrondies ou ovoïdes, renfermant le même noyau et des granulations grisâtres ; là où ces éléments sont le plus abondants, la trame disparaît en partie et les alvéoles paraissent constituées par l'agencement de cellules fusiformes. Des vaisseaux peu nombreux existent dans cette masse, ce qui explique sa rapide métamorphose. Les méninges molles correspondantes sont épaissies par un néoplasme diffus, grisâtre, qui circonscrit l'artère basilaire. Ce tronc vasculaire, dont les parois sont épaissies, a son calibre notablement rétréci, tandis que toutes les autres branches artérielles du cerveau sont intactes. Sur la face antérieure et supérieure du bulbe, immédiatement au-dessous de la protubérance, se rencontre à gauche, dans le sillon qui sépare la pyramide de l'olive, une tumeur de la grosseur d'un noyau de cerise. Cette tumeur, solide, ferme, sèche, peu vasculaire, de forme ovoïde, grisâtre à sa circonférence, présente à son centre un point jaunâtre et mou. Elle est constituée par une trame conjonctive, des noyaux ronds réfringents et des cellules semblables à celles de la tumeur de la dure-mère. La portion de dure-mère qui correspond au lobe antérieur et au lobe moyen de l'hémisphère droit est notablement épaissie (fig. 2) dans une étendue d'environ quinze centimètres et très-intimement adhérente aux méninges sous-jacentes qui, elles-mêmes, sont unies à la substance cérébrale par le moyen d'un néoplasme gris jaunâtre, ferme et peu vasculaire. Un semblable néoplasme se retrouve en moindre abondance dans la fosse de Sylvius sur le trajet de l'artère de ce nom. La substance nerveuse du lobe frontal, ramollie et vasculaire, paraît, à l'examen microscopique, infiltrée de noyaux ronds, brillants et tout à fait analogues à ceux qui font partie des précédentes tumeurs. Sur une surface de section de la protubérance à sa partie supérieure, la substance nerveuse, disparue dans une étendue de quelques millimètres, se trouve remplacée par un tissu grisâtre qui a l'apparence d'une cicatrice, et qui peut-être n'est qu'un ancien foyer d'encéphalite ; épaississement de la névroglie en ce point, corpuscules granuleux, noyaux libres arrondis et granulations moléculaires abondantes. Les poumons, le cœur, les reins et la rate ne paraissent pas altérés. Léger épaississement des plèvres et de la capsule de Glisson avec adhérence au diaphragme. Périhépatite diffuse. La trompe gauche et l'ovaire correspondant adhèrent à la paroi postérieure de l'utérus. Les glandes lymphatiques sont volumineuses ; le tube digestif est normal.

Une jeune femme dont les antécédents syphilitiques n'étaient pas douteux meurt dans un accès convulsif. Les os du crâne sont épais (ostéo-sclérose) ; la dure-mère, altérée et épaissie sur plusieurs points à la convexité et à la base des hémisphères, présente au niveau de la fosse basilaire une tumeur jaunâtre saillante, arrondie et un peu bosselée, qui a tous les caractères des tumeurs gommeuses. Une tumeur semblable, un peu plus petite, se rencontre à la face antérieure du bulbe. A la convexité de l'hémisphère droit, les méninges adhèrent entre elles et avec la substance cérébrale. Malgré le peu de renseignements cliniques, ce fait est un bel exemple d'altération syphilitique des méninges encéphaliques ; il nous montre, d'une part, ces enveloppes épaissies par un tissu conjonctif presque complétement développé, et, d'autre part, il nous fait voir dans leur trame des tumeurs constituées par de jeunes éléments qui, en raison de leur grande multiplicité ne pouvant acquérir un développement parfait, se métamorphosent plus tard et sont résorbés.

Parallèle des méningites prolifératives. — Quoique peu nombreux, les faits rapportés ici sont suffisants pour montrer qu'il existe entre les méningites prolifératives des différences réelles en rapport avec leurs conditions originelles. La méningite alcoolique, en effet, se localise à la convexité des hémisphères, engendre l'opalinité et l'épaississement des méninges molles ; quelquefois aussi, comme nous l'avons indiqué, elle atteint la dure-mère et produit la forme de pachyméningite connue sous le nom de pachyméningite hémorrhagique. Au contraire, la méningite tuberculeuse affecte la base de l'encéphale, la scissure de Sylvius, la grande fente cérébrale de Bichat et la toile choroïdienne, où elle se traduit expressément par de fines granulations miliaires grisâtres, semi-transparentes, assez fermes, ayant pour point de départ la tunique externe des artérioles de la pie-mère et pour siége les canaux périvasculaires de ces mêmes vaisseaux. Susceptible de s'étendre aux méninges rachidiennes, cette altération ne se rencontre que par exception à la convexité des hémisphères, où je l'ai vue deux fois former des plaques de plusieurs centimètres d'étendue. La méningite syphilitique, ordinairement partielle et peu étendue, affecte de préférence la dure-mère, et donne lieu à des épaississements plus ou moins considérables, à des nodules gommeux dont le point de départ est tantôt le feuillet périostique, tantôt le feuillet arachnoïdien ; elle ne se révèle jamais par les productions de la pachyméningite hémorrhagique. Lorsqu'elle occupe les méninges molles, cette lésion se caractérise par une hyperplasie qui donne lieu à des épaississements diffus ou à de petites tumeurs jaunâtres avec adhérences habituelles des méninges à la substance cérébrale sous-jacente, particularité qui ne se rencontre pas pour d'autres altérations, les tumeurs sarcomateuses par exemple. Le siége de prédilection de cette méningite est la base de l'encéphale, principalement la protubérance dans le voisinage du tronc basilaire. Ainsi s'explique la fréquence des désordres des muscles oculaires dans le cours de son existence. A côté de ces méningites vient se placer naturellement une espèce plus rare et moins bien connue, la méningite rhumatismale Cette méningite, dans certains cas de rhumatisme aigu, se manifeste par une formation plus ou moins abondante de jeunes éléments qu'accompagne une riche injection avec fluxion méningienne, tandis que dans des cas de rhumatisme chronique elle donnerait lieu à des productions membraneuses de la dure-mère plus ou moins épaisses et analogues à celles de la pachyméningite hémorrhagique (1). Nous bornons ici cette esquisse fort incomplète, dont le but est de montrer que la méningite ne constitue pas, comme l'admettent la plupart des traités de pathologie, une individualité propre, mais qu'elle est l'expression pathologique de maladies diverses dont les principales sont la tuberculose, la syphilis, l'alcoolisme, le rhumatisme, etc. Le plus souvent, dans ces circonstances, la méningite est membraneuse; des conditions étiologiques toutes différentes président à la méningite suppurative.

MÉNINGITES SUPPURATIVES.

Ces méningites sont rarement l'expression d'une maladie générale; le plus souvent elles sont l'effet du transport d'un produit septique ou purulent (méningites métastatiques), le résultat d'un traumatisme ou de l'action énergique d'un agent physique tel que la chaleur solaire (méningites traumatiques),

(1) Voy. E. Gintrac, *De la méningite rhumatismale*. Bordeaux, 1865.

ou enfin la conséquence d'une altération locale du voisinage (méningites consécutives). Je me contenterai ici d'un seul exemple, celui d'une méningite consécutive à une ostéite vertébrale.

OBS. CCXLV. **Méningite suppurative. Ostéite cérébrale.** — B..., cartonnier, âgé de vingt-deux ans, est admis à l'hôpital de la Pitié (salle Saint-Paul, n° 20, service de M. Marrotte), le 30 avril 1860. C'est un garçon d'une faible constitution, qui a perdu sa mère à la suite d'une couche, et dont le père est bien portant. Il y a six mois, M. Velpeau lui a ouvert un abcès situé à la fesse droite. Cette région est en ce moment le siége de deux cicatrices déprimées et d'un orifice fistuleux donnant issue à quelques gouttelettes de pus. La colonne vertébrale ne présentait alors aucune déformation, mais les douleurs qui avaient précédé la formation de cet abcès avaient conduit à diagnostiquer un abcès par congestion. Le 8 avril dernier, B... se fatigue dans un déménagement; à la suite de cet excès de travail, il éprouve des douleurs dans la région des reins, et quelques jours plus tard, après l'ingestion d'environ un litre de vin, il est pris de vomissements subits et abondants. En même temps surviennent des douleurs dans le ventre et la région des lombes qui forcent le malade à s'aliter jusqu'à son entrée à l'hôpital. Tout ce que l'on put tenter pour combattre ces douleurs et une constipation opiniâtre resta sans succès. Le 1er mai, ce malade a la face pâle, les traits tirés, le pouls petit sans fréquence, la peau peu chaude. Il accuse des douleurs excessives dans le côté droit de l'abdomen, au niveau des intestins, du diaphragme, et dans la région des lombes. Il a une dyspnée très-grande, une vive anxiété, et par intervalles il est pris d'accès de suffocation qui lui font croire qu'il va étouffer. Il vomit depuis plusieurs jours un liquide verdâtre très-abondant. Ventre sensible à la pression, mais non ballonné, constipation (glace, eau de seltz, 45 grammes de sirop de morphine). Le 2 mai, rétention d'urine pour laquelle on pratique le cathétérisme, paralysie marquée des mouvements des membres inférieurs, légère obtusion de la sensibilité de ces mêmes points, persistance de la constipation et des vomissements qui sont toujours abondants et verdâtres. En même temps, le ventre est tendu, il est survenu du hoquet, la peau est chaude et le pouls s'est un peu accéléré. Une douleur en ceinture se fait sentir à la base du thorax. Scammonée et calomel. 12 ventouses scarifiées sur la colonne vertébrale. Le 3 mai, hoquet continuel et des plus fatigants, vomissements. La respiration est peut-être moins anxieuse, mais la douleur en ceinture est toujours très-vive et les traits sont encore plus altérés que les jours précédents (même prescription, vésicatoire le long de la colonne vertébrale). Le 4, perte absolue des mouvements des membres inférieurs, incontinence des matières fécales, rétention des urines, exaltation de la sensibilité des membres inférieurs et du tronc jusqu'à la base du thorax. Les vomissements continuent, le pouls est toujours peu accéléré. Le 5, accélération du pouls, chaleur plus vive de la peau, persistance des phénomènes antérieurs auxquels s'est ajoutée l'érection du pénis que l'on trouve dans un état de turgescence douloureuse. Le poids des couvertures ne peut être supporté, par suite de l'hyperesthésie des membres inférieurs. Les douleurs persistent dans la région des lombes, à l'insertion du diaphragme, et le malade accuse de la céphalalgie. Il a de la dyspnée, de l'anxiété et un accablement notable; il continue de vomir jusqu'à une heure du matin et meurt à sept heures.

Autopsie. — Les méninges cérébrales ne sont pas altérées, l'encéphale est peu modifié, mais l'espace sous-arachnoïdien de la moelle épinière est rempli de pus, depuis son extrémité inférieure jusqu'au-dessus du renflement cervical. La pie-mère et l'arachnoïde sont injectées, sales, un peu ramollies. La substance de la moelle épinière est molle et injectée. Quelques-uns des corps vertébraux de la région dorsale sont dénudés et cariés, et les méninges à leur niveau profondément altérées. A la face antérieure du rein droit existe un petit abcès qui intéresse en partie le parenchyme rénal, en partie le tissu celluleux de son voisinage. Le rein gauche n'est pas altéré, pas plus que le foie et la rate. Les poumons sont assez fortement congestionnés.

Un jeune homme guéri d'un abcès par congestion ouvert à la région de la fesse droite est pris, à la suite d'efforts et de fatigues, de douleurs lombaires intenses bientôt suivies de vomissements opiniâtres, de hoquet, d'une dyspnée avec anxiété extrême et enfin de la mort. L'autopsie révèle l'existence d'une carie vertébrale et d'une méningite rachidienne suppurée. Sans aucun doute, cette dernière affection est la conséquence de la première, et si l'on tient compte de la prompte apparition des accidents à la suite d'efforts comme ceux que nécessite un déménagement, il y a lieu de penser qu'un petit abcès ouvert dans la cavité sous-arachnoïdienne a été la cause du processus suppuratif des méninges rachidiennes. Semblable processus s'observe assez souvent du côté des méninges encéphaliques, où il a pour point de départ habituel l'altération du rocher. Dans ce cas, la suppuration méningienne peut rester localisée au voisinage de l'os malade ou affecter une grande partie des méninges. La méningite traumatique se limite de même, tantôt au point primitivement lésé, tantôt aussi elle s'étend à toute la circonférence de l'encéphale; mais, en l'absence de tout autre caractère, son point de départ suffit pour la distinguer. Les méningites métastatiques occupent ordinairement une grande étendue de l'espace sous-arachnoïdien, comme l'indique notre observation CXLVIII; toutefois, sans la présence d'une lésion suppurative ou ulcéreuse dans un autre point du corps, il serait souvent difficile de les reconnaître et de les séparer des méningites d'origine différente. J'ai rencontré, en effet, des altérations assez semblables dans un cas de méningite suppurée chez une jeune fille où je ne trouvai d'autre cause de maladie que l'exposition prolongée à une chaleur estivale excessive dans une mansarde au sixième étage, et dans un autre cas de la même affection survenue chez un homme de soixante ans à la suite d'excès de liqueurs fortes.

ENCÉPHALITES.

Lésions relativement plus rares dans l'âge mûr que dans l'enfance, les encéphalites ne manquent pas d'analogie avec les méningites; non-seulement elles peuvent reconnaître les mêmes causes, mais, comme ces dernières, elles se manifestent sous deux formes différentes. Les unes, caractérisées par une hyperplasie conjonctive avec tendance à une organisation définitive, se rapprochent ainsi des méningites membraneuses, ce sont les encéphalites scléreuses; les autres conduisent à la suppuration de la substance nerveuse et, pour ce motif, méritent la dénomination d'encéphalites suppuratives.

Obs. CCXLVI. **Encéphalite proliférative ou scléreuse. Épilepsie et polydipsie. Induration avec atrophie de l'hémisphère gauche du cerveau et de l'hémisphère droit du cervelet. Thrombose de la moitié antérieure du sinus longitudinal supérieur et du sinus latéral gauche.** — R..., âgé de trente-huit ans, fumiste, est admis à l'hôpital de la Pitié, salle Saint-Athanase, n° 47, le 28 juillet 1861. C'est un homme grand, amaigri, qui habite Paris depuis deux ans; auparavant il était à la campagne. Il raconte qu'il est depuis longtemps souffrant et épileptique. Ce sont les seuls renseignements qu'il est possible d'obtenir sur ses antécédents. Actuellement, il est atteint de polydipsie et rend plusieurs litres d'urine chaque jour. Il est maigre, sans force; il se lève cependant et marche à peu près comme les autres malades. Son intelligence et sa parole ne présentent rien de particulier. Sa vue est intacte. Pris de pneumonie, il meurt le 29 août.

Autopsie. — Pas de déformation appréciable du crâne, liquide céphalo-rachidien abondant à gauche. Le sinus longitudinal est obturé dans sa moitié antérieure par un caillot fibrineux adhérent, décoloré en arrière, noir dans sa portion antérieure; deux veines volumineuses qui se jettent dans ce sinus sont remplies de sang coagulé, et forment des cordons noirs et résistants. Le sinus latéral gauche est obturé dans toute son étendue par un caillot ancien, décoloré. On constate à première vue une diminution considérable du volume de l'hémisphère gauche du cerveau. Cette diminution porte sur toute l'étendue de l'hémisphère, mais elle est plus marquée dans la corne sphénoïdale, qui est ferme et indurée. Tous les diamètres de cet hémisphère sont diminués, surtout le diamètre transversal (fig. 39). Les circonvolutions participent à cette atrophie, elles sont petites, flétries et même décolorées au niveau de la corne sphénoïdale. A l'examen microscopique, le tissu induré de la corne sphénoïdale est constitué par une trame de fibres extrêmement fines entrecroisées en tous sens, pâles et transparentes; on y rencontre quelques noyaux embryoplastiques elliptiques et granuleux, et une matière amorphe et granuleuse. Cette trame de tissu conjonctif se rencontre également dans la substance grise et dans la substance blanche. Les cellules nerveuses sont petites, granuleuses, déformées, évidemment atrophiées. Les tubes nerveux sont petits et variqueux. Le corps strié et la couche optique paraissent notablement diminués de volume. Les ventricules n'offrent rien de particulier. Les nerfs olfactifs et optiques sont intacts. L'hémisphère cérébral droit est sain ; il pèse 605 grammes, tandis que le gauche n'en pèse que 455. L'hémisphère droit du cervelet est un peu plus petit que le gauche, il pèse 74 grammes et le gauche 77 grammes. Les pyramides sont à peu près égales, peut-être y a-t-il une légère atrophie à gauche. Pas d'atrophie notable de la moelle. Dans les deux poumons, vers la partie postérieure, hépatisation rouge, et par places hépatisation grise. Dans le lobe moyen du poumon droit, coloration gris noirâtre ; le tissu pulmonaire est transformé en un détritus comme gangréneux, et sur quelques points existent des noyaux hémorrhagiques. Le foie est volumineux, mou et gras. La rate est peu altérée. Les reins sont sains. Le cœur est flasque, de teinte jaunâtre et légèrement dilaté.

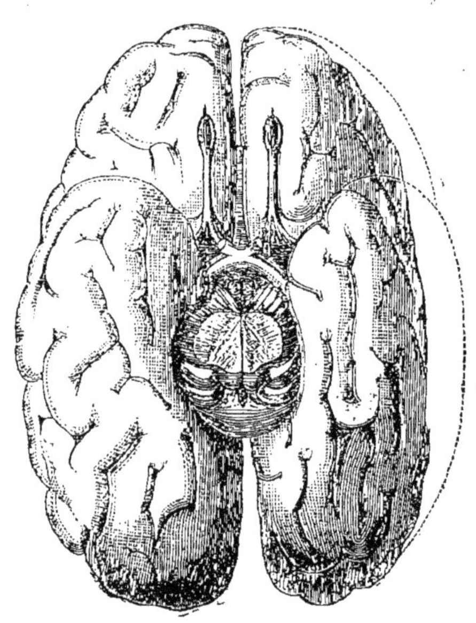

Fig. 39.

Un homme âgé de trente-huit ans, épileptique depuis longtemps, et en dernier lieu polydipsique, meurt de pneumonie. Une différence notable existe entre ses deux hémisphères cérébraux : celui de gauche, beaucoup plus petit que celui de droite, est en même temps ferme et induré; il ne pèse que 455 grammes, tandis que son congénère en pèse 605. Une différence moins accusée s'observe pour les hémisphères cérébelleux : elle est en faveur de l'hémisphère gauche; celui-ci pèse 77 grammes et le droit seulement 74.

La cause de cette atrophie avec diminution de poids est dans une hyperplasie du stroma conjonctif, dont la prédominance a mis obstacle au développement des éléments nerveux. Les renseignements que nous possédons nous éclairent peu sur le début de cette altération : il y a lieu de croire qu'elle a dû commencer dans le jeune âge, et que plus tard se sont oblitérés quelques-uns des sinus; mais il nous est impossible de connaître les influences étiologiques qui ont donné naissance à ces modifications anatomiques. Quoi qu'il en soit, les faits de cette nature ne sont pas extrêmement rares, ils sont souvent accompagnés de désordres intellectuels; un grand nombre de cas d'idiotie et d'imbécillité dépendent d'une altération de ce genre survenue pendant le jeune âge ou même pendant la vie intra-utérine, et ordinairement subordonnée à un vice originel.

OBS. CCXLVII. **Sclérose des couches optiques, des pédoncules cérébraux et d'une partie de la protubérance; neuro-rétinite et névrite secondaire du nerf moto-oculaire commun droit avec altération des muscles animés par ce nerf.** — D..., âgée de trente-deux ans, couturière, est admise à l'Hôtel-Dieu le 7 septembre 1863. Elle éprouve de la céphalée et des douleurs névralgiques depuis environ deux ans; elle a des fourmillements dans les doigts, une hémiplégie gauche avec contracture douloureuse qui remonte à plus d'une année et qui est survenue peu à peu; le membre supérieur droit est faible et douloureux, et la sensibilité conservée diffère peu des deux côtés. Cette malade présente de plus une paralysie du moteur oculaire commun droit et une amaurose double allant jusqu'à la perte presque absolue de la vue; les muscles du cou finissent par se contracturer, puis il survient de la torpeur, du coma et un état fébrile qui précède la mort, arrivée le 25 octobre.

Autopsie. — Les méninges ne sont pas altérées; les ventricules cérébraux sont dilatés et remplis de sérosité. La masse encéphalique est diminuée de volume; le corps strié droit est en partie détruit et sa substance se trouve remplacée par une membrane kystique. La couche optique du même côté est, dans sa moitié antérieure, ferme et indurée; elle crie sous le scalpel et présente au microscope un épaississement considérable de la névroglie avec altération granuleuse et atrophie des éléments nerveux. Le corps strié gauche est le siége d'une petite tumeur rouge qui a de l'analogie avec une tumeur érectile. Les pédoncules cérébraux et les pyramides n'offrent pas de différence sensible de volume, ils sont indurés, aplatis, surtout

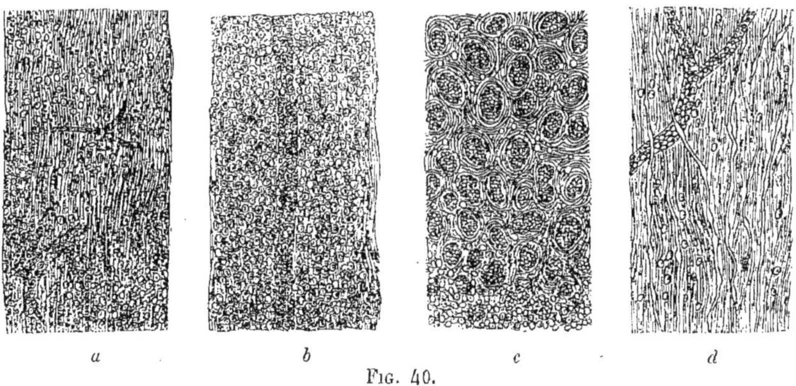

FIG. 40.

à droite. Une coupe mince perpendiculaire de la base du cerveau au-dessus de la bandelette optique de ce côté laisse voir à la superficie un tissu fibrillaire infiltré de noyaux arrondis (*a*), et plus loin ces mêmes noyaux, dont quelques-uns sont entourés d'un protoplasma peu abondant (*b*). A peu de distance, on constate la présence de groupes de tubes nerveux perpendiculairement incisés et circonscrits par la trame conjonctive épaissie (*c*). Une coupe pratiquée un peu plus haut dans l'hémisphère, et suivant la direction des tubes nerveux, présente un tissu fibroïde avec des tubes nerveux devenus variqueux (*d*). L'hémisphère gauche du cervelet est notablement plus petit que son congénère. Les bandelettes et les nerfs optiques ont une partie de leurs tubes nerveux en voie d'altération granuleuse, tandis que la substance conjonctive y est épaissie. Les rétines sont profondément modifiées, les papilles optiques blanches et atrophiées (neuro-rétinite secondaire). Le nerf oculo-moteur droit, d'un volume presque normal, grisâtre, est composé de tubes qui ne présentent plus le double contour de l'état physiologique, et qui sont en voie de dégénérescence granulo-graisseuse. Les muscles animés par ce nerf sont flasques, aplatis, jaunâtres; leurs fibres musculaires ont perdu leur striation, elles offrent dans toute leur étendue des granulations fines et grisâtres, et sous l'action de l'acide acétique les noyaux du sarcolemme apparaissent très-nombreux. Les autres organes ne sont pas altérés d'une façon appréciable. (Voyez *Archiv. génér. de méd.*, 1864, vol. I, p. 60.)

Il s'agit ici d'une affection scléreuse du corps strié, de la couche optique droite, des pédoncules cérébraux et de la protubérance; les dessins que nous donnons ne laissent pas le moindre doute à cet égard. Si nous savons en quoi consiste cette altération, nous connaissons moins son origine. Notre malade, dans l'impossibilité à peu près absolue de nous renseigner, prétendait avoir subi un empoisonnement par l'oxyde de carbone; mais cet empoisonnement n'a dans ce cas aucune importance. On peut se demander, à cause du degré plus prononcé de l'altération à droite, si le kyste trouvé dans le corps strié ne serait pas la conséquence d'un ramollissement ou d'une destruction qui aurait été le point de départ d'une sclérose descendante; toutefois il est permis de penser que ce kyste reconnaît un autre mécanisme, et comme il pourrait être l'effet de la sclérose, on comprend qu'ici le doute est prudent. L'étiologie n'est pas beaucoup plus certaine dans l'observation qui suit :

OBS. CCXLVIII. **Encéphalite scléreuse disséminée par foyers.** — Sch..., âgée de trente-huit ans, couturière, est admise le 18 août 1861 à l'hôpital de la Pitié, salle du Rosaire, n° 28, service de M. Gendrin. Il y a environ deux ans que cette femme présente une paralysie incomplète avec roideur du bras et de la jambe gauches; toutefois elle continue de marcher, et depuis un an qu'elle habite Paris, elle ne manque pas d'aller chaque jour mendier à l'église Saint-Marcel. Dans les premiers jours du mois d'août, elle tombe subitement comme frappée d'apoplexie. Le 19 au matin, décubitus dorsal, perte complète de connaissance, absence de parole; yeux largement ouverts, non déviés; pupilles fixes, égales, léger nystagmus. La physionomie exprime l'extase; la commissure labiale est déviée à droite, la joue est aplatie à gauche, les lèvres sont agitées de légers mouvements fibrillaires. La plupart des muscles, tant du cou que de l'abdomen, sont atteints de contracture, en sorte qu'il existe une rigidité générale facile à vaincre, mais qui reparaît presque aussitôt. Maigreur considérable des deux bras, déformation d'un grand nombre d'articulations (rhumatisme chronique). La sensibilité générale est partout affaiblie, excepté à la face, où le pincement amène de la rougeur, rend plus sensible le tremblement des lèvres et détermine quelques soupirs de la part de la malade. Seize inspirations par minute; respiration régulière, 96 pulsations; battements du cœur énergiques, souffle rude à la pointe; peau chaude, sueurs fétides (vésicatoire volant à la nuque). Dans la journée, la malade peut avaler deux bouillons, mais d'une manière toute machinale. Le 20, il n'y a pas de changement notable dans l'état de la veille. Le 21, la déviation de la bouche est plus prononcée à droite. Disparition presque complète de la contracture du bras gauche; la main est flasque, la jambe correspondante reste un peu roide. A droite, la roideur persiste; on constate de plus quelques mouvements convulsifs spontanés dans la totalité du bras; 100 pulsations sans chaleur à la peau et sans sueur; pas de diarrhée. Nouveau vésicatoire. La malade continue à prendre quelques bouillons. Cet état persiste pendant les jours suivants. Le 26, la malade marmotte quelques plaintes; les pupilles sont contractées et les yeux portés en haut et à gauche; le pouls monte à 120, la température de la peau est élevée, les dents sont fuligineuses. Le 27 au matin, le pouls est encore plus fréquent que la veille, il est irrégulier; la respiration s'embarrasse, l'agonie survient, et la mort a lieu à neuf heures du soir.

Pl. 42, fig. 1 et 1' *Autopsie.* — Le cadavre est très-amaigri, les membres sont atrophiés; les muscles sont petits, mais ils conservent leur coloration. Les articulations du genou sont volumineuses, elles renferment une faible quantité de sérosité épaisse. La synoviale est épaissie et injectée, les franges sont volumineuses, les cartilages sont atrophiés sur plusieurs points, des végétations osseuses se rencontrent au pourtour des surfaces articulaires. Les articulations de la plupart des doigts des mains sont le siége d'altérations assez semblables à celles des genoux, et présentent, comme ces dernières, des végétations osseuses dans le voisinage des cartilages. Le crâne est normal; la dure-mère s'en détache facilement, pourtant elle est épaissie et blanchâtre sur quelques points. L'arachnoïde et la pie-mère sont injectées, adhérentes dans une partie de leur étendue à la substance cérébrale, qui se déchire par leur décollement. Vers la partie moyenne de l'hémisphère droit, léger renflement et faible suffusion sanguine sous-méningée. A la coupe, toute la portion de cet hémisphère située au-dessous du corps calleux a une consistance et une coloration normales; mais à partir du centre ovale, la coloration de la substance cérébrale se modifie : cette substance, un peu molle et semée d'arborisations, revêt une teinte café au lait et donne l'idée d'une masse spongieuse qui, sous l'influence de la pression, laisse échapper un liquide lactescent. Toute la substance blanche de la calotte de cet hémisphère est ainsi altérée, excepté une couche d'environ un centimètre située sous la substance grise des circonvolutions. Cette dernière substance n'est pas ramollie, elle est même très-ferme au niveau de la corne postérieure du côté droit. La moitié interne du corps strié est intacte; sa moitié externe offre la même altération que la substance blanche hémisphérique. Il semble que cette altération, partant du pédoncule, traverse le corps strié, dont la substance blanche est particulièrement affectée, pour de là s'épanouir dans l'hémisphère, où elle se termine par une ligne de démarcation très-nette et très-tranchée. Dans l'hémisphère gauche, la substance de la corne occipitale est seule lésée; l'hémisphère cérébelleux est intact à droite, mais à gauche la substance blanche offre, dans une grande étendue, une altération qui se distingue par une consistance élastique, une vascularisation exagérée, une teinte livide ou plombée avec ligne de démarcation sinueuse et très-tranchée. L'examen microscopique des parties ainsi modifiées nous apprend (fig. 1') que le liquide blanc jaunâtre qui suinte de la portion d'hémisphère altérée est formé de granulations graisseuses et de corpuscules granuleux (*c*), et se trouve contenu dans une trame conjonctive où se rencontrent des corpuscules étoilés et fusiformes (*b*), des fibrilles de tissu conjonctif et des débris de fibres nerveuses (*t*). Les vaisseaux ont en général leur tunique externe épaissie, et un grand nombre d'entre eux présentent des gaînes remplies de granulations graisseuses (*a*). Cette même altération existe dans les deux autres points lésés, avec cette différence que, le tissu n'étant pas ramolli, les granulations graisseuses et les corpuscules granuleux sont moins abondants. Ajoutons que même dans les parties saines il y a une augmentation notable de la névroglie. La moelle épinière n'a pu être examinée. Les poumons sont intacts. Le cœur gauche est hypertrophié, ses orifices sont altérés. Les deux valves de la mitrale, épaissies, opaques, adhèrent entre elles et donnent lieu à un orifice rétréci ne permettant que le passage d'un seul doigt. Les valvules aortiques sont aussi épaissies vers leur partie moyenne, et l'orifice correspondant est également rétréci. L'aorte et les principales artères sont normales. Le foie, la rate, les reins et le tube digestif sont simplement congestionnés.

Une femme atteinte de lésions articulaires multiples avec endocardite paraissant se rattacher au rhumatisme avait, depuis deux ans environ, une hémiplégie avec contracture presque généralisée, lorsque survint une aggravation des accidents nerveux bientôt suivie de la mort. L'hémisphère droit est, vers sa partie moyenne, le siége d'une large plaque jaunâtre, à grand diamètre antéro-postérieur, et qui du centre ovale s'étend à quelques millimètres de la substance grise des circonvolutions dont la sépare une mince bandelette de substance blanche normale. Cette plaque d'altération, un peu molle et comme spongieuse, s'affaisse d'abord et résiste ensuite à une forte pression, ce qui la distingue nettement d'un foyer de ramollissement. Elle renferme d'ailleurs des éléments qui ne se trouvent pas dans le ramollissement nécrosique, si ce n'est tardivement et seulement à sa périphérie : ce sont, en même temps qu'un tissu conjonctif fibrillaire dont les mailles sont infiltrées de corps granuleux et de granulations graisseuses, des cellules allongées, fusiformes ou étoilées, à prolongements multiples, qui paraissent n'être que les éléments cellulaires exagérés de la névroglie. Ce fait se caractérise donc par une hyperplasie de la substance conjonctive cérébrale, et comme tel il rentre dans la classe des phlegmasies scléreuses du cerveau, malgré le peu de consistance de la lésion en certains points. L'altération concomitante et pour ainsi dire correspondante de l'hémisphère cérébelleux du côté opposé à l'hémisphère cérébral malade est digne de remarque. Je ne saurais dire exactement quelle liaison unit ces deux centres d'altération, mais à coup sûr il ne s'agit pas ici d'une simple coïncidence ; aussi les faits de cette nature ne sauraient-ils trop attirer l'attention. Rappelons que l'altération cérébrale en question se rencontre chez une femme affectée de rhumatisme, et que cette maladie n'est peut-être pas sans influence sur sa production ; mais il est impossible de baser une opinion affirmative sur ce seul fait. Quelques cas analogues non suivis d'autopsie tendent à me faire croire que le rhumatisme pourrait bien jouer un rôle dans la genèse de certaines scléroses cérébrales ou spinales. — L'observation qui vient d'être rapportée et celles qui la précèdent sont des exemples d'encéphalite scléreuse avancée ; mais l'hyperplasie conjonctive qui constitue cette affection est loin d'atteindre toujours un aussi complet développement. Il nous suffira de rappeler nos observations CCL, CCLI, CCLIV, pour montrer que des foyers d'encéphalite peuvent être simplement caractérisés par la présence, au sein de la pulpe cérébrale, de noyaux ronds entourés d'une faible quantité de protoplasma. Dans tous ces cas, en même temps qu'elle était infiltrée de ces jeunes éléments, la substance nerveuse enflammée était diminuée de consistance, et en général d'autant plus molle, que le processus inflammatoire avait marché plus rapidement. Ainsi rapprochées, ces différentes observations nous permettent de suivre l'encéphalite scléreuse dans toutes ses phases. Une première phase qui, dans certaines circonstances, ne serait pas dépassée, aurait pour caractère la multiplication des noyaux de la gangue conjonctive ; elle serait suivie par une seconde phase qui présenterait des éléments cellulaires et la transformation fibrillaire de la gangue ; une troisième enfin ne laisserait voir que des éléments conjonctifs fibrillaires. Les éléments nerveux, qui, dans la première de ces phases, sont variqueux et faciles à rompre, subissent la transformation graisseuse et l'atrophie dans les deux dernières où ils donnent naissance à la formation de corps granuleux. Sous le rapport étiologique, les faits qui précèdent nous apprennent que l'encéphalite peut être la traduction pathologique de la tuberculose, de l'alcoolisme, de la syphilis (1), et peut-être aussi

(1) Voyez notre *Traité historique et pratique de la syphilis*. Paris, 1866, p. 452 et suiv., et notamment l'observation XLVII, p. 454.

du rhumatisme. Il importe de reconnaître que cette affection est susceptible d'être engendrée par d'autres causes, et qu'elle est d'autant plus fréquente que les individus sont plus jeunes. C'est pour ainsi dire une affection de l'enfance, contrairement au ramollissement, qui est plutôt une altération de la vieillesse.

Subordonnée à des conditions étiologiques particulières, l'encéphalite suppurative, moins influencée par l'âge, est le plus souvent, ainsi que la méningite, l'effet d'un traumatisme, d'une lésion suppurée du voisinage, de métastases purulentes, etc. Dans le fait qui suit elle est le résultat d'un traumatisme avec dénudation ancienne de l'os, circonstance à laquelle sont venus s'ajouter quelques excès alcooliques.

Obs. CCXLIX. **Encéphalite suppurée des lobes antérieurs. Lésion ancienne du coronal.** — M...., âgé de trente ans, d'abord marin, puis marchand ambulant, est admis le 2 mars 1860 à l'hôpital de la Pitié, salle Saint-Paul, n° 10 (service de M. Marrotte). Homme robuste, il prétend que, lorsqu'il était marin, il a assisté à plusieurs combats et reçu des blessures et de violentes contusions, dont l'une, il y a huit ans, aurait été suivie de perte de connaissance et aurait donné lieu de croire à une fracture du crâne. Aujourd'hui il présente comme preuve de ce qu'il avance une cicatrice sur le front et d'autres cicatrices sur les membres. Il s'adonne depuis longtemps aux alcooliques; il a eu il y a six ans un accès de délire vraisemblablement provoqué par l'abus de ces liqueurs. A la suite d'excès de boisson qui durèrent plusieurs jours, M.... est pris de nouveau, le 2 mars, d'un accès de délire et transporté à l'hôpital dans la nuit. Le 3 mars au matin, il est en proie à une vive agitation; ses paupières se contractent fréquemment, ses globes oculaires roulent constamment dans leurs orbites; ses lèvres, ses membres supérieurs sont atteints d'un tremblement très-marqué; son délire porte principalement sur les affaires de sa profession, il chante ce qu'il a l'habitude d'annoncer dans la rue; lucidité par moments. Pouls petit, peu régulier, 70 pulsations: langue sèche, narines pulvérulentes; ni vomissement, ni diarrhée; peau humide. (20 sangsues à la nuque, une pilule d'opium.) Calme relatif dans le courant de la journée. Le 4, délire intense, céphalalgie des plus vives; le malade se plaint de ce qu'on lui fend la tête; il a des convulsions des globes oculaires et des secousses convulsives dans les membres. Son cou est roide, sa tête est inclinée en arrière; sa langue est toujours sèche, et ses narines sont pulvérulentes; son pouls est petit, irrégulier, sans fréquence. (Potion avec 2 grammes d'éther et 30 gouttes de laudanum.) Le 5, persistance du délire et de la céphalalgie, qui est un peu moins violente; le malade continue de répondre à quelques-unes des questions qu'on lui adresse. Le soir, je le trouve assis sur son lit, croyant raccommoder de la porcelaine et exécutant avec la plus grande précision tous les mouvements nécessaires à cette opération. Peu de fréquence du pouls. (Même prescription.) Le 6, décubitus dorsal, narines pulvérulentes, prostration et coma; pouls petit, fréquent et irrégulier, sueur générale. Le 7, même état. Mort dans la nuit.

Autopsie. — Adhérence de la cicatrice frontale à l'os sous-jacent, qui ne paraît avoir subi aucune perte de substance; injection des méninges, dépôts pseudo-membraneux à la convexité du lobe antérieur droit, suppuration à la base du cerveau et dans les cavités ventriculaires. La corne antérieure de l'hémisphère gauche adhère à une sorte d'excavation osseuse située au niveau et un peu en dehors de la lame criblée de l'ethmoïde. Lorsqu'on a détaché le cerveau, il reste en ce point une portion de matière cérébrale ramollie et infiltrée de pus; l'os sous-jacent, dénudé, est le siége d'un léger amincissement. Les extrémités des deux cornes antérieures, indurées, d'un jaune rougeâtre, indiquent un processus phlegmasique déjà ancien. Les poumons sont congestionnés; le cœur est flasque, le foie est mou, un peu gras; la rate et les reins ne sont pas altérés; la surface interne de l'estomac est le siége de quelques plaques d'injection, les intestins sont intacts.

Un homme conservait, à la suite d'une forte contusion à la partie antérieure du crâne, un certain degré d'irritation de la substance des deux cornes antérieures du cerveau, quand des excès alcooliques, venant donner l'impulsion à un état pathologique pour ainsi dire latent, déterminèrent une méningo-encéphalite suppurative rapidement mortelle. Ainsi les personnes affectées de carie du rocher voient généralement apparaître des accidents sérieux de l'encéphale à la suite de fatigues ou d'excès, d'où l'indication pour ces malades de se soumettre à une hygiène des plus sévères. D'un autre côté, les abcès métastatiques du cerveau ne sont pas extrêmement rares, et, conséquemment, de même que les encéphalites prolifératives, les encéphalites suppuratives constituent des genres divers d'altération. Nous aurions encore à parler des lésions aiguës, phlegmasiques, portant d'une façon spéciale sur les cellules nerveuses ; mais comme ces lésions affectent plus souvent peut-être les éléments de la moelle, nous renvoyons à l'article Myélite ce que nous avons à en dire.

TUMEURS ENCÉPHALIQUES, SARCOMES DES MÉNINGES ET DU CERVEAU.

Les altérations de l'encéphale connues sous la dénomination générale de tumeurs ont des caractères différents, selon qu'elles affectent les enveloppes ou la substance cérébrale. Les tumeurs des enveloppes elles-mêmes ne sont pas toujours identiques et varient suivant leur point de départ. Ainsi la boîte crânienne donne lieu à des exostoses, à des tumeurs cartilagineuses que nous étudierons plus loin; la dure-mère engendre des tumeurs osseuses, fibreuses, des néoplasies cellulaires avec concrétions calcaires, sur la nature desquelles l'entente n'est pas encore définitive. Les méninges molles, et surtout la pie-mère, sont aussi le point de départ de tumeurs particulières. La gangue conjonctive de l'encéphale ou névroglie donne à son tour naissance à des tumeurs diverses, caractérisées, les unes par de petites cellules rondes, les autres par des cellules allongées et plus volumineuses; enfin, la membrane ventriculaire ou épendyme est quelquefois le siége de productions nouvelles. Les faits qui suivent peuvent donner une idée de la multiplicité de ces altérations et nous aider à connaître leurs principaux types.

Obs. CCL. **Ostéome de la faux du cerveau. Hémorrhagie cérébrale.** — C..., âgé de cinquante-huit ans, bijoutier, est apporté sans connaissance, le 30 mai 1860, à l'hôpital de la Pitié, salle Saint-Paul, n° 36, service de M. Marrotte. Nous le trouvons étendu sur le dos et dans le coma le plus profond ; les pupilles sont inégales ; le mouvement volontaire est complétement aboli à droite, la sensibilité au contraire paraît un peu exagérée; à gauche, le mouvement est conservé, du moins en partie, la sensibilité n'est pas altérée. Les bruits du cœur sont intacts, mais la respiration s'embarrasse, et la mort a lieu le lendemain.

Autopsie. — Crâne normal. Vers la partie moyenne gauche de la faux du cerveau, existe une production osseuse qui a 3 centimètres de longueur sur 2 centimètres de largeur et un centimètre d'épaisseur. Située entre la faux du cerveau, à laquelle elle tient par un pédicule fibreux et vasculaire, mince et allongé, et la face interne de l'hémisphère gauche qu'elle comprime et qui est déprimée pour la recevoir, cette production présente à l'examen microscopique les caractères du tissu osseux ; on y trouve les corpuscules et les canalicules des os. Sur celle de ses faces qui est appliquée à la faux cérébrale, se voit un trou destiné à livrer passage aux vaisseaux et qui ne manque pas d'analogie avec le canal nourricier des os. Au point de réunion de la faux du cerveau et de la tente du cervelet existe une plaque osseuse, moins volumineuse que la précédente. L'encéphale présente des taches sanguines multiples, surtout à la base. L'hémisphère droit est mou, renflé; le corps strié de ce même côté est détruit par un caillot sanguin, du volume d'un gros œuf, qui se prolonge jusque dans le ventricule correspondant; une faible quantité de sang liquide se rencontre dans le ventricule opposé, dans le troisième et jusque dans le quatrième ventricule. Les vaisseaux situés dans le voisinage du foyer ont leurs parois infiltrées de granulations graisseuses; les artères cérébrales sont épaissies, opaques, et sur quelques points rétrécies. Les poumons sont congestionnés, et l'un d'eux renferme plusieurs foyers de pneumonie lobulaire suppurée. Les artères coronaires sont crétacées; la substance musculaire du cœur est décolorée, jaunâtre, devenue graisseuse. Le foie, la rate et les reins ne sont pas altérés.

Ce fait est remarquable par l'altération relativement rare présentée par la dure-mère. Quant aux effets de cette altération, ils nous font défaut, puisque nous n'avons pu obtenir de renseignements sur l'état des fonctions cérébrales du malade avant son attaque apoplectique, complétement indépendante de la lésion méningienne.

Si cette production est relativement rare et pour ainsi dire exceptionnelle, il n'en est pas de même d'une altération néoplasique ayant la dure-mère pour point de départ, et pour composition des cellules fusiformes, des vaisseaux et souvent aussi des grains calcaires qui lui ont valu à tort le nom de *psammome*.

OBS. CCLI. **Sarcome de la dure-mère (psammome).** — R...., âgé de trente-huit ans, charpentier, admis à l'Hôtel-Dieu le 21 mai, succombe quatre jours plus tard dans un état semi-comateux et avec un ensemble symptomatique qui avait conduit à diagnostiquer un ramollissement cérébral.

Pl. 42, fig. 4 et 4' p, q. *Autopsie.* — Le cerveau n'est pas sensiblement modifié, mais les ventricules cérébraux sont dilatés. Entre l'hémisphère gauche du cervelet et la dure-mère, existe une tumeur étalée, de petit volume, constituée par une substance grisâtre, distincte de la substance cérébrale. Cette tumeur, qui fait adhérer ces parties entre elles, est molle, moins consistante que la substance cérébelleuse et formée par des cellules allongées (*q*), fusiformes ou aplaties, suivant qu'elles sont vues de face ou de côté. Munies d'un noyau granuleux, ces cellules sont disposées autour de plusieurs points centraux, formées des mêmes cellules groupées d'une façon particulière et incrustées de sels de chaux (fig. 4 *m*, et fig. 4' *p*) (corps arénacés). Des faisceaux conjonctifs incrustés des mêmes sels apparaissent dans le voisinage sous forme de longs cylindres (*c*). Un certain nombre de vaisseaux (*v*) se voient entre ces diverses parties. La substance cérébelleuse, comprimée, est déchirée ou refoulée et néanmoins peu modifiée. Les autres organes sont intacts ou fort peu altérés.

Un homme chez lequel on avait diagnostiqué un ramollissement cérébral meurt dans le coma, et présente à la face inférieure de l'hémisphère gauche du cervelet une tumeur molle étalée, qui a pour point de départ la dure-mère et qui est formée de cellules fusiformes concentriquement disposées autour d'un noyau central, lequel, traité par l'acide nitrique, dégage des bulles d'acide carbonique. Cette affection, que nous retrouverons plus loin quand nous nous occuperons des enveloppes de la moelle épinière, ne diffère pas sensiblement des altérations des méninges molles, dont les faits qui suivent sont des exemples, puisque nous y retrouvons la même disposition des éléments sous forme de globes, à part l'incrustation calcaire. Nous devons le premier de ces faits à l'obligeance de notre honoré maître M. le docteur Moissenet.

Obs. CCLII. **Sarcome double des méninges molles. Érysipèle.** — L...., âgé de quarante-sept ans, cordonnier, est admis le 10 juin 1869 à l'Hôtel-Dieu, salle Sainte-Jeanne, n° 52, service de M. le docteur Moissenet. Bien portant jusqu'à l'âge de quarante-cinq ans, ce malade est atteint, à cette époque, d'une maladie qu'il appelle du nom de fièvre cérébrale et qui le retient au lit pendant un mois. Le traitement consiste en une application de sangsues à l'anus. Trois mois plus tard, surviennent, sans cause connue, des accès épileptiformes qui se reproduisent cinq fois dans le courant d'une année. Huit mois après le début de ces accès, le malade éprouve des maux de tête violents et continus, qui cèdent en partie à l'application d'un vésicatoire en avant de l'oreille droite. En même temps survient un tremblement des membres supérieurs et inférieurs exagéré par l'émotion et les actes qui exigent une contraction musculaire prolongée. La vue s'altère aussi peu à peu, à tel point que deux mois avant son admission à l'Hôtel-Dieu, L.... était dans l'impossibilité de travailler; l'œil gauche, particulièrement, ne lui rendait plus aucun service. Les autres sens conservèrent l'intégrité de leurs fonctions, toutefois il se manifesta une faiblesse génésique marquée. L'examen ophthalmoscopique des yeux, pratiqué quelques jours après l'entrée à l'hôpital, permet de constater, principalement à gauche, une injection notable avec dilatation des vaisseaux émergeant des papilles; nuages et taches pigmentaires sur les rétines. Absence de paralysie, sensibilité normale. M. le docteur Moissenet diagnostique une tumeur cérébrale, et prescrit pendant les premiers jours des pilules d'aloès, plus tard des préparations iodurées et du quinquina, le tout sans succès appréciable. A partir du 23 juin, l'hydrothérapie est ajoutée à ce traitement, puis des bains sulfureux, mais sans plus d'effet. Le malade ne se trouvait pas mieux, et s'il tremblait un peu moins, sa physionomie, déjà hébétée, s'altérait de plus en plus; il présentait un certain degré d'obtusion sensorielle, se plaignait beaucoup de sa vue et accusait une grande lourdeur de tête. Le 28 juillet, après un état de somnolence qui durait depuis quelques jours, il eut vers le soir quelques efforts de vomissement, et le lendemain une fièvre vive. (Purgatif; vésicatoire aux cuisses.) Deux jours après, un érysipèle qui avait eu son point de départ à la nuque, où existait un séton, s'étendait à la région du dos. Cette affection, bien qu'elle ne fût accompagnée d'aucun délire, épuisa rapidement le malade, qui mourut le 6 août.

Autopsie. — Sur deux points voisins de la ligne médiane, la voûte crânienne est amincie et presque perforée par le développement de deux tumeurs situées à la partie antérieure des hémisphères cérébraux, de chaque côté de la grande scissure. En effet, au niveau de la deuxième et de la troisième circonvolution à gauche, se rencontre une tumeur adhérente à la pie-mère. Cette tumeur se moule sur les circonvolutions, mais il est facile de l'en séparer, soit avec le doigt, soit avec le manche d'un scalpel. Semblable production occupe le bord convexe et la face interne de l'hémisphère droit, vers le point de réunion de son tiers antérieur avec ses deux tiers postérieurs. Ces tumeurs, du volume d'un œuf, un peu aplaties, sont inégales, bosselées, et présentent un aspect qui rappelle celui des circonvolutions; elles sont molles, pâteuses, peu élastiques, et cependant ne donnent aucun suc à la pression. Colorées à leur surface, elles offrent dans leur profondeur une teinte grisâtre ou blanchâtre, et ont leur point de départ dans l'arachnoïde ou la pie-mère, puisqu'elles se séparent avec facilité des circonvolutions cérébrales à peine ramollies, mais affaissées et comprimées dans leur voisinage. Des vaisseaux provenant de la pie-mère pénètrent dans la profondeur de ces tumeurs et leur servent de moyen d'union avec le cerveau; ils sont beaucoup plus abondants à la périphérie, où existent de nombreuses excroissances villeuses. Il entre dans la composition de ces tumeurs : 1° une trame extrêmement mince formée d'un tissu conjonctif parcouru de vaisseaux pour la plupart variqueux; 2° des cellules isolées ou imbriquées sous forme de globes plus ou moins volumineux (fig. 41). Ces cellules ont un ou deux noyaux ovoïdes, pourvus d'un petit nucléole central; elles sont pâles et parsemées de granulations grisâtres d'autant plus nombreuses et volumineuses, qu'on les examine dans les couches les plus profondes de la néoplasie; elles sont allongées et effilées vers une ou deux de leurs extrémités, souvent plissées et comme chiffonnées. Accolées les unes aux autres, elles ont l'apparence d'un tissu conjonctif (*f*); vues isolément, quelques-unes d'entre elles décrivent un arc de cercle assez régulier, se renflent vers leur milieu, et laissent apercevoir à leur centre un noyau volumineux. Entraînées par le liquide, elles se montrent tantôt de champ et sous forme de fuseaux, tantôt de face sous forme lamelleuse ou polygonale (*e*); on en voit enfin qui ont l'apparence d'un bâtonnet sur une partie de leur longueur, tandis qu'elles sont étalées sur l'autre partie, ce qui leur donne la forme d'une raquette. Constitués par l'agglomération et l'imbrication de ces éléments, les globes sont plus nombreux vers les parties périphériques que dans les parties centrales de la tumeur; ils apparaissent sous forme de corps sphéroïdaux ou cylindroïdes, formés d'une cellule centrale ou de noyaux multiples entourés de plusieurs couches de cellules allongées, concentriquement disposées (*a* et *b*). Çà et là, on voit deux de ces globes réunis ensemble et entourés d'une couche commune de cellules également allongées; quelques-uns ont un prolongement qui

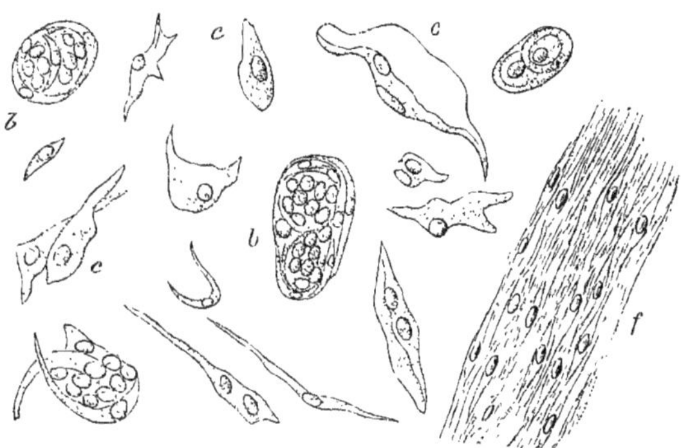

Fig. 41.

constitue une sorte de pédicule, mais nulle part nous n'avons vu ce pédicule provenir des vaisseaux. Les éléments qui forment ces amas sphériques sont partout faciles à reconnaître; c'est qu'en effet il n'en est qu'un petit nombre qui soient infiltrés de sels de chaux. — Les autres parties de l'encéphale ne sont pas altérées. Les bandelettes optiques, ramollies, présentent à l'examen microscopique une altération manifeste. Les tubes nerveux qui les composent sont pour la plupart variqueux ou brisés, et dans leur intervalle on aperçoit des corpuscules granuleux abondants, bien qu'il n'existe pas la moindre compression des couches optiques ou des tubercules quadrijumeaux. La moelle épinière n'est pas examinée; les autres organes ne sont pas altérés.

Un homme affecté d'accès épileptiformes, de tremblement momentané des membres, d'une céphalée intense et de faiblesse de la vision, n'obtient aucun soulagement de l'emploi d'un traitement énergique et rationnel. Survient un érysipèle, et il meurt après plus d'une année de maladie. La convexité antérieure de chacun des hémisphères est occupée par une tumeur ovoïde, aplatie, assez ferme, injectée et rougeâtre à sa surface, grisâtre dans ses parties profondes. Situées dans la cavité sous-arachnoïdienne, ces tumeurs sont formées d'une trame conjonctive très-mince; de nombreux vaisseaux et de cellules allongées, fusiformes, dont quelques-unes, concentriquement disposées, donnent lieu à des masses arrondies analogues aux globes épidermiques des cancroïdes.

Obs. CCLIII. **Sarcome des méninges cérébrales.** — J..., âgée de cinquante-deux ans, brocheuse, admise à l'Hôtel-Dieu le 24 juin 1864, meurt le 1er juillet. Femme bien constituée, elle est, depuis plus d'une année, atteinte d'une paralysie avec légère contracture du bras droit, sans altération appréciable de la sensibilité; la jambe du même côté est un peu faible. Du côté opposé, le mouvement est conservé; la sensibilité paraît un peu exagérée. Somnolente dès son entrée à l'hôpital, cette malade, dont les facultés intellectuelles sont peu lucides, ne tarde pas à tomber dans un état de coma, qui persiste jusqu'à sa mort.

Autopsie.— Le crâne n'offre rien de particulier, mais la face externe du lobe occipital gauche est le siége d'une tumeur aplatie, discoïde, du volume d'un œuf. Appliquée sur les circonvolutions qu'elle comprime, en même temps qu'elle en remplit les anfractuosités, cette tumeur, ferme, sèche plutôt qu'humide, renferme de nombreux vaisseaux et présente à son centre une tache jaune phymatoïde. Elle est formée d'une trame conjonctive mince et vasculaire, de cellules fusiformes pressées les unes contre les autres et non soudées, de globes composés par ces mêmes éléments concentriquement disposés. Les ventricules cérébraux sont dilatés. La substance cérébrale voisine de la tumeur est un peu ramollie. Les organes thoraciques et abdominaux ne sont pas altérés.

Ce fait a une grande analogie avec celui qui précède; les tumeurs méningiennes ont la même texture dans les deux cas, et la cause de leur différence symptomatique réside uniquement dans leur siége. Dans un autre cas, une malade âgée de quarante-cinq ans, qui avait eu des accès épileptiformes, et chez laquelle on avait diagnostiqué un ramollissement, présenta, à la partie supérieure et antérieure de l'hémisphère gauche du cerveau, une tumeur du volume d'un petit œuf qui avait pour point de départ les méninges et déprimait les circonvolutions sous-jacentes. Cette tumeur vasculaire était encore composée d'éléments fusiformes dont un certain nombre affectaient une disposition concentrique et formaient des globes semblables aux globes épidermiques. La dure-mère cérébrale était le siége de petites tumeurs de même nature. Sans être communes, les productions de ce genre ne sont pas extrêmement rares; aussi ont-elles fixé l'attention des anatomo-pathologistes. Décrites par Lebert sous le nom de *tumeurs fibro-plastiques* ou *sarcomateuses intra-crâniennes*, ces productions sont rangées par les auteurs allemands dans la classe des sarcomes, et Virchow, prenant en considération leur tendance à l'incrustation calcaire, leur a donné le nom de *psammome*. En France, le professeur Robin en fait l'*épithéliome des séreuses*, tandis que MM. Ranvier et Cornil les désignent sous le nom de *sarcomes angiolithiques*. Quoi qu'il en soit de ces dénominations, il faut, au point de vue clinique, reconnaître que ces nouvelles formations, dont l'accroissement est lent, mais graduel, ont peu de tendance à subir la dégénérescence graisseuse, à rétrograder et à disparaître; toutefois leur développement peut être arrêté par une incrustation de sels calcaires. Presque toujours peu nombreuses et limitées aux méninges cérébrales, ces tumeurs paraissent susceptibles de se généraliser, du moins autant que je puis en juger d'après un fait rapporté plus loin (voy. planche 45), dans lequel une tumeur tout à fait semblable à celles qui nous occupent coexistait avec des tumeurs multiples des enveloppes de la moelle et des cordons nerveux. Or, comme on ne peut admettre dans ce fait une simple coïncidence, puisque les tumeurs des nerfs ne différaient pas essentiellement quant à leur texture, de la tumeur des méninges cérébrales, il en résulte que celle-ci devait être de même nature que les tumeurs des nerfs, qui étaient incontestablement des lésions sarcomateuses ou fibro-plastiques. Nous sommes ainsi conduit à envisager comme un sarcome cette altération des méninges molles dont jusqu'ici nous faisions volontiers, à l'exemple du professeur Robin, un épithéliome des séreuses. Les tumeurs méningiennes en question se rapprochent naturellement de certaines tumeurs intra-cérébrales constituées par des cellules fusiformes ou éléments fibro-plastiques, et dont voici plusieurs exemples :

OBS. CCLIV. **Sarcome fasciculé du corps calleux; hémiplégie; aortite saturnine et néphrite atrophique. Thrombose fémorale et embolie pulmonaire. Mort subite.** — C..., âgé de soixante-neuf ans, admis à l'Hôtel-Dieu, salle Sainte-Jeanne, n° 4, le 1er avril 1864, est un homme bien constitué, exerçant la profession de peintre en bâtiments depuis sa jeunesse. Pâle et anémié, il prétend n'avoir eu qu'une seule attaque de colique saturnine; il se dit sobre et exempt de toute affection vénérienne. Il y a un mois environ qu'il a commencé à s'apercevoir de l'existence d'un certain degré de faiblesse dans le côté droit du corps; en même temps il remarqua un peu d'abaissement de la commissure labiale du même côté. La paralysie des membres, accompagnée de roideur, fut précédée d'un tremblement, surtout dans le bras droit. Aujourd'hui, la jambe paralysée est en même temps œdématiée et la marche complétement impossible. La sensibilité est notablement diminuée dans tout le côté paralysé; la mémoire est affaiblie. Les battements du cœur sont énergiques, et il existe un bruit de souffle dans l'aorte. Absence de fièvre; même état pendant plusieurs jours, à part l'œdème de la jambe qui s'accroît. Le 9 avril, le malade était dans la même situation, lorsque, vers trois heures de l'après-midi, à la suite d'un léger effort, il appelle tout à coup à son secours, disant qu'il étouffe, demande à boire, pâlit beaucoup, et meurt en moins de cinq minutes.

Pl. 41, fig. 4, 4' et 4''. *Autopsie.* — Adhérences de la dure-mère à la voûte crânienne. Opacité des méninges molles. Cerveau volumineux, un peu plus mou à gauche qu'à droite. Placé sur sa base et les deux hémisphères écartés, cet organe laisse voir au fond de la scissure médiane le corps calleux légèrement renflé et saillant dans ses deux tiers postérieurs. De teinte grisâtre, opaline, la partie renflée est le siége d'une vascularisation intense; elle est d'une consistance peu différente de celle de la substance nerveuse à l'état normal. La coupe du corps calleux montre que cette altération, qui, à droite, s'arrête au niveau de la face interne de l'hémisphère, se continue, à gauche, jusqu'à un centimètre des circonvolutions, respectant simplement le tiers antérieur et la corne postérieure de l'hémisphère. La surface de cette coupe (fig. 4) laisse voir quelques extravasats hémorrhagiques et des stries jaunâtres dues à la métamorphose graisseuse des éléments nerveux compris entre les capillaires injectés. Une section perpendiculaire du corps calleux à sa partie moyenne (fig. 4') permet de constater que l'altération dont il est le siége occupe toute son épaisseur. Cette altération est constituée par des cellules allongées, fusiformes ou ovoïdes, avec noyau arrondi, volumineux et granuleux (fig. 4''), et par des vaisseaux larges, variqueux, à parois très-minces et ténues, circonstance qui rend compte des extravasats hémorrhagiques existant dans ce néoplasme. En dehors des points signalés, l'encéphale n'est pas altéré. — La veine fémorale gauche est oblitérée par des coagulums fibrineux peu adhérents. Un sang noir, liquide ou à peine coagulé, se rencontre dans les cavités droites du cœur et le tronc de l'artère pulmonaire; la branche droite de ce vaisseau est obstruée par un coagulum cylindrique, fibrineux, noirâtre et jaunâtre, sur lequel il est facile de trouver des empreintes de valvules. Un coagulum semblable et d'une longueur de 3 à 4 centimètres se rencontre dans la principale division de la branche gauche de ce même vaisseau; ainsi, pas de doute que la mort n'ait été l'effet d'une embolie. Le cœur est couvert de graisse à sa base et manifestement hypertrophié, surtout à gauche; ses valvules sont intactes, mais l'aorte est, dans toute son étendue, inégale et parsemée de saillies mamelonnées, semi-transparentes, qui épaississent sa tunique interne et rétrécissent les orifices de la plupart des vaisseaux collatéraux. Les artères cérébrales sont libres, les sylviennes un peu dilatées. Les artères rénales sont élargies, et leurs parois hypertrophiées; les reins sont indurés, petits, granulés à leur surface (néphrite interstitielle). Le foie et la rate ne sont pas altérés; il en est de même du tube digestif.

Un peintre en bâtiments eut tout d'abord un léger tremblement dans le bras droit, puis de la faiblesse dans la jambe du même côté; peu à peu ces deux membres se paralysèrent et la commissure labiale se dévia du côté gauche. Atteint en même temps d'une affection aortique, il eut une thrombose de la veine fémorale du côté paralysé et succomba tout à coup. L'autopsie nous apprit que la mort avait été produite par une embolie pulmonaire, et que la paralysie était sous la dépendance d'une altération qui occupait près des deux tiers postérieurs du corps calleux. Ce corps injecté, augmenté de volume, de teinte gris jaunâtre, a complétement perdu sa structure; ses éléments nerveux, transformés en graisse, sont remplacés par un tissu assez ferme, constitué par des cellules allongées, fusiformes, sans trame appréciable, et par de nombreux vaisseaux larges et variqueux. Déjà remarquable pàr la nature de l'altération cérébrale, *production fibro-plastique* des auteurs français, *sarcome fasciculé* des Allemands, ce fait est encore intéressant par la localisation de la lésion dans le corps calleux et par les symptômes qui en ont révélé l'existence. Dans l'observation qui suit, la couche optique est affectée d'une façon assez semblable.

OBS. CCLV. **Sarcome fasciculé ou fibro-plastique de la couche optique gauche. Hémiplégie et amaurose à droite.** — D..., âgé de quarante-sept ans, menuisier, se présente, le 23 juillet 1864, à la consultation du docteur Fano. Il raconte que depuis huit jours la vision de son œil droit a baissé au point qu'il ne peut plus lire que les gros caractères. L'examen ophthalmoscopique ne révèle aucune altération appréciable. Le 3 septembre, il accuse dans le bras droit un léger engourdissement qui augmente peu à peu et se propage bientôt dans tout le côté droit du corps. Le 10 septembre, diminution dans la motilité des membres supérieur et inférieur droits; la jambe traîne en marchant. L'œil droit ne distingue que les gros objets, et de l'examen qui en est fait par M. Fano, il résulte que la papille optique est peu visible, que les artères en sont exiguës et les veines volumineuses; ces derniers vaisseaux, au niveau de la rétine, sont flexueux et comme interrompus dans une partie de leur trajet. Le 14 septembre, même état de la vision à droite; l'œil gauche, un peu trouble, lit encore le n° 14 de Jæger; la papille optique est pâle, en forme de champignon, sans modification des vaisseaux. Le 3 octobre, l'hémiplégie est à peu près complète à droite; la vue y est très-faible; de l'œil gauche, D... reconnaît les objets, mais il n'en voit que la moitié droite; il se plaint de douleurs violentes dans toute la tête, plus vives à droite qu'à gauche; sa parole est un peu embarrassée. Le 19 octobre, ce malade est admis à l'Hôtel-Dieu et placé au n° 1 de la salle Sainte-Jeanne (service de la clinique). Il présente : paralysie complète avec légère roideur des membres droits, diminution relative de la sensibilité des mêmes parties, perte de la vision de l'œil droit; absence de strabisme et d'hémiplégie faciale. L'œil gauche est trouble. Le facies est pâle, la physionomie stupide, l'intelligence faible, la mémoire presque nulle. D... comprend à peine les questions qu'on lui adresse; sa parole est confuse et il répond en bredouillant. Sa respiration est normale, son pouls est à 88, dur et résistant, sa peau est moite, son appétit est bon; la miction est quelquefois involontaire, les urines ne précipitent ni par l'acide nitrique, ni par la chaleur. Du 20 au 25, même état local et général. L'œil gauche ne présente rien de bien particulier à l'examen ophthalmoscopique; à droite, au contraire, la papille optique est pâle, mal dessinée; les vaisseaux qui en émergent sont notablement rétrécis et comme interrompus sur quelques points, vers la partie externe surtout. Sur une de ses moitiés et vers sa circonférence, la rétine est couverte d'ecchymoses (voyez pl. 49, fig. 3). Le 26, la face, pâle jusque-là, est rouge et congestionnée au niveau des pommettes; la physionomie est totalement hébétée, l'intelligence nulle, la parole indistincte. Soupirs continuels, difficulté de la déglutition; peau chaude et humide, 100 pulsations. Cœur sain, respiration haute, évacuations involontaires. Le 27, la déglutition est impossible; coma, respiration stertoreuse, facies cyanosé. Mort le 28, à neuf heures du matin.

Pl. 42, fig. 3, et pl. 43, fig. 1.

Autopsie vingt-quatre heures après la mort. — Roideur cadavérique marquée et égale des deux côtés, absence de putréfaction. Le crâne est intact, la dure-mère injectée. Les méninges molles, opalines à la convexité des hémisphères et sur le trajet des vaisseaux veineux, se détachent avec facilité de la substance nerveuse sous-jacente. Les artères de Sylvius sont libres, malgré les adhérences qui, à gauche, unissent entre elles les méninges au niveau de la scissure. L'hémisphère droit du cerveau n'est pas altéré, mais le ventricule latéral correspondant est large et rempli de liquide; l'hémisphère gauche, plus volumineux, offre une dilatation marquée du ventricule latéral, surtout au niveau de la couche optique; le ventricule moyen est agrandi. Le corps strié gauche ne diffère pas sensiblement de celui de droite, mais une différence considérable existe entre les deux couches optiques; la couche optique droite est déprimée par celle du côté opposé, qui est arrondie, quadruplée et du volume d'un gros œuf. A quelques millimètres de la surface ventriculaire, cette dernière est le siége d'une tumeur arrondie, de la grosseur d'une pomme d'api (pl. 42, fig. 3). Ferme, élastique, de teinte jaunâtre avec taches hémorrhagiques, cette tumeur, riche en vaisseaux, est séparée de la paroi ventriculaire par une couche mince de substance nerveuse et se prolonge, à l'aide d'un pédicule, jusqu'à la pie-mère, au point où cette membrane se replie pour former la toile choroïdienne. Elle est lobulée à sa circonférence et facile à décoller de la substance cérébrale, qui, à son pourtour, est affectée d'un ramollissement jaunâtre se continuant en dehors jusqu'au lobule de l'insula, en avant jusqu'à la scissure de Sylvius, sans atteindre toutefois les circonvolutions. A la coupe, cette tumeur présente quelques petits kystes, des vaisseaux nombreux et très-larges, dont quelques-uns sont obstrués par des caillots, et sur certains points une substance jaune analogue à de la fibrine coagulée. Elle est constituée par des cellules allongées, fusiformes, quelques cellules rondes munies d'un noyau avec nucléole, et par un grand nombre de vaisseaux qui offrent cette particularité de présenter des dilatationsacciformes, des renflements ampullaires (pl. 43, fig. 1), dont les parois, très-minces, sont formées d'une ou de plusieurs rangées de cellules allongées. Au niveau des points jaunes, les vaisseaux sont pour la plupart obstrués, et l'on constate l'existence d'une gangue fibroïde infiltrée de corpuscules granuleux. La substance nerveuse voisine de la tumeur, dans les points où elle est un peu molle et jaunâtre, renferme des tubes nerveux altérés et des corps granuleux. Le tubercule quadrijumeau antérieur gauche est jaunâtre, gonflé, double de son congénère; le tubercule quadrijumeau postérieur du même côté est moins modifié. Les tubercules mamillaires sont intacts. La bandelette optique gauche est plus volumineuse et plus molle que celle de droite, qui est à peu près normale. Vue au microscope, cette dernière offre à peine quelques granules pigmentaires, tandis que l'autre est injectée et infiltrée de grains d'hématine et de corps granuleux. Le chiasma est peu modifié; le nerf optique droit est sinueux, double de son congénère, hypérémié et ramolli dans sa partie centrale. Le nerf optique gauche n'est presque pas altéré. La rétine, du côté gauche, est peu modifiée à l'œil nu; les vaisseaux qui traversent sa papille sont amincis. La papille optique droite a des dimensions mal dessinées et semble comme œdématiée; les vaisseaux qui en émergent sont, sur quelques points, notablement rétrécis ou oblitérés, surtout dans la moitié externe. La rétine de droite est, en outre, couverte vers sa partie inférieure de taches hémorrhagiques de petites dimensions, avec lacis vasculaire très-fin à leur pourtour. Vues au microscope, les fibres rétiniennes sont amincies, et, dans leur intervalle, on aperçoit quelques corps granuleux; les parois des vaisseaux présentent au niveau de leur tunique adventice une prolifération abondante de jeunes éléments. La pyramide est notablement diminuée de volume. Les hémisphères cérébelleux sont égaux, de teinte jaunâtre à leur grande circonférence. Les autres organes ne sont pas altérés.

Un homme s'aperçoit que sa vue baisse à droite; il éprouve de l'engourdissement et du tremblement dans les membres du même côté, qui se paralysent peu à peu; la vision se perd complétement du côté droit, l'œil gauche ne voit que la moitié droite des objets. La parole s'embarrasse, la déglutition est difficile, et la respiration, de plus en plus gênée, finit par amener la mort. Une tumeur du volume d'une pomme d'api occupe la couche optique gauche, qui est quadruplée de volume. Cette tumeur est composée de cellules fusiformes allongées, de vaisseaux dilatés ou variqueux à parois extrêmement minces. Les tubercules quadrijumeaux sont volumineux; les bandelettes optiques, le nerf optique droit et la rétine du même côté sont secondairement affectés. Dans ce cas et dans celui qui précède, la néoplasie est unique et localisée à l'encéphale; elle est généralisée dans l'observation suivante :

Obs. CCLVI. **Sarcome fasciculé avec foyers hémorrhagiques du cerveau. Sarcomes du foie et des poumons.** — Th...., carrier, âgé de vingt-neuf ans, est un homme robuste qui s'est toujours bien porté pendant sa jeunesse; militaire à vingt ans, il est envoyé en Afrique, où il contracte une intoxication paludéenne qui, pendant un mois, se traduit par des accès de fièvre tierce. Là, il s'adonne à l'absinthe, et pendant près de dix ans il continue à abuser de cette boisson; en même temps il fume largement la cigarette. En novembre 1864, ce malade a fait dans un escalier une chute qui a déterminé une perte de connaissance. Il prétend qu'il n'a pu continuer depuis lors à s'occuper. Le 7 février 1865, vers deux heures de l'après-midi, il est atteint d'une paralysie des membres gauches, survenue à la suite d'une perte de connaissance d'environ dix minutes de durée Le 10, il est apporté à l'Hôtel-Dieu et couché au n° 12 de la salle Sainte-Jeanne (service de M. Grisolle). Déviation de la commissure labiale à gauche; paralysie avec contracture des muscles et du bras du même côté; paralysie de la jambe correspondante, sans altération appréciable de la sensibilité tactile. Les membres paralysés sont le siége d'élancements douloureux, et un léger pincement suffit pour faire jeter des cris au malade. Les pupilles sont normales et les paupières se ferment facilement. Le côté droit est libre de ses mouvements. Les fonctions circulatoire et respiratoire ne sont pas troublées. L'appétit est faible et la nutrition est en souffrance; la peau est sèche et écailleuse. Le 16 février, léger mouvement fébrile, frottement pleural à droite; persistance de la paralysie des membres, contracture des muscles du cou. Rien de nouveau pendant les quinze jours qui suivent. Au commencement de mars, la paralysie gagne le côté droit, et semble au contraire diminuer à gauche. Le 10 mars, œdème des jambes; le malade se sent beaucoup mieux du bras gauche que du bras droit. Le 12, affaiblissement rapide, oppression et dyspnée. Même état jusqu'au 22. Le 23, cyanose des lèvres et des extrémités, plaintes, cris. Le 26, asphyxie, insomnie, sueurs froides; mort dans la nuit.

Autopsie. — Intégrité complète du crâne et des méninges. A 5 centimètres de l'extrémité antérieure du cerveau et à la limite de ses faces supérieure et latérale, il existe dans chaque hémisphère un foyer de ramollissement d'une étendue de 1 à 2 centimètres, au niveau duquel les circonvolutions sont renflées, injectées et fluctuantes. Dans le reste de son étendue, le cerveau a une consistance à peu près normale. Une coupe perpendiculaire de l'hémisphère droit permet de constater que le foyer ramolli a le volume d'une noix et qu'il représente une sorte d'excavation avec contenu liquide sale, noirâtre, séro-sanguinolent, et dont les parois sont tapissées par un néoplasme vasculaire et grisâtre, mamelonné, de quelques millimètres d'épaisseur. Plus profondément et en arrière de ce foyer, existe un foyer plus petit, presque entièrement solide. Un foyer semblable et seulement un peu plus étendu occupe la corne postérieure. L'hémisphère gauche est le siége de lésions qui ont par rapport aux précédentes une symétrie presque parfaite. En effet, au-dessous de la circonvolution du bord supérieur, au niveau et en avant de la scissure de Sylvius prolongée, se rencontre un foyer du volume d'une petite noix, constitué par un magma brunâtre formé d'un tissu mou et de sang épanché. Un peu en arrière, il existe deux foyers plus petits, d'un centimètre environ d'étendue. Dans la corne postérieure se trouve enfin un dernier foyer constitué par une substance molle, grisâtre, sans épanchement sanguin. Cette substance, de même que celle de tous les autres foyers, est formée de cellules allongées, fusiformes, et de vaisseaux dilatés ou variqueux, remarquables par la minceur de leurs parois composées des mêmes éléments cellulaires. Le cervelet, le bulbe et la moelle épinière ne sont pas altérés. Toutefois la pie-mère spinale est, un peu au-dessous du renflement lombaire, le siége de dépôts calcaires disposés en forme de petites lamelles. Les muscles des membres sont minces, non décolorés. Intégrité complète du poumon gauche, adhérences du poumon droit à la paroi thoracique; dans ce dernier organe, masses sarcomateuses d'un blanc grisâtre, distribuées principalement sur le trajet des vaisseaux, ce qui leur donne une forme arborescente. Les ganglions bronchiques, volumineux et altérés, compriment l'extrémité inférieure de la trachée et des grosses bronches. L'un d'eux a perforé une bronche et pénétré dans sa

Pl. 43, fig 3 et 3'.

cavité. Ces ganglions font aussi saillie du côté du péricarde ; pourtant cette membrane est restée intacte. Le cœur est sain et ses cavités sont remplies par un sang noir coagulé. Le volume du foie est normal, mais à la partie inférieure du lobe droit existe une masse sarcomateuse marronnée, blanchâtre, avec taches ecchymotiques et points jaunâtres. Un certain nombre des ganglions sus-pancréatiques sont altérés et sarcomateux. Le pancréas et la rate sont sains. A leur surface, les reins sont semés de nodules sarcomateux du volume d'un gros pois. La capsule surrénale du côté droit est volumineuse et envahie dans toute son étendue par le sarcome; celle de gauche est partiellement altérée. L'estomac et le tube digestif n'offrent aucune lésion appréciable.

Un homme adonné à l'absinthe depuis plusieurs années fait une chute et perd connaissance. Quelques mois plus tard, nouvelle perte de connaissance suivie d'une hémiplégie incomplète avec roideur du côté gauche. Cette paralysie s'accroît peu à peu et ne tarde pas à être accompagnée d'une hémiplégie droite, ce qui conduit à supposer l'existence de foyers multiples d'altération; il survient de la contracture des muscles du cou, une dyspnée intense, et la mort a lieu. Des foyers sarcomateux arrondis, du volume d'une cerise, sont, au nombre de 3 à 5, disséminés dans chaque hémisphère cérébral. Constitués par une substance molle, médullaire, parcourue par de larges vaisseaux, ces foyers renferment à leur centre un caillot hémorrhagique récent ou déjà en partie transformé. Les poumons, le foie et les reins sont le siége d'altérations semblables, et cette généralisation de la lésion anatomique vient nous rendre compte de la difficulté du diagnostic. — Nous passons maintenant à des altérations ayant, comme les précédentes, leur point de départ dans la névroglie; mais qui, se rapprochant de la gangue conjonctive du cerveau, ont reçu, pour ce motif, le nom de *gliomes*. Nous les appellerons du nom de *sarcome névroglique*, tout en reconnaissant l'inconvénient de cette dénomination, qui pourrait s'appliquer avec presque autant de raison à toutes les productions prenant naissance dans la névroglie.

Sarcome névroglique ou gliome cérébral. Myocardite et tumeurs des cordages tendineux du cœur gauche. — Une femme âgée de soixante ans est trouvée sans connaissance dans son lit et couverte d'ecchymoses. La connaissance lui revient peu de temps après; elle peut marcher, et on la transporte à l'Hôtel-Dieu. Dans la nuit qui suit son admission, elle est prise d'attaques convulsives localisées principalement à droite et dans les muscles de la face. Le lendemain, ses joues sont gonflées par l'air expiré : elle fume la pipe. Les jours suivants, elle se trouve mieux; mais ses accès convulsifs lui reviennent, elle est prise d'un point de côté et d'une pleurésie gauches. La thoracocentèse est pratiquée avec succès; néanmoins la mort a lieu trois jours plus tard.

Pl. 41, fig. 3, 3', 3''. On constate à l'autopsie une pleurésie suppurée du côté gauche, une affection cardiaque et une altération de la substance cérébrale. La faux cérébrale est, sur sa face droite, surmontée d'une tumeur ferme, élastique, du volume d'une fève. A la face interne de l'hémisphère gauche, les circonvolutions, saines au niveau des cornes antérieure et postérieure, sont, dans le reste de leur étendue, fermes, doublées de volume. Sur une coupe, il est facile de voir que l'injection se limite presque exclusivement à la circonvolution. La substance blanche sous-jacente et une partie de celle qui constitue le corps calleux sont injectées et un peu molles. Une coupe fine des circonvolutions altérées montre que la rougeur et la tuméfaction sont dues à l'existence d'un tissu de nouvelle formation, constitué par des cellules arrondies, de petite dimension, munies d'un noyau volumineux, et disposées dans un fin reticulum semblable à celui de la névroglie. Outre ces cellules, ce tissu contient de nombreux vaisseaux. Les éléments nerveux, étouffés par ce nouveau tissu, sont atrophiés ou détruits. Les circonvolutions et la substance cérébrale tout entière sont ailleurs intactes. (Voyez obs. CLII, p. 234.)

Il s'agit, dans ce fait, d'une altération qui apparaît sous la forme d'un gonflement diffus, distinct du tissu normal par une plus forte vascularisation. Cette altération consiste dans le développement, au sein de la trame cérébrale, de cellules arrondies de petites dimensions, fort différentes par conséquent des éléments constitutifs des productions morbides que nous avons rencontrées jusqu'ici dans l'encéphale. Semblable altération se rencontre dans l'observation suivante :

OBS. CCLVII. **Sarcome névroglique, gliome cérébral.**—D..., âgé de cinquante-cinq ans, chapelier, entre à l'Hôtel-Dieu, salle Saint-Louis, n° 5, le 6 février 1864. C'est un homme fort et bien constitué, qui, d'après les renseignements fournis par M. Vigla, chef du service où il se trouve placé, aurait été pris, peu de temps avant son admission, d'une hémiplégie droite à marche lente et progressive, accompagnée, dès le principe, de douleurs dans les membres affectés, et plus tard de contracture, sans modification notable de la sensibilité. Vers le 1er mars, ce malade devient somnolent, il tombe ensuite dans le coma et meurt le 22 mai.

Autopsie. — Le crâne est intact, l'hémisphère gauche du cerveau est renflé vers sa partie moyenne, qui est ferme et injectée. Les circonvolutions sont tuméfiées, volumineuses et rougeâtres. Une coupe perpendiculaire de l'hémisphère à la partie externe du corps strié permet de reconnaître que le lobe antérieur et le lobe moyen sont altérés en grande partie. En effet, la substance nerveuse s'y trouve remplacée par une masse solide, assez sèche, blanchâtre, avec points phymatoïdes. Cette masse, traversée par une bande grisâtre, vasculaire, semée de points hémorrhagiques, est constituée par des cellules rondes de petite dimension, et par des vaisseaux à parois minces, embryonnaires, dilatés ou variqueux. Ces éléments sont compris dans une mince trame conjonctive réticulée. Les points jaunes sont dus à l'infiltration des éléments cellulaires par des corps granuleux et des granulations graisseuses. L'hémisphère du côté droit n'est pas altéré. Les ventricules latéraux sont dilatés. La protubérance, le bulbe et le cervelet sont intacts. Les sommets des poumons sont le siége de quelques granulations tuberculeuses. Le cœur est un peu gras, l'aorte n'est pas lésée. Légère altération graisseuse du foie ; rate et reins dans leur état normal ; tube digestif intact. Pl. 42, fig. 2.

Un homme atteint d'une hémiplégie droite avec contracture tombe dans la somnolence et succombe. Une partie du lobe antérieur et du lobe moyen de l'hémisphère cérébral gauche est le siége d'une masse solide, sèche, vasculaire, parsemée de points hémorrhagiques et formée en grande partie de petites cellules arrondies disposées au sein d'une trame réticulée. Une altération du même genre se rencontre dans un fait des plus intéressants, communiqué à la Société des hôpitaux par M. Moutard-Martin.

OBS. CCLVIII. **Sarcome névroglique du cerveau.** — T..., âgé de vingt-trois ans, cocher, d'une bonne constitution, entre à l'hôpital Beaujon le 28 février 1868. Ce garçon jouissait d'une excellente santé, lorsque, au milieu du mois de janvier, il glissa sur le verglas et tomba à la renverse, de telle façon que la partie postérieure de la tête porta fortement sur le pavé. Malgré la violence du coup, il se releva, fit quelques pas pour entrer dans l'écurie et tomba sans connaissance sur la paille, où il resta depuis sept heures du soir jusqu'à minuit. Le malade lui-même et les personnes qui l'ont entouré affirment qu'il n'a perdu de sang ni par la bouche, ni par les oreilles, ni par le nez. Cet homme reprit ses travaux, mais en conservant une céphalalgie violente, qui ne l'a plus quitté ; puis survinrent des étourdissements, de l'hébétude, une sorte d'engourdissement intellectuel, de l'embarras dans la parole. Bientôt la vue baissa sensiblement, et les organes génitaux devinrent inertes. Dans les jours qui suivirent la chute, le malade ressentit de temps en temps des crampes, surtout dans le bras gauche. La marche est devenue difficile, à cause du mal de tête et des étourdissements, et les extrémités inférieures sont le siége de fourmillements. L'excrétion urinaire et fécale est normale. Le 29 février, lendemain de l'entrée du malade à l'hôpital, nous constatons ce qui suit : décubitus dorsal, coloration normale de la face, pas de fièvre. Embarras de la parole assez marqué, absence d'expression dans les traits. Les pupilles sont inégales, la droite est plus dilatée que la gauche ; pas de strabisme. Céphalalgie frontale et occipitale constante, mais très-exaspérée par les mouvements du malade. Digestion bonne, un peu de constipation. Marche difficile, hésitante ; les deux jambes paraissent également fortes, la sensibilité y est parfaitement conservée. La main droite paraît un peu plus maladroite que la gauche. Aucune douleur spontanée ni provoquée sur tout le trajet de la colonne vertébrale (calomel, 30 centigrammes; séton à la nuque). Le 3 mars, une potion de 2 grammes d'iodure de potassium est administrée ; mais, n'étant pas supportée, elle est supprimée le 6. — 8 mars, état fébrile, abattement considérable, réponses difficiles et lentes, mouvements de la tête de plus en plus pénibles et douloureux. Etat saburral de la langue, inappétence, soif vive. Les yeux sont brillants et comme baignés de larmes (eau de Sedlitz). 10 mars, 90 pulsations. Etat demi-comateux, face rouge et turgescente, parole plus embarrassée. Céphalalgie intense. Rien de nouveau du côté des membres (calomel, 50 centigrammes; sinapismes, 12 sangsues derrière les oreilles). 12 mars. Sueurs profuses, principalement à la tête et au cou; réponses presque nulles, oppression, yeux vitreux, urines involontaires. Langue large et blanche, soif, difficulté à avaler; céphalalgie violente (calomel à la dose quotidienne de 50 centigrammes). L'état s'aggrave de jour en jour, la parole devient impossible, la déglutition de plus en plus difficile, le coma de plus en plus profond, et enfin le malade succombe le 16 mars dans la journée.

Autopsie. — Les méninges présentent leur coloration normale ainsi que leur transparence habituelle. Les veines sont modérément gorgées de sang. La masse cérébrale, qui n'est plus maintenue par la dure-mère, présente un renflement très-prononcé vers ses parties moyenne et postérieure ; les circonvolutions sont aplaties. Le doigt, promené à la surface du cerveau, n'y découvre aucun point de ramollissement, mais il perçoit une sensation de fluctuation profonde. Une section faite horizontalement vers la partie moyenne des deux hémisphères pénètre dans les deux ventricules latéraux, qui sont tous deux énormément distendus par une quantité de sérosité claire et transparente. Le corps strié du côté gauche est augmenté de volume, bosselé, d'une coloration plus foncée et plus rosée que le corps strié de droite. A la coupe, il est ramolli; la surface de section est garnie de granulations jaunâtres, opaques, arrondies. Ces granulations, dont la consistance est plus grande que celle des parties environnantes, sont séparées par le tissu ramolli et dégénéré du corps strié. En arrière du troisième ventricule, se trouve une tumeur rosée, aplatie, du volume d'un œuf de pigeon, s'avançant jusqu'au cervelet, et communiquant sans interruption avec le corps strié dégénéré. Cette tumeur, examinée au microscope par MM. Ranvier et Lancereaux, est constituée par des éléments placés les uns à côté des autres, non soudés entre eux, et le tissu ainsi formé est sillonné de vaisseaux qui, par leur mode de distribution, rappellent ceux de la pulpe cérébrale. (fig. 42). Quelques-uns de ces vaisseaux ont des dilatations fusiformes ou ampullaires. Examinés à l'aide d'un grossissement de 250 diamètres, plusieurs d'entre eux paraissent revêtus d'une gaîne lymphatique ; d'autres présentent sur leurs parois des bourgeons formés d'une couche épaisse de cellules fusiformes et aplaties. Dans les points blanchâtres, mêmes éléments ; de plus, on trouve des corps granuleux et des concrétions calcaires formées par des masses de granulations fines, accumulées et dégageant des bulles d'acide carbonique. (Voyez l'*Union médicale* n° 66, 4 juin 1868.)

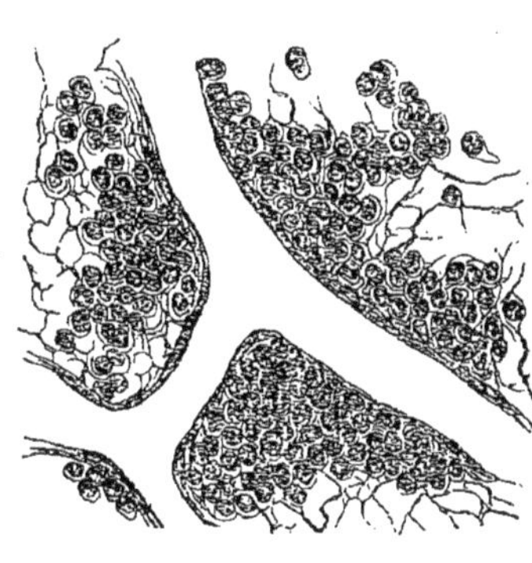

FIG. 42.

Un jeune homme, à la suite d'une chute sur la tête, conserve de la céphalalgie, des étourdissements et une sorte d'engourdissement intellectuel ; plus tard, la déglutition est difficile, la parole s'embarrasse, survient un état comateux qui est suivi de la mort. Les ventricules cérébraux sont dilatés, le corps strié droit est infiltré de granulations jaunâtres calcaires, et en arrière de ce ganglion existe une tumeur rosée du volume d'un œuf de pigeon se prolongeant vers le cervelet. Cette tumeur est constituée par des cellules rondes ou ovalaires, placées les unes à côté des autres et sillonnées de vaisseaux dont quelques-uns offrent des dilatations ampullaires ou fusiformes. Un traumatisme semble avoir présidé au développement de cette altération, qui pourrait ainsi être rapprochée des inflammations de l'encéphale. Toutefois, de même que les altérations des deux précédentes observations, cette tumeur offre des caractères assez tranchés pour constituer un type à part, distinct des néoplasies cérébrales que nous avons rencontrées jusqu'ici. Le fait suivant est un exemple d'une tumeur non moins distincte par ses caractères anatomiques, et dont la détermination exacte n'est pas sans difficultés.

Obs. CCLIX. **Névromes du cerveau; hémorrhagie cérébrale.** — M. D..., âgée de soixante-neuf ans, fille sans profession, est admise à l'hôpital de la Pitié, le 5 juin 1861, au moment où elle venait d'être frappée d'apoplexie. Les renseignements que l'on obtient sur son compte font connaître que sa mère a succombé sept jours après une attaque apoplectique avec hémiplégie droite, qu'elle-même souffre depuis longtemps de la tête et présente une certaine bizarrerie dans les actes. Depuis deux ans, elle a chaque année une perte de connaissance non suivie de paralysie, et depuis un mois, lorsqu'elle veut s'asseoir, elle éprouve un vertige qui l'oblige à tournoyer autour de la chaise avant de s'y poser. Le 4 juin, cette malade rentrait d'une course, lorsque, montant un escalier, elle fut prise d'une perte de connaissance et fit une chute qui lui causa une large plaie à la tête; elle devint en même temps hémiplégique à droite. Le lendemain, elle entrait à l'hôpital; le 6, bien qu'ayant recouvré la connaissance, elle ne pouvait proférer aucune parole. Les jours suivants, et jusqu'à sa mort qui arriva le 10, elle s'affaissa peu à peu, présenta un état de somnolence et des phénomènes progressifs d'asphyxie.

Autopsie. — Le cadavre ne présente rien de particulier. Le crâne et la dure-mère sont intacts; mais on trouve, adhérente à la pie-mère, une tumeur arrondie, du volume d'une noisette, située au niveau du lobule du pneumo gastrique droit qu'elle déprime, et non loin de la fossette d'où émergent les nerfs faciaux et auditifs. Cette tumeur, maintenue à la pie-mère à l'aide d'un pédicule, a une teinte grisâtre, une consistance ferme et une apparence fibroïde. A droite et dans le corps strié, existe une petite lacune tapissée par une membrane jaunâtre sans trace d'hématine; c'est sans doute le résultat d'un ancien foyer de ramollissement. A gauche, l'hémisphère cérébral présente, vers sa partie moyenne et à 2 centimètres au plus des circonvolutions, dans le noyau de substance blanche, un caillot sanguin noir et récent, du volume d'une amande. La substance cérébrale voisine est teintée de rouge, un peu ramollie et traversée par des vaisseaux chargés de granulations graisseuses. Un peu plus en avant, la substance blanche se trouve remplacée sur deux points différents par des masses ou petites tumeurs arrondies, vasculaires et d'un gris bleuâtre. L'une de ces tumeurs, du volume d'une noisette, est située dans le noyau de substance blanche, à 15 millimètres des circonvolutions antérieures; le tissu qui l'entoure est injecté et ramolli. L'autre, un peu plus volumineuse et plus allongée que la précédente, est le siége d'une vive injection à sa circonférence; elle occupe encore la substance blanche et se prolonge jusqu'à l'extrémité antérieure du ventricule latéral correspondant; elle est moins ferme et plus sombre que la première. La composition de ces tumeurs varie selon le point où on les examine. Les parties résistantes grisâtres renferment de belles cellules sphériques, triangulaires ou étoilées, ayant un ou plusieurs noyaux ovoïdes ou arrondis, entourés de granulations pigmentaires et de prolongements rubanés dont le nombre varie depuis un jusqu'à neuf (fig. 43). A côté de ces cellules, il en est d'autres qui, simplement fusiformes, sont réunies par leurs extrémités et présentent comme les précédentes, dont elles ne diffèrent que par la forme, des noyaux ovoïdes ou des granulations pigmentaires. Ces éléments sont réunis par une gangue amorphe et une trame fibrillaire vascularisée. Quelques-uns des vaisseaux qui s'y rencontrent se font remarquer par la petite épaisseur de leurs parois. Dans les points jaunâtres on trouve des granulations graisseuses et quelques corpuscules granuleux. La moelle épinière n'est pas

Pl. 43, fig. 2.

altérée. Les poumons sont réunis à la paroi thoracique par quelques adhérences lâches; le cœur est intact. Les organes abdominaux sont sains, à l'exception des ovaires dont

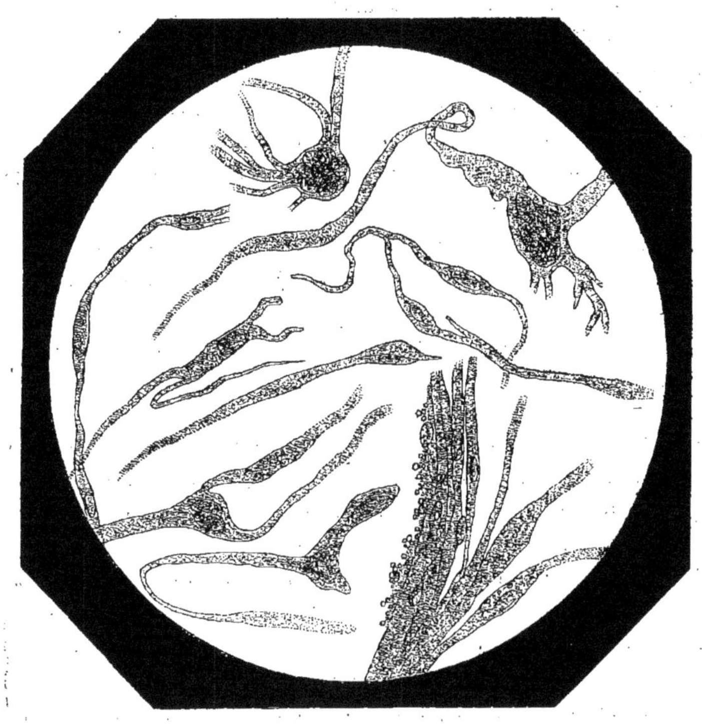

Fig. 43.

l'un est le siége d'un kyste à trois loges renfermant chacune un liquide de coloration différente. (Voy. *Archives de physiologie*, t. II, 1869, p. 762.)

Une femme dont l'esprit passait pour être singulier et bizarre éprouve dans les derniers temps de sa vie des vertiges et des tournoiements, surtout quand elle veut s'asseoir. Tout à coup elle est frappée d'apoplexie avec hémiplégie droite, et elle meurt au bout de quelques jours. Elle présente, entre autres lésions, deux tumeurs ayant pour siége le noyau de substance blanche du lobe cérébral antérieur gauche. Ces tumeurs, sous forme de petites masses arrondies et d'un gris bleuâtre, sont constituées par des cellules étoilées, sphériques ou fusiformes, ayant des prolongements rubanés multiples, un ou plusieurs noyaux ovoïdes entourés de granules pigmentaires. Par tous ces caractères, ces éléments se rapprochent des cellules nerveuses, car, à part la multiplicité des noyaux, on pourrait dire qu'ils sont identiques avec ces cellules. Mais cette légère différence est-elle suffisante pour refuser la nature nerveuse à ces parties élémentaires, pour les rattacher à un autre tissu et les regarder comme des corpuscules de tissu conjonctif? Je ne le crois pas. Si l'on tient compte du siége et des caractères des tumeurs en question, il est bien évident qu'il faut les considérer comme des nouvelles formations, et partant il est possible que les éléments qui les constituent présentent des dissemblances simplement dues à des différences d'âge. Il y a donc lieu de croire que ces tumeurs sont formées de cellules nerveuses développées dans la substance blanche cérébrale, et vraisemblablement aux dépens de la névroglie. Je sais bien que l'on trouve quelquefois dans certaines altérations des centres nerveux des corpuscules conjonctifs, étoilés ou fusiformes (voy. pl. 42, fig. 1 *b*), assez semblables aux éléments rencontrés dans ces tumeurs ; mais ces corpuscules se distinguent par un volume moindre et surtout par l'absence de pigment. Ces productions, en tout cas, ne peuvent être confondues avec les sarcomes étudiés plus haut, et constituent bien un type particulier.

Parallèle des tumeurs cérébrales. — Les tumeurs qui se rencontrent dans les différentes parties de l'encéphale se distinguent selon qu'elles ont leur point de départ dans les enveloppes membraneuses ou dans le cerveau lui-même. Les tumeurs méningiennes ont leur siége habituel à la convexité des hémisphères, en avant plutôt qu'en arrière ; mais elles s'observent fréquemment aussi à la base de l'encéphale, et principalement au niveau de la fosse basilaire. Le plus souvent arrondies à la face interne de la dure-mère, elles sont aplaties et inégales lorsqu'elles occupent l'arachnoïde et la pie-mère ; d'un volume qui ne dépasse guère celui d'un œuf, elles sont fermes, grisâtres ou rosées, ordinairement solitaires, parfois doubles (obs. CCLII) ou multiples. Dans un cas qui sera rapporté plus loin, un sarcome des méninges cérébrales ayant pour point de départ la pie-mère coïncide avec des sarcomes des méninges spinales et de la plupart des nerfs ; mais je n'ai pas vu jusqu'ici ces lésions s'étendre à d'autres organes que ceux qui font partie du système nerveux. Constituées par des cellules fusiformes dont les prolongements sont très-minces, quelquefois aussi par des cellules rondes et multinucléaires, les tumeurs méningiennes n'ont pas de trame intercellulaire bien distincte ; elles contiennent un grand nombre de vaisseaux plus ou moins variqueux et souvent de petits extravasats sanguins. Leurs éléments cellulaires ont de la tendance à revêtir une disposition concentrique autour d'un noyau central ; de là résultent des masses sphériques ou globes qui ne manquent guère de s'incruster de sels de chaux (corps arénacés) si la dure-mère est le point de départ de la nouvelle formation. Lorsque cette incrustation n'a pas lieu, ces tumeurs subissent le plus ordinairement, à leur centre, une transformation graisseuse qui leur donne une teinte jaunâtre, mais qui est insuffisante pour permettre la résorption du nouveau produit.

Les sarcomes intra-cérébraux apparaissent sous forme de tumeurs circonscrites ou diffuses, et se présentent quelquefois comme de simples gonflements ou comme des ramollissements partiels de la substance cérébrale. Envisagés au point de vue de leur texture, ils constituent deux types qu'il n'est pas absolument impossible de voir réunis dans une même formation, et qui sont caractérisés, l'un par la présence de petites cellules rondes retenues dans un fin réticulum, l'autre par des cellules fusiformes allongées, placées les unes à côté des autres, de telle façon que les extrémités d'une cellule sont en rapport avec la partie renflée de ses voisines. Le premier de ces types a pour point de départ principal les couches profondes des circonvolutions de la corne sphénoïdale (deux cas sur six), ou la substance blanche des hémisphères; le second, au contraire, occupe de préférence les grands centres ganglionnaires, couches optiques et corps striés. Le plus souvent solitaires, ces lésions sont quelquefois multiples ; mais si les sarcomes névrogliques ne s'étendent pas au delà de la gangue conjonctive qui unit les éléments nerveux, les sarcomes fibro-plastiques se répandent dans d'autres organes, comme le montre l'observation CCLVI. Cette généralisation est rare, puisqu'elle n'existe qu'une seule fois sur dix cas; néanmoins, elle constitue une différence capitale entre ces altérations, dont les vaisseaux généralement nombreux ont des parois minces, faciles à rompre. L'état de ces parois explique la fréquence d'extravasats sanguins et même de caillots hémorrhagiques volumineux pouvant faire confondre ces néoplasies avec l'hémorrhagie cérébrale. Souvent la distinction de ces lésions n'est possible qu'à l'aide d'une étude attentive du tissu infiltré par le sang et de l'appréciation du siége différent du sarcome et de l'hémorrhagie cérébrale ordinaire.

Par la métamorphose graisseuse de leurs éléments, ces nouvelles formations présentent de l'analogie avec le ramollissement cérébral. Alors, le centre de ces formations venant à se liquéfier, la tumeur entière revêt quelquefois une apparence cystique ou même hémorrhagique si du sang vient à s'extravaser dans le tissu modifié. Cette forme sarcomateuse, la plus difficile à reconnaître, nécessite l'examen des couches les plus extérieures du foyer; là seulement on peut rencontrer les éléments propres de la tumeur. Malgré la fréquence de cette transformation, il n'est pas prouvé que les sarcomes du cerveau puissent jamais disparaître complétement par résorption. Aussi, bien que l'évolution de ces produits soit généralement lente, leur pronostic est des plus sérieux. Effectivement, la présence de ces tumeurs au sein de la substance nerveuse détermine quelquefois des phénomènes congestifs ou apoplectiques qui ne sont pas sans danger immédiat. Le plus souvent, par la compression qu'ils exercent, tant sur la masse cérébrale que sur les plus grosses veines ou les sinus, les sarcomes cérébraux donnent lieu à une hydrocéphale et se traduisent par de la céphalalgie, une paralysie plus ou moins complète, ordinairement accompagnée de contracture, d'assoupissement, de somnolence et de coma. Ce sont là, à part les différences qui peuvent résulter du siége, les symptômes ordinaires des tumeurs intra-cérébrales. Ces symptômes, peu distincts de ceux que présentent les tumeurs méningiennes qui donnent lieu à une forte compression du cerveau, sont au contraire bien différents des phénomènes d'excitation que produisent généralement les tumeurs de moyen volume. Tandis que nous constatons l'existence d'accès convulsifs ou épileptiformes dans la plupart des observations recueillies par nous de tumeurs méningiennes, nous voyons les convulsions faire défaut dans les cas de sarcomes intra-cérébraux. Un seul cas a fait exception, c'est celui d'un malade qui présentait, en même temps qu'une tumeur intra-cérébrale, une tumeur de la face antérieure du quatrième ventricule. Or, comme les lésions ventriculaires sont quelquefois accompagnées de convulsions, on doit penser que les phénomènes convulsifs se rapportaient, dans ce cas, à l'altération du ventricule, et par conséquent, l'existence d'accès épileptiformes est bien un caractère qui distingue les tumeurs méningiennes des tumeurs intra-cérébrales. — Pour compléter l'étude des tumeurs du cerveau, il me resterait à parler des gommes, des carcinomes et des tumeurs développées aux dépens des parois des vaisseaux du cerveau; mais comme j'aurai l'occasion de faire connaître plus loin quelques-unes de ces productions, je m'abstiendrai de plus longs détails ici. En résumé, les lésions encéphaliques connues sous la dénomination générale de tumeurs peuvent se réduire à un petit nombre de types ayant leur origine dans l'un des tissus constitutifs des centres nerveux. La névroglie, les vaisseaux cérébraux, la substance nerveuse elle-même, peuvent être le point de départ d'autant de productions diverses, quant à leur structure et à leur mode d'évolution. Ajoutons que la fréquence d'altération de chacune de ces parties est en rapport direct avec le rang qu'elle occupe dans la hiérarchie des tissus; ainsi, tandis que les altérations de la substance conjonctive sont communes, celles des éléments nerveux sont des plus rares.

HÉMORRHAGIES CÉRÉBRALES.

Après l'étude des lésions de la trame ou gangue conjonctive du cerveau, il nous reste à parler des altérations vasculaires de cet organe et de leurs graves conséquences, les hémorrhagies et les ramollissements cérébraux. Loin de constituer un état pathologique toujours identique, une entité morbide, chacune de ces altérations, relevant de conditions pathogéniques et étiologiques diverses, forme un certain nombre de types distincts que les observations qui suivent nous aideront à connaître.

Pl. 43, fig. 4. **Hémorrhagie du corps strié gauche, faisant irruption dans les cavités des ventricules latéraux. Endartérite, albuminurie et hypertrophie cardiaque.** — Une femme âgée de cinquante-huit ans meurt quelques jours après une attaque qui avait amené une hémiplégie gauche, de l'obtusion de la sensibilité et des vomissements. L'autopsie révèle, à la partie externe et postérieure du corps strié, l'existence d'un caillot hémorrhagique qui, après avoir séparé ce ganglion de la couche optique, a fait irruption dans la cavité ventriculaire. La substance nerveuse, déchirée, est en même temps, par le fait d'une infiltration d'hématine, un peu jaunâtre au pourtour de ce foyer. Les ventricules contiennent une faible quantité de sang liquide. Il existe sous l'épendyme de la corne postérieure du ventricule cérébral droit un pointillé hémorrhagique, et une suffusion sanguine étendue occupe la grande circonférence du cervelet. Toute la masse encéphalique est injectée. Les artères cérébrales ont leurs parois épaissies et opaques ; sur les branches les plus minces on aperçoit des dilatations moniliformes résultat d'une altération primitive de la paroi artérielle, point de départ vraisemblable de l'hémorrhagie. L'aorte est affectée d'endartérite dans toute son étendue, l'orifice aortique est un peu insuffisant, le ventricule gauche surtout est fortement hypertrophié ; les artères rénales sont indurées, rigides et calcaires. Les reins, petits, atrophiés et granuleux, sont affectés de néphrite interstitielle. Le système artériel est modifié dans presque toute son étendue. (Voyez, pour plus de détails, obs. CLXI, p. 252 et p. 324. Pl. 24, fig. 1, 1', et pl. 33, fig. 9.)

Les altérations diverses rencontrées dans ce fait méritent d'être remarquées ; elles constituent un ensemble complet de désordres dont la coïncidence est loin d'être rare. Plus haut, nous avons appelé l'attention sur cette coïncidence et indiqué la priorité de l'altération du système artériel par rapport aux lésions du cerveau et des reins. Ici, nous insisterons principalement sur l'altération des artères cérébrales. Parsemés de plaques athéromateuses au niveau de leurs branches, ces vaisseaux présentaient sur plusieurs ramifications de petites dilatations anévrysmales qui ont dû favoriser la rupture primitive d'un vaisseau et causer l'hémorrhagie. Cette lésion des artères cérébrales ne diffère pas essentiellement de celle de l'aorte, et, sans aucun doute, elle est née sous la même influence. Quant au mécanisme de la rupture de ces artères, il est, comme nous le savons, analogue, sinon identique, à celui des gros troncs (voyez ENDARTÉRITES). Pourtant ce serait un tort de vouloir mettre sur le compte de l'artérite tous les cas d'hémorrhagie cérébrale par lésion artérielle. La dégénérescence graisseuse des vaisseaux, pour être moins fréquente dans cette genèse, n'existe pas moins ; elle se rencontre de préférence dans certaines conditions morbides, telles que l'état puerpéral, la maladie de Bright, l'alcoolisme, circonstances dans lesquelles les foyers hémorrhagiques sont souvent peu étendus. Avec l'artérite, le foyer sanguin, d'ordinaire assez large, cause quelquefois une mort rapide ; mais, en général, les choses se passent autrement, et le caillot subit des métamorphoses successives qui ont pour dernier terme sa résorption et sa disparition plus ou moins complète. Entouré, dans les premiers jours, d'une zone ramollie par imbibition et teintée par le sérum tenant en dissolution une certaine quantité d'hématosine, le foyer hémorrhagique présente, à sa périphérie, un pointillé dû à des extravasations sanguines dans les gaînes périvasculaires. Ainsi, le caillot se dessèche et s'amoindrit, mais en même temps il agit comme corps étranger, irrite la substance nerveuse voisine, et provoque la formation d'une membrane conjonctive vasculaire qui contribue à sa résorption. Pendant ce temps, en effet, la fibrine se transforme, les globules sanguins sortis de leurs vaisseaux cessent de vivre, deviennent granuleux, et leurs parties constitutives se séparent en deux. L'hémoglobine est décomposée : une partie, la globuline, subit le sort des matières albuminoïdes et se réduit en fines particules graisseuses qui sont résorbées; une autre partie, l'hématosine, matière insoluble, granulaire ou cristalline, se comporte, au point de vue de l'absorption, de même que toutes les substances solides inorganiques. Sa résorption est particulièrement lente dans le cerveau, ce qu'indique la persistance de la teinte ocreuse de la membrane limitante des foyers d'hémorrhagie cérébrale, comme dans l'observation suivante :

OBS. CCLX. **Hémorrhagie cérébrale, résorption du caillot.** — P...., âgée de quarante-cinq ans, journalière, était d'une bonne santé, quand, le 24 mai 1866, elle fut prise tout à coup d'une perte de connaissance qui dura près de quatre heures. Lorsque ensuite elle recouvra ses facultés, elle avait le côté droit du corps paralysé. Le lendemain, elle entre à l'Hôtel-Dieu, salle Saint-Bernard, n° 9. La commissure labiale est déviée à gauche; le bras est immobile, inerte, la sensibilité est obtuse; la jambe s'agite sous l'influence du pincement; la tête est inclinée à gauche. L'intelligence et la mémoire sont peu modifiées. Pouls normal, 68 pulsations, battements du cœur sourds sans bruits anormaux; rien de particulier relativement aux autres organes. Le diagnostic est hémorrhagie de la moitié externe du corps strié gauche, caillot du volume d'une noix ou d'un petit œuf. Le 1er juin, pouls à 84, face normale, peau chaude, sensibilité non modifiée; température du bras et de la jambe, du côté paralysé, plus élevée que la température du côté opposé; dans l'aisselle droite, le thermomètre centigrade mesure 37,2, dans l'aisselle gauche 38,8. Coloration plus marquée des membres paralysés, de la jambe surtout, légère tuméfaction. 10 juin, 80 pulsations, absence de contracture. Le 12, les extrémités paralysées sont chaudes, tuméfiées, la jambe droite est légèrement œdématiée, un peu roide, spontanément douloureuse. Le 15, les doigts paralysés sont gonflés, rouges, fléchis, contracturés; légère hyperesthésie et température plus élevée du côté paralysé. Le 25, la jambe diminue de volume et ne paraît plus différer, quant à la température, de sa congénère; la main droite cependant conserve toujours de la rougeur et les doigts restent gonflés. Le 10 juillet, la jambe commence à exécuter quelques mouvements volontaires. La contracture est plus manifeste encore, surtout dans le bras; les extrémités continuent d'être spontanément douloureuses jusqu'au 7 septembre, il n'y a d'autre changement que la possibilité de mouvoir un peu le bras paralysé. Le 8, à cinq heures du matin, la malade est prise de vomissements répétés et d'une abondante diarrhée. A huit heures, les extrémités sont froides, glaciales, les bras et les mains violacés, les traits altérés, la voix est cassée, le pouls petit, fréquent, à peine perceptible, la respiration courte, anxieuse; il y a du collapsus, et bientôt la malade tombe dans le coma et s'éteint dans la journée.

Autopsie. — Les méninges sont normales, les circonvolutions ne sont pas altérées. L'hémisphère gauche, légèrement affaissé vers sa partie moyenne, semble diminué de volume. Le ventricule latéral gauche est plus large que le droit, ce qui résulte de l'affaissement du corps strié gauche. A sa surface, ce corps donne au doigt la sensation d'une fausse fluctuation. Une section transversale fait découvrir dans son épaisseur et à la partie externe de la couche optique un kyste aréolaire, contenant une faible quantité d'un liquide chocolat. Une membrane mince, parsemée de nombreux vaisseaux de nouvelle formation, grisâtre ou de teinte ocreuse, constitue la paroi de ce kyste. Elle doit sa coloration à l'accumulation de granulations pigmentaires, de masses rougeâtres d'hématosine et de cristaux rhomboïdaux d'hématoïdine incrustés dans son épaisseur et disséminés dans la gaîne de ses vaisseaux. Une trame conjonctive aréolaire, et dans cette trame des granulations moléculaires ou graisseuses, abondantes sur quelques points, constituent cette membrane qui tend à se métamorphoser et qui sans doute aurait fini par disparaître à peu

Pl. 42, fig. 7 AB.

près entièrement. L'hémisphère cérébral du côté droit n'est pas lésé ; les tubercules quadrijumeaux, pas plus que les hémisphères cérébelleux, ne sont diminués de volume, mais le pédoncule cérébral gauche est manifestement atrophié dans sa moitié externe, la protubérance du même côté est moins saillante, et la pyramide correspondante est plus mince que celle du côté opposé. Les artères cérébrales antérieures sont intactes jusqu'à leur point de communication ; plus loin, leurs parois sont semées de plaques jaunes graisseuses. Les artères de Sylvius et basilaire sont notablement altérées par la présence de plaques jaunes athéromateuses. A un centimètre et demi à partir de son origine, le tronc de l'artère sylvienne gauche est rétréci, mais non oblitéré, ses parois sont opaques, épaisses, en état de métamorphose graisseuse; malgré un examen attentif on ne trouve point d'anévrysmes. Le calibre des artères carotides est élargi, les parois de ces vaisseaux sont plus épaisses, et parsemées de plaques jaunes. La face interne de l'aorte est pâle et semée de quelques taches blanchâtres ou jaunâtres et graisseuses. Cœur volumineux, large à sa base, ventricule droit dilaté, valvules sigmoïdes de l'artère pulmonaire minces, perforées (état criblé), valvules du cœur gauche opalines, taches ecchymotiques sous l'endocarde, tissu musculaire mou, friable, d'un jaune bronzé, fibres granuleuses. Foie gras, légèrement granulé sur sa face extérieure, et dans son épaisseur. A 2 centimètres du bord supérieur du lobe droit, il existe, en avant de l'un des plus gros troncs veineux sus-hépatiques, un foyer sanguin arrondi, de 2 à 3 centimètres de diamètre, renfermant un caillot noir, brunâtre, solide et résistant. De même que les artères cérébrales, le tronc de l'artère hépatique est le siége de plaques jaunes multiples. La vésicule biliaire, élargie, renferme de 12 à 15 petits calculs de cholestérine formant chacun une sorte de géode avec cavité centrale à surface brunâtre. Plusieurs canaux biliaires sont dilatés au niveau du hile, et cette dilatation se continue pour quelques-uns jusque dans la profondeur de l'organe. Rate grosse, longue de 14 centimètres, ferme, uniformément pigmentée à sa surface extérieure, marbrée de noir dans son épaisseur. L'estomac, large, dilaté, est en partie rempli de matières alimentaires. La muqueuse, pigmentée dans la région du cardia, pâle et décolorée dans le reste de son étendue, présente tout près de l'orifice pylorique un polype saillant d'environ un demi-centimètre. Injection sous-péritonéale dans tout l'abdomen, matières liquides abondantes dans les intestins. Saillies des plaques de Peyer, l'une d'elles a 14 centimètres de long sur 1 centimètre de large. Psorentérie dans la dernière portion de l'iléon, augmentation du volume des ganglions mésentériques.

Une femme peu âgée reste hémiplégique après une perte de connaissance qui dure quatre heures. Six ou sept jours plus tard, les membres paralysés et flasques présentent une légère élévation de température, de la tuméfaction et de la rougeur. Au bout de trois semaines commence à se développer un certain degré de roideur des membres paralysés qui, à partir de ce moment, restent douloureux et contracturés, ce qui ne les empêche pas de récupérer une faible partie des mouvements volontaires. Les choses en étaient là quand cette malade fut enlevée par une violente attaque de choléra, près de quatre mois après le début de sa paralysie. On trouva le corps strié gauche affaissé, revenu sur lui-même, et dans son épaisseur on découvrit un kyste aréolaire renfermant un liquide brunâtre, constitué par une membrane de nouvelle formation, de teinte ocreuse, incrustée de grains d'hématosine et de cristaux d'hématoïdine. Le calibre de l'artère de Sylvius gauche était rétréci, et les parois de ce vaisseau étaient altérées. — Rapproché de l'observation qui précède, ce fait nous permet de suivre les différentes phases anatomiques et symptomatiques de l'hémorrhagie cérébrale commune. Cette affection, dont le début est brusque et ordinairement accompagné de perte de connaissance, est suivie d'une hémiplégie flasque qui, au bout de quelques semaines, devient douloureuse et s'accompagne de roideur. Toutefois, quand le sang fait irruption dans les cavités ventriculaires ou arachnoïdiennes, la paralysie peut exister dès l'abord avec de la contracture ou des convulsions, et même des vomissements ; les hémorrhagies de la protubérance donnent lieu à des phénomènes assez semblables. Le foyer hémorrhagique, généralement unique, a son siége de prédilection dans le corps strié, plus rarement il occupe la couche optique, les hémisphères ou la protubérance annulaire. Coagulé, assez semblable dans le principe au caillot extrait de la veine, le sang de ce foyer subit peu à peu des changements de coloration en rapport avec les modifications qu'éprouvent les globules sanguins. En vertu de ces modifications, les parties organiques sont résorbées, tandis que les parties solides (hématosine et hématoïdine) incrustent pendant longtemps la membrane du foyer qui conserve ainsi une teinte ocreuse. Susceptible avec le temps de subir la métamorphose graisseuse, cette membrane peut à son tour disparaître en partie ; mais il n'est pas prouvé qu'une régénération des éléments nerveux puisse avoir lieu. Tels sont les caractères habituels des hémorrhagies liées à une rupture des vaisseaux artériels. Les hémorrhagies dues à une rupture veineuse sont peu connues et vraisemblablement rares ; quelquefois cependant on a l'occasion d'observer des hémorrhagies consécutives aux obstructions des sinus ou des principales veines cérébrales. Disséminées sous forme de foyers multiples, circonscrits, miliaires, ces hémorrhagies occupent différents siéges, mais principalement le sommet des hémisphères, à cause de la fréquence relative de l'obstruction du sinus longitudinal. Par ces caractères, elles se distinguent de l'hémorrhagie produite par rupture artérielle. L'observation qui va suivre nous fait connaître un autre genre d'hémorrhagie dont la pathogénie laisse encore à désirer, mais qui pourrait bien se rattacher à une altération des capillaires.

Obs. CCLXI. **Cancer des bronches et des ganglions bronchiques. Altération des reins sans albuminurie.** — R...., âgée de quarante ans, domestique, est admise à l'Hôtel-Dieu, salle Saint-Bernard, n° 34, le 26 août 1866. Pâle et anémiée, cette personne est sortie depuis quelques jours de l'hôpital de la Charité où elle était entrée pour une affection vague qui fut considérée comme étant une maladie du cœur. Elle a aujourd'hui une décoloration générale des téguments, un œdème mou, limité aux membres inférieurs et marqué à la face dorsale des pieds dont la peau est amincie et transparente. Cette malade se plaint de douleurs à la base de la poitrine, dans la région des reins, d'une toux sèche et d'une complète inappétence ; elle est essoufflée lorsqu'elle monte un escalier et présente un léger souffle aortique, des bruits musicaux dans les veines. Le foie ne déborde pas, les urines ne renferment pas d'albumine. Deux jours après son entrée à l'hôpital, R.... est prise d'un choléra et meurt le 1er septembre.

Autopsie. — Les méninges ne sont pas altérées ; le cerveau, pâle et anémié, offre quelques petites taches hémorrhagiques. Ces taches sont abondantes à la périphérie du cervelet. Les circonvolutions cérébelleuses, pâles, décolorées et jaunâtres, sont le siége d'un pointillé rouge sanguin qui constitue une sorte de purpura (fig. 6 *c*) ne différant du purpura de la peau que par les petites dimensions des taches hémorrhagiques. La substance nerveuse a conservé sa consistance et ne paraît pas modifiée, mais les capillaires sanguins sont en voie d'altération granulo-graisseuse. Les poumons adhèrent à la cage thoracique, notamment celui de droite qui ne peut être décollé sans déchirure. La bronche gauche est entourée par des masses ganglionnaires volumineuses, d'apparence médullaire et manifestement cancéreuses ; ses parois participent elles-mêmes à cette altération qui n'envahit qu'une faible portion du parenchyme pulmonaire. Le cœur est volumineux, chargé de graisse

Pl. 42, fig. 6.

à sa base ; par suite de sa dilatation, il a la forme d'une gibecière. Les orifices et les valvules ne sont pas altérés ; le tissu de la substance musculaire est jaunâtre, friable, bronzé, en voie de dégénérescence graisseuse. Le foie est mou, flasque, et au début d'une altération graisseuse. La rate est injectée et parsemée de taches ecchymotiques nombreuses. Les reins, vascularisés à leur surface, offrent une teinte jaunâtre de la substance corticale ; vus à un faible grossissement, les tubuli sont opaques ; à un grossissement plus fort leurs épithéliums sont granuleux. L'estomac n'est pas atteint, les intestins sont peu modifiés, les épiploons sont chargés de graisse. Les ovaires et l'utérus ne sont pas altérés.

Une femme tombée dans un état de profonde anémie et de cachexie est emportée par le choléra en moins de deux jours et présente, outre un cancer des glandes médiastines et de la bronche gauche, un pointillé hémorrhagique des circonvolutions cérébelleuses. Les capillaires de ces circonvolutions sont en voie d'altération granulo-graisseuse, et il y a lieu de penser que cette altération a pu contribuer à la formation des points hémorrhagiques qui, à ne tenir compte que de leur dissémination, indiquent déjà la probabilité d'une lésion des petits vaisseaux. Reconnaissons cependant que cette lésion n'a pas été signalée dans des cas analogues, et que de nouvelles recherches sont nécessaires avant que l'on puisse se prononcer d'une façon définitive sur ce sujet. Dans un nouveau fait que voici, l'altération graisseuse des capillaires a engendré à la grande circonférence du cervelet de petits foyers hémorrhagiques, et par suite un dépôt de cristaux d'hématoïdine.

Obs. CCLXII. **Altération avec exsudation sanguine au niveau des circonvolutions cérébelleuses, accès convulsifs. Alcoolisme.** — P...., âgé de trente-six ans, homme grand et robuste, trouvé sans connaissance sur la voie publique, le 2 janvier 1864, est transporté à l'Hôtel-Dieu et placé dans le service de Jobert (de Lamballe). Ce professeur ne lui ayant reconnu aucune affection chirurgicale, il est transféré le lendemain dans une salle de médecine où il ne tarde pas à succomber, à la suite d'accès convulsifs que la religieuse considère comme épileptiques. Il fut avéré que ce malade s'adonnait depuis longtemps à des excès alcooliques.

Pl. 42, fig. 5 *ef*. *Autopsie.* — L'aspect extérieur du cadavre n'offre rien de particulier ; les méninges, opalines à la convexité des hémisphères, sont injectées dans leur plus grande étendue. Le cerveau est ferme, mais un grand nombre de cellules de la substance grise sont très-granuleuses et quelques-unes ont l'apparence de corps granuleux. La plupart des capillaires de cette substance sont le siége d'une dégénérescence graisseuse qui atteint surtout les noyaux de leurs parois. Le cervelet présente, à sa grande circonférence, un pointillé rouge jaunâtre qui a son siége principal dans les méninges. Cette coloration est le résultat de l'agglomération de grains d'hématine et de cristaux d'hématoïdine, ainsi que le représente la figure 5. Les circonvolutions voisines, un peu ramollies à leur surface, offrent des parois artérielles et capillaires infiltrées de granulations graisseuses. Les poumons sont œdématiés, congestionnés, et même sur quelques points semés de taches sanguines. Les bronches sont larges et injectées. Le cœur est mou, flasque et jaunâtre ; son tissu est friable, ses valvules ne sont pas altérées. L'estomac et les intestins sont peu modifiés. Le foie est épais, volumineux, sa tunique est opaque, son tissu jaunâtre, peu résistant ; c'est un foie gras. La bile est gluante, épaisse et verdâtre. La rate n'est pas altérée ; les reins sont peu colorés.

Un homme est trouvé sur la voie publique et transporté à l'hôpital, où il ne tarde pas à mourir. Entre autres lésions qui paraissent appartenir à l'alcoolisme, il présente à la grande circonférence du cervelet un semis jaune rougeâtre, constitué par la présence d'hématine et de cristaux d'hématoïdine.

indices d'une exsudation sanguine antérieure. Les capillaires des méninges et des circonvolutions voisines sont infiltrés de granulations graisseuses, et cette altération a dû sans doute contribuer à la production de l'hémorrhagie. — Des extravasats sanguins peu abondants s'observent dans d'autres circonstances, où ils paraissent encore subordonnés à une altération des petits vaisseaux et peut-être aussi au défaut de résistance des tissus du voisinage; tel est le cas de l'encéphalite. Il y a peu de jours, je voyais dans un fait d'encéphalite tuberculeuse la substance nerveuse ramollie, infiltrée de caillots sanguins de petit volume et très-nombreux. — A côté de ces différents faits, dont chacun représente pour ainsi dire un type distinct d'hémorrhagie cérébrale, je placerai une observation remarquable par le grand nombre de foyers sanguins rencontrés chez la malade.

OBS. CCLXIII. **Hémorrhagie des pédoncules cérébraux et de la grande cavité de l'arachnoïde. Purpura.** — G...., concierge, âgée de cinquante et un ans, est une femme d'une constitution délicate qui, pendant sa jeunesse, a eu de nombreuses épistaxis. Moins incommodée par cet accident dans l'âge adulte, elle a été plusieurs fois atteinte d'hémoptysie et de vomissements de sang. Elle dit avoir eu quelques hématuries et n'avoir pas passé un seul jour, pendant de nombreuses années, sans perdre du sang par les parties génitales. Elle a deux frères dont l'un est atteint d'épistaxis répétées, et deux enfants bien portants. Sa mère est morte dans un âge avancé; son père est mort jeune, mais elle ignore la cause de sa mort. En mars 1858, cette femme est prise à nouveau d'épistaxis et de vomissements de sang, et depuis lors, ces accidents se sont fréquemment répétés; elle a des métrorrhagies et ses urines sont quelquefois sanguinolentes. Peu de temps après, survient un purpura, qui ne tarde pas à se répandre sur les membres et même sur le tronc. Le 27 juillet 1858, la malade, admise à l'hôpital de la Charité, salle Saint-Basile, n° 32, présente sur les membres inférieurs de petites taches bleues ou noirâtres, circulaires, ne s'effaçant pas sous le doigt, et d'autres taches plus étendues, comme ecchymotiques, les unes plus claires, les autres plus foncées à leur centre; des taches semblables se retrouvent sur le tronc, où elles sont beaucoup plus rares. La peau revêt une teinte générale jaunâtre, cachectique; la muqueuse buccale est pâle, les gencives sont intactes, la langue est normale. A la région épigastrique, il existe du côté gauche, sous le muscle droit, une petite tumeur ferme, arrondie, douloureuse, soulevée par les battements de l'aorte. La respiration est pure, l'impulsion cardiaque est énergique, les bruits du cœur sont clairs, le pouls est mou, dépressible, il bat de 90 à 100 fois par minute; la température du corps est peu élevée. Les viscères abdominaux ne présentent aucun désordre matériel appréciable. La malade se plaint de vives douleurs dans la continuité des membres, elle accuse surtout une violente céphalalgie. Le 28 juillet, cette céphalalgie est plus intense, la malade demande avant tout d'en être débarrassée. Vers le soir, la douleur se calme quelque peu, mais dans la nuit survient une perte de connaissance et un état de somnolence qui persiste jusqu'au lendemain matin. A la visite, nous trouvons la malade couchée sur le dos, les yeux tournés en haut, les pupilles dilatées, la bouche béante et la parole nulle. Toutes les sensations sont ou obtuses ou perdues, le mouvement est aboli. Le pouls est accéléré, petit, mou et dépressible; la peau est chaude, la langue est sale et humide, il y a eu un vomissement dans la nuit. Le soir, la respiration est embarrassée, les pommettes sont violacées, la déglutition est impossible, la température est élevée, la langue est noire et sèche, la mort a lieu à huit heures.

Autopsie. — Le cadavre présente sur la peau les mêmes taches que durant la vie; on y trouve des pétéchies ayant depuis la dimension d'une tête d'épingle jusqu'à celle d'une pièce de 20 centimes. A la surface des membres, il y a de plus des taches sanguines de l'étendue d'une pièce de 5 francs ou même d'une étendue double. Les téguments sont partout pâles et décolorés. Le crâne n'offre rien de particulier. La cavité de l'arachnoïde renferme environ un verre de sang poisseux, noir sépia, à peine coagulé, analogue au sang diffluent des fièvres graves; la pie-mère présente des taches sanguines. Les pédoncules cérébraux sont le siége d'une infiltration de caillots sanguins, noirâtres, du volume d'un pois environ. A gauche, cette altération, plus étendue qu'à droite, atteint les circonvolutions voisines du pédoncule, la substance nerveuse infiltrée de sang est en même temps ramollie. Les ventricules cérébraux contiennent un liquide sanguinolent. Le reste de l'encéphale est intact, il renferme seulement deux petits caillots sanguins. Ni les artères cérébrales ni l'aorte ne sont altérées; une faible quantité de sérosité sanguinolente se rencontre dans les cavités des plèvres; les poumons, non altérés, présentent quelques taches hémorrhagiques à leur surface. L'estomac offre à la région pylorique, en avant de la colonne vertébrale et de l'aorte, une tumeur dure et ferme, produite par l'hypertrophie de la couche sous-muqueuse et de la tunique musculaire. La muqueuse stomacale, non altérée au niveau de cet épaississement, laisse voir ailleurs des plaques d'injection et quelques ecchymoses. La muqueuse intestinale est aussi le siége de points ecchymotiques. La cavité péritonéale est libre; le foie et la rate, légèrement augmentés de volume, ne paraissent pas altérés. Les reins sont intacts, la muqueuse des uretères et de la vessie est semée de quelques plaques ecchymotiques. L'utérus est normal, les ovaires sont sains.

Une femme, après avoir eu, à plusieurs reprises, des épistaxis, des hémoptysies et des métrorrhagies, est atteinte d'un purpura généralisé, dans le cours duquel survient une hémorrhagie cérébrale qui l'emporte. Les pédoncules cérébraux sont infiltrés de petits caillots sanguins, et la grande cavité arachnoïdienne renferme environ un verre de sang.

Déjà distincte par son siége, cette hémorrhagie se fait encore remarquer par ses caractères. Ainsi le sang est noirâtre, à peine coagulé dans la cavité de l'arachnoïde et dans les pédoncules; il ne forme pas un seul foyer, mais des foyers multiples séparés les uns des autres, contrairement à ce qui est la règle dans les cas d'hémorrhagie cérébrale par artérite et rupture artérielle. Envisagée au point de vue de la genèse, cette affection n'est pas sans offrir quelques difficultés. Le frère de la malade atteint d'épistaxis donnerait lieu de croire à une hémophilie; mais le père et la mère n'ont jamais présenté d'accidents de ce genre, et le purpura n'est, du reste, pas commun chez les hémophiles. Rayer, dans le service duquel cette malade était placée, avait diagnostiqué un purpura hémorrhagique en se basant sur le défaut d'altération des gencives; mais Ludger Lallemand, qui vit la malade, la crut affectée de scorbut, objectant que, dans le scorbut observé en 1855 pendant la campagne de Crimée, les malades scorbutiques dont les dents étaient mauvaises présentèrent seuls le saignement gingival. Or, notre malade avait de fort belles dents, et comme sa profession l'avait exposée à l'humidité, on peut penser qu'elle était atteinte de scorbut. Ce premier point décidé, il resterait à rechercher le mécanisme de l'hémorrhagie. Les vaisseaux ne nous ont pas paru altérés, mais nous devons avouer que l'examen en a été incomplet. Ainsi il nous est difficile d'avoir une opinion arrêtée sur la pathogénie de cette hémorrhagie.

Les faits qui viennent d'être rapportés montrent nettement que l'hémorrhagie cérébrale est une affection complexe subordonnée à des altérations diverses susceptibles de se développer sous des influences multiples. Liée, dans beaucoup de circonstances, à une artérite suivie ou non suivie de dilatations anévrysmales, l'hémorrhagie cérébrale a pour siége de prédilection le corps strié; plus rarement elle atteint la couche optique, la substance blanche des hémisphères, la protubérance et le cervelet. Dans ces conditions, le foyer hémorrhagique est généralement unique et étendu. Au contraire, les hémorrhagies dues à des lésions veineuses se présentent sous forme de foyers multiples peu volumineux occupant, soit la surface des hémisphères (obstruction des sinus), soit le corps strié, etc. L'obstruction veineuse concomitante de ces hémorrhagies, et souvent aussi le magma formé par le mélange de la substance nerveuse ramollie avec le sang extravasé, sont des circonstances qui aident au diagnostic de cette forme d'altération. L'hémorrhagie qui reconnaît pour origine la dégénérescence des capillaires se traduit par un pointillé sanguin disséminé notamment dans les circonvolutions, sans altération nécessaire de leur substance. Enfin, les hémorrhagies dans lesquelles l'absence des altérations connues des vaisseaux permet de soupçonner une modification du liquide sanguin, sont constituées par des foyers multiples plus volumineux que les précédents et souvent accompagnés d'exsudation sanguine dans la cavité arachnoïdienne. Dans un cas de choléra, j'ai vu le foyer sanguin occuper la superficie de l'un des hémisphères sous forme de traînée sanguinolente en quelque sorte disséquante et serpigineuse. Ainsi les hémorrhagies encéphaliques présentent des différences en rapport avec la cause qui leur donne naissance, et, comme nous l'avons dit plus haut, il y a pour les hémorrhagies cérébrales des types distincts se reliant à une pathogénie et à une étiologie déterminées.

EMBOLIES ET RAMOLLISSEMENTS DU CERVEAU.

Une des conditions pathogéniques qui contribuent le plus à l'altération de la substance encéphalique, est l'obstruction des vaisseaux qui y distribuent le sang. Toutes les fois, en effet, qu'elle occupe une branche vasculaire importante, cette obstruction est le point de départ de désordres nutritifs qui se traduisent rapidement et forcément par le ramollissement nécrosique du tissu nerveux. Ainsi se trouvent intimement liées l'étude du ramollissement cérébral et l'étude des obstructions des vaisseaux encéphaliques généralement connues sous le nom de thrombose et d'embolie.

Obs. CCLXIV. **Endartérite avec dilatation et obstruction du tronc basilaire. Ramollissement de la protubérance annulaire.** — G...., âgée de soixante-seize ans, ancienne couturière, est prise, le 5 septembre 1869, à sept heures et demie du matin, d'un vomissement subit non alimentaire et de diarrhée ; elle ne perd pas connaissance et ne pousse aucun cri. Transportée à l'infirmerie de la Salpêtrière, dans le service de M. Charcot suppléé par M. Lancereaux, cette malade est dans le décubitus dorsal, elle a la face colorée, sans différence de température des deux pommettes ; le sillon naso-labial droit est légèrement effacé, la tête n'est pas déviée, l'œil droit est dirigé en haut et en dedans, l'œil gauche regarde plutôt en avant et un peu à droite. Renseignements pris, il paraît que cette malade était affectée de strabisme. Les paupières sont le plus souvent fermées, et il y a de la tendance à la somnolence; le bras et la jambe du côté droit ont perdu une partie de leurs mouvements volontaires; la sensibilité n'est nulle part troublée. Le soir, rotation de la tête à gauche, même disposition des yeux, pupilles contractées; face pâle, paralysée à droite, langue légèrement déviée à gauche. Le bras droit, paralysé et flasque, est plus chaud que le gauche ; la jambe correspondante présente les mêmes phénomènes. La malade fume la pipe. La sensibilité ne paraît pas altérée. Respiration lente, non bruyante ; pouls non accéléré, température $38\frac{2}{5}$; battements du cœur ralentis et réguliers; vomissements muqueux, peu biliaires ; diarrhée abondante. 6 septembre. L'habitude extérieure n'a pas changé, les membres sont toujours flasques à droite, le côté droit est sensiblement plus chaud que le gauche, la température prise, comme la veille, dans le rectum, est de $38\frac{4}{5}$; 78 pulsations. Le soir, pouls 90, respiration 30, température $39\frac{2}{5}$; la malade continue de fumer la pipe et présente un peu d'écume aux angles des lèvres. Le 7 au matin, état assez semblable à celui de la veille, à part la température qui est montée à $42\frac{3}{5}$. La mort a lieu à midi un quart; la température, quelques minutes plus tard, est de $43\frac{2}{5}$.

Pl. 43, fig. 5. *Autopsie.* — Le cadavre présente sur le côté droit et la face du cou, du thorax, et même des cuisses, de petites taches violacées qui existaient déjà avant la mort. A gauche, rien de semblable. La rigidité du bras droit est plus prononcée que celle du bras gauche, le cou est roide et la face tournée à droite. Les deux jambes sont également roides. Absence d'ecchymoses épicrâniennes. La calotte osseuse n'offre rien de particulier, mais au moment où elle est détachée, il s'écoule une assez grande quantité de sang provenant des sinus. Les méninges sont intactes, le liquide céphalo-rachidien est abondant. Les deux artères vertébrales sont jaunâtres et dilatées; le tronc basilaire est de la grosseur du petit doigt. Beaucoup plus volumineux à son origine qu'à sa terminaison, ce tronc, de teinte jaune ou noirâtre, est solide et complétement rempli par un coagulum fibrineux, formé de couches lamelleuses imbriquées, d'autant plus anciennes qu'elles sont plus rapprochées de la paroi. Celle-ci, altérée dans toute son étendue, est amincie sur quelques points et réduite à sa tunique externe. Les artères cérébrales postérieures sont dilatées, presque moniliformes, de teinte jaune et libres de tout coagulum. Les communicantes postérieures, amincies, aboutissent aux sylviennes, qui sont athéromateuses et dilatées, mais nullement oblitérées. Les artères cérébelleuses inférieures sont exsangues, celle de droite est rudimentaire. La protubérance offre une consistance assez normale dans toute sa moitié droite, qui semble un peu déprimée. Sa moitié gauche, qui paraît au contraire un peu renflée, est le siége d'un piqueté rouge sanguin et présente une diminution notable de sa consistance et un foyer de ramollissement de la grosseur d'une petite noix. Ce foyer, qu'il est facile de voir sur une surface de section, dépasse à peine la ligne médiane. Le pédoncule moyen du cervelet n'est pas altéré, mais la partie antéro-inférieure de son hémisphère gauche est un peu molle. Le cœur adhère par sa face antérieure au péricarde ; dans une étendue de quelques centimètres, il présente une légère hypertrophie à gauche, où la valvule mitrale est un peu épaissie et indurée ; les valvules sigmoïde et tricuspide sont saines. L'aorte n'est pas athéromateuse, elle est cependant un peu large dans la région thoracique. Les poumons sont congestionnés. L'estomac présente par places un léger piqueté hémorrhagique. Les reins sont injectés; le foie n'est pas altéré, la vésicule est remplie de bile ; la rate n'offre pas trace d'infarctus. (Obs. recueillie par M. Pierret.)

Une femme âgée éprouve des vomissements et de la diarrhée; peu de temps après, sans perdre connaissance, elle a une hémiplégie complète à droite. En même temps, elle devient somnolente, fume la pipe, tombe dans le coma et meurt deux jours plus tard. Le tronc basilaire, de la grosseur du doigt, est solide, rempli par un coagulum fibrineux dont une partie est ancienne; la moitié antérieure droite de la protubérance est affectée d'un foyer de ramollissement de l'étendue d'une grosse noisette, injecté et pointillé de sang. Ce cas, bel exemple de ramollissement lié à une thrombose par dilatation anévrysmale de l'un des vaisseaux les plus importants de la base de l'encéphale, nous fait connaître le premier degré de l'infarctus cérébral caractérisé par un foyer de ramollissement rouge.

Embolie et ramollissement du cerveau. Endocardite verruqueuse, carcinome du foie et des plèvres. — Une femme âgée de cinquante-trois ans est frappée, dans la nuit du 8 au 9 novembre, d'apoplexie avec hémiplégie flasque à gauche, et, le 15, elle succombe. L'autopsie révèle l'existence de végétations verruqueuses multiples à la surface des valvules aortiques; une végétation analogue se rencontre dans l'artère sylvienne droite qu'elle obstrue à un demi-centimètre environ de son origine, au niveau de l'éperon formé par les divisions de ce vaisseau. Ce bouchon verruqueux se prolonge par deux coagulations fibrineuses qui s'étendent à une certaine distance dans les branches de division. Les autres artères cérébrales sont libres, mais la substance nerveuse alimentée par le vaisseau oblitéré, c'est-à-dire la partie postérieure du lobe antérieur droit, l'insula de Reil et la partie antérieure du lobe moyen, est le siége d'un ramollissement jaune rougeâtre qui s'étend jusque dans le corps strié et atteint toute la partie du centre ovale jusqu'à la couche optique. Une vive injection avec pointillé hémorrhagique circonscrit ce foyer au niveau duquel l'examen microscopique révèle la brisure de quelques tubes nerveux et la présence de corps granuleux. L'hémisphère gauche est simplement congestionné. (Voyez, pour les autres organes, obs. CXLV, p. 221 et p. 308.) Pl. 44, fig. 1 et 1'.

Ce cas d'embolie cérébrale suivie de mort sept jours après l'attaque de paralysie nous présente encore le premier degré de l'infarctus cérébral, mais à une phase déjà avancée; nous y voyons une sorte d'intermédiaire entre le ramollissement rouge et le ramollissement jaune. L'observation qui suit nous montre ce même infarctus au début de la seconde phase.

OBS. CCLXV. **Embolie et ramollissement cérébral. Endocardite rhumatismale.** — B...., âgée de trente ans, cuisinière, née de parents atteints de rhumatisme, prétend n'avoir jamais eu d'attaque rhumatismale articulaire aiguë; pourtant elle accuse des douleurs reparaissant assez habituellement au niveau des jointures, mais sans gonflement articulaire. Le 6 janvier 1864, elle entrait à l'Hôtel-Dieu, salle Saint-Joseph, n° 15 (service de M. Gueneau de Mussy), pour une affection cardiaque avec souffle rude. Dix jours plus tard, hémiplégie gauche, délire momentané, fièvre. Le 29, perte de connaissance, coma et mort.

Autopsie. — Les méninges ne sont pas altérées, mais seulement un peu injectées, surtout à droite. L'artère sylvienne droite est oblitérée, un peu avant sa bifurcation, par un coagulum ferme, solide, jaunâtre, avec prolongement brunâtre. La portion postérieure du lobe frontal, la corne sphénoïdale, l'insula de Reil et une bonne partie du corps strié, sont le siége d'un ramollissement jaunâtre limité par une vive injection. L'examen microscopique de ces parties laisse voir un lacis vasculaire extrêmement riche, de nombreux globules granuleux, des granulations graisseuses, des tubes nerveux variqueux et faciles à briser. Le cœur est un peu gros; la valvule mitrale, opaque, épaissie, rétractée, présente plusieurs végétations fibrineuses sur sa face auriculaire. Les autres valvules ne sont pas altérées. La rate, volumineuse, offre à sa face convexe deux demi-cercles, dont l'un est brunâtre et saillant (infarctus au premier degré), tandis que l'autre est jaunâtre et un peu déprimé (infarctus au deuxième degré). A chacun de ces demi-cercles correspond l'oblitération d'une des branches de division de l'artère splénique. Dans l'un des reins, infarctus jaune conoïde, correspondant à l'oblitération d'une branche artérielle. Un infarctus plus petit existe dans ce même rein. Poumons œdématiés; pas d'autres altérations. Pl. 44, fig. 1', AE

Dans le cours d'une endocardite, une femme est frappée d'hémiplégie; quelques jours plus tard, elle a de la fièvre, un délire passager, et elle meurt douze jours après l'attaque. Des dépôts fibrineux se rencontrent à la surface de la valvule mitrale, qui est altérée. L'artère sylvienne droite est oblitérée, un peu avant sa bifurcation, par un coagulum ferme et solide; l'insula de Reil, la partie postérieure du lobe frontal, la partie antérieure de la corne sphénoïdale et une portion du corps strié, sont le siége d'un ramollissement jaunâtre, au sein duquel le microscope révèle l'existence de vaisseaux remplis de sang et de corpuscules granuleux extrêmement abondants. Ces corpuscules qui, par leurs caractères, rappellent les globules de colostrum, se transforment plus tard en granulations graisseuses, et les parties qui les constituent ne tardent pas à se séparer. Alors, le foyer de ramollissement prend une teinte blanche laiteuse, devient presque liquide, et la substance qui le compose apparaît au microscope sous la forme d'une émulsion graisseuse. C'est la troisième phase du ramollissement nécrosique de l'encéphale. Dans ces conditions, la substance ramollie est généralement résorbée; aussi plus tard ne trouve-t-on qu'une perte de substance. Voici un exemple de ce stade avancé.

Obs. CCLXVI. **Embolie et ramollissement cérébral. Sclérose secondaire. Endocardite rhumatismale.** — R...., âgée de quarante-six ans, journalière, éprouve en 1865, peu de temps après être accouchée, une attaque d'apoplexie qui est suivie d'une hémiplégie gauche. Le 14 novembre 1865, elle est admise à la Salpêtrière pour cette affection. En 1867, paralysie incomplète du membre supérieur, qui est contracturé et plus chaud que celui du côté droit; paralysie presque complète du membre inférieur, qui est à la fois contracturé, semi-fléchi et plus chaud que son congénère. En juin 1869, cette malade entre à l'infirmerie de la Salpêtrière, dans le service de M. Charcot, remplacé par M. Lancereaux; elle ne présente d'autres phénomènes qu'une hémiplégie avec contracture. Le 22 septembre à midi, perte subite de connaissance avec écume à la bouche, mouvements convulsifs dans les membres du côté gauche. Ces convulsions reviennent spontanément et par accès, mais le simple soulèvement du membre supérieur gauche suffit pour les provoquer. Les mâchoires sont contracturées, et toute la journée il y a des accès successifs. A six heures, coma, respiration bruyante, stertoreuse par moments, 108 pulsations, température 37,2. La face est pâle, les yeux sont tournés à gauche, la malade fume la pipe, principalement à droite, l'écume s'observe au niveau de la commissure labiale gauche. Il y a eu, dit-on, des mouvements convulsifs à droite, le chatouillement de la plante du pied exagère le mouvement à gauche. Le membre supérieur droit est flasque et retombe lourdement, mais il a des mouvements spontanés, aussi bien que le membre inférieur du même côté. Les deux paupières sont abaissées; les pupilles, égales, sont un peu larges mais contractiles à la lumière. Pouls 98, température 39, 4 (vésicatoire à la nuque, potion calmante). Le 23, pouls 96, température 39 $\frac{4}{10}$. Décubitus dorsal, pâleur de la face, température plus élevée dans le côté gauche que dans le côté droit; mouvements volontaires à droite. La tête et les yeux sont toujours déviés à gauche; pupilles un peu dilatées, nystagmus; mouvements volontaires à droite. A cinq heures, température 39,4, pouls 128. persistance de la déviation des yeux et de la tête, flaccidité du bras droit, flexion de la jambe du même côté. Le 25 septembre, le coma est absolu, le pincement de la peau du tronc détermine une grimace; extension de la tête avec élévation du menton et tremblement convulsif dans les membres du côté gauche. La jambe gauche est fléchie sur la cuisse au point que le talon touche cette dernière. Dans le membre supérieur, la flexion complète n'est pas possible, l'extension de l'avant-bras est aussi très-imparfaite. La main est dans l'extension forcée, les doigts sont dans la flexion; les membres sont fléchis à droite et tout à fait flasques. La tête conserve la même attitude avec un peu de roideur, les yeux sont demi-clos, les pupilles égales; la bouche est entr'ouverte; on entend à distance des râles trachéaux peu bruyants. Respiration 44, pouls 128, irrégulier, température 40 $\frac{4}{10}$; mort vers trois heures de l'après midi.

Pl. 44, fig. 2. *Autopsie.* — Crâne épais et résistant, dure-mère normale. A partir du sinus caverneux, la carotide interne du côté gauche est relativement volumineuse, tandis que celle de droite présente un volume moitié moindre. Les branches qui émanent de ce premier vaisseau sont ou normales ou augmentées de volume; celles au contraire qui proviennent de la carotide gauche sont profondément modifiées. Le tronc de la sylvienne est, en effet, réduit en une bandelette solide et blanchâtre, ses parois épaissies adhèrent entre elles par des filaments conjonctifs qui ne permettent pas le passage du sang; les communicantes antérieure et postérieure sont filiformes; la cérébral antérieure, libre, est manifestement plus petite que sa congénère. Vu par sa face convexe, l'hémisphère cérébral ne présente rien d'anormal; mais si l'on écarte le lobe sphénoïdal, on constate une dépression très-profonde de la partie antérieure avec destruction de la presque totalité des circonvolutions de l'insula de Reil. Ces circonvolutions sont remplacées par une membrane conjonctive mince, dont la perforation laisse pénétrer l'instrument dans la cavité ventriculaire. Vue du côté du ventricule, cette lésion se présente sous l'apparence d'une dépression elliptique, à grand diamètre antéro-postérieur (5 centimètres). Le corps strié, dont la partie antérieure seulement est respectée, se trouve réduit à une minime épaisseur; en arrière, il manque totalement dans une étendue de plusieurs centimètres carrés; la cavité ventriculaire n'est séparée de la fosse de l'insula que par la membrane conjonctive déjà signalée. Le pédoncule cérébral droit, le côté correspondant de la protubérance, offrent une teinte grisâtre et une diminution de volume manifeste. La pyramide antérieure du même côté est aplatie, grisâtre, et les faisceaux de fibres qui en partent pour passer dans le côté opposé de la moelle sont, dans leur ensemble, moins volumineux que ceux qui de la pyramide gauche passent dans la pyramide droite. L'olive droite présente un affaissement à sa partie moyenne. Une coupe perpendiculaire dans la région cervicale de la moelle permet à l'œil nu de voir une petite surface arrondie, grisâtre, scléreuse, qui n'atteint pas les méninges et qui paraît occuper le lieu d'élection du faisceau latéral gauche. L'hémisphère gauche du cervelet est réduit de volume, et cette réduction, mesurée au compas d'épaisseur, est d'un centimètre pour le diamètre antéro-postérieur, d'un demi-centimètre pour la largeur et l'épaisseur. Le poids de cet hémisphère, par rapport à celui du côté opposé, est moindre de 5 à 6 grammes. La coupe de cet hémisphère n'offre rien de particulier. La valvule de Vieussens est mince, les pédoncules cérébelleux sont à peu près égaux. L'hémisphère gauche est saillant, bombé, fluctuant, dans une étendue de plusieurs centimètres carrés, au niveau de la partie latérale du lobe pariétal. Les méninges correspondantes présentent de petites extravasations hémorrhagiques. Une coupe transversale de cet hémisphère permet de constater la présence d'un foyer de ramollissement du volume d'un œuf de poule à la partie postérieure des circonvolutions de l'insula et dans la substance blanche correspondante. Ce foyer présente de nombreux points rouges situés principalement dans l'épaisseur des circonvolutions. Les parties profondes de l'hémisphère, corps strié, etc., sont parfaitement saines. Le tronc de l'artère sylvienne est libre de caillots, celle de ses branches qui se rend au foyer ramolli n'est nullement athéromateuse; un peu avant ce foyer, au niveau de sa bifurcation, elle présente une augmentation de volume, et au toucher on reconnaît qu'elle contient un coagulum dans sa cavité. L'incision longitudinale fait constater la présence d'un caillot fibrineux en voie de désagrégation, absolument libre d'adhérences avec les parois vasculaires et remplissant complétement la lumière du vaisseau. En avant et à sa base, le cœur est couvert de pelotons graisseux. Le ventricule droit renferme un caillot allongé, mi-partie fibrineux, mi-partie globulaire; sa cavité et celle de l'oreillette sont un peu larges. La substance ventriculaire n'est pas indurée, la valvule tricuspide est opaline et épaissie au niveau de son bord libre. A gauche, la cavité ventriculaire est dilatée, les colonnes charnues sont atrophiées et blanchâtres à la pointe, quelques-unes sont transformées en cordons fibreux. Au même niveau, l'endocarde est épaissi et la couche musculaire atrophiée (myocardite partielle). Les deux grosses colonnes charnues sont blanchâtres à leurs sommets, et les tendons qui en partent sont doublés de volume en avant; ils sont très-durs, et l'un d'eux est incrusté de sels de chaux. L'orifice mitral, rétréci, ne permet pas tout à fait l'introduction des doigts indicateur et médius; la valvule correspondante, indurée et rétractée, crie sous le scalpel et présente sur quelques points un demi-centimètre d'épaisseur. La cavité de l'oreillette a des dimensions doubles et se trouve tapissée par un endocarde épaissi; l'auricule est dilatée, mais libre de concrétions fibrineuses. Les valvules aortiques sont épaissies à leurs points d'insertion et au niveau de leurs bords libres; elles sont rigides, et l'une d'elles offre, à son bord libre, une sorte d'encoche qui semble indiquer une perte de substance en ce point; du reste, pas de végétations à leur surface. L'aorte est le siége de quelques plaques jaunâtres peu étendues, non saillantes, au niveau de la crosse. Elle est saine partout ailleurs. Le poumon gauche présente des adhérences pleurales anciennes. De même que son congénère, il est congestionné et œdématié; il offre de plus deux infarctus cunéiformes de 3 à 4 centimètres de longueur et nettement délimités. Le centre de ces infarctus est grisâtre et facile à déchirer. La branche qui correspond de l'artère pulmonaire à l'un d'eux renferme un caillot fibrineux non désagrégé. Assez volumineuse, la rate, à sa partie moyenne, est le siége d'une dépression considérable, formant sur un de ses bords une échancrure profonde. C'est là un infarctus ancien. Les reins sont mous ; le foie est peu congestionné, la vésicule renferme une bile verte abondante. L'estomac est large, sans altération de sa muqueuse. Les organes génitaux sont sains, le corps thyroïde est volumineux, affecté de dégénérescence colloïde. (Observation recueillie par M. Lépine.)

En 1865, une femme est frappée d'apoplexie avec hémiplégie droite; plus tard, elle a de la contracture de tout le côté paralysé; de nouveau frappée d'apoplexie en 1869, elle est prise en même temps d'accès convulsifs épileptiformes et meurt au bout de quelques jours. La terminaison de la carotide et le tronc de l'artère sylvienne droite sont transformés en une bandelette solide, fibreuse. Les artères communicantes du même côté sont filiformes et ne livrent plus passage au sang; l'artère cérébrale antérieure droite est d'un calibre relativement moindre que sa congénère. On constate entre l'insula et le ventricule latéral du côté droit une perte totale de la substance nerveuse, qui est remplacée par une membrane conjonctive mince et transparente. Le pédoncule cérébral et la pyramide du même côté, le faisceau antéro-latéral médullaire du côté opposé, sont indurés et atrophiés (sclérose descendante). A gauche, l'hémisphère est le siége d'un foyer de ramollissement rouge récent de l'étendue d'un œuf de poule, et la branche sylvienne qui se rend à ce foyer est oblitérée au niveau de ses divisions. Ce fait nous montre dans leur première et dernière phase l'embolie artérielle et le ramollissement qui lui succède, et il va nous permettre d'indiquer les transformations que subit le corps obturant et les modifications qui en même temps surviennent dans les parois artérielles à son contact. Comme nous le savons, le bouchon qui obstrue une des artères cérébrales s'allonge tout d'abord à son extrémité périphérique, quelquefois aussi à son extrémité centrale, par un dépôt fibrineux secondaire; puis, agissant comme un corps étranger, il irrite la paroi vasculaire et détermine l'apparition d'éléments cellulaires allongés, fusiformes, que certains auteurs considèrent comme formés aux dépens des globules blancs du coagulum, mais qui, en réalité, ne sont qu'une efflorescence de la paroi vasculaire. En même temps que se développent ces éléments de nouvelle formation, le bouchon, si surtout il est fibrineux, se métamorphose en granulations graisseuses qui sont résorbées; ainsi disparu, il se trouve remplacé par des éléments conjonctifs susceptibles de se transformer en tissu fibrillaire. Dans ces conditions, le vaisseau obturé se rétrécit et arrive à former un cylindre solide dans lequel la circulation est à jamais impossible. Quelquefois cependant le calibre d'un vaisseau oblitéré par embolie a pu se rétablir. Le fait suivant, dont les pièces anatomiques m'ont été confiées par mon ami le docteur Hémey, en est une preuve :

Obs. CCLXVII. **Embolie sylvienne gauche et ramollissement cérébral. Mort sept ans plus tard. Transformation kystique du corps strié gauche. Sclérose secondaire.**— B..., âgé de cinquante-huit ans, garçon maçon, est admis le 13 février 1857 à l'Hôtel-Dieu, salle Sainte-Jeanne, n° 64 (service du professeur Grisolle), peu de jours après avoir été frappé d'apoplexie avec hémiplégie droite. C'est un homme robuste et bien constitué ; depuis son attaque, il est resté paralysé de tout le côté droit du corps, la bouche est déviée à gauche, le bras droit et la jambe droite, flasques et immobiles, ont en grande partie conservé leur sensibilité. Rien d'anormal à gauche ; l'intelligence est obtuse, la mémoire des mots est perdue ; B... est aphasique, son répertoire se limite pendant longtemps à un seul mot qui le fait appeler du nom de Cambronne. Ce mot, il le répète jusqu'à dix et douze fois de suite. La jambe et le bras recouvrent à peine le mouvement, *ils se roidissent et deviennent contracturés* au bout de plusieurs semaines, l'intelligence s'éclaircit peu, l'aphasie persiste. Avec le temps, ce malade parvient à trouver quelques autres mots, ceux de *petit*, *bougre*, *bonbomme* ; lorsqu'on lui adresse la parole, il répond toujours par l'un ou l'autre de ces mots ou par *cra, cra, cra*. Chacune de ces paroles est prononcée avec rapidité et souvent avec une certaine mimique. Cet état persiste sans aucun changement pendant des années. Les membres paralysés conservent toujours un certain degré de roideur. Manifestement plus petits que ceux du côté opposé, ils se meuvent tout d'une pièce, sont douloureux au pincement et à la pression ; ils sont hyperesthésiés, et l'on ne peut essayer de les fléchir sans faire jeter des cris au malade. Celui-ci se nourrit, conserve son embonpoint et supporte assez bien sa fâcheuse situation. Vers la fin de 1862, celle-ci se complique d'accès convulsifs épileptiformes, dont le malade cherche quelquefois à rendre compte en faisant des gestes avec sa main gauche et en prononçant *cra, cra, cra*. En 1863, survient une paralysie incomplète du moteur oculaire commun gauche (chute de la paupière), le malade manifeste une grande tendance à pleurer et à sangloter. Dans le courant de décembre, il est pris d'un érysipèle, sa respiration s'embarrasse, il présente des râles bronchiques, de la fièvre, et meurt le 28 du même mois.

Autopsie. — Embonpoint général ; les membres du côté paralysé ne sont pas manifestement atrophiés, du moins à la simple vue. Le crâne n'a rien de particulier, le liquide céphalo-rachidien est abondant, le cerveau est petit, l'hémisphère gauche est diminué d'un tiers environ de son volume. Le corps strié tout entier, une partie de la substance blanche circonvoisine, le corps calleux excepté, et plus de la moitié antérieure et externe de la couche optique, sont remplacés par un tissu membraneux vasculaire, transparent ou opalin, dans les mailles duquel se trouve une faible quantité de sérosité transparente ou à peine louche. Les circonvolutions de l'insula de Reil sont atrophiées et manifestement altérées. La troisième circonvolution antérieure est peu modifiée. La corne postérieure est en grande partie détruite. L'hémisphère droit serait intact sans la dilatation du ventricule latéral. Des deux artères sylviennes, la gauche présente à peine la moitié du volume de celle de droite, elle est manifestement rétrécie, tandis que le calibre de cette dernière est au contraire élargi. Les parois de ces artères sont opaques, épaissies. L'artère basilaire est peu dilatée, ses parois sont blanchâtres ; l'artère communicante postérieure gauche est plus petite que celle de droite et rétrécie. L'artère cérébrale postérieure du même côté est aussi plus étroite que sa congénère. Le pédoncule cérébral gauche, la moitié gauche de la protubérance annulaire, la pyramide correspondante et même le faisceau médullaire antérieur, sont notablement diminués de volume, et cette diminution est d'autant moins marquée qu'on s'éloigne davantage du centre d'altération. Le tissu de ces diverses parties est en outre plus ferme, plus résistant et légèrement injecté ; les éléments nerveux y sont atrophiés, granuleux, et quelques-uns, semble-t-il, sont réduits à l'enveloppe, le contenu ayant entièrement disparu. La trame conjonctive, au contraire, plus abondante, est formée de fibres fines, entre lesquelles sont disséminés de nombreux noyaux ronds ou elliptiques, très-brillants. L'hémisphère droit du cervelet est aussi plus petit, ferme et manifestement atrophié. Parmi les nerfs de la base du cerveau, les uns ont conservé leur intégrité, tandis que les autres sont plus ou moins affectés ; la première paire n'est pas sensiblement modifiée. Le tubercule quadrijumeau postérieur gauche est atrophié, mais il n'y a pas de différence sensible entre les corps genouillés des deux côtés. La bandelette optique droite est toutefois un peu plus large que celle de gauche ; cette dernière renferme quelques corps granuleux. Le corps mamillaire gauche a complétement disparu. Le nerf oculo-moteur commun gauche est manifestement plus petit que son congénère ; il en est de même du nerf oculo-moteur externe du même côté, avec cette différence que l'atrophie est

Pl. 44, fig. 2. pl. 49, fig. 1 et

moins sensible dans ce dernier. Cette atrophie porte sur les tubes nerveux, qui ne présentent plus leur double contour et dont le contenu médullaire est finement granuleux et grisâtre; le cylindre d'axe continue d'exister dans le plus grand nombre ; la substance conjonctive, relativement plus abondante, contient de petits noyaux analogues à ceux qui se rencontrent dans la pyramide atrophiée. Contrairement à ce qui s'observe pour les nerfs oculo-moteurs, c'est le nerf pathétique droit qui est lésé; il offre une teinte grisâtre et un volume qui est moitié moindre que celui du côté opposé. Les fibres nerveuses qui le constituent, figurées en A, présentent la même altération que les fibres nerveuses du nerf oculo-moteur commun gauche. De même, la portion sensitive de la cinquième paire est plus mince et de teinte jaunâtre. Quant aux nerfs faciaux, il m'a été difficile de déterminer s'ils étaient réellement altérés; le nerf de droite était seulement plus mince que celui de gauche. Les autres nerfs n'étaient pas sensiblement lésés. Les muscles n'ont pas paru altérés; mais leur examen, de même que celui des nerfs des membres, a été trop incomplet pour que je puisse répondre de leur intégrité. Le cœur est hypertrophié, surtout à gauche. Les valvules tricuspide et mitrale sont à peu près intactes; mais les valvules aortiques, altérées, épaissies, inégales, rendent insuffisant l'orifice du même nom. L'aorte est dilatée dans sa portion ascendante et thoracique; sa paroi, épaissie et jaunâtre sur certains points, est plutôt amincie sur d'autres points. Les poumons sont congestionnés et légèrement œdématiés. Le foie et la rate sont un peu volumineux. Les reins sont fermes et de petit volume. L'estomac et les intestins n'offrent pas d'altération.

Un homme âgé de cinquante-huit ans est tout à coup frappé d'apoplexie avec hémiplégie droite et aphasie. L'apoplexie disparaît, mais l'aphasie persiste avec l'hémiplégie qui est flasque. Après plusieurs mois, les membres paralysés deviennent roides et douloureux, et ils restent ainsi jusqu'au moment de la mort qui a lieu près de sept ans plus tard. Pendant cet intervalle de temps, surviennent deux phénomènes nouveaux : paralysie incomplète du moteur oculaire commun et accès convulsifs épileptiformes. A la mort, le corps strié gauche et une partie de la couche optique correspondante sont affaissés, détruits, remplacés par un tissu membraneux aréolaire, sorte de kyste contenant une faible quantité de sérosité; l'artère sylvienne du même côté est rétrécie, mais sa lumière est libre. Les nerfs moteur oculaire commun gauche et pathétique droit sont atrophiés. Le pédoncule cérébral gauche, la pyramide du même côté et le faisceau antéro-latéral droit de la moelle sont le siége d'un retrait et d'une induration notable (sclérose descendante). Ce fait est des plus intéressants; il est impossible, en effet, de n'y pas voir un ramollissement par embolie artérielle; l'affection cardiaque, le rétrécissement non athéromateux de l'artère sylvienne gauche et de l'artère communicante postérieure du même côté, plaident dans ce sens. La substance cérébrale, ramollie, nécrosée, métamorphosée en globules graisseux, a été peu à peu résorbée, par une membrane de nouvelle formation développée au pourtour du foyer de ramollissement. Quant à l'artère oblitérée, on peut admettre que son calibre s'est rétabli, ce qui ne doit pas surprendre après la lecture de l'observation CCLXVII. Dans cette hypothèse, il est facile de se rendre un compte exact des lésions cérébrales et des différents symptômes présentés par le malade. L'attaque apoplectique a été la conséquence d'un trouble subit de la circulation cérébrale produit par l'arrivée d'un bouchon dans l'artère de Sylvius; l'hémiplégie flasque et l'aphasie sont résultées de l'anémie et du ramollissement des parties alimentées par cette artère. La roideur et la contracture douloureuse survenues plus tard sont l'effet de l'altération ou sclérose secondaire des faisceaux nerveux qui, du corps strié et de la couche optique gauche, se rendent à la moitié antéro-latérale droite de la moelle. La paralysie des muscles animés par la troisième paire s'est produite sous la même influence, c'est-à-dire à la suite de l'atrophie secondaire du moteur oculaire commun gauche. Les accès convulsifs épileptiformes apparus plus tardivement sont le résultat de la sclérose secondaire du bulbe. En résumé, affection des valvules aortiques et embolie sylvienne gauche bientôt suivie du ramollissement de la portion correspondante du cerveau, d'où apoplexie, hémiplégie flasque à droite avec aphasie; peu après, contracture douloureuse des membres paralysés, et beaucoup plus tard, accès épileptiformes, paralysie du moteur oculaire commun gauche, causés par l'altération secondaire des faisceaux nerveux venant aboutir au corps strié et à la couche optique primitivement lésés, telle est la succession remarquable des accidents qu'une analyse exacte permet de constater chez notre malade.

Les faits qui viennent d'être rapportés nous ont permis d'assister aux différentes phases du ramollissement cérébral consécutif à l'obstruction des artères, ils concordent avec ceux qui se trouvent analysés dans un tableau placé à la fin de notre thèse inaugurale, et montrent, comme ces derniers, que dans les conditions ordinaires la coloration de ce ramollissement est subordonnée à la durée de la lésion artérielle, et que, rougeâtre à son début, il devient plus tard jaunâtre, et enfin blanchâtre. Ainsi les ramollissements rouge, jaune et blanc ne sont pas des altérations distinctes, mais des degrés d'une même altération. L'oblitération et le rétrécissement des vaisseaux, voilà la grande cause du ramollissement cérébral; mais à côté du ramollissement par obstruction artérielle il convient de placer celui qui survient quelquefois dans les cas de thrombose des sinus cérébraux. Le foyer ramolli est alors peu étendu, en général superficiellement situé et accompagné de petites hémorrhagies. L'altération des capillaires engendre aussi, dans des circonstances rares, des foyers multiples et peu étendus d'encéphalomalacie, et c'est sans doute à une altération de ce genre qu'il faut attribuer ces petits foyers disséminés de ramollissement du cerveau que j'ai eu l'occasion de rencontrer chez plusieurs malades morts dans le marasme alcoolique.

Un homme grand et robuste, ramassé sur la voie publique, est transporté le 2 janvier 1864 dans la salle de chirurgie du professeur Jobert (de Lamballe), et le lendemain envoyé en médecine; après plusieurs accès convulsifs de forme épileptique, il meurt dans le coma. Ce malade n'avait pas eu d'épilepsie dans sa jeunesse, mais seulement depuis quelque temps et à la suite de nombreux excès alcooliques. Les cellules nerveuses des circonvolutions parurent renfermer un nombre de granulations moléculaires protéiques et pigmentaires plus abondant que dans l'état normal. Ces granulations avaient envahi le noyau, tout en respectant le nucléole, en sorte que les cellules avaient presque l'apparence de corps granuleux. Les capillaires, pour la plupart, étaient le siége d'une altération granulo-graisseuse qui, commençait par les noyaux, et s'étendait peu à peu à toute la paroi. La consistance et la coloration de la substance nerveuse étaient modifiées. Cette substance, pâle et ramollie sur plusieurs points, présentait un léger pointillé rougeâtre dans plusieurs des circonvolutions cérébrales, et une diminution de consistance des circonvolutions de la circonférence du cervelet. — Une femme de quarante ans, adonnée aux alcooliques, était atteinte depuis neuf jours, au moment de sa mort, d'une hémiplégie incomplète, et en même temps d'un ictère avec augmention de volume du foie. Les hémisphères cérébraux étaient le siége de foyers de ramollissement d'environ un centimètre carré. Au milieu de ces foyers on trouvait des artérioles obstruées par des bouchons finement granuleux. Semblable altération existait chez une femme que j'ai observée cet hiver et qui mourut dans un état de cachexie alcoolique. Cette femme n'avait pas eu d'attaques convulsives, mais elle offrait une hyperesthésie très-accusée des extrémités et une grande faiblesse musculaire. Son cerveau était parsemé de foyers lenticulaires de ramollissement non inflammatoire, car il me fut impossible d'y rencontrer aucun produit de nouvelle formation. Les capillaires étaient dégénérés, et la substance nerveuse était altérée comme dans l'encéphalomalacie nécrosique. Dans une circonstance un peu différente, un enfant mort à la suite de convulsions présentait une altération granulo-graisseuse des cellules nerveuses et de plus un léger épaississement de la névroglie. Ces derniers faits, il est vrai, pourraient être considérés comme des cas de dégénérescence graisseuse primitive de la substance nerveuse ; cependant on ne peut nier l'influence de la dégénérescence des capillaires sur l'altération de cette substance. Il resterait encore, pour faire connaître tous les types du ramollissement cérébral, à parler du ramollissement phlegmasique ; mais celui-ci n'est en réalité que la conséquence d'un processus particulier qui a été étudié plus haut.

GANGRÈNE CÉRÉBRALE.

Renfermé dans la boîte crânienne, à l'abri du contact de l'air extérieur, le cerveau n'est pas moins susceptible d'être quelquefois le siége de foyers gangréneux. Cette circonstance semblerait indiquer que l'air n'est pas nécessaire à la formation des gangrènes; mais il n'en est rien. Effectivement, on ne connaît dans la science aucun cas de gangrène cérébrale non accompagnée d'un foyer gangréneux dans un point quelconque de l'organisme. C'est pourquoi il y a lieu de croire que, la plupart du temps, cette gangrène reconnaît, comme dans l'observation suivante, une origine embolique.

Obs. CCLXVIII. **Cancroïde opéré. Gangrène symétrique du cerveau.** — S..., âgé de soixante-huit ans, chapelier, fut admis à l'Hôtel-Dieu, dans le service de M. Maisonneuve, le 27 janvier 1864, pour s'y faire traiter d'un cancroïde situé au niveau du bord inférieur du maxillaire gauche et à la partie voisine du cou. Des flèches furent appliquées de façon à circonscrire cette tumeur et à la faire tomber. Toutefois, l'une des carotides fut intéressée au moment de la chute de l'eschare, et il survint une hémorrhagie qui nécessita l'application d'une ligature sur ce vaisseau. Quelques jours plus tard, délire, paralysie incomplète, bientôt après coma, et mort le 29 février.

Autopsie. — Les méninges sont intactes à la convexité du cerveau ; à droite et au niveau de la corne postérieure, ces membranes sont grisâtres ou jaunâtres et infiltrées de pus. Au-dessous d'elles, les circonvolutions sont injectées, verdâtres, déchirées, ramollies dans une étendue de 4 à 5 centimètres, et plus profondément il existe un foyer ramolli, verdâtre, qui pénètre jusqu'au ventricule et qui revêt la forme d'un cône ayant sa base à la circonférence cérébrale. La substance dont est composé ce foyer est molle, verdâtre, elle exhale une odeur toute particulière et véritablement spécifique ; elle forme une sorte d'eschare qui, à chaque coupe horizontale, se sépare de la substance saine du voisinage. Elle est constituée par une gangue finement granuleuse dans laquelle se retrouvent quelques tubes nerveux plus ou moins profondément altérés et des capillaires dont les parois sont infiltrées de granules graisseux et de granules de pigment. Quelques-unes des plus petites artérioles, altérées de la même manière, me paraissent contenir à leur intérieur, avec le sang, une substance étrangère grenue et disposée par îlots. Un foyer de même nature, et d'une étendue de 3 à 4 centimètres carrés, se rencontre dans le point diamétralement opposé de l'hémisphère gauche. Les artères cérébrales postérieures sont vides, mais j'avoue que toutes leurs ramifications n'ont pas été examinées. Une large plaie sale, putride, occupe la partie supérieure gauche du cou. La carotide correspondante est perforée vers sa partie supérieure, au niveau de l'une de ses branches collatérales. Un caillot sale, putride, verdâtre, obture le bout supérieur de ce vaisseau. Sur le bout inférieur existe une ligature sans coagulum. Surcharge adipeuse du cœur et légère altération graisseuse ; foie gras, rate et reins normaux, muqueuse vésicale rouge et épaissie; plaque cancéreuse à rebords festonnés, mais peu saillants, dans la région pylorique de l'estomac. Dépôts graisseux abondants dans les épiploons et le mésentère.

Pl. 44, fig. 3 et 3

Un homme opéré par les flèches pour un cancroïde de la partie supérieure du cou est pris d'hémorrhagie au moment de la chute de l'eschare. Quelques jours plus tard, délire, fièvre, paralysie incomplète et mort. L'autopsie révèle l'existence de foyers gangréneux symétriquement disposés dans les cornes postérieures des hémisphères cérébraux. Relativement à leur origine, ces foyers ne peuvent laisser de doute, ils sont le résultat du transport de petits thrombus provenant du foyer gangréneux du cou. Je n'ai, du reste, jamais trouvé de foyer gangréneux localisé uniquement dans le cerveau, et les faits de gangrène cérébrale que j'ai compulsés m'ont convaincu de plus en plus que cette affection était toujours secondaire, qu'elle était la conséquence, soit d'embolies comme dans le fait qui précède, soit d'une imbibition des méninges par un pus ichoreux, comme il arrive dans certains cas où des eschares profondes de la région sacrée sont accompagnées de gangrène diffuse de la moelle épinière et de la base du cervelet. La gangrène cérébrale n'est donc jamais qu'un effet symptomatique, elle ne survient qu'autant qu'un foyer gangréneux primitivement développé dans un autre point du corps lui donne naissance. Cette circonstance n'est pas sans importance, car elle nous fait connaître la nécessité de la présence de l'air dans le développement des gangrènes, et par conséquent la nature vraisemblablement parasitaire de cette affection.

KYSTES CÉRÉBRAUX.

Les kystes de l'encéphale sont des lésions rares dont l'étude est encore, à tous les points de vue, fort obscure. Laissant de côté les cas où des formations d'apparence kystique succèdent aux hémorrhagies, aux ramollissements ou aux tumeurs gommeuses du cerveau, lésions susceptibles de disparaître par résorption, et ceux dans lesquels un kyste vient à se développer au sein d'un produit de nouvelle formation (sarcomes, myxomes, etc.), on peut classer les kystes cérébraux sous deux types distincts. Tantôt, ces lésions sont liées à la rétention du liquide des cavités ventriculaires ou à l'exagération de la sécrétion physiologique de ces mêmes parties; tantôt, au contraire, elles sont dues à l'accumulation de sérosité au sein d'une poche de nouvelle formation. Au premier type appartiennent les hydrocèles des ventricules cérébraux, les distensions kystiques de la cloison transparente et de la glande pinéale. Chez un vieillard de soixante-dix ans, j'ai trouvé la cloison transparente distendue par un liquide clair, au point qu'elle avait acquis le volume du corps strié. Un homme de quarante ans, qui succombait le 30 octobre 1860 à l'hôpital de la Pitié, après avoir eu dans l'un des côtés de la face des convulsions prises pour un tic non douloureux, et plus tard des vertiges et des attaques épileptiformes dont l'une l'emporta, nous présenta à sa mort une glande pinéale doublée de volume, renfermant un kyste séreux développé principalement dans l'une de ses moitiés. Le contenu de ce kyste était un liquide transparent, de petits grains arrondis, miliaires, très-durs, formés en partie de carbonate et de phosphate de chaux. Une des circonvolutions cérébrales renfermait en outre un foyer sanguin du volume d'une noisette, et les poumons étaient infiltrés de granulations tuberculeuses. Parmi les kystes du second type, on peut placer ceux qui se rencontrèrent dans le fait suivant :

OBS. CCLXIX. **Kystes séreux multiples des cornes postérieures des hémisphères cérébraux. Mort rapide à la suite d'accès épileptiformes.** — D..., âgée de quarante-deux ans, est admise le 21 décembre 1869 à l'hôpital de la Charité, où elle meurt le même jour avant que nous ayons pu l'examiner. Toutefois, des renseignements fournis par son beau-père il résulte que cette malade ne se plaignait pas de sa santé avant le 19 décembre. Ce jour-là, elle éprouva de la céphalalgie, des douleurs et de la contracture dans les muscles de la nuque. En même temps ou peu de temps après, elle fut prise d'une oppression qui alla croissant et qui était tellement vive le 21 au matin, qu'elle fut trouvée assise sur ses genoux dans son lit, le cou roide, la face anxieuse et les traits altérés. Elle fut alors amenée à l'hôpital ; mais comme on essayait de lui relever un peu la tête, elle fut, au dire de la religieuse, prise de convulsions épileptiques. L'attaque passée, l'oppression persista, la face était tellement violacée qu'un élève qui la vit porta le diagnostic d'affection thoracique. Une seconde attaque survint bientôt et détermina l'asphyxie et la mort.

Autopsie. — Le crâne est normal, les méninges sont opalines à la convexité des hémisphères, les corpuscules de Pacchioni sont hypertrophiés. Les lobes antérieurs et moyens des hémisphères ne sont pas altérés. Les ventricules latéraux sont un peu larges. A la partie supérieure du ventricule latéral gauche existent, dans l'épaisseur du corps calleux, trois renflements pisiformes semi-transparents, recouverts par une faible couche de substance nerveuse. Vient-on à déchirer cette couche, il est facile de voir que ces renflements sont de petits kystes transparents appendus à des vaisseaux. Semblables kystes se retrouvent sur la portion de la voûte ventriculaire qui regarde le corps strié gauche, mais ils abondent surtout dans l'épaisseur de la substance blanche des cornes postérieures, dans le voisinage de la cavité ancyroïde. Cette substance est infiltrée de vésicules transparentes d'un volume tantôt moindre, tantôt plus considérable que celui d'un pois (fig. 43). Ces petits kystes se détachent avec la plus grande facilité de la substance nerveuse qu'ils ont refoulée et dans laquelle ils se sont creusé de véritables loges, et quand on cherche à les extraire de ces loges, on voit qu'ils restent appendus à un vaisseau qui parfois se divise en plusieurs branches à leur niveau ; très-souvent le même vaisseau porte deux kystes très-rapprochés l'un de l'autre et séparés par une sorte de collet; dans ce cas, l'un des kystes est toujours plus petit que l'autre. Étudiés avec soin par M. Grancher et par moi, ces kystes ont des parois transparentes, formées de faisceaux entrelacés de tissu conjonctif, de quelques fibres élastiques, et de nombreuses granulations pigmentaires (hématosine). Leur contenu séreux, que M. Davaine a bien voulu examiner lui-même, ne renferme ni échinocoque, ni cysticerque. Ainsi, il n'est pas possible de considérer ces kystes comme des hydatides, mais en raison de leur liaison avec les vaisseaux, il faut admettre qu'ils sont formés aux dépens des tuniques vasculaires dont ils sont des dépendances. Du reste, ces tuniques vasculaires sont, dans leur voisinage, pour la plupart infiltrées de grains d'hématosine. Les vaisseaux de la pie-mère, examinés à dessein, ne présentent aucune trace d'altération kystique. Le cervelet et le bulbe sont intacts. — Les poumons sont congestionnés, et les bronches remplies d'écume bronchique. Le cœur n'est pas surchargé de graisse; à droite, il existe un caillot globulaire dans l'oreillette et un caillot fibrineux dans le ventricule; les valvules cardiaques sont partout intactes. Le foie paraît un peu gras et la rate volumineuse; les reins sont congestionnés, les trompes laissent voir à leur surface un certain nombre de kystes; l'estomac offre plusieurs plaques d'injection, les intestins ne sont pas altérés.

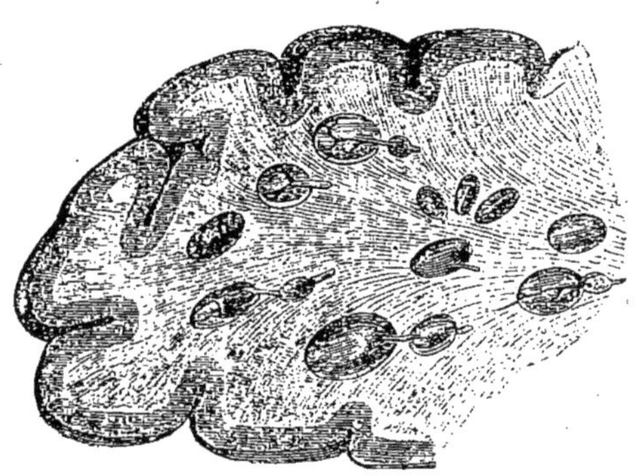

FIG. 43.

Une femme atteinte de roideur du cou avec renversement de la tête en arrière et accès convulsifs meurt en peu de temps, et l'on constate pour toute lésion l'existence de kystes pisiformes occupant la voûte des ventricules latéraux et les cornes postérieures des hémisphères cérébraux. Ces kystes sont appendus aux vaisseaux, et leur origine dans l'épaisseur des parois vasculaires n'est pas contestable; mais leur point de départ exact et leur mode de formation restent douteux. Néanmoins on peut croire que les désordres si graves présentés par cette malade étaient sous la dépendance de ces lésions, car leur siége tout près des circonvolutions porte à penser qu'ils étaient susceptibles, comme les tumeurs des méninges, de produire des accidents épileptiformes.

TUMEURS DE LA MOELLE ÉPINIÈRE, SARCOMES, ETC.

De même que l'encéphale, la moelle épinière donne naissance à des néoplasies diverses qui ont pour point de départ les méninges spinales ou le cordon médullaire. La nature de ces altérations n'est d'ailleurs pas sensiblement différente de celle des tumeurs encéphaliques, comme nous l'apprennent les faits qui vont suivre.

OBS. CCLXX. **Sarcome de la dure-mère spinale (épithéliome, psammome). Paraplégie avec contracture et flexion des jambes. Ramollissement du système osseux.** — D.., âgée de soixante et onze ans, admise à l'Hôtel-Dieu le 30 juin 1863 (service de M. Monneret), est une femme d'apparence chétive et un peu cachectique, qui se dit paralysée des jambes depuis six ans. A cette époque, elle a commencé à éprouver dans les jambes une faiblesse progressive qui l'a mise peu à peu dans l'impossibilité de marcher. Atteinte depuis longtemps d'une paraplégie complète accompagnée de contracture, elle présente une attitude particulière des membres inférieurs. Les jambes sont fléchies sur les cuisses, les cuisses sur le bassin, et les genoux sont appliqués l'un contre l'autre. Ces membres sont grêles. Les urines et les matières fécales sont involontaires. La sensibilité est profondément altérée, mais non entièrement éteinte. Un semblable état se continue jusqu'au 1er juillet, où la mort survient par suite de l'épuisement général et d'une eschare développée à la région du sacrum.

Pl. 46, fig. 1 et 1'. AB. *Autopsie.* — Les méninges cérébrales sont opalines, le cerveau n'est pas altéré. La dure-mère spinale présente sur sa face interne une tumeur ovoïde, d'environ 3 centimètres dans son plus grand diamètre. Cette tumeur, qui a le volume d'une noix, est ferme, résistante, pierreuse sur quelques points ; elle comprime la face antérieure de la moelle épinière qu'elle refoule en arrière et sur le côté. Celle-ci est, au niveau de la compression, ramollie, réduite en une bandelette rubanée, et presque complétement détruite dans une étendue d'environ 2 à 3 centimètres. Plus bas, elle reprend sa forme et sa consistance. Un léger épaississement calcifié de la dure-mère se trouve au-dessus et au-dessous de cette tumeur, dont le tissu se brise plutôt qu'il ne se tranche sous le scalpel. Ainsi, il est très-difficile d'en faire des coupes ; mais on parvient à l'aide d'aiguilles à le diviser en petits fragments, et si l'on place l'un de ces fragments sous deux lames de verre, on y trouve des globes calcaires de dimensions variables (fig. 1'). Dissous par l'action de l'acide nitrique étendu, ces globes laissent voir des cellules concentriques, pelotonnées à la façon des globes épidermiques, autour d'un centre commun. Dans leur intervalle existent une masse grenue, parsemée de noyaux ou d'éléments cellulaires, dont un grand nombre sont infiltrés de carbonate de chaux, et des cellules allongées avec noyaux ovoïdes. — Les poumons sont œdématiés à leur base ; le cœur, le foie, la rate et les reins sont dans l'état où on les trouve chez les vieillards. Le système osseux, partout ramolli, se laisse trancher au couteau. L'utérus est simplement atrophié, mais l'un des ligaments larges contient dans son épaisseur une masse calcaire allongée à trois branches.

Une femme meurt d'une paraplégie qui avait environ six ans de date. Une tumeur ovoïde développée à la face interne de la dure-mère comprime la moelle épinière ; elle présente dans sa composition des globes sphériques formés de cellules concentriquement disposées et infiltrées de carbonate de chaux. Dire exactement quel est le point de départ et la nature de cette tumeur est chose délicate ; pourtant il semble bien que le revêtement épithélial de la dure-mère soit ici en cause, et alors rien de plus naturel que de faire de cette tumeur, à l'exemple du professeur Robin (1), un épithéliome de la dure-mère. Tous les histologistes cependant ne s'entendent pas sur ce point ; aussi les tumeurs de ce genre, déjà nombreuses dans la science, sont-elles connues sous des dénominations diverses : tumeurs arénacées, psammome, sarcome angiolithique etc. La dénomination de tumeurs sarcomateuses ou sarcomes, que leur a donnée Lebert, nous paraît devoir être préférée jusqu'à ce que nous ayons une connaissance plus intime de ces formations.

OBS. CCLXXI. **Sarcome fasciculé des enveloppes cérébro-spinales et des nerfs.** — B..., âgé de vingt-deux ans, ferblantier, né à Nantes, est admis à l'Hôtel-Dieu le 11 octobre 1863, salle Saint-Benjamin, n° 3 (service de M. Vigla). De bonne santé habituelle, ce jeune homme a depuis longtemps la mauvaise habitude de l'onanisme. Depuis quatre mois, il est atteint à l'oreille gauche d'une surdité qui a été précédée de bourdonnements et de tintouins, et accompagnée au début, pendant environ quinze jours, de vomissements, d'une céphalalgie frontale et orbiculaire à marche progressive sans écoulement par le conduit auditif externe. Environ trois mois avant son entrée à l'hôpital, ce malade fut pris, sans cause connue, d'éblouissements qui durèrent de cinq à dix minutes et l'empêchèrent de continuer son travail ; bientôt après, l'action de pencher la tête en avant ou en arrière s'accompagna d'une sensation de vide, les éblouissements furent plus fréquents ; il survint de la diplopie momentanée de l'œil gauche. A droite, la vue s'obscurcit au point que les objets étaient difficilement reconnus dans le jour à une distance de quelques centimètres. Vers la même époque, surviennent les premiers troubles de la marche. Le malade se dirige encore à l'aide de sa vue ; mais bientôt celle-ci s'obscurcit, et la marche ressemble à celle d'un homme ivre. Alors B... écarte les pieds, cherche à s'accrocher aux objets voisins et ne peut suivre une ligne droite ; s'il essaye de rapprocher ses pieds, il vacille davantage et manque d'équilibre. Il tombe généralement au bout de quelques instants de marche, quand sa vue est tout à fait troublée. A ces phénomènes plus ou moins aggravés pendant les derniers mois de l'année 1863 ce malade joignait un affaiblissement notable des mouvements de flexion du pied sur la jambe gauche et de la cuisse correspondante sur le bassin, et une légère diminution de la sensibilité de ces mêmes parties. La jambe droite et les membres supérieurs continuèrent d'avoir leurs mouvements intacts. La parole était encore conservée, mais le tic-tac de la montre n'était plus entendu à gauche, et bientôt la vue s'éteignit complétement. Les pupilles, fortement dilatées, se contractaient par instants d'une façon spasmodique. Le fond de l'œil fut alors examiné par le Dr Galezowski, qui trouva les papilles optiques gonflées et saillantes, avec des bords irréguliers, mal dessinés, se perdant sous une exsudation blanchâtre. Les vaisseaux rétiniens, gorgés et variqueux, arrivés à la circonférence de la papille, s'enfonçaient sous l'exsudation et disparaissaient momentanément pour apparaître un peu plus loin. Les capillaires des rétines étaient développés au point que, dans certains endroits, ils simulaient des épanchements de sang. — Le 1er janvier 1864, M. Vast donne la relation suivante de l'état de ce malade (*Bull. de la Soc. Anat.*, 1864, p. 211). Celui-ci, dit-il, ne peut plus se tenir sur ses jambes et ne se lève jamais ; souvent il agite violemment son bras à tel point que l'on est obligé de lui mettre la camisole de force ; sa vue est complétement éteinte et il semble tout à fait étranger au monde extérieur ; jamais il ne répond directement aux questions qu'on lui adresse. Quelquefois, lorsqu'on cause de lui, près de son lit, il paraît saisir un mot auquel il riposte avec plus ou moins d'à propos, presque toujours par des injures et des paroles grossières. De semblables paroles sont quelquefois proférées par lui avec de grands cris au moment où l'on s'y attend le moins. Souvent il marmotte des imprécations entre ses dents, puis s'arrête tout à coup. A ces périodes d'excitation succèdent des moments de calme qui, chaque jour, sont de plus en plus rappro-

(1) Ch. Robin, Recherches anatomiques sur l'épithélioma des séreuses (*Journal de l'anatomie et de la physiologie normales et pathologiques de l'homme et des animaux*, t. VI, p. 239. Paris, 1869).

chés et plus longs. Le malade accepte les aliments qu'on lui présente; il reste dans ce même état pendant les mois de janvier, février et mars 1864. A partir du mois d'avril, l'excitation et les cris cessent complétement : le malade, constamment immobile, la tête inclinée sur l'oreiller, les yeux le plus souvent ouverts, tombe peu à peu dans le coma. Il n'a pas de convulsions, et le pincement des bras et des jambes ne détermine ni mouvement ni douleur. Il s'éteint dans le marasme le 1er mai.

Pl. 45, fig. 1, etc. *Autopsie.* — Le crâne n'est pas altéré. Thrombose du sinus latéral gauche et de la moitié supérieure du sinus longitudinal, sans ramollissement du cerveau. Kystes multiples des plexus choroïdes. La dure-mère est le siége de tumeurs nombreuses; une d'elles, sous forme de traînée allongée, occupe la grande faux du cerveau; deux autres, dont l'une calcifiée et de la grosseur d'un pois, sont situées dans la fosse pariétale droite. De chaque côté de la fosse basilaire sont symétriquement placées deux tumeurs fermes, arrondies, légèrement bosselées, du volume d'un œuf de pigeon. Implantées sur la face interne de la dure-mère par un pédicule mince et allongé (fig. 2), ces tumeurs sont logées entre le bulbe qu'elles compriment au-dessus du corps rhomboïdal et les pédoncules cérébelleux moyens qui leur forment une sorte de cavité de réception. Elles sont limitées en haut par les origines de la septième et de la huitième paire qu'elles déplacent, en bas par les racines des neuvième, dixième et onzième paire. Une tumeur plus petite, fusiforme, existe au-dessous du corps rhomboïdal dans le sillon qui sépare la pyramide droite du faisceau intermédiaire; une autre tumeur, du même volume, est située au niveau de l'amygdale, tout près du pédoncule cérébelleux inférieur droit. Les méninges molles sont hypérémiées; l'hémisphère gauche n'est pas altéré, mais sur sa face interne et vers sa partie moyenne l'hémisphère droit est le siége d'une tumeur qui s'étend du corps calleux à son bord supérieur et comprime légèrement l'hémisphère opposé. Aplatie et déprimée à sa partie centrale, cette tumeur, qui a environ le volume d'un œuf, est située entre l'arachnoïde qui la recouvre, et la pie-mère dont elle paraît être une provenance par ses vaisseaux qui se continuent avec ceux de cette membrane. Elle se détache facilement du cerveau, dont la sépare une membrane mince, et ainsi elle est une végétation de la face externe de la pie-mère. Les circonvolutions sont effacées à son niveau et sa face profonde en conserve les empreintes. De nombreux vaisseaux, dont quelques-uns variqueux, rampent à sa surface et dans son épaisseur; ils forment à sa circonférence de petites éminences villeuses représentées fig. 1'. A ces vaisseaux s'ajoutent des cellules volumineuses, la plupart fusiformes, sans trame appréciable. Au centre de la tumeur existe une masse jaune due à l'altération granuleuse de ces cellules. La moelle épinière, dont les enveloppes sont injectées, présente sur sa face postérieure (fig. 3, *s*) plusieurs tumeurs arrondies et de la grosseur d'un pois à celle d'un œuf de pigeon. Situées sous l'arachnoïde, ces tumeurs laissent intacte la substance propre de la moelle, et, par conséquent, elles se sont développées, comme la précédente, aux dépens de la pie-mère. Un peu moins vasculaires que la tumeur de l'hémisphère cérébral, elles sont en même temps un peu plus fermes et d'apparence gélatineuse à la coupe. Une tumeur semblable occupe la face antérieure de la moelle, à laquelle elle est appendue par un pédicule. Les racines antérieures et postérieures des nerfs sont affectées de productions semblables, du volume d'une lentille ou d'un petit pois, grisâtres ou rosées. Déjà nombreuses sur ces racines, ces productions sont plus abondantes encore sur les faisceaux nerveux qui constituent la queue de cheval (fig 3'). La plupart des nerfs en sont affectés, notamment ceux des membres inférieurs. Les troncs lombo-sacrés sont le siége d'une tumeur molle, transparente, du volume d'une noisette; les nerfs sciatiques (fig. 4) présentent des tumeurs semblables, de volume différent, fermes, arrondies ou fusiformes. Parmi ces tumeurs, les unes occupent la circonférence du faisceau nerveux et font saillie à sa surface; les autres, plus profondément situées, s'en dégagent facilement après une incision longitudinale; elles sont énucléables, et tout à fait indépendantes des fibres nerveuses; du reste, il est facile de s'assurer de l'intégrité de ces dernières. Semblables productions s'observent dans l'épaisseur des muscles de la région postérieure de la cuisse les plus rapprochés du tronc nerveux et dans les muscles de la jambe, où elles sont accolées à un filet nerveux, qui est leur point de départ. Dans le voisinage des articulations des genoux, ces tumeurs sont très-abondantes, en raison sans doute des nombreuses branches nerveuses existant en ce point. Aux membres supérieurs, les nerfs des plexus brachiaux et les branches qui en émanent présentent les mêmes productions, qui se retrouvent jusque sur les dernières phalanges L'une de ces productions située au pli du coude, était assez volumineuse et superficiellement située pour qu'il fût possible, pendant la vie, d'en constater la présence, d'en apprécier la forme et la consistance. Les nerfs faciaux n'en étaient pas exempts.

Je ne saurais dire s'il en existait sur les phréniques, mais les pneumogastriques étaient sur quelques points affectés de renflements moniliformes Les branches du grand sympathique, examinées dans une partie de leur étendue seulement, n'étaient pas altérées. Les nerfs optiques étaient exempts de lésion. Les papilles optiques, mal limitées et blanchâtres, n'offraient que des vaisseaux peu apparents et comme voilés. Les tumeurs des nerfs, comme celles de la moelle épinière, sont constituées par des cellules allongées (fig. 4" *u* et *v*), un peu moins aplaties que celles de la tumeur encéphalique. Ces éléments sont disposés, dans les nerfs surtout, par couches concentriques, au pourtour d'un noyau central qui est le plus souvent formé d'hématosine, circonstance qui semble indiquer qu'elles peuvent avoir leur point de départ dans les tuniques des vaisseaux. — Les muscles sont minces, peu volumineux; mais on ne constate ni altération des faisceaux primitifs, ni lésion analogue à l'atrophie progressive Les poumons renferment à leurs sommets quelques masses crétacées, vraisemblablement tuberculeuses. Le cœur n'est pas altéré. Le foie et la rate sont sains; les reins, un peu aplatis, ne paraissent pas anatomiquement modifiés. La vessie est saine, les testicules sont intacts.

Un homme dont les antécédents de famille font malheureusement défaut éprouve de la céphalalgie, des bourdonnements d'oreille, des vertiges, des douleurs dans les membres; il a de la titubation dans la marche et une faiblesse relative des mouvements dans le côté gauche du tronc. Il perd peu à peu la vue et l'ouïe, et tombe dans un état de semi-coma qui le rend complétement indifférent aux choses extérieures. A cet état succède une période d'excitation qui se traduit par des imprécations et des cris assez analogues aux cris hydrencéphaliques, et la mort a lieu. L'autopsie révèle la présence d'une tumeur du cerveau et de tumeurs multiples disséminées à la surface du bulbe, de la moelle épinière et sur le trajet d'un grand nombre de nerfs. Ces tumeurs occupent la pie-mère ou le névrilème et sont constituées par des cellules allongées, fusiformes, concentriquement disposées au pourtour de points centraux multiples. Elles montrent la possibilité de la généralisation de certaines lésions anatomiques à tout le système nerveux, et font voir, de la façon la plus nette, l'identité de nature d'altérations que l'on a pu considérer comme des épithéliomes avec des lésions des cordons nerveux dont le point de départ dans la trame conjonctive est incontestable.

OBS. CCLXXII. **Sarcome fibro-plastique de la pie-mère rachidienne. Paraplégie. Eschares gangréneuses de la région sacrée. Gangrène des muscles iliaques avec sarcines dans leur épaisseur.** — H..., âgée de vingt-huit ans, couturière, née de parents bien portants, s'est toujours trouvée dans des conditions hygiéniques convenables, à part son habitation dans un logement humide. Elle a eu deux enfants, dont le dernier, en 1864, aurait été allaité par elle, en même temps qu'un autre enfant. A partir du mois d'août 1865, elle commença à éprouver des douleurs dans le côté droit du corps; au bout de trois mois, ces douleurs se faisaient sentir en outre au creux épigastrique et dans la région du dos; un peu plus tard, elles envahissaient le côté gauche. C'est alors que cette malade fut soignée dans un des grands hôpitaux et considérée comme hystérique. Pourtant, quand elle vint à quitter cet hôpital, elle ressentait déjà dans les membres inférieurs une faiblesse et une difficulté de la marche qui ne firent que progresser. Pendant deux mois, elle continua à marcher avec plus ou moins de difficulté; mais, depuis quatre mois, il lui est impossible de se soutenir; elle rend involontairement les urines et les matières fécales. Si l'on s'en rapportait à ce qu'elle raconte, cette affection serait la suite d'une vive colère provoquée par les parents de son nourrisson. Le 24 août 1866, cette malade entre à l'Hôtel-Dieu, salle Saint-Bernard, n° 3 (service de la clinique). Elle a une paralysie complète du mouvement et de la sensibilité des deux membres inférieurs, des irradiations douloureuses dans les jambes, dans les cuisses, et surtout à la base du thorax, où elles se propagent vers l'épigastre et la région du ventre. Le chatouillement des pieds, le pincement, les corps froids, provoquent des actes réflexes toujours plus marqués à droite qu'à gauche. La miction et la défécation sont involontaires. — Cet état persiste sans changement appréciable jusque dans les premiers jours de septembre, et chaque jour la malade se plaint de douleurs en ceinture au pourtour du tronc. Le 5 septembre, elle est prise de diarrhée et de vomissements, ses traits s'altèrent rapidement, mais en moins de vingt-quatre heures il se produit une réaction. Le 14, vomissements verdâtres, cette fois accompagnés de frissons et vraisemblablement dus à la présence d'une profonde eschare de la région sacrée. Le 17, violent frisson; les vomissements continuent, il survient de la diarrhée. Le 18, nouveaux frissons; l'eschare, qui a une étendue de 8 à 10 centimètres, a dénudé le sacrum; le pouls est petit et fréquent, la chaleur est vive. L'état des membres ne varie pas, mais les actions réflexes ont manifestement diminué d'intensité. Le 20 et le 22, les traits s'altèrent davantage; la fièvre continue, la respiration est gênée. Le 23, la température de la région axillaire est de 38° centigrades; la respiration s'embarrasse de plus en plus, l'agonie commence vers le soir et la mort a lieu le 24 au matin.

Pl. 46. fig. 2, 2', 2". *Autopsie.* — Absence de roideur cadavérique. Une eschare de 10 centimètres de diamètre a dénudé le sacrum et le coccyx. Il est difficile de savoir si le canal rachidien est ouvert; mais les méninges sont en suppuration à la partie inférieure de la moelle épinière, dans une étendue de 12 à 14 centimètres, et cette suppuration est sans doute la cause de la diminution des actes réflexes dans les derniers temps de la vie. A 15 centimètres de l'extrémité terminale de la moelle épinière, on trouve une tumeur allongée, ovoïde, ayant de 5 à 6 centimètres de longueur sur 1 à 2 centimètres de largeur et d'épaisseur. Ferme, solide et résistante, cette tumeur se termine à ses deux extrémités supérieure et inférieure par des prolongements caudiformes, constitués par une substance un peu molle, et sans aucun doute de formation plus récente. Elle est appliquée sur la partie postérieure et droite de la moelle épinière, qu'elle comprime en même temps que les racines postérieures, et se trouve située entre la pie-mère et l'arachnoïde. Recouverte par cette dernière membrane, comme l'indique la figure 2, elle est à peine adhérente à la pie-mère, puisqu'il suffit de la moindre traction pour l'en détacher. La portion de moelle comprimée par cette tumeur est ramollie et altérée dans toute son épaisseur. Au-dessus de ce point, les cordons postérieurs sont secondairement affectés; les cordons antérieurs le sont au-dessous, quoique la moelle épinière ait sa consistance normale. A la partie inférieure, le parenchyme médullaire est ramolli par suite de la complication méningitique. Examinée au microscope, la tumeur des méninges spinales présente sur une coupe fine (fig. 2') une série de nodules réunis entre eux et dont les intervalles sont parcourus par des vaisseaux. Vus à un plus fort grossissement, ces nodules sont composés de deux ordres d'éléments : 1° des noyaux arrondis, ovoïdes ou elliptiques, finement granuleux, et dont un certain nombre sont munis d'un nucléole petit et central; 2° des cellules allongées possédant l'un ou l'autre de ces noyaux. Ces éléments, assez intimement unis entre eux, affectent une disposition concentrique et sont régulièrement disposés au pourtour de centres communs formés par des amas de noyaux ronds plus ou moins granuleux. Le cerveau n'est pas altéré. Les poumons présentent quelques adhérences entre leurs lobes, ils sont congestionnés; celui de gauche est, à sa base, le siége d'un petit nombre de foyers brunâtres, arrondis, du volume d'une noisette avec un point central jaune purulent. Le poumon droit contient des infarctus analogues, mais moins nombreux. Les bronches sont remplies d'écume; les ganglions bronchiques sont volumineux et pigmentés. Le cœur renferme un sang liquide, comme battu, et dans lequel je crois apercevoir des bulles gazeuses. On y trouve à droite quelques caillots fibrineux très-mous; ses valvules sont intactes; ses fibres musculaires sont parsemées de granulations grisâtres. Le foie est épais, jaunâtre et gras; la bile est claire, peu colorée; le pancréas est ferme; la rate est grosse (14 centimètres dans son grand diamètre), elle offre plusieurs petits points ecchymotiques et se déchire facilement. Les reins sont volumineux, jaunâtres, un peu injectés et manifestement altérés; l'un d'eux, affecté de kystes multiples, offre en même temps une pyélite caractérisée à l'œil nu par une vive injection avec points hémorrhagiques. Les parois de la vessie sont épaissies, et la muqueuse, injectée et enflammée, laisse voir à sa surface de petites végétations rougeâtres. L'estomac, dont les dimensions sont normales, est pigmenté par points au niveau de sa grande courbure; l'intestin est intact. L'utérus et les ovaires sont sains. Les muscles fessiers, altérés au niveau de leurs attaches supérieures, sont en même temps infiltrés de pus. Le pilier droit du diaphragme, le muscle carré lombaire et les deux muscles psoas-iliaques, exhalent une odeur fétide; ils sont verdâtres, ramollis, infiltrés de granules de pigment. Les faisceaux primitifs de ces muscles ont conservé leur

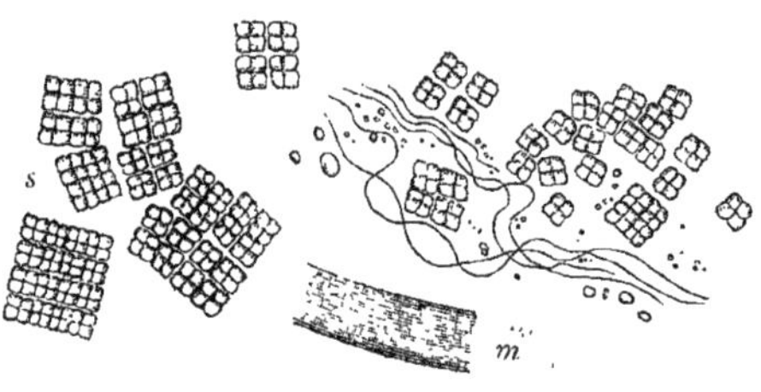

Fig. 45.

Sarcines provenant de muscles gangréneux.

striation *m*, et sont peu modifiés, mais, dans leur intervalle, il existe des milliers de sarcines *s*, dont la figure 45 nous offre des échantillons. Les ganglions iliaques et axillaires sont ramollis, volumineux et injectés.

Une jeune femme éprouve, en août 1865, dans le côté droit du tronc, des douleurs vives, indices du début d'une lésion qui, peu à peu, conduit à une paraplégie complète. Un an plus tard, elle succombe aux suites d'une eschare survenue dans la région sacrée. La moelle épinière présente sur sa face postérieure et latérale droite une tumeur solide, allongée, située dans l'espace compris entre l'arachnoïde et la pie-mère, membranes auxquelles elle est à peine adhérente. Cette tumeur est constituée par des noyaux et des cellules disposés de façon à former une réunion de nodules entre lesquels serpentent des vaisseaux; elle refoule et comprime la moelle épinière que l'on trouve à son niveau ramollie et en partie détruite. C'est là une lésion qui, malgré l'absence de généralisation, a une grande analogie avec celles de l'observation qui précède. La présence des sarcines au sein de muscles verdâtres, ramollis et gangréneux, est un fait à signaler, et nous nous demandons si cette circonstance n'a pas causé l'altération de ces organes.

Obs. CCLXXIII. **Tumeur gommeuse de la protubérance annulaire et strabisme convergent des deux yeux. Contracture des membres. Polydipsie et polyurie. Névromes médullaires de la queue-de-cheval.** — R..., âgé de trente-huit ans, sergent de ville, est admis, le 4 novembre 1869, à l'hôpital de la Charité, dans le service de M. Pelletan, que je supplée. C'est un homme bien constitué, notablement amaigri, depuis longtemps infirme et dans l'impossibilité de parler, bien qu'il ait conservé son intelligence et sa mémoire. Il y a une dizaine d'années, il a eu la syphilis, savoir : un chancre et une éruption cutanée, une angine et des accidents prolongés à l'anus. Il est impossible de savoir s'il a suivi un traitement; aujourd'hui, il ne porte aucune trace de son ancienne maladie, si ce n'est peut-être une cicatrice brunâtre déprimée qui remonte à trois ans et qui se trouve située au niveau de l'épine iliaque antérieure et supérieure gauche. Il se plaint de violentes douleurs de tête (douleurs ostéocopes), et depuis deux ans environ il est atteint, sans avoir éprouvé de perte de connaissance, d'une paralysie qui ne l'a pas empêché de continuer de sortir. Une nouvelle attaque de paralysie, survenue en octobre dernier, lui a enlevé la parole et le mouvement nécessaire à la marche. Il présente un strabisme double convergent, plus prononcé à gauche qu'à droite. Les membres droits sont contracturés à tel point que, si on les étend, ils reviennent immédiatement sur eux-mêmes et prennent une attitude semi-fléchie. Les membres gauches, moins contracturés, sont susceptibles de quelques mouvements volontaires : ainsi le malade peut tendre la main et soulever un peu la jambe. Dès son entrée à l'hôpital, il a de la difficulté pour avaler et est atteint d'une toux souvent opiniâtre, notamment au moment des repas, ce qui tient au passage des substances alimentaires dans le larynx ou la trachée. Malgré la conservation de son intelligence, ce malade reste dans un mutisme pour ainsi dire complet. Si on lui montre un doigt, il répond nettement qu'il n'y en a qu'un; mais si on lui demande son nom, il articule simplement la première syllabe et ne peut aller au delà; assez généralement, du reste, il parvient à prononcer la première syllabe des noms des objets qu'on lui présente; rarement il peut arriver à compléter ces noms. Il n'est pas aphasique, en ce sens qu'il se souvient et qu'il parvient à nous conter son histoire. Le désordre qu'il présente paraît consister dans une difficulté d'articulation des mots, ou peut-être de la coordination des éléments nécessaires à cette fonction. La sensibilité au pincement semble un peu diminuée, tant à droite qu'à gauche; mais la simple extension des jambes donne lieu à des douleurs qui font jeter des cris au malade. La sensibilité tactile est normale, du moins à droite. Le pincement des membres donne lieu à des actions réflexes très-évidentes. La médication consiste dans une alimentation modérée et des soins de propreté. Quelques jours plus tard, nous apprenons que le malade a une soif très-vive et que, dans sa journée, il vide plusieurs litres de liquide. Il nous est difficile de savoir exactement ce qu'il rend d'urines, car la miction et la défécation sont involontaires; mais nous nous assurons que l'urine ne contient point de sucre. A partir du 22 avril, ce malade est pris d'un mouvement fébrile qui s'accroît ensuite, et il meurt avec des signes de pneumonie le 2 décembre 1869.

Pl. 46, fig. 3, 3, 3″, et Pl. 48, fig. 5, 5′, 5″. *Autopsie.* — Les os du crâne sont épais; les méninges, injectées en avant, se détachent partout avec facilité et présentent simplement un léger degré d'opacité au niveau des circonvolutions du bord supérieur des hémisphères. Les artères cérébrales sont libres et normales, le cerveau n'est pas altéré. Pourtant, la membrane qui tapisse les ventricules latéraux est semée de fines granulations miliaires, semi-transparentes, analogues à celles qui, chez les aliénés, se rencontrent quelquefois à la surface du quatrième ventricule. La protubérance, renflée, un peu volumineuse, présente à sa partie inférieure et antérieure une tumeur jaunâtre, ferme, solide, sèche, légèrement saillante sous les méninges. Du volume d'une amande ou d'un petit marron, cette tumeur, située sur la ligne médiane, occupe la partie inférieure de la protubérance, une faible portion de l'extrémité supérieure des pyramides, et paraît avoir détruit les nerfs de la sixième paire, qu'il nous est impossible de retrouver à leur origine. Vue par sa face antérieure (fig. 3 *a*), elle est constituée par deux masses jaunes assez fermes, réunies par une substance grisâtre vasculaire, résistante. Incisée perpendiculairement à cette face et suivant l'axe de la protubérance (fig. 3′ *cc′*), elle laisse voir d'autres noyaux jaunes circonscrits par un tissu grisâtre riche en vaisseaux, et comprend un peu plus du tiers de l'épaisseur de la protubérance. Sa délimitation d'avec la substance nerveuse est tellement nette et tranchée, qu'après macération dans l'alcool il est facile de l'énucléer. Le siége qu'elle occupe dans l'épaisseur de la substance nerveuse fait voir qu'elle a pris naissance dans la substance conjonctive de l'encéphale et non dans les méninges. Sa structure n'est pas partout identique, car une différence notable existe entre les parties jaunes blanchâtres et les parties grisâtres. Celles-ci sont constituées par une trame fibrillaire au sein de laquelle sont disposées, d'une façon uniforme et par petits amas, des cellules rondes, peu volumineuses (cellules embryonnaires); celles-là sont formées par une trame analogue, mais les cellules qu'elles renferment, plus abondantes sur plusieurs points et en voie d'altération graisseuse, donnent à la coupe un aspect sombre, qui tranche sur les parties voisines plus claires comme s'il existait plusieurs centres d'altération primitive. Des vaisseaux nombreux et partout libres parcourent cette tumeur, qui a atrophié les éléments nerveux de son voisinage. Le cervelet n'est pas altéré. — La moelle épinière, ferme et en voie de dégénérescence secondaire, adhère, immédiatement au-dessus du renflement lombaire et dans l'étendue de 1 centimètre, aux méninges molles. Là existe un point circonscrit d'inflammation des membranes et d'une petite portion de la substance de la moelle. Au-dessus du renflement cervical, la dure-mère spinale est épaissie et opaline. — Six des faisceaux nerveux qui constituent la queue-de-cheval présentent, à 1 ou 2 centimètres de l'extrémité de la moelle, des renflements fusiformes, grisâtres, assez analogues aux ganglions spinaux, et qui ont depuis le volume d'un grain de blé jusqu'à celui d'un noyau de prune (fig. 46). Vus au microscope, ces renflements ont une structure qui se rapproche de celle des ganglions nerveux. Sur une coupe microscopique longitudinale, on y reconnaît la présence de tubes nerveux disposés sous forme de faisceaux entre des amas de coprs arrondis ou ovoïdes, bruns, pigmentés, en possession d'un noyau relativement considérable d'environ 0m,01 de diamètre. Une coupe transversale montre de la façon la plus nette que ces corps sont compris dans des espaces formés par des travées conjonctives; et bien qu'il soit difficile de leur trouver des prolongements, néanmoins ils me paraissent devoir être considérés comme des cellules nerveuses. Ainsi, les petites tumeurs en question seraient de véritables névromes. — Le poumon droit adhère au thorax, et, comme son congénère, il est affecté de points disséminés de pneumonie. Cette altération, que caractérisent une teinte noirâtre, le ramollissement du parenchyme et une odeur très-fétide, présente les apparences de la gangrène. Les bronches, dilatées et rougeâtres, renferment, les plus grosses comme les plus petites, des parcelles jaunâtres, qui ne sont que des fragments d'aliments. Le cœur est normal. Le foie, libre d'adhérences, n'est le siége d'aucun dépôt gommeux. La rate, hypertrophiée, mesure 14 centimètres dans son plus grand diamètre. Les reins sont hypérémiés ; celui de gauche présente quelques kystes à l'une de ses extrémités. Les testicules sont petits, atrophiés. Un certain nombre de glandes lymphatiques inguinales et prévertébrales sont volumineuses, un peu molles, manifestement altérées.

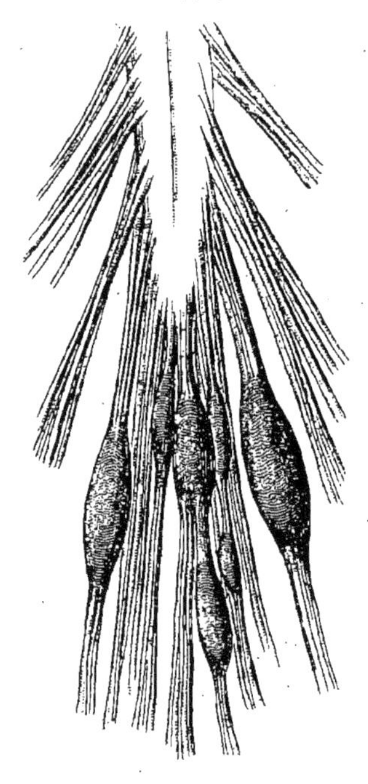

FIG. 46

Névromes médullaires de la queue-de-cheval.

Un homme peu avancé en âge est pris de céphalée et de paralysie environ sept ou huit ans après le début d'une syphilis. Deux ans plus tard, les phénomènes de paralysie, accompagnés d'un double strabisme convergent, prennent un accroissement considérable; les membres, contracturés et fléchis, ne peuvent être étendus sans douleur, et cependant la sensibilité tactile est peu modifiée. Le pharynx se paralyse et laisse passer dans les voies respiratoires des aliments qui deviennent le point de départ d'une pneumonie spéciale bientôt suivie de la mort. Les parties inférieure de la protubérance et supérieure des pyramides sont envahies par une tumeur du volume d'une grosse amande qui a refoulé et étouffé la substance nerveuse de son voisinage. Composée de nodules jaunâtres plongés au sein d'une gangue grisâtre et vasculaire, cette tumeur, nettement limitée, est, par ce caractère comme par ceux qui résultent de son étude histologique, une production dont l'origine syphilitique ne peut être contestée. A ce point de vue, ce fait se rapproche de l'observation CCX, qui nous a présenté des produits syphilitiques des méninges; il mérite encore d'être comparé avec le cas suivant, où se rencontre une tumeur de la moelle épinière qui a une grande analogie avec celle en question.

OBS. CCLXXIV. **Tuberculose de la partie centrale de la moelle épinière. Phthisie pulmonaire.** — L..., âgé de trente-trois ans, admis à l'hôpital de la Pitié, salle Saint-Paul, n° 53, le 18 avril, présente des signes de phthisie au troisième degré, avec épanchement pleural à droite ; il est anémié et très-amaigri. Au bout de quelques jours, ce malade, qui jusque-là s'était levé chaque jour, se plaint de ne plus pouvoir marcher avec la même facilité et accuse une faiblesse de jambes qu'il prétend être survenue peu à peu. Cette faiblesse n'est accompagnée d'aucun désordre de la sensibilité ; la miction et la défécation continuent sans trouble, comme par le passé. Toutefois, la paralysie des jambes s'accroît de plus en plus et, à partir du 1er mai, le malade cesse de se lever ; sa santé générale s'altère chaque jour, et le 18 mai il succombe aux suites de sa phthisie.

Pl. 46, fig. 4 *Autopsie.* — La cavité pleurale droite est le siége d'un épanchement, et le poumon correspondant offre des adhérences avec la paroi thoracique. Les sommets des deux poumons sont affectés d'excavations étendues et de masses tuberculeuses. L'estomac n'est pas altéré ; mais l'intestin grêle montre plusieurs altérations à sa face interne. Le cœur est sain. Les reins ne sont pas altérés. Le foie, parfaitement lisse et libre de toute cicatrice, est simplement un peu gras. La rate est grosse. Le cerveau est sans lésion. Vers sa partie moyenne, la moelle épinière présente une petite tumeur jaunâtre, lenticulaire, qui n'est qu'un tubercule appendu à la pie-mère. Un peu plus haut, à la partie supérieure de la région dorsale, cet organe offre, dans une étendue d'environ 2 centimètres, une résistance anormale au doigt. Une incision longitudinale pratiquée en ce point fait découvrir, au niveau de l'épendyme, la présence d'une tumeur assez ferme, de teinte gris jaunâtre, du volume et de la forme d'une petite amande. Cette tumeur, dont le grand diamètre est parallèle au grand axe de la moelle, occupe la partie centrale du cordon médullaire ; elle est lisse, régulière, et se sépare facilement de la substance nerveuse, qui est pâle ou rosée et un peu ramollie dans son voisinage. Les cellules nerveuses qu'on rencontre dans cette substance sont infiltrées par d'abondantes granulations pigmentaires et graisseuses ; les tubes nerveux paraissent eux-mêmes atrophiés et granuleux. La consistance de la moelle, tout à fait normale au-dessus de la tumeur, est un peu diminuée au-dessous.

Un homme éprouve pendant près d'un mois un affaiblissement progressif des membres inférieurs sans trouble de la sensibilité, et meurt de phthisie pulmonaire. Outre l'altération des poumons, il présente à la partie supérieure de la région dorsale de la moelle épinière et au centre même de cet organe une tumeur du volume d'un noyau de prune, ferme, jaunâtre, facile à séparer de la substance voisine qui est un peu ramollie. Cette tumeur, malheureusement égarée peu de temps après avoir été dessinée, n'a pu être examinée au microscope ; je suis néanmoins tenté de lui attribuer une origine tuberculeuse, tant à cause de la concomitance des tubercules pulmonaires que de l'absence de toute lésion syphilitique des organes. Il n'y a pas lieu du reste d'envisager comme un gliome cette lésion nettement circonscrite ; ainsi, tout porte à croire qu'elle est constituée par une masse tuberculeuse analogue à celles qui s'observent dans l'encéphale des adultes et surtout des enfants.

Parallèle des tumeurs de la moelle épinière. — Les tumeurs de la moelle épinière, comme les tumeurs encéphaliques, diffèrent selon qu'elles occupent les enveloppes ou le parenchyme médullaire. Les tumeurs des enveloppes, identiques pour ainsi dire dans le canal rachidien et dans la boîte crânienne, intéressent, soit la dure-mère, soit l'arachnoïde ou la pie-mère. Généralement uniques, les tumeurs de la dure-mère spinale renferment assez souvent des corpuscules calcaires, d'où leur est venue la fausse dénomination de psammomes. Les tumeurs de l'arachnoïde et de la pie-mère sont uniques (pl. 46, fig. 2) ou se généralisent à une plus ou moins grande étendue du système nerveux (pl. 45); elles envahissent rarement d'autres tissus. Elles diffèrent de celles de la dure-mère par une moindre tendance à l'imprégnation calcaire et par une plus grande tendance à se généraliser. Les tumeurs intra-médullaires ne sont pas extrêmement rares; elles naissent dans les différents points de la moelle épinière, et surtout dans l'épendyme, comme le montre l'observation précédente. Elles sont des produits gommeux, tuberculeux ou sarcomateux. Moins fréquentes que les tumeurs cérébrales, elles sont aussi plus rares que les tumeurs des enveloppes spinales; néanmoins elles nous paraissent plus communes qu'on ne serait tenté de le croire, et nous pensons que, vu la difficulté qu'il y a à les découvrir, elles ont dû passer souvent inaperçues. Si, au point de vue anatomique, ces lésions ne se distinguent pas essentiellement des tumeurs cérébrales, elles en diffèrent au point de vue séméiologique, comme les fonctions cérébrales diffèrent de celles de la moelle. D'un autre côté, les troubles déterminés par les tumeurs des méninges spinales ne sont pas identiques avec ceux que causent les tumeurs intra-médullaires, et cette différence est assez accusée dans nos faits pour que nous n'ayons pas à y insister.

MYÉLITES.

Les lésions phlegmasiques de la moelle épinière, qui ont, comme celles de l'encéphale, la gangue conjonctive pour point de départ et pour support habituel, se caractérisent, tantôt par la suppuration de cette gangue (myélites suppuratives), tantôt, et le plus souvent, par l'hyperplasie avec tendance à une organisation définitive (myélites prolifératives ou scléreuses). Toutefois, il est certaines altérations du cordon médullaire qui pourraient rentrer dans le cadre des phlegmasies, bien que les cellules nerveuses soient plus spécialement affectées. De ce nombre sont des lésions assez communes chez les jeunes enfants, où elles se traduisent par des paralysies connues sous le nom de paralysies infantiles, et qui, plus rares chez l'adulte, donnent quelquefois lieu à des désordres graves. Dans ces cas, les cellules nerveuses, primitivement lésées, reviennent à leur état normal, ou se détruisent, et, de là, guérison définitive ou paralysie incurable et atrophie musculaire. Par conséquent, nous voyons se produire ici comme dans le foie et les reins deux sortes d'altération phlegmasique : l'une, plus commune, portant sur la trame conjonctive, et l'autre, plus rare, portant sur l'élément propre. La première donne lieu à des paralysies progressives, la seconde à des paralysies rapides. Ajoutons que, dans quelques circonstances, la gangue conjonctive et les éléments nerveux peuvent être simultanément lésés. Les deux observations qui suivent en sont des exemples.

OBS. CCLXXV. **Myélite centrale ascendante aiguë.** — C..., âgé de trente-neuf ans, homme d'apparence robuste, a été soigné en janvier 1861 à l'Hôtel-Dieu, pour une affection qu'il dit avoir atteint le foie. Le 19 mars 1861, il est admis à l'hôpital de la Pitié, salle Saint-Athanase, n° 23 (service de M. Gendrin), pour une paraplégie. Le lendemain de son entrée, il est couché sur le dos et dans l'impossibilité d'imprimer le plus léger mouvement à ses membres inférieurs. Cet état, raconte le malade, ne date que de quatre jours; la paralysie, qui n'était tout d'abord qu'une simple faiblesse des jambes, est arrivée, dans cet espace de temps, à une perte complète du mouvement. Le 20 mars, anesthésie absolue des membres inférieurs. Le chatouillement, le pincement, le contact d'un corps froid, le tiraillement des poils, restent sans effet sur la peau de ces parties. Non-seulement les excitations douloureuses ne déterminent aucune sensation, mais elles ne produisent pas le moindre mouvement réflexe. Les membres supérieurs, un peu faibles, peuvent encore se mouvoir et servir au malade. Constipation et rétention d'urines épaisses, fétides, contenant une grande quantité de phosphates ammoniaco-magnésiens et de carbonates. Pouls fréquent, peau humide, fièvre. Le malade, dont la voix est altérée, le facies un peu décomposé, s'attriste de son sort et verse facilement des larmes quand on cherche à se renseigner sur son affection. Du 21 au 25 mars, l'anesthésie s'étend de la partie inférieure du tronc jusqu'à la base du thorax; le ventre se ballonne par suite de la paralysie des muscles abdominaux; la faiblesse musculaire des membres supérieurs augmente au point qu'ils sont difficilement soulevés; la sensibilité s'y perd complétement. Absence de douleur violente, de contracture, de spasme ou de convulsion dans les parties paralysées; persistance de la fièvre et des sueurs. Il n'y a pas de délire, mais les facultés intellectuelles ne sont pas tout à fait normales; le pouls s'accélère. Le 28, râles trachéaux et mort.

Autopsie. — Cerveau mou; injection marquée des vaisseaux du rachis et des méninges spinales. Vue extérieurement, la moelle épinière est vascularisée et peu consistante. Coupée par tranches transversales et longitudinales, elle est manifestement injectée et un peu ramollie, surtout au niveau de la substance grise, et cet état, qui est plus prononcé à la partie inférieure de la moelle, s'étend jusqu'au delà du renflement cervical, où il paraît s'arrêter. On constate, à l'examen microscopique de la substance médullaire fraîche, l'existence de petites cellules et de noyaux ronds très-réfringents et disséminés entre les éléments nerveux, des corpuscules granuleux épais et plus ou moins abondants, des tubes nerveux variqueux et des cellules nerveuses, les unes très-volumineuses, les autres plutôt atrophiées et granuleuses. Les autres organes sont sains : les muscles n'ont pas été vus au microscope.

Un homme est pris d'une paraplégie qui commence par les membres inférieurs, gagne l'abdomen, les membres supérieurs, et produit une asphyxie rapidement mortelle. La moelle, un peu molle et vivement injectée, offre une prolifération nucléaire de sa trame et une altération des cellules de la substance grise.

OBS. CCLXXVI. **Myélite centrale ascendante aiguë.** — H..., âgé de quarante-cinq ans, palefrenier, a perdu sa mère d'une paralysie, et un de ses enfants est mort paralytique; il prétend avoir eu pour toute maladie, il y a trois ans, une entorse du pied; dernièrement, il a séjourné neuf jours à l'hôpital Lariboisière pour des douleurs accompagnées de gonflement et de rougeur de l'une des articulations tibio-tarsiennes (15 sangsues, cataplasmes). Vers le 20 juin 1861, mal de gorge, enrouement, herpès labialis; quelques jours plus tard, fourmillement dans les membres inférieurs et difficulté avec faiblesse dans la marche. Le 28, ce malade peut à peine marcher à l'aide d'un bâton; et le 29, ne pouvant se tenir debout, il se fait transporter à l'hôpital de la Pitié, où il est placé salle Saint-Athanase, n° 18. Il peut difficilement soulever les jambes dans le lit. Ces membres, un peu roides, sont à peine impressionnés par le pincement et le chatouillement de la peau; la sensibilité y est par conséquent très-affaiblie. Le mouvement et la sensibilité sont diminués dans les membres supérieurs, mais à un faible degré. Le 30 juin, aggravation des symptômes, insomnie, sans trouble des facultés intellectuelles (vésicatoire volant). Le 1er juillet, fourmillements intenses, principalement le soir; abolition du mouvement et perte presque complète du sentiment des membres inférieurs, faiblesse des membres supérieurs, difficulté de la miction, 85 pulsations, respiration normale (calomel). Le 3 juillet, 92 pulsations, moiteur de la peau, chaleur vive des membres inférieurs. Les membres supérieurs ont leurs mouvements difficiles; les muscles de l'abdomen et le diaphragme continuent à se contracter; oppression, miction involontaire et constipation. La tête est lourde, les pupilles sont normales; les facultés intellectuelles persistent. Le malade est calme, il pense qu'il mourra asphyxié. Le 3 juillet, insomnie, sueur visqueuse généralisée, teinte jaunâtre et violacée de la face, légère altération des traits, impossibilité absolue de mouvoir les jambes. Les doigts sont en partie fléchis et étendus, mais les avant-bras ne peuvent être détachés du lit. La sensibilité est presque complétement abolie dans ces membres. Les muscles diaphragmatique et abdominaux sont affaiblis depuis la veille, et la respiration est gênée; la voix est un peu éteinte; 100 pulsations régulières et petites. La déglutition est de plus en plus difficile; le malade tousse lorsqu'il boit; il manque complétement d'appétit. Le 4, respiration et déglutition plus embarrassées que la veille, voix plus altérée, pouls accéléré et moins ample. Le 5, au matin, aphonie complète, ralentissement et gêne très-prononcée de la respiration. Paralysie du diaphragme et des muscles de l'abdomen; paralysie du pharynx et déglutition impossible. Miction toujours difficile. Absence de sucre et d'albumine dans l'urine. 120 pulsations; asphyxie progressive; cyanose vers le soir; mort dans la nuit.

Autopsie. — Simple rougeur de la peau à la région sacrée; tissu musculaire sans lésion appréciable à l'œil nu. Absence de lésion du canal rachidien; hypérémie des méninges spinales. La moelle épinière est injectée et d'une consistance presque normale, excepté à la partie inférieure de la région cervicale, où elle semble un peu ramollie. A la coupe, cet organe est injecté principalement dans la substance grise. Quelques-unes des cellules de cette substance sont déformées et plus granuleuses que dans l'état normal. Entre ces cellules, et dans un grand nombre de points de la substance blanche, on constate l'existence de nombreux noyaux ronds et de petites cellules réfringentes. Le cerveau et le cervelet ne sont pas altérés, mais le bulbe présente une vascularisation marquée au niveau de la partie inférieure de la face antérieure du quatrième ventricule. Les poumons sont légèrement congestionnés et œdématiés; les bronches renferment un peu d'écume. Le volume du cœur est normal, ses ventricules contiennent une faible quantité de sang liquide. Le foie est un peu volumineux, et dans l'épiploon gastro-hépatique il existe plusieurs ganglions hypertrophiés et crétifiés. La rate, les reins et le tube digestif sont intacts.

Ce fait, comme celui qui précède, nous présente une altération simultanée de la gangue conjonctive et des cellules nerveuses de la moelle épinière; mais, tandis que le tissu conjonctif de cet organe est le siége d'une abondante prolifération nucléaire, les cellules nerveuses, granuleuses et atrophiées, paraissent soumises à un processus inverse. Symptomatiquement, cette altération se caractérise par une paralysie rapide, ascendante, sans contracture appréciable, le plus souvent flasque et accompagnée d'une altération plus ou moins profonde de la sensibilité. Bien différents sont les caractères des paralysies dans les cas où l'altération de la trame tend à une organisation définitive et engendre ces lésions aujourd'hui connues sous le nom de scléroses. Le processus morbide est, dans ces cas, tantôt localisé à certaines parties de l'axe médullaire auxquelles se trouve dévolue une fonction déterminée, tantôt diffus et disséminé en différents points.

OBS. CCLXXVII. **Myélite scléreuse des cordons postérieurs (ataxie musculaire progressive); altération de quelques tubes nerveux du sciatique et atrophie de quelques-uns des muscles de la jambe.** — H..., menuisier, est entré à la Pitié le 21 décembre 1861, dans un état de maigreur, de faiblesse et de détérioration organique qui permet de lui donner soixante-dix ans, quoiqu'il n'en ait que quarante-sept. Il sort de l'hôpital Saint-Antoine, où il a été considéré comme incurable et renvoyé au bout de quelques jours. Cet homme prétend avoir joui toujours d'une excellente santé, avant d'éprouver les premières atteintes de sa maladie actuelle. Il n'a pas eu la syphilis; il n'a fait aucun excès de table ou de femmes; il n'a pas habité des lieux humides. Le début de son affection remonte à une quinzaine d'années. Il aurait éprouvé d'abord dans les jambes des douleurs assez vives, dans certains moments, pour gêner la marche. D'abord limitées aux membres inférieurs, ces douleurs se généralisèrent et se firent sentir dans les diverses parties du corps. La marche, d'abord simplement gênée par moments, devint pénible d'une façon continue ; pour se tenir debout, le malade fut obligé de s'appuyer sur un bâton. Enfin, la progression devint embarrassée et impossible, tant par le fait de la douleur que par l'*incertitude des mouvements* (expression du malade). Après être resté dix-huit mois chez lui dans cet état, après avoir essayé sans résultat les médications les plus variées, ce malade s'est décidé à entrer à l'hôpital, où il a séjourné pendant trois mois et demi. Dès son arrivée, il existait une émaciation générale. Le tissu adipeux avait complétement disparu; les muscles étaient atrophiés et laissaient apparaître partout les saillies osseuses, et cette atrophie portait également sur les différentes régions et sur les différents muscles de la même région. Nulle part nous n'avons pu découvrir ces contractions fibrillaires qui appartiennent à l'atrophie graisseuse. H... affecte de préférence le décubitus dorsal, quoiqu'il puisse se placer indifféremment sur le côté droit et sur le côté gauche ; mais les mouvements nécessaires pour prendre ces différentes positions sont tellement douloureux et pénibles, que le malade en change le plus rarement possible. La sensibilité cutanée est conservée dans ses modes divers. Le malade a une notion exacte des corps mis en contact avec le tégument ; il perçoit la douleur quand on le pique ou quand on le pince. Il apprécie également la température : si on lui applique sur la peau un corps froid, il en éprouve la sensation d'une façon très-nette; nulle part nous n'avons constaté un point qui fût anesthésié ou hyperesthésié. Une pression énergique et profonde lui était pénible; les parties profondes la ressentaient comme la peau. Il avait conscience des mouvements imprimés à ses membres et de la résistance opposée aux contractions musculaires, ce qui indique la conservation de la sensibilité musculaire. Toutes ces sensations étaient perçues par l'encéphale sans retard, aussitôt qu'elles étaient produites. On constatait, au contraire, des troubles notables de la motilité. Il existait un affaiblissement général du système musculaire, conséquence de la perte des forces et de l'amaigrissement. Le malade ne pouvait rester sur ses jambes. Mais cette impossibilité ne tenait pas à la faiblesse seule ; les jambes ne se contentaient pas de fléchir, elles oscillaient, et pendant la marche elles exécutaient des mouvements désordonnés en tous sens. H. . retire avec peine les jambes du lit et, lorsqu'il les a élevées au-dessus des couvertures, il lui est tout à fait impossible de les maintenir immobiles dans la position horizontale ; elles sont projetées, malgré lui, en haut, en bas, à droite, à gauche, avec des oscillations, des circumductions variables de force et d'étendue. Ces troubles de la musculation augmentent lorsqu'on lui fait fermer les yeux. Malgré cela, les membres inférieurs résistent à la flexion qu'on veut leur imprimer, avec une énergie que leur maigreur ne permettrait pas de soupçonner. Les mouvements des bras sont brusques et saccadés; ils s'exécutent cependant avec plus de précision que ceux des jambes et des cuisses. Le malade peut les tenir un certain temps dans la position horizontale et saisir sans trop de peine un crayon, un stéthoscope qu'on lui présente. La parole est faible et languissante. Un des symptômes les plus constants, les plus saillants de cette maladie, et en même temps le plus pénible pour le malade, a été l'existence de douleurs térébrantes et fulgurantes qui parcouraient les diverses parties du corps, et plus spécialement les membres et la tête. Jusqu'à la fin, elles ont conservé leur intensité. Dans les membres, elles s'accompagnaient de secousses comme électriques, assez fortes pour soulever parfois les couvertures; elles cessaient par moments, pour renaître quelques heures après, avec des périodes variables quant à la durée et à l'intensité. Lorsqu'elles avaient lieu la nuit, ce qui arrivait souvent, elles empêchaient le sommeil et contribuaient doublement à l'épuisement du malade. Les fonctions de la vue, de l'odorat, de l'ouïe, étaient affaiblies mais non troublées. Il n'y avait d'exception que pour les fonctions du rectum et de la vessie, mais en tant que soumises à la musculation. Le malade était tantôt constipé, tantôt atteint de diarrhée stercorale. Il éprouvait des difficultés et des irrégularités dans l'émission de l'urine. Après avoir été passable plusieurs jours, celle-ci ne s'exécutait plus; il fallait employer la sonde un jour ou deux, et tout rentrait dans l'ordre. Cet état de choses persista sans changement sensible jusqu'au mois de mars, résistant à tout traitement : opium, ciguë, extrait de chanvre, employés au moins pour calmer les vives douleurs qui rendaient le sommeil impossible, mais sans succès. Les douches froides, les bains sulfureux, n'ont pas mieux réussi à combattre les troubles divers du système musculaire. Dans les premiers jours de mars, l'état général s'aggrava; l'émaciation arriva en quelques jours à ses dernières limites. Le malade ne put plus exécuter le moindre mouvement; les douleurs devinrent incessantes, l'appétit se perdit, la respiration s'embarrassa et devint précipitée, et le malade s'éteignit le 24 mars au matin.

Autopsie. — Épanchement pleural considérable du côté gauche, avec fausses membranes épaisses tapissant la plèvre et le poumon. Granulations et tubercules à l'état cru en grand nombre dans les deux poumons. Rien dans le tube digestif, dans le foie et dans les reins. La dure-mère cérébrale est intacte. La pie-mère s'enlève avec facilité et sans entraîner de fragments de substance grise. La masse cérébrale, examinée attentivement, n'offre aucune trace de lésions. Sa consistance est normale ; les circonvolutions ont leur coloration et leur aspect habituels, c'est à peine si l'on note la présence d'un léger piqueté vers les cornes cérébrales postérieures. Les couches optiques, le corps strié, la voûte et ses piliers n'ont rien présenté qui mérite d'être noté. Le cervelet, principalement dans les parties postérieures, offre une consistance notablement moindre qu'à l'état normal. Les artères de l'encéphale sont affectées de dépôts athéromateux. La dure-mère spinale est le siége d'une hypérémie notable à sa région postérieure. Au niveau de la région dorsale, l'arachnoïde spinale présente, dans une étendue de 8 à 10 centimètres, une teinte opaline blanchâtre, par plaques plus ou moins grandes. L'une d'elles a de 4 à 5 centimètres de long et représente une bandelette allongée, terminée en pointe à son extrémité supérieure, ce qui donne à ces points l'aspect d'une pseudo-membrane fibrineuse. Cette altération correspond aux parties postérieures de la moelle ; sa coloration dépend d'une infiltration exsudative au milieu de la trame fibroïde qui constitue l'arachnoïde. Un examen détaillé fit reconnaître dans ces points des vaisseaux très-dilatés, et çà et là quelques cristaux d'origine hématique indiquant les traces d'un ancien travail congestif. Le cordon médullaire paraît avoir un volume moins considérable qu'à l'état normal ; cette diminution de volume va en augmentant de la région dorsale à la région lombaire. Toute la région postérieure de cette portion du système nerveux présente une coloration jaunâtre et un aspect transparent, quasi-gélatineux, principalement accusé dans les régions les plus inférieures. En passant légèrement la pulpe du doigt sur toute cette ligne, on perçoit une sensation d'inégalités successives indiquant des points dans lesquels le tissu nerveux se trouve raréfié et diminué de consistance. La plupart des fascicules des racines postérieures, principalement ceux des régions inférieures, offrent une coloration grise ; ils sont affaissés sur eux-mêmes, et considérablement hypérémiés. Les racines antérieures, examinées comparativement dans les points correspondants où la lésion des racines postérieures est à son maximum, sont plus fermes, plus résistantes et incontestablement moins hypérémiées. Les tubes nerveux des fascicules des racines postérieures sont tous plus ou moins dégénérés ; cependant il est permis de supposer qu'ils ne sont pas tous complétement altérés dans leur constitution intime. Les racines postérieures des régions brachiale et cervicale, quoique la plupart grisâtres et molles, sont bien moins altérées que celles des régions inférieures de la moelle. Quant aux tubes nerveux des racines antérieures de la région lombaire, ils ont leur aspect et leurs caractères habituels, et sont infiniment moins modifiés que ceux des racines postérieures correspondantes. L'étude de l'axe spinal ayant été faite au moyen de coupes transversales, on constata que, vers la région lombaire, les faisceaux postérieurs se faisaient remarquer par une coloration jaune ambré et un aspect gélatiniforme. Cette dégénérescence était comprise exclusivement dans l'espace intercepté entre les cornes grises postérieures de la moelle, et se confondait avec la coloration même de ces cornes. Elle se propageait jusque vers les régions supérieures de la moelle et occupait un espace d'autant plus limité et circonscrit, qu'on en poursuivait l'étude dans les points plus élevés. Les fibres blanches qui constituent les faisceaux antéro-latéraux et les faisceaux antérieurs n'avaient pas été sensiblement envahies par la dégénérescence qui avait si fortement intéressé les faisceaux postérieurs. Non-seulement dans les régions inférieures, mais encore jusque dans les régions supérieures, la substance grise de l'axe spinal était le siége d'une vascularisation des plus insolites, qui lui donnait une coloration rougeâtre très-intense, sans qu'il y eût cependant de traces d'exsudation ou d'hémorrhagies capillaires. Les parois du quatrième ventricule et la substance grise des tubercules quadrijumeaux participaient à cet état d'hypérémie. La substance blanche des faisceaux antéro-latéraux était pareillement parcourue par de nombreuses ramifications vasculaires. Il n'a pas été possible de retrouver les petites cellules de la substance gélatineuse à la région lombaire. Quant à celles des cornes antérieures et des régions centrales de l'axe, reconnaissables à leur forme et à leurs dimensions, elles sont presque toutes recouvertes d'une multitude de granulations pigmentaires qui en masquent les contours et les font apparaître sous l'aspect d'amas pigmentaires plus ou moins irréguliers. La substance grise du *locus niger* de Sœmmerring est très-diffluente ; les cellules nerveuses de cette région présentent encore leurs rapports normaux avec les filets qui lui sont propres. Une énorme proportion de corpuscules amyloïdes se ren-

Pl. 48, fig. 2, 2' 2'' et 2'''.

contre au milieu des tubes nerveux dégénérés. Ces corpuscules, pour la plupart parfaitement reconnaissables par la réaction, lente à se produire, de l'acide sulfurique et de la teinture d'iode, sont accumulés surtout dans les régions où la dégénérescence est plus avancée, savoir : dans les faisceaux postérieurs et au milieu des fibrilles de la substance grise ; ils étaient surtout très-nombreux le long de la continuité des capillaires. Les capillaires de la moelle présentent une multitude de granulations jaunâtres, incrustées dans leurs parois, aux points envahis par la dégénérescence. Une portion du sciatique et des muscles des jambes est examinée par M. Lancereaux. La plupart des fibres nerveuses de ce cordon nerveux, qui paraît un peu aminci, sont normales, quelques-unes seulement parmi les plus petites sont légèrement granuleuses. Les muscles de la cuisse ne sont pas altérés à l'œil nu, excepté le jumeau, qui offre une coloration légèrement jaunâtre à sa partie supérieure. Les fibres musculaires, vues au microscope, sont petites et pour la plupart intactes; quelques-unes, atrophiées et granuleuses, présentent, au niveau du sarcolemme, de nombreux noyaux allongés et paraissent en voie de transformation fibreuse. (Marrotte, dans l'*Union médicale*, N. S., t. XIV, p. 468 ; 1862.)

Cette observation, rapportée avec beaucoup de soin par mon savant maître M. Marrotte, nous apprend que les faisceaux postérieurs de la moelle épinière sont susceptibles de s'altérer pour ainsi dire isolément, et que cette altération, révélée anatomiquement par un changement de coloration et de consistance avec dégénérescence des éléments nerveux, se traduit symptomatiquement par des douleurs vives, fulgurantes, une incoordination de plus en plus prononcée des membres sans diminution notable de la sensibilité cutanée et de la force musculaire. Les faits du même genre ne sont pas extrêmement rares, il en a été publié un assez grand nombre depuis ces dernières années, et toujours l'altération constatée est semblable à celle qui se rencontre ici, plus un certain degré d'épaississement de la trame conjonctive. Cette modification de la gangue conjonctive, à la vérité quelquefois difficile à reconnaître, a valu à l'affection qui nous occupe la dénomination de sclérose des cordons postérieurs. Nous l'avons observée chez une femme de quarante et un ans, morte après plusieurs années de maladie, dans le service de la clinique, à l'Hôtel-Dieu. Cette femme, chez laquelle l'incoordination des membres inférieurs et supérieurs existait à un haut degré, offrait à l'œil nu, sur une coupe transversale de la moelle, une teinte grise sombre de la substance des faisceaux postérieurs, teinte qui, malgré un certain degré d'injection, tranchait d'une manière sensible sur la substance blanche voisine et même sur la coloration rosée de la substance grise centrale (pl. 48, fig. 3, 3′, 3″ et 3‴). En même temps, ces faisceaux étaient diminués de volume par rapport à ceux d'une moelle saine. Les racines postérieures étaient petites, minces, atrophiées; quelques-unes des racines antérieures paraissaient également plus petites que dans l'état ordinaire. Sur une coupe microscopique, les cellules nerveuses se montrent saines, les tubes nerveux des faisceaux postérieurs sont atrophiés, la gangue conjonctive de ces faisceaux est épaissie, semée de corps granuleux et de corpuscules amyloïdes, et les vaisseaux qui la parcourent renferment dans leur gaîne de nombreuses granulations graisseuses (fig. 3′ et 3″). Quelques-uns des tubes nerveux des racines postérieures présentent d'abondants noyaux au niveau de leur enveloppe, un commencement d'altération de la substance médullaire, qui est morcelée, et un cylindre d'axe intact; d'autres ont perdu leur substance médullaire et se trouvent réduits à une gaîne chargée de noyaux et au cylindre-axe; le plus grand nombre enfin, sous l'apparence d'un tissu fibrillaire, ondulé, n'offrent plus ni moelle, ni cylindre-axe, et sont uniquement composés de cellules allongées et accolées entre elles (fig. 3'''). Ces éléments sont ainsi le siége d'un processus de nouvelle formation qui a son point de départ dans les noyaux de la gaîne. Dans ce dernier fait, comme dans celui qui précède, l'incoordination des mouvements des membres est le trouble principal, et l'altération de la moelle épinière porte spécialement sur les racines et les faisceaux postérieurs. Dans le premier cas, un petit nombre de tubes nerveux et quelques faisceaux musculaires sont en même temps altérés, mais on doit considérer comme tout à fait accessoire la modification qu'ils ont subie.

Obs. CCLXXVIII. **Myélite scléreuse diffuse et pneumonie caséeuse.** — L..., âgée de vingt-neuf ans, est une femme bien constituée, qui a eu un enfant et qui ne paraît avoir aucun antécédent hystérique. Elle raconte que, dans les premiers mois de l'année 1864, elle sentit pour la première fois, à la suite de vomissements biliaires, de la faiblesse dans les membres inférieurs. Quelques semaines après, elle avait de la peine à marcher, et un peu plus tard elle était obligée de cesser son travail. Cette paralysie augmenta insensiblement, et au bout de treize mois la marche était devenue à peu près impossible. Cette malade entra alors à l'hôpital Necker, dans le service de M. le docteur Potain, qui lui administra tout d'abord des préparations ferrugineuses et toniques, des bains sulfureux, et plus tard du phosphore, de la strychnine et du nitrate d'argent. Après trois ans de séjour dans cet hôpital, elle est admise à la Salpêtrière, et le 7 août 1869, comme elle toussait depuis quelque temps, elle fut transférée à l'infirmerie, dans le service de M. Charcot, que je remplaçais alors. La malade, étendue sur le dos, ne peut soulever ses jambes contracturées du plan du lit sur lequel elles reposent. Pourtant il lui est possible, une fois mise debout, de faire quelques pas en s'appuyant contre le lit; il est facile de voir que la jambe droite a plus de force que la gauche. La sensibilité est conservée dans les deux membres, mais elle est obtuse, en ce sens que si l'on vient à pincer l'un d'eux, par exemple, la malade, tout en percevant une sensation douloureuse, ne peut dire exactement ce que l'on fait. La sensibilité tactile n'est pas nette, mais la sensibilité de température est tout à fait normale. Les jambes sont, à leur partie inférieure, affectées d'un œdème douloureux à la pression. La force musculaire conservée dans le membre supérieur gauche s'épuise vite; aussi la malade ne peut travailler longtemps avec le bras. Vient-elle à soulever un objet un peu lourd, les doigts perdent bientôt la sensation de préhension et de poids, le membre s'engourdit, l'objet tombe. Le bras droit est plus fort et, de même que son congénère, il a conservé la sensibilité sous toutes ses formes. La malade ressent de temps à autre, dans le bras gauche, des douleurs qu'elle compare à des élancements et qui se font sentir dans l'épaule, le coude, les doigts. La main gauche est un peu plus volumineuse que la droite. Comme le bras gauche, les membres inférieurs sont fréquemment affectés d'élancements douloureux. Il existe des points douloureux le long du rachis et, au niveau des hypochondres, la douleur fait ceinture. Circulation normale; cœur intact; toux légère; faiblesse du murmure vésiculaire aux sommets des poumons; foie hypertrophié. Aucun changement appréciable ne se manifeste jusqu'au 27 août, où surviennent des vomissements de matières biliaires et de la fièvre. Le 30, diarrhée, persistance des vomissements, langue rouge, inappétence; urines rares, sans albuminurie; toux avec expectoration peu abondante; 120 pulsations. 2 septembre, la diarrhée a disparu; la malade éprouve un frisson peu intense. L'auscultation révèle l'existence de craquements et de râles caverneux aux sommets des poumons. Peu de changement dans les jours qui suivent, la fièvre continue, le pouls dépasse généralement 110, la température 38°; la toux persiste; la malade dépérit chaque jour et meurt le 25, sans avoir rien présenté de nouveau du côté des membres.

Pl. 47 (entière). *L'autopsie* est pratiquée vingt-cinq heures après la mort; absence de rigidité cadavérique. Méninges et ventricules encéphaliques normaux; substance cérébrale intacte; vaisseaux cérébraux sains. Le canal rachidien et les méninges spinales ne présentent pas trace d'altération. La moelle épinière est petite, de consistance assez normale; on remarque en avant, au niveau du renflement cervical et un peu plus bas, des taches grisâtres peu accusées. Une section perpendiculaire de cet organe au-dessus du renflement brachial montre l'existence, de chaque côté du sillon antérieur, de deux petites surfaces grisâtres sclérosées, larges d'un millimètre carré, et dans chaque cordon latéral une surface plus étendue et plus irrégulière; la moelle épinière semble partout diminuée de diamètre. La région dorsale en particulier est très-grêle. Un séjour prolongé dans l'acide chromique ne durcit pas également toutes les parties de la moelle. En certains points on trouve des îlots de substance nerveuse ayant acquis une consistance spongieuse et un aspect comme fibreux; la coloration de ces points est beaucoup moins intense que celle des parties voisines, et ce simple fait conduit à soupçonner une sclérose. On sait, en effet, que si l'on examine une moëlle après macération dans une solution d'acide chromique, le point où domine le tissu conjonctif ne durcit guère et se colore en vert pâle, tandis que les parties où la myéline a persisté deviennent très-dures et d'une coloration très-foncée. Des coupes fines perpendiculaires à l'axe spinal sont successivement pratiquées et examinées au microscope: elles permettent de constater, en procédant de haut en bas, l'intégrité du bulbe jusqu'à l'entrecroisement des pyramides; mais à quelques millimètres au-dessous de ce point, au niveau d'une sorte de collet qui sépare le bulbe du renflement cervical, commencent les lésions scléreuses. L'étude du renflement cervical est faite au moyen de cinq coupes pratiquées à des intervalles réguliers : la première correspond autant que possible à la première paire cervicale; la dernière, à la huitième. Des lésions sont localisées très-nettement dans les cordons antéro-latéraux et postérieurs (voyez les fig. 1, 2, 3). En ces points, des plaques d'altération de dimensions considérables empiètent plus ou moins sur la substance grise, et dans une étendue qui varie avec la région où la coupe est pratiquée. A la région dorsale, la sclérose s'accentue de telle sorte que, depuis la deuxième dorsale jusqu'à la onzième, les points épargnés par le travail morbide sont tellement limités et d'ailleurs si irrégulièrement distribués qu'il nous a paru impossible de les décrire méthodiquement. La substance grise elle-même est lésée. La région lombaire est un peu moins malade; pourtant, dans les cordons antérieurs, postérieurs et latéraux, on trouve des îlots de sclérose plus ou moins développés et distribués d'une façon très-irrégulière. Le filet terminal est affecté de sclérose dans toute son étendue. La pie-mère et l'arachnoïde ne participent en aucune façon au processus phlegmasique de la moelle. Les racines antérieures et postérieures semblent diminuées de volume, mais on n'y rencontre pas les traces évidentes d'un travail inflammatoire analogue à celui dont les racines postérieures deviennent le siége chez les malades affectés d'ataxie locomotrice. Les ganglions spinaux ne sont pas examinés. Dans les régions qui avoisinent immédiatement les plaques de sclérose, on remarque une hypertrophie considérable des cellules conjonctives de la névroglie. Ces éléments contiennent deux, trois ou quatre noyaux très-gros, et envoient dans diverses directions des prolongements ramifiés extrêmement nets qui vont s'anastomoser avec des prolongements semblables venus des corpuscules voisins. Si l'on se rapproche de la plaque, il devient bientôt impossible de distinguer les éléments précédemment décrits, mais on observe de petits foyers où sont réunis cinq, six, dix noyaux plus petits que les premiers. Ces noyaux sont situés au milieu d'une masse finement pointillée qui s'interpose entre les tubes et semble les comprimer. Aussi ces derniers présentent-ils des dimensions transversales moindres que les tubes nerveux des régions saines. Ce changement est l'effet de la disparition progressive du cylindre de myéline, car le cylindre-axe persiste dans toute son intégrité, à tel point qu'on pourrait le croire hypertrophié. Il nous a semblé qu'il n'y avait là qu'une apparence. La destruction graduelle de la myéline aboutit bientôt à la disparition complète de cette substance, alors le cylindre-axe apparaît comme un point coloré nettement circonscrit, plongé au milieu d'une matière finement pointillée, contenant des noyaux, et qui, sur les coupes transversales, a un aspect vaguement fibrillaire. Le cylindre-axe par conséquent résiste aux influences destructives bien plus longtemps que la gaîne de myéline, mais il n'est pas absolument réfractaire, car vers le centre des plaques de sclérose, c'est-à-dire dans le point où l'on est en droit de supposer que le travail morbide est arrivé à son plus complet développement, les cylindres-axes disparaissent. Cette particularité se voit fort bien sur des coupes longitudinales. Ces coupes sont également favorables pour montrer les faisceaux de fibrilles dont la section transversale se manifeste, après une imprégnation de carmin, sous l'aspect de points rougeâtres non réfringents beaucoup plus fins que ceux qui résultent de la section des cylindres-axes. Ces fibrilles sont des éléments très-allongés, fins, déliés, de calibre uniforme et de dimensions inférieures à celles des cylindres-axes, avec lesquels il est impossible de les confondre. Elles ne s'anastomosent point, mais se réunissent en faisceaux parallèles et légèrement onduleux, séparés par des chaînes de noyaux sans véritables corps fusiformes. De la périphérie de ces fibrilles émanent à angle presque droit de petits prolongements qui s'insinuent entre les fibres et semblent les relier l'une à l'autre. Ces éléments, sensiblement réfractaires à l'action de l'acide acétique, n'ont pas été examinés à l'état frais. Les parois des vaisseaux compris dans les plaques de sclérose sont épaissies. Les points de la substance grise envahis par le processus morbide ont paru formés d'un tissu plus serré que d'ordinaire et manifestement fibrillaire. Les cellules y étaient certainement plus petites, peut-être moins nombreuses qu'à l'état normal, mais saines et sans aucune trace de dégénérescence jaune. Tous ces détails ont été observés sur des coupes transversales et longitudinales préparées successivement par l'alcool absolu, l'essence de térébenthine et le baume de Canada. Mais ce mode de préparation, si utile d'ailleurs, présente cet inconvénient qu'il détruit les corps granuleux et masque plus ou moins complétement les corpuscules amyloïdes. Sur des coupes longitudinales très-minces plongées un instant dans l'alcool et éclaircies par la glycérine, on peut voir que le nombre des corpuscules amyloïdes et des corps granuleux est en raison inverse du degré de développement de la plaque et partant du nombre des fibrilles ; ainsi ces dernières sont rares à la périphérie de la plaque, quand au contraire des corps granuleux et amyloïdes y sont abondants. Les noyaux interposés aux faisceaux fibrillaires sont plus rares qu'on ne serait tenté de le supposer si l'on présumait de la structure histologique des plaques de sclérose, dans notre fait, par celle que l'on observe dans les faisceaux postérieurs chez les malades atteints d'ataxie locomotrice. Les vaisseaux situés au centre des plaques, ne contiennent dans leur gaine que de rares granulations graisseuses ; ceux de la périphérie des plaques, moins malades quant à leur structure, renferment dans leur gaîne lymphatique une quantité considérable de corps granuleux et amyloïdes, mélangés à des granulations graisseuses libres. On trouve encore ces produits de régression dans les gaînes de vaisseaux relativement éloignés des plaques. Quant aux cylindres-axes, ils disparaissent lentement et par un mécanisme qui ne diffère pas sensiblement de celui par lequel se produit la disparition de la myéline. En effet, nous avons vu, dans des points rapprochés du centre de la plaque, quelques rares cylindres présentant dans leur substance des granulations, et peut-être cet aspect n'était-il pas dû à autre chose qu'à un commencement de désintégration. — Les poumons offrent à leurs sommets quelques petites excavations communiquant entre elles. Ces organes sont en outre parsemés dans leurs différents lobes, et surtout dans leurs lobes supérieurs, de foyers lenticulaires de pneumonie caséeuse ; nulle part il n'existe de granulations tuberculeuses. Le cœur, flasque, surchargé de graisse, facile à déchirer par la pression, renferme quelques caillots fibrineux de faible dimension ; ses cavités sont normales ; les valvules tricuspide et mitrale offrent sur plusieurs points de leur bord libre des épaississements notables ; les orifices artériels sont normaux. Le foie, très-volumineux, pèse 1970 grammes, il est dans un état d'altération graisseuse fort avancée, puisque plongé dans l'eau il surnage. Les voies biliaires sont intactes, mais la vésicule renferme un calcul du volume d'une olive. Les reins sont un peu décolorés ; la rate, augmentée de volume, présente à sa surface quelques îlots caséeux. L'estomac a des dimensions ordinaires, sa muqueuse est semée de fines arborisations ; l'intestin grêle est le siége d'ulcérations folliculaires dans sa dernière portion. Le mésentère est chargé de graisse, et la paroi abdominale antérieure fort épaisse. Un grand nombre de ganglions mésentériques sont complétement caséeux. (Observation recueillie par M. Pierret.)

Une jeune femme meurt phthisique cinq ans et demi après le début d'une affection de la moelle épinière qui avait fini par amener une paraplégie complète avec roideur et obtusion de la sensibilité des membres inférieurs. A la simple vue, le cordon médullaire, assez ferme, un peu petit, présente seulement quelques taches grisâtres anormales. Après macération dans l'acide chromique, cet organe laisse voir, sur des coupes microscopiques fines transversales, des plaques d'altération disséminées sans ordre. Ces plaques, de teinte claire et grisâtre, présentent à leur circonférence des noyaux plus ou moins nombreux, des tubes privés de myéline, et vers leur centre un fin pointillé grisâtre que des coupes longitudinales tendent à faire considérer comme étant dû à la section de fibrilles parallèlement disposées suivant l'axe de la moelle épinière. Caractérisée par une multiplication des noyaux de la névroglie et la formation d'un tissu fibrillaire, cette altération fait partie de la classe des phlegmasies. C'est donc un cas de myélite disséminée par plaques isolées en différents points de l'axe spinal, et cette circonstance, jointe à la dureté relative des parties lésées, a conduit à désigner encore cette affection sous le nom de *sclérose en plaques*. Le plus souvent limitée comme ici à la moelle, la sclérose en plaques s'étend quelquefois à l'isthme et à l'encéphale, mais alors les symptômes qui la révèlent diffèrent de ceux qu'offre notre malade et consistent dans un tremblement plus ou moins marqué des membres, de l'embarras de la parole, du nystagmus, etc. La sclérose des centres nerveux présente en résumé des symptômes variables suivant la fonction dévolue à la partie altérée de ces centres; son évolution est lente, et son étiologie obscure. Dans notre fait, il n'est aucune cause à laquelle on puisse rattacher l'altération de la moelle; mais nous ferons remarquer que la malade avait été considérée comme atteinte d'hystérie par un médecin des plus distingués. Nous savons d'ailleurs que M. le docteur Charcot a observé un cas de sclérose des cordons latéraux survenue chez une femme hystérique.

Les faits que nous venons de rapporter nous font connaître la sclérose diffuse et la sclérose primitive rubanée des cordons postérieurs. Dans quelques circonstances, la sclérose se localise de préférence à la périphérie de la moelle épinière (sclérose annulaire). D'autres fois, elle envahit d'une façon spéciale la partie centrale de la moelle et surtout l'épendyme; l'observation qui suit en est un exemple.

OBS. CCLXXIX. **Hypertrophie de l'épendyme spinal dans une grande partie de la moelle épinière.** — X..., vingt-cinq ans, cordonnier, a joui d'une bonne santé jusqu'à l'âge de douze à quatorze ans; à cet âge, il fut atteint d'une déviation de la colonne vertébrale qui ne l'empêcha pas de se livrer au travail, et la seule cause de maladie, restriction faite de l'hérédité, qui puisse être invoquée chez lui, serait peut-être l'excès du travail. Le père de X... a succombé à une phthisie pulmonaire après quinze mois de maladie; sa mère vit encore. C'est au mois de juillet 1859 que X... fait remonter le début de son mal; après un voyage aux environs de Paris, dans lequel il fut saisi par le froid, il se trouva enrhumé et obligé de garder le lit pendant plusieurs jours. A partir de ce moment, il conserva une courbature excessive, ressentit des douleurs d'abord dans la région des reins et dans les membres inférieurs, et plus tard dans les membres supérieurs. Il éprouva en même temps des picotements, des engourdissements et des fourmillements dans les extrémités, et il comparaît volontiers ses sensations à celles qui résultent de la compression d'un nerf, celle du cubital par exemple. Les extrémités devinrent le siége d'un prurit souvent fort incommode, et le malade eut l'occasion de constater à plusieurs reprises, à leur surface, l'existence de gouttelettes de sueur plus ou moins abondantes. A mesure que ces différents phénomènes étaient plus accusés, la sensibilité tactile et le mouvement volontaire allaient en s'affaiblissant; puis de temps à autre apparaissaient des mouvements réflexes, particulièrement dans le bras gauche. A propos d'une excitation souvent fort légère, ce membre était pris tout à coup d'une violente secousse, d'une contraction rapide et complétement involontaire. La marche avait lieu sans incoordination, mais après quelques instants elle devenait difficile, même impossible, tant la fatigue était rapide. Malgré tous ces accidents, ce malade avait une santé générale assez bonne et continuait son travail. Il consulta plusieurs médecins, passa même quelque temps à l'hôpital, mais sans amélioration. Sept ou huit mois environ avant la mort, la miction devint difficile, l'urine, qui s'écoulait goutte à goutte, laissait, après le repos, un dépôt abondant; la constipation était habituelle. C'est seulement deux mois et demi avant le terme fatal que le malade se décide à garder le lit; sa marche est alors chancelante; la sensibilité tactile et la sensibilité au froid sont très-affaiblies. Depuis quelque temps, les objets qui lui servent pour sa profession lui échappent des doigts, il se plaint de ne plus les sentir; il ne peut que difficilement se servir de ses mains sans l'aide de la vue. Les engourdissements et les douleurs persistent aux extrémités, les mouvements réflexes ont toujours lieu; de plus, malaise, courbature générale, perte de l'appétit. Le malade, qui se décolore et s'amaigrit, finit par se décider à entrer de nouveau à l'hôpital. Il peut encore faire à pied le trajet. Durant un mois, il put se lever et marcher à différentes reprises; il était même sur le point de sortir malgré des douleurs toujours violentes, non-seulement aux extrémités, mais encore dans le dos et les reins, lorsqu'il fut pris de roideur, de contracture et d'une paraplégie complète, accompagnée parfois de secousses convulsives. A partir de ce moment, l'état de X... s'aggrave de plus en plus; la respiration est gênée; l'urine, retirée à l'aide du cathétérisme, est bourbeuse et sanguinolente; les traits s'altèrent; surviennent des eschares qui se creusent rapidement, de la fièvre, et enfin un érysipèle. La fièvre s'accroît, la respiration s'embarrasse de plus en plus et la mort a lieu après deux mois de séjour à l'hôpital.

Autopsie. — Cadavre amaigri, légère déviation rachidienne à courbure saillante à gauche et en arrière, œdème peu prononcé aux membres inférieurs. Les parois du canal rachidien sont normales, la moelle qui y est contenue est relativement volumineuse. La consistance extérieure de cet organe est peu ferme; mais si l'on vient à le presser à l'aide des doigts, on sent qu'il résiste très-fortement. La section fait reconnaître à la partie centrale l'existence d'un cordon grisâtre, cylindrique, ferme et résistant, du volume d'un manche de plume ou de crayon. Ce cordon solide s'étend de la partie supérieure de la région cervicale à quelques centimètres de l'extrémité inférieure de la moelle où il se termine par une pointe conoïde. Il occupe le centre de la moelle et se trouve enveloppé dans toute son étendue par la substance médullaire dont il peut être énucléé. La substance blanche de la moelle est diminuée de consistance sur plusieurs points; au niveau de la troisième vertèbre cervicale existe, sur le trajet de ce cordon central, un caillot sanguin récent et du volume d'un gros noyau de cerise. A quelques millimètres au-dessous de ce noyau hémorrhagique se rencontre un petit kyste d'où s'écoule un liquide séreux, tandis que plus bas se trouve un second noyau hémorrhagique plus ancien et plus petit que le précédent. Le siége de ces foyers multiples est sans aucun doute l'épendyme hypertrophié. Une matière amorphe légèrement granuleuse, des granulations moléculaires isolées, des fibres de tissu conjonctif, fines, déliées, enchevêtrées (tissu fibrillaire), et en tout semblables à celles qui, à l'état normal, font partie de la membrane de l'épendyme; des vaisseaux nombreux sur le trajet desquels se voient d'abondants granules d'hématosine et dont quelques-uns sont en voie d'altération, telle est la constitution du cylindre central de la moelle. La substance grise médullaire est en partie réduite en granulations; cependant, à côté de cellules déformées ou déchirées, on parvient à en trouver qui sont presque normales; quelques-unes des fibres nerveuses de la substance blanche et des racines des nerfs sont atrophiées et granuleuses. La partie la plus inférieure de la moelle, située au-dessous du cordon central, n'a pas subi la même altération; elle paraît saine, les nerfs qui en partent ne sont pas altérés. Rien à noter du côté du cerveau et des viscères. Pl. 46, fig. 5 AB

Un jeune homme éprouve des fourmillements, du prurit et de la douleur aux extrémités; plus tard il devient paraplégique, et se trouve emporté par des eschares et un érysipèle. L'épendyme hypertrophié forme au centre de la moelle épinière un cordon cylindrique qui comprime les éléments de la substance grise, et dans sa partie supérieure ce cordon est le siége de deux foyers hémorrhagiques de petite dimension. C'est là un fait rare, mais néanmoins important, puisqu'il nous renseigne sur une altération peu connue de la partie centrale de la moelle; un cas assez semblable a été rapporté récemment par M. Hallopeau. (Voy. *Ga ette médicale*, n°s 30, 32, 34 et 35, 1870.)

L'altération, dans notre observation, occupe une grande étendue de la moelle épinière, et, comme il existe un foyer hémorrhagique à sa partie supérieure, on pourrait croire qu'elle est consécutive à la présence de ce foyer, et y voir une sorte de dégénérescence secondaire analogue à celle qui se rencontre dans les deux faits qui suivent. Il n'en est rien cependant, et le foyer hémorrhagique en question étant nouveau, il faut admettre qu'il est non pas la cause, mais l'effet de l'altération scléreuse épendymaire. Il y a lieu de croire que le second foyer sanguin n'a pas d'autre origine. On pourrait en dire autant du kyste séreux trouvé dans le voisinage de ces foyers hémorrhagiques; toutefois, en l'absence de cause pouvant ici rendre compte du développement de la sclérose médulaire, il est peut-être prudent d'attendre d'autres faits avant de se prononcer dune façon décisive à ce sujet. Nous passons maintenant à l'étude des scléroses secondaires.

Pl. 49, fig. 1, 1' et 1''. **Ramollissement cérébral consécutif à l'oblitération de l'artère sylvienne gauche. Dégénérescence secondaire du pédoncule cérébral, de la pyramide du même côté et du faisceau médullaire du côté opposé (sclérose descendante).** — Un malade frappé, au commencement de l'année 1857, d'une hémiplégie droite accompagnée d'aphasie, meurt après avoir présenté de la contracture des membres paralysés et éprouvé quelques accès d'épilepsie, le 28 décembre 1863, c'est-à-dire plus de six ans après le début de sa paralysie. Il présente à l'autopsie une perte de substance cérébrale considérable. Le corps strié, toute la substance blanche située à sa partie externe jusqu'à la troisième circonvolution frontale et une partie de la couche optique ont complétement disparu, et se trouvent remplacés par une sorte de kyste aréolaire renfermant une faible quantité de sérosité. Le pédoncule cérébral correspondant est induré, atrophié et raccourci; la pyramide du même côté et le faisceau antéro-latéral du côté opposé participent à la même altération, comme aussi un certain nombre de nerfs émanant de la base du cerveau, notamment le nerf de la 3e paire du côté altéré et le nerf pathétique du côté opposé; les tubes nerveux de ce dernier sont en voie de dégénérescence granuleuse (voy. fig. 1'' A). Quant à l'altération de la protubérance et de la moelle épinière, elle consiste dans la dégénérescence granuleuse avec atrophie des tubes nerveux auxquels s'est substitué un tissu conjonctif fibrillaire parsemé de nombreux noyaux ronds ou elliptiques très-réfringents. (Voy. Obs. CCLXVII.)

Dans ce fait, il existe deux lésions distinctes; l'une, primitive, a intéressé le corps strié et les parties voisines; c'est évidemment un ramollissement nécrosique, vu la disparition complète de la substance nerveuse; l'autre, consécutive et subordonnée à la première, est la dégénérescence des tubes nerveux émanant des ganglions cérébraux détruits, dégénérescence qui est accompagnée de la formation d'un tissu conjonctif nouveau. Semblable modification se rencontre dans le fait qui suit :

Pl. 48, fig. 4, 4' et 4''. **Ramollissement consécutif à l'oblitération de la sylvienne droite. Dégénérescence secondaire du pédoncule cérébral, de la pyramide du même côté et du faisceau médullaire du côté opposé (sclérose descendante).** — Une femme frappée d'apoplexie avec hémiplégie gauche, en 1865, meurt en 1869, à la suite d'attaques convulsives, et présente comme altération une destruction de la presque totalité de l'insula de

Reil, de la substance blanche du voisinage et d'une grande partie du corps strié droit. Le pédoncule cérébral et la pyramide du même côté sont grisâtres, aplatis et diminués de volume, aussi bien que le faisceau médullaire antéro-latéral du côté opposé. L'hémisphère gauche du cervelet est également réduit de volume. Une coupe perpendiculaire dans la région cervicale de la moelle permet à l'œil nu d'apercevoir, au niveau du faisceau latéral gauche, une petite surface grisâtre (sclérose). L'examen microscopique de coupes fines perpendiculaires de la moelle épinière, après durcissement dans l'acide chromique, laisse voir à la partie postérieure du cordon antéro-latéral gauche, en avant des racines postérieures, un espace clair résultant d'une raréfaction considérable des tubes nerveux en ce point, et de la présence de noyaux ovoïdes ou sphériques avec tissu fibrillaire de nouvelle formation. Cette altération va en diminuant d'étendue au fur et à mesure que l'on examine des coupes prises dans un point moins élevé de la moelle épinière. (Voyez obs. CCLXVI.)

Ces deux exemples nous montrent que la roideur des membres consécutive à une hémiplégie flasque est sous la dépendance d'une altération secondaire de la moelle épinière, et que cette altération a un siége constant pour une lésion déterminée de l'encéphale. Cette dégénération secondaire a par conséquent un cachet spécial et peut être distinguée des scléroses primitives.

Parallèle des myélites. — Laissant de côté les myélites suppuratives, qui sont relativement rares et dont les causes ne diffèrent pas essentiellement de celles des encéphalites de même nature, j'essayerai de comparer entre elles les altérations diverses qu'il est possible de comprendre sous la dénomination de myélites prolifératives ou scléreuses. Ces myélites, avons-nous dit, sont aiguës et caractérisées par la multiplication de noyaux ovoïdes ou sphériques infiltrant le tissu nerveux, ou chroniques, et dues à la production d'un tissu conjonctif fibrillaire. Les myélites aiguës, dont la marche est ordinairement rapide, s'accompagnent d'une vive injection, et souvent donnent lieu à une diminution de consistance ou même à un ramollissement de la substance médullaire. Elles déterminent une paralysie plus ou moins complète et rapide du mouvement et de la sensibilité des membres inférieurs, puis des membres supérieurs, et favorisent la production d'eschares qui contribuent à amener la mort. — Les myélites chroniques, caractérisées par la formation d'un tissu fibrillaire (scléroses médullaires), se font remarquer par des localisations diverses. Un certain nombre d'entre elles, appelées du nom de scléroses fonctionnelles en raison du trouble qu'elles apportent dans une fonction déterminée, sont encore connues sous le nom de scléroses rubanées, par suite de leur localisation, soit aux faisceaux latéraux, soit aux cordons postérieurs de la moelle. L'altération de ces cordons dans une partie de leur étendue donne lieu, en effet, à des symptômes particuliers qui se traduisent, pour les cordons postérieurs, par des élancements douloureux dans la continuité des membres et l'incoordination des mouvements, ce qui a valu à l'affection la dénomination d'ataxie locomotrice. Un nombre non moins considérable de scléroses de la moelle se distinguent par la dissémination de l'altération et par des symptômes qui varient suivant la partie affectée le plus souvent par une paralysie accompagnée de contracture et de tremblement; elles sont désignées sous le nom de scléroses en plaques ou scléroses diffuses. Par leurs localisations diverses, les scléroses en plaques ne seront confondues, ni avec les scléroses rubanées primitives qui affectent symétriquement les deux côtés de la moelle, ni avec les scléroses secondaires, dont le siége est dans un rapport constant avec le point d'altération primitive des centres nerveux. Assez bien étudiées anatomiquement, elles laissent tout à faire au point de vue étiologique; mais il y a lieu d'espérer que nos connaissances à cet égard ne tarderont pas à s'accroître, car les affections scléreuses de la moelle épinière ne diffèrent pas essentiellement de celles des autres organes. Nous avons autrefois rapporté un fait de sclérose diffuse dans lequel les excès alcooliques paraissent avoir joué un rôle non douteux (1), et nous savons d'autre part qu'une lésion du même genre a été observée dans un cas de prétendue pellagre, qui n'est qu'un cas d'alcoolisme avec érythème pellagreux (2). La syphilis, de son côté, est une cause de myélite, du moins si je m'en réfère à quelques faits qu'il m'a été donné de suivre attentivement. Or, dans ces maladies si différentes, la sclérose médullaire ou la myélite est loin de présenter des caractères identiques. Une observation rigoureuse permettrait sans doute d'y saisir des différences anatomiques; quant aux différences symptomatiques, il est déjà possible d'en établir quelques-unes. Ainsi, ne tenant compte que du symptôme douleur, nous voyons la sclérose diffuse des buveurs, connue encore sous le nom de paraplégie douloureuse, être accompagnée de douleurs intenses qui ne se retrouvent pas avec la même intensité dans les scléroses d'une autre origine. Par conséquent, il y aurait lieu de voir dans les myélites des espèces distinctes que tôt ou tard, nous osons l'affirmer, on parviendra à distinguer sûrement. Nous ne désespérons pas, devant un malade affecté de paraplégie, de pouvoir diagnostiquer, en nous aidant de l'analyse physiologique des symptômes et des antécédents morbides, non-seulement le genre et le siége de l'altération médullaire, mais encore sa nature et sa cause. Alors seulement nous posséderons tous les éléments d'un pronostic sérieux et d'une thérapeutique rationnelle. Reconnaissons néanmoins qu'un petit nombre de cas de scélérose sont aujourd'hui susceptibles d'être reliés à leur cause originelle, et que la sclérose des cordons postérieurs particulièrement laisse beaucoup à désirer à ce point de vue. Ajoutons que les altérations scléreuses des faisceaux médullaires sont rarement accompagnées d'atrophie musculaire, à moins que les centres gris ne soient eux-mêmes affectés; par contre, les lésions qui portent primitivement sur la substance grise ne tardent pas à engendrer des atrophies des muscles, dont il sera question plus loin.

(1) Voyez l'article Alcoolisme du *Dictionnaire encyclopédique des sciences médicales*.
(2) Voyez ce cas dans *Bullet. de la Soc. anatomique*, 1864, p. 371, et *Gaz. médic. de Paris*, 1864, p. 599.

RÉTINITES.

Les altérations des nerfs et de leurs expansions terminales ont de grandes analogies avec les lésions des centres nerveux, celles de la moelle épinière en particulier. Comme ces dernières, elles sont ou primitives ou consécutives à la modification d'un centre ganglionnaire ou des faisceaux nerveux qui en émanent. Ainsi, à côté des tumeurs des nerfs et des névrites liées à l'action d'une cause locale ou générale, il existe des lésions secondaires des cordons et des expansions nerveuses en tout comparables aux dégénérations de la moelle épinière.

Neuro-rétinite secondaire. — Un homme de quarante-sept ans meurt à la suite de désordres occasionnés par une tumeur de la couche optique gauche, qui a acquis le volume d'une grosse bille de billard. Les contours de la papille de l'œil droit sont mal délimités et comme œdématiés. La tache jaune a disparu sous un nuage blanchâtre qui occupe une partie du fond de l'œil. Les vaisseaux qui émergent de cette papille sont rétrécis, surtout vers la moitié externe; ils deviennent de plus en plus apparents à mesure qu'on s'éloigne du champ de la papille. Les artères principalement sont affectées, leurs parois sont épaissies et leur calibre est diminué. Des ecchymoses multiples et très-petites se rencontrent sur une moitié de la rétine et présentent dans leur voisinage un lacis vasculaire très-fin. On constate au microscope l'amincissement avec état granuleux des fibres nerveuses de la rétine et une prolifération nucléaire abondante de la tunique externe des vaisseaux. Le nerf optique droit est tortueux, d'un volume double de son congénère; sa substance est peu ferme, pointillée de rouge. Le nerf optique et la rétine gauches sont peu modifiés. Les deux bandelettes optiques sont partiellement altérées, celle de gauche beaucoup plus que celle de droite; plus volumineuse, plus molle et plus étalée, elle présente dans son épaisseur des corpuscules granuleux et des grains d'hématine. Le tubercule quadrijumeau antérieur gauche est tuméfié, jaunâtre, d'un volume double du tubercule opposé. Les ventricules latéraux et moyen sont dilatés; l'hémisphère gauche est plus volumineux que l'hémisphère droit. Légère atrophie du pédoncule cérébral de la pyramide gauche (sclérose secondaire). Les hémisphères cérébelleux, de volume assez égal, offrent une teinte jaunâtre de leurs circonvolutions périphériques. (Voyez obs. CCLV.) Pl. 49, fig. 2, et pl. 42, fig. 3.

Nous voyons dans ce fait un trouble de la vue commencer par l'œil droit, atteindre plus tard l'œil gauche, qui tout d'abord ne voit que la moitié droite des objets, et finir par une cécité presque complète. Comme cause de ce trouble, il existe une volumineuse tumeur de la couche optique gauche, une altération consécutive des bandelettes, des nerfs optiques et des rétines. La rétine droite, beaucoup plus altérée que la gauche, est le siége, dans une de ses moitiés principalement, d'un pointillé hémorrhagique très-manifeste; la papille droite est comme œdématiée, grisâtre, les vaisseaux qui en émergent sont rétrécis ou oblitérés; la papille gauche est moins modifiée, ses vaisseaux sont également rétrécis. Ces altérations diffèrent du néoplasme rencontré dans les couches optiques; elles sont la conséquence de la pression exercée par la tumeur sur les éléments nerveux de son voisinage, et nous représentent une des phases des neuro-rétinites secondaires, celle qu'on pourrait appeler phase moyenne. Voici des exemples de la phase avancée.

OBS. CCLXXX. **Neuro-rétinite secondaire. Tumeur du lobe antérieur de l'hémisphère gauche.** — P..., âgée de trente et un ans, cuisinière, est atteinte de fièvre typhoïde dans le courant de novembre 1862. Dès le mois de janvier 1863, céphalalgie passagère et affaiblissement progressif de la vue, qui commence par le côté droit. Le 9 juillet suivant, cette malade entre à l'Hôtel-Dieu (salle Saint-Antoine, n° 9). Physionomie étrange, hébétée; regard fixe, nystagmus léger, pupilles dilatées; vue profondément altérée, au point que les plus grosses lettres du cahier de visite sont à peine distinguées. Mémoire affaiblie; parole gênée, réponses lentes, embarrassées, mais justes; moral triste; sommeil passable; sensibilité normale; mouvement volontaire conservé, mais faible; tremblement général survenant par accès en même temps que se suspendent toutes les facultés intellectuelles et sensorielles. Ces accès durent une ou deux heures, après quoi il ne reste qu'une céphalalgie légère et de la courbature. Ils se répètent, pendant les mois de juillet et août, plusieurs fois dans la même journée, sans que la malade paraisse en conserver le souvenir. Ils deviennent très-rares dans le mois de septembre, mais ils reparaissent en octobre. D'un autre côté, la vue s'altère de plus en plus. L'examen du fond de l'œil montre que la papille optique gauche est étalée, proéminente, grisâtre; que les vaisseaux sont voilés à son niveau. La papille droite est blanchâtre, atrophiée. Le 6 octobre, perte de connaissance vers six heures du matin, respiration stertoreuse, pouls normal. A une heure de l'après-midi, cette malade fut trouvée morte dans son lit; le cadavre était cyanosé.

Pl. 49, fig. 3. *Autopsie.* — En avant et en dehors du corps strié, dans le lobe antérieur gauche, existe une masse d'apparence gélatineuse, assez semblable à un embryon de quelques semaines; elle est parcourue par de nombreux vaisseaux et parsemée de points hémorrhagiques. Cette masse ou tumeur, du volume d'un œuf, est creusée d'une cavité centrale renfermant un liquide jaunâtre, coagulable par l'acide nitrique. Fibres de tissu conjonctif, noyaux et cellules plasmatiques, tels sont les éléments constitutifs de cette tumeur vasculaire, molle et gélatineuse, qui n'est sans doute qu'un myxome. La substance blanche circonvoisine est jaunâtre et ramollie. La plupart des circonvolutions ont une faible consistance, à l'exception de celle de la pointe antérieure du lobe affecté. Le corps strié gauche est un peu ramolli à sa partie externe et antérieure; la couche optique, un peu molle, revêt une teinte jaune; l'hémisphère droit est sain ou peu altéré. Dilatation et hydropisie des ventricules latéraux, élargissement de l'aqueduc de Sylvius, léger ramollissement de la substance qui forme la paroi gauche du ventricule moyen, intégrité du quatrième ventricule. Les tubercules quadrijumeaux et les corps genouillés, de petit volume, ne paraissent pas plus altérés d'un côté que de l'autre. Diminution de volume du pédoncule cérébral gauche et de la pyramide correspondante; pas de différence sensible entre les deux hémisphères cérébelleux. La bandelette optique droite laisse voir, à un centimètre de la commissure, des fibres nerveuses altérées, et, dans leur intervalle, des corpuscules granuleux et des granulations disséminées. La bandelette optique gauche est aussi altérée, avec cette différence que les corpuscules granuleux sont moins abondants. Les deux bandelettes sont petites, aplaties et tellement friables, qu'elles se déchirent sous la moindre pression. Une coupe microscopique perpendiculaire des nerfs optiques permet de constater un épaississement considérable de la trame conjonctive, dans laquelle se rencontrent des noyaux ronds et réfringents. Les tubes nerveux, disposés par faisceaux dans cette trame, sont pour la plupart atrophiés et méconnaissables; l'épaississement de la trame est des plus manifestes à droite, comme le représente la figure 3. La papille optique droite, atrophiée et jaunâtre, présente à son centre un point d'un blanc de lait; les vaisseaux qui font défaut en ce point se retrouvent plus loin. La papille gauche est plus large que la précédente, bien que diminuée d'étendue. Elle offre une teinte blanc grisâtre; elle est assez nettement limitée; les vaisseaux qui la parcourent sont très-fins. En dehors de la papille, les artères rétiniennes sont relativement peu volumineuses par rapport aux veines qui sont dilatées. Le cœur est mou, les poumons ne sont pas altérés; les ganglions bronchiques hypertrophiés compriment l'un des pneumogastriques; la rate est volumineuse, les reins sont sains. (Lancereaux, *De l'amaurose liée à la dégénération des nerfs optiques*, Paris, 1864, et *Archiv. génér. de méd.*, janvier et février 1864.)

Une lésion circonscrite des lobes antérieurs est, dans ce fait, le point de départ de la névrite optique; c'est, dans l'observation qui suit, une altération diffuse d'une partie de la base du cerveau.

Une femme, âgée de trente-deux ans, est peu à peu atteinte d'une hémi-contracture à gauche, d'une paralysie de la troisième paire à droite, et de douleurs vives dans les membres du même côté. La vue se perd à peu près complétement à droite et s'altère à gauche, puis surviennent des attaques apoplectiques; la contracture gagne le côté droit, et la mort a lieu après plusieurs semaines d'une perte absolue des facultés intellectuelles. Pl. 49, fig. 4'' et 4'''.

Le cerveau et le cervelet sont diminués de volume; une partie du corps strié et de la couche optique du côté droit est le siége d'une induration ferme, blanchâtre, criant presque sous le couteau. A gauche, masse rougeâtre et vasculaire vers la partie moyenne du corps strié; plus en arrière, substance nerveuse indurée. Les bandelettes optiques sont aplaties et un peu molles; elles présentent, à l'examen microscopique, des fibres nerveuses, petites, granuleuses, la plupart rompues, et dans leur intervalle des globules granuleux plus abondants à droite qu'à gauche. Le nerf optique droit a son névrilème épaissi et ses tubes nerveux atrophiés et granuleux. Le gauche est un peu moins altéré. La papille optique droite est petite, blanchâtre et à peu près complétement dépourvue de canaux vasculaires; ceux-ci se retrouvent plus loin et sont peu développés. La papille gauche, plus large, est d'une étendue à peu près normale et d'une coloration grisâtre. On y voit des artères diminuées de volume et des veines volumineuses, en même temps qu'une légère modification de la couche fibreuse. (Voyez, pour plus de détails, obs. CCXLVII, p. 403.)

Ces observations montrent que, dans sa période avancée, la rétinite secondaire se traduit par l'atrophie blanche de la papille optique, et que la papille du côté opposé à l'affection cérébrale est le principal siége de l'altération. Les faits qui suivent indiquent que cette altération se distingue, à tous les points de vue, et notamment au point de vue clinique, des rétinites survenant dans le cours de la maladie de Bright, de la leucémie ou même de la syphilis, maladies dans lesquelles la rétine est généralement affectée par points disséminés et dans une grande étendue.

Obs. CCLXXXI. **Rétinite albuminurique ; stéatose des reins. Accidents urémiques.** — B..., âgé de vingt-neuf ans, maçon, est un garçon robuste, né de parents bien portants. A Paris depuis 1853, il a toujours habité un premier étage et n'y a jamais souffert; mais il a depuis plusieurs années des habitudes alcooliques. Sa santé a été bonne jusqu'au mois de janvier 1861, où il contracta une fluxion de poitrine. Au printemps qui suivit, sa vue devint très-faible et resta telle pendant trois mois; améliorée en juillet, elle se troubla de nouveau à la fin d'octobre. En même temps survint une anasarque qui suivit une marche analogue. Un médecin consulté ordonna des sangsues derrière les oreilles et fit appliquer des vésicatoires. Dans le cours de novembre, les accidents, dissipés momentanément, reparurent. Le 21 du même mois, ce malade entre à la Pitié, salle Saint-Athanase, n° 6 (service de M. Gendrin). Il est pâle, anémié, affecté d'un œdème sous-cutané général; il manque de forces et se plaint d'un trouble de la vue qui l'empêche de voir distinctement les objets. Ses urines sont fortement chargées d'albumine, et ses poumons sont le siége d'un léger œdème (pilules drastiques, vin antiscorbutique). Le 29, vomissements de matières alimentaires, dyspnée, râles sonores dans la poitrine, ecchymose sous-conjonctivale à la partie inférieure et externe de l'œil gauche (vésicatoire). Quelques jours plus tard, épistaxis qui se répètent pendant une semaine environ et font perdre une grande quantité de sang au malade; en même temps surviennent des vomissements de matières liquides un peu verdâtres. Dans les premiers jours de décembre, les téguments sont profondément décolorés, l'anasarque et la dyspnée persistent; les urines donnent lieu à un précipité floconneux très-abondant par l'acide nitrique et la chaleur. La vue ne permet pas au malade de lire les plus grosses lettres du cahier de visite, cependant il peut en distinguer quelques-unes; il aperçoit les doigts que l'on fait jouer devant ses yeux, et quelques objets volumineux lui paraissent blancs et confus. Les deux yeux sont également affectés, les muscles qui servent à les mouvoir sont intacts; les pupilles sont égales, à peine dilatées. Le 12 décembre au matin, le malade tombe dans le coma ; il a la respiration ralentie, presque stertoreuse, la face violacée. C'est là, nous dit-on, la fin d'une attaque convulsive, et une attaque semblable aurait eu lieu dans la nuit (sinapismes). La connaissance revient dans l'après-midi, mais la tête reste vacillante, et le malade peut à peine ouvrir les yeux et répondre aux questions ; ses membres sont tremblants, ses traits altérés. A sept heures du soir, nouvelle attaque éclamptique et mort.

Pl. 49, fig. 5. *Autopsie.* — Ecchymoses multiples du cuir chevelu et de la conjonctive de l'œil gauche ; légère injection des méninges et décoloration de la substance nerveuse, notamment de la substance blanche où existent plusieurs points hémorrhagiques ; dégénérescence graisseuse d'un certain nombre de capillaires cérébraux ; épaississement et résistance de la membrane qui tapisse le quatrième ventricule. Examinées avec soin, les rétines laissent voir à leur face interne de nombreuses taches miliaires blanchâtres ou jaunâtres et des taches rouges ecchymotiques entremêlées. Les premières de ces taches sont constituées par des exsudats transformés en amas graisseux ; les secondes par des extravasats sanguins résultant de la rupture des capillaires dont les parois sont épaissies et infiltrées de granulations graisseuses. Les deux rétines sont affectées de la même façon, mais celle de droite l'est à un moindre degré; toutefois elle présente, comme la rétine gauche (voyez pl. 49, fig. 5), un large exsudat à la partie interne de la tache jaune. Le cœur ne renferme qu'un sang liquide, brunâtre, peu abondant ; il est large et un peu hypertrophié à gauche ; son tissu est ferme, quoique jaunâtre; les valvules ne sont pas altérées. Les poumons, congestionnés et œdématiés à leur base, sont le siége de plusieurs points de pneumonie lobulaire. Le foie, de coloration brunâtre et jaunâtre, renferme un certain nombre de cellules infiltrées de granulations graisseuses pigmentaires. La rate, qui a 22 centimètres de longueur sur 12 de largeur, offre à sa face externe une plaque fibreuse ayant près d'un centimètre d'épaisseur ; son parenchyme, ferme et rosé, ne paraît pas sensiblement altéré à l'œil nu. Les reins, d'un volume à peu près normal, présentent à leur surface des sillons qui laissent entre eux de larges îlots, ce qui leur donne une apparence lobulée. La capsule fibreuse de ces organes se détache facilement de la substance corticale qui a une teinte jaune clair; la substance tubuleuse offre une coloration brunâtre. Les corpuscules de Malpighi, ainsi que les épithéliums des tubuli de la substance corticale, sont infiltrés de nombreuses granulations grisâtres et graisseuses. Les muscles sont partout colorés et ne semblent pas altérés.

Un jeune homme adonné aux alcooliques éprouve, pendant quelques mois, un affaiblissement de la vue, qui s'améliore pour reparaître bientôt avec une nouvelle intensité. Il entre à l'hôpital, où ses urines sont trouvées albumineuses; surviennent des accidents urémiques, notamment de l'éclampsie, et il succombe. Les reins sont affectés de dégénérescence graisseuse, et les rétines ont leur face interne semée de points jaunâtres constitués par des exsudats transformés en une émulsion de graisse, et de taches hémorrhagiques résultant de la rupture de capillaires en voie d'altération graisseuse. Ces lésions peuvent être regardées comme typiques parmi celles qui, dans le cours de certaines affections brightiques, surviennent du côté des rétines ; elles sont tellement caractéristiques, que le seul examen ophthalmologique suffit le plus souvent pour diagnostiquer l'altération des reins.

Pl. 49, fig. 6 et 6'. **Rétinite leucémique.** — Une femme de cinquante-quatre ans meurt d'une pneumonie survenue dans le cours d'une leucémie ganglionnaire et splénique déjà avancée ; elle n'avait accusé aucun trouble sérieux du côté de la vision et n'avait pas été vue à l'ophthalmoscope. Toutefois les yeux furent examinés après la mort, et les rétines se trouvèrent altérées. La papille de l'œil gauche était en partie recouverte d'un léger exsudat grisâtre qui s'étendait jusqu'à la tache jaune. Un exsudat semblable voilait les vaisseaux rétiniens près de leur origine. La papille droite avait simplement une teinte sombre. Dans le voisinage des deux papilles, notamment sur le trajet des vaisseaux, on apercevait de petites taches rouges, saillantes, arrondies, avec point blanc central. Les fibres de la rétine étaient troubles, granuleuses au niveau de ces taches constituées par des globules sanguins. (Voyez obs. LXXXIV, p. 112.

La rétinite leucémique, dont ce fait est un exemple, constitue un type d'altération différent de la rétinite albuminurique tant à l'œil nu qu'à l'examen microscopique. Je n'insisterai pas sur les caractères distinctifs de ces altérations et de la neuro-rétinite secondaire; mais je ferai remarquer, en m'appuyant sur les faits qui précèdent, qu'un certain nombre d'affections rétiniennes ont une physionomie spéciale en rapport avec leurs conditions étiologiques ou pathogéniques, et qu'elles constituent des types particuliers qu'un œil exercé peut facilement reconnaître; j'ajouterai que d'autres affections de la rétine, notamment celles qui dépendent de la syphilis, présentent aussi des caractères spécifiques.

APPAREIL DE LA LOCOMOTION

Cet appareil comprend les muscles, les articulations et les os; nous passerons successivement en revue les altérations de ces parties adaptées à une même fonction, la locomotion.

MUSCLES.

Formés, les uns de longs filaments striés transversalement, les autres de cellules lisses, allongées, fusiformes, les muscles forment deux ordres distincts dont l'un comprend tous les muscles soumis à l'influence de la volonté, plus le cœur : ce sont les muscles striés ou volontaires; l'autre, les muscles sur lesquels la volonté ne peut rien : ce sont les muscles lisses ou involontaires. Les cellules musculaires lisses, d'une longueur moyenne de $0^{mm},049$, sont pâles, homogènes, effilées en pointe à leurs extrémités et munies d'un noyau caractéristique. Ce noyau se montre sous la forme d'un petit bâtonnet assez pâle, homogène, cylindrique, plus ou moins arrondi à ses extrémités, et quelquefois ondulé après l'action de l'acide acétique. Dépourvu de nucléole, il a une longueur moyenne de $0^{mm},025$ et se trouve placé au milieu de la cellule dont il occupe l'axe; presque toujours simple, il est quelquefois multiple. L'élément du muscle strié se présente sous forme d'un filament allongé, cylindrique, rarement aplati, désigné sous le nom de *fibre musculaire* ou *faisceau primitif.* Cette fibre se compose d'une enveloppe extérieure et d'une substance intérieure contractile. L'enveloppe ou *sarcolemme*, membrane homogène, transparente, toujours appliquée à la substance intérieure, offre sur sa face interne des noyaux ronds ou ovalaires d'un diamètre qui varie entre 0,011 et 0,007. La substance renfermée dans le sarcolemme, ou masse musculaire, comporte dans toute son épaisseur une striation longitudinale et transversale. A l'extrémité d'une fibre sectionnée, on aperçoit souvent cette masse se décomposant en petites fibrilles; mais c'est surtout après l'action de certains réactifs qu'on peut voir les fibres musculaires se diviser en filaments allongés, fins; d'où la pensée que ces fibres sont un assemblage de fibres élémentaires très-ténues, ou fibrilles musculaires. Les fibres musculaires du cœur, plus minces que celles des muscles volontaires et plus souvent chargées de granulations graisseuses, se font remarquer par une enveloppe peu distincte et des stries transversales très-accentuées; elles s'anastomosent entre elles par des branches ordinairement courtes et plus minces que la fibre elle-même. Un tissu conjonctif délicat, désigné sous le nom de perimysium, et dans lequel cheminent les filets nerveux et les vaisseaux capillaires, sert à relier et à unir les fibres musculaires en faisceaux plus ou moins volumineux. Dans ce tissu existent quelquefois, principalement chez les personnes obèses, des cellules adipeuses groupées en rangées longitudinales, susceptibles d'atrophier la fibre musculaire et de gêner son travail, d'où une altération qui peut devenir sérieuse. — Les muscles sont riches en vaisseaux, et ceux-ci, régulièrement disposés, forment un réseau capillaire élégant, qui s'étend autour des fibres musculaires et les enveloppe sans jamais les pénétrer. Les nerfs des muscles sont également nombreux ; ceux qui sont destinés à exciter les fibres musculaires se terminent au-dessous du sarcolemme. — Dans la vieillesse, la fibre musculaire devient granuleuse et diminue de volume; les muscles s'amincissent, se décolorent, et en même temps perdent de leur élasticité et de leur force contractile. Des modifications analogues, sinon semblables, se produisent chez les individus chroniquement intoxiqués par l'alcool, chez les forts mangeurs qui prennent peu d'exercice; elles s'observent encore dans les maladies fébriles aiguës. — Les altérations des muscles ne diffèrent pas sensiblement de celles de la plupart des organes : les unes portent plus particulièrement sur la fibre musculaire et sont comparables aux modifications apportées par la vieillesse, ce sont les dégénérescences graisseuse, vitreuse, etc.; les autres, qui par leurs caractères histologiques se rapprochent des tissus en voie de développement, affectent de préférence la trame conjonctive et les noyaux du sarcolemme; elles se traduisent par des néoformations qui rentrent dans la classe des phlegmasies.

MYOSITES.

Altérations jusqu'ici peu connues, les myosites se divisent en deux groupes, selon qu'elles intéressent la fibre musculaire elle-même ou la substance conjonctive interstitielle. Le premier de ces groupes, mal délimité, comprend les myosites dites parenchymateuses, genre d'affection dans lequel on a rangé l'altération vitreuse survenant dans le cours des fièvres graves, notamment dans la fièvre typhoïde. Au second groupe se rattachent les myosites interstitielles ou conjonctives, dont il existe deux genres : les myosites avec tendance à la formation d'un tissu définitif ou myosites proliféraţives, et les myosites suppuratives. Chacun de ces genres est subordonné à des influences étiologiques diverses qui constituent autant d'espèces distinctes. Les myosites prolifératives sont des manifestations du rhumatisme, de la syphilis et d'autres maladies; les myosites suppuratives sont quelquefois des lésions de voisinage, psoïtis, etc.; d'autres fois elles sont la traduction d'états morbides généraux, tels que ceux que l'on remarque dans la fièvre puerpérale, la morve, ou bien encore la conséquence du transport de parcelles purulentes ou septiques (myosites métastatiques). Dans quelques circonstances, enfin, l'inflammation des muscles affecte à la fois la fibre musculaire et le tissu interstitiel : tel est le cas des myosites traumatiques, qui peuvent être prolifératives ou suppuratives, selon la nature de l'agent irritant et les conditions particulières du sujet affecté. L'effet ordinaire de cette inflammation est la multiplication des noyaux du sarcolemme, l'altération granuleuse de la substance contractile, et en définitive l'atrophie ou même la destruction de la fibre musculaire. Des modifications assez semblables se rencontrent dans l'altération des muscles consécutive à la destruction des nerfs ou de quelques ganglions nerveux : ainsi cette altération pourrait être rangée parmi les myosites (myosite secondaire) aussi bien que dans la classe des atrophies. Néanmoins, pour ne pas nous écarter de la méthode généralement suivie, nous étudierons séparément les lésions connues sous le nom d'atrophie musculaire.

OBS. CCLXXXII. **Fièvre typhoïde; pneumonie lobulaire droite, dégénérescence vitreuse et hémorrhagie musculaire.** — F..., âgée de trente-quatre ans, est admise à l'Hôtel-Dieu, salle Saint-Bernard, n° 8, au douzième jour d'une fièvre typhoïde. Cinq jours plus tard, elle tousse et présente les signes d'une congestion avec pneumonie lobulaire à droite ; le lendemain, elle éprouve un gonflement douloureux survenu tout à coup à quelques centimètres au-dessus du pubis, à droite de la ligne ombilicale, au niveau des muscles grands droits, et bientôt après on voit apparaître une ecchymose s'étendant de ce point jusqu'au-dessus du pubis. La malade meurt le 21 août 1870, vingt-deuxième jour de sa maladie.

Pl. 51, fig. 1. *Autopsie.* — Une incision pratiquée suivant le trajet de la ligne blanche laisse voir un caillot sanguin du volume d'un petit œuf dans chacun des muscles droits. Au niveau de ces caillots, le muscle est déchiré à sa partie profonde, et l'on constate une ecchymose sous-aponévrotique semblable à l'ecchymose sous-cutanée, si ce n'est qu'elle remonte jusqu'à la base du thorax. Les muscles droits sont dans leur moitié inférieure jaunâtres, décolorés, d'apparence cireuse ; dans leur partie supérieure, ils ont conservé une coloration rouge brunâtre, différente de la coloration normale. Les muscles du thorax sont développés, et à l'œil nu ils ne paraissent pas altérés. Les faisceaux primitifs de la portion des muscles droits située au niveau de la déchirure offrent, sous le champ du microscope, une apparence vitrée ; ils se montrent sous forme de baguettes réfringentes ayant l'aspect du verre fondu ; leurs bords sont festonnés, de sorte qu'ils sont renflés et comme variqueux ; quelques-uns d'entre eux sont constitués par des masses vitreuses non striées et complétement séparées ; au niveau des points de séparation existent de nombreux noyaux qui paraissent en voie de multiplication. Les fibres musculaires du thorax sont moins altérées que celles des muscles droits ; néanmoins il n'en est qu'un petit nombre qui laissent voir la striation normale. Cette striation est presque partout effacée, et la plupart des muscles sont au moins partiellement affectés. La dernière portion de l'intestin grêle présente à sa face interne des glandes tuméfiées et les ulcérations caractéristiques de la fièvre typhoïde ; quelques-unes de ces ulcérations commencent à se réparer ; les glandes mésentériques sont injectées, tuméfiées et un peu molles.

La rate est volumineuse, congestionnée et friable; le foie et les reins sont mous et jaunâtres; le cœur est flasque, coloré par le sang. Le lobe inférieur du poumon droit, brunâtre et congestionné, présente à la coupe un grand nombre de points grisâtres ou blanchâtres, qui sont des lobules hépatisés; les lobes supérieur et moyen sont congestionnés. Le poumon gauche est à la fois congestionné et œdématié à sa base.

Une jeune femme, morte de fièvre typhoïde à la fin du troisième septénaire, présente une hémorrhagie dans la gaîne et jusque dans l'épaisseur des muscles grands droits de l'abdomen. Le tissu de ces muscles est ramolli, d'un jaune cire, et les fibres musculaires qui les constituent sont, les unes marquées de stries longitudinales distinctes ou légèrement granuleuses, les autres amincies ou renflées par places et formées de masses séparées, réfringentes, sans striation. Quelques-unes de ces fibres se font enfin remarquer par une multiplication exagérée de jeunes éléments à l'intérieur du sarcolemme et jusque dans la trame conjonctive. Cette observation nous offre un type de l'altération musculaire apparaissant dans le cours de la fièvre typhoïde, et nous en montre les phases distinctes. Quelques auteurs ont pu considérer cette lésion comme particulière à la fièvre typhoïde; mais il n'en est rien. Le fait qui suit est l'exemple d'une altération semblable chez une femme morte de broncho-pneumonie et vraisemblablement alcoolique.

Obs. CCLXXXIII. **Broncho-pneumonie et dégénérescence vitreuse avec hémorrhagie musculaire.** — C..., âgée de trente-trois ans, marchande ambulante, admise à l'Hôtel-Dieu, salle Sainte-Anne, n° 12, le 3 août 1870, raconte que sa maladie a commencé, il y a quelques jours, par un vomissement de sang; elle n'accuse aucun point de côté; mais, à la vérité, son intelligence est profondément troublée, et il lui est difficile de rendre compte de ses sensations. Cette malade, dont l'embonpoint est exagéré, a d'ailleurs une diarrhée abondante et du muguet de la bouche. L'examen de la poitrine révèle l'existence de râles disséminés, nombreux, abondants au-dessous de la clavicule et dans l'aisselle du côté gauche, sans souffle appréciable. Les crachats sont peu abondants, opaques et visqueux; le pouls est à 96, la température à 38°. Des renseignements particuliers nous apprennent que la malade a l'habitude de boire. (Vésicatoire volant, potion laudanisée, collutoire boraté.) Peu de changement jusqu'au 10 août. Le 12, persistance des râles, qui se sont étendus; aggravation du délire, amélioration de la diarrhée et du muguet; 110 pulsations; température, 38°,2. Le 13, 120 pulsations et grande faiblesse, délire plus accentué; mort.

Autopsie. — Absence d'œdème. Le lobe supérieur du poumon gauche, recouvert d'une fausse membrane ancienne et très-épaisse, adhère intimement au thorax; il présente plusieurs foyers d'hépatisation rouge ou grise et quelques excavations de faible étendue développées au sein de lobules suppurés. Le lobe inférieur est en outre le siége d'un petit nombre de points pneumoniques, dont quelques-uns n'ont pas le volume d'une lentille; plusieurs branches de l'artère pulmonaire se rendant à ces foyers sont obstruées par des caillots anciens. Le poumon droit, congestionné et œdématié dans une grande partie de son étendue, offre aussi des points miliaires de pneumonie, principalement à son sommet. Le cœur est large, flasque, surchargé de graisse; son tissu jaunâtre se déchire sous une légère pression du doigt, et présente un état de dégénérescence graisseuse avancée. Le foie est volumineux et gras; la rate est molle; les reins sont injectés et enveloppés d'une grande quantité de graisse. Les épiploons et le mésentère sont surchargés de graisse. La muqueuse de l'estomac, injectée au niveau de la région cardiaque, est d'une teinte grisâtre ardoisée dans le reste de son étendue. Utérus sain, pelvi-péritonite ancienne. Opacité des méninges à la convexité, augmentation de la quantité du liquide céphalo-rachidien; pas d'altération appréciable de la substance nerveuse. Les deux muscles grands droits de l'abdomen, notamment celui de gauche, sont le siége de foyers hémorrhagiques étendus, sur- Pl. 51, fig. 2.

tout à leur partie inférieure, où existe un ramollissement avec teinte violacée de leur parenchyme. Examinés après vingt-quatre heures de macération dans l'alcool, ces muscles présentent des fibres musculaires saines à côté de fibres musculaires plus ou moins profondément altérées. Parmi ces fibres, les unes offrent simplement des stries longitudinales plus accusées; un grand nombre sont morcelées et constituées par des masses distinctes réfringentes, sans striation appréciable; d'autres enfin, moins nombreuses, présentent une quantité considérable de noyaux entourés d'une faible quantité de protoplasma, et qui ne sont vraisemblablement qu'une multiplication des noyaux existant dans l'état ordinaire à l'intérieur du sarcolemme. Ces noyaux, qui, d'après certains auteurs, seraient destinés à la réparation des fibres musculaires, se voient très-bien sur une coupe transversale (fig. 2).

La dégénérescence vitreuse (myosite symptomatique) se rencontre encore dans d'autres conditions que celles que nous venons d'indiquer; on l'observe dans la plupart des fièvres graves, la variole notamment (Hayem), dans la phthisie pulmonaire et dans plusieurs autres maladies. Elle diffère de la dégénérescence amyloïde, dont voici un exemple :

OBS. CCLXXXIV. **Carie et suppuration prolongée du sacrum, du tibia droit et d'un des métacarpiens gauches. Dégénérescence dite amyloïde, du foie, de la rate, des reins et des muscles.** — Z..., âgée de vingt-sept ans, est admise à l'Hôtel-Dieu, le 29 janvier, pour une ostéite suppurative du sacrum, du tibia et de l'un des métacarpiens; déjà anémiée et affaiblie, elle est bientôt après prise de vomissements et de diarrhée qui la font dépérir chaque jour; elle perd entièrement l'appétit, et meurt dans le marasme, le 3 mars.

Pl. 51, fig. 3. *Autopsie.* — Cadavre très-amaigri, dents cariées, eschare à la région sacrée et carie du sacrum; suppuration dans le voisinage de ces lésions. Le muscle fessier présente à sa partie supérieure une teinte jaune feuille-morte; il est facile à déchirer, et un tissu adipeux abondant infiltre ses faisceaux. Vues au microscope, les fibres musculaires ne laissent plus apercevoir leurs stries longitudinales ou transversales; elles sont fortement réfringentes, d'apparence vitrée, et se colorent un peu par la solution d'iode. Leur sarcolemme épaissi présente sur plusieurs points des déchirures; en d'autres endroits, on y trouve des noyaux abondants. — Le cerveau est pâle; les poumons offrent quelques points de pneumonie miliaire; le cœur est volumineux, jaunâtre. L'estomac et l'intestin sont de petites dimensions; la muqueuse digestive est décolorée, non ulcérée; quelques-unes des glandes intestinales sont tuméfiées; les parois des artérioles sont épaissies. Le foie est volumineux, de teinte jaunâtre, violacée ou grisâtre; il est doux, onctueux au toucher. La rate, ferme, lisse, brillante à sa surface et d'une longueur de 14 centimètres, est, comme le foie, atteinte de dégénérescence amyloïde. Les reins offrent à leur surface de petites dépressions qui tranchent par leur coloration violacée sur la teinte jaune grisâtre du tissu voisin. Sous l'action de la solution d'iode, les glomérules de Malpighi se colorent en rouge; les cellules épithéliales des tubuli sont granuleuses. Les organes génitaux ne sont pas altérés.

Ce cas de dégénérescence présente une altération qui porte à la fois sur le sarcolemme et sur la masse musculaire; cette altération se distingue de la myosite vitreuse, qui laisse le sarcolemme complétement intact.

STÉATOSE ET ADIPOSE MUSCULAIRES.

Sous la dénomination d'adipose musculaire, nous comprenons un état des muscles caractérisé par un dépôt exagéré de cellules adipeuses dans le tissu conjonctif intermédiaire aux fibres musculaires. Le nom de stéatose nous servira à désigner la transformation granulo-graisseuse de la substance musculaire elle-même. Ces deux états peuvent être réunis ou complétement indépendants, comme l'indiquent les faits qui suivent :

Stéatose musculaire phosphorique. — Un malade mort au quatrième jour de l'empoisonnement par le phosphore présente, entre autres lésions stéatosiques, les modifications musculaires dont voici les principaux traits : Un grand nombre de muscles, qui ont conservé une coloration à peu près normale, sont parsemés de taches hémorrhagiques et laissent voir, à côté de fibres musculaires intactes, des fibres à striation longitudinale plus accentuée et d'autres fibres remarquables par un état granulé du contenu du sarcolemme. Un nombre non moins considérable de muscles sont manifestement décolorés et jaunâtres ; les faisceaux primitifs des muscles ont perdu leur striation, qui se trouve remplacée dans toute leur étendue par des granulations moléculaires grisâtres et graisseuses. Le muscle cardiaque, les muscles moteurs des globes oculaires, sont particulièrement amincis et stéatosés. (Voy. obs. LXXI, p. 88.) Pl. 51, fig. 4, 4' et 4''.

L'altération musculaire est ici localisée dans le faisceau primitif, dont la striation a disparu pour faire place à d'abondantes granulations graisseuses; le tissu interstitiel n'est nullement modifié. Il n'en est pas ainsi dans l'observation suivante, où, avec une altération granuleuse des fibres musculaires, existe une infiltration graisseuse du tissu interstitiel.

OBS. CCLXXXV. **Alcoolisme chronique. Gastrite. Foyers de ramollissement cérébral. Sclérose médullaire et paraplégie douloureuse. Adipose et stéatose musculaires.** — G..., âgée de trente-neuf ans, née à Paris, entre à la Charité en octobre 1869 ; pâle et anémiée, elle a en même temps des vomissements verdâtres qui font soupçonner un cancer de l'estomac et conduisent à appliquer deux cautères à l'épigastre. Appelé à soigner cette malade quelques jours plus tard (18 novembre), nous apprenons qu'elle s'est toujours bien portée jusqu'à l'âge de vingt ans, époque à laquelle elle aurait été prise pour la première fois de vomissements glaireux. Depuis lors elle a eu, à plusieurs reprises, des pituites le matin. Il y a six mois, difficulté des digestions, diminution et perte complète de l'appétit; vomissements liquides et alimentaires après les repas, aigreurs, éructations, bruit de glouglou par la succussion hippocratique de l'estomac ; sensation douloureuse à l'épigastre. Rêvasseries terrifiantes dans la nuit, fourmillements et picotements ; dans le jour, vertiges, étourdissements et éblouissements; la malade voit des étincelles, des mouches, des étoiles violettes devant ses yeux. Respiration et circulation normales, raucité de la voix, augmentation du volume du foie; irrégularité de la menstruation, qui est plus ou moins abondante et revient presque tous les quinze jours. Depuis quelque temps, diminution sans perte absolue de toute sensation génésique. Je diagnostique : alcoolisme chronique, et j'apprends que, depuis l'âge de dix-sept ans, la malade fait chaque jour usage du mêlé cassis, de l'eau-de-vie et souvent aussi de la bière (eau de Vichy, douches froides). Du 19 novembre au 1er décembre, vomissements assez rares, fourmillements avec hyperesthésie douloureuse des jambes. Le 24, desquamation et rougeur de la muqueuse linguale, qui se tuméfie et se recouvre bientôt d'une mince membrane d'un gris blanchâtre constituée par un amas de cellules sphériques arrondies et analogues aux globules blancs du sang (collutoire boraté). Le 1er décembre, épistaxis, métrorrhagie, cessation des vomissements et de la stomatite, diarrhée, météorisme. En janvier, fourmillements et sensation de cuisson aux extrémités ; hyperesthésie douloureuse et parésie des membres inférieurs et supérieurs ; points douloureux sur les côtés de la colonne vertébrale, à l'émergence des nerfs cutanés. Chromatopsie et insomnie, amaigrissement progressif. Œdème de la face dorsale des pieds et des mains, faiblesse de plus en plus grande des mouvements ; plaintes fréquentes et cris toutes les fois qu'on vient à toucher la peau des membres, celle des jambes surtout ; le poids des couvertures est difficilement supporté. Le 27 janvier, le bras et la jambe gauches, jusqu'ici plus faibles que ceux du côté opposé, sont complétement paralysés ; la jambe droite peut à peine être soulevée; hémiplégie faciale gauche sans paralysie de l'orbiculaire, sécheresse de la langue; 120 pulsations ; pouls petit, filiforme. Mort dans la nuit.

Autopsie. — Léger œdème du dos des pieds et des mains, absence de thrombose. Crâne épaissi, fragile (ostéo-sclérose). Méninges opalines ; substance cérébrale ferme, décolorée ; Pl. 51, fig. 5, 5' et 5''.

ventricules peu dilatés ; corps strié gauche normal ; corps strié droit légèrement tuméfié, injecté et ramolli en plusieurs endroits. Les foyers de ramollissement, de la largeur d'une lentille, sont constitués par des éléments nerveux granuleux et des granulations libres, traversés par des vaisseaux dont les parois sont infiltrées de granulations graisseuses. Deux autres foyers semblables se rencontrent dans l'hémisphère droit. Intégrité de l'hémisphère gauche, de la protubérance, du cervelet et du bulbe. Pelotons adipeux abondants sous la dure-mère spinale ; la moelle est petite, ferme, aplatie à la région cervicale, où l'examen microscopique découvre plusieurs points de sclérose. Artères cérébrales partout libres, jaunâtres et non athéromateuses. Aorte parsemée de quelques plaques jaunes à peine saillantes. Le cœur, chargé de gros pelotons graisseux à sa base et au niveau de sa face antérieure, contient dans ses cavités un sang liquide peu abondant, qui a coloré l'endocarde. Les tubercules d'Aranzi sont un peu épaissis ; la valve gauche de la mitrale est le siége de petites taches jaunes (dégénérescence graisseuse), les cavités cardiaques sont peu larges ; la substance musculaire est jaunâtre et ses faisceaux primitifs sont infiltrés de granulations grisâtres. Les nerfs cutanés de l'avant-bras ont la plupart de leurs tubes nerveux intacts ; au microscope, quelques-uns seulement sont semés de fines granulations grisâtres. Les muscles, de teinte un peu jaune et minces, renferment d'abondants pelotons adipeux entre leurs faisceaux ; un certain nombre de fibres primitives sont granuleuses, et ce nombre est d'autant plus grand, que les muscles sont plus décolorés. La muqueuse du larynx est lisse et pâle, les muscles de cet organe sont amincis. Le poumon droit, pigmenté et semé de taches hémorrhagiques sur son bord postérieur, est affaissé au niveau de son lobe inférieur ; le poumon gauche, également pigmenté, est œdématié à sa base ; il présente un ou deux lobules caséeux d'ancienne date. Le foie, volumineux et grisâtre, a sa surface lisse et jaunâtre et son bord inférieur épaissi ; la vésicule renferme six calculs à facettes, du volume d'un noyau de cerise, dont un oblitère le canal cystique. La face interne de la vésicule est ovalaire et semée d'excroissances papilliformes. Pancréas petit et atrophié. Rate ferme, normale ; reins petits, décolorés, enveloppés d'un épais matelas graisseux. Utérus infiltré de corps fibreux. Ovaires atrophiés, indurés, parsemés de petits nodules fibreux ; corps jaunes fort anciens à droite. L'estomac est dilaté, sa muqueuse est épaissie et pigmentée, ses glandes sont hypertrophiées et saillantes dans le voisinage du pylore. L'intestin a sa muqueuse anémiée. Les cartilages costaux sont calcifiés sur plusieurs points. Les os et les articulations ne sont pas examinés.

Une femme meurt dans le marasme, épuisée par l'abus des alcooliques. Ses muscles sont peu colorés, leur tissu interstitiel est infiltré de cellules graisseuses, et un grand nombre de leurs faisceaux primitifs ont perdu leur striation et sont devenus granuleux.

Rapprochée du fait précédent, cette observation montre que les faisceaux primitifs des muscles, de même que les éléments propres du foie et des reins, sont susceptibles de s'altérer et de dégénérer sous l'influence de certains agents toxiques, parmi lesquels le phosphore d'une part, l'alcool d'autre part, tiennent le premier rang. Ajoutons, pour montrer la fréquence des altérations musculaires, qu'un nombre de muscles plus ou moins considérable, et avant tout le muscle cardiaque, sont modifiés en même temps que le foie et les reins dans les maladies zymotiques et septicémiques, comme aussi dans les maladies dyscrasiques à longue échéance, telles que la syphilis, la scrofulose, la tuberculose, la phthisie pulmonaire (pneumonie caséeuse), etc. Une altération d'une nature différente de celles qui viennent de nous occuper, caractérisée par l'atrophie des fibres musculaires et un dépôt graisseux abondant dans les interstices de ces fibres, nous est fournie par l'observation intéressante que voici :

OBS. CCLXXXVI. **Adipose interstitielle avec atrophie de la plupart des muscles extenseurs du tronc et des membres; pieds bots. Altération des extrémités des nerfs sans lésion appréciable de la moelle épinière.** — B..., âgé de vingt-six ans, vannier, né à Maligny (Yonne), est d'une taille et d'une constitution moyennes; il prétend s'être bien porté dans sa jeunesse. Le 12 mai 1865, un violent coup de tonnerre lui cause une frayeur des plus vives; huit jours plus tard, il est pris d'une fièvre qui dure environ quinze jours, et peu de temps après il s'aperçoit d'une diminution de forces, d'abord dans la jambe gauche, puis dans le bras du même côté. Cette faiblesse musculaire progresse peu à peu, pendant environ six mois, et s'arrête. En même temps les membres du côté droit perdent de leur énergie de contraction; mais comme l'affaiblissement y est beaucoup moindre que du côté opposé, le malade le remarque peu. Ce trouble survient sans la moindre douleur soit dans les membres affaiblis, soit dans les régions du cou ou du dos; toutefois, en 1866, l'articulation tibio-tarsienne du pied gauche se tuméfie, et l'on y fait une application de raies de feu dont les traces existent toujours. Depuis lors cette articulation, qui n'a jamais été douloureuse, s'est déviée de façon à donner lieu à un pied varus équin. Une déformation analogue s'est produite peu de temps après dans le pied droit, et le malade, éprouvant une grande gêne dans la marche, s'est vu dans la nécessité de prendre des béquilles; de plus, sa jambe gauche ne pouvant que difficilement lui servir, il s'est décidé à porter une jambe de bois. Dans ces conditions, il pouvait sortir et continuer l'exercice de sa profession. Le 15 novembre 1869, il n'eut pas la précaution de se couvrir et se refroidit en sortant de la cave où il travaillait; un mois plus tard, il commençait à maigrir, avait de la fièvre qui l'obligeait à quitter ses travaux et à garder le lit. Après avoir épuisé chez lui une partie de ses ressources, il se décida à venir à l'hôpital, et le 19 janvier 1870 je le recevais à la Charité, dans le service de M. Pelletan, que je remplaçais alors. Amaigri, un peu grêle, ce malade s'est présenté lui-même à la consultation et a pu monter avec sa jambe de bois et ses béquilles l'escalier de la salle située au premier étage. Ses bras et ses jambes, plus grêles que ne le comporte la maigreur qu'il a subie, sont manifestement atrophiés. Les muscles pectoraux, amincis, ne font plus aucun relief sous la clavicule. Les doigts de la main gauche ne sont ni fléchis ni étendus volontairement, et ils sont difficilement écartés. La flexion du poignet est possible, mais son extension n'a lieu qu'à l'aide d'un mécanisme particulier, et n'est pas sans difficultés; l'avant-bras conserve ses mouvements sur le bras, mais ceux-ci sont assez faibles pour ne pouvoir vaincre une résistance même peu considérable. Les mouvements du membre supérieur droit présentent les mêmes phénomènes à un moindre degré, ce qui ne surprend pas, puisque les masses musculaires y sont moins atrophiées. Les mouvements des jambes sont également modifiés; dans le lit, le malade a de la peine à soulever ses pieds et surtout à leur imprimer des mouvements d'extension. La contractilité électro-musculaire des extenseurs est à peu près totalement abolie. Un certain nombre d'articulations sont le siége de difformités qui offrent le plus grand intérêt. Les deux pieds sont atteints de la déformation connue sous la dénomination de varus équin. Les articulations des genoux et coxo-fémorales sont normales. Le dos de la main et le poignet sont tuméfiés à gauche, et ce dernier se trouve légèrement déformé. La voix est rauque, en partie éteinte; la percussion donne lieu à de la submatité dans les deux fosses sus-épineuses; la tonalité est élevée sous les clavicules, où l'on entend des râles muqueux plus ou moins gros; les mêmes râles existent en arrière, mais ils sont moins abondants. Dépérissement progressif, fièvre. (Vésicatoire volant entre les deux épaules.) Le 9 février, la nuit est mauvaise, il y a une diarrhée abondante que le diascordium combat. Le 13, accès de fièvre et dyspnée vers le soir (60 centigr. de sulfate de quinine). — Le 15, faiblesse plus grande, traits altérés, voix presque éteinte, souffle caverneux dans la fosse sus-épineuse droite, absence presque complète du murmure vésiculaire dans la moitié inférieure gauche; langue rouge, fièvre, 96 pulsations. Le 17, diarrhée, sécheresse de la langue, grande faiblesse; mort le 19.

Autopsie. — Absence d'œdème; cicatrice blanche sur le prépuce et au niveau du frein. Les méninges sont normales; le cerveau est ferme, non altéré; les barbes du calamus scriptorius sont beaucoup plus petites d'un côté que de l'autre; examinée à l'œil nu, la moelle ne présente aucune modification appréciable, quelques-unes des racines antérieures paraissent un peu amincies. Les ganglions du grand sympathique sont presque tous examinés à l'œil nu; quelques-uns sont vus au microscope et ne présentent pas d'altération. Les tubes nerveux qui se rendent aux muscles altérés présentent un état de dégénérescence granuleuse avancée (fig. 4); mais cette altération disparaît au fur et à mesure qu'on examine des troncs

Pl. 52, fig. 1, 1', 2, 3 et 4.

nerveux plus rapprochés du centre médullaire. Au bras gauche, le deltoïde et le triceps sont atrophiés ; à l'avant-bras, le long supinateur, les radiaux, l'extenseur commun, les extenseurs propres et les abducteurs du pouce sont pâles, décolorés, grêles ou réduits à l'état de minces bandelettes. Le moins altéré de tous est l'extenseur commun des doigts, et cependant nous savons la difficulté qu'éprouvait le malade à exécuter des mouvements d'extension de ce côté. A droite, les mêmes muscles sont altérés, mais à un degré un peu moindre, principalement le deltoïde, le long supinateur et les radiaux. Les articulations radio-carpiennes et huméro-cubitales ont leurs surfaces articulaires tout à fait intactes. Les grands pectoraux sont réduits, surtout à gauche, à de véritables lamelles jaunâtres. Les petits pectoraux sont intacts. Les muscles biceps, coraco-brachial et radial antérieur sont normaux de chaque côté ; il en est de même des fléchisseurs des avant-bras et des muscles de la main. Les intercostaux, grands dentelés, prévertébraux, diaphragmatique, ne sont pas altérés. Les muscles psoas iliaques et ceux de la paroi antérieure du ventre ne présentent aucune modification. Toute la masse sacro-lombaire se fait remarquer par une teinte analogue à celle du foie gras ; elle est peu atrophiée, le grand dorsal l'est un peu plus. Les muscles fessiers, peu épais et graisseux, ont une coloration presque normale. Les triceps cruraux revêtent, au contraire, une coloration jaunâtre, du moins dans leur plus grande étendue ; le vaste interne et surtout le vaste externe sont totalement décolorés. Ces muscles tranchent nettement avec le couturier et le tenseur du fascia lata, qui sont normaux. Les grands et moyens adducteurs commencent à s'altérer, le petit adducteur et le pectiné sont restés intacts. Les biceps fémoraux, droits internes, demi-tendineux et demi-membraneux, sont à peu près normaux. Leur altération, peu différente des deux côtés, est seulement un peu plus marquée à gauche. Aux jambes, la différence des lésions musculaires est également à peu près symétrique. Le jambier antérieur est rouge, ferme, normal ; l'extenseur propre du pouce et l'extenseur commun sont décolorés, aplatis et atrophiés. Les péroniers latéraux, peu diminués de volume, sont complétement décolorés et jaunes ; les soléaires sont atrophiés et décolorés. La partie externe du jumeau droit conserve seule une teinte presque normale. Les muscles de la région profonde des jambes sont simplement un peu pâles ; les poplités sont intacts. Aux pieds, les muscles pédieux sont décolorés et atrophiés, le pédieux gauche un peu moins que le droit ; des différents faisceaux de ces muscles, celui du gros orteil est le mieux conservé. Les lombricaux sont peu modifiés, et les muscles de la région plantaire sont sains. Les pieds ont été examinés en commun avec mon ami le docteur Lannelongue, chirurgien des hôpitaux : leur pointe, déviée en dedans, est en même temps recourbée en bas, de sorte que les orteils fléchis forment avec le talon une voûte à concavité inférieure et interne. Il n'est pas nécessaire de faire remarquer que cette attitude est l'effet de l'altération de certains groupes de muscles par rapport à d'autres groupes qui ont conservé leur intégrité. Le siége de la déviation se trouve dans l'articulation astragalo-scaphoïdienne bien plus que dans l'articulation tibio-astragalienne ; les surfaces articulaires sont tout à fait intactes, et l'astragale seul est le siége d'une déformation qui contraste avec l'état normal. La figure 47, qui nous donne le dessin de l'un des astragales A de ce malade et celui d'un astragale B sain, permet de juger de ce contraste. Cet astragale se fait remarquer par une diminution de consistance, par une augmentation de son volume accrue d'une véritable déformation. La grande facilité avec laquelle il se laisse trancher ou pénétrer par le scalpel est l'indice de sa moindre consistance. Son volume est partout augmenté, mais plus particulièrement au niveau du col. Les modifications de forme portent à la fois sur les surfaces articulaires et sur les points non articulaires. La rigole ou col, qui normalement réunit la tête au corps de l'astragale, n'existe plus, et il s'est produit à ce niveau une augmentation ou une nouvelle formation de tissu osseux. Le diamètre antéro-postérieur de la face articulaire supérieure a diminué de près d'une demi-longueur ; nous en avons la preuve dans la disposition du

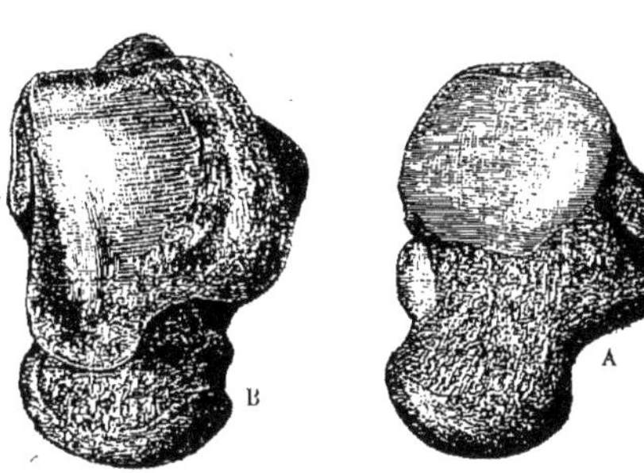

Fig. 47.

revêtement cartilagineux, qui fait défaut dans toute la moitié antérieure de cette surface, et dans cette circonstance qu'il est impossible, en forçant le mouvement de flexion du pied sur la jambe, de dépasser la limite du cartilage dans le contact de l'astragale avec le tibia. En même temps il existe un élargissement du diamètre transversal de l'os, surtout dans la portion située en avant des deux malléoles. Les articulations de l'astragale avec le calcanéum paraissent un peu plus larges et un peu moins profondes que dans l'état normal. L'articulation astragalo-scaphoïdienne est remarquable par l'augmentation de sa surface articulaire dans le sens transversal, c'est-à-dire que cette surface s'est accrue considérablement sur la partie supérieure de l'os et aux dépens du col de l'astragale, dont la tête est reçue dans une capsule très-forte. La surface articulaire interne de l'astragale est moins étendue de moitié dans le sens antéro-postérieur; la moitié antérieure n'étant plus articulaire, le cartilage a disparu et se trouve remplacé par une exubérance osseuse. La surface articulaire externe, au lieu d'être verticale, présente deux plans obliques, et sur chacun de ces plans se trouve une surface séparée par un interligne. L'une de ces surfaces est en rapport avec la face interne de la malléole externe, et l'autre, qui est de nouvelle formation, correspond au sommet de la même malléole. Cette dernière offre une étendue de plus d'un centimètre de diamètre et constitue une arthrodie astragalo-malléolaire. Semblable altération se rencontre dans l'astragale du côté opposé. En résumé, les astragales sont notablement augmentés de volume; ils sont le siége de déformations qui ont rendu impossible la plupart des mouvements physiologiques du pied, et, par suite, la mécanique de cet organe est devenue celle d'un pied difforme. — Les poumons adhèrent par leurs sommets aux parois thoraciques. Le poumon droit, qui est libre dans une plus grande étendue, est aussi le moins altéré. Crépitant au niveau de son bord antérieur, emphysémateux et congestionné à sa base, cet organe a son lobe supérieur affecté de petites excavations, et ses lobes moyen et inférieur parsemés de points lenticulaires de pneumonie caséeuse et de taches pigmentaires. Le poumon gauche est creusé de cavités à son sommet, et dans le reste de son étendue il est semé de foyers miliaires et lenticulaires de pneumonie caséeuse dont quelques-uns commencent à se ramollir à leur centre. L'une des cordes vocales est ulcérée. Le péricarde contient un peu de sérosité transparente. Le cœur, affecté de dégénérescence graisseuse, renferme un coagulum mou et fibrineux; ses valvules sont intactes, à l'exception de l'une des valvules aortiques qui est le siége d'un état criblé. Le foie est épais, semé de points violets et jaunâtres, en voie d'altération graisseuse; le pancréas est induré. Les reins ne sont pas altérés, l'estomac est normal; plusieurs ulcérations occupent les plaques de Peyer et la fin de l'intestin grêle.

Un homme dont la santé laissait peu à désirer s'aperçoit, dès 1865, et, si on l'en croit, peu après une frayeur vive, d'une faiblesse musculaire qui, d'abord limitée à la jambe et au bras gauches, gagne ensuite les membres droits. Cette faiblesse progresse peu à peu, un grand nombre de muscles s'atrophient; le malade est dans la nécessité de recourir à des béquilles pour marcher, quand survient une affection de poitrine à laquelle il ne tarde pas à succomber. Les poumons sont le siége de foyers caséeux et d'excavations multiples; les muscles extenseurs, pour la plupart atrophiés, tranchent par leur coloration d'un jaune blanchâtre sur les muscles restés sains. Vues au microscope, les fibres musculaires sont irrégulières, atrophiées et séparées par des cellules adipeuses linéairement disposées. Les nerfs qui se rendent aux muscles altérés ont leur myéline transformée en fines granulations grisâtres. Cette altération disparaît peu à peu au fur et à mesure que l'examen porte sur des troncs nerveux plus rapprochés de la moelle épinière, qui est parfaitement intacte. Par conséquent l'état des muscles n'est pas ici dépendant d'une lésion médullaire; mais peut-on le rattacher à la lésion des cordons nerveux? Je n'oserais l'affirmer en présence d'une altération musculaire si différente de celle qui se rencontre dans les muscles dont les nerfs ont été sectionnés. D'un autre côté, il est difficile d'admettre une atrophie musculaire dépendant d'un dépôt exagéré de graisse, et cela d'autant plus que dans la véritable adipose musculaire, telle qu'elle existe chez les buveurs d'alcool, les fibres musculaires sont généralement granuleuses et peu atrophiées. La pathogénie de cette atrophie nous paraît exiger de nouvelles recherches. Remarquons que la profession de notre malade n'a peut-être pas été sans influence sur la production des altérations qu'il présente, et que l'inertie de certains muscles a eu pour conséquence la production d'un pied bot avec augmentation de volume et déformation permanente de l'astragale.

ATROPHIES MUSCULAIRES.

Une atrophie n'étant en réalité que la ruine d'un tissu, le dernier terme d'une série de changements antérieurs, il importerait de rejeter cette dénomination, et de la remplacer par une autre qui donnerait une idée exacte de la nature et de l'évolution pathologique de la lésion. Toutefois la connaissance incomplète des altérations musculaires me fait opter pour l'ancienne désignation, que je m'efforcerai d'éclaircir en indiquant, à propos de chaque cas particulier, les conditions étiologiques ou pathogéniques auxquelles pourra se trouver subordonnée l'atrophie des muscles. C'est dans ce sens que seront interprétées les observations qui suivent :

Obs. CCLXXXVII. **Atrophie musculaire progressive. Bronchite et mort.**—H..., âgé de quarante ans, dessinateur en ébénisterie, a commencé à s'apercevoir, il y a trente ans, que son épaule gauche était moins forte et que les mouvements en étaient moins faciles. En même temps il éprouvait au niveau du muscle deltoïde des sensations de fourmillements et de tressaillements, résultat des mouvements fibrillaires caractéristiques de l'atrophie musculaire commençante. Bientôt l'épaule maigrit, et des phénomènes en tous points analogues se manifestèrent successivement dans le biceps, dans la plupart des muscles de l'avant-bras et dans une des éminences thénar et hypothénar. Il en fut bientôt de même de l'épaule, du bras, de l'avant-bras et de la main du côté droit. Au bout d'un an et demi, cet homme fut obligé de renoncer à sa profession, et, depuis deux ans, il ne pouvait plus faire que des courses comme placier, quand il se décida à entrer à l'Hôtel-Dieu (service du professeur Trousseau), le 2 octobre 1863. Les muscles des épaules, des bras et avant-bras, des éminences thénar et hypothénar sont alors amincis et atrophiés ; il n'existe plus, en quelque sorte, que la peau sur les os. Les humérus, privés du soutien que leur fournit le deltoïde, s'échappent en partie de la cavité glénoïde de l'omoplate. Les bras sont pendants le long du corps, et quand le malade veut prendre son repas, il se met à genoux près de sa petite table, appuyant ses avant-bras sur cette table, ce qui détermine la flexion de ceux-ci et supplée à ses biceps impuissants ; il saisit à deux mains, lentement et avec adresse, les objets qu'il veut porter à sa bouche, en utilisant du mieux qu'il peut les muscles ou les portions de muscles qui lui restent encore. Sa poitrine est décharnée, et il est évident que les pectoraux sont en voie d'atrophie, ainsi que les muscles intercostaux. L'exploration électrique de ces parties ne produit que des phénomènes de contractilité extrêmement faibles ; quelques fibres seulement semblent survivre et se contracter encore, mais imparfaitement. Les muscles de l'abdomen, comme ceux des membres inférieurs, sont intacts. Toutes les fonctions de la vie végétative s'accomplissent parfaitement bien ; pourtant cet homme a une petite toux sèche habituelle. Le 16 janvier, il est pris tout à coup de fièvre et d'oppression, et deux jours plus tard il succombe aux progrès d'une bronchite contre laquelle toute lutte est vaine.

Autopsie. — Les muscles deltoïdes, biceps, coraco-brachiaux, fléchisseurs superficiels et profonds, etc., ceux des éminences thénar et hypothénar, les intercostaux, les lombricaux, sont atrophiés à un degré plus ou moins considérable, tandis que le triceps brachial, le palmaire grêle, l'anconé, sont intacts et contrastent par leur volume normal et leur coloration rouge avec la gracilité et la couleur jaunâtre des muscles atrophiés. Il y a atrophie partielle des grands et petits pectoraux et atrophie très-avancée des intercostaux. L'atrophie n'est pas seulement inégale d'un membre à l'autre, elle l'est encore pour les diverses portions d'un même muscle. Ainsi, les muscles du membre thoracique gauche sont notablement plus atrophiés que les muscles de même nom du côté opposé; les faisceaux postérieurs des deltoïdes sont intacts, tandis que les faisceaux antérieurs et moyens présentent une altération profonde. La moelle est examinée avec beaucoup de soin. Les racines postérieures sont intactes; les racines antérieures des portions cervicale et dorsale sont vasculaires et atrophiées. Les paires lombaires et les nerfs de la queue-de-cheval ont un volume normal. L'atrophie est plus prononcée au niveau des racines cervicales et particulièrement à gauche. Quelques-unes de ces racines, et spécialement celles qui entrent dans la composition du plexus brachial, sont réduites à un ou deux fils d'une ténuité extrême. Les nerfs circonflexe, médian, cubital et radial sont assez grêles. Les tubes nerveux des racines les plus malades, comme ceux des nerfs ci-dessus énoncés, sont diminués de nombre et de volume. Dans certains tubes, la myéline est remplacée par une matière finement granuleuse; dans d'autres, elle a complétement disparu en certains points, et le tube nerveux, réduit à son périnèvre, présente un étranglement remarquable. Ainsi, diminution de volume, altération granuleuse ou disparition de la myéline, avec persistance du périnèvre, telles sont les altérations des éléments nerveux. Les fibres musculaires présentent divers degrés d'altération; elles ont généralement diminué de volume. Dans certaines fibres, les stries transversales sont devenues plus rares et les stries longitudinales plus appréciables; dans d'autres, les stries ont complétement disparu, et à leur place il n'y a plus que de très-fines granulations. Ainsi, persistance du sarcolemme pour les fibres musculaires, comme du périnèvre pour les tubes nerveux, diminution de volume ou dégénérescence granuleuse de la substance propre du muscle comme de la moelle du nerf, voilà les altérations révélées par l'examen microscopique; de là il résulte que les lésions sont parallèles et identiques dans ces deux sortes d'organes. Les poumons sont congestionnés et infiltrés de masses tuberculeuses disséminées. Les autres organes ne sont pas sensiblement altérés. (Voyez Trousseau, *Clinique médicale*, t. II, p. 562. Paris, 1865.) Pl. 50, fig. 1, 2, 3, 4 et 5.

Un dessinateur en ébénisterie éprouvait, depuis trente ans, une faiblesse progressive des muscles de l'épaule gauche, accompagnée de fourmillements et de tressaillements fibrillaires. Les muscles du bras, de l'avant-bras et de la main du même côté, sont affectés d'une atrophie qui gagne bientôt les muscles du côté opposé; puis survient une bronchite qui emporte le malade. Remarquables par une teinte jaune plus ou moins prononcée, les muscles sont inégalement modifiés. A côté de faisceaux primitifs normaux, on trouve des fibres musculaires sinueuses avec stries longitudinales marquées, et d'autres fibres atrophiées, plus ou moins granuleuses; quelques-unes parmi ces dernières présentent des renflements manifestes et laissent voir des gouttelettes graisseuses. D'autres fibres sont simplement morcelées; le contenu du sarcolemme s'y montre sous forme de masses distinctes peu ou pas striées. Sur plusieurs de ces fibres se rencontrent des noyaux plus abondants que dans les conditions ordinaires, comme si à un travail de destruction succédait un travail de réparation. Les racines antérieures sont atrophiées, et la myéline des tubes nerveux est amoindrie ou finement granuleuse, si elle n'a disparu. La moelle épinière, dont une portion m'avait été confiée par mon collègue et ami le docteur Peter, examinée après macération dans l'acide chromique, offrait au niveau du renflement cervical une altération qui portait principalement sur la substance grise. Cette substance, comme l'indiquent nos notes et un dessin que nous possédons, était sclérosée et infiltrée de corpuscules amyloïdes ; en même temps, quelques-unes des cellules des cornes antérieures étaient petites et granuleuses. Considéré isolément, ce fait n'aurait qu'une faible valeur; mais M. Hayem et quelques autres observateurs, ayant rapporté des cas d'atrophie musculaire progressive avec lésion analogue de la moelle épinière, on peut subordonner à cette dernière altération la modification survenue dans les muscles.

OBS. CCLXXXVIII. **Saturnisme. Coliques et paralysie des muscles extenseurs des avant-bras. Accès de goutte, albuminurie et urémie. Atrophie des extenseurs. Infiltration uratique des cartilages articulaires des orteils. Néphrite interstitielle.** — L..., âgé de quarante-trois ans, exerce depuis l'âge de onze ans la profession de peintre en bâtiments. A quinze ans, il fut pris d'une première attaque de colique saturnine, et depuis lors il en a eu quatre ou cinq autres. Il y a quatre ans, il a été atteint pour la première fois d'une paralysie des extenseurs des avant-bras qui n'a jamais complétement disparu. A trente-sept ans, il est pris tout à coup d'un gonflement articulaire douloureux du gros orteil gauche qui, après huit ou dix jours, disparaît et se trouve remplacé par un gonflement analogue de l'orteil opposé. Ces affections des orteils sont accompagnées de douleurs tellement vives, qu'il en résulte une insomnie absolue pour le malade. Trois attaques semblables ont eu lieu depuis lors ; la dernière, survenue au mois d'août 1869, ne s'est pas limitée aux pouces des pieds, elle a gagné l'articulation tibio-tarsienne, les talons, et même les articulations métacarpo-phalangiennes des doigts. L'attaque tout entière ne dura pas moins d'un mois. Les pieds surtout ont été le siége d'un gonflement considérable ; plusieurs bains de vapeur furent administrés, et le malade put reprendre son travail. Il fut obligé de le quitter de nouveau en novembre, à cause des palpitations et de l'oppression vive qu'il éprouvait, principalement s'il venait à monter un escalier. Dans ces conditions, il se décida à venir à l'hôpital, et, le 5 janvier 1870, je l'admettais à la Charité (salle Saint-Michel, n° 2). La peau offre une teinte jaunâtre assez marquée ; les lèvres sont cyanosées ; la face est peut-être un peu bouffie, mais il n'y a pas en ce moment, et jamais, au dire du malade, il n'y a eu d'œdème aux jambes. Les muscles extenseurs de l'avant-bras sont paralysés des deux côtés, car si le malade relève ses poignets, il parvient difficilement à étendre ses doigts. Malgré une oppression assez vive, la respiration est partout pure, les battements du cœur sont énergiques, les bruits sont normaux. Les viscères de l'abdomen ne sont pas altérés, à part les reins. Pâles et décolorées, les urines se troublent par l'acide nitrique et la chaleur ; elles sont manifestement albumineuses. Le malade ne se souvient pas d'y avoir jamais vu de dépôts d'acide urique. Son père est mort asthmatique et catarrheux, à l'âge de cinquante-six ans ; sa mère a été victime d'un accident, et une de ses sœurs paraît avoir succombé à une affection chronique de la poitrine. (Bromure de potassium, 3 grammes ; bain sulfureux.) Le lendemain, la peau n'est pas colorée en noir, ainsi qu'il arrive à la suite d'un bain sulfureux, quand le tégument est recouvert de molécules de plomb. — Le 10 janvier, vomissements pituiteux dans le courant de la journée, saveur de la bouche extrêmement désagréable ; la veille au soir, vomissement alimentaire, constipation, céphalalgie, tendance à la somnolence, vue un peu brouillée. La quantité d'urine rendue est d'un litre et demi, la densité de 1,100. (Huile de ricin, 30 grammes.) — Du 10 au 22, persistance des vomissements biliaires et alimentaires. Le 24 janvier au matin, à la suite d'un vomissement, perte subite de connaissance, accès convulsifs des muscles de la face et des membres avec écume à la bouche ; terminaison de ces accès par gonflement et congestion de la face. A la visite, le facies est étonné, la face est bouffie, la parole est gênée, la tête est lourde. Le malade accuse dans les bras des secousses qu'il compare à des décharges électriques ; il se plaint d'une céphalalgie qu'il fait remonter à un an et qu'il caractérise par la dénomination de migraine ; hier, il a saigné quelques gouttes de sang par le nez ; 104 pulsations, pouls ample et vibrant, impulsion cardiaque énergique; vomissements, constipation opiniâtre. Je diagnostique des accidents urémiques. (Tartre stibié en lavage, 10 centigrammes.) Les urines, toujours pâles et décolorées, prennent, sous l'action de la chaleur et de l'acide nitrique, une teinte laiteuse sans qu'il soit possible d'y voir des flocons; un excès d'acide dissout presque totalement le précipité et détermine une coloration rosée; absence de sucre dans l'urine. — 25 janvier, garderobe unique; vomissements abondants, saveur désagréable de la bouche; intelligence nette, parole embarrassée. Les urines, examinées au microscope, renferment quelques cylindres hyalins granuleux et des phosphates de chaux. Les jours suivants, amélioration notable; le malade urine chaque jour plus d'un litre de liquide. — Le 27, il a une nouvelle attaque convulsive en déjeunant; il pâlit tout à coup, la tête se renverse en arrière, les yeux se tournent en haut, le facies se tuméfie, la connaissance se perd, les muscles de la face et les bras sont agités par intervalles de secousses violentes : l'attaque dure en tout dix minutes. (Tartre stibié, 10 centigrammes.) — Le 30 janvier, céphalalgie, oppression, saveur fétide de la bouche, léger embarras de la parole, intelligence lourde. Les poignets peuvent être étendus, mais il est impossible au malade de relever les doigts; les extenseurs des avant-bras sont paralysés. La face est un peu tuméfiée à gauche, sans doute parce qu'il y a décubitus de ce côté; 92 pulsations, 16 respirations. (15 grammes d'eau-de-vie allemande.) La visite était à peine terminée, que le malade fut pris sous nos yeux d'un nouvel accès convulsif; comme toujours, il perd connaissance en même temps que sa tête se renverse en arrière et que ses yeux regardent en haut; les convulsions sont, à la face, prédominantes à gauche; aux membres, ce sont des secousses rapprochées s'exécutant dans le sens de la flexion. Au bout d'une minute, ces secousses cessent; la face est cyanosée, un liquide écumeux s'écoule de la bouche. Le malade se met à ronfler, et, pendant ce temps, le pouls, qui était à 92, devient oscillant et tombe à 36, puis tout à coup la face revêt une teinte cadavéreuse et la respiration s'arrête. Cet état dure pendant près d'une minute, le pouls continuant à baisser sans disparaître complétement. Alors, sous l'influence de la flagellation et de l'excitation produite sur la muqueuse des fosses nasales par des vapeurs ammoniacales, survient une première inspiration, puis une seconde assez longtemps après; enfin le malade fait entendre un ronflement considérable, et deux minutes plus tard les yeux commencent à se rouvrir, le ronflement persiste encore. Le lendemain, l'eau-de-vie allemande avait amené sept ou huit garderobes; la nuit avait été bonne, la tête était lourde; pouls, 84; température, 36°,2. (Lavement purgatif.) — 2 février, légère dyspnée; les urines rendues dépassent toujours un litre, elles continuent à être transparentes; densité, 1,009; réaction acide. Secousses convulsives dans la nuit, épistaxis vers deux heures du matin. — 4 et 5 février, nouvelles épistaxis peu abondantes. Bouffissure de la face sans œdème des jambes. Sensation d'anéantissement; surdité depuis quelques jours, affaiblissement notable de la mémoire (15 grammes d'eau-de-vie allemande). — 6 février, le malade a peine à rassembler ses idées, sa parole est embarrassée, il a l'apparence d'un homme à moitié éveillé. Nous apprenons, par le voisin, qu'il sommeille et qu'il ronfle presque constamment. La quantité d'urine rendue ne dépasse pas un demi-litre; 84 pulsations; température, 35°,4 dans l'aisselle. — 7 février, même état; nuit agitée, le malade s'est levé et s'est promené; à la visite, respiration ronflante, facies hagard, carphologie, le malade ramasse et retourne les objets sur son lit, inconscient de ses actes, mais conscient de son état, car il se dit toqué. Les urines rendues dans les vingt-quatre heures ne dépassent pas un demi-litre. Deux selles peu abondantes, malgré un lavement des peintres. Léger écoulement coloré par le conduit auditif droit. — Le 9, état plus sérieux, hyperesthésie marquée de la peau de la face, point douloureux à l'émergence des filets de la cinquième paire. Agitation dans la nuit, une faible quantité d'urine a été rendue dans le lit. — Le 10 février, épistaxis, selles involontaires, urine toujours albumineuse, non floconneuse; le malade se lève sans savoir ce qu'il fait, cherche quelqu'un, et le reste du temps il est somnolent. — Le 11 février, somnolence et coma pendant toute la nuit. La mort a lieu tout à coup, à six heures du matin, sans le moindre mouvement.

Autopsie le 12. — Absence d'anasarque ou d'œdème. Les articulations des pieds sont examinées avec soin, et l'on constate que les cartilages des articulations métatarso-phalangiennes sont affectés de dépôts blanchâtres multiples d'urate de soude. Les articulations des gros orteils surtout (voyez fig. 48) ont leurs cartilages d'incrustation et leurs ligaments infiltrés de ces sels, qui y forment des dépôts abondants. Les articulations tibio-tarsiennes, celles des genoux, ne paraissent pas modifiées à l'œil nu. Les articulations du poignet offrent des dépôts très-fins à peine visibles. A l'avant-bras droit les muscles extenseurs des doigts, extenseurs propres du petit doigt et de l'index, long abducteur et court extenseur

Pl. 53, fig. 1' 1', et 2

du pouce, sont pâles, jaunâtres et manifestement atrophiés. Le cubital postérieur et le second radial externe sont simplement un peu décolorés. Le premier radial est intact. L'avant-bras gauche présente le même état, sauf que le premier radial, de teinte jaunâtre, est un peu atrophié. Quant aux autres muscles, ils sont complétement sains; les tendons ne sont pas altérés. L'examen microscopique des muscles atrophiés nous apprend qu'un grand nombre de faisceaux primitifs, notablement diminués de volume, conservent néanmoins leur striation. La réduction éprouvée par ces faisceaux varie de la moitié

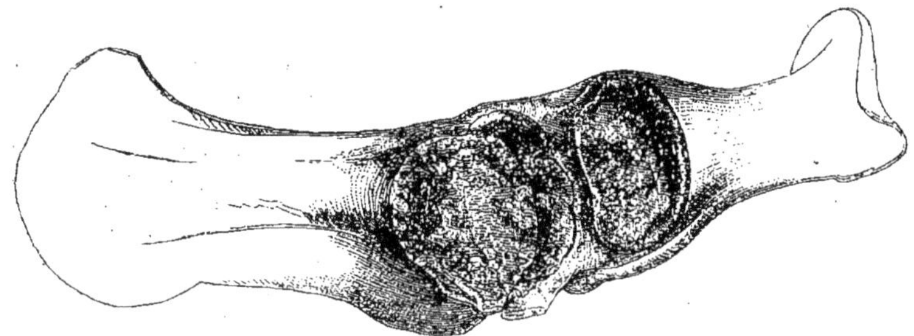

Fig. 48.

Infiltration uratique des cartilages articulaires (saturnisme).

au quart du volume normal. Sur certains points, les fibres musculaires ne se révèlent plus que par le sarcolemme présentant dans son épaisseur des noyaux d'autant plus nombreux que l'atrophie est plus marquée. Les nerfs qui se rendent aux muscles ainsi modifiés, c'est-à-dire les branches des nerfs radiaux, se font remarquer par l'altération de leur myéline qui est finement granuleuse. La moelle épinière est de consistance et de coloration normales, excepté à la partie antérieure du renflement cervical, où sa coloration devient grisâtre. A ce niveau, les racines antérieures nous paraissent un peu atrophiées. Pourtant l'examen de ces racines et des racines postérieures, après macération dans l'acide chromique, ne dévoile aucune trace d'altération. De même la moelle cervicale, examinée à l'aide de coupes fines, ne donne d'autre résultat que la constatation d'une anomalie dans la forme de la substance grise des cornes antérieures, au niveau de la deuxième paire cervicale. Cette anomalie, probablement congénitale, consiste en un développement anormal de substance grise et de cellules dans la région postéro-externe de la corne gauche. Il résulte de là une disproportion considérable entre les deux moitiés de la substance grise; toutefois la partie surajoutée diffère de la substance grise normale. La substance blanche du cerveau est ferme, les ventricules sont normaux, mais dans la corne sphénoïdale du côté gauche existe une fausse membrane rouillée, colorée par la présence de grains d'hématine et de cristaux d'hématoïdine. Ce produit membraneux est l'indice d'un foyer hémorrhagique de petit volume remontant à plusieurs mois. Semblable altération, moins étendue, se rencontre dans le point opposé de l'hémisphère droit. La surface du quatrième ventricule est lisse, pâle et opaline; les barbes du calamus scriptorius font défaut. Les poumons sont le siége d'adhérences lâches et anciennes; ils présentent d'abondantes taches pigmentaires et un petit foyer de pneumonie caséeuse devenue calcaire. Les ganglions bronchiques sont volumineux. La muqueuse laryngée est normale. Le cœur, chargé de pelotons graisseux à sa base, sur sa face antérieure et sur ses bords, présente de larges plaques laiteuses à l'origine de l'aorte et à la face antérieure des oreillettes. Le ventricule gauche est ferme, rouge, considérablement hypertrophié, et de là résulte pour tout l'organe une forme conoïde bien marquée (cœur de bœuf). L'orifice mitral est normal, mais l'orifice aortique est un peu insuffisant par suite de l'épaississement du bord adhérent des valvules et de l'adhérence, sur leurs bords, de deux d'entre elles. L'aorte, un peu large, offre à sa face interne des plaques saillantes, semi-transparentes ou jaunâtres, situées principalement dans le voisinage des orifices des branches collatérales. Les carotides sont modifiées, et quelques-unes des artères cérébrales sont athéromateuses. Les artères rénales, dilatées, sinueuses, ont leurs parois hypertrophiées. Les reins, petits et atrophiés, sont réduits de plus de moitié de leur volume; leur surface extérieure, inégale, est parsemée de fines granulations grisâtres ou jaunâtres, dans les intervalles desquelles rampent des vaisseaux variqueux injectés. Leurs capsules fibreuses sont opalines, peu épaissies, difficiles à décoller. La substance du rein est ferme, indurée, pigmentée dans ses parties inférieures. A la coupe, elle est lisse, un peu brillante; sous le microscope, elle présente un épaississement notable du stroma conjonctif, qui est infiltré de jeunes éléments nucléaires, et une diminution très-marquée du calibre des tubes urinifères *t* et des glomérules de Malpighi *g* (fig. 49). Toutefois, au niveau des granulations de la surface, la trame conjonctive n'est pas modifiée, et les tubes urinifères T ont conservé des dimensions assez normales. Les cellules épithéliales de ces tubes n'offrent rien de particulier; celles des tubuli, plongées au sein du stroma altéré, sont un peu granuleuses, et quelques-unes renferment une substance colloïde *c*. La vessie est dilatée par l'urine, ses parois sont hypertrophiées. Le foie est simplement hypérémié; le pancréas est normal, la rate est grosse. L'estomac, rétréci, offre des replis saillants et nombreux sur sa face interne. Sa muqueuse, épaissie, recouverte par un mucus épais et visqueux, difficile à détacher, est pigmentée dans la région pylorique, injectée dans celle du cardia; ses glandules sont saillantes (gastrite urémique). La muqueuse intestinale, recouverte d'un mucus visqueux, de teinte grisâtre ardoisée, est beaucoup moins altérée que celle de l'estomac. Le testicule gauche est affecté d'hydrocèle et atrophié.

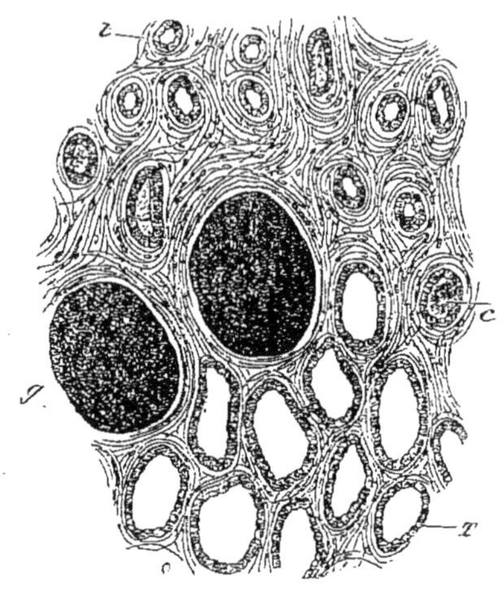

Fig. 49.

Dès l'âge de onze ans, un homme exerce la profession de peintre en bâtiments; de quinze à trente ans, il a plusieurs accès de colique saturnine; vers l'âge de trente-sept ans, il éprouve une première attaque de goutte aux pieds, et depuis lors il subit trois attaques semblables; à trente-neuf ans, il est pris de paralysie des avant-bras; à quarante-trois ans, il perd ses forces, éprouve de l'oppression, de l'insomnie, de l'inappétence; en un mot, il est albuminurique. Bientôt surviennent des accès éclamptiques qui mettent son existence en danger, et cette série d'accidents morbides se termine enfin par le coma et la mort. Les muscles extenseurs des avant-bras sont décolorés, atrophiés; leurs faisceaux primitifs conservent la striation normale, mais ils sont réduits au tiers ou au quart de leur volume, un certain nombre ont même complétement disparu; les nerfs qui se rendent à ces muscles ont leur myéline granuleuse. La moelle épinière, malgré les recherches attentives faites par M. Pierret et par moi, ne paraît pas altérée. Les cartilages diarthrodiaux des articulations métatarso-phalangiennes sont incrustés d'urates alcalins. Les reins sont atrophiés, granuleux (néphrite interstitielle); il existe une endocardite légère, et le cœur gauche est le siége d'une hypertrophie notable; l'estomac présente les lésions de la gastrite urémique. Cet ensemble symptomatique si complexe et tout à fait propre à jeter le trouble dans l'esprit pourrait bien faire croire que plusieurs maladies sont ici en présence. Il n'en est rien; ces différents accidents s'enchaînent entre eux, et, en définitive, il s'agit simplement ici d'un cas d'intoxication saturnine chronique. Personne, en effet, ne doute que les coliques et la paralysie des extenseurs ne soient causées par le plomb. Après les recherches de Garrod et celles de Charcot, auxquelles ce fait vient donner une confirmation anatomique, il est incontestable que l'intoxication saturnine a dû jouer un rôle dans l'infiltration uratique des cartilages articulaires. On peut admettre aussi, comme je me suis appliqué à le démontrer dans d'autres circonstances, que c'est au plomb que doivent être rapportées l'altération des reins et celle de l'aorte. D'un autre côté, l'hypertrophie du cœur et l'affection gastrique sont des lésions subordonnées, la première aux altérations rénales et aortique, la seconde à l'excrétion de quelques-uns des principes de l'urine par la muqueuse stomacale. Ainsi, lésions musculaires, articulaires, rénales et aortique produites par le plomb; lésions de l'estomac dues à une intoxication urémique, telle est l'interprétation des désordres constatés dans ce fait morbide qui a pour origine un métal dangereux et dont l'emploi devrait être rigoureusement défendu. C'est là une réunion d'altérations pour lesquelles l'appellation de *saturnisme viscéral* paraît très-appropriée. Quant à l'atrophie musculaire, localisée dans les muscles extenseurs des avant-bras, elle consiste, non dans un état granuleux avec perte de la striation du faisceau musculaire primitif, mais dans la diminution du diamètre transversal de ce faisceau, avec augmentation des noyaux du sarcolemme, et disparition plus ou moins complète de la masse musculaire (1).

De l'examen des deux faits qui précèdent il résulte que l'atrophie musculaire saturnine, déjà distincte par son siége, paraît encore susceptible d'être différenciée, par sa nature même, de l'atrophie musculaire progressive; toutefois un plus grand nombre d'observations serait nécessaire pour avoir une opinion définitive sur ce sujet. La perte de la contractilité électro-musculaire dans un cas, sa conservation dans l'autre, portent à penser que, symptomatiquement du moins, ces altérations ne sont pas identiques, ce qui n'empêche pas que l'une et l'autre puissent dépendre d'une affection de la moelle épinière. Je suis autorisé à le croire d'après une observation de paralysie saturnine, où l'atrophie musculaire, un peu plus étendue que dans le cas que nous venons de rapporter, était accompagnée d'un foyer de désintégration de la substance grise de la région cervicale de la moelle. Ces observations, rapprochées de celle qui porte le n° CCLXXXVI, nous apprennent que l'atrophie musculaire n'a pas des caractères toujours identiques et une même origine, et que si elle n'est pas subordonnée à une altération de la moelle épinière, il est au moins rare que dans les cas où elle constitue une affection réelle, elle ne coexiste pas avec une lésion des nerfs moteurs. La figure 6 de la planche 51 nous met à même de distinguer des atrophies en question celle qui est consécutive à la dégénération secondaire des nerfs. Elle représente les faisceaux

(1) Comparez : Sur un cas de paralysie saturnine, etc., *Gaz. méd.*, 1862, p. 709, et *Union médicale*, 15 sept. 1863, p. 513.

primitifs d'un muscle grand oblique de l'œil droit, et montre que ces faisceaux un peu diminués de volume sont en même temps le siége de fines granulations qui effacent les stries longitudinales et transversales. Ce muscle était flasque, aminci et jaunâtre ; le nerf pathétique était atrophié par suite d'un ramollissement cérébral ancien.

En terminant l'étude des lésions musculaires, j'appellerai l'attention sur une affection qui vient d'avoir un grand retentissement en Allemagne, je veux parler de la trichinose. La figure 7, pl. 51, empruntée à la thèse du docteur Rodet (*Trichine et trichinose*, Paris, 1866), nous fait connaître les modifications anatomiques que subissent les muscles dans cette affection. On y voit des faisceaux musculaires infiltrés de petits kystes ovalaires renfermant à leur intérieur des trichines roulées en spirale. Ces kystes sont formés de deux couches : l'externe est, pour quelques auteurs, le sarcolemme distendu d'un faisceau primitif, tandis que l'interne, formée d'une substance homogène transparente et parsemée de corpuscules calcaires, est au contraire le produit exclusif du parasite. Celui-ci est un ver nématoïde, long de $0^{mm},8$ à 1 millimètre, sans organes sexuels, ou pourvu de ces organes, mais à l'état rudimentaire, et par conséquent incapable de se reproduire. Les trichines se rencontrent dans tous les muscles à fibres striées, excepté dans le cœur. Leur nombre, généralement plus considérable dans les muscles superficiels, est quelquefois extraordinaire. Les muscles envahis sont parsemés de petites taches blanches, qui sont facilement reconnues pour des kystes, à l'intérieur desquels on peut apercevoir le ver enroulé sur lui-même. Ces kystes sont quelquefois isolés, le plus souvent groupés en amas ou disposés en séries linéaires. Leur grand diamètre est toujours parallèle à la direction des faisceaux musculaires, et, dans la plupart des cas, ils présentent des amas fusiformes de graisse, principalement à leurs extrémités polaires. Ils refoulent les fibres musculaires contre lesquelles ils sont logés, en les atrophiant quelquefois, mais sans les altérer autrement d'une manière sensible.

OS ET ARTICULATIONS.

Les os, organes durs réunis immédiatement ou par l'intermédiaire de parties accessoires, telles que cartilages, ligaments, capsules articulaires, constituent un tout continu appelé charpente osseuse ou squelette. Chez l'homme, le tissu de cette charpente apparaît sous deux formes principales : la substance compacte, qui livre passage aux vaisseaux, et la substance spongieuse, qui renferme la moelle osseuse. Envisagé au point de vue de la structure, le tissu osseux est composé d'une substance fondamentale dense, vaguement stratifiée, traversée par les canalicules vasculaires ou canaux de Havers, et creusée d'une multitude de petites cavités microscopiques appelées *cavités osseuses* ou *corpuscules osseux*. Les canaux de Havers se rencontrent partout où il y a de la substance osseuse; ils forment un réseau à larges mailles analogue à celui des vaisseaux capillaires, et dont la direction varie suivant que les os sont longs ou courts; ils renferment les vaisseaux, et s'ouvrent soit à la surface externe des os, soit dans les cavités et espaces médullaires. Distribuées dans toute la substance des os, les cavités osseuses sont de petits espaces d'où partent un grand nombre de prolongements très-fins, ramifiés et quelquefois anastomosés (canalicules osseux). A l'état frais, chacune d'elles renferme une cellule délicate (cellule osseuse) qui la remplit tout entière et qui contient une substance transparente avec un noyau. Les cellules envoient dans les canalicules osseux des prolongements très-fins qui, s'anastomosant avec des prolongements analogues des cellules voisines, forment un système continu de cavités et de canalicules destiné à distribuer les sucs nutritifs fournis par les vaisseaux à toutes les parties du tissu osseux, même le plus compacte. — Contenue dans les espaces aréolaires des os et les canalicules de Havers, la moelle osseuse est une substance molle, jaunâtre ou rougeâtre, riche en vaisseaux. Indépendamment des vaisseaux et des nerfs, cette substance renferme du tissu conjonctif, des cellules adipeuses, de la graisse libre, un liquide, et enfin de petites cellules spéciales ou cellules de la moelle, plus abondantes chez le nouveau-né que chez l'adulte; elle contient de plus des éléments isolés volumineux, à noyaux multiples dépourvus d'enveloppes et connus sous le nom de myéloplaxes (Robin).

Les os sont, dans la plus grande partie de leur surface, recouverts d'une membrane extensible, vasculaire, blanchâtre et brillante, ou *périoste*, laquelle se continue en plusieurs points avec les parties fibreuses, ligaments, tendons, aponévroses, etc. Cette membrane, dont l'épaisseur varie, est formée, au niveau de l'insertion directe des muscles excepté, de deux couches dont l'une externe, principalement composée de tissu conjonctif, reçoit les nerfs, tandis que l'autre, plus profonde, contient des fibres élastiques très-fines, et livre simplement passage aux canaux vasculaires. De nombreux vaisseaux se rendent du périoste à l'os, et vont déboucher dans les canaux de Havers, etc.; ils forment un réseau allongé à larges mailles, qui se complète en s'anastomosant avec les ramifications d'autres vaisseaux qui pénètrent par les canaux nourriciers. Dans la diaphyse des os longs, ces vaisseaux émettent des branches ascendantes et descendantes qui se transforment en un réseau capillaire, lequel enveloppe les cellules adipeuses de la moelle et s'anastomose avec les vaisseaux des épiphyses, qui viennent aussi de deux sources, du périoste et des canaux nourriciers. Le trajet des veines est analogue à celui des artères: les unes passent par les trous nutritifs de l'os, les autres se rendent au périoste par l'intermédiaire des canalicules périphériques de la moelle. Il n'est pas bien certain que les os reçoivent des vaisseaux lymphatiques; les nerfs qui s'y rendent sont nombreux, ils accompagnent les vaisseaux artériels et sont formés par des fibres larges, de moyen calibre. — Le développement des os a été l'objet de recherches nombreuses. Pendant la durée de l'âge viril, ces organes ne présentent que des changements peu appréciables. Néanmoins, comme tous les tissus, le tissu osseux subit un mouvement incessant de composition et de décomposition que concourent à prouver, et l'expérimentation, et les maladies qui peuvent l'atteindre, et les changements qu'il subit dans un âge avancé. Pendant la vieillesse, on voit disparaître certaines parties osseuses tout entières, les orifices vasculaires et les cavités médullaires s'agrandissent et se remplissent de graisse en même temps que la substance osseuse s'atrophie, ce qui rend les os à la fois plus spongieux et plus fragiles. Cette description nous apprend que la structure des os a de grandes analogies avec celle du tissu conjonctif; que, malgré leur constitution rigide, ces organes sont de toutes parts en contact avec le plasma sanguin, et qu'ainsi les altérations pathologiques des os ne peuvent différer essentiellement de celles des autres organes : aussi y trouvons-nous des phlegmasies, des néoplasies fort diverses, et des dégénérescences variées.

Les os ont des moyens d'union multiples. Ces moyens d'union consistent, pour les synarthroses, soit en une bande très-mince de tissu conjonctif fibreux (syndesmose), soit en une masse de cartilage hyalin mélangé de tissu conjonctif (synchondrose). Un mode d'union plus complexe appartient aux diarthroses. Recouvertes d'une couche mince de cartilage, les extrémités osseuses y sont maintenues par des anneaux ou bourrelets fibreux contenant un certain nombre de cellules de cartilage et par des capsules synoviales. Ces capsules sont des tubes courts et larges, fixés par leurs extrémités ouvertes sur les bords des surfaces articulaires des os qu'elles réunissent. Elles sont constituées par des membranes délicates et transparentes, dans la structure desquelles entrent une lame de tissu conjonctif, des vaisseaux et des nerfs assez peu nombreux, et une couche épithéliale formée de une à quatre rangées de grandes cellules pavimenteuses. Dépourvues de glandes et de papilles, elles offrent des amas graisseux considérables, improprement appelés glandes de Havers, et des prolongements riches en vaisseaux (franges synoviales). Situées ordinairement à l'endroit où la membrane synoviale se détache du cartilage, ces franges s'étendent à la surface de ce dernier, qu'elles entourent souvent d'une sorte de couronne; revêtues d'une couche épithéliale, elles présentent une substance fondamentale de tissu conjonctif fibrillaire et un grand nombre de petites artères, veines et capillaires réunis en anses, disposition qui rappelle celle des plexus choroïdes des ventricules cérébraux. Leurs bords sont en outre garnis de petits appendices foliacés ou coniques (villosités synoviales), et çà et là on trouve dans leur épaisseur des cellules adipeuses, plus rarement des cellules isolées de cartilage. Enfin, les capsules articulaires renferment une petite quantité d'un liquide transparent, jaunâtre et filant, chimiquement analogue au mucus et susceptible d'être modifié dans le cours des lésions articulaires, qui sont d'ordinaire le résultat d'un processus inflammatoire. Malgré la diversité des tissus qui les composent, les altérations phlegmasiques des articulations peuvent être groupées sous un petit nombre de chefs subordonnés à la nature même de la cause morbifique. Nous étudierons d'abord les arthrites exsudatives et prolifératives, puis les arthrites suppuratives; viendront ensuite les ostéites et les affections carcinomateuses des os.

ARTHRITES EXSUDATIVES ET PROLIFÉRATIVES.

Ces altérations, qui pour la plupart se rattachent à des maladies constitutionnelles, présentent des types distincts, dont voici les principaux :

OBS. CCLXXXIX. **Polyarthrite rhumatismale aiguë.**— J..., passementière, âgée de vingt-sept ans, est admise le 9 juin 1866 à l'Hôtel-Dieu, au cinquième jour d'un rhumatisme articulaire aigu. Cette affection, étendue à la plupart des articulations, ne présente d'abord rien de remarquable. La fièvre est ardente, les jointures sont tuméfiées et douloureuses, le cœur n'est pas pris Le 13 juin, survient un délire assez violent, puis cette personne tombe dans le coma et meurt.

Autopsie. — Le cerveau, examiné avec soin, n'offre aucune lésion appréciable à l'œil nu. Le cœur, chargé de graisse à sa base, est large et un peu décoloré, exempt d'altération valvulaire. Les poumons, dont le tissu est relativement ferme, sont congestionnés. Le foie est un peu gras, la rate et les reins sont sains. Les grosses articulations sont tuméfiées, principalement celle du genou gauche. Il s'échappe, à l'ouverture de cette articulation, un liquide visqueux, à peine louche, transparent, beaucoup plus abondant que dans l'état normal. La synoviale et les franges qui en dépendent sont le siége d'une injection des plus vives, surtout dans la portion supérieure de l'articulation; les vaisseaux qui forment cette injection sont distendus et régulièrement disposés. Une fausse membrane grisâtre, assez ferme, de 5 centimètres de long sur 1 centimètre de large, tapisse la surface articulaire, à laquelle elle adhère à peine. Elle est constituée par de la fibrine et un petit nombre de leucocytes. On y aperçoit de plus, après action de l'acide acétique, quelques corps allongés fusiformes qui permettent de croire à un commencement d'organisation. La synoviale du genou droit, fortement injectée, renferme une quantité anormale de liquide. Même état des articulations tibio-tarsiennes et des épaules.

Une jeune femme est atteinte, dans le cours d'une attaque de rhumatisme aigu, d'un délire suivi de coma, et elle succombe. La plupart des grosses articulations, vivement injectées, renferment une synovie abondante, légèrement trouble; l'une d'elles présente en outre une fausse membrane grisâtre, composée de fibrilles minces, de leucocytes et de quelques autres éléments cellulaires. Ce fait, qui donne les principaux traits de la polyarthrite rhumatismale, permet de comprendre le mode de terminaison de cette affection qui ne laisse presque jamais de trace de son passage. Dans quelques circonstances pourtant on voit des polyarthrites considérées comme rhumatismales suppurer abondamment et produire des désordres de tissus difficilement réparables, si elles ne sont suivies de la mort. Un cas de ce genre sera rapporté plus loin; mais, dans ce cas, comme dans la plupart de ceux qui ont été publiés sous le nom de *rhumatisme suppuré*, la nature de l'affection est généralement difficile à établir, et je suis porté à croire qu'il s'agit le plus souvent de lésions totalement indépendantes de l'état morbide général connu sous le nom de diathèse rhumatismale. De même, les altérations que va nous présenter l'observation suivante, et que l'on désigne généralement sous la dénomination de *rhumatisme chronique*, me paraissent différer par leurs caractères, leur origine et leur nature, de celles qui font partie du fait précédent.

OBS. CCXC. **Arthrite déformante avec corps étrangers des deux genoux (rhumatisme chronique). Ramollissement cérébral et pneumonie.** — C..., âgée de soixante-trois ans, sans profession, est admise à l'hospice de la Salpêtrière (service de M. Charcot), le 24 novembre 1868. Cette malade a depuis longtemps les deux genoux affectés d'un rhumatisme chronique; toutefois elle ne peut donner aucun renseignement sérieux sur ses antécédents. Ses réponses ne concordent nullement avec les questions qu'on lui pose. Le plus souvent cependant elle est capable de répéter les mots que l'on profère devant elle, non pas très-distinctement, mais en bredouillant, surtout quand elle essaye de parler plus vite. Aucune trace de paralysie du côté des membres, et pourtant difficulté de la marche qui tient à des lésions articulaires. Les genoux, enflés et déformés, sont le siége de corps étrangers, dont l'un, à droite, paraît occuper le prolongement postérieur de la synoviale; ils laissent entendre des craquements considérables. La synoviale est distendue, la fluctuation évidente. Des douleurs sont habituellement ressenties dans les articulations, et c'est à l'occasion d'une exacerbation récente que la malade est amenée à l'infirmerie. (Purgatif, ouate laudanisée.) — Le 27, le 28 et le 29, la malade peut se lever et faire le tour de son lit. — Dans la nuit du 2 au 3 décembre, retour des douleurs articulaires, surtout à droite; application d'un vésicatoire le 3 décembre. — Le 7, symptômes fébriles et troubles gastriques, langue saburrale, soif vive, inappétence absolue; pas de vomissements. Miction et défécation involontaires. (Eau de Sedlitz, deux verres.) — Le 8, mêmes phénomènes gastriques. La pommette gauche est rouge et chaude. Souffle tubaire au niveau de la fosse sous-épineuse gauche. Tache ecchymotique sur la face du même côté. Pouls irrégulier, à 100-104; respiration, 44; température, 40°,4. — 9 décembre : pouls, 120; respiration, 56; température, 39°,9. (Potion stibiée.) Le soir, la face est moite, la pommette gauche rouge et chaude; la droite, pâle et presque fraîche. Langue noire au centre, blanche vers les bords, très-sèche; soif vive; ni vomissements ni selles. A gauche et en avant, respiration ronflante; en arrière, matité dans toute la hauteur, souffle tubaire et râles aux deux temps. Pas d'expectoration. Sur la fesse droite, eschare noire mesurant 8 ou 9 centimètres; sur la fesse gauche, exulcération de 2 centimètres de diamètre, entourée d'une légère rougeur. Pouls irrégulier, petit, 132; respiration, 52-56; température, 30°,2. — 10 décembre : yeux saillants, face altérée, narines pulvérulentes. La peau de la figure est moite, froide; la bouche, entr'ouverte, laisse voir la langue, qui est collante, noirâtre à sa partie moyenne. La malade s'occupe encore de ce qu'on lui fait. Râle laryngo-trachéal. Pouls, 84; température, 39°,5. Le soir, la face est froide et couverte d'une sueur visqueuse; les mains sont également froides. Existence du souffle tubaire et des râles crépitants dans presque toute la hauteur, à gauche; râles ronflants et sous-crépitants à droite. Pouls, 92, irrégulier; température, 40°,6. Mort à huit heures du soir. Température, 41°,3.

Autopsie. — L'artère basilaire, dilatée dans toute sa longueur, est très-athéromateuse, ainsi que les artères sylviennes des deux côtés. Celle du côté gauche, à peu de distance de son origine, est oblitérée, non par un caillot ou une embolie, mais par des dépôts athéromateux occupant la tunique interne de l'artère. Ces dépôts, repoussant cette membrane à droite et à gauche vers le centre du vaisseau, ont fini par accoler ses deux moitiés. Dans la portion correspondante de la sylvienne droite, défilé athéromateux laissant néanmoins passer le sang. Les enveloppes de l'encéphale sont saines. Rien de particulier dans l'hémisphère droit. Sur la face convexe du lobe sphénoïdal gauche, on trouve une plaque jaune de ramollissement ayant détruit presque en totalité la substance grise du sillon qui sépare la partie réfléchie de la circonvolution d'enceinte de la scissure de Sylvius et la moitié antérieure de deux des circonvolutions du groupe postérieur. Une coupe pratiquée au milieu de ce foyer démontre que le ramollissement intéresse pour ainsi dire exclusivement la substance

Pl. 55, fig 1, 1', 1'', 1 .

grise. Les circonvolutions de l'insula, du lobe antérieur gauche, y compris la troisième circonvolution, sont normales. Adhérences pleurales au sommet des deux poumons. Hépatisation grise de tout le lobe supérieur du poumon gauche. L'incision du sommet du poumon droit fait découvrir une excavation remplie d'une matière blanchâtre, caséeuse, et au-dessous une petite bande de pneumonie chronique. Le cœur est mou et flasque, sa surface graisseuse; ses bords sont arrondis. Le tissu, facile à déchirer, a une teinte grise. Pas de végétations ni de vascularisations sur aucune des valvules. Épaississement assez marqué entre la partie opaque et la partie transparente de la valvule sigmoïde. Plaques graisseuses sur l'aorte dans toute sa longueur. Œsophage sain; teinte grisâtre de la muqueuse stomacale. Le foie, mou, légèrement graisseux, renferme un calcul biliaire du volume d'une petite noix; pancréas (150 grammes) graisseux; rate (125 grammes) molle, sans infarctus. Les reins (chacun 150 grammes) n'offrent pas d'infarctus. Injection assez vive au niveau de la substance corticale et de la substance tubuleuse. Vessie et utérus sains. A l'examen du genou droit, l'ouverture de l'articulation donne issue à une grande quantité d'un liquide visqueux. La synoviale est épaissie et offre une vascularisation très-remarquable. Les franges synoviales sont très-développées. Dans une foule de points on trouve, appendus à la séreuse articulaire par un pédoncule plus ou moins long et effilé, de petits corps irréguliers, d'aspect cartilagineux, mamelonnés, du volume d'une tête d'épingle à celui d'un pois, tantôt isolés, tantôt agglomérés. Le cartilage qui revêt les condyles du fémur est détruit par places, et à sa périphérie existent des productions cartilagineuses, des bourrelets mamelonnés qui augmentent l'étendue de la surface articulaire et forment sur les côtés des espèces d'apophyses auriculaires. La rotule offre une altération du cartilage et des chondrophytes. Mêmes lésions des surfaces articulaires du tibia, qui sont élargies : ainsi la cupule articulaire interne mesure 5 centimètres transversalement et 5 centimètres et demi d'avant en arrière; la cupule externe, 4 et 5 centimètres. Le long du bord antérieur de la cupule articulaire externe existe, caché sous un repli synovial, un corps étranger mamelonné. Un autre corps de même nature, ayant 4 centimètres de long sur 3 centimètres de haut, est situé en arrière de la tubérosité interne, de niveau avec la surface articulaire qu'il prolonge. Dans le repli synovial répondant à la partie latérale externe, sont logés trois corps étrangers libres, du volume d'une petite noix, et l'un d'eux repose sur l'extrémité d'un autre corps étranger placé dans le repli postérieur de la synoviale, allant aboutir au voisinage de l'articulation tibio-péronière supérieure. Ce corps, le plus volumineux de tous, placé en travers du jarret, répond en dehors aux corps étrangers latéraux externes, puis à un bourrelet situé le long du bord postérieur de la tubérosité externe, et enfin, en dedans, aux corps étrangers enclavés derrière la tubérosité interne. Il présente une forme irrégulière, rappelant celle des capsules surrénales. Il a deux petites facettes lisses en contact avec les parties voisines. Il mesure en travers 8 centimètres; de haut en bas, 4c,5; en largeur, 3c,5. Dans l'épaisseur de la capsule fibro-séreuse qui maintient ce corps et à laquelle celui-ci adhère par une petite surface, on trouve, près de l'articulation tibio-péronière supérieure, deux nouveaux corps ayant les dimensions, l'un d'une pièce d'un franc, l'autre d'une lentille. L'articulation tibio-péronière supérieure est saine. (Observation publiée par Bourneville, *Bulletins de la Soc. anat.*, janvier 1869.)

Les lésions articulaires rencontrées dans ce fait sont évidemment des plus remarquables. La synoviale et les cartilages sont profondément altérés. Les surfaces articulaires sont agrandies par des bourrelets osseux. De nombreux corps étrangers, d'un volume très-variable, occupent la cavité articulaire, et cependant la malade a pu se tenir sur les jambes et marcher jusque vers la fin de sa vie. L'observation suivante nous montre la même altération, moins les corps étrangers; cette altération rentre plus particulièrement dans le cadre des lésions articulaires comprises sous la dénomination d'arthrite sèche.

OBS. CCXCI. **Arthrite sèche des genoux. Pleurésie avec phénomènes apoplectiques et mort.** — L..., âgé de quatre-vingt-deux ans, couvreur, entré à l'hôpital de la Pitié (service de M. Gendrin) le 13 avril 1861, est un vieillard grand et vigoureux qui, nous dit-on, vient d'être frappé d'apoplexie. Il est, au moment de notre examen, dans le décubitus dorsal. Il a la bouche béante, les yeux à demi fermés et couverts de chassie, la langue et les dents enduites de fuliginosités noirâtres. Il est sans parole, dans un état de coma et de résolution des membres, dont la sensibilité est diminuée. Les genoux, un peu déformés, donnent lieu à des craquements secs pendant la flexion. La respiration et la circulation, d'abord peu gênées, s'embarrassent, et le malade meurt le 16 avril.

Autopsie. — Absence d'œdème; craquements secs toutes les fois qu'on imprime des mouvements aux rotules. Les articulations des genoux sont sèches, complétement privées de synovie. Les cartilages diarthrodiaux sont presque partout usés, et la surface antérieure des condyles, lisse, régulière, très-dure, éburnée, présente des raies ou sillons antéro-postérieurs qui semblent faits à l'aide d'un instrument, et que séparent autant de crêtes anguleuses régulièrement disposées. Ces crêtes et ces sillons s'engrènent avec des crêtes et des sillons existant à la face interne des rotules. La partie postérieure des condyles continue à être tapissée par un cartilage qui revêt une apparence veloutée. Un peu coloré, rougeâtre, ce cartilage se compose d'une substance intermédiaire fendillée, segmentée, et de larges capsules remplies de cellules cartilagineuses, dont quelques-unes sont en voie d'altération graisseuse. Les condyles et les rotules sont plus altérés à droite qu'à gauche, et dans une même articulation ce sont les condyles externes qui sont le plus affectés. Les cartilages interarticulaires et semi-lunaires sont en partie respectés. Les cartilages costaux sont faciles à rompre, et leurs cellules sont infiltrées de granulations graisseuses. Un certain nombre de muscles ont une teinte jaunâtre et présentent des faisceaux primitifs, les uns altérés et granuleux, les autres complétement sains. Le foie est mou, ses cellules sont fortement pigmentées. Les reins paraissent sains. La plèvre gauche renferme un peu de sérosité, et le poumon correspondant, légèrement rétracté, est recouvert de fausses membranes récentes. Le poumon droit présente des adhérences plus anciennes. Le cœur est flasque, dilaté, chargé de graisse et en voie d'altération graisseuse. Les artères coronaires sont crétifiées. L'aorte, dilatée, est elle-même crétacée dans une certaine étendue. Les artères des membres sont flexueuses et leurs parois sont épaissies. Les artères cérébrales ont leurs parois épaissies et jaunâtres. Les capillaires du cerveau ont leurs tuniques infiltrées de granulations graisseuses; les ventricules sont dilatés; la substance cérébrale, un peu molle, renferme un foyer sanguin de petit volume.

Joint à l'observation précédente, ce cas nous met à même de connaître une des formes du rhumatisme chronique, celle qui est appelée *rhumatisme articulaire chronique partiel*, à cause du petit nombre d'articulations lésées. Une seconde forme de cette affection atteint généralement la plupart des jointures, elle est connue sous la dénomination de *rhumatisme articulaire progressif;* une troisième, enfin, moins grave que les deux autres, reste le plus souvent localisée dans les articulations des doigts, elle a le nom de *rhumatisme* ou de *nodosités d'Heberden*. Dans chacune de ces formes, toutes les parties constituantes de la jointure participent à l'affection, qui s'accuse primitivement sur la membrane synoviale et les cartilages diarthrodiaux. La membrane synoviale s'injecte, les franges vascularisées augmentent, et de nouveaux appendices villeux se développent à leur surface. Les cellules de cartilage qui, à l'état normal, existent dans les franges, se multiplient, s'incrustent de sels calcaires ou s'ossifient : ainsi sont formés un grand nombre de corps étrangers pédiculés et susceptibles de devenir libres. Dans l'épaisseur même de la synoviale se développent des corps étrangers analogues et sessiles. La sécrétion de la synovie est exagérée au début et plus tard quelquefois très-rare; ce liquide ne renferme jamais de pus. L'altération que subit le cartilage diarthrodial, connue sous le nom d'altération velvétique, détermine dans les couches superficielles la prolifération des cellules cartilagineuses avec formation de capsules secondaires; en même temps la substance fondamentale se segmente, se transforme en mucosine, livre passage aux capsules qui s'ouvrent dans la cavité articulaire pour y verser leur contenu; plus rarement les portions altérées de cartilage sont simplement usées par les frottements articulaires, qui laissent à nu les surfaces osseuses. Dans les couches profondes, au contraire, la prolifération des cellules aboutit à la formation d'une couche osseuse nouvelle et à l'éburnation des surfaces articulaires (1). Ainsi, c'est aux dépens des cellules de cartilage que se forment les productions osseuses de ces surfaces; mais il est vrai que le périoste y prend une certaine part, et que d'ailleurs les capsules articulaires, les ligaments et les tendons peuvent aussi s'ossifier. Les choses se passent un peu différemment quand les jointures sont forcées à l'immobilité ; il se développe alors un tissu jeune, embryonnaire, qui unit les os les uns aux autres et forme peu à peu une ankylose fibreuse ou osseuse. Une autre conséquence du repos prolongé est l'atrophie et la friabilité extrême du tissu osseux. Envisagée d'une façon générale, l'affection qui nous occupe ne manque pas d'analogie avec le rhumatisme articulaire aigu. En effet, les lésions de la polyarthrite rhumatismale aiguë ont pour caractère, de même que celles du rhumatisme chronique, une vascularisation extrême de la synoviale avec exagération de la sécrétion de la synovie. De plus, M. Ranvier ayant trouvé que les cartilages diarthrodiaux subissent une altération velvétique dans le rhumatisme aigu, on a pu croire que ces deux maladies n'étaient pas des affections différentes, mais des variétés d'une même espèce morbide. Nous avons le regret de ne pouvoir partager absolument cette opinion, d'abord parce qu'il n'y a pas identité de lésions, ensuite parce que l'évolution de ces lésions est fort différente dans les deux maladies. Le rhumatisme aigu apparaît ordinairement chez des personnes jeunes et se complique de lésions viscérales fréquentes; au contraire, le rhumatisme chronique survient à un âge déjà avancé, et les altérations des viscères qui l'accompagnent doivent être regardées, vu leur rareté, comme des coïncidences.

Obs. CCXCII. **Arthrites goutteuses avec dépôts uratiques. Endocardite et néphrite de même nature. Érysipèle.** — D'H..., treillageuse, âgée de cinquante-trois ans, née à Lisieux, fut mariée à dix-sept ans, et neuf mois plus tard, elle mit au monde un premier enfant qui ne tarda pas à mourir. Elle eut depuis lors plusieurs fausses couches, dont la dernière aurait été déterminée par une chute. Elle ne connaît dans sa famille aucun goutteux, rhumatisant ou calculeux. Ces renseignements sont corroborés par l'affirmation d'une sœur de la malade, interrogée par nous et qui est robuste et bien portante. Malgré la difficulté d'avoir des renseignements exacts de la part d'une personne débilitée et d'un caractère peu aisé, il faut cependant tenir compte de la fermeté avec laquelle elle affirme n'avoir jamais fait aucun excès de chair ou de boisson. Jouissant d'une faible aisance, cette malade buvait

(1) Voyez Charcot, *Leçons cliniques sur les maladies des vieillards et les maladies chroniques*. Paris, 1866.

en moyenne une bouteille de vin par jour et s'abstenait absolument de café et de liqueurs. Elle fait remonter son premier accès de goutte à une vingtaine d'années. Cette attaque, localisée dans le premier orteil du pied droit, dura environ un mois. Après une année de repos, une nouvelle attaque ayant même siége fut bientôt suivie d'autres attaques, dont la force et la fréquence allèrent toujours en croissant, tandis que la plupart des articulations se prenaient successivement. La malade se rappelle fort bien que, durant les attaques, ses urines déposaient beaucoup, et elle rapporte que sa vue, naturellement faible, le devenait encore davantage pendant les crises. La première déformation articulaire remonterait à dix ou douze ans et se serait montrée au gros orteil droit; un tophus de l'oreille daterait de huit ans; enfin, la déformation des doigts serait plus récente. Depuis environ six ans, les attaques sont plus fréquentes, l'état général est plus mauvais; la malade est dyspeptique, elle éprouve des étouffements survenant par accès d'abord rares, puis de plus en plus nombreux et pénibles. Enfin, elle est sujette à de violentes palpitations et se plaint de battements des artères temporales qui lui soulèvent la tête. Les médecins appelés à la soigner lui firent prendre sans succès de l'eau de Vichy, des préparations de colchique, etc. Il y a deux ou trois ans, son corps se couvrit de pellicules blanches, qui lui font dire qu'il était comme saupoudré de farine, et elle éprouva de vives démangeaisons. Plus récemment, elle sentit de violentes douleurs à la région lombaire. Entrée à l'Hôtel-Dieu (service de M. Frémy) le 3 avril 1869, elle eut, dit-elle, pendant son séjour dans cet hôpital, une sorte d'abcès au talon, abcès qu'elle ouvrit avec une épingle, et dont il sortit une substance analogue à du fromage blanc. Bientôt survinrent des abcès aux mains, qui furent ouverts par M. Voillemier; il en sortit des pierres, qui furent conservées. Alors elle fut prise d'une varioloïde, dont elle porte encore les traces. Le 5 août 1869, elle entrait à la Salpêtrière, et quelques jours plus tard elle était conduite à l'infirmerie (service de M. Charcot, remplacé par M. Lancereaux). C'est une femme assez replète, dont la face est un peu bouffie et de coloration blafarde. Elle présente une déformation de la plupart des jointures, et au niveau de quelques-unes la peau est perforée; une de ces perforations a été le point de départ d'un érysipèle phlegmoneux du bras droit. La langue de la malade est gluante et blanchâtre; sa respiration est pénible, précipitée, coupée par d'assez fréquents accès de toux qui se terminent par l'expectoration de crachats muco-purulents extrêmement fétides. L'appétit est absolument nul, et une diarrhée opiniâtre épuise peu à peu la malade. Les urines, examinées, contiennent des traces d'albumine. Le 18 août, la diarrhée continue; la malade délire et demande à voir sa sœur. Le pouls est fréquent, impossible à compter. Respiration pénible; face pâle et froide. Langue sèche, sans enduit; soif vive. Vers neuf heures du soir, surviennent des vomissements et des selles noirâtres d'une grande puanteur. L'intelligence s'affaiblit, la soif est vive; la malade fait des efforts pour prendre des boissons, qu'elle ne tarde pas à rendre. Elle est en proie à une forte dyspnée, et meurt le 19 août au matin.

Autopsie. — Sur l'oreille droite, au niveau de la partie inférieure et postérieure de la gouttière de l'hélix, existe une petite ulcération, dont le fond est constitué par une matière blanchâtre qui n'est que de l'urate de soude. Une substance de coloration et de consistance analogues s'échappe par la pression d'une tumeur lenticulaire qui siégeait sur le nez, au niveau de l'articulation des os propres et des cartilages (la malade prétendait avoir reçu un coup à ce niveau). Les dents sont presque toutes cariées; les gencives ne sont pas altérées. L'aponévrose épicrânienne, les os du crâne et la dure-mère n'offrent rien de particulier. L'arachnoïde et la pie-mère, molles et très-légèrement opalines à la convexité, sont transparentes à la base. Les corpuscules de Pacchioni sont un peu hypertrophiés. Les parois artérielles de la base du cerveau sont partout transparentes, sauf à la terminaison des carotides internes, où l'on observe une opacité légère; les dimensions de ces vaisseaux sont normales. Les méninges se détachent facilement de la substance cérébrale, dont la consistance n'est ni augmentée ni diminuée. Les ventricules latéraux contiennent une faible quantité de sérosité. Dans l'épaisseur des plexus choroïdes du côté droit, on trouve deux petites tumeurs lenticulaires molles et jaunâtres. Le cervelet, le bulbe et la protubérance paraissent sains. L'œsophage n'a rien. L'estomac, de dimensions normales, présente à la surface de la muqueuse, dans la région pylorique, un certain nombre de taches ou érosions superficielles circonscrites par des bords festonnés de teinte noirâtre. La première portion du duodénum offre la même altération, ce qui lui donne une apparence zébrée. La muqueuse de l'estomac, légèrement mamelonnée, est en rapport, à la région pylorique, avec une tunique musculaire un peu épaisse. La muqueuse de l'intestin grêle est généralement décolorée; celle de la première partie du gros intestin, cæcum et côlon ascendant, est le siége de petites taches rosées non

Pl. 54, et pl. 53, fig. 3, 4, 5 et 6.

ulcérées. Le foie, de coloration jaune, présente un bord antérieur dont l'épaisseur semble un peu augmentée. L'examen microscopique nous apprend que la plupart des cellules hépatiques sont infiltrées de graisse ou pigmentées. La vésicule biliaire est distendue par une bile foncée, mélangée d'une cinquantaine de calculs gros comme des têtes d'épingle, les uns taillés à facettes, réguliers, verts ou jaunes, les autres semblablement colorés et tout à fait irréguliers. Ces calculs sont composés de matière colorante, mais quelques-uns contiennent en outre des cristaux de cholestérine. La rate est molle, longue de 13 centimètres; sa capsule est adhérente et pigmentée. Le parenchyme splénique, très-peu consistant, présente une large tache pigmentaire dans la région opposée au hile. Les reins sont atrophiés, un peu diminués de volume et arrondis. Leur capsule se détache facilement et laisse voir, à la surface de la substance corticale, de petits enfoncements violacés qui tranchent sur un fond jaunâtre; cette substance est atrophiée. Il existe dans les bassinets des graviers jaunâtres; des graviers plus petits distendent les calices. Une coupe médiane de ces organes fait voir dans la pyramide de Malpighi un grand nombre de taches blanchâtres, nettement limitées. Une coupe microscopique parallèle au grand axe des tubes permet de reconnaître que ces taches sont formées par des amas de cristaux aciculaires d'urate de soude (fig. 5, *c*). Ces amas, disséminés, présentent quelquefois à leur partie centrale un vide d'où rayonnent des cristaux plus ou moins abondants. Ces cristaux paraissent, un certain nombre du moins, prendre naissance dans les canalicules urinifères (fig. 5, *a*). On en trouve peu dans la substance corticale. Les épithéliums des tubuli et la trame conjonctive sont peu modifiés. La vessie, dont la muqueuse est un peu rouge au niveau du col, contient un assez grand nombre de graviers de teinte jaune. L'utérus est volumineux et présente, dans l'épaisseur de sa paroi antérieure, trois corps fibreux : l'un, très-petit, pisiforme; le second, pédiculé, du volume d'une noisette; le troisième, de la grosseur d'une petite pomme. Ces deux derniers sont calcifiés. Les cartilages thyroïde et cricoïde sont incrustés de dépôts blanchâtres formés d'urates alcalins. La trachée et les grosses bronches sont exemptes de ces dépôts, mais la muqueuse qui les tapisse est d'un rouge vineux. Le poumon gauche est œdématié; le droit, adhérent à la paroi thoracique, est affecté d'atélectasie. Entre le lobe supérieur et le lobe moyen de ce même poumon existe un foyer purulent, à odeur gangréneuse. Les ganglions bronchiques sont volumineux et pour la plupart pigmentés. Le cœur présente à sa base, sur sa face antérieure et à sa pointe, de volumineux pelotons graisseux. Le ventricule droit, dont la paroi est flasque, mince, friable, renferme un caillot fibrineux récent. La paroi du ventricule gauche est un peu épaissie. La substance musculaire, jaunâtre, est en voie de dégénérescence graisseuse. La valvule tricuspide est opaline, les valvules pulmonaires sont saines. Les valvules aortiques sont également intactes au niveau de leur bord libre; mais, dans le point où viennent se confondre la base de la mitrale et l'une des valvules sigmoïdes, se rencontre un dépôt linéaire solide, jaunâtre. Ce dépôt, qui a près d'un centimètre de long, est situé dans l'épaisseur de l'endocarde et présente à sa face libre quelques cristaux d'acide urique; plus profondément, des granulations grisâtres qui, traitées par l'acide acétique, donnent lieu à un dépôt de cristaux losangiques d'acide urique. L'aorte, dont les dimensions sont normales, offre au niveau de la crosse quelques plaques saillantes et jaunâtres. Une altération assez semblable et moins prononcée se retrouve dans le reste de l'étendue de ce vaisseau. Les artères collatérales ont leur surface interne simplement opaline sur quelques points; les artères des membres sont saines. Les veines fémorales droite et gauche sont obstruées par des caillots déjà anciens (thrombose). Le diaphragme est normal, les autres muscles sont décolorés. Les disques intervertébraux de la région lombaire présentent à leur partie centrale une plaque blanchâtre, grenue, formée par l'infiltration uratique de leurs éléments. La surface libre des cartilages des apophyses articulaires est colorée en blanc par une incrustation cartilagineuse d'urate de soude. L'épaule droite, volumineuse, laisse échapper, au moment de l'ouverture qui en est faite, une bouillie blanche, semi-liquide, analogue à du plâtre gâché, paraissant provenir spécialement de la gaîne de la longue portion du biceps. La synoviale est incrustée de ces mêmes sels, moins abondants au niveau des cartilages. Une masse semi-liquide, blanchâtre, remplit la cavité articulaire du coude et occupe principalement l'espace compris entre l'humérus et le tendon inférieur du triceps. La surface articulaire et quelques-unes des gaînes tendineuses du voisinage ont une teinte blanche produite par des incrustations uratiques. Les cartilages de l'articulation radio-carpienne présentent la même incrustation. La face dorsale du poignet est couverte, notamment au niveau des interlignes articulaires des os du carpe, d'une épaisse couche de substance grenue, d'un blanc grisâtre, formée de cristaux uratiques. Les articulations métacarpo-phalangiennes, et surtout celles de l'auriculaire et de l'index de la main gauche, sont recouvertes de tophus très-volumineux. L'articulation du doigt auriculaire est entourée par une nodosité annulaire qui se prolonge en arrière et en dehors, où elle forme une sorte de colonne allongée. Les tendons voisins sont restés libres, mais au niveau de l'articulation ils sont refoulés et distendus par la nodosité qu'ils brident. Aux doigts, les articulations des premières et des secondes phalanges se font toutes remarquer par la présence de tophus qui les entourent comme des anneaux dont le chaton regarderait en arrière. Ces tophus, plus prononcés au niveau du doigt médius et du pouce, ont amené à la face palmaire de ce dernier plusieurs ulcérations avec destruction complète de la peau. Ces ulcères, plus accentués à la main droite, semblent avoir été le point de départ de l'érysipèle phlegmoneux qui a emporté la malade. Les articulations des secondes et des troisièmes phalanges ne sont pas, comme les précédentes, enveloppées de dépôts tophacés; il faut en excepter cependant l'articulation de l'index, qui présente à sa face palmaire un tophus de petit volume. Les cartilages articulaires de ces jointures sont par contre infiltrés d'urates dans une grande partie de leur étendue. Les gaînes des extenseurs du pouce, saillantes et blanchâtres, sont remplies d'une bouillie formée par des urates. Les tendons eux-mêmes sont incrustés des mêmes sels. Au-dessus de l'articulation radio-carpienne, et dans la gaîne des radiaux, existe un dépôt tophacé, liquide, fusiforme et saillant, qui se prolonge en s'atténuant jusque sous la masse charnue de ces muscles. Le tendon du muscle cubital postérieur est partout infiltré de dépôts isolés et allongés. Le tendon de l'extenseur commun, ceux du long abducteur du pouce et des radiaux, sont le siége d'une infiltration qui se manifeste par des taches blanches d'une étendue variable (voyez pl. 54, fig. 1, *t*). Le bras et la main gauches sont affectés des mêmes lésions à un degré un peu moins avancé. Les deux pieds sont à peu près également lésés. Les articulations métacarpo-phalangiennes des orteils sont circonscrites par des tophus qui présentent à la face dorsale une épaisseur de 1 ou 2 centimètres. Ces tophus forment au pourtour de l'articulation une sorte d'anneau un peu moins épais à la région plantaire. Les articulations phalangiennes sont entourées de tophus de même forme et d'un moindre volume. Au niveau des articulations des métatarsiens et des cunéiformes, il existe des nodosités uratiques blanchâtres peu volumineuses. La surface de ces articulations présente à sa périphérie de légères érosions du cartilage, qui, dans le reste de son étendue, est parsemé de taches blanches dues à des dépôts d'urate de soude. En un mot, toutes les articulations du tarse et du métatarse, examinées avec soin, présentent des lésions semblables. Quant aux os, ils sont extrêmement poreux, friables, faciles à couper, et laissent voir des aréoles très-larges et remplies de graisse. L'articulation du genou droit, augmentée de volume, donne lieu à l'issue d'un magma blanchâtre, assez analogue à un lait de chaux et formé de sels uratiques. Les surfaces articulaires des condyles du fémur, érodées par places, offrent des taches blanches allongées formées par l'incrustation d'urates alcalins. Les cartilages semi-lunaires sont en partie usés, détruits. Ce qui en reste est incrusté d'urate de soude. Les tissus fibreux et ligamenteux qui entourent l'articulation sont aussi imprégnés de sels uratiques. Le genou gauche est un peu plus volumineux que de raison, par suite des tophus qui existent dans l'épaisseur et à la surface des parties fibreuses qui l'enveloppent. Le ligament rotulien est le siége d'une nodosité située au niveau de l'épine du tibia; au-dessus et au niveau de la face antérieure de la rotule, se montrent plusieurs plaques d'incrustation. Le ligament rotulien et le tendon du triceps offrent dans leur épaisseur des foyers blanchâtres constitués par une matière semblable à du plâtre gâché. La synoviale est, dans toute son étendue, incrustée de cette même substance, qui, sur quelques points, forme des masses étalées ou même de petites nodosités lenticulaires. Les tendons d'Achille sont l'un et l'autre le siége de plusieurs amas uratiques. (Observation recueillie par M. Pierret.)

Une femme n'ayant aucun antécédent goutteux reconnu dans sa famille, et d'habitudes sobres, est prise d'attaques successives de goutte suivies de déformations tophacées qui commencent par les articulations des gros orteils pour de là envahir presque toutes les autres. Elle devient cachectique; sa peau, pressée par les tophus, s'ulcère en plusieurs points des doigts de la main droite; survient un érysipèle, puis la mort. Les grandes et les petites articulations ont leur cartilage d'encroûtement infiltré de dépôts abondants de cristaux d'urates de soude ou de chaux. De plus, les cavités articulaires des épaules, des coudes et des genoux renferment une bouillie plus ou moins épaisse, sorte de lait de chaux ou de plâtre gâché produit par l'accumulation des mêmes sels; les articulations des doigts présentent à leur pourtour des amas de la même substance, formant un anneau qui a, au niveau de l'extension, jusqu'à un centimètre d'épaisseur. Les disques intervertébraux, les cartilages du larynx sont sur plusieurs points incrustés des mêmes sels uratiques que renferment encore certaines parties fibreuses et ligamenteuses, notamment les tendons d'Achille, ceux du biceps brachial et de plusieurs des muscles extenseurs des avant-bras, et même la valvule mitrale. Ce fait met sous nos yeux non-seulement les manifestations articulaires et tendineuses de la goutte, mais encore les localisations plus rares de cette maladie sur quelques organes, les reins, le larynx et le cœur particulièrement. Aussi doit-il être considéré comme des plus complets. Les lésions qu'il nous présente, partout identiques, consistent essentiellement dans l'incrustation des cartilages et de certaines parties fibreuses par des cristaux aciculaires d'urate de soude, et comme cette incrustation ne se montre avec la même abondance dans aucune autre maladie, il en résulte qu'elle doit être regardée comme caractéristique de la goutte. Deux de nos observations rapportées plus haut (observ. CXLI et CCLXXXVIII) font mention, l'une d'un dépôt uratique de la surface de la valvule mitrale, l'autre d'un dépôt analogue dans plusieurs articulations des pieds. Le premier de ces cas est relatif à une femme atteinte de maladie de Bright. Le second a rapport à un homme depuis longtemps intoxiqué par le plomb. D'accord avec quelques auteurs, je pense que le saturnisme a pu contribuer à amener l'incrustation uratique des articulations affectées; mais je ferai remarquer que dans ces deux cas, où l'incrustation était relativement faible, les reins étaient profondément altérés et atrophiés (néphrite interstitielle), et que cette circonstance n'a peut-être pas été sans influence sur la formation des dépôts uratiques. Que les altérations observées dans ces faits soient ou non attribuées à la goutte, il n'en est pas moins vrai que les dépôts d'urate de soude qui se forment dans les articulations occupent primitivement la partie superficielle du cartilage, logés qu'ils sont dans la substance fondamentale, ou à l'intérieur même des cellules cartilagineuses, c'est-à-dire dans des parties privées de vaisseaux. A une période plus avancée de ces altérations, la synoviale se laisse envahir, et ce sont les appendices des franges de cette membrane, moins riche en vaisseaux, qui subissent les premières atteintes. Plus tard la synoviale elle-même présente une incrustation de ses cellules épithéliales dont la desquamation contribue à produire la boue blanchâtre trouvée dans les articulations. Le moyen de reconnaître ces dépôts est très-simple; il consiste à les traiter par l'acide acétique, qui produit des cristaux rhomboédriques d'acide urique. En présence de lésions si caractéristiques, il serait superflu d'insister sur le diagnostic différentiel de l'arthrite goutteuse ou uratique et de l'arthrite déformante (rhumatisme chronique) : d'une part, l'existence de l'infiltration uratique des cartilages sépare nettement l'arthrite goutteuse de l'arthrite déformante, où cette infiltration ne se rencontre jamais; d'autre part, la segmentation de la substance fondamentale et la prolifération des cellules de cartilage, lésions propres au rhumatisme chronique, n'existent pas dans la goutte. Ces arthropathies, si distinctes, ne peuvent pas non plus être confondues avec les arthrites scrofuleuse, tuberculeuse et syphilitique, généralement désignées jusqu'ici sous la vague dénomination de *tumeur blanche.*

OBS. CCXCIII. **Arthrite tuberculeuse du genou droit.** — D..., âgée de quarante-deux ans, couturière, admise à l'Hôtel-Dieu, salle Saint-Charles, service de M. Laugier, le 29 août 1866, présente un gonflement du genou droit datant de quelques mois. Cette articulation, tuméfiée, est en même temps douloureuse, principalement dans les mouvements. La peau qui la recouvre n'est pas colorée, en sorte que le terme générique mal choisi de *tumeur blanche* lui serait presque applicable. Un traitement est institué dans le but de combattre cette affection ; mais deux jours plus tard, cette personne meurt tout à coup, à la suite d'une grande frayeur, ou tout au moins d'une vive émotion.

Autopsie. — L'articulation du genou droit, tuméfiée comme pendant la vie, laisse échapper une sérosité trouble contenant quelques flocons pseudo-membraneux. La synoviale, injectée et œdématiée, est infiltrée, dans sa plus grande étendue, de fines granulations miliaires grisâtres ou blanches, qui rappellent les granulations tuberculeuses des poumons. Ces granulations se retrouvent encore sur les franges synoviales et sur quelques fausses membranes vascularisées. Les cartilages commencent à se décoller sur quelques points. Sur d'autres points, ils sont usés et atrophiés, leurs cellules sont infiltrées de granulations graisseuses. Les extrémités osseuses, fragiles, renferment une grande quantité de graisse. Les autres articulations ne sont pas sensiblement lésées. Les poumons sont infiltrés de granulations tuberculeuses. Le cœur et le foie sont gras. La rate est volumineuse. Les organes génitaux ne sont pas altérés.

La lésion articulaire constatée dans ce cas se fait remarquer par la présence de granulations tuberculeuses à la surface de la synoviale et dans les fausses membranes qui y adhèrent. Semblable altération se rencontre dans l'observation qui suit :

OBS. CCXCIV. **Arthrite tuberculeuse du genou droit. Infiltration tuberculeuse des poumons.** — M..., âgé de quarante ans, admis à l'Hôtel-Dieu le 23 août 1866, est un homme bien constitué et d'apparence robuste. Il est malade depuis plusieurs semaines. On avait pu croire tout d'abord qu'il était atteint d'un rhumatisme articulaire, sans doute parce que plusieurs de ses jointures avaient été primitivement affectées. Toutefois, au bout de peu de temps, l'articulation du genou droit resta seule gonflée et douloureuse; elle présentait les caractères de la tumeur blanche, et pour ce motif M. Maisonneuve, dans le service duquel ce malade était placé, se décida à lui amputer la cuisse. La mort survint peu de temps après l'opération.

Autopsie. — La jambe amputée m'ayant été confiée, je l'examinai avec soin. Un liquide sale, trouble, floconneux, sortit au moment de l'ouverture de l'articulation du genou malade. La synoviale, injectée dans toute son étendue et même au niveau de la bourse du tendon droit antérieur, se détache facilement des tissus sous-jacents et est infiltrée de granulations tuberculeuses miliaires et grisâtres. A sa surface, et au niveau même des ligaments croisés, existent quelques fausses membranes vasculaires et semées de points miliaires grisâtres ou blanchâtres. Vues au microscope, ces fausses membranes présentent une trame fibroïde, des vaisseaux variqueux et des granulations formées par des amas de petites cellules et des noyaux arrondis, très-réfringents, semblables à ceux que l'on trouve dans les granulations tuberculeuses. Les cartilages articulaires, amincis, se détachent facilement de l'épiphyse osseuse; examinées au microscope, leurs cellules sont infiltrées de graisse. Les aréoles des extrémités osseuses qui composent le genou sont remplies de graisse, d'où une plus grande fragilité du tissu osseux. Les poumons, examinés après la mort, sont, à leurs sommets, le siége de granulations tuberculeuses disséminées. Le cœur et les autres organes sont peu altérés.

Ce fait, d'une ressemblance parfaite, au point de vue de la lésion articulaire, avec celui qui précède, montre clairement que les articulations ne sont pas toujours à l'abri de la tuberculose, et que les synoviales, de même que l'arachnoïde, les plèvres et le péritoine, peuvent en être atteintes. La membrane synoviale, dans ces conditions, présente, dans son tissu sous-épithélial, des granulations tuberculeuses, et, dans sa cavité, des productions pseudo-membraneuses infiltrées des mêmes granulations. Les os et les cartilages participent le plus souvent à cette altération : les os, parce qu'ils présentent un dépôt graisseux plus abondant dans leurs aréoles, et quelquefois même une infiltration de granulations tuberculeuses; les cartilages, parce que leurs éléments cellulaires se remplissent de gouttelettes graisseuses. Plus rarement on constate l'altération concomitante des ligaments et des muscles du voisinage de l'articulation. Un homme âgé de trente-cinq ans, auquel la cuisse avait été amputée pour une arthrite tuberculeuse, présenta, avec des granulations disséminées dans l'épaisseur de la synoviale, des productions membraneuses tapissant une grande étendue de cette membrane, des érosions cartilagineuses, une vascularité exagérée du tissu osseux, une infiltration des parties ligamenteuses et de quelques muscles voisins par une substance rougeâtre, molle, de consistance gélatineuse. Telle est l'arthrite tuberculeuse dans ses phases primitives d'évolution ; à une période plus avancée, cette affection, comme du reste la plupart des arthrites, perd une partie de ses caractères spécifiques et revêt une physionomie qui la rapproche de l'arthrite sèche ou du rhumatisme chronique. L'observation suivante, bien qu'ayant trait à une arthrite scrofuleuse, permet de se rendre compte de ce fait.

OBS. CCXCV. **Lupus ancien ayant détruit les cartilages du nez. Rhinopharyngite et arthrites scrofuleuses. Leucomatose de la rate et des reins.** — M..., âgée de trente-huit ans, atteinte depuis plusieurs années d'une affection du genou droit, est admise, le 20 septembre 1864, à l'Hôtel-Dieu, y meurt le lendemain, des suites d'une dégénérescence amyloïde des reins.

Pl. 55, fig. 2. *Autopsie.* — L'articulation du genou droit, gonflée et volumineuse, contient un liquide abondant, trouble, mélangé de flocons pseudo-membraneux. La bourse séreuse sous-tendineuse et la synoviale, également altérées, sont recouvertes, dans toute leur étendue, de saillies jaunes, rougeâtres, frangées, fongueuses. Des fongosités analogues sont implantées au niveau des faces internes et des bords antérieurs des condyles. Ces fongosités, très-vasculaires, renferment d'abondantes cellules adipeuses dans leur épaisseur, sans aucune production cartilagineuse. Sur les points où les condyles ne sont pas recouverts de fongosités, les cartilages offrent des pertes de substance dont quelques-unes ont près d'un centimètre de profondeur. On y trouve de plus, à côté de parties plus épaisses, des parties déprimées et atrophiées; les cellules cartilagineuses sont la plupart infiltrées de gouttelettes graisseuses. La rotule est en partie envahie par des fongosités, et une portion de son cartilage d'incrustation est boursouflée. Des fongosités semblables à celles de l'articulation du genou se rencontrent dans l'articulation tibio-péronière inférieure et dans plusieurs des articulations du tarse. Incisé dans toute sa longueur, le tibia présente un canal médullaire élargi, des aréoles osseuses dilatées et remplies de graisse; on y trouve, en outre, de nombreux vaisseaux gorgés de sang. Des cicatrices anciennes unissent la peau à cet os, qui cependant n'offre pas de lésion appréciable à sa surface. L'articulation du genou gauche renferme un liquide louche, des fausses membranes molles et jaunâtres; en un mot, elle a subi les mêmes altérations que sa congénère, mais à un moindre degré. Les cartilages ne sont pas altérés; les autres jointures sont intactes. Il existe dans l'aine droite un certain nombre de ganglions arrondis, de consistance molle, du volume d'une noix, et qui offrent à la coupe une partie centrale jaunâtre sèche et une partie périphérique plus molle, avec points blanchâtres. Les ganglions mésentériques sont simplement plus volumineux qu'à l'état normal. État graisseux et cireux du foie; rate volumineuse et cireuse; reins aplatis et en voie de dégénérescence amyloïde. Les sommets des poumons sont le siége de cicatrices nombreuses et anciennes. Les cartilages du nez sont détruits; la membrane de Schneider est épaissie, fongueuse et ulcérée sur plusieurs points; elle présente une masse caséeuse arrondie dans l'un des sinus. La muqueuse du voile du palais et celle du pharynx sont boursouflées et ulcérées. Les os du crâne ne sont pas altérés; l'encéphale est intact.

Une femme est affectée, pendant sa jeunesse, d'un lupus qui lui ronge le nez; plus tard elle est atteinte d'arthrite double des genoux, puis survient une dégénérescence amyloïde des viscères à laquelle elle succombe. Le genou droit, tuméfié, renferme un liquide trouble mêlé de fausses membranes molles et jaunâtres; la synoviale qui tapisse sa cavité est couverte de franges vasculaires avec amas graisseux abondants dans leur épaisseur. Les cartilages diarthrodiaux sont boursouflés, amincis ou détruits et remplacés par des végétations fongueuses issues de l'os. Vues au microscope, les cellules cartilagineuses sont infiltrées de granulations graisseuses. Le genou gauche contient un liquide trouble et quelques fausses membranes; la synoviale est recouverte de granulations rougeâtres, fongueuses, d'une composition analogue à celle des bourgeons charnus; les cartilages sont peu modifiés. Nous voyons ici, pour ainsi dire, le premier degré de l'altération dont le genou droit nous offre le second stade. Dans une troisième phase, on voit apparaître des trajets fistuleux, des caries osseuses, et quelquefois l'ankylose. Les caractères et la succession des accidents pathologiques observés chez cette malade ne peuvent laisser de doute sur la nature de sa maladie, la scrofulose. Pourtant, en présence d'une altération des genoux où il existe de nombreuses franges synoviales altérées et une usure des cartilages, on pourrait croire à une arthrite déformante. Il n'en est rien : en dépit de certaines analogies qui résultent de la phase avancée à laquelle elle est parvenue, l'arthrite, dans ce cas, est complétement distincte de celle de l'observation CCXCI et, en général, de toutes les altérations articulaires liées au rhumatisme chronique. En effet, le liquide synovial, trouble, abondant, mêlé de productions molles, membraneuses, y diffère notablement de la synovie ordinairement transparente de l'arthrite déformante. Les fongosités osseuses ou synoviales, infiltrées de cellules adipeuses, ne ressemblent pas davantage aux franges synoviales avec prolifération cartilagineuse de cette dernière affection. De plus, dans le rhumatisme chronique, l'altération des cartilages diarthrodiaux consiste en une multiplication cellulaire avec segmentation de la substance intermédiaire; dans la scrofulose, au contraire, cette altération est une simple infiltration graisseuse des cellules cartilagineuses. Ainsi, des différences radicales séparent, du moins dans le principe, les affections articulaires du rhumatisme chronique et celles de la scrofulose. La confusion entre ces affections n'est possible qu'autant que l'arthrite scrofuleuse est très-ancienne, cas dans lequel peuvent se produire des ostéophytes et une sclérose osseuse capables de donner le change. Quant au caractère distinctif de l'arthrite tuberculeuse, on comprend qu'il est tout entier dans l'existence des granulations miliaires.

Pl. 55, fig. 3. **Arthrite syphilitique double des genoux.** — Une femme vient mourir à l'Hôtel-Dieu avec des lésions syphilitiques multiples, ayant un gonflement des articulations des genoux qui lui permettent encore de se tenir debout et de marcher. L'autopsie révèle l'existence d'une hépatite gommeuse avec hypertrophie de la rate, rétrécissement de la trachée et des bronches. Les deux articulations fémoro-tibiales renferment chacune plus d'un verre de sérosité jaunâtre. Les synoviales, épaissies et en même temps injectées, sont tapissées de plusieurs petits dépôts pseudo-membraneux. A gauche, une fausse membrane unit les deux feuillets synoviaux; à droite, la bourse synoviale du muscle droit antérieur ne communique pas avec la cavité articulaire et n'est pas altérée. La surface articulaire du condyle externe gauche est dans un point érodée et comme ulcérée. Les cartilages articulaires de chaque rotule sont érodés ou ulcérés dans une moitié de leur étendue, mais ces altérations ne sont que secondaires, et la lésion principale porte sur les tissus fibreux de l'articulation. Du côté droit, une partie du tendon rotulien, le peloton graisseux situé en arrière de la bourse synoviale et tous les tissus fibreux qui s'insèrent au pourtour du tibia sont transformés en une masse uniforme, jaune grisâtre, élastique, qui a 4 centimètres d'épaisseur sur la ligne médiane (1). Par son aspect et sa consistance, cette masse se rapproche des produits morbides trouvés dans le foie; elle a même structure et n'est en somme qu'un dépôt gommeux. Au-dessous de la portion non altérée du tendon rotulien, quelques tractus blanchâtres divisent ce dépôt en plusieurs masses distinctes. Les ligaments semi-lunaires et interarticulaires sont sains. L'articulation du genou gauche (représentée pl. 55, fig. 3) offre la même altération, avec cette différence que le peloton graisseux postrotulien n'a pas disparu aussi complétement que du côté opposé. En arrière du tendon et en avant du tibia existe un dépôt gommeux de 2 centimètres d'épaisseur, au-dessus duquel on aperçoit encore le tissu adipeux. (Voyez obs. CLXXIV, page 273 de cet atlas.)

Une femme affectée de syphilis viscérale offre une altération des genoux du genre de celle que l'on désigne généralement sous la dénomination de *tumeur blanche*. Ces articulations renferment une quantité exagérée de synovie et présentent un épaississement du tissu sous-synovial par une masse sèche jaunâtre, gommeuse, qui a presque transformé les tendons rotuliens, dont il ne reste que la partie la plus superficielle. Les synoviales articulaires sont en même temps le siége de produits membraneux, et les cartilages diarthrodiaux sont érodés sur quelques points; mais ces altérations

(1) Voyez notre *Traité de la syphilis*, pl. 3, fig. 5.

paraissent moins anciennes que le dépôt gommeux sous-synovial, et n'en sont vraisemblablement qu'un effet. Ces caractères parfaitement nets, comme l'indique la figure 3, pl. 55, permettent de distinguer l'arthrite syphilitique tertiaire (1) des arthrites que nous venons d'étudier, et nous montrent que cette altération, semblable aux dépôts gommeux, a son point de départ dans le tissu sous-synovial. De l'ensemble des faits qui précèdent nous pouvons conclure qu'il existe, parmi les arthrites non suppuratives, un certain nombre de types parfaitement distincts par leur origine, leurs caractères anatomiques, sans doute aussi par leur évolution et leurs indications thérapeutiques, et que la dénomination de tumeur blanche, sous laquelle on confond encore aujourd'hui plusieurs de ces types, est défectueuse et doit être complétement abandonnée.

ARTHRITES SUPPURATIVES.

Ces arthrites diffèrent des arthrites exsudatives et prolifératives, non-seulement par la nature et l'évolution particulière de leur processus anatomique, mais encore par les causes qui leur donnent naissance. On les voit, en effet, succéder à un traumatisme, à des fatigues exagérées, principalement chez les jeunes gens; se développer dans le cours des maladies générales, telles que la morve, la pyohémie, la fièvre puerpérale, la scarlatine, la variole; enfin être produites par des altérations toutes locales, dont l'une des plus fréquentes est l'ostéomyélite suppurative.

OBS. CCXCVI. **Périostite et arthrite suppurées. — Pleurésie et épididymite double.** — M..., âgé de seize ans, relieur sur registres, entre, le 10 novembre 1863, à l'Hôtel-Dieu, salle Sainte-Jeanne, n° 9. Jeune homme bien constitué, d'une force ordinaire, il est envoyé par la Préfecture de police. Il se plaint de fatigue générale et de douleurs vives, et d'un état d'abattement tel, qu'il lui est presque impossible de donner des renseignements sur sa maladie. Tout ce qu'il peut dire, c'est que, depuis un mois, il mène une vie errante et malheureuse, vivant hors de Paris, où il est souvent traqué par les agents de l'autorité, et que, depuis huit jours surtout, il est plus surmené que de coutume. Il accuse une céphalalgie intense, souffre de la jambe gauche et des articulations; il a de la fièvre (120 pulsations) et même un peu de délire. Il est constamment préoccupé par l'idée fixe qu'on veut le condamner, et chaque fois qu'on s'approche de son lit, il proteste de son innocence. Quelques râles sibilants sont entendus dans la poitrine; dyspnée légère, respiration fréquente. Rien au cœur. La langue est saburrale. Douleurs dans la fosse iliaque droite et à la région hépatique; épistaxis. Le 11, le facies de ce malade est abattu, ses téguments sont décolorés; un groupe d'herpès existe sur les lèvres. Douleur intense, principalement à la pression, de la jambe droite, siége d'un travail inflammatoire. Au dire du malade, cet état de souffrance date de trois ou quatre jours. (Eau de Sedlitz; cataplasme, onguent napolitain sur la jambe.) Le 12, délire pendant la nuit, 120 pulsations, 36 inspirations. La langue est très-sèche, l'haleine fétide. La région du foie est douloureuse. La jambe droite est plus affectée que la veille, et l'on peut y constater une tuméfaction manifeste; il existe, de plus, une douleur intense de l'articulation du coude droit et de l'ar-

(1) Il existe deux variétés d'arthrite syphilitique : l'une, survenant dans la période secondaire, se rapproche du rhumatisme subaigu; l'autre, qui appartient à la période tertiaire, se comporte comme une tumeur blanche. (Voyez *Traité historique et pratique de la syphilis*, p. 182. Paris, 1866.)

ticulation sterno-claviculaire du même côté. Les mouvements des articulations atteintes sont difficiles et très-douloureux ; la pression seule aggrave la douleur. (Cataplasme sur la jambe et aux articulations.) Le 13, persistance du délire et de la fièvre (120 pulsations) ; abattement de plus en plus prononcé, stupeur ; fluctuation évidente au niveau de la jambe droite. M. Laugier, le lendemain, pratique une large incision à la partie externe et moyenne de ce membre ; il s'en écoule une assez grande quantité de pus séro-sanguinolent mal lié. La douleur des articulations droites du coude et sterno-claviculaire a augmenté, celle de la région du foie est moins vive ; diarrhée. Le 15, même état que les jours précédents. Le 16, la fièvre, le délire, l'état de la langue persistent. On découvre dans la poitrine des râles humides nombreux, et en arrière, le long de la colonne vertébrale, principalement à gauche, un souffle marqué, excepté au sommet. Le pied droit est, comme la jambe du même côté, tuméfié. Quant à la jambe gauche, elle commence à s'altérer. Fluctuation au niveau du coude et de l'articulation sterno-claviculaire du côté droit. Le 19, 130 pulsations, 40 inspirations. Le souffle constaté dans la poitrine d'abord à gauche est maintenant plus caractérisé à droite ; râles nombreux, dyspnée très-grande, délire, langue sèche, haleine fétide, etc. Même état des parties enflammées. Le 20, le malade est très-débilité ; le délire continue, cependant on obtient des réponses assez nettes. Incision au niveau du coude droit et de la tumeur de l'articulation sterno-claviculaire du même côté. Le pus qui s'écoule est abondant et séro-sanguinolent. Le malade respire difficilement, l'état général s'aggrave. Le 21, fièvre (130 pulsations, 40 inspirations) ; auscultation impossible à cause de la douleur que produisent les mouvements. Malgré le délire, le malade possède encore toute sa raison dans certains moments et répond juste aux questions. Mort dans la matinée du 22.

Autopsie. — Le crâne et les membranes du cerveau ne sont pas altérés, le liquide céphalo-rachidien est abondant. La substance nerveuse paraît intacte. La cavité pleurale gauche contient un épanchement de sérosité purulente louche, avec fausses membranes jaunâtres imprégnées de pus, adhérentes à la plèvre pariétale et au poumon. La plèvre droite ne présente ni épanchement ni fausses membranes. Les deux poumons sont œdématiés à leur partie postérieure et déclive ; cet œdème ferme et résistant a sans doute été la cause du souffle constaté pendant la vie. Les bronches sont rougeâtres et imprégnées d'un liquide spumeux. On ne trouve aucun abcès métastatique, ni à la surface ni dans l'intérieur des poumons. Le foie, lisse et un peu gras, a un volume normal. La rate est grosse ; sa consistance est un peu molle. Les reins n'offrent rien de particulier, si ce n'est une légère injection du bassinet à droite, et quelques petites ecchymoses. L'une des pyramides est infiltrée de pus. La surface interne de la vessie est injectée et présente les mêmes ecchymoses que le bassinet. La prostate, le canal de l'urèthre ne sont pas lésés. Gonflement assez considérable avec suppuration sur le trajet du cordon spermatique gauche ; à droite, gonflement moins considérable. Épididymite suppurée des deux côtés. Rien aux testicules. L'articulation du coude droit renferme du pus très-épais ; les surfaces articulaires sont grisâtres, peu colorées. Il existe une périostite suppurée de l'épiphyse cubitale. L'articulation du genou gauche est le siége de fausses membranes et d'un liquide séreux très-louche. Ses surfaces articulaires sont dépolies, légèrement fongueuses. A droite, cette même articulation est à peu près intacte. Périostite suppurée des deux tibias avec décollement du périoste sur toute la longueur de l'os à droite et dans les deux tiers supérieurs à gauche. Les parties osseuses dénudées sont blanchâtres. Absence de suppuration dans le canal médullaire et sur une surface de section de l'os. La clavicule gauche est aussi affectée de périostite, et l'articulation sterno-claviculaire est en suppuration.

Un jeune homme parvenu à l'âge où le système osseux est dans son plus grand développement menait une vie errante et vagabonde, qui l'exposait à de grandes fatigues et à de vives émotions, quand il fut pris, sur le trajet des os et au niveau des articulations, de douleurs vives, prélude d'une suppuration rapide de ces mêmes parties et d'un état typhoïde auquel il ne tarda pas à succomber. Plusieurs articulations renfermaient du pus en abondance ; les synoviales étaient enflammées et les cartilages érodés. Un certain nombre d'os, et particulièrement les tibias, avaient leur périoste en suppuration. L'âge du malade, les circonstances particulières au milieu desquelles se sont développées ces lésions, et les symptômes qui s'y rattachent, donnent à ce fait un intérêt réel, en montrant les inconvénients qui peuvent résulter d'un excès de fatigue et de privations chez les jeunes gens, dont le système osseux n'est pas encore complétement développé. Dans les cas de ce genre, qui ne sont pas extrêmement rares, il s'agit d'une sorte de traumatisme articulaire survenu dans des conditions organiques mauvaises; aussi pensons-nous que c'est à tort que l'on a rapporté ces cas au rhumatisme.

Une altération assez semblable se rencontre dans cet autre fait : Un homme de trente ans, venant de la Belgique, où il avait contracté l'habitude de boire du genièvre, se fatigue outre mesure en lavant un atelier. Le lendemain, tandis qu'il était en état d'ivresse, il sert de risée à ses camarades, qui se l'envoient comme un ballon. Deux jours plus tard, frissons, douleurs articulaires bientôt suivies de gonflement dans la plupart des articulations; œdème de la jambe gauche et tuméfaction rouge, douloureuse, au pli du coude droit. La fièvre est intense; il survient de l'agitation, du délire; la langue se sèche; le malade tombe dans l'adynamie, le coma, et meurt. Un abcès profond existe dans le mollet gauche, et les veines tibiales sont obstruées par des caillots non suppurés. La plupart des grosses articulations sont remplies de pus. Le pli du bras droit est le siége d'une suppuration en avant de l'articulation, dont la cavité est pleine de pus. Le coude gauche et les poignets sont peu lésés. Les viscères sont congestionnés.

OBS. CCXCVII. **Ostéomyélite fémorale suppurative et arthrite secondaire du genou.** — P..., apprêteur d'étoffes, âgé de trente-sept ans, d'abord admis en médecine, est, quelques jours plus tard, transféré dans une salle de chirurgie (service du professeur Richet), à l'Hôtel-Dieu. Il meurt le 20 février 1866, avec tous les signes d'un phlegmon profond de la partie inférieure de la cuisse gauche et d'une arthrite du genou du même côté.

Autopsie. — La cuisse est augmentée de volume à sa partie inférieure; l'articulation du genou est gonflée, surtout au niveau des parties molles extérieures. L'ouverture de cette articulation laisse échapper une faible quantité d'un pus jaunâtre; la synoviale, d'un gris fauve, est épaissie, injectée par places, trouble, ecchymosée et œdématiée sur plusieurs points. Une fausse membrane molle et infiltrée de pus intercepte en partie l'orifice qui fait communiquer l'articulation avec la bourse séreuse du muscle droit antérieur. Le cartilage diarthrodial a partout disparu au niveau des surfaces articulaires, excepté sur l'un des condyles, où il persiste dans une étendue d'environ un centimètre carré. La surface des cavités glénoïdes du tibia est tapissée des débris de ce cartilage; les ligaments semi-lunaires ont presque totalement disparu. Les ligaments croisés sont mous et injectés. Toute la partie dénudée des condyles est recouverte d'une couche osseuse de nouvelle formation, qui pourrait n'être que la transformation osseuse du cartilage diarthrodial. La face interne de la rotule est dénudée et tapissée de fausses membranes purulentes. L'extrémité inférieure du fémur est infiltrée de pus dans une étendue d'environ 15 centimètres (fig. 2). Ce pus occupe les aréoles et le canal médullaire. Le périoste est notablement épaissi et vascularisé, et l'os se trouve recouvert, à sa partie postérieure, par une couche osseuse de nouvelle formation de 8 centimètres d'étendue. L'articulation du genou droit n'a rien. Les autres parties du système osseux ne sont pas altérées. Quelques organes sont atteints de dégénérescence amyloïde.

Pl. 56, fig. 1

Un homme meurt des suites d'une inflammation du tiers inférieur du fémur gauche compliquée d'une arthrite du genou du même côté. L'extrémité inférieure du fémur est en suppuration, les condyles fémoraux sont dénudés, et l'articulation renferme du pus. Cette lésion articulaire, quoique secondaire, n'en présente pas moins des caractères assez particuliers, car la destruction des cartilages fémoraux peut servir à la distinguer, provisoirement du moins, des arthrites suppurées de l'observation précédente, où ces cartilages sont à peine modifiés.

OSTÉITES.

Les phlegmasies des os affectent ces organes tout entiers ou restent limitées à une seule de leurs parties constituantes, le périoste, la substance ou la moelle osseuse. Ainsi il y a lieu, dans certains cas du moins, de distinguer une périostite, une ostéite proprement dite et une endostite ou ostéomyélite. Ces phlegmasies, comme celles des autres organes, sont suppuratives ou prolifératives, et se développent sous des influences variées.

Obs. CCXCVIII. **Ostéomyélite suppurative du fémur. Fracture spontanée de cet os.** — A..., âgé de seize ans, garçon charbonnier, entré à l'Hôtel-Dieu le 5 février 1867, salle Sainte-Madeleine, est transféré quatre jours plus tard dans le service du professeur Richet. Il présente les symptômes d'un phlegmon étendu de la cuisse gauche, sur l'origine duquel il ne peut donner aucun renseignement. M. Richet soupçonne que ce phlegmon a son point de départ dans une ostéomyélite suppurée, bien que l'ayant ouvert, il ne puisse constater aucune dénudation osseuse. La suppuration continue, le malade maigrit et s'affaiblit de plus en plus; puis, dans le courant d'avril, essayant de se soulever dans son lit, il se fracture le fémur gauche au tiers supérieur. Il meurt le 10 mai.

Pl. 56, fig. 3. *Autopsie.* — Une incision pratiquée de la partie inférieure de la cuisse gauche à sa partie supérieure, où a eu lieu l'ouverture de l'abcès, met à nu le fémur, et permet de constater que cet os, siége de plusieurs ostéophytes, est dénudé, au-dessous du petit trochanter, dans une étendue de 5 à 6 centimètres. A ce niveau on constate l'existence d'une fracture, et si, après avoir enlevé les deux portions de l'os, on cherche à les réappliquer, il est facile de voir qu'il existe à la partie externe du fémur une perte de substance produite par la séparation d'un séquestre, et que cette lésion a été la principale cause de la fracture. L'os entier est incisé en deux moitiés et examiné de bas en haut. Les cartilages diarthrodiaux du genou et le cartilage épiphysaire de la partie inférieure du fémur sont intacts; le tissu osseux de l'épiphyse est simplement injecté. Dans la diaphyse, le tissu médullaire central et des aréoles spongieuses revêt au contact de l'air une teinte rouge pourpre, où l'on constate la disparition des cellules adipeuses en même temps que la multiplication des cellules de la moelle. Vers le point d'union du tiers inférieur et des deux tiers supérieurs de l'os, existent de larges aréoles remplies de pus et constituant autant de petits abcès. En dehors de ces abcès, séquestre blanchâtre lamellaire, séparé du périoste par un tissu osseux de nouvelle formation; à ce niveau, on constate une augmentation réelle du volume de l'os. Plus haut, en approchant des trochanters, se rencontre un nouveau séquestre très-analogue au précédent et sur le point de s'éliminer. Cette élimination, qui est rendue facile par l'absence de sécrétion osseuse de la part du périoste, nous permet de comprendre le mécanisme de production de la fracture en ce point. Il est clair, en effet, qu'aucun tissu nouveau n'étant venu renforcer l'os altéré, celui-ci a nécessairement dû céder. Le cartilage épiphysaire supérieur est injecté et ramolli. Le tissu de l'épiphyse est noirâtre, et ses aréoles sont remplies par une substance comme gélatineuse. Le cartilage diarthrodial de la tête du fémur est un peu injecté et pigmenté sur ses bords; il se déchire assez facilement, quoique l'articulation ne renferme pas de pus. Le reste du système osseux est intact; les viscères ne sont pas sensiblement modifiés.

Un jeune garçon de seize ans est admis à l'hôpital et placé tout d'abord dans une salle de médecine, parce qu'on le croit atteint d'une fièvre; mais peu à peu une douleur vague qu'il ressentait dans la cuisse gauche se limite et s'accuse plus fortement, et ce malade est transféré dans une salle de chirurgie, où une profonde incision de la cuisse est pratiquée et donne issue à une grande quantité de pus. La suppuration persistant, les forces s'affaiblissent; puis, pendant un léger effort pour changer de place, le fémur se fracture, et la mort arrive quelques jours plus tard. La diaphyse fémorale, infiltrée de pus dans toute sa partie centrale, est circonscrite par un séquestre recouvert d'une couche osseuse de nouvelle formation, excepté toutefois dans le voisinage de la fracture, où le périoste en suppuration n'a pu sécréter de tissu osseux. Ce fait montre bien toutes les phases de l'ostéomyélite : d'abord la disparition des cellules adipeuses et la multiplication des cellules de la moelle; la suppuration de la substance médullaire, celle de la substance osseuse terminée par nécrose; et enfin la suppuration du périoste, sinon la formation d'un tissu nouveau par cette membrane. L'âge du malade, et sans doute aussi la fatigue inhérente à sa profession, telles sont dans ce cas les causes de la grave affection que nous constatons. Toutes les parties de l'os ayant été successivement atteintes, cette observation nous présente à la fois un cas d'endostite et d'ostéite, tandis que l'observation CCXCVI est un exemple de simple périostite suppurative. Si nous remarquons que la cause de cette périostite est peu différente de celle de l'ostéomyélite en question, nous reconnaîtrons que la fatigue, le froid, le traumatisme, peuvent causer, principalement dans le jeune âge, des inflammations suppuratives des os. Ces inflammations surviennent encore dans le cours de maladies générales, telles que la morve, la pyohémie, etc. Les observations qui suivent ont trait à des lésions moins aiguës et d'une nature très-différente.

Obs. CCXCIX. **Polyarthrite et ostéite vertébrale. Scrofulose.**— L..., âgé de trente-trois ans, frappeur, né à Doudeville (Seine-Inférieure), d'une constitution moyenne, a perdu son père d'un asthme; sa mère est morte à quatre-vingts ans. D'une bonne santé habituelle, il a eu, vers l'âge de treize ou quatorze ans, des abcès froids du cou, qui ont laissé à leur suite des cicatrices caractéristiques. Dans le courant de l'été de 1864, il éprouva un point douloureux névralgique au côté droit du thorax; au lieu de disparaître, la douleur se fit remarquer par une ténacité telle que, malgré l'application d'un vésicatoire qui lui fut faite à l'hôpital du Havre, elle existait encore six mois plus tard. Le malade continua son travail, mais avec difficulté, jusqu'en février 1865. Alors il fut obligé de le cesser, tant à cause d'un rhume qui lui était survenu, que des douleurs violentes qu'il éprouvait dans la région thoracique. Dans le courant de mars, légère enflure des jambes, faiblesse qui s'accroît peu à peu, et qui bientôt ne permet que difficilement la marche à l'aide d'un bâton. C'est dans ces conditions que, le 16 juin 1869, il se décide à entrer à l'Hôtel-Dieu, où il est admis salle Sainte-Jeanne, n° 37 (service de la clinique). Fourmillements avec sensation de brûlure commençant aux genoux pour se terminer aux pieds, et cela depuis trois mois environ; crampes et soubresauts fréquents dans les jambes. Appétit conservé, maigreur. Huit jours plus tard, la paralysie des membres inférieurs est complète; néanmoins la colonne vertébrale n'est pas sensiblement déviée. Les jambes offrent un œdème mou; la peau qui les recouvre est écailleuse ou érythémateuse et recouverte de longs poils. La sensibilité de ces membres est affaiblie, un peu obtuse. Pas de sensation douloureuse spontanée, mais il se produit de la douleur vive dans la cuisse gauche toutes les fois qu'on change le malade de position. Le chatouillement de la plante des pieds, le pincement et l'application d'un corps froid déterminent des mouvements réflexes. Les urines et les matières fécales sont involontaires. Le passage des urines cause une sensation de brûlure au col de la vessie; l'abdomen est météorisé, et le pincement de la peau n'y produit aucun phénomène réflexe. Au commencement de juillet, perte de l'appétit, soif vive, urines abondantes; le malade boit jusqu'à dix litres de liquide. La densité de l'urine est de 1,001, plus faible que celle de l'eau. Le bruit respiratoire est normal, absence de fièvre. Le malade ne parvient qu'avec peine à s'asseoir, et en s'aidant de la poignée de son lit avec ses mains. Le 28 juillet, il se trouve tout à coup moins bien, refuse ses boissons, tombe dans l'agonie, et meurt au bout d'un quart d'heure.

Pl. 57, fig. 1. *Autopsie.*— Œdème des jambes. La colonne vertébrale n'est, en arrière, le siége d'aucune altération appréciable. Elle présente en avant, au niveau de la région dorsale, une saillie constituée par le dépôt d'une substance fongueuse, lardacée. Incisé sur la ligne médiane, ce dépôt laisse voir la face antérieure dénudée du corps de plusieurs vertèbres dorsales et une légère incurvation de la colonne vertébrale en avant. La cinquième vertèbre dorsale est le siége de deux séquestres jaunâtres, du volume d'une noisette, circonscrits par une membrane cellulo-vasculaire qui présente, au microscope, un grand nombre d'éléments embryoplastiques et fibro-plastiques, des vaisseaux abondants et quelques éléments de la moelle des os. Le disque intervertébral situé entre cette vertèbre et la sixième est profondément lésé, ramolli et notablement aminci; il conserve en arrière une teinte jaune, tandis que, en avant, il a une coloration brunâtre et une consistance très-molle; il est constitué par une matière fongueuse, infiltrée de matière colorante sanguine. Plus bas, on constate une ankylose véritable; les deux vertèbres sont soudées, quoique le disque n'ait pas été entièrement résorbé. La partie correspondante de ces vertèbres offre une teinte blanchâtre et un tissu extrêmement condensé (ostéite condensante); vraisemblablement, si le malade eût continué de vivre, ces portions blanches se seraient détachées du corps de l'os et auraient produit des séquestres. Le disque qui vient ensuite ne présente aucune teinte brunâtre, mais il est plus mince et manifestement atrophié. A la face postérieure de ces corps vertébraux, il existe une substance lardacée, fongueuse, avec points de transformation caséeuse, qui communique avec les foyers d'altération des vertèbres. Incisée suivant sa longueur, cette substance, sorte de bouillie athéromateuse, composée de débris osseux baignant dans un détritus purulent, laisse voir les corps vertébraux et, dans le voisinage, quelques articulations costo-vertébrales enflammés. A la partie correspondante de la dure-mère se trouve accolé un dépôt jaune, fongueux, qui comprime la moelle; cet organe est, du reste, un peu ramolli en ce point, tandis que plus bas les faisceaux antérieurs sont légèrement atrophiés. Le cerveau est intact; les méninges, molles, sont opaques sur plusieurs points. Pas de trace de tubercules pulmonaires; cœur sain; périhépatite diffuse, foie gras; rate volumineuse et molle; reins doublés de volume, mous, décolorés, semés à leur surface de traînées jaunâtres purulentes. La vessie est large, ses parois sont épaisses, munies de colonnes à leur surface interne. Les ganglions lymphatiques des aines sont volumineux et fermes. Cicatrices déprimées en cul de poule.

Un homme, après avoir eu pendant sa jeunesse des abcès ganglionnaires du cou, est pris à l'âge de trente-deux ans de douleurs névralgiques tenaces dans le côté droit du thorax, et plus tard d'une paraplégie avec incontinence des urines et cystite. A sa mort, on constate l'existence d'une ostéite condensante (sclérose) des sixième et septième vertèbres dorsales, et, dans l'épaisseur de la cinquième, celle de deux séquestres limités par des fongosités vasculaires; la moëlle est comprimée par un dépôt fongueux. Cette altération, étendue à plusieurs corps vertébraux et terminée par nécrose dans l'un d'eux, doit être rattachée à la scrofulose, si l'on tient compte des antécédents du malade. Du reste, les poumons étaient libres de toute altération, et les modifications subies par les disques intervertébraux étaient évidemment consécutives aux lésions vertébrales. Semblable altération se rencontre, à une phase plus avancée de son évolution, dans l'observation suivante :

Obs. CCC. **Ostéite avec écrasement d'un corps vertébral; ankylose produite par la soudure des apophyses épineuses et conservation du canal médullaire. Absence de paralysie.** — S..., fleuriste, âgée de dix-sept ans, née à Brest (Finistère), est admise à l'Hôtel-Dieu, salle Saint-Bernard, n° 5 (clinique), le 27 août 1866, pour une bronchite avec courbature légère. Elle a, depuis l'âge de treize ou quatorze ans, à la région dorsale, une déviation à angle obtus de la colonne vertébrale, et cette déviation, d'après ce qu'elle raconte, se serait produite presque tout à coup. Elle se souvient que ses jambes ont été paralysées autrefois pendant quelque temps; aujourd'hui, malgré sa déviation, elle marche bien et ne présente aucun trouble du côté des membres inférieurs. Le 29 août, cette jeune fille est atteinte d'un choléra foudroyant; elle meurt le lendemain.

Autopsie. — A côté des altérations propres au choléra (psorentérie intestinale, etc.), se trouvent celles de la colonne vertébrale. La région dorsale de cette colonne forme un angle aigu ouvert en avant, et présente une légère inclinaison latérale à gauche. En arrière, trois apophyses épineuses sont soudées entre elles et conservent au canal vertébral ses dimensions normales : peut-être même ce canal est-il un peu plus large en ce point; c'est pourquoi, malgré une déviation assez considérable, la moelle n'est nullement comprimée et conserve ses fonctions. La déviation est le résultat de la destruction partielle de deux corps vertébraux adjacents, destruction qui a permis l'adossement, par leurs faces antérieures, de deux parties éloignées. L'altération des vertèbres se présente sous forme de masses grisâtres à leur circonférence, jaunâtres à leur centre, où se rencontrent de petits séquestres. La substance grise, au pourtour de ces séquestres, est formée d'éléments embryoplastiques et de vaisseaux. Sur quelques points où le processus morbide est moins ancien, il existe seulement des taches blanchâtres caractérisées par la dureté (sclérose) du tissu osseux. Tous les corps vertébraux altérés sont un peu atrophiés, et le ligament qui les tapisse en avant, grisâtre, résistant, et comme cartilagineux, présente une épaisseur de près d'un centimètre. Au niveau de ces corps, les disques intervertébraux sont détruits; plus bas, ils sont indurés, peu épais et faciles à détacher du corps de la vertèbre. Le cerveau, les poumons et tous les organes internes sont sains. Il existe un léger état granuleux des cellules épithéliales du foie et des reins, conséquence de la dernière maladie. Les ganglions bronchiques sont volumineux, malgré une absence totale de tubercules pulmonaires. Pl. 57, fig.

Une jeune fille atteinte depuis plusieurs années d'une déviation vertébrale, sans paralysie, meurt d'une attaque de choléra. On reconnaît que la déviation, qui forme un angle d'environ 45 degrés, est le résultat de la destruction de deux corps vertébraux, et que l'absence de paralysie tient à la conservation intégrale du calibre du canal vertébral. Le mécanisme des plus simples qui a présidé à cette conservation paraît être la soudure des apophyses épineuses correspondant aux corps vertébraux affaissés. Dans cet état, la moelle épinière n'a pas eu à subir de tiraillement, puisque, par le fait de l'affaissement et de la position des corps vertébraux, il y avait nécessairement une diminution dans la longueur du canal. Ce n'est pas toujours de cette façon que les membres inférieurs peuvent conserver le mouvement dans le mal vertébral. Quelquefois la partie antérieure des corps vertébraux devient le siége du travail consolidateur de la colonne vertébrale; il s'y produit une formation osseuse qui peut occuper le ligament vertébral antérieur, lequel sert de soutien à la colonne vertébrale. Cette disposition était de toute évidence dans un cas que j'ai vu chez mon savant maître le professeur Laugier, cas dans lequel, malgré une lésion de plusieurs corps vertébraux, la colonne vertébrale ne s'était ni affaissée ni déviée. Si, dans ces faits, il est permis de croire que l'altération vertébrale était sous la dépendance d'une maladie scrofuleuse, dans celui qui suit, elle se lie à la tuberculose.

OBS. CCCI. **Ostéite et chondrite tuberculeuses. Tuberculose pulmonaire avec pneumonie interstitielle et caséeuse.** — L..., âgé de vingt-six ans, est admis, le 30 novembre 1866, à l'Hôtel-Dieu, salle Sainte-Marthe (service du professeur Laugier). Il vient se faire soigner pour une affection du sternum et de l'un des cartilages voisins. Cette affection, après avoir donné lieu à des trajets fistuleux multiples, a été le point de départ d'une péricardite qui a été suivie de mort le 10 décembre.

Pl. 57, fig. 3, 3' et 3''. *Autopsie.* — La face antérieure du sternum présente, vers son tiers inférieur, une saillie résultant de l'accumulation, entre le périoste et l'os, d'une substance caséeuse grisâtre ou jaunâtre. Au même niveau, le périoste est épaissi; l'os sous-jacent, lisse et brillant, est aminci; ses aréoles sont agrandies et remplies par une moelle rougeâtre, au milieu de laquelle on aperçoit quelques granulations miliaires grisâtres. Le sixième cartilage costal est le siége d'une excavation sale, grisâtre dans sa profondeur, rougeâtre sur ses bords. Cette caverne, qui intéresse plus de la moitié de l'épaisseur du cartilage, n'est pas sans analogie avec une excavation tuberculeuse des poumons; elle est arrondie, mais inégale et irrégulière, recouverte sur une petite portion de son étendue par une substance caséeuse formée de petits noyaux nus ou cellules granuleuses, et de granulations graisseuses. Au pourtour de cette caverne, la substance cartilagineuse présente quelques points de calcification à côté de taches rougeâtres hématiques. Les tissus mous ont dans le voisinage une apparence lardacée. A la partie supérieure de la région lombaire, et à droite de la colonne vertébrale, existe une collection du volume d'un œuf d'oie, formée par un liquide grumeleux blanchâtre renfermant des débris osseux, des corps granuleux, des gouttelettes graisseuses, des globules purulents altérés. L'un des corps vertébraux sous-jacents (deuxième vertèbre lombaire) est le siége d'un petit séquestre jaunâtre, en partie résorbé et contenu dans une excavation que circonscrit une membrane molle, vasculaire, formée d'éléments embryoplastiques et fibro-plastiques qui se prolongent jusque dans les mailles du tissu osseux. Une coupe perpendiculaire de ce corps vertébral laisse voir la moelle osseuse rougeâtre et infiltrée de quelques granulations grisâtres ou jaunâtres, principalement au niveau des bords. Tout près du disque intervertébral, petit séquestre arrondi, séparé du tissu sain par une substance molle, jaunâtre, peu vasculaire. Cette substance, comme celle qui circonscrit le séquestre de la face antérieure, est en grande partie composée de noyaux ronds, brillants, et de petites cellules arrondies. La vertèbre supérieure présente une altération presque identique; le fibro-cartilage intermédiaire est atrophié et en voie d'altération granulo-graisseuse. La portion de dure-mère en rapport avec les vertèbres altérées est un peu épaissie; la moelle épinière n'est pas altérée; le cerveau est sain. Des granulations tuberculeuses peu abondantes, infiltrées de pigment, sont disséminées dans les lobes supérieurs des poumons. Le sommet de l'un de ces organes offre un certain nombre d'excavations que séparent d'épaisses cloisons fibreuses. Les bronches sont épaissies, rouges, inégales à leur surface externe. Les glandes médiastines, pour la plupart volumineuses, forment un chapelet qui comprime ces tubes. Des fausses membranes jaunâtres, à peine organisées, épaisses et faciles à déchirer, tapissent le cœur et le péricarde. Le cœur est dilaté et ses valvules sont légèrement épaissies à gauche. Le foie est gras; la rate est volumineuse, son tissu est flasque, facile à déchirer. La face interne de l'estomac est sillonnée de replis saillants; sa muqueuse est grisâtre, ardoisée. L'un des reins est le siége de deux infarctus, l'un violacé, l'autre jaunâtre. L'autre rein présente à sa surface une tumeur fibreuse pisiforme.

Un jeune homme, porteur de trajets fistuleux situés à la partie inférieure du thorax, est atteint d'une péricardite et succombe. Il existe en dessous du sternum un abcès caséiforme, et la substance médullaire de cet os est rouge et semée de quelques granulations tuberculeuses; le sixième cartilage costal est le siége d'une véritable caverne. Un autre abcès se rencontre en avant des vertèbres lombaires, et plusieurs d'entre ces vertèbres présentent des séquestres osseux de petite dimension et des granulations tuberculeuses. Le cœur est recouvert de fausses membranes épaisses et jaunâtres. Ce fait est remarquable par la lésion cartilagineuse, où vraisemblablement l'excavation doit être attribuée à l'élimination d'un séquestre produit consécutivement à un dépôt tuberculeux. Malgré un certain degré de ressemblance avec les lésions vertébrales des deux précédentes observations, l'altération osseuse a pour caractère distinctif, dans ce cas, l'existence des granulations tuberculeuses. Ainsi, des lésions différentes quant à leur nature et à leur origine constituent le mal vertébral de Pott. Ces lésions, certainement, n'ont pas une marche identique, et il importerait d'être renseigné sur leur évolution réciproque. Des lésions vertébrales d'origine rhumatismale sont encore confondues sous la même dénomination de mal de Pott. Quelques faits en ma possession ne me paraissent laisser aucun doute à cet égard. Par conséquent, le mal de Pott n'est pas une affection toujours uniforme ; il doit être considéré comme une expression générique servant à désigner des altérations multiples subordonnées chacune à des influences particulières.

Si nous jetons un coup d'œil d'ensemble sur les observations qui précèdent, nous y voyons, à côté de l'ostéo-myélite et de la périostite suppurées, d'origine traumatique, des ostéites, ou mieux des ostéo-myélites scrofuleuse et tuberculeuse, localisées de préférence dans la moelle osseuse des os courts, dont elles finissent par amener, soit la carie, soit la nécrose. Il existe, de plus, des périostites et des ostéites prolifératives, généralement dépendantes d'une maladie constitutionnelle : telles sont les périostites et les ostéites syphilitiques et rhumatismales, qui donnent naissance à des exostoses ou à des périostoses susceptibles de persister pendant longtemps, sinon indéfiniment. Ainsi, non-seulement les inflammations du périoste, comme celles de l'os, reconnaissent des causes dissemblables, mais ces affections présentent encore, suivant la nature de la cause qui les produit, une évolution fort différente et des indications pronostiques et thérapeutiques très-diverses.

OSTÉOMES ET RACHITISME.

Les ostéomes, ou tumeurs formées de tissu osseux, se divisent en deux groupes, suivant qu'ils ont leur point de départ dans le tissu osseux lui-même ou dans un autre tissu. Au premier de ces groupes appartient l'ostéome de la dure-mère, dont une observation est rapportée plus haut (voy. p. 497). Le fait suivant est un exemple du second groupe :

Obs. CCCII. **Exostose crânienne.** — B..., âgée de trente-cinq ans, est admise en 1868 à l'hôpital de Lariboisière et couchée au n° 14 de la salle Sainte-Élisabeth (service de M. Duplay). Elle est sans connaissance, et les personnes qui l'ont apportée n'ont donné aucun renseignement sur son état. Le soir, elle est visitée par M. Leteinturier, interne du service, qui constate : respiration stertoreuse, coma absolu, résolution des membres, qui de temps à autre sont agités de secousses énergiques nécessitant l'emploi de la camisole; pouls petit et lent. La mort a lieu dans la nuit.

Pl. 57, fig. 4. *Autopsie.* — Au moment d'ouvrir le crâne, on s'aperçoit de la présence, sur le pariétal gauche, d'une tumeur dure, de forme ovoïde, faisant corps avec cet os. Cette tumeur, dont le grand axe est parallèle à l'axe antéro-postérieur du crâne, mesure 10 centimètres de longueur sur 9 centimètres de largeur et 35 millimètres d'épaisseur. Une portion de la tumeur étant enlevée à l'aide de la scie, ainsi que le représente la figure 4, on aperçoit dans son épaisseur une cavité du fond de laquelle s'élèvent de petites colonnes osseuses séparées par des espaces remplis, à l'état frais, d'une masse molle, d'un rouge jaunâtre, et vides à l'état sec. Examinée au microscope, après dessèchement, cette exostose laisse voir, vers sa partie moyenne, de larges canalicules de nouvelle formation, circonscrits par d'abondantes lamelles osseuses. La face interne du crâne est peu saillante. La dure-mère et les méninges molles sont épaissies dans le voisinage de l'os altéré. Le tronc basilaire est affecté d'une dilatation anévrysmale qu'oblitère un coagulum sanguin. Sa paroi est épaissie dans les parties qui ne participent pas à la dilatation. Le bulbe est affecté d'un foyer de ramollissement, et cette lésion sans doute a causé la mort. Les poumons et le cœur sont sains. La surface du foie est semée de quelques cicatrices. Les reins ne sont pas altérés. (Leteinturier, obs. inédite.)

Une femme, morte presque subitement d'un ramollissement de la protubérance lié à l'obstruction du tronc basilaire, présente des cicatrices à la surface du foie et une exostose crânienne. Malgré l'absence de renseignements sur les antécédents de cette malade, il y aurait déjà lieu, en présence des cicatrices du foie et de l'altération particulière du tronc basilaire (1), de rattacher l'exostose crânienne à la syphilis. Les caractères mêmes de cette exostose, criblée d'espaces vides qui, à l'état frais, étaient comblés par un tissu mou et vraisemblablement gommeux, laissent fort peu de doute à cet égard. La présence de dépôts gommeux est, en effet, le signe distinctif par excellence des exostoses syphilitiques, qui ont une grande tendance à se terminer par des nécroses tantôt limitées à des parcelles osseuses (carie sèche), tantôt étendues à une plus grande partie de l'os (nécrose proprement dite), quand surtout il s'agit des os du crâne, siége de prédilection de ce genre d'altération. Ainsi les exostoses syphilitiques peuvent être distinguées des exostoses rhumatismales, qui sont compactes et assez généralement localisées dans les os des membres, comme des exostoses liées au développement du système osseux (exostoses ostéogéniques), lesquelles sont presque constamment symétriques.

Le rachitisme, dont nous donnons un exemple plus bas, affection intimement liée au développement du squelette, se traduit par le ramollissement et la déformation des parties en voie d'ossification. Selon A. Friedleben (*Archiv der Heilkunde*, 1861), il serait accompagné d'une augmentation sensible de la quantité d'eau existant normalement dans les os.

OBS. CCCIII. **Rachitisme. Lésions osseuses et cartilagineuses.** — Une petite fille, logée dès sa naissance dans une chambre humide, est presque entièrement privée de lait

(1) Sur le rapport de cette altération avec la syphilis, voyez notre *Traité historique et pratique de la syphilis*. Paris, 1866, p. 401.

et nourrie avec des soupes, des bouillons gras et des substances féculentes. Vers le dixième mois, elle présente des renflements nouveaux aux points d'union des côtes et des cartilages costaux, et bientôt une déformation thoracique des mieux caractérisées. En même temps, les extrémités osseuses sont tuméfiées et les os des membres légèrement incurvés. Le 22 mars 1864, cette enfant, affectée d'une bronchite généralisée, est amenée à l'Hôtel-Dieu (clinique médicale); elle meurt le 28 du même mois.

Autopsie. — Le thorax est déformé en avant dans toute son étendue. Il est comme affaissé et élargi à sa base; les cartilages costaux, volumineux et renflés à leur point d'insertion aux côtes, font avec ces dernières un angle presque aigu (voy. fig. 50). Les côtes inférieures, déviées, ajoutent à la déformation du thorax, et malgré l'état à peu près normal de la colonne vertébrale, cette déformation, avec le renflement cartilagineux qui l'accompagne, présente un cachet particulier, spécial à l'affection qui nous occupe. La section médiane du sternum permet d'y voir plusieurs points d'ossification; celle des cartilages costaux rend plus apparent le gonflement dont ils sont le siége. Une coupe fine, pratiquée à la limite d'ossification de ces cartilages et vue au microscope, montre les différentes phases de l'altération. Dans les points les plus éloignés de la partie ossifiée, on aperçoit en aa', fig. 5 et 5', des cellules cartilagineuses normales; en bb', ces cellules multipliées forment des colonnes plus ou moins élevées; en cc', commence l'ossification, qui est incomplète. A ce niveau, le périoste est épaissi. — Les bronches sont injectées et les poumons affectés d'un certain nombre de petits foyers pneumoniques. Les autres organes sont peu modifiés. Pl. 57, fig. 5 et 5'.

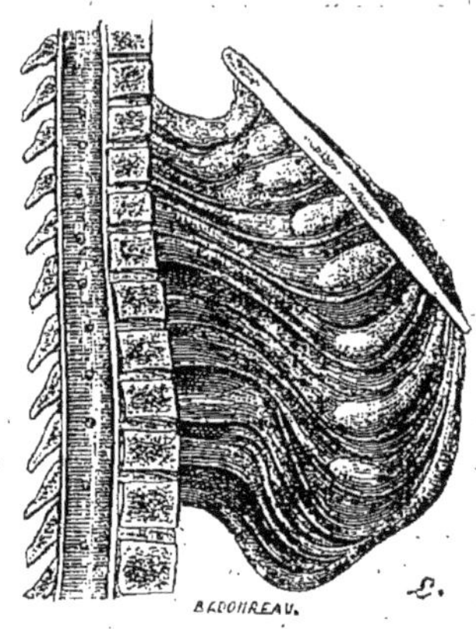

Fig. 50.
Coupe perpendiculaire du thorax d'un enfant, divisant en deux moitiés le sternum et la colonne vertébrale.

Ce fait est un exemple classique, pour ainsi dire, de l'affection rachitique. Il reconnaît pour cause le défaut d'une alimentation appropriée à l'âge de l'enfant, une habitation humide et insalubre. L'altération qu'on y observe porte d'une façon spéciale sur le système ostéo-cartilagineux. Elle consiste dans une production exagérée des cellules cartilagineuses et des éléments du périoste, en même temps que dans l'ossification incomplète des parties qui se transforment en tissu osseux. On a signalé comme point de départ du rachitisme l'insuffisance des sels de chaux dans l'organisme; mais des recherches récentes ont montré que ces sels ne jouent qu'un rôle secondaire dans la production de cette affection, qui a plutôt une origine inflammatoire. Le rachitisme n'est, en réalité, qu'une périostite ou une chondrite liée à des conditions d'hygiène et d'alimentation spéciales; il marche de l'extérieur à l'intérieur et survient dans le cours du développement de l'os, dont il trouble l'ossification. Au contraire, l'ostéomalacie, que l'on a pu quelquefois confondre avec le rachitisme, se rapproche plutôt de l'ostéomyélite; procédant du dedans au dehors, elle affecte l'os déjà formé, le transforme et le détruit. Cette maladie, qui, à l'instar du rachitisme, se traduit par la flexibilité des os, consiste dans une exagération de formation des éléments propres de la moelle, suivie de la compression de la substance osseuse et de la résorption des sels calcaires, c'est-à-dire d'ostéoporose et de ramollissement. Ici, les cartilages conservent leur intégrité et le périoste ne s'épaissit qu'autant que l'altération atteint les couches les plus excentriques de l'os.

SARCOMES ET CHONDROMES DES OS.

Lésions assez communes dans le tissu osseux, le sarcome et le chondrome ont leur point de départ habituel, le premier dans le périoste ou dans la moelle osseuse, le second dans l'élément osseux ou dans l'élément cartilagineux. Malgré leur peu de tendance à se généraliser, ces productions constituent des affections sérieuses, surtout à cause de leur développement progressif et continu.

Pl. 86, fig. 4, 5 et 6. **Sarcome mélanique secondaire de l'humérus.** — Un malade qui accusait des douleurs vives, lancinantes, dans l'épaule droite, succombe aux progrès d'un sarcome mélanique du mésentère, des poumons, du foie, des reins, etc. L'extrémité supérieure de l'humérus droit est renflée au niveau de son col par une masse noire, lobulée, qui occupe une grande partie de la circonférence de l'os. Cette tumeur, qui a son point de départ dans le périoste, est élastique, un peu molle, et se laisse pénétrer par le doigt qui la presse. Semblable altération se retrouve dans la tête même de l'os. Une section verticale y montre une vascularisation abondante, et sur un point une large plaque noire constituée par la présence, au sein des aréoles osseuses, de cellules fusiformes ou fibro-plastiques plus ou moins fortement pigmentées. Ces cellules, comme celles qui constituent la tumeur périostique, sont les unes allongées, presque incolores, munies d'un noyau ovoïde granuleux ; les autres, arrondies et infiltrées de granulations pigmentaires abondantes dans le voisinage de leur noyau. (Voyez obs. XL, p. 44.)

Dans ce fait, un sarcome mélanique de l'humérus, peu avancé dans son évolution, occupe le périoste et la moelle de l'os. D'un côté, il détermine l'atrophie des lamelles osseuses ; de l'autre, il produit l'élargissement des alvéoles médullaires. Développé tout d'abord dans les viscères, ce sarcome n'a affecté le système osseux qu'en second lieu. Les sarcomes primitifs des os ne se comportent pas différemment. Ils peuvent se diviser en deux groupes, les externes et les internes, suivant leur point de départ dans le périoste ou dans la moelle. Les sarcomes périostaux non mélaniques sont, pour la plupart, des tumeurs lardacées, assez dures, quelquefois ossifiées, le plus souvent formées d'éléments cellulaires allongés ou fibro-plastiques ; les sarcomes de la moelle osseuse, au contraire, sont des tumeurs un peu molles, charnues, composées plus particulièrement de cellules gigantesques à noyaux multiples appelées par Robin du nom de myéloplaxes, ou encore de cellules rondes et petites, auxquelles s'ajoutent quelquefois des cellules fusiformes. Les premiers de ces sarcomes ont leur point de départ dans les couches profondes du périoste et ne tardent pas à comprimer l'os, qui s'use peu à peu du dehors au dedans ; quelquefois pourtant le canal médullaire est rempli par le nouveau produit avant que sa paroi soit complétement détruite. Les seconds agissent du dedans au dehors, ils atrophient les lamelles osseuses de leur voisinage et les distendent de telle sorte qu'il vient un moment où ils ne sont plus entourés que d'une coque osseuse formée aux dépens du périoste. Les uns et les autres sont susceptibles de récidive et de généralisation.

Obs. CCCIV. **Chondrome de la base du crâne (fosse sphénoïdale droite).** Une femme âgée, atteinte d'attaques épileptiques et d'une hémiplégie gauche, meurt à la Salpêtrière.

Autopsie. — Les méninges cérébrales ne sont pas altérées ; mais au niveau de la selle turcique et dans la fosse cérébrale droite existe une tumeur mamelonnée, ferme, solide, élastique, arrondie, fixée par une sorte de pédicule à la dure-mère et à l'os sous-jacent. Constituée à sa circonférence par une toile fibreuse et vasculaire, cette tumeur, d'apparence colloïde, présente dans sa partie centrale une substance homogène transparente, grisâtre, avec parties blanchâtres plus solides. Vue au microscope, elle est composée d'éléments cartilagineux formant des zones concentriques, disposition qui rappelle un peu celle des tumeurs fibreuses. Au niveau de son pédicule, elle offre une trame fibreuse dans laquelle existent de nombreuses cellules cartilagineuses et des granulations libres ou en amas. Les nerfs et les bandelettes optiques sont allongés, quoiqu'il n'y ait pas eu de cécité pendant la vie. (Pièce anatomique présentée à la Société de biologie par M. Ch. Bouchard, dans la séance du 16 janvier 1864.) Pl. 57, fig. 6, 6', 6'' et 6'''.

L'altération constatée dans ce fait est remarquable, tant par sa nature que par son siége. Composée à sa circonférence d'éléments fibreux et cartilagineux, elle ne présente que ces derniers éléments dans ses parties centrales. Elle repose sur la base du crâne et paraît s'être développée au niveau de l'une des sutures sphénoïdales, dans le voisinage du point où se terminait primitivement la corde dorsale, dont elle n'est peut-être qu'une émanation. Par son développement, cette tumeur a peu à peu déprimé la substance du lobe sphénoïdal, et produit des désordres convulsifs et paralytiques. Dans quelques circonstances, la base du crâne est occupée, non plus par des tumeurs cartilagineuses, mais par des tumeurs osseuses qui, peu à peu, déterminent des accidents également graves et sérieux. L'observation suivante nous offre un exemple de chondrome développé dans les parties molles de l'épaule.

Obs. CCCV. **Chondrome de l'épaule.** — Un homme de quarante-cinq ans se présente à l'Hôtel-Dieu dans le courant de janvier 1864, porteur d'une énorme tumeur de la partie supérieure du bras gauche. Cette tumeur, lobulée, irrégulière, de consistance inégale, a légèrement ulcéré la peau en l'un de ses points. Elle paraît s'être développée dans les parties molles et, dans tous les cas, elle est peu adhérente à l'os. L'opération est pratiquée par M. Maisonneuve et le malade sort guéri. J'ignore ce qu'il est devenu depuis lors.

La tumeur enlevée a presque le volume d'une tête d'adulte. Le périoste paraît avoir été son point de départ; elle est composée de masses multiples, blanches, fermes, résistantes, qui offrent à l'œil nu l'apparence du cartilage. Sa dureté est considérable sur quelques points. Une coupe fine microscopique, pratiquée sur une masse provenant de la circonférence de cette tumeur, laisse voir des trabécules fibreux, circonscrivant de larges espaces losangiques au sein desquels sont comprises des capsules de cartilages. Sur plusieurs points, ces capsules sont épaissies, et, dans leur intérieur, les cellules cartilagineuses forment des cavités étoilées, analogues aux corpuscules osseux. Un certain nombre de ces cellules sont en voie de transformation osseuse, ou même complétement ossifiées. Pl. 57, fig. 7.

Constituée par du fibro-cartilage plutôt que par un cartilage hyalin, la tumeur volumineuse que nous offre cette observation n'a pas une composition partout égale; à côté des parties anciennes, on trouve des parties jeunes qui accusent un développement progressif et font pressentir une altération relativement grave. Le périoste ou le tissu conjonctif est ici, comme dans le plus grand nombre des cas d'enchondromes développés au sein des parties molles, le point de départ vraisemblable de la nouvelle formation dont la cause reste inconnue.

ADIPOSE OSSEUSE.

A côté des lésions dont il vient d'être question, les os présentent des altérations qui se traduisent, soit par l'atrophie pure et simple, soit par l'atrophie avec accumulation graisseuse. L'atrophie osseuse nous occupera peu, mais nous chercherons à donner une idée de la surcharge graisseuse des os ou adipose osseuse par l'observation suivante :

OBS. CCCVI. **Alcoolisme chronique. Adipose des os et de plusieurs viscères.** R..., âgé de cinquante-six ans, tourneur de pointes de pianos, né à Paris, entré à l'Hôtel-Dieu, salle Sainte-Jeanne, n° 8 (service de la clinique), le 26 mars 1864, est emporté dès le lendemain par une attaque de délire alcoolique.

Pl. 56, fig. 7. *Autopsie.* — Œdème des membres inférieurs. Couche adipeuse abondante au niveau de la paroi abdominale antérieure. Plaques d'injection et taches brunâtres à la face interne de l'estomac, légères érosions au niveau de plusieurs de ces taches, hypertrophie d'un grand nombre de glandules (gastrite). Ganglions mésentériques de teinte jaune pâle, intestins peu lésés. Péricarde noyé de graisse. Cœur chargé de pelotons adipeux au niveau de sa base et sur tout le trajet des artères coronaires, principalement de la coronaire antérieure. Aorte peu altérée, d'une teinte jaunâtre. Caillots fibrineux de petit volume à l'origine des troncs artériels; ces caillots offrent d'abondants globules blancs et quelques globules graisseux. Adhérences générales des poumons, léger emphysème, écume bronchique. Décoloration de la muqueuse laryngée, hypertrophie des glandes épiglottiques. Cerveau petit; liquide céphalo-rachidien abondant, tant dans l'espace sous-arachnoïdien que dans les ventricules. Consistance ferme, indurée, de l'encéphale, manifeste à la partie inférieure du bulbe principalement, comme si la substance nerveuse avait macéré dans l'alcool. Opalinité et épaississement des méninges molles de la convexité où se voient un grand nombre de granulations miliaires blanchâtres; atrophie des circonvolutions sous-jacentes. Intégrité des artères cérébrales. Le foie et le pancréas sont stéatosés. La rate, volumineuse et pigmentée, a ses glomérules hypertrophiés et ses éléments propres granuleux. Les reins sont lisses, onctueux au toucher; leur capsule est légèrement opaline, facile à détacher. La substance corticale, épaissie, de teinte jaunâtre foncée, tant à l'extérieur que sur une surface de section, présente un pointillé rougeâtre disséminé comme les glomérules de Malpighi. La substance tubuleuse offre une teinte vineuse. Les calices et les bassinets sont intacts. Vus au microscope, les tubuli rénaux renferment d'abondantes granulations graisseuses, les unes comprises à l'intérieur des cellules, les autres libres, par suite sans doute de la destruction de ces dernières. Les glomérules de Malpighi, injectés, sont relativement moins altérés; la trame conjonctive est peu épaissie. La vessie est dilatée et remplie d'urine, la prostate est hypertrophiée. Les testicules, petits, flasques et mous, ont le plus grand nombre de leurs canalicules en voie d'altération graisseuse. Les muscles sont jaunes, décolorés et assez minces. Un certain nombre de fibres musculaires sont granuleuses. Le corps des vertèbres résiste peu à la scie, et les côtes se tranchent facilement au couteau. Les aréoles de ces dernières sont comblées par une moelle infiltrée de graisse; partout le canal médullaire des os longs est agrandi et rempli de graisse. Dans l'humérus, dont la partie inférieure est divisée en moitiés par un trait de scie (fig. 7), la substance compacte se trouve réduite à une mince lamelle; elle est dure, résistante et fragile. Les lamelles osseuses que cette substance projette dans le canal médullaire sont détruites; le canal est élargi et comblé dans toute son étendue par une moelle jaune assez molle, composée de cellules graisseuses et sillonnée de quelques vaisseaux. Même altération de l'humérus opposé et des os des membres inférieurs. Partout, dans les canaux médullaires et dans les aréoles du tissu spongieux, une graisse abondante rend les os plus friables, faciles à couper, en même temps qu'elle leur donne l'aspect d'une tranche de lard frais.

Un homme adonné aux alcooliques est pris d'un accès de délire qui l'emporte rapidement. Entre autres lésions manifestement liées à l'alcoolisme, il présente d'abondants dépôts adipeux à la base du cœur et une infiltration graisseuse du tissu osseux. Les aréoles et les canaux de la moelle sont élargis et remplis de cellules médullaires graisseuses qui changent la coloration du tissu osseux. Les cellules osseuses sont elles-mêmes sur quelques points infiltrées de granulations graisseuses, et partant, la résistance et la solidité de l'os se trouvent notablement affaiblies. Il devient ainsi facile de s'expliquer la prédisposition aux fractures que possèdent les individus qui ont des habitudes alcooliques, et cela, indépendamment des coups et des chutes auxquels ils sont exposés. Une altération graisseuse assez semblable se rencontre quelquefois dans des points limités du système osseux près des articulations malades, principalement chez les individus scrofuleux et chez les personnes qui ne prennent aucun exercice.

APPAREIL TÉGUMENTAIRE EXTERNE

Cet appareil comprend la peau et ses dépendances. La peau se compose d'une partie interne riche en vaisseaux et en nerfs, ou *derme*, et d'une partie externe exclusivement cellulaire, ou *épiderme*. Les organes qui en dépendent sont des glandes et des productions cornées, poils et ongles. Formé de tissu conjonctif et de tissu élastique, le derme se divise en deux couches. La couche profonde, ou tissu sous-cutané, renferme un nombre plus ou moins considérable de cellules adipeuses ; la couche superficielle, ou derme proprement dit, comprend avec les papilles un grand nombre de nerfs et de vaisseaux. L'épiderme forme un revêtement à toute la surface du corps, il se compose aussi de deux couches distinctes à la fois par leurs caractères morphologiques et leurs caractères chimiques. Celle de ces couches qui est immédiatement appliquée au derme, ou couche muqueuse, porte encore le nom de réseau muqueux de Malpighi, en raison des différences d'épaisseur qu'elle présente dans les sillons et au niveau du sommet des papilles; elle est constituée par des cellules molles et délicates, arrondies ou ovalaires, à contours mal limités, munies d'un noyau granuleux légèrement coloré en jaune. Au fur et à mesure qu'elles s'éloignent de la surface du derme, ces cellules prennent une forme polyédrique et s'aplatissent tandis que leur noyau pâlit. La couche périphérique, ou couche cornée, épiderme proprement dit, est formée de cellules converties en lamelles ou petites écailles d'autant plus minces qu'elles sont plus superficielles. Les glandes de la peau sont de deux ordres : les unes, destinées à sécréter la sueur, sont constituées par un long tube pelotonné, tapissé d'un épithélium; les autres sont formées d'utricules ou de vésicules réunies en plus ou moins grand nombre sur un pédicule commun; elles se présentent en général comme des appendices aux poils et produisent une matière grasse, sébacée. Les vaisseaux sanguins qui alimentent la peau, après avoir fourni des ramuscules nombreux aux follicules pileux, aux lobules de graisse, aux glandes cutanées, pénètrent jusque dans la portion la plus superficielle de la couche papillaire pour se résoudre en un réseau capillaire serré, à mailles étroites; le plus grand nombre des papilles reçoit en outre des anses vasculaires. Les lymphatiques de la peau forment dans les portions les plus superficielles du derme un réseau serré qui, par sa face profonde, se continue avec un réseau à larges mailles composé de vaisseaux plus gros. Pauvre de nerfs dans ses couches profondes, le derme est riche de ces mêmes cordons dans ses couches superficielles, où s'observent des modes divers de terminaison vraisemblablement en rapport avec des aptitudes sensorielles différentes.

L'âge modifie peu à peu les propriétés physiques et fonctionnelles de la peau. Anatomiquement, ces modifications se traduisent par un certain degré d'atrophie et d'amincissement du derme; physiologiquement, elles se révèlent par la perte de l'élasticité, la diminution des sécrétions et l'affaiblissement de la sensibilité. Ces changements, outre qu'ils diminuent la prédisposition aux affections cutanées, impriment à celles-ci une physionomie un peu différente chez l'enfant, l'adulte et le vieillard.

DERMATITES.

Les phlegmasies cutanées sont superficielles ou profondes, et se comportent d'une façon différente selon qu'elles intéressent plus spécialement le réseau muqueux de Malpighi, le derme, la couche sous-cutanée ou les glandes. Histologiquement, ces phlegmasies sont épithéliales, dermiques, sous-dermiques ou glandulaires ; considérées au point de vue du processus inflammatoire, elles sont exsudatives, prolifératives ou suppuratives, tandis que, si on les envisage par leur côté étiologique, elles sont traumatiques, miasmatiques, virulentes, parasitaires, etc. Indiquer ces différents groupes, c'est montrer l'étendue que doit comporter une étude suivie de ces lésions et l'impossibilité où nous sommes de faire cette étude avec le cadre qui nous est tracé.

Obs. CCCVII. **Érysipèle de la face et du cuir chevelu. Pneumonie lobulaire et mort.** — D..., âgé de vingt-six ans, garçon de cuisine, habituellement bien portant, est pris, le 1er mars 1870, d'un frisson accompagné de malaise et de courbature. Le lendemain, il entre à l'hôpital de la Charité, salle Saint-Michel, n° 5, et le 3 mars, à la visite du matin, nous constatons à la partie droite de l'aile du nez une plaque érysipélateuse de l'étendue d'une pièce de cinq francs, un gonflement douloureux des glandes lymphatiques sous-maxillaires, de la chaleur à la peau, 94 pulsations; langue saburrale (tartre stibié, 10 centigrammes). Les deux jours suivants, même état général, la plaque érysipélateuse s'étend à toute la joue droite. Le 6 mars, diminution du gonflement de la joue droite; par contre, l'érysipèle a gagné le front et le cuir chevelu, il s'étend jusqu'à la nuque. Râles sonores dans la poitrine langue sèche, peau chaude; température, 58°,5; pouls, 96 (nouveau vomitif). Le 7, la région de la nuque est tout entière envahie par l'érysipèle, qui y détermine un gonflement sensible. Il y a eu de l'agitation et du délire dans la nuit (julep avec musc et laudanum). Le 8 mars, le délire a repris dans la nuit, la langue est sèche, la peau chaude; 100 pulsations. La plaque érysipélateuse de la joue est en pleine desquamation; le cuir chevelu tout entier est gonflé et douloureux; râles crépitants et sous-crépitants à la base de la poitrine, gonflement parotidien à droite. Le 9, persistance du délire, petitesse et accélération du pouls, respiration difficile, râles à distance. Mort le 10.

Autopsie. — Le cuir chevelu est partout épaissi et œdématié, principalement à la partie supérieure de la tête. Le tissu conjonctif sous-jacent, mou, jaunâtre, friable, est manifestement infiltré de globules purulents. Une coupe fine et perpendiculaire du derme de la région supérieure du cou, pratiquée après macération dans l'alcool et examinée au microscope, ne laisse aucun doute sur la présence de ces globules, dont le nombre est tellement considérable sur certains points qu'ils voilent les fibres du derme. Disséminés dans les couches profondes du derme, ces globules sont abondants dans le voisinage des vaisseaux et très-nombreux dans le tissu conjonctif sous-dermique. Les muscles sous-cutanés ne sont pas altérés. Les vaisseaux sont obstrués par un sang coagulé; la toile épicrânienne se décolle avec facilité; les os ne paraissent pas altérés; les méninges sont opalines, et la substance cérébrale, à part un léger degré de congestion, n'est pas sensiblement altérée. — Les poumons, fixés à la cage thoracique par d'anciennes adhérences, sont hypérémiés et œdématiés à leur base; la muqueuse des bronches est injectée sur quelques points; il existe dans chacun des lobes inférieurs plusieurs foyers de pneumonie lobulaire. Le cœur renferme à droite un coagulum fibrineux allongé et à gauche un sang noir coagulé; il est d'ailleurs sain. Le tube digestif, le foie et le pancréas ne sont pas altérés; les reins sont normaux, la rate est un peu grosse. Le testicule droit est atrophié par suite du rétrécissement de l'artère spermatique correspondante.

Un jeune homme est atteint d'un érysipèle de la face qui gagne le cuir chevelu et la région de la nuque. Quelques jours plus tard, il survient du délire, et la mort a lieu au neuvième jour de l'affection. Le cuir chevelu est épaissi et infiltré d'une sérosité trouble et jaunâtre résultant d'une abondante extravasation de globules de pus, tant dans les couches profondes de la peau que dans une partie du tissu conjonctif sous-jacent. Cette altération, déjà signalée par le professeur Vulpian et par d'autres observateurs, est des plus intéressantes à connaître, vu la marche aiguë de l'érysipèle. Il y a lieu, en effet, d'être frappé du peu de temps nécessaire à l'extravasation des globules purulents, et de la rapidité avec laquelle s'opère leur résorption, quand on voit le gonflement érysipélateux apparaître et disparaître en quelques jours. Ainsi, la rapide évolution, la marche ambulante de certains érysipèles, portent à croire que les globules en question pourraient bien provenir du sang, et tendent à faire accepter la théorie de la suppuration mise en avant par Cohnheim.

De la lésion qui constitue l'érysipèle peuvent être rapprochées les altérations engendrées par les fièvres éruptives. Des différences notables séparent néanmoins ces diverses altérations. La variole produit en abondance des leucocytes, mais ceux-ci s'extravasent par petits foyers dans le réseau muqueux de Malpighi, et non dans les couches profondes du derme; ces foyers d'altération sont fixes et limités. La rougeole et la scarlatine ne laissent échapper aucun leucocyte dans la trame cutanée, elles se traduisent l'une et l'autre par l'hypérémie de la peau avec exsudation de la matière colorante du sang ou même de globules sanguins. L'érythème noueux a plus d'un point de contact avec ces altérations. Non-seulement il a quelque chose de la mobilité de l'érysipèle, mais, comme la scarlatine et la rougeole, il donne lieu à une exsudation des globules, sinon de la matière colorante du sang. Du reste, cette dernière affection exceptée, toutes celles dont nous venons de parler ont une marche aiguë, un principe miasmatique pour origine. Les lésions qui suivent se font, au contraire, remarquer par la lenteur de leur évolution.

Obs. CCCVIII. **Plaques cutanées syphilitiques.** — V..., couturière, âgée de vingt-cinq ans, raconte que son mari aurait eu dans le courant des mois de mai et de juin 1869 un mal de gorge et une éruption de courte durée, affections pour lesquelles il fut soumis à la liqueur de Van Swieten. Vers le mois de juillet de la même année, cette femme devint enceinte, et en septembre elle remarquait la présence d'un bouton aux parties génitales. Quelques jours après il y en avait un plus grand nombre. En janvier 1870 survient une éruption accompagnée pendant quinze jours de paroxysmes fébriles avec céphalalgie et étourdissements. Cette éruption occupe successivement la région des seins, les jambes, les pieds, enfin les mains, les avant-bras et la partie postérieure du cou. Le 8 mars, la malade se présente à l'hôpital de la Charité, où nous l'admettons (salle Sainte-Marthe, n° 1). L'abdomen, développé, indique une grossesse d'environ huit mois. La dépression ombilicale est le siége d'une large plaque suintante (plaque muqueuse). Des plaques analogues et plus ou moins étendues existent à la surface des grandes et des petites lèvres et sur le pilier gauche du voile du palais. A la partie antérieure et inférieure des deux avant-bras, on constate, principalement dans le voisinage de l'articulation du poignet, des plaques nummulaires, qui ont depuis l'étendue d'une pièce de 20 centimes jusqu'à celle d'une pièce de 50 centimes. Elles sont, pour la plupart, isolées et distinctes; quelques-unes seulement se trouvent réunies par leurs bords et en partie fusionnées. Elles donnent lieu à un léger miroitement et présentent une dépression centrale en même temps qu'un bourrelet périphérique. Ce bourrelet, qui est assez ferme, offre une teinte café au lait ou un peu cuivrée; la partie déprimée, lisse au début de l'apparition de la plaque, se recouvre peu après de pellicules blanchâtres ou de croûtes sèches. Semblables plaques se rencontrent à la paume des mains, au niveau des plis du coude, où elles sont peu abondantes, à la racine des cheveux et à la partie postérieure du cou, où elles sont très-confluentes. Les parties postérieures des bras et des avant-bras en sont exemptes, ainsi que la peau du tronc tout entier. Adénopathies inguinales et cervicales multiples. Ces dernières se rencontrent non-seulement à la partie postérieure du cou et à la racine des cheveux, mais jusque dans les triangles sus-claviculaires. Alopécie et céphalée. (Liqueur de Van Swieten.) Au bout de quelques jours, les plaques se modifient, la margelle périphérique prend une teinte rougeâtre ou cuivrée. La dépression centrale se recouvre de pellicules blanchâtres ou d'une mince croûte brunâtre qui ne tarde pas à s'exfolier, ainsi qu'on le voit à la paume des mains, mais sans laisser la moindre trace de cicatrices. Le 14 mars, la céphalée avait totalement disparu, et les plaques étaient déjà visiblement modifiées. (Continuation du traitement, bains.) Le 20 mars, un certain nombre des taches sont effacées, beaucoup d'autres sont à la période de desquamation; quelques-unes seulement conservent leurs caractères typiques. La malade, dont la santé générale est parfaite, demande sa sortie. Pl. 58, fig. 1.

Une femme s'aperçoit, en septembre 1869, de l'existence d'un bouton isolé sur l'une des lèvres; bientôt des boutons multiples apparaissent sur les parties génitales. En janvier 1870, elle est prise d'une éruption qui occupe les membres inférieurs et les pieds. Le 8 mars, cette malade, admise à l'hôpital de la Charité, présente sur la face plantaire des pieds, à la face palmaire des mains, au niveau de la face antérieure des avant-bras et de la région postérieure du cou, des plaques de l'étendue d'une pièce de 20 ou de 50 centimes, dont la circonférence est occupée par un bourrelet rougeâtre ou cuivré, et le centre par une légère dépression couverte de pellicules blanchâtres squameuses ou d'une croûte sèche qui tombe après un certain temps. Cette éruption, qui paraît s'être manifestée peu de temps après le début de l'infection syphilitique, n'est peut-être pas suffisamment connue, et, pour ce motif, nous avons tenu à la faire figurer dans ce travail. Elle occupe de préférence les plis articulaires, la paume des mains et la plante des pieds. M. Bazin, qui en a donné une excellente description, pense que les plaques cutanées sont importantes à connaître, non-seulement en tant que manifestations de la syphilis, mais aussi comme indications pronostiques de cette maladie; ces plaques sont, pour ce médecin distingué, la traduction d'une forme particulière de syphilis qui ne présenterait jamais d'autre genre d'altération.

Pl. 53, fig. 2. OBS. CCCIX. **Scrofulide papulo-tuberculeuse circonscrite du membre inférieur gauche.** F..., âgé de seize ans, est admis, le 20 mai 1870, à l'hôpital Saint-Louis, salle Saint-Charles, n° 38, service de M. le docteur Guibout. Né de parents bien portants et qui n'ont jamais présenté aucun désordre du côté de la peau ou des paupières, ce jeune homme jouit d'une bonne santé habituelle. Il a la peau blanche, fine, le teint clair, les cheveux châtains, les yeux bleus, la sclérotique brillante et un peu bleuâtre. Il présente une légère déformation résultant d'une fracture qu'il s'est faite à l'âge de dix ans. Dans une étendue de 3 centimètres au-dessus de l'épitrochlée, à la partie postéro-interne du coude, existe une cicatrice superficielle de la largeur d'une pièce de 2 francs, gaufrée et légèrement nacrée. Au rapport du malade, cette cicatrice aurait succédé à des boutons rougeâtres développés à l'âge de cinq ans, en même temps que des boutons semblables se manifestaient à la partie interne du creux poplité gauche. Au bout de deux ans, l'altération du coude se cicatrise, celle du creux poplité persiste. A sept ans, F... passe quatre mois à l'hôpital Saint-Louis pour ce qu'il appelle des engelures. L'affection du creux poplité est traitée par une pommade jaune qui reste sans effet. Depuis lors, cette affection s'est étendue peu à peu; elle occupe aujourd'hui la face interne du genou gauche, les deux tiers inférieurs des faces interne et postérieure de la cuisse du même côté, où existe une large surface cicatricielle déprimée, réticulée, à reflets brillants, nacrés. Cette surface, sur laquelle sont disséminées sans ordre quelques saillies boutonneuses, se trouve circonscrite par quatre demi-cercles de tubercules du volume d'une grosse lentille, mous, élastiques, de teinte jaunâtre ou violacée. Le cercle le plus excentrique renferme une portion de peau qui, dans une largeur de 1 à 3 centimètres, présente une coloration rouge vineux ne disparaissant pas sous la pression du doigt. En quelques endroits des rebords saillants et festonnés de cette altération existent des squames peu larges et peu épaisses qui, par leur teinte pâle et cendrée, tranchent sur la coloration générale vineuse des saillies tuberculeuses. A la partie inféro-interne du creux poplité, on voit sur la peau normale se dessiner en pinceaux délicats de petits vaisseaux rougeâtres s'effaçant sous une pression légère. Ces varicosités sont plutôt artérielles que veineuses, en ce sens qu'elles semblent augmenter par une compression exercée au-dessous d'elles. Cette éruption, qui occupe une grande partie de la cuisse, n'offre ni douleur ni démangeaison; jamais le malade n'y a observé de suintement ou d'ulcération. A la suite de longues courses, le frottement du pantalon y détermine quelquefois une légère cuisson. Il y a sept ans, au rapport du malade, que cette affection a débuté par un bouton (tubercule) semblable à ceux que nous observons. A côté de ce bouton seraient venus se grouper d'autres tubercules qui auraient rapidement formé un cercle, lequel se serait peu à peu agrandi aux dépens de la peau voisine et serait arrivé à produire la lésion actuelle, qui, après plusieurs semaines, semble encore vouloir continuer sa marche envahissante, malgré le traitement réparateur, consistant dans l'emploi du sirop d'iodure de fer, des vins de quinquina, de Bordeaux, et l'usage quotidien des bains. (Observation recueillie par M. Landouzy, interne du service.)

Un jeune homme, dans la famille duquel il ne paraît exister aucun antécédent morbide, est pris, vers l'âge de cinq ans, d'une éruption circonscrite et sous forme de plaque circulaire située un peu au-dessus de l'épitrochlée. Deux ans plus tard, cette éruption laissait à sa suite une cicatrice gaufrée, que l'on retrouve encore aujourd'hui ; en même temps survenait, à la partie interne du creux poplité et de la cuisse gauches, une éruption assez semblable à la précédente, qui donnait lieu à une cicatrice centrale, et s'étendait peu à peu à sa circonférence. Cette dernière éruption, qui n'a pas complétement disparu depuis lors, se présente aujourd'hui sous forme d'une large plaque circulaire cicatrisée à son centre et bordée à sa circonférence de tubercules mous, élastiques, rosés, et de quelques squames blanchâtres. La disposition toute particulière des éléments constitutifs de cette éruption, sa longue durée, sa physionomie elle-même, si l'on se contente de voir son ensemble sans analyser tous ses détails, éveillent dès l'abord l'idée d'une affection syphilitique, et comme le jeune malade n'a jamais contracté la syphilis, il faut, dans cette hypothèse, admettre une lésion héréditaire. Pourtant, ni le père ni la mère de ce malade n'ont paru avoir été contagionnés. Si l'on y regarde de près, on voit, du reste, que les tubercules rencontrés dans ce cas diffèrent des tubercules syphilitiques. Ceux-ci, moins saillants, moins élastiques et beaucoup plus durs que les tubercules qui nous occupent, se distinguent par une teinte sombre et cuivrée. Ainsi, il y a lieu de croire, avec MM. Guibout et Bazin, que l'altération observée chez notre malade n'est pas syphilitique, et qu'elle se lie à la scrofulose en raison de son évolution, de sa physionomie et de l'absence d'antécédents spécifiques.

ÉPITHÉLIOMES, SARCOMES ET CARCINOMES CUTANÉS.

L'épiderme est le point de départ assez commun de nouvelles formations (épithéliomes ou cancroïdes) dont les orifices naturels sont le siége le plus habituel. Le derme, d'un autre côté, est sujet au sarcome et au carcinome, qui prennent naissance dans la gangue conjonctive.

OBS. CCCX. **Épithéliome de la peau du bras gauche. Amputation.** — Un homme âgé de cinquante-six ans, d'une santé bonne en apparence, portait depuis plus d'une année une tumeur située à la partie antérieure de l'avant-bras gauche, lorsqu'il se décida à venir à l'hôpital. Cette tumeur, à peine saillante, présentait un large ulcère à bords ondulés retroussés, et dans son voisinage une tumeur du volume d'une noix (fig. 4) faisait saillie sous la peau en partie ulcérée à son niveau. Malgré l'induration de quelques-uns des ganglions, l'amputation est pratiquée au-dessus de la tumeur. Celle-ci est constituée par une substance chagrinée blanchâtre, assez ferme et sèche, qui laisse échapper sous la pression des grumeaux blancs formés de cellules épithéliales. Une coupe microscopique de cette tumeur, perpendiculaire à la surface de la peau, laisse voir des globules épidermiques et des cellules épithéliales polyédriques, pavimenteuses, disposées dans des sortes de tubes allongés qui rappellent les glandes sudoripares. Pl. 48, fig. 4.

Ce fait, spécimen de l'épithéliome des membres, nous présente un large ulcère qui occupe une partie de la circonférence de l'un des bras. Lorsqu'il gagne en profondeur, cet épithélium peut envahir le membre dans toute son épaisseur, le détruire peu à peu et l'amputer en quelque sorte.

Pl. 58, fig. 3. Obs. CCCXI. **Épithéliome ulcéré de la face.** — Une femme âgée de cinquante-neuf ans et affectée, depuis quinze ou dix-huit mois, d'une lésion de la partie droite de la face qui peu à peu s'est ramollie à son centre, présente aujourd'hui un ulcère étendu caractéristique de l'épithéliome. Cet ulcère, de forme ovoïde, a un fond sale, grisâtre, terne, constitué, dans une faible étendue, par un tissu blanchâtre et lardacé. Il est limité par des rebords sinueux, épais, saillants, fermes, légèrement recourbés en dehors et formant avec la peau un sillon plus ou moins profond. Une tranche mince de ces rebords, examinée au microscope, laisse voir de grosses cellules épithéliales et des globules épidermiques. Plusieurs des ganglions auxquels aboutissent les vaisseaux lymphatiques provenant de cet ulcère sont indurés.

Ce cas est un véritable type de l'épithéliome qui débute par la couche du réseau muqueux de Malpighi ; l'observation qui le précède nous montre cette même affection envahissant les glandes de la peau et plus profondément située. Ainsi, nous pouvons juger des deux principales formes de cette altération, qui n'a qu'une faible tendance à la généralisation. En effet, si la propagation du cancroïde s'étend quelquefois jusqu'aux ganglions du voisinage, il faut reconnaître qu'elle est relativement rare dans les organes. Voici un fait dans lequel elle existe.

Obs. CCCXII. **Cancroïde cutané de la face et du cou avec propagation au diaphragme.** — C..., âgé de quarante-sept ans, chimiste, est un homme robuste et un grand voyageur. Il a contracté autrefois une maladie vénérienne, qui s'accuse aujourd'hui par des cicatrices à la région pénienne et dans l'aine droite. Une tumeur épithéliale, développée depuis plus d'une année à la lèvre inférieure et à la joue droite, s'est étendue en dernier lieu à la partie supérieure du cou du même côté, où elle forme un large ulcère. Le 3 août 1861, M. Maisonneuve opère ce malade, et, après avoir pratiqué la résection du maxillaire inférieur, il sectionne les tissus malades du voisinage. Deux jours plus tard, survient un œdème de la glotte, et le malade meurt le 6 août.

Autopsie. — Plaie béante occupant une partie de la face et du cou ; gonflement œdémateux des replis aryténo-épiglottiques, qui sont infiltrés de leucocytes. Tuméfaction des cordes vocales supérieures, rétrécissement de l'orifice supérieur du larynx. Quelques points de pneumonie lobulaire s'observent à la surface du poumon droit, qui se trouve en partie couverte d'une fausse membrane récente. Un caillot mou et fibrineux existe dans le cœur droit, dont les valvules et le tissu sont intacts. Rate volumineuse, reins et foie sains. Dans l'épaisseur du diaphragme, se voit, faisant saillie à sa face supérieure et à droite du centre aponévrotique, une tumeur un peu arrondie, du volume d'une petite noix, blanchâtre et chagrinée à la coupe. A l'examen microscopique, cette production nouvelle est constituée par des cellules volumineuses, polyédriques, munies d'un gros noyau avec nucléole, et par des globes épidermiques très-manifestes. La portion du maxillaire enlevée par l'opération offre une surface inégale, érodée et comme rongée. Sur quelques points, on trouve des cellules épithéliales dans les aréoles et dans les canaux osseux. Cette pénétration des éléments épithéliaux dans le tissu osseux rend parfaitement compte de la destruction de ce dernier.

Une forme rare de cancroïde est celle où la nouvelle formation s'infiltre d'un pigment noir. Nous avons communiqué autrefois un fait de ce genre à M. Heurtaux, qui l'a inséré dans sa thèse inaugurale. Il s'agissait d'un vieillard de quatre-vingts ans qui portait, depuis dix ans, au niveau de la région molaire gauche, une tumeur épithéliale pigmentée, du volume d'une noix. Nulle part ailleurs il n'existait de tumeurs semblables. Bien différente est l'altération mélanique dans le cas qui suit :

Pl. 58, fig. 5, et 5'. Obs. CCCXIII. **Mélanome cutané.** — Une femme portait depuis quelque temps, à la partie antérieure de l'une des jambes, une petite tumeur saillante, noirâtre, analogue à un nævus.

Les glandes inguinales tuméfiées donnent lieu peu à peu à un large ulcère. Plusieurs viscères sont successivement affectés. La malade s'épuise et meurt. A la partie antérieure et moyenne du tibia gauche existe une tumeur avec reflet noirâtre, du volume d'une amande et d'une consistance peu ferme. Par sa face profonde et lobulée, cette tumeur est en rapport avec les pelotons graisseux du tissu conjonctif sous-cutané; elle laisse sourdre à la pression un suc noirâtre uniquement constitué par des granulations pigmentaires. Son point de départ paraît être le réseau muqueux de Malpighi. Les éléments cellulaires de ce réseau et ceux de la portion dermique sous-jacente sont infiltrés de granulations pigmentaires, jaunâtres, bronzées ou noirâtres, qui entourent un gros noyau muni d'un nucléole. Plus bas, existe une altération de 3 à 5 centimètres de diamètre, fongueuse à son centre et indurée sur ses bords. Dans l'aine, masse putrilagineuse composée de pus et de matières mélaniques provenant des ganglions inguinaux altérés. Les ganglions prévertébraux et un certain nombre de ceux qui occupent la racine des poumons sont tuméfiés et colorés en noir, par suite de l'infiltration d'un pigment semblable à celui de la tumeur. La rate est parsemée, surtout vers ses bords postérieurs, de taches dues à l'infiltration des éléments de cet organe par des granulations noires. Semblable altération existe dans le foie, où les granulations pigmentaires occupent les cellules de la partie centrale de l'acinus. Les lobules pulmonaires sont circonscrits par des traînées noirâtres dues à la présence, dans le tissu conjonctif, d'une fine poussière noirâtre, analogue à celle que l'on observe chez la plupart des personnes avancées en âge ou adonnées aux alcooliques. Le cerveau est sain. (Voy. obs. LX, p. 74; pl. 9, fig. 3, 3′ et 3″; pl. 14, fig. 3; pl. 30, fig. 5 et 5′.)

Quoique peu commune, l'altération constatée ici a été quelquefois observée. Un fait que j'ai rapporté avec mon collègue et ami le docteur Dubreuil est un autre exemple de cette grave modification anatomique, remarquable par son point de départ à l'une des jambes, par sa propagation aux glandes lymphatiques de l'aine et par une prompte généralisation à la plupart des viscères qu'infiltraient des masses mélaniques formées de granules pigmentaires déposés au sein des éléments propres des organes (voy. *Bullet. de la Soc. de biologie*, 1861, et *Gaz. médic.*, 1860, p. 639). Ces caractères sont particuliers à l'altération qui nous occupe, et que plus haut nous avons appelée du nom de mélanome. En effet, le sarcome, qui est à peu près la seule lésion avec laquelle elle pourrait être confondue, s'en distingue par ce fait qu'il est constitué, non par les éléments des tissus ou des organes, mais par des cellules de nouvelle formation renfermant des granulations pigmentaires.

LÉSIONS PIGMENTAIRES DE LA PEAU.

Obs. CCCXIV. **Mélanodermie et pigmentation de la plupart des viscères. Altération des hématies et intégrité des capsules surrénales.** — H..., âgée de soixante-six ans, née à Nancy, transportée de la préfecture de police à l'Hôtel-Dieu, le 28 janvier 1864, succombe le jour même. Ses antécédents nous sont complètement inconnus; tout ce que nous savons, c'est qu'elle est dans un état d'affreuse misère, et de race blanche, malgré une teinte de la peau d'une grande ressemblance avec celle du nègre. Cette teinte, noire foncée sur toute la moitié supérieure du corps, est un peu plus claire dans la partie inférieure. Une portion de la peau prise à la partie postérieure du thorax est ici représentée. De coloration noirâtre, elle est parcourue par de petites lignes blanchâtres qui correspondent aux sillons situés entre les papilles. Sur une coupe microscopique, il est facile de reconnaître que la coloration bronzée ou noire est le résultat de l'accumulation de grains pigmentaires dans les jeunes cellules épidermiques (réseau muqueux de Malpighi), tandis que les cellules plus anciennes, et qui se rapprochent le plus de la surface cutanée, sont à peine colorées. Quel- Pl. 9, fig. 1, 1′ et 1″.

ques-unes de ces cellules représentées en *c* offrent cette particularité que le noyau est le siége à peu près exclusif des granulations. Un petit nombre de tubercules occupent le sommet des poumons; le cœur est normal, un peu bronzé. Le foie et la rate sont légèrement colorés, les reins sont normaux. Des deux capsules surrénales, l'une, celle de droite, est normale; l'autre, épaissie, volumineuse, de consistance ferme, de teinte grisâtre dans sa profondeur, reçoit un plexus nerveux très-volumineux et hypertrophié.

La coloration bronzée ou noire de la peau est, dans ce fait comme chez le nègre, produite par des granulations pigmentaires qui infiltrent les cellules jeunes de l'épiderme. Une observation qu'il n'est pas sans intérêt de rappeler ici (voyez obs. XXXII, p. 35), est celle d'un homme qui présentait une teinte jaune foncée de la peau, quoique ses urines n'offrissent aucune des réactions de la bile. Cette coloration, qui tenait à l'accumulation d'un pigment jaune dans les cellules profondes de l'épiderme, provenait sans doute de la matière colorante des globules sanguins, car des cristaux de cette matière existaient en même temps dans des concrétions récentes du cœur. Les reins, la rate et le cœur étaient du reste colorés par le même pigment.

LÉSIONS PARASITAIRES DE LA PEAU.

Par son contact avec les agents extérieurs, la peau est, plus que tout autre organe, exposée au traumatisme et au parasitisme. Si le traumatisme de la peau ne doit pas nous occuper, il nous est impossible de passer sous silence l'un des groupes les plus naturels des affections cutanées, celui des lésions parasitaires. Ces lésions présentent plusieurs types nettement distincts, dont quelques-uns sont fournis par les observations suivantes :

Pl. 59, fig. 4 et 4'. OBS. CCCXV. **Phthisie pulmonaire et pityriasis versicolor.** — L..., âgé de vingt-sept ans, cultivateur, est admis le 10 juin 1870 à l'Hôtel-Dieu, salle Sainte-Agnès, n° 4, pour une affection de poitrine qui a débuté il y a environ une année. Cette affection se traduit par de la toux, de l'expectoration et les différents signes indicateurs de cavernes pulmonaires. Outre son affection thoracique, ce malade présente une altération d'une assez grande étendue de la surface cutanée. Toute la région antérieure du thorax offre des taches irrégulières, d'un jaune sale, café au lait, de la largeur d'une lentille, couvertes d'une légère exfoliation épidermique. Les parties latérales de la poitrine, le dos et les épaules, sont le siége de taches semblables, mais plus confluentes et plus étendues. Ces taches se retrouvent encore au niveau des coudes et de la région antérieure de l'abdomen. Des squames épidermiques qui en proviennent, après raclement de l'épiderme, laissent voir çà et là, entre les couches épithéliales, des amas de spores arrondies de plusieurs centièmes de millimètre de diamètre, et quelques filaments cylindriques, rares, courts, non articulés (*Microsporon furfur*, Ch. Robin). Le 24 juin, le malade quitte l'hôpital pour la maison de convalescence de Vincennes.

Le champignon parasite observé dans ce cas, encore connu sous le nom de *Mycoderma Eichstadtii*, peut vivre pendant longtemps à la surface du corps; il est transmissible de l'homme à l'homme et ne serait, d'après Hallier, qu'une des formes (forme *Achorion*) de l'*Aspergillus glaucus*, qui végéterait et produirait des conidies entre les cellules du réseau muqueux de Malpighi. Ce botaniste, en effet, prétend que l'ensemencement des spores de l'*Aspergillus glaucus* sur une solution épaisse de gomme lui a donné une forme de champignon en tout semblable au parasite du pityriasis versicolor, et que ce dernier, semé sur différents milieux, a pu produire diverses formes de l'*Aspergillus*.

Obs. CCCXVI. **Teigne faveuse, pneumonie caséeuse, scorbut et mort.**— P..., âgé de vingt-trois ans, ancien tailleur de pierres et garde mobile d'Ille-et-Vilaine, a été atteint, vers l'âge de douze ans, d'une affection du cuir chevelu qui n'a pas tardé à s'accroître, et qui a donné lieu à la chute d'une partie des cheveux. Entré le 3 janvier à l'hôpital, ce jeune homme tousse et maigrit depuis deux mois, mais surtout depuis l'affaire de Champigny (30 novembre), où il a dû subir un froid tel que pendant deux jours ses jambes sont restées anesthésiées. Les sommets des poumons sont mats à la percussion, et l'auscultation y révèle quelques craquements, tandis que des râles muqueux abondants sont entendus au niveau des bases. La voix est rauque et altérée. Des taches de purpura, limitées aux bulbes pileux, se rencontrent sur les jambes œdématiées et douloureuses. Dès le 21 janvier, l'œdème, après avoir envahi le tronc, gagne la face. Les urines, colorées et en quantité normale, ne contiennent pas d'albumine. Les gencives ne sont pas tuméfiées. De temps à autre survient un peu de diarrhée. Le cœur et le foie ne présentent aucun trouble. La tête, presque complétement nue, laisse voir à sa partie supérieure quelques cicatrices blanchâtres anciennes, et sur les côtés plusieurs godets faviques, isolés ou réunis par groupes, et d'abondantes croûtes jaunâtres. L'œdème continue de s'accroître, les lésions pulmonaires progressent peu à peu, le malade s'affaiblit de plus en plus, et il meurt le 2 février.

Autopsie. — Adhérences des deux feuillets pleuraux, foyers de pneumonie lobulaire en voie de transformation caséeuse et quelques petites excavations aux deux sommets des poumons. Dans le reste de l'étendue, foyers pneumoniques moins avancés et œdème. Cœur normal renfermant peu de sang. Le foie, le pancréas, la rate et les reins ne sont pas altérés. Les glandes de la portion de l'intestin grêle voisine du cæcum sont tuméfiées et jaunâtres. Le cadavre est partout œdématié Le cuir chevelu, privé de ses cheveux à la partie supérieure de la tête, est le siége de cicatrices dans l'intervalle desquelles se voient plusieurs godets faviques isolés et tout à fait reconnaissables, tant par leur forme que par leur teinte jaune ; dans le reste de son étendue, il est presque partout recouvert de croûtes jaunes soufrées faciles à réduire en poussière Vues au microscope, ces croûtes sont formées de tubes vides cylindriques flexueux, ramifiés et non articulés, et de tubes plus larges remplis de spores. Celles-ci sont de grosses cellules de 4 à 6 millimètres, rondes ou ovales, libres ou articulées bout à bout (*Achorion Schœnleinii*). Une coupe microscopique perpendiculaire du cuir chevelu permet de reconnaître que le champignon occupe les couches profondes de l'épiderme, et notamment la partie inférieure du conduit épidermique du poil, où il paraît se développer tout d'abord avant d'irradier dans l'intérieur du cheveu et sous l'épiderme. La disposition des croûtes en forme de godets ou sous forme de petites masses hémisphériques résulte de l'adhérence du conduit épidermique au poil et de l'obstacle à la libre sortie du champignon. Pl. 59, fig. 2, 2', 2'' et 2'''.

Un jeune homme meurt de phthisie pulmonaire, portant, depuis l'âge de douze ans, une teigne faveuse qu'il n'avait jamais soignée. A côté des godets et des croûtes faviques, il existe des cicatrices blanches. Nous voyons ainsi toutes les phases de cette affection à évolution lente. Après un certain temps, le champignon, ne trouvant plus à la surface de la peau les éléments nécessaires à sa nutrition, périt, et des cicatrices fibreuses plus ou moins irrégulières et nues lui succèdent. Des recherches récentes tendent à établir que le *Penicillium glaucum* est l'origine du favus. Hallier, ayant nourri l'*Achorion Schœnleinii* avec du suc de citron dans un appareil à isolement, vit les conidies de ce champignon germer et produire le *Penicillium glaucum*. D'un autre côté, ce même expérimentateur, après avoir déposé des spores de *Penicillium* sur la peau d'un homme, vit apparaître une éruption analogue à celle du favus à son premier degré de développement. A l'exemple de Hallier, Baumgarten a pu produire un *Penicillium* par la culture de l'*Achorion* sur de la colle d'amidon.

C'est encore à une série de végétations inférieures du *Penicillium glaucum* que semble se rapporter, d'après les recherches de Hallier et de Pick, le champignon de la teigne tondante ou *Trichophyton tonsurans*. Ce cryptogame prend naissance à l'intérieur des cheveux sous forme d'un petit amas de spores arrondies qui se développent au fur et à mesure que le cheveu pousse, et le brisent dès que la partie envahie est arrivée à 2 ou 3 millimètres au-dessus du niveau de l'épiderme. C'est la présence de ce végétal qui est cause à la fois et de la rupture des poils, d'où calvitie plus ou moins étendue, et de la formation des élevures et des croûtes qui recouvrent les parties tonsurées. Toutefois le cryptogame n'est pas exclusif au cuir chevelu ; il peut atteindre d'autres parties du corps : à la face il produit la mentagre ou sycosis, ailleurs l'herpès circiné. Les conditions anatomiques spéciales des parties envahies sont regardées comme la cause de ces diverses manifestations. Nous représentons ici (voy. pl. 59, fig. 3) une plaque d'herpès circiné développée à la surface de l'un des poignets. Cette plaque se présente sous la forme d'un cercle dont le centre est à peu près normal, tandis que la circonférence est occupée par de petites vésicules à base violacée. Quelle que soit la forme de la manifestation, ce végétal parasite est toujours formé de filaments articulés et de spores disposées en chapelet. En se développant, ces spores rampent dans l'épaisseur de la substance du poil suivant la direction de sa longueur, et finissent presque toujours par le briser.

En résumé, les diverses formes de végétation cryptogamique particulières au tégument externe de l'homme, le *Microsporon furfur* excepté, affectent les poils, qui, en général, deviennent fragiles et se cassent à une hauteur plus ou moins élevée, suivant le siége primitif du parasite. Chacune de ces végétations donne lieu à une éruption spéciale : le *Microsporon furfur* produit le pityriasis versicolor ; l'*Achorion Schœnleinii*, le favus ; enfin le *Trichophyton tonsurans* engendre la teigne tonsurante, la mentagre et l'herpès circiné, suivant qu'il se développe sur le cuir chevelu, la barbe ou les membres. Ces formes parasitaires sont transmissibles de l'homme à l'homme, soit par contact médiat, soit par contact immédiat. Le *Trichophyton* est en outre susceptible d'être transmis à l'homme par les animaux domestiques tels que le bœuf, le cheval, le chien et le chat, chez lesquels il revêt les caractères de l'herpès circiné.

SUPPLÉMENT

TUMEUR DE LA RATE (SPLÉNADÉNOME). — NÉPHRITE PALUDÉENNE

La modification avec augmentation de volume de la rate tout entière survenant dans la leucémie, l'intoxication palustre, etc., a été décrite plus haut sous le nom de splénadénome, terme générique auquel il faudrait ajouter l'épithète *diffus*. L'altération, dans le fait qui suit, où il s'agit d'une tumeur de la rate formée d'éléments semblables à ceux de la pulpe splénique, mérite le nom de splénadénome circonscrit.

Obs. CCCXVII. **Tumeur de la rate (splénadénome circonscrit). Albuminurie. Pleuro-pneumonie aiguë et mort.** — G... (Marie), âgée de trente-huit ans, femme grande, maigre, de constitution moyenne, qui, dans le mois de janvier 1870, est atteinte de diarrhée et de toux. A ces symptômes s'ajoute, le 19 février, un état fébrile aigu, et, le 22, cette malade est admise à l'hôpital de la Charité, salle Sainte-Marthe, n° 29. Le 23, altération des traits, tremblement des lèvres, prostration, sécheresse de la langue, chaleur de la peau, 96 pulsations, matité, souffle bronchique et râles humides dans la moitié inférieure du poumon droit; précipité albumineux abondant dans les urines. (Vésicatoire entre les deux épaules, julep kermétisé.) Le 24 et le 25, même état, fuliginosités de la bouche, ballonnement du ventre, diarrhée avec incontinence des matières, vomissement bilieux, épistaxis, subdelirium. Mort le 26.

Autopsie. — Il n'y a pas d'œdème aux membres, mais il existe quelques taches de pur- Pl. 60, fig. 1, 1.
pura à la surface de la jambe droite. Les méninges de la convexité des hémisphères sont opalines; la substance nerveuse est légèrement congestionnée. Le lobe inférieur du poumon droit est recouvert de fausses membranes minces et récentes; en même temps il présente une hépatisation rouge ou grisâtre, granulée à la coupe. Les lobes supérieur et moyen sont congestionnés et adhérents entre eux. Le poumon gauche est simplement hypérémié. Le cœur renferme un sang liquide, abondant; ses parois sont flasques; son tissu, mou, décoloré et friable, est en voie d'altération graisseuse. La mitrale et les valvules aortiques présentent quelques points d'épaississement. L'aorte est normale. L'estomac est large, sa muqueuse est injectée au niveau du cardia, pigmentée dans la région pylorique; l'intestin est peu modifié. Le foie est volumineux, flasque, jaunâtre; la bile renferme quelques grumeaux solides, verdâtres. Les reins sont volumineux, jaunâtres, stéatosés. Les organes génitaux sont intacts. La rate, volumineuse, arrondie, d'une longueur de 14 centimètres, est normale extérieurement; une section longitudinale met à découvert, au niveau de la partie moyenne de

cet organe, une tumeur arrondie lobulée et du volume d'un œuf. Constituée par un tissu plus ferme que le parenchyme propre de la rate, cette tumeur est facilement séparée de ce parenchyme; elle offre à la coupe des tractus vasculaires qui la séparent en plusieurs parties ayant chacune à leur centre un noyau brunâtre circonscrit par une zone de teinte jaunâtre. Le tissu de cette tumeur, de coloration lie de vin ou rougeâtre, diffère peu, à l'œil nu, du tissu propre de la rate. A l'examen microscopique, il s'en distingue simplement par un réticulum plus épais que celui de ce parenchyme. Dans ce réticulum existent de petites cellules rondes semblables à celles de la rate (fig. 1'); je n'y découvre aucun corpuscule de Malpighi, mais je dois dire que l'examen histologique est fait après macération dans l'acide chromique. Les taches brunâtres ou rouillées tiennent leur coloration de la présence de l'hématoïdine extravasée sous forme de fines granulations dans les cellules et dans la trame conjonctive de la tumeur. Au niveau des points colorés et dans leur voisinage, cette trame est plus épaisse que dans le reste de la tumeur, les cellules ont presque complétement disparu.

Une femme atteinte d'albuminurie contracte une pleuro-pneumonie et succombe. L'autopsie révèle l'existence de lésions pulmonaires et rénales. De plus, la rate, dans sa profondeur, est le siége d'une tumeur ferme, arrondie, du volume d'un petit œuf de poule. Cette tumeur, de teinte lie de vin, présente sur une coupe des taches brunâtres ou rouillées, dues à des extravasats sanguins. Sa structure ne diffère pas essentiellement de celle de la rate; on y trouve les mêmes éléments histologiques, avec cette différence que la trame, principalement dans le voisinage des extravasats, est plus épaisse que dans les conditions normales. S'agit-il ici d'une lésion congénitale ou acquise? C'est là un point sur lequel nous ne pouvons nous prononcer. Quoi qu'il en soit, cette altération des plus rares nous apprend que le tissu de la rate, comme celui de la plupart des viscères, peut être le point de départ de formations hyperplasiques dont la composition ne s'écarte pas sensiblement de celle de l'organe à l'état normal.

De nouveaux cas de maladie de Bright, observés récemment, sont venus nous prouver qu'une altération spéciale des reins pouvait être rattachée à l'intoxication palustre. Dans l'un de ces cas, celui d'un homme qui avait contracté des fièvres intermittentes en Afrique, les reins, de volume normal, lisses ou à peine chagrinés à leur surface, offraient, dans toute l'étendue de leur substance, sur un fond jaunâtre, des taches ou points noirâtres pigmentés. Ces taches, dues au dépôt d'un pigment sanguin dans les cellules épithéliales des tubuli, nous ont paru, ainsi que la physionomie du rein, très-caractéristiques. La figure 2 de la planche 36 nous offre un exemple de cette altération (voy. obs. CCXVIII), et peut-être aussi les figures 7, 7' et 7'' de la planche 33 (voy. obs. XXXII, p. 35 et p. 349).

ENDOCARDITE PUERPÉRALE.

Quelques faits récents d'endocardite développée pendant le cours de l'état puerpéral nous permettent de montrer la non-identité de cette affection et de l'endocardite rhumatismale.

Obs. CCCXVIII. **Endocardite puerpérale et embolie des artères iliaques droites et fémorale gauche, sans gangrène des membres inférieurs.** — R... (Léontine), âgée de dix-neuf ans, couturière, est née dans le Loiret, d'un père bien portant et d'une mère qui a parfois des douleurs. Jusqu'ici elle n'a fait aucune maladie sérieuse et n'a pas eu de rhumatisme; accouchée, il y a deux ans, d'un enfant qu'elle a allaité pendant sept mois, elle s'est assez bien portée depuis lors, à part un peu d'essoufflement. Admise le 4 août 1869 à l'hôpital Beaujon, salle Sainte-Marthe, n° 8, service de M. le professeur Gubler suppléé par M. Lancereaux, cette malade raconte que depuis quinze jours environ elle éprouve des douleurs dans les genoux, la cuisse droite et l'épaule gauche. Pourtant le jeu des articulations douloureuses est conservé, il n'y a ni rougeur, ni chaleur, ni tuméfaction articulaire; mais il existe à la région du cœur un bruit de souffle systolique assez rude avec maximum d'intensité à la pointe. La malade se plaint de palpitations qui prennent une intensité croissante, et d'une gêne de la respiration de plus en plus grande. L'auscultation des poumons révèle un léger degré de faiblesse respiratoire à la base gauche où existe un peu de matité à la percussion (vésicatoires volants sur la poitrine, bromure de potassium, digitale). Dans les jours qui suivent, l'état de la malade ne présente que de courtes et légères améliorations; de violentes douleurs sont ressenties dans la continuité des membres inférieurs; les nuits sont mauvaises; l'appétit est nul; les téguments se décolorent chaque jour; la faiblesse est grande; les douleurs persistent et les jambes enflent. Le 30 août, fièvre, grande oppression; le bromure de potassium est supprimé, et depuis quelques jours on administre le bicarbonate de soude à la dose de 8 grammes. Le 1er septembre, fièvre continue avec paroxysme vers le soir. Le 2 et le 3, 120 pulsations, diarrhée abondante, suppression du bicarbonate de soude. Le 4, les battements du cœur sont tumultueux; bruit de souffle systolique intense; le pouls est à 110; la figure 51 en donne le tracé sphygmo-

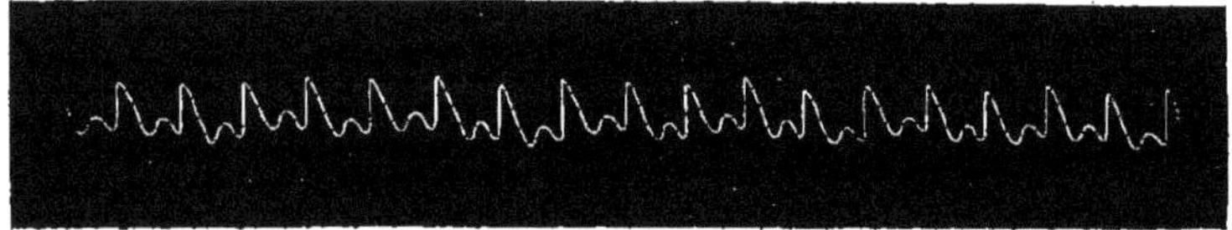

Fig. 51.

graphique. Le 7 septembre, frisson dans la nuit, oppression, sécheresse de la angue, petitesse du pouls. Le 8, nouveau frisson, teinte subictérique de la peau, adynamie; fourmillements dans les extrémités inférieures; diminution des douleurs (sulfate de quinine). Le 11, apparition d'une plaque gangréneuse au-dessus des incisives supérieures, persistance de la diarrhée. Le 10, extension de la gangrène de la gencive supérieure, apparition de cette altération à la gencive inférieure, oppression extrême, 110 pulsations. Le 13, mort.

Autopsie. — Les membres inférieurs sont fortement œdématiés, les membres supérieurs le sont un peu. L'œdème est plus prononcé à droite, qui est le côté sur lequel la malade se couchait de préférence. Les orteils sont complétement décolorés ou livides. Il existe à la face interne de la jambe gauche une tache violacée, vineuse, de petite étendue; quelques taches semblables se rencontrent au niveau de la région fessière. Les cavités de la plèvre gauche et du péricarde renferment une faible quantité de sérosité citrine, transparente. Le cœur est large, il a la forme d'une gibecière; il est un peu chargé de graisse et présente une plaque lactescente du péricarde au niveau de la face antérieure du ventricule droit. La cavité ventriculaire droite est dilatée et contient un caillot fibrineux, mou, grisâtre et assez mince. La cavité auriculaire du même côté est élargie, la valvule tricuspide est opaline et l'orifice qu'elle circonscrit paraît suffisant; les valvules pulmonaires sont intactes. La cavité du ventricule gauche offre des dimensions ordinaires; les valvules aortiques ne sont pas altérées; l'orifice est normal. La valve droite de la mitrale est intacte, mais il n'en est pas de même de la valve gauche. Celle-ci présente sur sa face auriculaire une production jaunâtre qui a environ 2 centimètres d'élévation sur 3 centimètres de largeur. Formée par une agglomération de végétations papilliformes comparables à de petites colonnes charnues, cette production est perforée dans une étendue de près d'un centimètre vers sa partie centrale, et le tendon de la colonne charnue qui s'insérait en ce point et sous-tendait la valvule se trouve rompu. Une conséquence de cette rupture est le déplacement de la valve altérée et son in- Pl. 60, fig. 2, 2' et 2''.

terposition dans l'orifice mitral qu'elle obstrue. Cet orifice ne présente plus qu'un pertuis pouvant au plus livrer passage à l'extrémité du petit doigt. L'aorte est saine; l'artère sacrée moyenne est relativement large; l'artère iliaque primitive droite est complétement bouchée par un coagulum qui en haut fait une saillie de plusieurs millimètres, et qui en bas se continue jusqu'à l'artère fémorale. Ce coagulum envoie un prolongement dans l'artère hypogastrique (fig. 2''. *h*). L'iliaque primitive, l'hypogastrique et l'iliaque externe gauches sont libres; mais l'artère fémorale du même côté est obstruée par un bouchon ferme et dur, analogue à celui qui se rencontre dans le vaisseau opposé. Ce bouchon brunâtre présente un noyau jaunâtre plus rapproché de son extrémité supérieure que de son extrémité inférieure. Ce noyau, dont l'origine embolique ne peut être contestée, en raison de l'intégrité des parois artérielles, s'est accru peu à peu par l'apposition de couches fibrineuses, d'où son volume et sa forme effilée, son adhérence sur une certaine étendue. Les deux poumons sont œdématiés et présentent l'un et l'autre une légère ressemblance avec l'état fœtal. Le lobe supérieur du poumon gauche est en outre revenu sur lui-même (atélectasie). On aperçoit près de son bord inférieur un infarctus sanguin, d'un centimètre de diamètre, violacé avec bords jaunâtres. Le parenchyme pulmonaire, légèrement pigmenté sur le trajet des vaisseaux, se laisse déchirer sous la pression du doigt, et cela malgré l'absence d'hépatisation. A sa surface, le foie est parsemé de quelques taches sanguines ecchymotiques, il est congestionné dans toute son épaisseur. La vésicule biliaire renferme une soixantaine de petits calculs de cholestérine à facettes. La rate est grosse et ferme. Les reins ont un volume normal; leur capsule, qui se détache facilement, laisse voir un parenchyme décoloré et jaunâtre sur quelques points. Un certain nombre de petites dépressions situées à la surface de l'un d'eux permettent de penser que cet organe a pu être le siége d'anciens infarctus; les capsules surrénales sont volumineuses. L'utérus est normal; la vessie, injectée, présente quelques taches hémorrhagiques à sa face interne. L'estomac est large, et sa muqueuse est affectée de ramollissement cadavérique dans la région du cardia. L'intestin grêle est le siége de larges plaques d'injection, à partir du point où cessent les valvules conniventes. Ces plaques s'accompagnent d'un pointillé hémorrhagique de plus en plus abondant au fur et à mesure qu'on se rapproche du cæcum. Le gros intestin n'a rien. Le crâne est normal, les méninges sont saines, les sinus cérébraux sont libres. Il existe de petites taches sanguines au niveau de la corne postérieure de l'hémisphère gauche et antérieure de l'hémisphère droit. En ce dernier point, on constate l'existence d'un caillot hémorrhagique de petit volume, situé entre les méninges et les circonvolutions. Les os maxillaires supérieur et inférieur sont dénudés au niveau des parties gangrenées des gencives dont l'odeur est très-fétide. Les artères faciales sont intactes. Toutes les articulations sont saines et paraissent n'avoir subi aucune altération. La substance cérébrale n'est pas altérée. (Observation recueillie par M. Landrieux.)

Une jeune femme, à la suite d'une première grossesse, conserve un essoufflement qui ne l'empêche pas de vaquer à ses affaires. Deux ans plus tard, elle est prise de douleurs vagues qui se font sentir avec une intensité croissante dans les membres inférieurs. Il existe en même temps un bruit de souffle cardiaque, de la fièvre, des accès de frissons violents et irréguliers, une dyspnée pénible, de la diarrhée, une décoloration générale et un dépérissement progressif. Il survient enfin des plaques gangréneuses aux gencives, et la mort a lieu. L'autopsie révèle la présence, sur la face auriculaire de la valve droite de la mitrale, d'une formation papilliforme exubérante (endocardite végétante), en partie nécrosée et perforée à son centre. Les artères iliaques droites et fémorale gauche sont oblitérées par des bouchons fibrineux développés au pourtour d'un noyau embolique jaunâtre, et la plupart des viscères sont congestionnés ou parsemés de points ecchymotiques. La coexistence de douleurs dans les membres et d'un souffle cardiaque avait d'abord conduit à diagnostiquer une attaque de rhumatisme articulaire aigu; mais les frissons répétés, la dyspnée, le dépérissement et l'apparition de plaques gangréneuses aux gencives, modifièrent ce premier diagnostic et éveillèrent l'idée d'une infection purulente, dont les valvules cardiaques pouvaient être le point de départ. L'autopsie révéla l'existence d'une endocardite végétante terminée par nécrose avec infection du sang, circonstance qui explique les accès de frissons, la dyspnée et la diarrhée. D'un autre côté, l'oblitération des artères iliaques et fémorale rend compte des douleurs des membres inférieurs si vives dans les derniers temps de la vie. Une particularité digne de remarque et qui semble devoir être rapportée à l'intégrité et à l'élasticité parfaite des artères de la jeune malade, c'est l'absence de gangrène des membres malgré l'extension de la concrétion à droite jusque dans l'hypogastrique. En ce qui concerne l'origine de l'endocardite, cause de tant de désordres, il est à noter que cette altération s'est manifestée par de légers troubles peu de temps après une grossesse, et que sa forme lui donne une grande ressemblance avec ces végétations osseuses ou ostéophytes qui se montrent quelquefois à la voûte du crâne chez les femmes pendant le cours de l'état puerpéral.

Obs. CCCXIX. **Endocardite puerpérale, phénomènes d'infection du sang.** — L... (Joséphine), âgée de trente-neuf ans, domestique, est accouchée, le 5 juillet 1870, à l'aide du forceps, après un travail long et laborieux. L'enfant qu'elle met au monde est très-gros et bien portant. L'hémorrhagie qui succède à l'accouchement n'est pas très-abondante. Toutefois, le 11 juillet, six jours après être accouchée, cette malade est tout à coup prise dans la nuit d'un frisson avec claquement de dents. Semblable frisson reparaît le lendemain à dix heures du soir et le jour suivant dans la matinée. Le 14, elle entre à l'Hôtel-Dieu (salle Saint-Bernard, n° 5). Ce jour-là, survient un nouveau frisson dans la nuit. Le 15, chaleur de la peau, 110 pulsations, léger souffle à la base du cœur, dyspnée, toux sèche, tremblement des lèvres, diarrhée sans vomissements. L'abdomen, légèrement ballonné, est un peu douloureux à la pression. (Injections vaginales, bains, sulfate de quinine et alcoolature d'aconit.) Le 16, frisson dans la nuit, température 39°,4, pouls 116, au moment de la visite. 17, 18 et 19 juillet, pouls 120, température 40°,1, météorisme abdominal, subdelirium, état adynamique. 20 juillet, pouls 124, température 40,6, agitation et grande oppression; même état le 21 et le 22. Mort le 23 au matin.

Autopsie. — Putréfaction commençante, injection des méninges, mollesse de la substance cérébrale. Congestion hypostatique à la base et au niveau des bords postérieurs des poumons. Absence de foyers métastatiques dans ces organes. Flaccidité du cœur; teinte jaunâtre de son tissu; état légèrement granuleux des fibres musculaires. Les cavités cardiaques sont vides de sang, l'endocarde est coloré par de l'hématosine extravasée. Les valvules tricuspide et pulmonaires sont intactes; la mitrale est normale. Deux des valvules sigmoïdes de l'aorte sont saines, mais la troisième présente sur sa face ventriculaire une saillie conoïde du volume d'une noisette et qui forme une sorte de cul-de-sac rempli par du sang coagulé. Cette saillie hérissée de productions villeuses, ramollie et perforée à son sommet, est recouverte d'une concrétion fibrineuse qui a été en grande partie enlevée (fig. 3, *v*). Le foie est volumineux, gras, sans foyers métastatiques. La rate est grosse, diffluente, affectée vers sa partie moyenne d'un infarctus circulaire jaunâtre, ramolli sur deux points, ce qui lui donne quelque ressemblance avec un abcès. Un second infarctus de teinte brunâtre et de la largeur d'un pouce d'adulte occupe l'une des extrémités du même organe. Les reins sont jaunâtres, semés de points ecchymotiques, sans autre altération. Le tube digestif n'est pas altéré. L'utérus a le volume des deux poings; sa surface interne est sale, noirâtre. Par l'incision, on y découvre un petit abcès dans le voisinage duquel existe un sinus qui renferme un coagulum ferme, solide et non purulent. Il n'y a de suppuration ni dans les sinus utérins, ni dans les veines ovariennes.

Pl. 60, fig. 3.

Une femme est prise, six jours après un accouchement laborieux, de frissons violents qui se répètent d'une façon irrégulière; elle a en même temps une dyspnée intense, du météorisme, de la diarrhée; survient du délire, et elle succombe. Les vaisseaux utéro-ovariens sont intacts, un simple petit abcès existe dans l'utérus, et comme le sinus le plus voisin ne renferme qu'un coagulum fibrineux, il y a lieu de croire que cet abcès n'est pas la cause des désordres généraux manifestés par la malade. Un grand nombre d'organes sont parsemés de points ecchymotiques, le cœur est flasque, et l'une des valvules aortiques, enflammée, couverte de végétations et ramollie, forme une poche anévrysmatique dont le fond conoïde tourné vers la cavité ventriculaire se trouve perforé. Sans aucun doute, la substance provenant de cette perforation est, dans ce cas comme dans le précédent, la cause des accidents présentés par la malade; mais on reconnaîtra que le diagnostic n'était pas sans difficulté, et qu'il y avait des raisons sérieuses pour songer, sinon à une fièvre puerpérale dont le début eût été tardif, du moins à une infection purulente. Ce fait ne peut trop nous mettre en garde contre une erreur. Quant à la cause de cette endocardite dont la marche a été beaucoup plus rapide que celle de l'endocardite de l'observation précédente, nous n'en voyons pas d'autre que l'état puerpéral.

OBS. CCCXX. **Endocardite puerpérale. Pneumonie caséeuse.** — C... (Florence), modiste, âgée de vingt et un ans, est née à Bruxelles de parents bien portants; elle habite Paris depuis l'âge de trois ans. Mariée il y a un an, elle n'a pas tardé à devenir enceinte, et le 12 janvier elle accouchait d'un enfant à terme. Pendant le cours de sa grossesse, elle a toussé, s'est amaigrie et a éprouvé de l'oppression. Une alimentation insuffisante, un travail exagéré, en contribuant à aggraver ces accidents, ont mis la malade dans l'impossibilité de nourrir son enfant. Le 24 février, cette malade entre à la Charité annexe, salle Sainte-Thérèse, n° 19. Le 25, décoloration des téguments, grand amaigrissement, fièvre, sueurs nocturnes. Matité dans les deux fosses sus-épineuses et sous les clavicules; quelques râles sous-crépitants à gauche, souffle à l'expiration à droite; crachats nummulaires; aucun désordre appréciable du côté du cœur. Légère augmentation du volume du foie, diarrhée. Le 28, mêmes symptômes, diarrhée plus abondante. Du 1er au 13 mars, persistance de la diarrhée, dyspnée de plus en plus intense, fièvre; la température axillaire varie de 37°,8 à 38°,5; le pouls de 100 à 116. Le 14, sueurs nocturnes abondantes, profonde altération des traits, soubresauts de tendons. Le thermomètre donne 39 degrés. Cette élévation persiste jusqu'au 18, jour de la mort.

Autopsie. — Les lobes supérieurs des poumons adhèrent aux parois costales à l'aide de fausses membranes épaisses déjà anciennes. Des fausses membranes récentes existent à la surface des lobes inférieurs. Le lobe supérieur du poumon gauche est le siége de points pneumoniques lobulaires à différents degrés d'évolution et de plusieurs excavations disséminées. Le lobe supérieur du poumon droit diffère du précédent par un moins grand nombre d'excavations. Les lobes inférieurs présentent des points pneumoniques moins étendus (pneumonie miliaire); ils sont congestionnés et adhérents aux lobes supérieurs. Le cœur, d'un volume normal, a sa base couverte de pelotons adipeux, tandis que son tissu un peu décoloré est en voie d'altération graisseuse. Les cavités cardiaques contiennent un sang noir coagulé; les valvules du cœur droit sont intactes; il en est de même des valvules aortiques; mais la valvule gauche de la mitrale présente sur sa face auriculaire et tout près de son bord libre trois amas de végétations d'apparence framboisée, ayant chacun le volume d'une petite fraise. Dans le reste de son étendue, cette valvule n'est pas altérée. Les valvules aortiques et le système artériel sont sains. Le foie est augmenté de volume, un peu gras. La rate adhère au diaphragme par l'intermédiaire d'anciennes fausses membranes. Les reins sont normaux. L'utérus est revenu sur lui-même, mais sa muqueuse n'est pas entièrement reformée. L'estomac n'a rien; l'intestin grêle est le siége, dans sa dernière portion, de quelques ulcérations glandulaires; le gros intestin présente des ulcérations plus nombreuses et plus étendues. Le cerveau est intact.

Une jeune femme, accouchée le 12 janvier, meurt phthisique le 18 mars. Les poumons sont le siége d'une pneumonie lobulaire terminée par nécrose (pneumonie caséeuse, voyez p. 280 de ce travail). Les autres organes sont peu altérés, et il n'y a pas trace d'embolie. La valvule mitrale présente sur sa face auriculaire trois végétations assez fermes et non ramollies, chacune du volume d'une petite fraise. Cette lésion, dont la forme rappelle l'altération qui existe dans l'observation CCCXVIII, se serait vraisemblablement terminée de la même façon si la malade eût vécu plus longtemps. Jointe aux faits qui précèdent et à deux autres que nous avons rapportés autrefois(1), cette observation porte à cinq le nombre des cas d'endocardite constatés par nous à la suite de l'état puerpéral, et dans tous ces cas l'affection valvulaire se présente avec des caractères d'une ressemblance frappante : localisation à une partie seulement de l'orifice altéré, exubérance papilliforme, terminaison par nécrose, et phénomènes ultimes d'infection. Ajoutons que ces caractères se retrouvent dans la plupart des faits d'endocardite observés dans les mêmes conditions (2), et l'on comprendra qu'il y a lieu de voir une liaison causale, un rapport étiologique entre l'état puerpéral et cette forme d'altération. Pourtant M. Decornière tend à considérer l'endocardite des femmes nouvellement accouchées comme une manifestation rhumatismale; mais, à notre avis, c'est là une erreur. Il suffit de se reporter à ce que nous disons plus haut (voy. p. 207) de l'endocardite produite par le rhumatisme, pour juger des différences considérables qui séparent cette affection de celle qui survient dans l'état puerpéral. Le fait suivant et le dessin qui l'accompagne sont appelés à faire ressortir clairement ces différences.

OBS. CCCXXI. **Endocardite rhumatismale. Apoplexie pulmonaire.** — A... (Joseph), âgé de dix-neuf ans, est un garçon de force moyenne, dont les parents se portent bien. Occupé à travailler dans les champs jusqu'au moment de son arrivée à Paris en juin 1869, il a été atteint à l'âge de quatorze ans d'un rhumatisme articulaire qui a duré plusieurs mois. Logé à Paris dans un rez-de-chaussée humide, il est pris à l'âge de dix-huit ans d'une nouvelle attaque de rhumatisme. Le 18 décembre 1869, il entre à l'Hôtel-Dieu, salle Saint-Lazare, pour une bronchite et une affection cardiaque qui est traitée par l'emploi de la digitaline. Il sort le 18 janvier 1870, sans trace d'œdème, et reprend son travail qu'il continue jusque il y a six semaines, époque à laquelle ses jambes commencent à enfler. L'œdème s'accroissant, il est de nouveau admis à l'Hôtel-Dieu le 10 août 1870 (salle Saint-Julien, n° 5). Les deux jambes et la partie inférieure du tronc sont le siége d'un œdème prononcé qui se retrouve à un léger degré aux membres supérieurs. Les extrémités sont cyanosées, les pommettes sont affectées de varicosités capillaires. Les jugulaires externes, dilatées, présentent un reflux veineux (pouls veineux) des plus manifestes. Voussure à la région précordiale, impulsion énergique de la pointe du cœur dans le cinquième espace intercostal au-dessous et un peu en dehors du mamelon; frémissement cataire à ce même niveau. Souffle rude présystolique dans toute la partie gauche du cœur; pouls imperceptible, excepté au

(1) Voy. *Mém. d'anatomie pathologique*. Paris, 1863.
(2) Voy. A. Decornière, *Essai sur l'endocardite puerpérale* (Thèse de Paris, 1869).

niveau de la carotide gauche; 104 pulsations. Respiration laborieuse, diaphragmatique; hémiplégie légère depuis quelques jours; œdème pulmonaire; congestion passive du foie, qui est douloureux et déborde de trois travers de doigt (chiendent avec oxymel scillitique, digitale). 17 août, oppression plus vive (vésicatoire volant). Le 18, la dyspnée est moindre, mais les crachats sont de nouveau sanguinolents. Du 21 au 22, la respiration s'embarrasse de plus en plus et le malade succombe.

Pl. 60, fig. 4. *Autopsie.* — Le cœur, presque doublé de volume, offre la forme d'une gibecière, par suite de la dilatation de ses cavités droites. A gauche, la cavité ventriculaire est fort peu agrandie; l'orifice aortique est à peu près normal, malgré un léger degré de rétraction de ses valvules. L'orifice mitral permet au plus l'introduction d'un manche de plume. Vu d'en haut, il a la forme d'un entonnoir, par suite de la fusion et de la rigidité de ses valves incrustées de sels de chaux sur quelques points. Celles-ci sont épaissies, rétractées; les cordages tendineux qui s'y insèrent sont raccourcis; ainsi le jeu de la valvule était à peu près impossible. L'oreillette gauche est agrandie, ses parois sont hypertrophiées et tapissées par un endocarde épaissi et blanchâtre; une concrétion fibrineuse du volume d'un haricot adhère au niveau de l'auricule. L'artère pulmonaire est élargie. La cavité ventriculaire droite, dilatée, est presque double de la cavité ventriculaire gauche; sa paroi est hypertrophiée et indurée. La valvule tricuspide, un peu épaissie, présente de petites saillies au niveau de son bord libre; ses cordages tendineux sont rétractés; l'orifice tricuspide est légèrement rétréci. L'oreillette droite est large, et sa paroi est hypertrophiée; l'auricule ne renferme aucune concrétion fibrineuse. Un léger épanchement séreux existe dans la plèvre droite; deux noyaux d'apoplexie se rencontrent, l'un au sommet, l'autre à la base du poumon du même côté. Le foie, volumineux, laisse échapper à l'incision un sang noir abondant; il est ferme, de teinte noix muscade. La rate est indurée, très-ferme; sa surface de section est parfaitement lisse et brunâtre. Les reins sont congestionnés, plus fermes qu'à l'état ordinaire. La muqueuse de l'estomac est hyperémiée et pigmentée; celle de l'intestin est peu modifiée. Le pancréas est induré.

Un jeune homme est atteint, à quatorze ans, d'une attaque de rhumatisme articulaire aigu qui se renouvelle à dix-huit ans. Il reste à la suite de ces attaques une affection du cœur pour laquelle il entre à l'hôpital, où il succombe. Les valvules cardiaques sont peu modifiées, si ce n'est celle de l'orifice mitral. Altérées dans toute leur étendue, les valves de cet orifice sont agrandies, accolées et confondues entre elles de façon à former une ouverture centrale circulaire, pouvant au plus livrer passage à un tuyau de plume. Ces valves, partout épaissies, ne présentent ni végétations saillantes, ni ramollissement nécrosique; au contraire, le tissu de nouvelle formation qui les altère est très-ferme, rétracté à la façon d'un tissu de cicatrice, et sur un point incrusté de sels de chaux. Ce fait vient appuyer ce que nous avons déjà avancé, savoir que la tendance invariable de l'endocardite rhumatismale est de s'étendre à toute la valvule mitrale, de rétrécir l'orifice du même nom et de produire du côté de la circulation des désordres croissants qui presque toujours se terminent par la mort sans produire d'infection du sang. Je sais, toutefois, que des auteurs ont prétendu avoir observé des cas d'endocardite rhumatismale terminés par nécrose (endocardite ulcéreuse). Mais, si l'on examine attentivement ces faits d'ailleurs assez rares, on reconnaît bientôt qu'ils ont été faussement interprétés. Dans l'un d'eux, par exemple, celui où le rhumatisme est le plus ouvertement affirmé, je lis que les douleurs articulaires cédèrent au bout de cinq ou six jours (1). Certes, cette

(1) Voy. Hérard, *Endocardite ulcéreuse à forme pyohémique* (*Gaz. des hôpitaux*, p. 273, 1865).

courte durée suffit à elle seule pour faire douter de la réalité d'un rhumatisme, sinon pour en faire rejeter l'existence, car telle n'est pas la marche habituelle de cette maladie. Ce qui prouve que les douleurs en question n'étaient nullement rhumatismales, c'est leur coexistence avec des frissons répétés. Dans ces conditions, en effet, il est de toute vraisemblance que ces douleurs, analogues aux douleurs articulaires de la pyohémie, étaient une des manifestations de l'infection du sang par la valvule altérée. En résumé, l'endocardite rhumatismale est une lésion diffuse scléreuse qui ne se termine ni par nécrose, ni par ulcération; l'endocardite puerpérale, au contraire, lésion circonscrite végétante, finit ordinairement par un ramollissement nécrosique qui devient le point de départ d'accidents analogues à ceux de la pyohémie. Non-seulement ces affections diffèrent au point de vue des lésions anatomo-pathologiques, mais elles n'ont ni les mêmes symptômes, ni la même évolution, ni le même mode de terminaison, et par conséquent on ne peut admettre qu'elles aient la même origine et qu'elles soient de même nature (1). Ce sont deux types cliniquement distincts et dont les indications pronostiques et thérapeutiques sont très-différentes.

Je tenais, en terminant ce travail, à faire saisir ces différences, afin de montrer une fois de plus le but que j'ai poursuivi : l'étude de la lésion anatomique en regard de la cause qui lui a donné naissance. Cette étude nous a conduit à trouver un rapport constant entre la lésion et la cause originelle. Or si, pour une cause donnée, la lésion est constante, l'évolution morbide l'est également. Ces trois éléments, la cause, la lésion anatomique, l'évolution, sont les caractères fondamentaux, le critérium de toute espèce nosologique.

(1) Certains auteurs ont admis une endocardite puerpérale en s'appuyant sur la coïncidence d'une affection du cœur avec la grossesse. Cette coïncidence ne peut avoir une valeur absolue, attendu qu'en dehors des souffles anémiques il n'est pas impossible qu'une endocardite rhumatismale survienne dans le cours de l'état puerpéral. Ce qui caractérise l'endocardite puerpérale, c'est une forme particulière d'altération ayant une évolution propre.

FIN

ERRATA ET ADDENDA

Page 15, ligne 4, cette altération *lisez* cette gastrite.
— 20, — 7, ajoutez comme titre de l'observation XVIII : Entérite ulcéreuse.
— 30, — 41, cylindriques *lisez* cylindrique.
— 30, — 42, l'os iliaque *lisez* l'S iliaque.
— 40, OBS. XXXVII, *au lieu de* service de chirurgie *lisez* service de la clinique.
— 45, ligne 25, toute l'épaisseur *lisez* toute la circonférence de l'os.
— 63, — 15, *retranchez le mot* différents.
— 64, — 13, *ajoutez après* pigmentation *le mot* prononcée.
— 74, 8 et 10, Carcinome mélanique *lisez* mélanome.
— 81, titre, hépathiques *lisez* hépatique.
— 82, ligne 2, *ajoutez après* Leucomatose (de λεύκωμα, ατος, blanc de l'œuf, albumine).
— 92, — 10, maladies fébriles *lisez* fièvres.
— 93, — 16, *ajoutez après* circulation *le mot* centrale.
— 120, — 8, Pyléphlébite, prolifération *lisez* Pyléphlébite proliférative.
— 124, — 18, *après* capitaine en retraite *ajoutez* âgé de soixante-trois ans.
— 126, à l'avant-dernière ligne, *après* néoplasies *ajoutez* cancéreuses.
— 129, fig. 13, *ajoutez* demi-nature.
— 131, ligne 18, ces organes *lisez* cet organe.
— 146, — 23, *ajoutez après* globules, blancs.
— 150, — 35, adhérents au thorax *lisez* adhérents entre eux.
— 151. — 16, Devaine *lisez* Davaine.
— 152, OBS. CI. *au lieu de* Phlébite *lisez* Périphlébite.
— 156, ligne 34, oreillette du même côté *lisez* oreillette correspondante.
— 172, — 42, dans la cavité *lisez* dans la cavité de l'oreillette.
— 176, — 24, ransport *lisez* transport.
— 189, — 36, *après* fibrineux *ajoutez* une virgule.
— 191, — 22, ses deux orteils *lisez* ses deux gros orteils.
— 221, — 14, Elles *lisez* Ces lésions.
— 221, — 15, commune *lisez* communes.
— 230, — 12, *après* la figure 22 *ajoutez* P.
— 234, — 40, le *lisez* la présence.
— 236, — 1. symptômes iliaques *lisez* lymphomes iliaques.
— 259, à la manchette *lisez* fig. 5, AB.
— 277, en note, *Deutschs.* (*Archiv...*) lisez *Deutsches Archiv...*
— 305, ligne 3, ce dernier cas *lisez* l'observation CXCI mérite.
— 305, — 9, faits de ce genre *lisez* faits du même genre.
— 311, — 14. fig. 33 *lisez* fig. 26.
— 314, — 33, *lisez* le cours de la maladie de Bright.
— 345, — 26, épithéliales *lisez* interstitielles.
— 349, — 15, page 33, *lisez* page 35.
— 371, placez *b* fig. 35 de la ligne 21 à la ligne 22, après volumineux.
— 374, OBS. CCXXIII *lisez* CCXXXIII.
— 390, ligne 2, l'élément nerveux *lisez* les éléments... plus loin *lisez* se trouvent.
— 390. — 8, cellules nerveuses, cérébrales *lisez* des circonvolutions cérébrales.
— 390, — 28, *au lieu de* un genre auquel *lisez* un genre d'affection.
— 399, — 4, ostéite cérébrale *lisez* ostéite vertébrale.
— 400, — 30, suppuration de la substance nerveuse *lisez* suppuration du tissu nerveux.
— 410, — 4, *a* et *b* lisez *b* et *b*.
— 414, — 34, tandis que l'autre *lisez* tandis que la première.
— 437, — 14, bonbomme *lisez* bonhomme.
— 438, — 7, figurées en A *lisez* figurées en A, pl. 49.
— 443, — 17, fig. 43 *lisez* fig. 44 ; plus bas *lisez* encore fig. 44.
— 469, Neuro-rétinite, sclérose cérébrale, en titre de page *lisez* Neuro-rétinite, sclérose cérébrale, en titre de l'observation sous-jacente.

TABLE ANALYTIQUE DES MATIÈRES

A

B

C

D

E

R

S

FIN DE LA TABLE ANALYTIQUE DES MATIÈRES.

TABLE DES FIGURES DU TEXTE

FIN DE LA TABLE DES FIGURES DU TEXTE.

TABLE GÉNÉRALE DES MATIÈRES

FIN DE LA TABLE DES MATIÈRES.

PARIS. — IMPRIMERIE DE E. MARTINET, RUE MIGNON, 2.

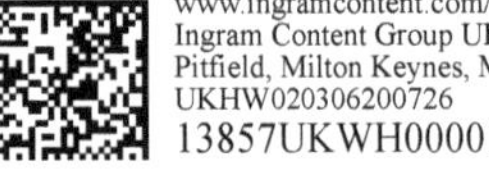

www.ingramcontent.com/pod-product-compliance
Ingram Content Group UK Ltd.
Pitfield, Milton Keynes, MK11 3LW, UK
UKHW020306200726
13857UKWH00001B/104

9 782011 790811